书名题签

郭应禄

泌尿微创手术学

郭应禄

Minimally Invasive Urologic Surgery

刘定益　主编

王共先　王　忠　夏维木　副主编

化学工业出版社

·北京·

内容简介

《泌尿微创手术学》是由56位著名医学专家根据自己多年的丰富临床经验编写而成的大型泌尿微创手术参考书。全书分18章，详细阐述了泌尿系统疾病内镜、腹腔镜、机器人和体外冲击波碎石等微创手术的操作、技巧、要领、围手术期处理以及并发症的防治，每项操作均配有清晰彩色照片和精美示意图说明，全书附42个典型手术视频，内容丰富实用、图文并茂、容易理解，便于读者参照开展同类手术，有助于读者缩短学习曲线、提高手术操作水平。

本书可作为泌尿外科医师、全科医生、规培生、实习医生和研究生阅读的高级专业参考书。

图书在版编目（CIP）数据

泌尿微创手术学 / 刘定益主编. -- 北京 : 化学工业出版社，2025. 5. -- ISBN 978-7-122-47750-7

Ⅰ. R699

中国国家版本馆CIP数据核字第2025YP3161号

责任编辑：郭伟疆　高　霞　　　　装帧设计：关　飞
责任校对：宋　夏

出版发行：化学工业出版社
（北京市东城区青年湖南街13号　邮政编码100011）
印　　装：天津市银博印刷集团有限公司
787mm×1092mm　1/16　印张33½　字数770千字
2025年9月北京第1版第1次印刷

购书咨询：010-64518888　　　　售后服务：010-64518899
网　　址：http://www.cip.com.cn
凡购买本书，如有缺损质量问题，本社销售中心负责调换。

定　　价：399.00元

主编简介

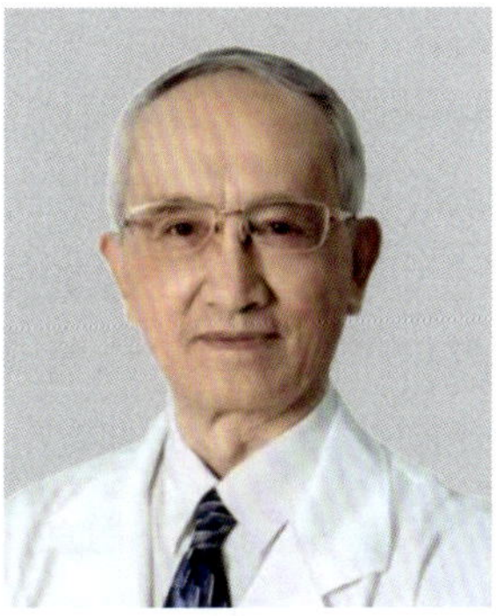

刘定益，毕业于上海复旦大学上海医学院医疗系。

历任上海交通大学医学院附属瑞金医院泌尿外科主任医师、教授；国际泌尿外科学会会员、国际器官移植学会会员；《中华实验外科杂志》《临床泌尿外科杂志》《诊断学理论与实践杂志》编委、常务编委；《中华医学杂志》和多家大学学报（医学版）论文审稿专家；曾应加拿大蒙特利尔大学附属 Notre-Dame 医院邀请任客座教授学习、工作一年。现任上海市泌尿外科会诊部专家、上海国际医学中心特聘专家、上海邮电医院特聘专家、国际泌尿外科学会资深会员。

从事外科临床工作 57 年，在肾上腺肿瘤、泌尿系肿瘤、泌尿系结石、良性前列腺增生开放和微创手术治疗、乳糜疾病的诊断和治疗方面积累了万余例手术经验。首创了低张力 Roux-Y 乙状结肠新膀胱术式，2000 年 1 月 5 日成功开展了瑞金医院首例前列腺癌根治术，总结出肢体淋巴管造影联合 DSA、CT 对乳糜疾病的病因、定位和提高治疗效果的方法，完成国际首创带血管蒂同种异体鼠肾上腺移植动物模型、国内首创鼠肾移植输尿管端端吻合动物模型。

主编《淋巴管造影术》《泌尿微创手术学》《前列腺疾病诊疗学》《乳糜疾病》4 部，合编《泌尿腔内诊治图谱》等 4 部，参编《吴阶平泌尿外科学》等医学专著 17 部，以第一作者在国内外医学期刊发表了医学论文 191 篇。

获国家实用新型专利 1 项、荣获教育部科学技术进步奖一等奖 2 项、上海市科学技术进步奖二等奖 1 项、江西省科学技术进步奖三等奖 2 项。

副主编简介

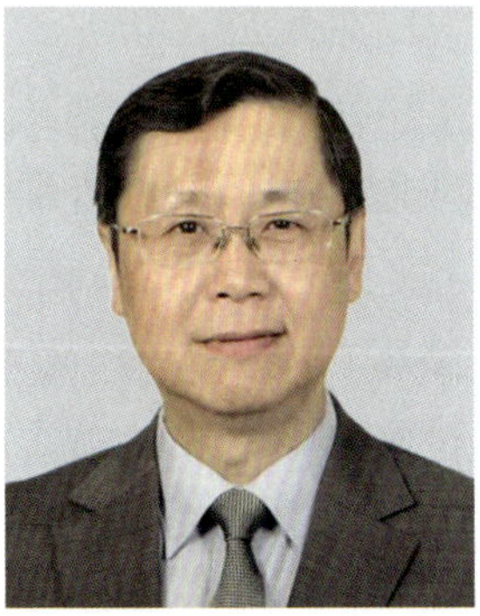

王共先，国家二级教授、主任医师、博士研究生（后）导师，享受国务院政府特殊津贴，为江西省突出贡献人才、赣鄱英才555 工程领军人才。

先后任江西省临床医学科学研究院副院长、南昌大学第一附属医院副院长、南昌大学医学院第一临床医学院副院长、江西省泌尿外科研究所所长、中华医学会泌尿外科学分会机器人学组副组长、中国医师协会泌尿外科医师分会全国常委、中国医师协会泌尿外科医师分会机器人学组副组长、中国老年保健协会泌尿外科与男科学分会副主任委员、江西省整合医学学会泌尿外科分会主任委员、江西省泌尿外科专科医联体理事长、江西省医学会泌尿外科分会主任委员、江西省医学会常务理事。担任《中华泌尿外科杂志》《中华男科学杂志》《中国男科学杂志》《现代泌尿外科杂志》《中华腔镜泌尿外科杂志》《微创泌尿外科杂志》《临床泌尿外科杂志》等杂志的编委以及《机器人外科学杂志》主编。

从事泌尿外科和男科临床、教学与科研工作近 40 年，率先在国内、省内开展、推广了多项微创诊疗技术，擅长机器人及微创泌尿外科手术，率领团队开展机器人手术超过 10 000 例，2017 年单机手术量 1110 例，世界领先；创新开展了机器人经膀胱前列腺癌根治术；主持承担了多项国家 863 计划、科技部重点支撑计划，国家自然科学基金和 10 余项省部级重大、重点科研项目；是第一位获得全球机器人临床研究基金的中国学者；获国家专利 10 余项，多次获省自然科学奖和省部级科技进步一、二、三等奖，获得 10 余项荣誉称号；在《美国国家科学院院刊》（PNAS）及国家级刊物上发表论文 100 余篇，主译《机器人泌尿外科手术学》、主编《机器人手术护理学》（*Robotic Surgery and Nursing*，Springer 全球发行）等，其中《机器人泌尿外科手术：实战技巧与案例解析》入选 2022 年中国出版集团好书榜；创办和主编《机器人外科学杂志》，为推动中国机器人手术事业的发展作出积极贡献。

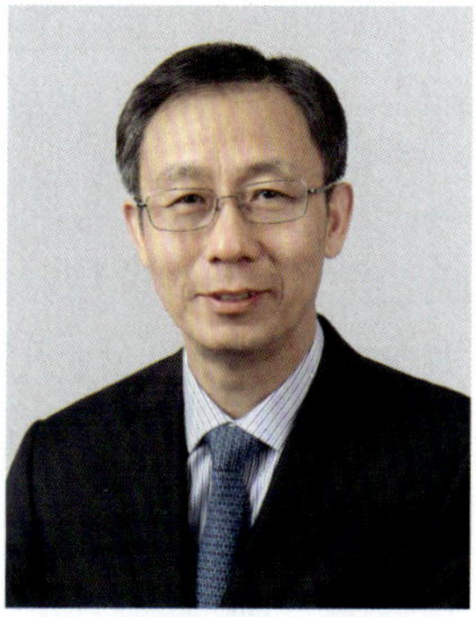

王忠，上海市浦东新区公利医院泌尿外科、男科学部主任、主任医师、博士生导师，上海理工大学公利医院医疗技术学院智慧医疗系主任。师从中华医学会泌尿外科学分会副主任委员、原华山医院院长张元芳教授，2001—2003 年在美国加州大学旧金山分校师从 Tom F.Lue 和 Larry Baskin 完成博士后工作。曾任上海交通大学医学院附属第九人民医院泌尿外科主任、教授，上海九院临床医学院副院长；兼任《中华男科学杂志》副主编、中华医学会男科学分会副主委、中国中西医结合学会泌尿外科专业委员会常委、上海市中西医结合学会泌尿男科专业委员会主任委员、《CUA 前列腺增生症诊疗指南》副主编、《良性前列腺增生诊疗及健康管理指南》主编。完成手术约 1.5 万例，获首届“国之名医”“交大优秀教师”“上海市医学领军人才”“上海医务工匠”“上海好医生”等称号以及世界华人泌尿外科学会终身成就奖等。引领和推动了前列腺剜除手术和男性外生殖器、尿路修复重建手术的发展，在全国泌尿外科年会、全国微创泌尿外科年会和省市级学术会演示手术 50 余次，承担课题 30 余项，包括国家自然科学基金 6 项，发表论文 227 篇，其中 SCI 收录 90 篇，在 15 部专著中任主编和副主编，授权专利 30 项，参与研发手术机器人系统、医用激光等多项医工转化项目；先后获华夏医学奖和上海科技奖 6 项；培养研究生 38 名，博士后 6 名。

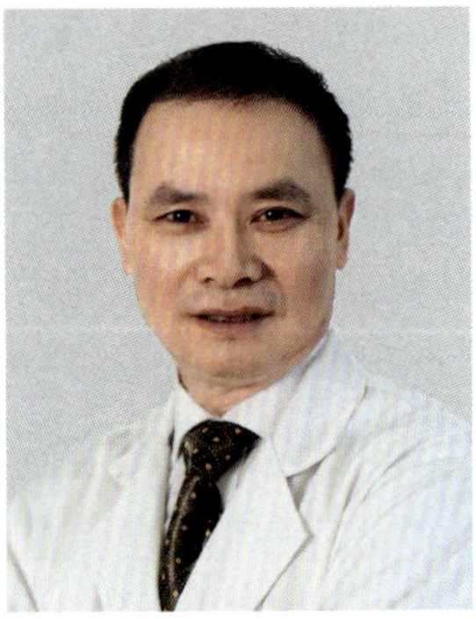

夏维木，主任医师、教授，现任鹰潭一八四医院泌尿外科主任、上海交通大学医学院附属仁济医院浦南分院泌尿外科专家、上海市浦东新区泌尿男科专业委员会副主任委员、上海市中西医结合学会性医学专业委员会常委，先后担任中国人民解放军原南京军区医学科学技术委员会委员、原南京军区生殖与优生专业委员会副主任委员、江西省研究型医院学会泌尿外科学分会常委、江西省中西医结合学会男科学分会常委、江西省老年医学中心联盟常委、鹰潭一八四医院外科主任兼泌尿外科主任，享受军队特殊人才津贴，主持前列腺癌、膀胱癌等科研课题研究项目 9 项，获军队、省部级及地市级科学技术进步奖项 9 项，发表学术论文 52 篇，参编专著 4 部。

从事临床一线工作 38 年，主要从事前列腺癌、膀胱癌、乳糜疾病、泌尿系结石及女性尿失禁的临床研究及微创手术工作。在国内率先开展足背淋巴管造影后针对盆腔可疑淋巴结 X 线监视下穿刺、抽吸淋巴液行 RT-PCR 检测 PSAmRNA 和 PSMAmRNA 的研究，用于前列腺癌根治术前评估前列腺癌盆腔淋巴结微转移、判断前列腺癌准确分期；在乳糜疾病的微创治疗方面积累了丰富经验，开展足背淋巴管造影后依据 CT 结合淋巴管造影结果行腹腔镜下肾蒂淋巴管精准结扎手术，减少了大范围行肾周广泛游离的手术创伤；对前列腺癌根治手术、女性压力性尿失禁的手术治疗积累了丰富的经验。

编写人员名单

（以姓氏笔画排序）

丁鹏绪　郑州大学附属第一医院
于国鹏　上海交通大学医学院附属第九人民医院
万　祥　上海交通大学医学院附属第九人民医院
王　忠　上海市浦东新区公利医院
王共先　南昌大学第一附属医院
王晓晶　上海交通大学医学院附属瑞金医院
王新安　上海同济大学附属同济医院
吕向国　上海交通大学医学院附属仁济医院
吕坚伟　上海浦东新区公利医院
刘　冲　上海交通大学医学院附属第九人民医院
刘　莺　上海同济大学附属同济医院
刘玉杉　上海交通大学医学院附属第九人民医院
刘定益　上海交通大学医学院附属瑞金医院
刘建河　上海中医药大学附属上海市中医医院
齐　隽　上海和睦家医院
米　悦　北京大学第一医院
孙福康　上海交通大学医学院附属瑞金医院
李　龙　上海交通大学医学院附属第九人民医院
李　超　上海交通大学医学院附属新华医院
李文吉　上海交通大学医学院附属第九人民医院
李文智　上海交通大学附属第一人民医院
李新飞　北京大学第一医院
吴　刚　上海同济大学附属同济医院
吴登龙　上海同济大学附属同济医院
何　威　上海交通大学医学院附属瑞金医院
何竑超　上海交通大学医学院附属瑞金医院
谷　猛　上海交通大学医学院附属第九人民医院
邹志辉　安徽医科大学第一附属医院
张　宁　上海交通大学医学院附属瑞金医院
陈　其　上海交通大学医学院附属第九人民医院
陈彦博　上海交通大学医学院附属第九人民医院

周文龙　上海交通大学医学院附属瑞金医院
周伟东　上海同济大学附属同济医院
周　览　上海和睦家医院
周晓晨　南昌大学第一附属医院
郑大超　上海交通大学医学院附属第九人民医院
经　浩　苏州大学附属第三医院
赵菊平　上海交通大学医学院附属瑞金医院
俞家顺　上海交通大学医学院附属仁济医院浦南分院
祝　宇　上海交通大学医学院附属瑞金医院
姚海军　上海交通大学医学院附属第九人民医院
夏维木　鹰潭一八四医院
顾寅珺　上海交通大学医学院附属仁济医院
徐　斌　上海交通大学医学院附属第九人民医院
徐丹枫　上海交通大学医学院附属瑞金医院
郭建华　上海交通大学医学院附属第九人民医院
唐达星　浙江大学医学院附属儿童医院
黄　欣　上海交通大学医学院附属瑞金医院
黄　海　上海交通大学医学院附属瑞金医院
黄盛松　上海同济大学附属同济医院
梁　妍　上海市儿童医院
梁丽莉　北京大学第一医院
谢敏凯　上海交通大学医学院附属第九人民医院
蔡可可　安徽医科大学第一附属医院
蔡志康　上海浦东新区公利医院
戴　军　上海交通大学医学院附属瑞金医院

前 言

1984年，由经浩教授与我共同编写、熊汝成教授审阅的国内首部关于膀胱内窥摄影的图谱《膀胱内窥摄影图谱》出版，至今已有41年。我们分别在2001年再版了《泌尿内腔镜摄影图谱》以及在2017年推出第三版《泌尿腔内诊治图谱》，书中对内镜手术做了少部分增补。随着我国泌尿外科医师队伍的日益壮大，国内泌尿微创手术蓬勃发展，尤其在多种新设备、新器械发明后，泌尿外科微创手术设备日益精良，催生了经尿道膀胱肿瘤剜除术、经尿道前列腺增生等离子剜除术、泌尿腔道内各种激光手术以及多种腹腔镜和机器人手术等。为此，2020年我们出版了《泌尿微创手术学》。该书自首版以来已过去5年余，得到了广大泌尿外科医师的热情支持和认可。在这5年多的时间里，我国的泌尿微创手术技术在基础研究和临床方面均取得了很大进展，其中不少手术技术已登上国际舞台，我国医师在不少国际泌尿外科会议上展示了我国的泌尿微创手术经验或进行了手术演示。

为了让读者更好地了解、学习近年来泌尿外科内镜、腹腔镜、机器人和体外冲击波碎石技术的发展、改良和新手术，我们特地邀请了国内在该领域具有丰富临床经验的56位知名专家和相关学科的同道共同补充撰写各自专长的手术，使全书内容更加系统、全面。本书是一部凝聚作者丰富临床知识和宝贵实践经验的泌尿微创手术专著，共有18章，系统阐述泌尿微创手术相关解剖、手术适应证和禁忌证、操作方法和手术要领、围手术期处理、并发症防治等以及专家的相关见解、经验与教训及应对策略，配有1700余张清晰彩色照片或插图说明，特别配有了手术“高手”亲自操作的手术方法和显示手术技巧的42个手术视频，视频包含连续的手术操作，详细解析手术要领和难点，旨在开阔读者的视野，帮助读者更好地掌握手术中的各个要点。本书文字精练、层次清晰、通俗易懂、图文并茂，对初涉该领域的新手是一本入门的指南，能帮助读者快速掌握泌尿微创手术的基本原理和操作规范，书中的前沿技术和临床经验分享，也能提供新的思路和借鉴。希望能为读者泌尿微创手术的学习、开展和提高有所指导和帮助。

在本书编撰过程中，我们得到了刘卫东教授的长期鼓励与支持、郭应禄院士百忙之中的指导和为本书题签书名、俞家顺副主任医师绘制精美插图、周俊文先生不辞辛苦帮助整理大量照片和视频，在此一并表示衷心感谢。谨以此书纪念我国泌尿外科奠基人之一，著名泌尿外科专家熊汝成教授诞辰118周年。

现代微创泌尿外科手术的部分术式和技术仍然处于不断创新和发展之中，因此本书编写过程中难免存在疏漏与不足之处，敬请各位同道不吝赐教。

刘定益

2025年5月于上海

目 录

视频目录

第一章　尿道疾病的内镜手术

第一节　尿道的外科解剖

尿道是尿液从膀胱排出体外的通道，同时也是男性排精的通道。

一、男性尿道

男性尿道具有双重功能，既管排尿，又司排精，起始于膀胱颈的尿道内口，终止于阴茎头部的尿道外口，全长约 20cm，以尿生殖膈为界分为前尿道（阴茎头部尿道、阴茎部尿道、球部尿道）和后尿道（膜部尿道、前列腺部尿道、膀胱颈部尿道），有 3 个狭窄部（尿道外口、膜部和尿道内口）、3 个膨大部（舟状窝、球部和前列腺部）（图 1-1-1）和两个生理性弯曲（耻骨前弯和耻骨下弯）。成人正常尿道各部位的直径稍有不同，平均约为 8mm。尿道腔在关闭状态下呈现不同的形状，膀胱颈部尿道呈环形，前列腺部尿道呈新月形或三角形，膜部尿道呈花瓣状，球部尿道和阴茎部尿道呈裂隙状（图 1-1-2 ～图 1-1-10）。这些生理性狭窄部位是经尿道器械操作的难点，同时也容易受损而发生病理性狭窄。尿道腔变窄容易导致尿道结石嵌顿，但实际上尿道结石常停留于尿道膨大部。

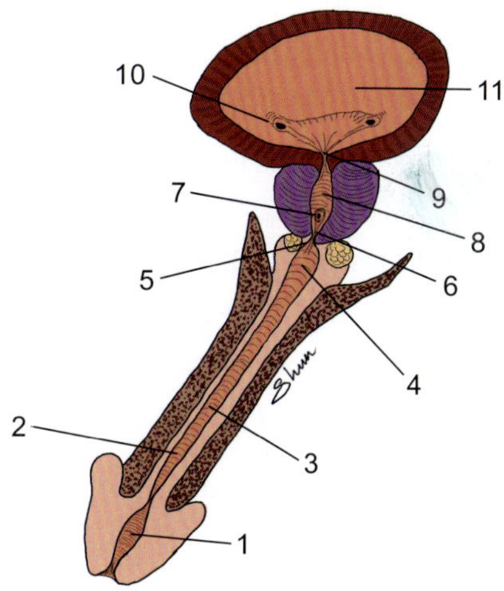

图 1-1-1　男性尿道分段

1. 阴茎头部尿道；2. 阴茎部尿道；3. 尿道腺开口；4. 球部尿道；5. 膜部尿道；6. 尿道嵴；7. 精阜；8. 前列腺部尿道；9. 膀胱颈部尿道；10. 输尿管开口；11. 膀胱壁

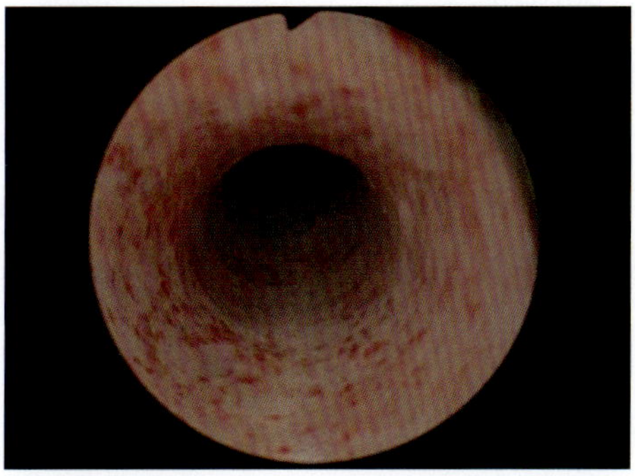

图 1-1-2　阴茎部尿道

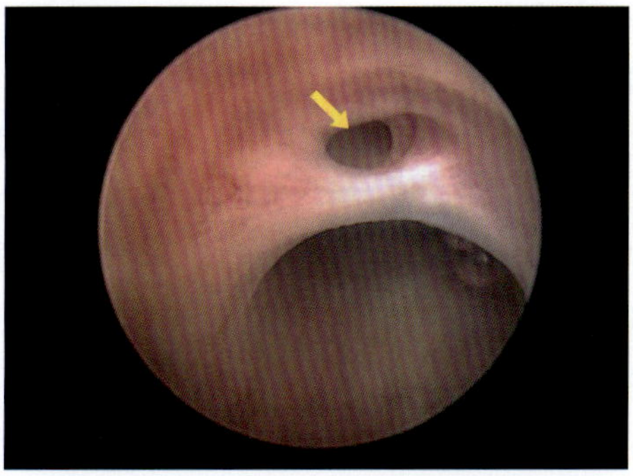

图 1-1-3　尿道上方的尿道腺开口

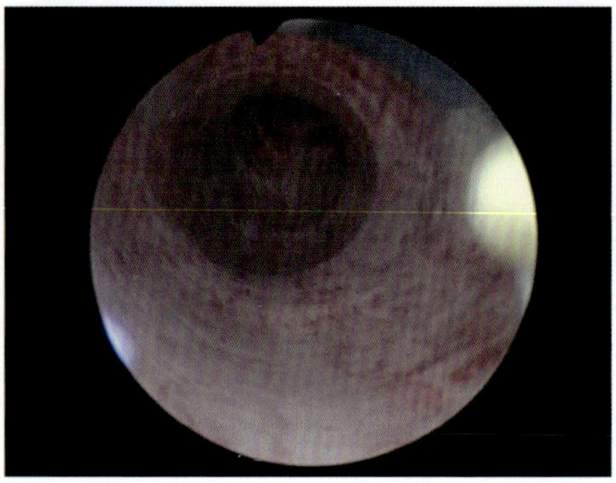

图 1-1-4　球部尿道

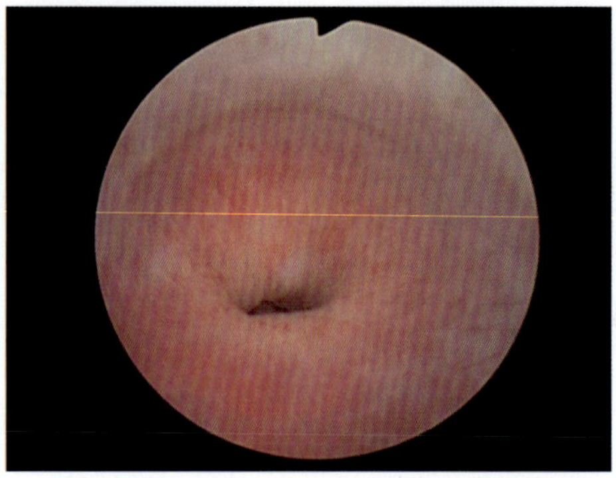

图 1-1-5　膜部尿道括约肌

（一）前尿道

前尿道起始于尿生殖膈下筋膜，终止于尿道外口，长约 15cm，由阴茎头部尿道、阴茎部尿道、球部尿道组成。前尿道附着于两条阴茎海绵体浅沟之中，同时外面包裹着尿道海绵体，因此段尿道紧贴阴茎海绵体，具有一定活动度，故不易受到外来损伤。前尿道的两端较为膨大，一端近尿道口，称舟状窝；另一端位于尿道球部。前尿道具有自己的管壁结构，海绵体的两端膨胀，向远端形成龟头和近端的球部。海绵体是一个具有良好的血管弹性的海绵状结构，由网状内皮细小的不规则静脉组成，并由包含许多平滑肌纤维的纤维组织小梁相互分离，这是导致狭窄发生的病理性瘢痕形成的地方，这种独特的尿道海绵状结构发生损伤时，容易发生进行性血栓形成和纤维化反应，不仅易形成狭窄，而且还会导致其手术后发生特异的再狭窄。此外，在前尿道的黏膜下有许多黏液腺存在，称为尿道腺，开口于前尿道（图 1-1-3），并形成大小不等的隐窝，是易隐藏细菌和发生感染的部分，因此炎性尿道狭窄常发生于前尿道（图 1-1-2 ～图 1-1-4）。

前尿道可分为以下 3 部分。

1. 阴茎头部尿道

位于阴茎腹侧，由尿道外口至冠状沟平面，长约 2cm。尿道外口开口于阴茎头端的下方，成纵行裂隙状，是尿道最细的部分。进入尿道口后即到达舟状窝，此处变宽膨大。舟状窝较宽大的腔隙使来自近端尿道流速快的细小尿流得以集聚缓冲，使其流速减慢而压力升高，最后经狭小的尿道外口排出而产生高压射流，避免自身受到尿液的污染。尿道结石常因不能通过狭小的尿道外口而停留于此。同时，尿道外口是一狭小处，损伤后极易发生尿道外口狭窄，因此插入金属器械或钳取结石时切忌使用暴力。

2. 阴茎部尿道

又称为悬垂部尿道，有时可见尿道球腺开口（图 1-1-3），阴茎部尿道位于海绵体之间，被阴茎深筋膜（Buck 筋膜）固定，其上方被阴茎悬韧带固定于耻骨上缘，是尿道活动度最大的部分，故受伤机会最少，而在耻骨联合的下缘，阴茎悬韧带将阴茎部尿道固定在耻骨下缘处。

3. 球部尿道

起于耻骨弓下阴茎悬韧带水平，止于尿生殖膈下筋膜，位于会阴部，在两侧阴茎脚之间，管腔较大。球部尿道近端管腔较远端管腔稍宽大（图 1-1-4），其后方被球海绵体肌包绕。当人体从高处坠落时可发生骑跨伤，外力将尿道球部挤压在耻骨联合下缘，会发生尿道破裂或断裂。

（二）后尿道

后尿道包括膜部尿道、前列腺部尿道和膀胱颈部尿道。

1. 膜部尿道

膜部尿道最短，为尿道穿过尿生殖膈的部分，其周围有外括约肌环绕，此处最为固定，也是除尿道外口之外周径最小的部位。膜部尿道仅在排尿时张开，平时处于收缩状态（图 1-1-5），与球部尿道相移行仅数毫米，只有疏松结缔组织包绕，管壁很薄，尤以前壁为甚，因此，当尿道内行金属器械操作时易穿透膜部尿道前壁而进入膀胱，形成假道，或经此向后下方而误穿入直肠。当骨盆骨折时，由于骨盆内径的改变，前列腺随盆壁侧韧带及直肠等器官向后上方移位，形成剪力作用，可将膜部尿道撕裂，故骨盆骨折并发后尿道断裂时均发生于此部位。

2. 前列腺部尿道

前列腺部尿道自膜部尿道穿过前列腺，止于尿生殖膈上筋膜，完全在盆腔内，周围被前列腺包绕，长 3 ～ 4cm，管腔似梭形，为整个尿道较宽阔的部分。前列腺尿道后壁中缝隆起的圆丘组织为精阜，尿道镜或膀胱镜检查时可看到，是前列腺尿道的重要标志，在前列腺电切时须注意不能损伤精阜及其远端。精阜的远近端均有黏膜形成的皱襞，叫尿道嵴（图 1-1-6 ～图 1-1-9）。前列腺部尿道血液循环丰富，外伤后，出血较多。

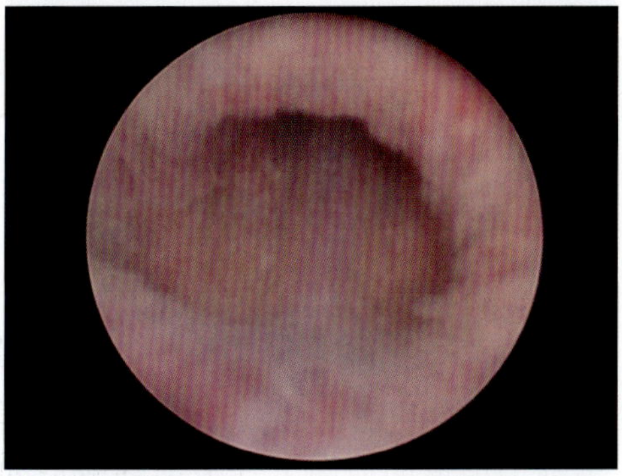

图 1-1-6　尿道嵴与膜部尿道

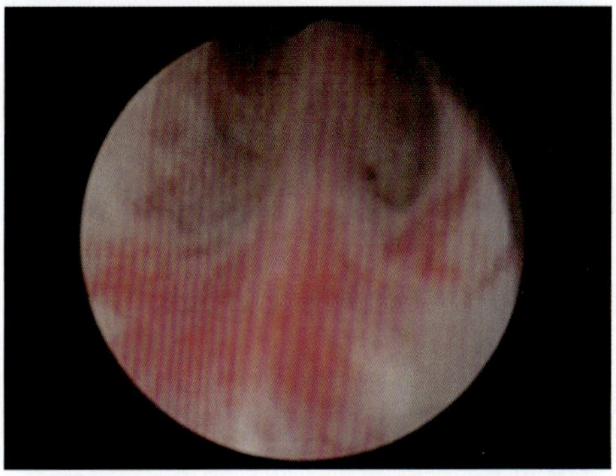

图 1-1-7　尿道嵴

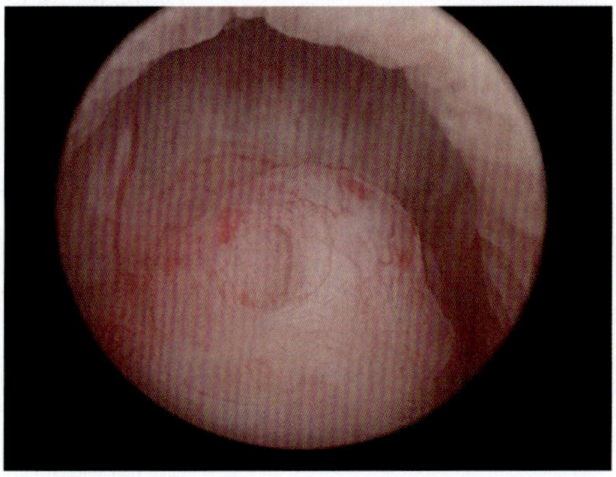

图 1-1-8　精阜

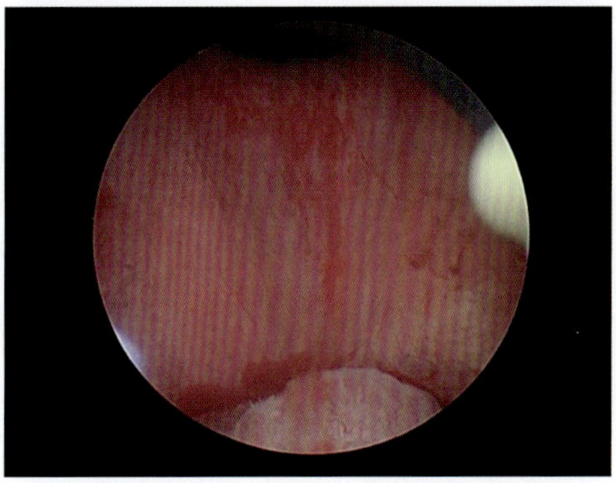

图 1-1-9　精阜、前列腺部尿道

3. 膀胱颈部尿道

前列腺部尿道向上穿过尿生殖膈后进入前盆腔，借助前列腺与膀胱相连，可见膀胱颈开口，进入膀胱可见膀胱壁和双侧输尿管开口（图 1-1-9 ～图 1-1-13）。

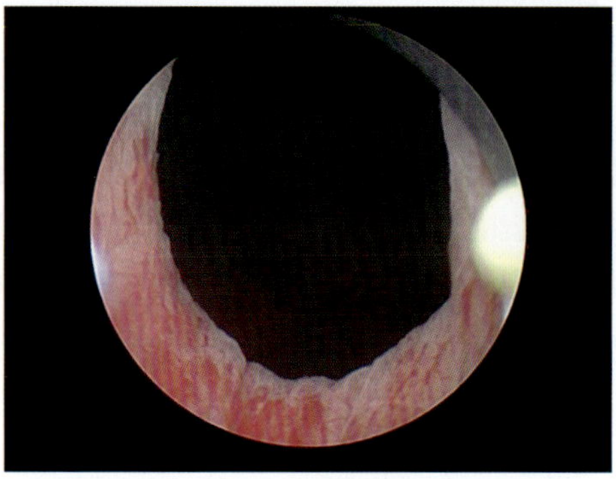

图 1-1-10 正常膀胱颈口

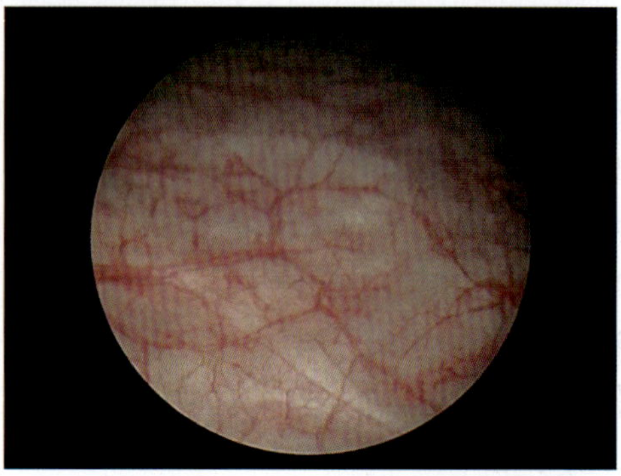

图 1-1-11 正常膀胱壁

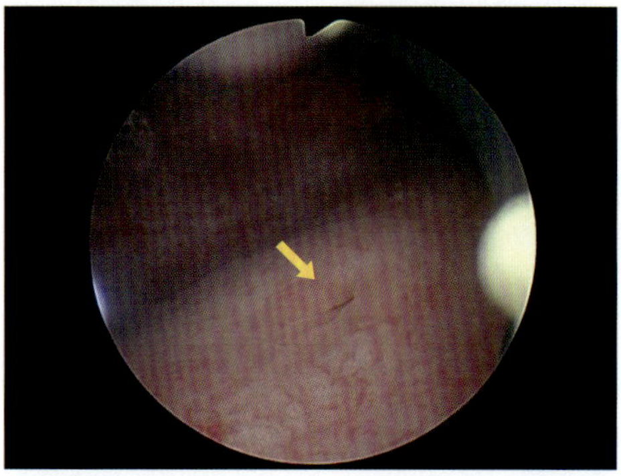

图 1-1-12 左侧输尿管开口

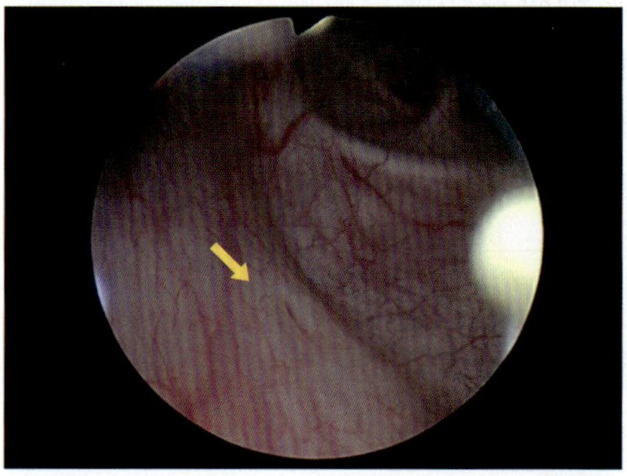

图 1-1-13 右侧输尿管开口

（三）尿道的生理性弯曲

1. 近端的耻骨下弯曲

指从尿道内口至阴茎悬韧带固定区域的尿道弯曲，涉及前列腺部尿道、膜部尿道及球部尿道近段，形成耻骨联合下方的固定弯曲，表现为尿道凹面向上、弧面向下。此弯曲不能人为地将其拉直，尿道硬性器械操作时应顺耻骨下弯曲弧度缓慢而入，绝不可粗暴操作，以免造成损伤。

2. 远端的耻骨前弯曲

指位于活动的阴茎悬垂部和固定的阴茎根部交界处的尿道弯曲，此弯曲凹面向下、弧面向上。该部分的尿道弯曲并不固定，当阴茎向腹前壁方向牵拉时，尿道可因此变直，继而耻骨前弯曲消失。因此，临床工作中，医师常利用这一特点进行经尿道的器械操作，将阴茎向前提向腹壁以消除耻骨前弯曲，使尿道呈“L”形，便于相同弯曲的尿道器械顺利通过尿道进入膀胱。

二、女性尿道

女性的尿道结构相对于男性而言比较简单，其位于耻骨联合后方、阴道前壁下部之前，由膀胱内口向前下方穿过尿生殖膈，开口于阴道前庭，周围由筋膜固定，全长 3 ～ 5cm，直径约 1cm，尿道外口处最细。排尿时尿道内口扩张，尿道呈圆锥形，类似于男性的后尿道形态。女性尿道从胚胎发育、生理功能来看，也是相当于男性后尿道。从侧位膀胱尿道造影发现，尿道与膀胱交界处构成尿道后角，正常为 90° ～ 110° 。尿道的轴线与身体垂直构成倾斜角，约为 30° ，正常不超过 45° ，有学者认为此倾斜角与压力性尿失禁的发生有一定关系。女性尿道宽、短、直，开口暴露于前庭，接近阴道，离肛门亦近，易被污染。故女性更易引起尿道感染，但不易损伤。

女性尿道可分为近、中、远 3 段。

1. 近段尿道

近段尿道的壁主要由平滑肌组成，内面衬以黏膜，这部分尿道壁无横纹肌组织。在尿道的横切面上，此段尿道腔呈漏斗状，靠近膀胱颈的部分很宽敞，后逐渐变窄过渡到尿道中段，这种漏斗状的改变在内窥镜下也可清晰地观察到。因此，这一部分尿道也被称为尿道的漏斗段，其主要的生理功能是在排尿时充分开放，将尿液引导进入尿道。近段尿道的环行平滑肌与膀胱颈部的环行肌连贯，肌纤维肥厚，形成强有力的尿道括约肌，对控尿起重要作用（图 1-1-14 ～图 1-1-17）。当此段尿道因内括约肌的异常增生或纤维化导致不能充分开放时，临床上可出现膀胱流出道梗阻的一系列表现。

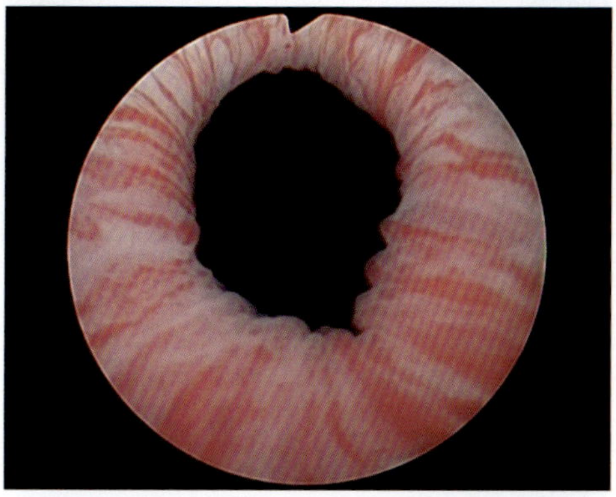

图 1-1-14　正常女性半张开膀胱颈部

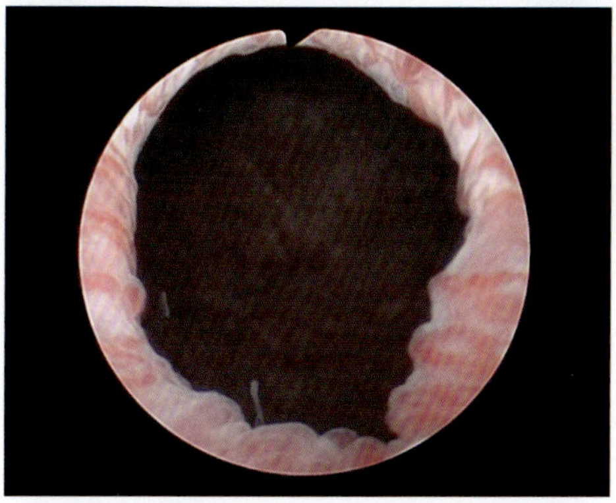

图 1-1-15　正常大部分展开的女性膀胱颈部

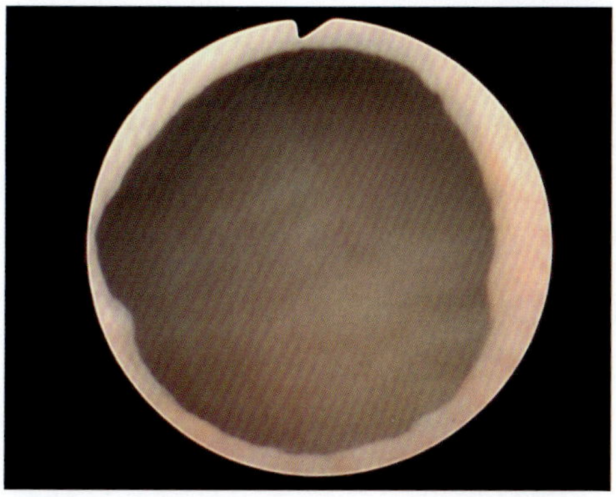

图 1-1-16　正常全展开的女性膀胱颈部（1）

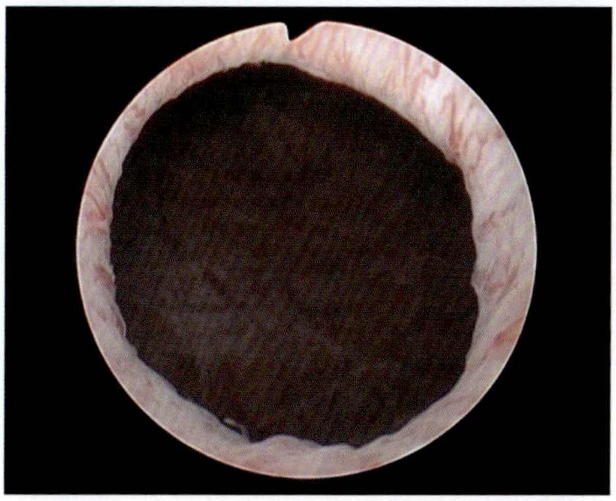

图 1-1-17　正常全展开的女性膀胱颈部（2）

2. 中段尿道

中段尿道长 2 ～ 3cm，是女性尿道的主体部分（占据尿道全长的 80%）。尿道中段的组织具有典型的括约肌构造，其最外层是环形的横纹肌纤维层，肌纤维在尿道后壁并不形成完整的环，其下方是薄的环行平滑肌层和厚的纵行平滑肌层，再内侧是厚的固有膜层。固有膜可分为黏膜下和黏膜层。虽然有关女性尿道控尿的机制尚存在争议，但迄今的生理学和尿流动力学研究已经明确地阐明了这个问题，即位于尿道中段的尿道括约肌系统是女性实现控尿的基本解剖结构（图 1-1-18）。

3. 远段尿道

远段尿道有阴道括约肌和肛门括约肌的少量肌纤维围绕尿道口，起收缩尿道口的作用。尿道壁由平滑肌过渡为致密结缔组织，内衬黏膜，此段的尿道内腔为一膨大的壶腹，然后止于裂隙状的尿道外口。尿道远段的这种结构，特别是裂隙状的尿道外口犹如消防水管收缩变窄的喷水龙头，有利于尿液排出体外时形成快速的尿流（图 1-1-19）。

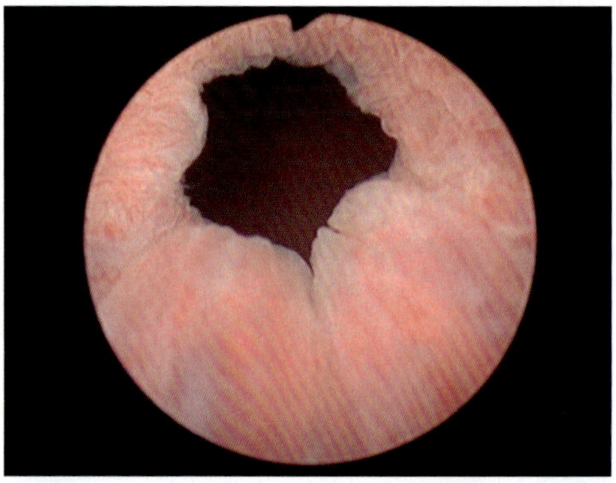

图 1-1-18 正常女性中段尿道

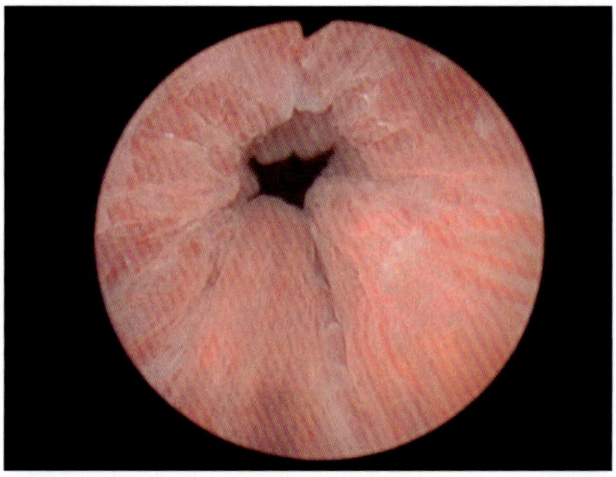

图 1-1-19 正常女性尿道开口

（吴登龙 李 超 刘定益）

第二节 尿道内镜器械

一、尿道膀胱镜

尿道膀胱镜，通常也称为膀胱镜，是一种结构比较复杂的光学内镜，种类很多，构造亦各有不同，但主要的组成部分为镜鞘、窥镜、闭孔器及附件等。镜鞘的作用是使窥镜能顺利导入尿道，冲洗尿道、膀胱。新型纤维导光尿道膀胱镜，因前端无灯泡光源，不产生热，故又称冷光源尿道膀胱镜。窥镜是尿道膀胱镜的光学部分，由接物镜、中间镜、接目镜和三棱镜等组件构成。闭孔器为插入镜鞘、关闭镜鞘之前端开口，使膀胱镜易于导入或拔出尿道，不致损伤尿道黏膜。闭孔器前端常开有小孔或小槽，当尿道膀胱镜导入膀胱后，即有尿液从小孔或小槽内溢出，术者可借此了解尿道膀胱镜是否已进入膀胱。操作器前端有转向器，可根据需要改变输尿管导管或活检钳的方向，退出操作器时应注意保持转向器与膀胱镜的位置平行，以避免尿道损伤及操作器的损坏（图 1-2-1）。

二、尿道膀胱软镜

尿道膀胱软镜是一种具有可弯曲特性的尿道、膀胱检查设备（图 1-2-2 ～图 1-2-4），尿道膀胱软镜与硬镜相比，具有以下优点。

① 由于镜体柔软、管径较细，在表面麻醉后窥视下插入几乎无痛苦，大多数患者可以耐受，一般不会对尿道和膀胱造成损伤。

② 窥视下进镜，损伤小，视野清晰，具有极高的图像分辨率。

③ 镜体柔软，可向上及向下弯曲，能较全面地查看尿道内及膀胱内情况，无盲区，漏诊率相对较低。

④ 尿道膀胱软镜检查时，除截石位外，患者还可采用其他体位，如侧卧位或仰卧位，这对于无法摆截石位的特殊患者来说是一种福音。

但尿道膀胱软镜镜体比较软，进入膀胱后方向感不及尿道膀胱硬镜，术者需要经过一段时间培训后，才能灵活应用。

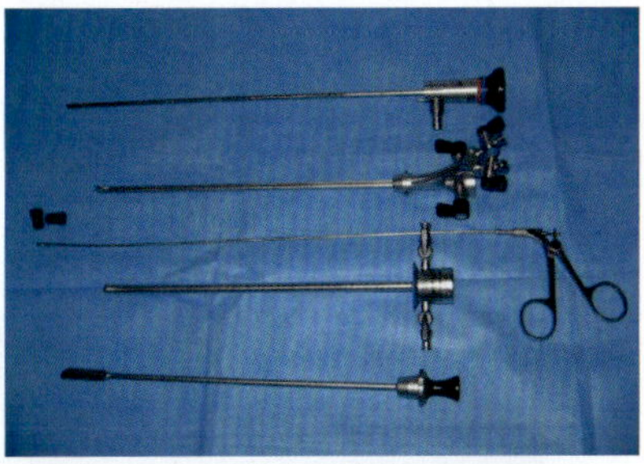

图 1-2-1 窥镜、操作器、活检钳、镜鞘、闭孔器（自上而下）

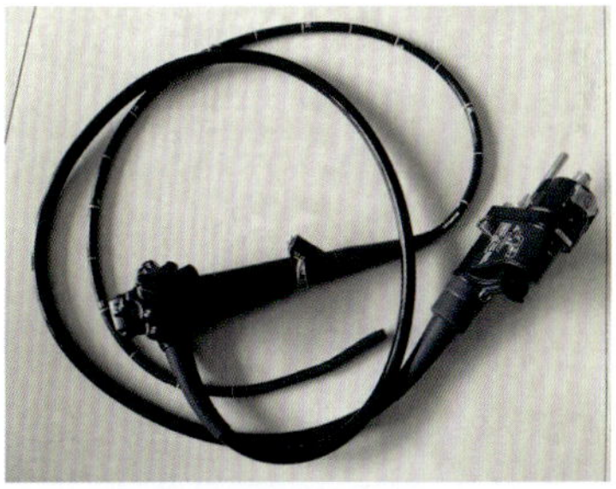

图 1-2-2 Olympus 尿道膀胱软镜

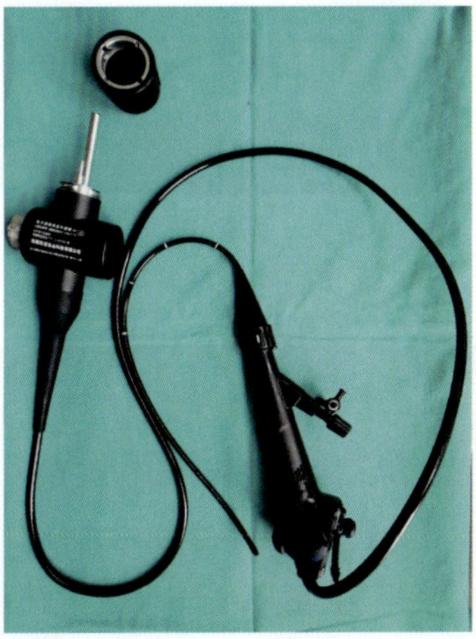

图 1-2-3 国产电子尿道膀胱软镜

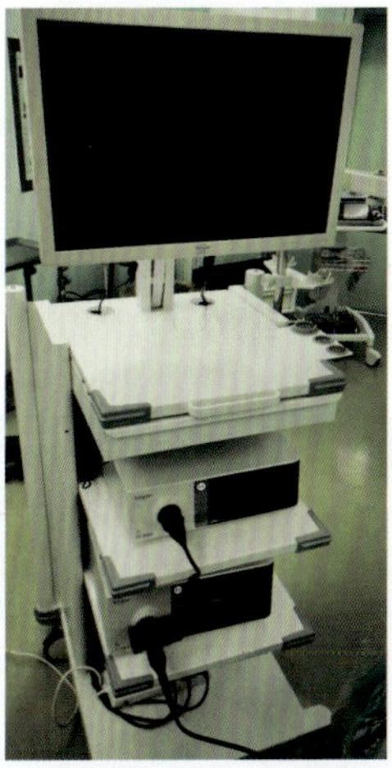

图 1-2-4 国产电子尿道膀胱软镜监视系统

三、尿道内切开镜

尿道内切开镜是一种用于尿道内狭窄瘢痕切开及检查的设备，主要的组成部分为内窥镜、操作器、镜鞘及闭孔器、内切开刀（冷刀）、光缆、密封帽等（图 1-2-5 ～图 1-2-7）。

尿道内切开镜的镜鞘一般有操作孔，可以置入斑马导丝进行镜下引导操作（图 1-2-7）。冷刀也可分为各种不同样式和型号，如柳叶形刀、半圆形刀、钩形刀等（图 1-2-5、图 1-2-6）。尿道内切开镜主要用于尿道狭窄患者的腔内治疗。

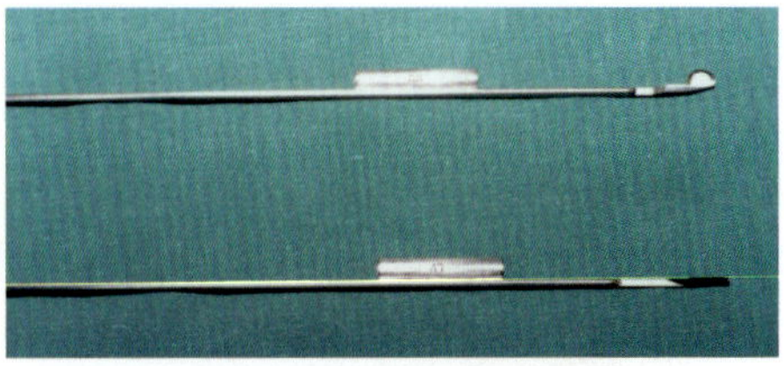

图 1-2-5　不同形状内切开刀（冷刀）

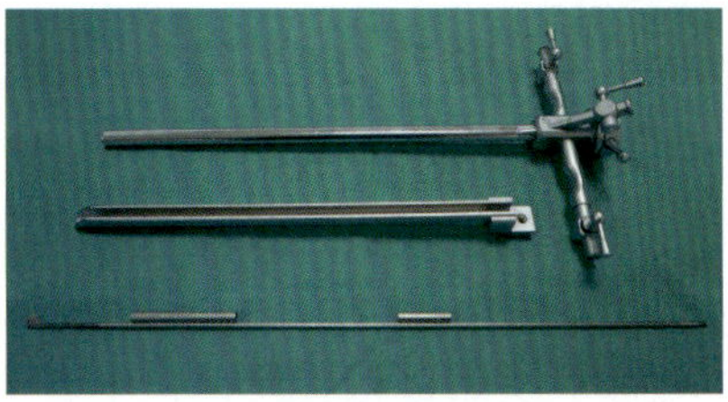

图 1-2-6　操作器和冷刀

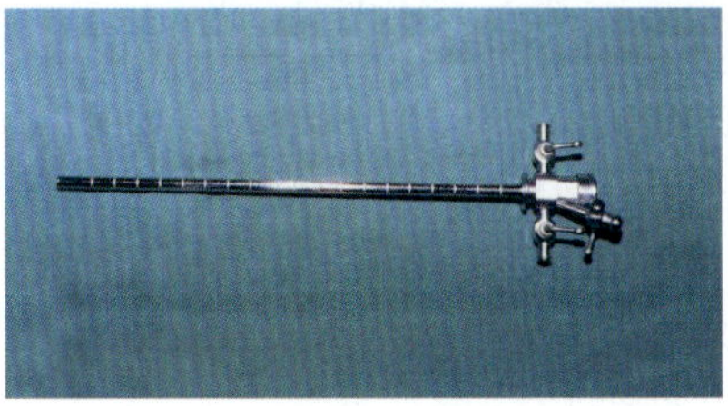

图 1-2-7　镜鞘

（吴登龙　李　超）

第三节　尿道结石的内镜手术

【概述】

在所有泌尿系结石中，尿道结石所占比重约为 0.3%。通常尿道结石可以分为原发性和继发性结石两类。原发性结石多在尿道已有病变的基础上发生，如慢性尿道炎症、尿道狭窄、尿道憩室、尿道异物（图 1-3-1 ～图 1-3-6），乃至女性尿道悬吊术后吊带腐蚀。继发性尿道结石相对更为常见，大部分尿道结石是由上尿路结石或膀胱结石排出过程中经过尿道受阻形成（图 1-3-7 ～图 1-3-11）。尿道结石好发于男性，其发生的主要部位包括前列腺部尿道、球部尿道、阴茎段尿道以及舟状窝。

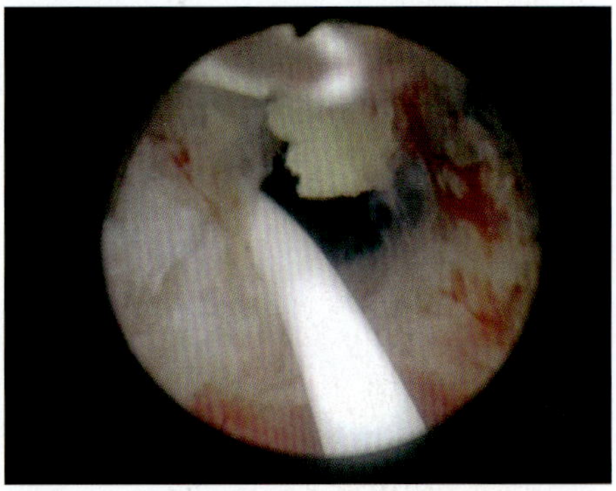

图 1-3-1　膀胱颈部狭窄合并前列腺部尿道结石（内有输尿管导管）

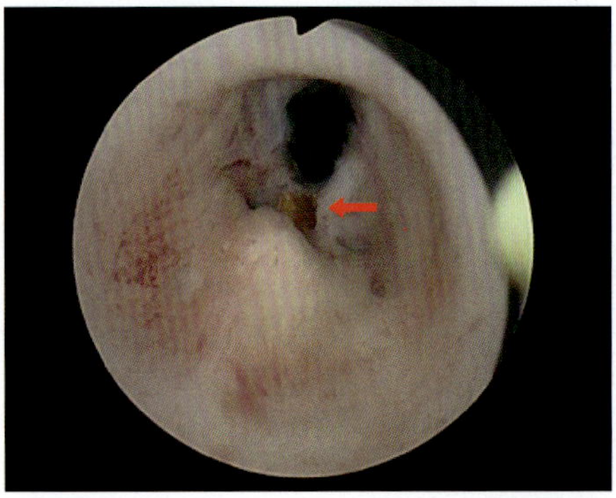

图 1-3-2　前列腺癌术后前列腺部尿道结石（箭头处）

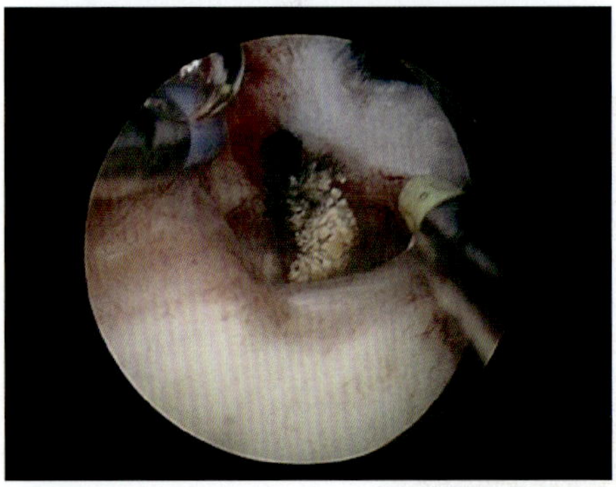

图 1-3-3　前列腺部尿道异物（线头）结石

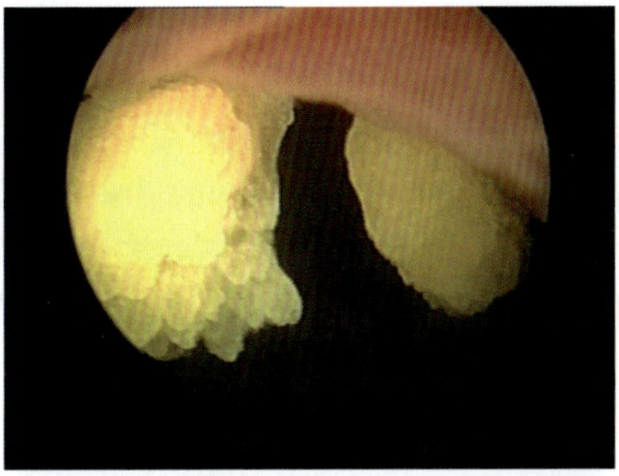

图 1-3-4　黏附在前列腺部尿道顶部的结石

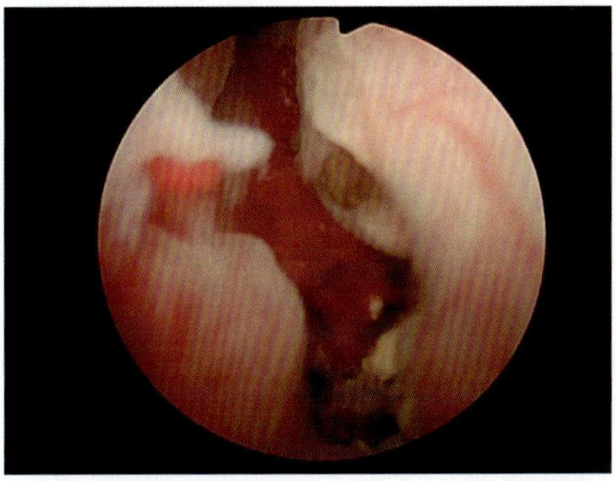

图 1-3-5　前列腺部尿道憩室结石（左下方为精阜）

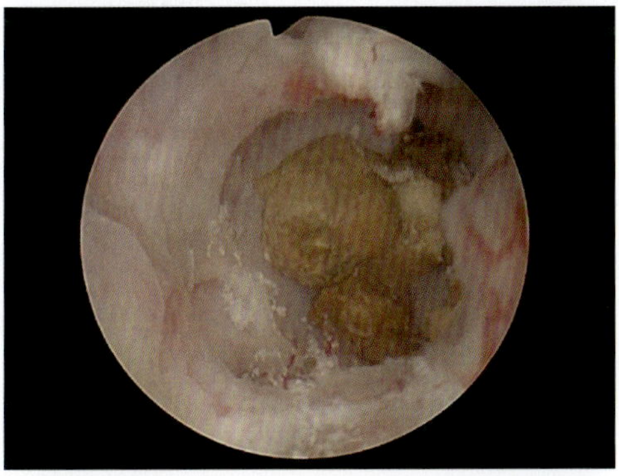

图 1-3-6　前列腺部尿道憩室内结石

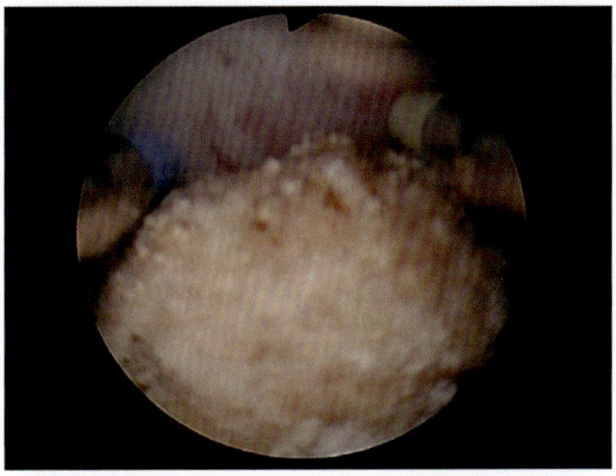

图 1-3-7　前列腺部尿道结石

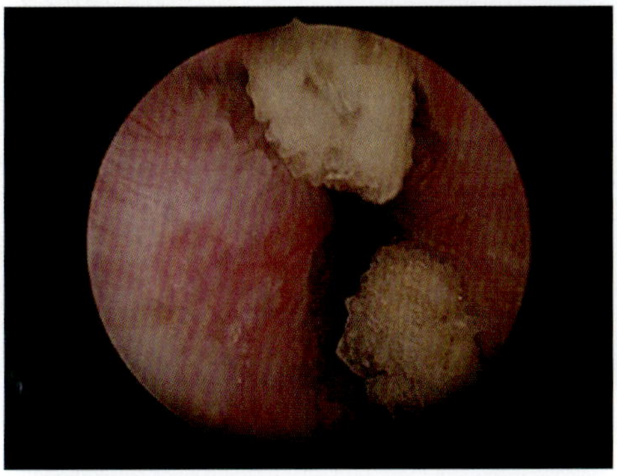

图 1-3-8　前列腺部两枚尿道结石

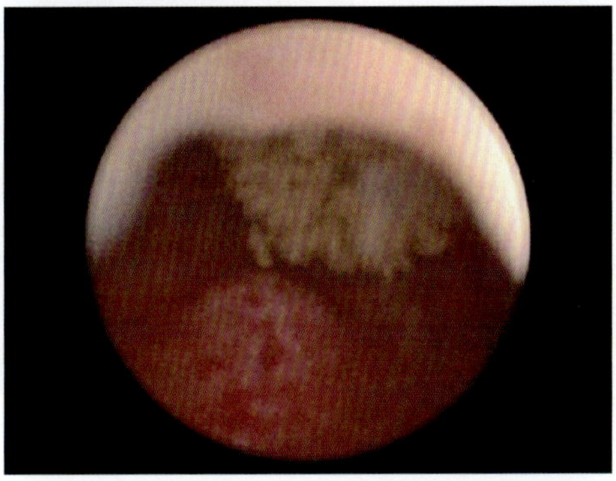

图 1-3-9　精阜前方前列腺部尿道结石

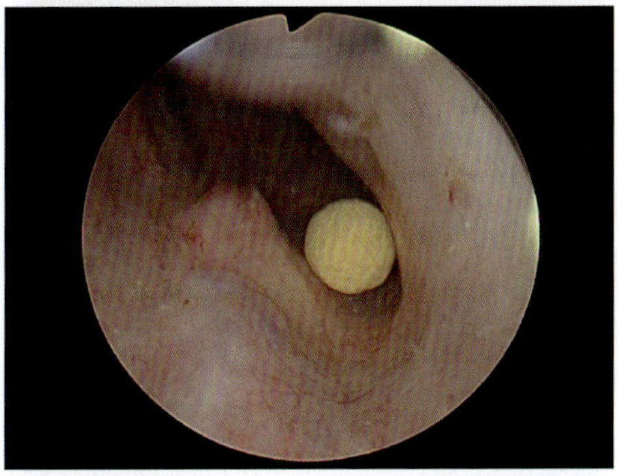

图 1-3-10　精阜左前方前列腺部尿道结石

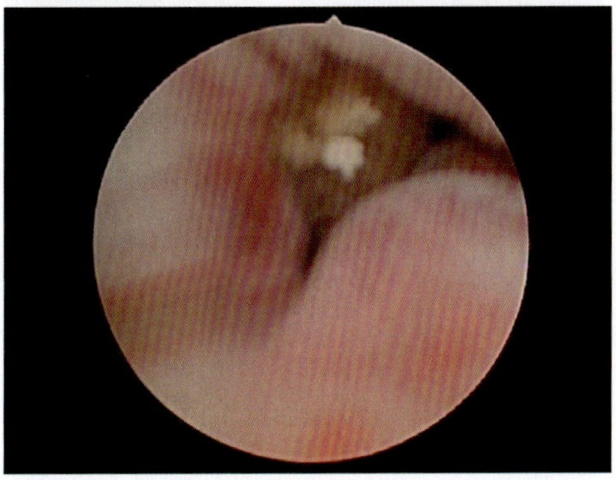

图 1-3-11　精阜右前方前列腺部尿道结石

尿道结石的主要症状为排尿费力，呈滴沥状表现，梗阻严重时可出现急性尿潴留。大部分患者可有明显尿痛，多呈烧灼感，同时可以放射至阴茎头部。对于后尿道结石患者，其往往有会阴、直肠以及肛周的烧灼不适感。除此之外，很多患者会出现肉眼血尿、充溢性尿失禁、尿流突然中断的主诉。少数患者同时可出现尿道狭窄或者勃起功能障碍的临床表现。

常规体格检查中，舟状窝尿道结石患者往往可以直接观察到嵌顿结石并多伴有嵌顿结石周围黏膜的轻度红肿，以及不同程度的尿道外口狭窄。阴茎段尿道结石患者多可在阴茎或会阴触摸到结石并伴有明显压痛，结石往往呈嵌顿表现，因而活动度较差。后尿道结石患者往往仅有会阴压痛的表现，部分患者通过直肠可摸到较大结石。女性患者的结石往往合并尿道憩室，因而在其阴道前壁往往可以触及增大的尿道憩室以及其内所含的结石。

传统 X 线检查可发现大部分结石。由于传统 KUB 平片往往无法观察到前尿道位置，因此建议对怀疑尿道结石的患者行盆腔正位 X 线检查。对于尿道憩室或尿道狭窄合并尿道结石患者，逆行尿道造影不仅可以发现结石，更可显示尿道腔内及尿道周围组织的病变情况。超声可以发现前尿道结石，其声像图表现为尿道腔内强回声团块伴声影，当结石较小时可见结石随液体流动而滚动。后尿道结石，尤其是前列腺部结石，往往在超声影像中被误诊为前列腺钙化，这可能与前列腺钙化过于靠近尿道、患者肥胖、超声仪器分辨率低、检查者经验不足等因素有关。如条件许可，建议对怀疑后尿道结石的患者行盆腔 CT 检查，结石在 CT 影像学多表现为尿道内高密度影（图 1-3-12 ～图 1-3-14），但仍应注意需与前列腺钙化进行鉴别。

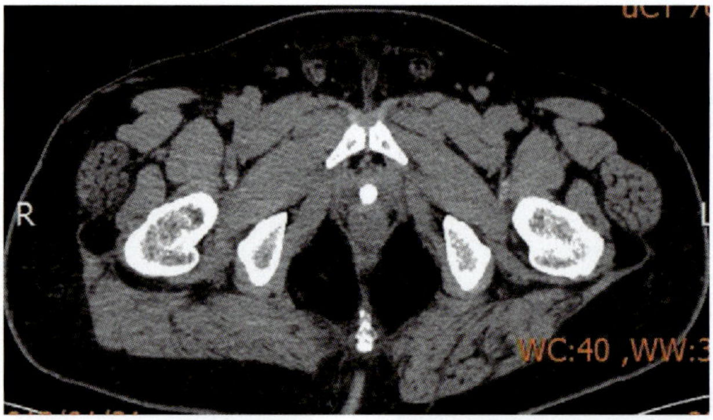

图 1-3-12　CT 平扫显示尿道结石影像

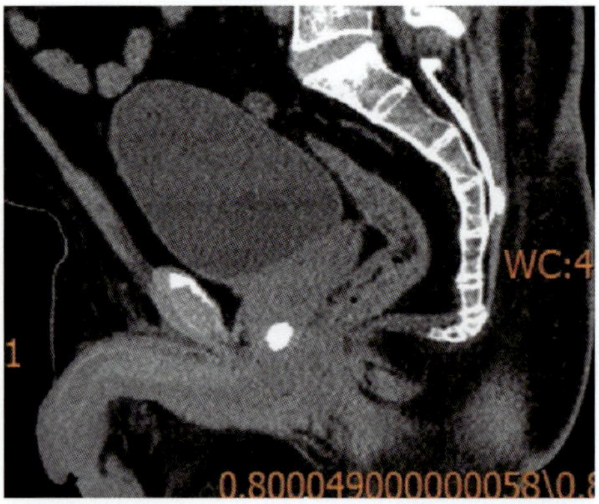

图 1-3-13　CT 平扫显示膜部尿道结石（矢状位片）

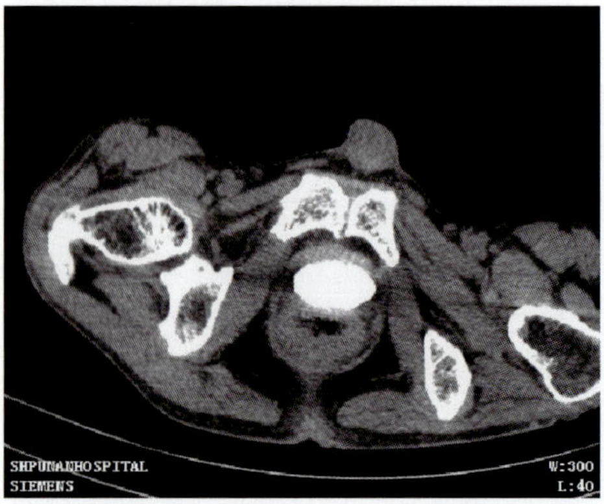

图 1-3-14　CT 平扫显示前列腺部尿道巨大结石

尿道结石的治疗应根据结石的位置、大小以及周围尿道组织病变情况选择合适的方案进行治疗。对于舟状窝结石可用钳子或镊子将结石钳碎后夹出。对合并有尿道外口狭窄的患者，需要行尿道外口切开取石。对于阴茎段嵌顿的较大结石以及合并有憩室和狭窄等相关情况时，有条件的单位可行膀胱镜或输尿管镜下钬激光碎石（图 1-3-15 ～图 1-3-21），小的尿道结石可用电切环套出（图 1-3-22），取石或碎石的同时要注意去除引起结石的病因。

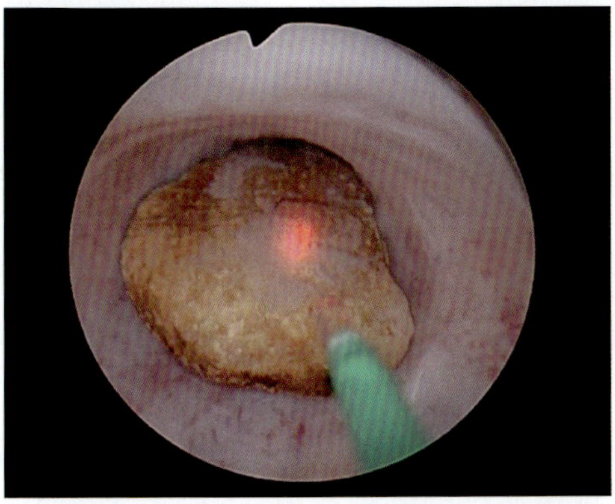

图 1-3-15　钬激光准备碎前列腺部尿道巨大结石

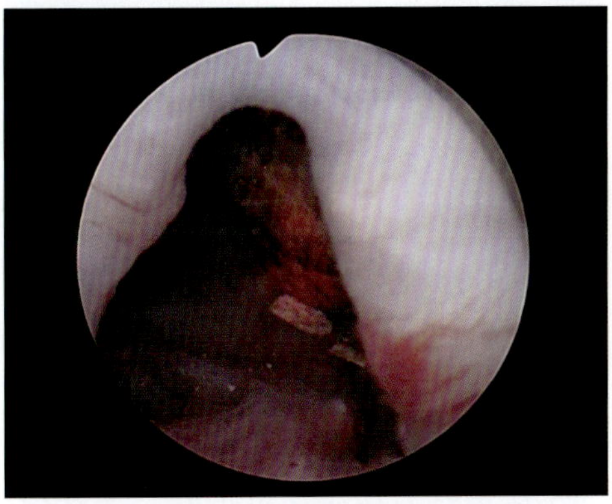

图 1-3-16　前列腺部尿道结石

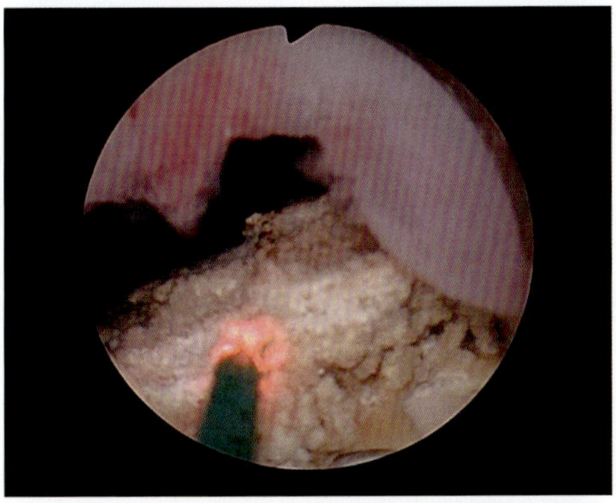

图 1-3-17　钬激光碎前列腺部尿道巨大结石

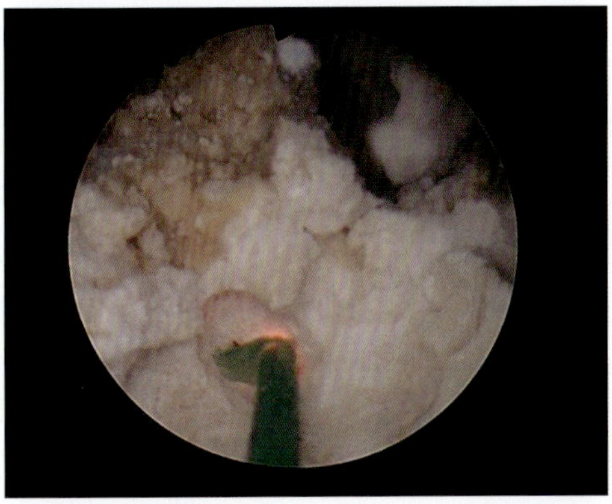

图 1-3-18　钬激光进一步碎图 1-3-17 尿道结石

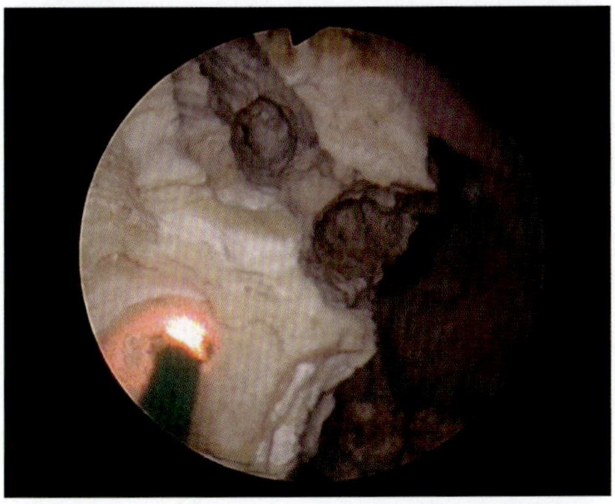

图 1-3-19　钬激光碎侧方前列腺部尿道结石

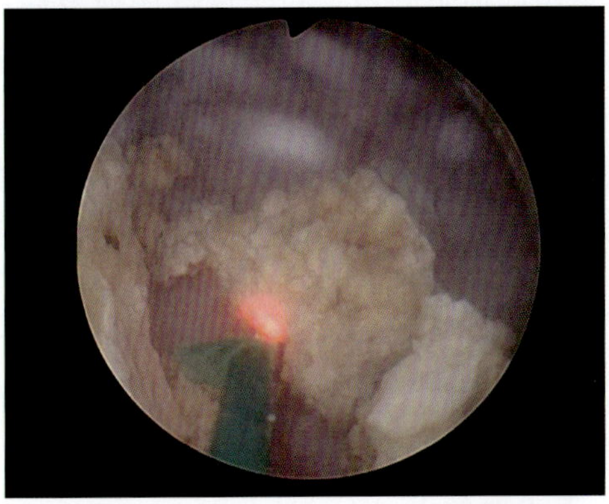

图 1-3-20　钬激光逐步碎前列腺部尿道结石

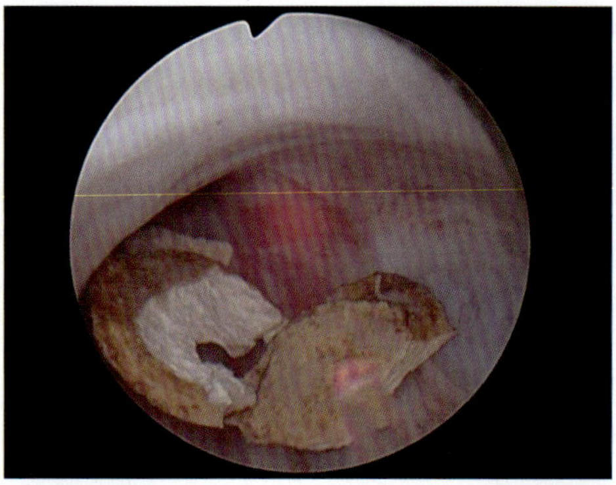

图 1-3-21　图 1-3-15 中的前列腺部尿道结石已粉碎

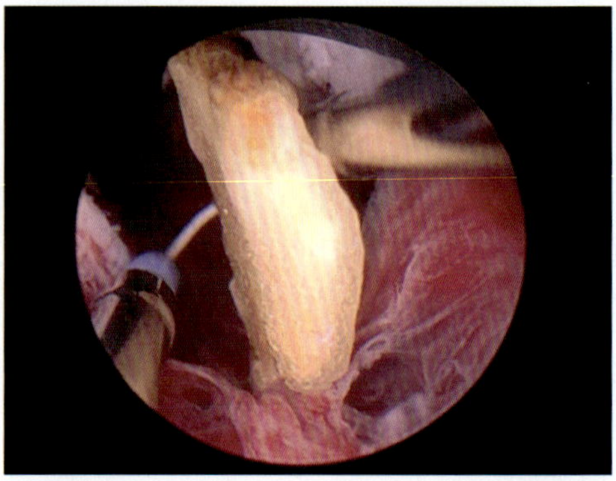

图 1-3-22　电切环取前列腺部尿道结石

【适应证】

（1）无严重心、脑、肺等重要器官疾病。

（2）无严重出、凝血功能障碍疾病。

（3）无严重尿道狭窄或梗阻。

（4）尿道结石位于尿道近端，无法保守治疗排出或借助器械取出。

【禁忌证】

（1）存在不能耐受手术的严重心、脑、肺等重要器官疾病。

（2）存在严重的出、凝血功能障碍疾病。

（3）存在严重的尿道狭窄，内镜无法通过。

（4）存在严重的感染或处于感染急性期。

【术前准备】

（1）完善相关术前检查，明确结石的具体部位、大小，并了解患者全尿路情况。

（2）控制结石伴发的感染和其他合并症。

【麻醉和体位】

采用腰硬联合麻醉或全麻。取截石位，两腿分开呈“人”字形体位。

【手术步骤】

采用内镜下碎石。对于球部尿道及后尿道结石（图 1-3-1 ～图 1-3-11），一般多采用将结石推入膀胱后，按膀胱结石进行腔内碎石处理。在将结石推入膀胱这一过程中，临床上有采用尿道探杆进行盲推的方法，但该操作方法成功与否与操作医师临床经验有一定的相关性，对于初学者，该方法有损伤尿道以及形成尿道假道的可能。推荐在内镜窥视下通过灌注冲水的方法将结石推入膀胱。当结石推入膀胱后，采用内镜下钬激光或碎石钳器械碎石。钬激光碎石时注意从结石表面逐步碎石，然后用 Ellik 冲洗器把碎石吸出、取石钳或其他设备把碎石取出（参考第三章第八节“膀胱结石的内镜手术”）。遇到前列腺部尿道嵌顿或憩室内结石（图 1-3-5，图 1-3-6），难以把结石推入膀胱后碎石，只能在前列腺尿道或憩室内碎石（图 1-3-14 ～图 1-3-21），碎石会被灌洗液冲入膀胱。

【手术要领】

（1）窥视下进入尿道，针对结石碎石，避免造成尿道新的损伤。

（2）碎石的同时处理病因，如尿道狭窄、异物或憩室等。

【术后处理】

术后一般可留置导尿管 1 ～ 3d，保证引流通畅；如结石嵌顿时间较长、尿道黏膜损伤或合并感染，术后为防止尿道狭窄，建议留置 1 ～ 2 周导尿管。

【并发症和防治】

在进行内镜下尿道碎石时，注意窥视下缓慢沿尿道的自然弯曲入镜，遇到畸形尿道（图 1-3-23，图 1-3-24）时，要仔细辨认，防止误入畸形尿道，避免暴力造成尿道黏膜撕脱、假道或穿孔的发生（图 1-3-25 ～图 1-3-27），一旦发现正常尿道黏膜消失，必须停止前进，退出操作镜，寻找正常尿道腔。如尿道结石嵌顿时间较长或合并感染、术中进镜粗暴或在尿道内盲目激光碎石，容易引起术中尿道损伤、术后尿道狭窄。如发生尿道狭窄，应按照尿道狭窄的治疗原则进行处理。部分患者可能会出现术后尿道热，一般给予抗感染对症治疗后多可好转。

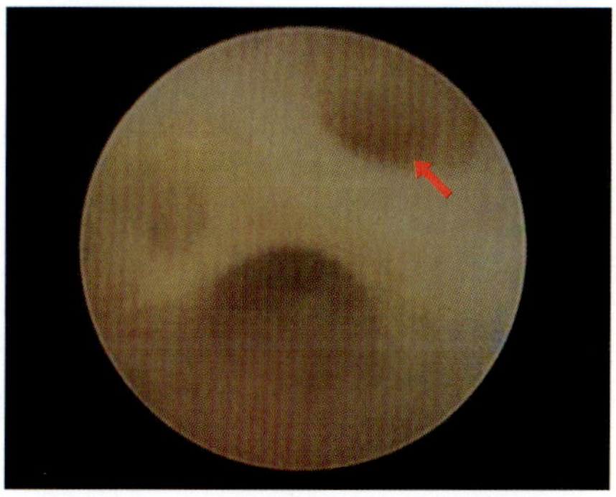

图 1-3-23 假尿道开口（黑色箭头）

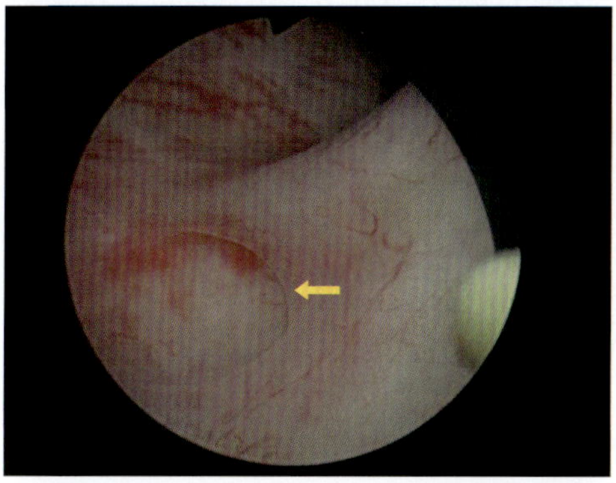

图 1-3-24 假尿道开口（黑色箭头）

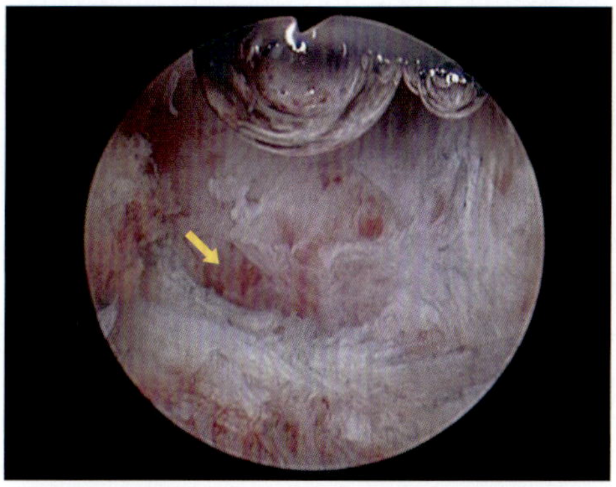

图 1-3-25 膜部尿道穿孔

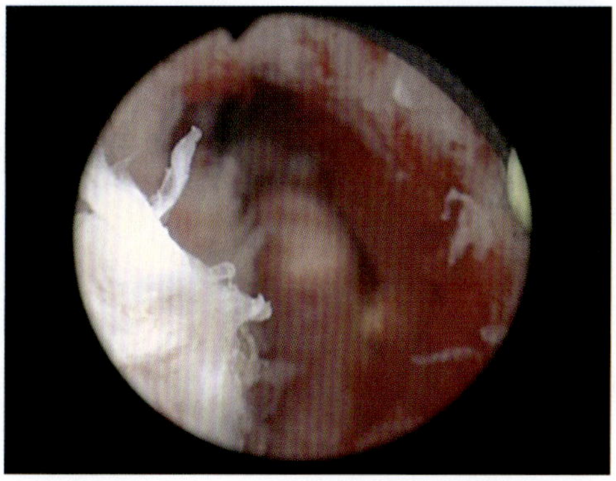

图 1-3-26 膜部尿道黏膜撕脱

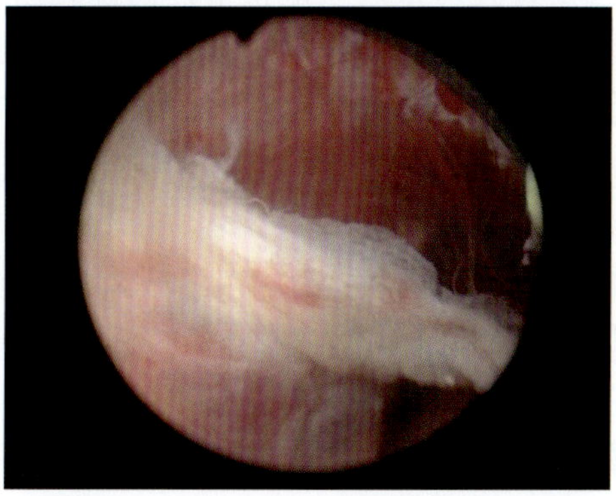

图 1-3-27 球部尿道黏膜撕脱

（吴登龙 李 超 刘定益）

第四节　尿道异物的内镜手术

【概述】

尿道异物是一种完全可预防的疾病。本病多由患者因性或色情的需求，或因精神异常，将各种异物插入尿道所致。推入尿道的异物多为玻璃棒、螺丝钉、体温计、金属丝或金属球等，偶尔也能见到如鲇鱼、黄鳝、蛇类等活物。尿道异物患者多为男性，少数女性患者出于避孕或者堕胎的目的也会将异物插入尿道。尿道异物会导致尿道损伤，继发感染，甚至引起尿道周围脓肿、尿瘘或尿道狭窄、脓毒症等。尽早明确诊断，根据异物种类进行正确的早期治疗对尿道异物的预后极为重要。

因异物的尺寸、大小、种类和形状不同，尿道异物引起的临床症状轻重程度也不同。有的患者表现出急性症状，如尿道炎（包括排尿疼痛、脓性尿道分泌物或血尿）、尿潴留等。位于前尿道的异物可在尿道外口查见或在体表被触及；位于后尿道的异物偶可经直肠触及。部分患者可能因不愿就诊而延误治疗，导致尿道异物长期滞留，引发结石形成，出现排尿困难，或导致尿潴留、肾盂积水、输尿管扩张、尿路逆行感染、尿道狭窄、尿瘘等严重并发症的发生；若尿道异物进入膀胱，可引起膀胱炎症及刺激症状。超声和X线检查是首选的诊断手段，静脉尿路造影或者逆行尿路造影有助于透光异物的诊断，必要时可行尿道膀胱镜明确诊断。尿道异物的诊断应与尿道结石、尿道肿瘤等疾病相鉴别。

【适应证】

（1）无严重心、脑、肺等重要器官疾病。

（2）无严重出、凝血功能障碍。

（3）尿道无严重狭窄或梗阻。

（4）尿道异物无法经保守治疗排出或借助器械取出。

【禁忌证】

（1）存在不能耐受手术的严重心、脑、肺等重要器官疾病。

（2）存在严重的出、凝血功能障碍。

（3）存在严重的尿道狭窄，内镜无法通过尿道。

（4）存在严重的感染，或处于感染急性期。

【术前准备】

（1）完善相关术前检查，明确异物的具体部位、大小、种类、形状，并了解患者全尿路情况。

（2）控制异物伴发的感染和其他合并症。

【麻醉和体位】

采用腰硬联合麻醉或全麻。取截石位，两腿分开呈“人”字形体位。

【手术步骤】

由于尿道的生理特征，尿道内的活动性异物容易向膀胱移动，特别对于女性而言，因为尿道短且管径大，尿道异物易进入膀胱。使用器械在尿道内直接抓取异物往往难以成功，而且极易损伤尿道黏膜，引起出血、瘢痕、狭窄形成等。建议先将异物推入膀胱，再通过更为方便、高效的膀胱镜来处理异物。若异物粘连或不能成功地将异物推入膀胱，可尝试使用叉状取石抓钳或电切环在尿道内将其取出（图 1-4-1，图 1-4-6），如腔镜下取出困难，特别是当尿道异物周围有脓肿形成时，可选择尿道切开术取出。对于一端留在尿道外口，另一端因膨大或者有线结而停留在膀胱内的线状异物，腔镜下操作困难，可考虑采用膀胱造口术从膀胱切口取出异物。有些尿道手术使用的缝合线、黏合剂会在尿道内引起肉芽肿，影响排尿，可通过泌尿内镜手术切除肉芽肿，找到线头并清除线结，或显示异物并清除异物（图 1-4-2 ～图 1-4-5，图 1-4-6，图 1-4-7）。个别腹腔镜前列腺根治性切除术后会在新建立的膀胱颈部发现线结继发结石、Hem-o-lock 异物，均可通过钬激光碎石后用异物钳取出（图 7-2-15 ～图 7-2-18）。国外有学者报道使用腹腔镜经膀胱路径成功取出嵌入尿道球部的缝衣针的案例。

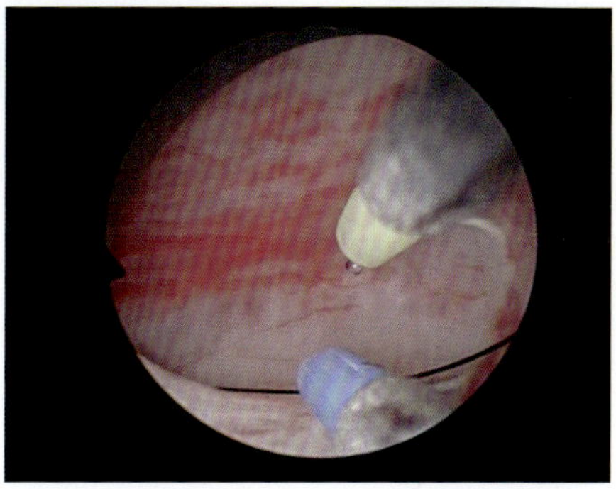

图 1-4-1 电切环套取球部尿道塑料丝

总之，在临床治疗中，需要根据尿道异物的形状、位置、种类和大小等来选择合适的治疗方法。大部分尿道异物是患者主动由尿道外口插入的，应加强心理教育，预防尿道异物的再次发生。若发生尿道狭窄或尿瘘，应根据患者病情选择不同的尿道重建手术。

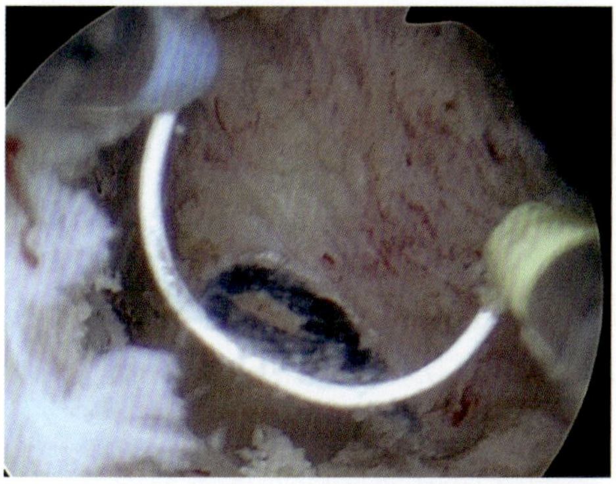

图 1-4-2 尿道黏膜下异物（线头 1）

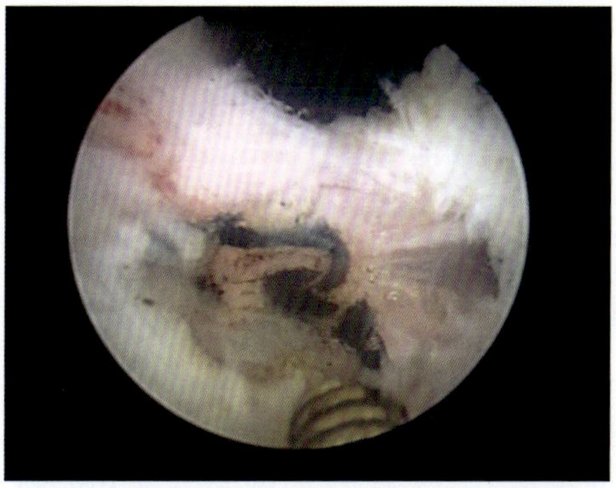

图 1-4-3 尿道黏膜下异物（线头 2）

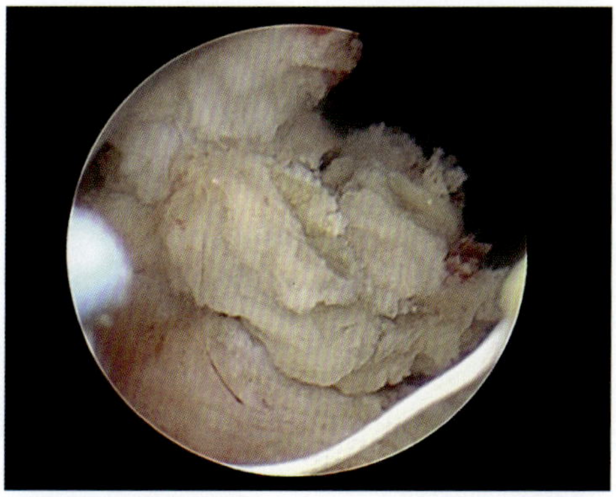

图 1-4-4 前列腺部尿道黏膜下异物（止血胶）

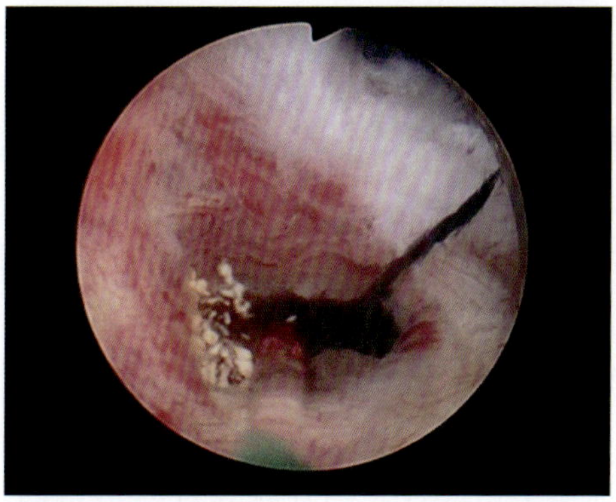

图 1-4-5 前列腺部尿道线头伴小结石形成

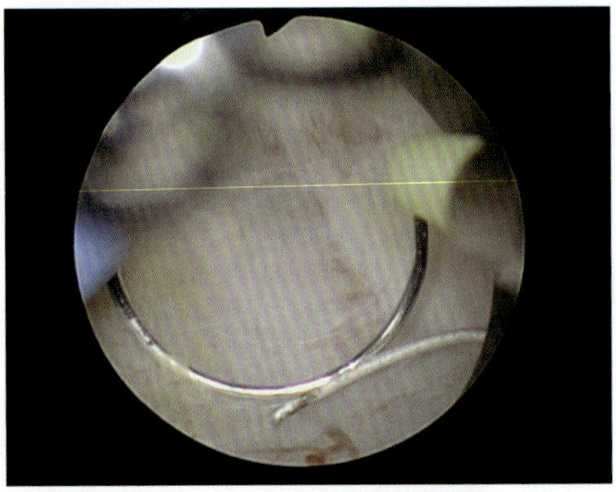

图 1-4-6 用电切环套取尿道金属丝

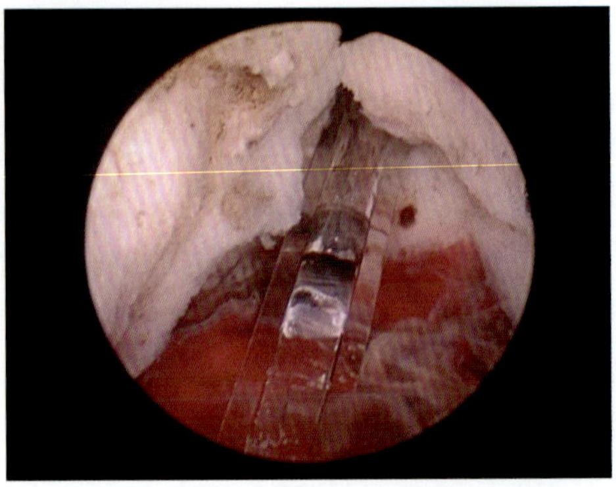

图 1-4-7 前列腺部断离的激光光纤

【术后处理】

术后一般可留置导尿管 1 ～ 3d，保证引流通畅；如异物嵌顿时间较长或合并感染，为防止可能存在的尿道狭窄，建议术后留置导尿管 1 ～ 2 周或更长时间。

【并发症和防治】

部分患者可能会出现术后尿道热，一般给予抗感染及对症治疗后，多可好转。如尿道异物嵌顿时间较长或合并感染，术中进镜粗暴或在尿道内进行非正规操作，容易引起术后尿道狭窄。如发生尿道狭窄，应按照尿道狭窄的治疗原则进行处理。

（吴登龙　李　超　刘定益）

第五节　尿道损伤的内镜手术

【概述】

尿道损伤分为开放性尿道损伤和闭合性尿道损伤。开放性尿道损伤多因弹片、锐器伤所致，常伴有阴囊、阴道或会阴部贯通伤。闭合性尿道损伤多为挫伤、撕裂伤或腔内器械直接损伤（图 1-5-1）。

近年来，随着医疗器械的发展和广泛应用，医源性尿道外伤的发生率显著上升，盲目或粗暴地进行尿道扩张等操作，易导致假道形成、穿孔、尿道黏膜撕裂（图 1-5-2 ～图 1-5-5）。尿道损伤多见于男性，约占 97%，女性仅占约 3%。在解剖结构上，男性尿道以尿生殖膈为界分为前、后两段。前尿道包括球部和阴茎部，后尿道包括前列腺部和膜部。其中，球部和膜部因为位置比较固定，故损伤较多见。

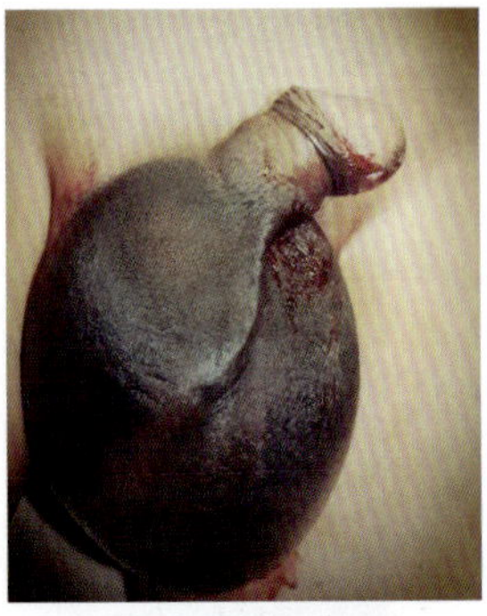

图 1-5-1 球部尿道骑跨伤

尿道损伤的内窥镜手术治疗通常称为尿道会师术，在前、后尿道损伤时均可采用。但后尿道损伤常伴有骨盆骨折或者其他脏器损伤，因此，在处理后尿道损伤时，防止失血性休克更为重要。在大部分尿道损伤中，尿道未发生完全断裂，这为尿道会师术的成功提供了可能性，当导尿失败时可行内窥镜下尿道会师术。

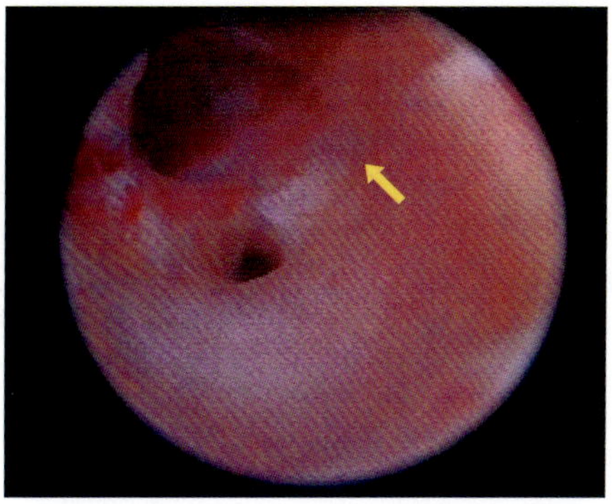

图 1-5-2　球部尿道假道

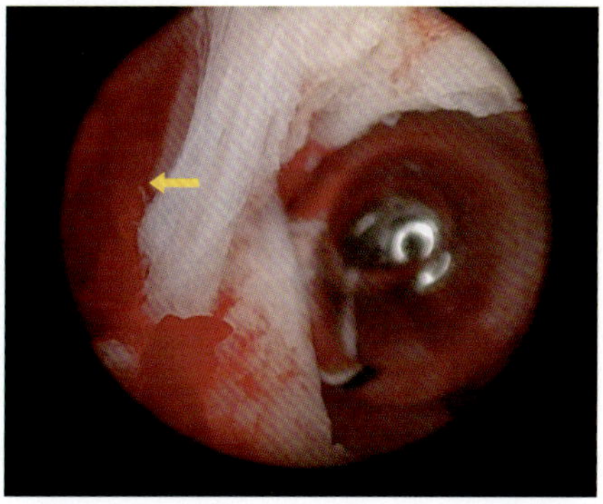

图 1-5-3　尿道海绵体穿孔（箭头处）尿道内有气泡

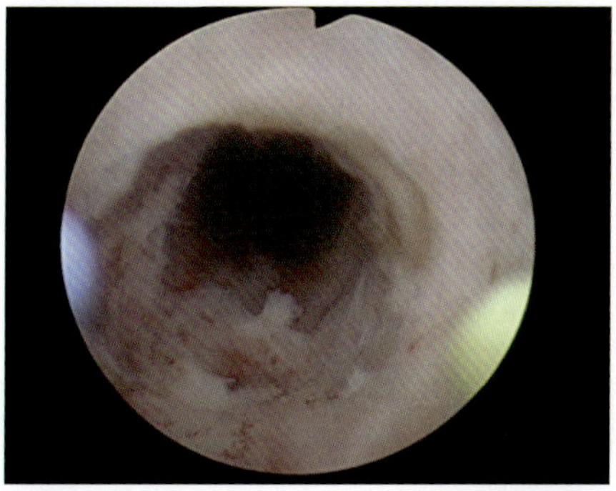

图 1-5-4　膀胱镜引起尿道黏膜撕裂

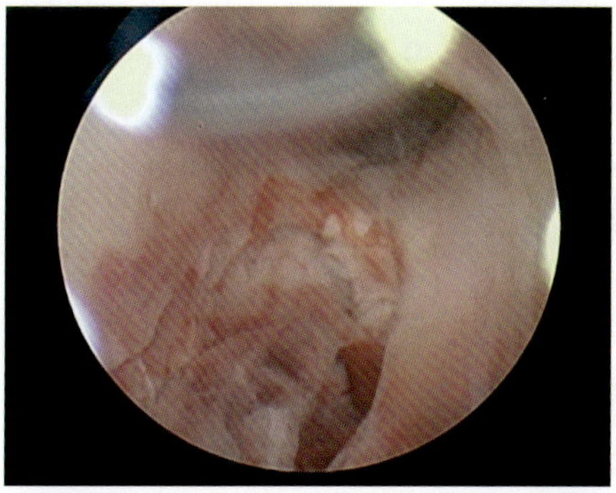

图 1-5-5　阴茎部尿道损伤后 2 周

目前国内尿道损伤的分类主要参考 Goldman 分类（表 1-5-1）。

表 1-5-1　Goldman 分类

分类	描述
Ⅰ	后尿道被拉伸，但无破裂
Ⅱ	后尿道位于尿生殖膈上的部分断裂
Ⅲ	损伤同时累及尿生殖膈上、下尿道，出现前、后尿道部分或完全性断裂
Ⅳ	膀胱损伤延伸到后尿道
Ⅳa	后尿道损伤，同时伴膀胱底部的损伤
Ⅴ	部分或完全性的前尿道损伤

【适应证】

尿道部分断裂。

【禁忌证】

（1）处在急性休克期。

（2）尿道完全断裂。

（3）阴囊处严重的尿外渗或血肿。

【术前准备】

（1）行尿道逆行造影明确尿道损伤的位置及严重程度。

（2）预防尿路感染。

【麻醉和体位】

采用腰硬联合麻醉或全麻。截石位，两腿分开呈“人”字形体位。

【手术步骤】

（1）常规消毒铺巾。

（2）选用膀胱镜或者输尿管镜窥视下经尿道入镜，助手辅助灌注生理盐水，尽可能使视野清晰。

（3）到达损伤部位后，耐心寻找尿道断端的近端开口（图 1-5-6），在窥视下通过尿道损伤断端置入导丝，导丝进入膀胱后，窥镜沿导丝通过尿道损伤断裂口进入后尿道和膀胱（图 1-5-7 ～图 1-5-9），观察尿道和膀胱以保证导丝经尿道断端进入膀胱（无假道形成）。

（4）退出膀胱镜或输尿管镜，选用 16Fr 或 18Fr 导尿管，剪除部分导尿管头端（避免损伤导尿管气囊导管），显露导尿管头端的内腔，把导尿管充分润滑后，将导丝的尾端置入导尿管头端内腔，顺导丝把导尿管推入膀胱。

（5）向导尿管气囊注水 15 ～ 20ml 后，退出导丝。

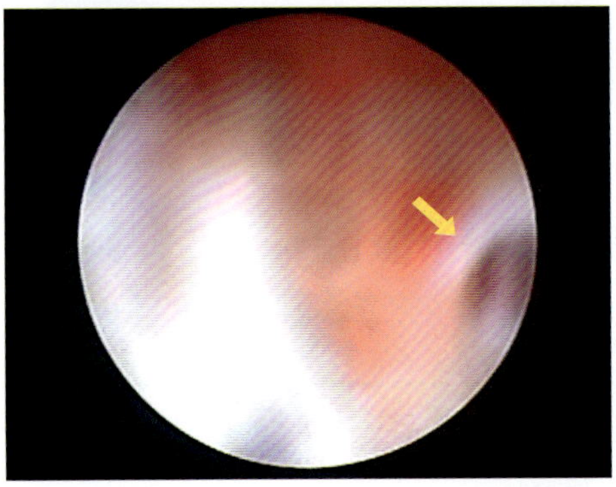

图 1-5-6 寻找断裂球部尿道的近端开口（箭头处）

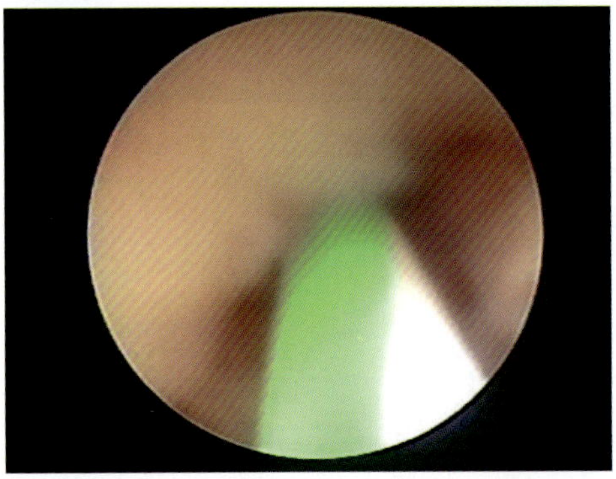

图 1-5-7 通过断裂尿道口置入导丝

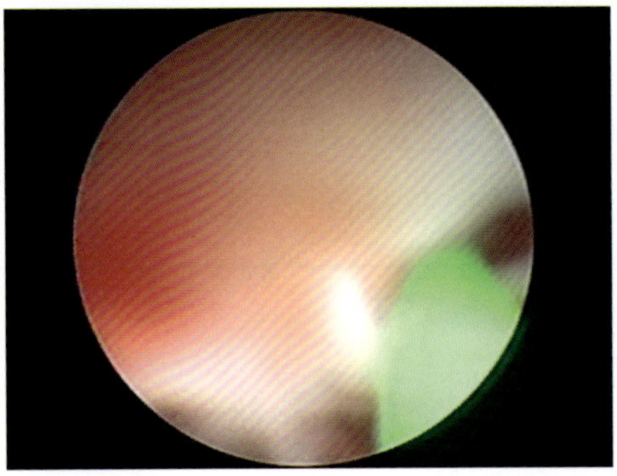

图 1-5-8 把导丝进一步推入膀胱

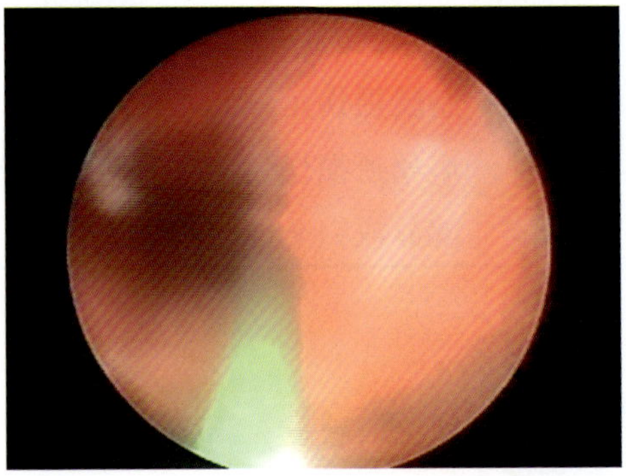

图 1-5-9 输尿管镜沿导丝通过断裂尿道口

【术后处理】

（1）术后留置导尿，对于后尿道严重断裂的患者，可采取适度重量牵引导尿管；发生膀胱痉挛者可给予解痉药物对症处理。

（2）常规使用抗生素，预防尿路感染。

（3）视尿道断离程度决定留置导尿时间，通常留置导尿 2 ～ 6 周或者更长时间。

【并发症和防治】

1. 尿道狭窄

尿道狭窄是术后最常见的并发症，术后早期发现尿道狭窄者，可行尿道扩张术。如效果不佳，可根据尿道狭窄位置及长度制订合适的内窥镜手术或开放手术治疗方案。

2. 假道形成

导丝通过尿道断裂处后，一定要用输尿管镜反复观察以确保没有假道形成，否则拔出导尿管后会发生排尿困难。

（周伟东　何竑超）

第六节　尿道狭窄的内镜手术

【概述】

尿道狭窄是泌尿外科的常见病，多由创伤和炎症所致。国内多中心调查显示，我国创伤所致尿道狭窄占 54.0%（图 1-6-1 ～图 1-6-3），其中，医源性因素占 33.3%（图 1-6-4），其他病因包括特殊类型硬化性苔藓样变和尿道结核（图 1-6-5，图 1-6-6）等。在选择治疗方法时要充分考虑患者的病因、狭窄的长度和严重程度，如果治疗不当，最终可发展为复杂性长段尿道狭窄或闭锁。治疗尿道狭窄的方法包括内镜直视下经尿道内切开术（direct vision internal urethrotomy，DVIU）、盲视下尿道内切开术、尿道扩张和开放手术。

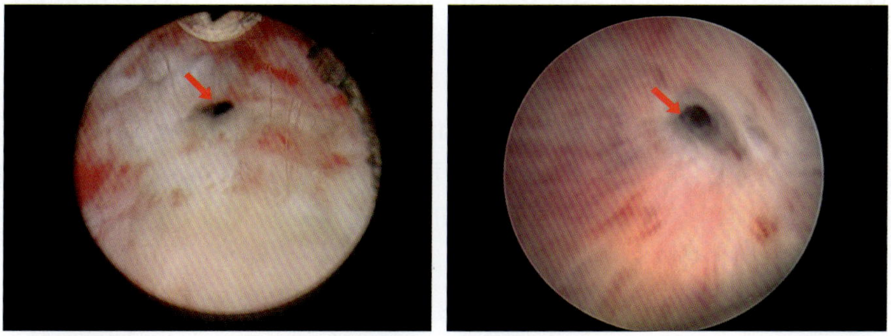

图 1-6-1　不规则的外伤性膜部尿道狭窄

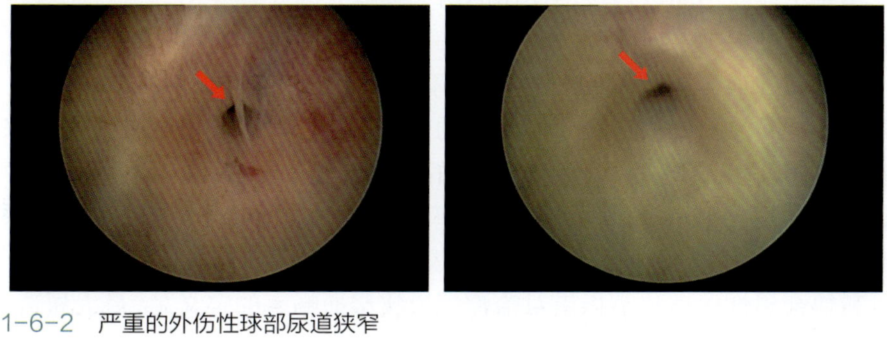

图 1-6-2　严重的外伤性球部尿道狭窄

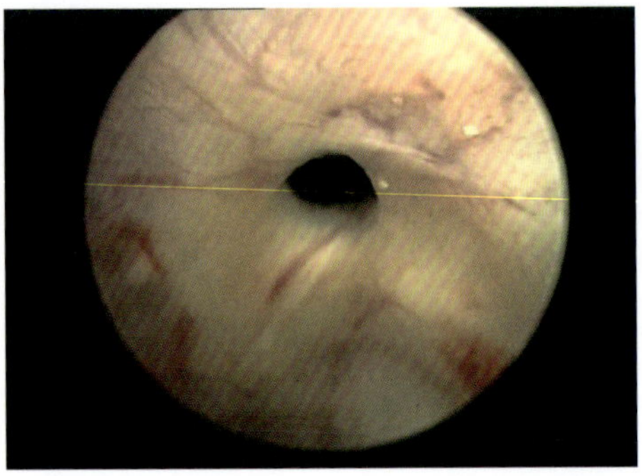

图 1-6-3 经尿道膀胱肿瘤切除术（TURBT）外伤性球部尿道狭窄

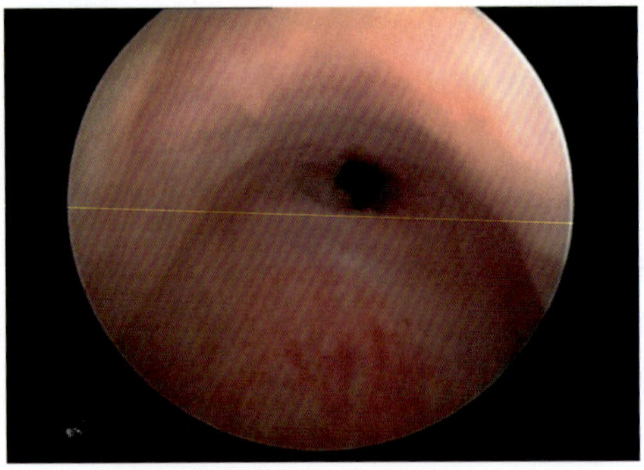

图 1-6-4 经尿道前列腺切除术（TURP）后球部尿道狭窄

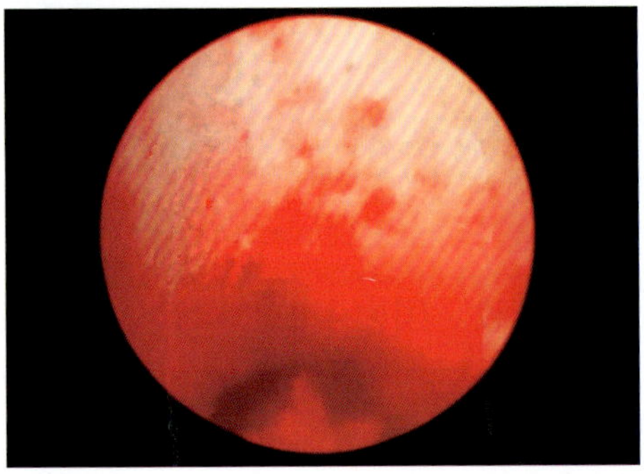

图 1-6-5 前尿道黏膜广泛充血（结核）

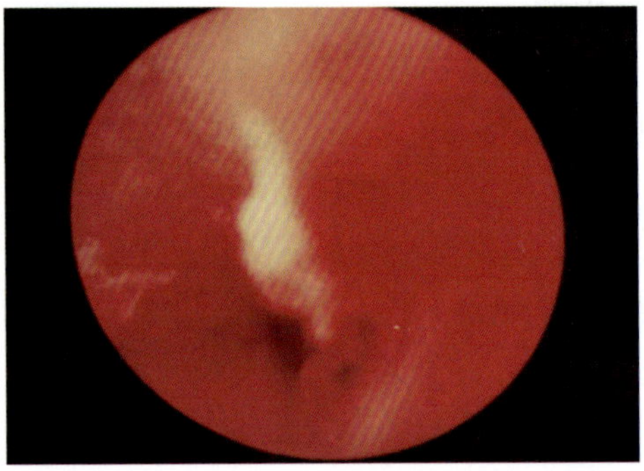

图 1-6-6 前尿道黏膜充血、狭窄，局部黄色结节（结核）

1853 年，法国医师 Antonin Jean Desormeaux 首先报道了应用尿道镜检查尿道病变；1854 年，Maissoneuve 发明了盲视下尿道内切开刀，1872 年，Otis 报道了外径可调节的尿道刀；1937 年，Fischer 报道了应用钢丝钩作为电切工具，在窥视下经尿道内切开治疗短段尿道狭窄；1957 年，Rovasine 等在 Maisonneuve、Otiis 应用冷刀盲视下切开的基础上做了改进，采用内镜冷刀直视下经尿道内切开术；1972 年 Sachse 详细描述了 DVIU，即在尿道镜或电切镜下使用冷刀、电刀或激光切开尿道狭窄段来扩大尿道腔，然后留置合适的导尿管作为支撑，依靠术后尿道黏膜的自行修复来达到治疗目的。20 世纪 80 年代中期后，DVIU 术引入我国并很快得到了普及。尿道内切开术创伤小、安全性高、效果明显，手术成功率为 55% ～ 73%。由于盲视尿道内切开存在难以控制尿道切开范围和如果导引装置无法通过尿道狭窄段就不能进行该项操作的两大缺点，因此被弃用。

尿道扩张是治疗尿道狭窄最古老的方法，其使用不同材质的尿道探条扩张狭窄的部位。1824 年，Loiult 展示了头端呈橄榄状的尿道探条；1936 年，Leroy Etiolles 发明了与现代类似的尿道探条。扩张尿道狭窄段的目的是通过撕裂纤维化的尿道狭窄段来扩大尿道腔。尿道扩张术和 DVIU 均适用于首次发现的狭窄长度小于 2cm 的尿道狭窄，早期治疗效果显著，对后尿道狭窄治疗后的 5 年通畅率为 71%。Steenkamp 等通过一项尿道扩张与 DVIU 的随机对照研究对比了尿道狭窄的治疗效果，发现两者差异无统计学意义。2021 年欧洲泌尿外科协会男性尿道狭窄指南对治疗尿道狭窄通畅率的定义是：最大尿流率（Qmax）

≥ 10ml/s，能通过 16Fr 尿道镜。微创手术治疗尿道狭窄的复发率数据显示：狭窄长度＜ 1cm 的复发率为 29% ～ 73%，＞ 2cm 的复发率为 77% ～ 100%，多发性尿道狭窄的复发率为 82% ～ 100%，两次或两次以上的 DVIU 后排尿通畅率为 0（复发率 100%）。

一、直视下经尿道内切开术

长期随访结果显示，DVIU 的成功率约为 32%，且狭窄段越长，手术成功率越低，重复微创治疗同样会降低成功率。

【适应证】

（1）球部尿道狭窄。

（2）尿道狭窄长度小于 1cm 效果好，大于 2cm 效果差，大于 3cm 手术难度大且手术成功率极低。

（3）可作为尿道口径小或伴有尿道狭窄的经尿道前列腺切除术（TURP）或经尿道膀胱肿瘤切除术（TUR-BT）患者的辅助治疗手段。

【禁忌证】

（1）尿道狭窄合并尿瘘。

（2）急性期尿路感染。

（3）尿道闭锁、多处尿道狭窄是相对禁忌证。

【术前准备】

（1）术前尿道造影，尿道镜或膀胱软镜镜检明确病变部位、程度、长度、范围。

（2）术前控制尿路感染，合理应用抗生素。

（3）5% 碘伏液冲洗尿道。

【麻醉和体位】

脊髓麻醉（腰麻）或全身麻醉（全麻）。截石位。

【手术步骤】

1. 冷刀治疗尿道狭窄

（1）把装置了闭孔器的镜鞘经尿道外口和舟状窝放入尿道，取出闭孔器。

（2）持续滴入灌洗生理盐水，窥视下置入尿道内切开刀，寻找尿道狭窄孔，通过尿道狭窄孔插入输尿管导管或输尿管导丝至膀胱作为引导（图 1-6-7）。

（3）沿输尿管导管或导丝用冷刀在 9 点、12 点、3 点方向切开，将狭窄瘢痕彻底切开，使尿道瘢痕充分松解。切开深度为切透全层瘢痕，至内切开镜能顺利通过为止；切开长度应超过瘢痕近端和远端各 0.3 ～ 0.5cm，使切口达到正常尿道黏膜（图 1-6-8），必要时可增加尿道 6 点处切开。

（4）沿输尿管导管或导丝无阻力进入切开狭窄段前方和膀胱，观察有无尿道瓣膜、假道，并了解膀胱全貌。

（5）如组织瘢痕多，切开通道明显不整齐，可更换电切镜将明显向尿道腔内突出的僵硬瘢痕切除（图 1-6-16 ～图 1-6-18）。

（6）退出内切开镜，沿输尿管导管或导丝留置 18Fr 导尿管。

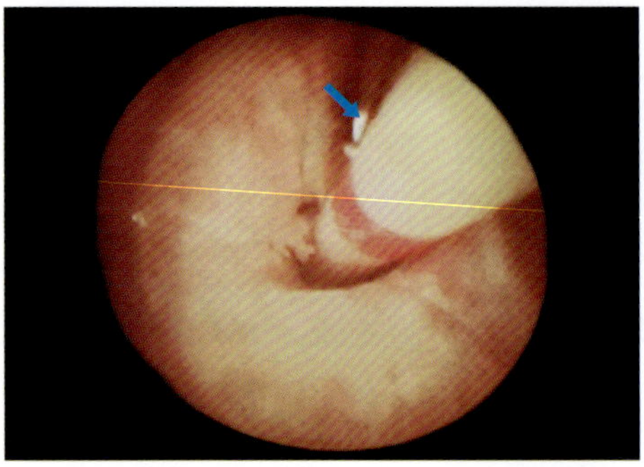

图 1-6-7 冷刀沿输尿管导管准备切割 12 点处

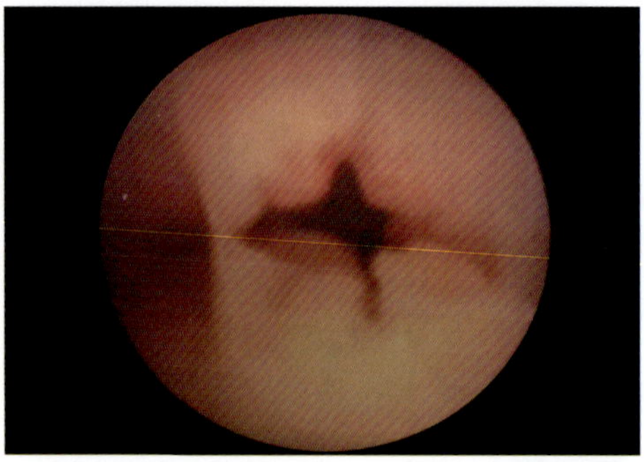

图 1-6-8 冷刀依次切开 12 点、3 点、9 点处

2. 等离子柱状电极治疗尿道狭窄

（1）采用等离子电切镜和等离子柱状电极，在生理盐水灌注下，找到尿道狭窄孔。

（2）通过内操作通道把输尿管导管或导丝通过狭窄孔送入膀胱（图 1-6-9），输尿管导管末端有尿液滴出。

（3）用等离子柱状电极沿输尿管导管向尿道内推进，首先切开狭窄段 12 点处（图 1-6-10），然后扩大瘢痕间隙。用等离子柱状电极电切输尿管导管周围左侧或右侧瘢痕，使狭窄孔逐步扩大（图 1-6-11 ～图 1-6-15）。

（4）柱状电极电切瘢痕完毕后，电切镜通过尿道狭窄段，对明显不规则的瘢痕做进一步的修整（图 1-6-16 ～图 1-6-18）。用等离子钩状电极同样可以沿输尿管导管或导丝进行类似操作（图 1-6-19，图 1-6-20）。

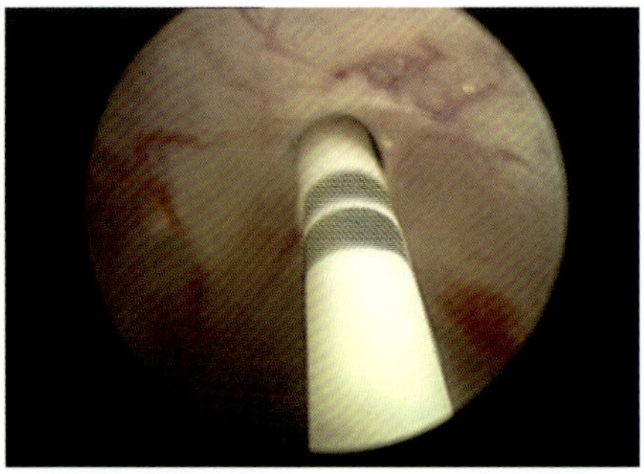

图 1-6-9 输尿管导管通过球部尿道狭窄孔

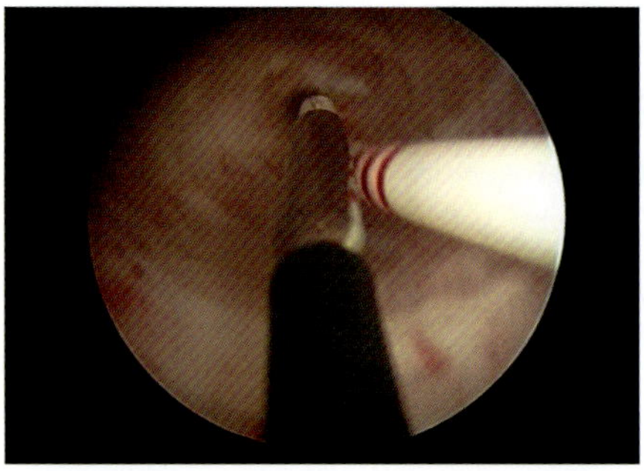

图 1-6-10 柱状电极沿输尿管导管电切 12 点处瘢痕

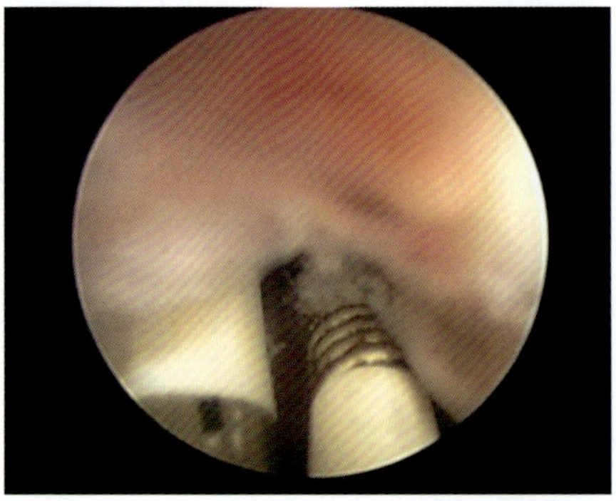

图 1-6-11 柱状电极电切导管左侧瘢痕

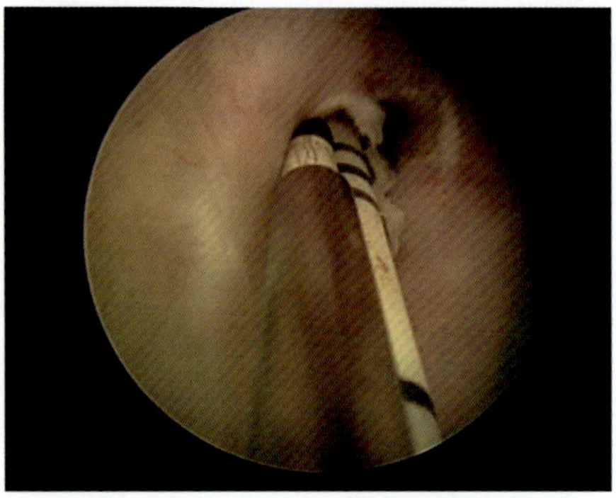

图 1-6-12 柱状电极电切导管右侧瘢痕

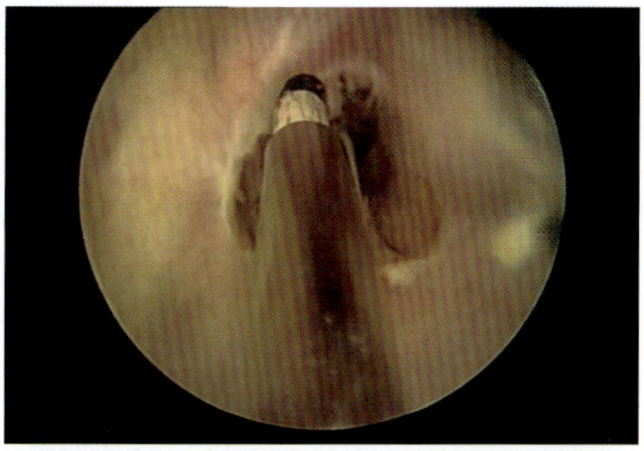

图 1-6-13　柱状电极电切导管双侧瘢痕

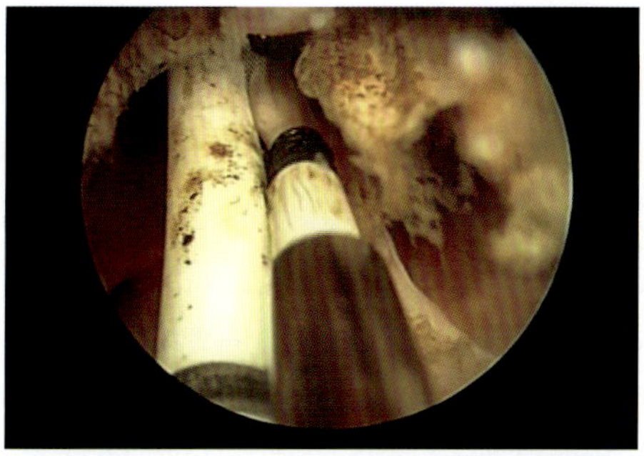

图 1-6-14　柱状电极扩大切开范围

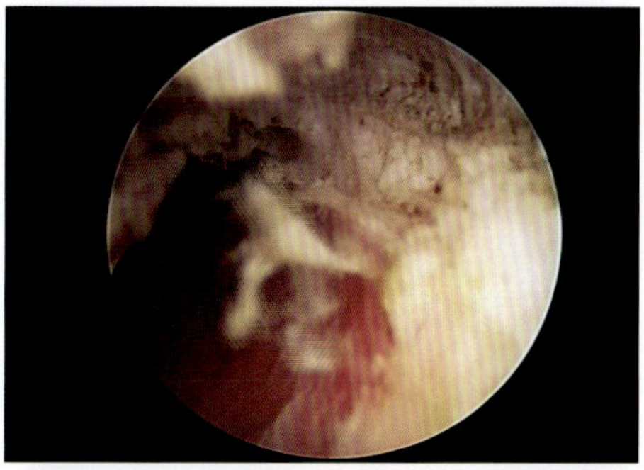

图 1-6-15　继续电切瘢痕，扩大腔隙

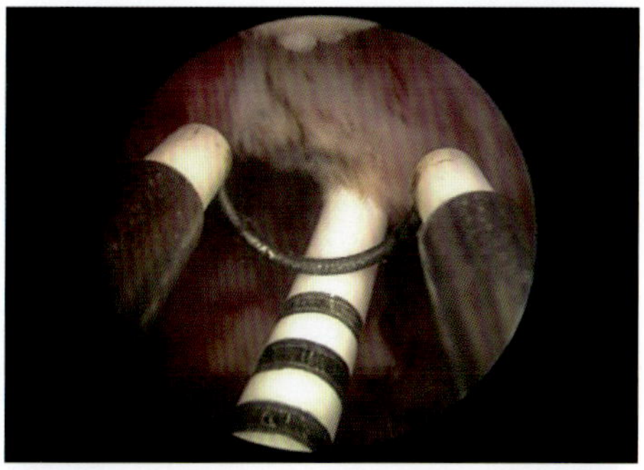

图 1-6-16　电切环修整瘢痕创面

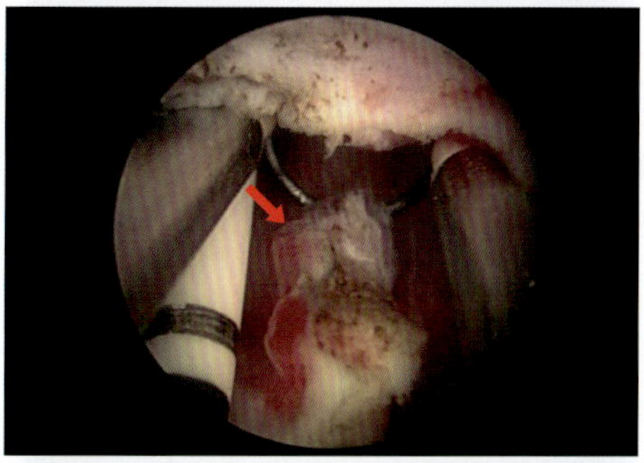

图 1-6-17　电切环下见切下的瘢痕碎块

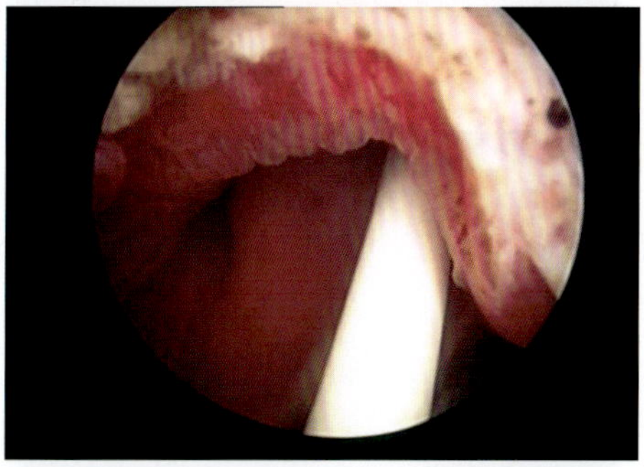

图 1-6-18　创面修整完毕

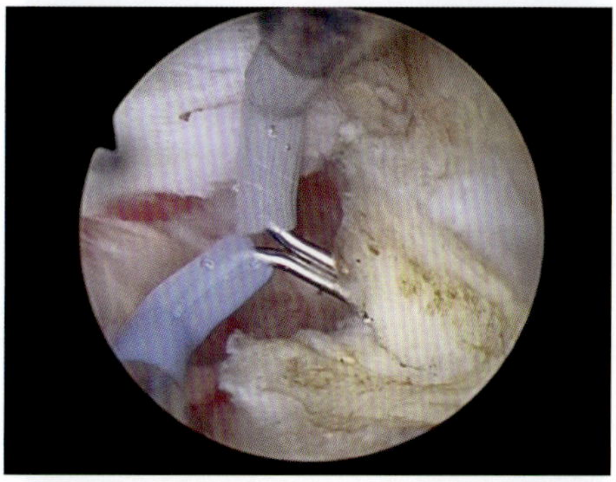

图 1-6-19　钩状电极切开狭窄尿道 3 点处

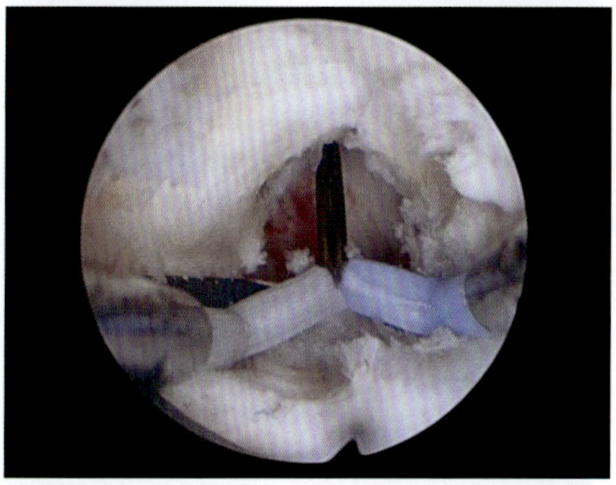

图 1-6-20　钩状电极切开狭窄尿道 12 点处

（5）退出等离子电切镜，沿输尿管导管或导丝留置 18Fr 导尿管。

3. 钬激光治疗尿道狭窄

钬激光治疗尿道狭窄与冷刀治疗尿道狭窄的成功率无明显差异。

（1）在生理盐水灌注下，找到尿道狭窄孔（图 1-6-21）。

（2）通过内操作通道把输尿管导管通过狭窄孔送入膀胱（图 1-6-22）。

（3）用钬激光光纤沿输尿管导管切开 12 点处，向尿道内推进（图 1-6-23）。

（4）靠近输尿管导管，通常先用钬激光切除输尿管导管上方 12 点处狭窄瘢痕，再切除输尿管导管周围左侧或右侧瘢痕，使狭窄孔逐步扩大（图 1-6-24 ～图 1-6-26）。

（5）如钬激光切除瘢痕后显示切开的瘢痕不规则，可用电切环对明显不规则的瘢痕做进一步的修整（图 1-6-16 ～图 1-6-18）。

（6）退出手术操作器械，留置 18Fr 导尿管。

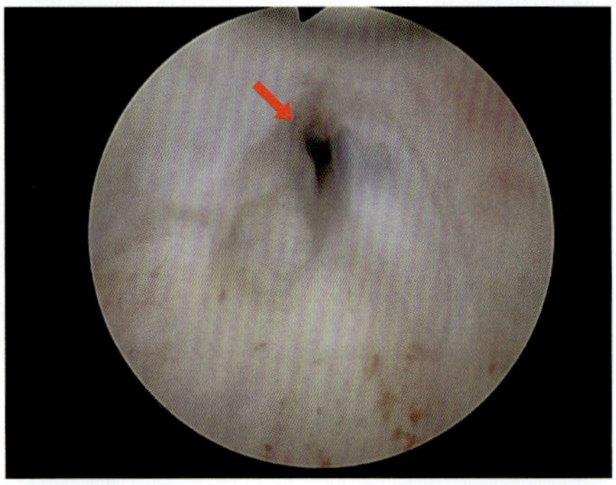

图 1-6-21 尿道球部狭窄

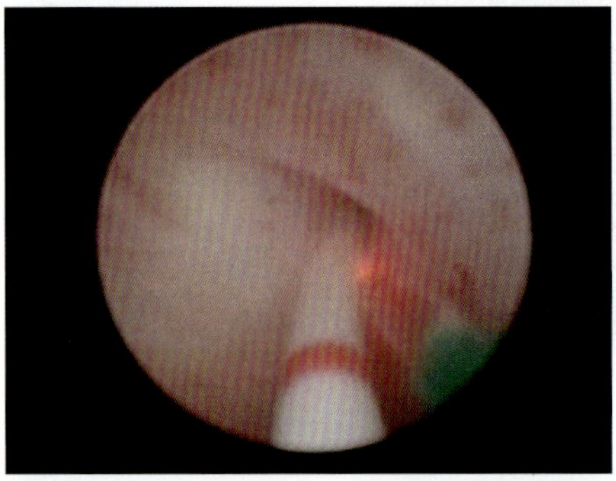

图 1-6-22 输尿管导管通过尿道狭窄段

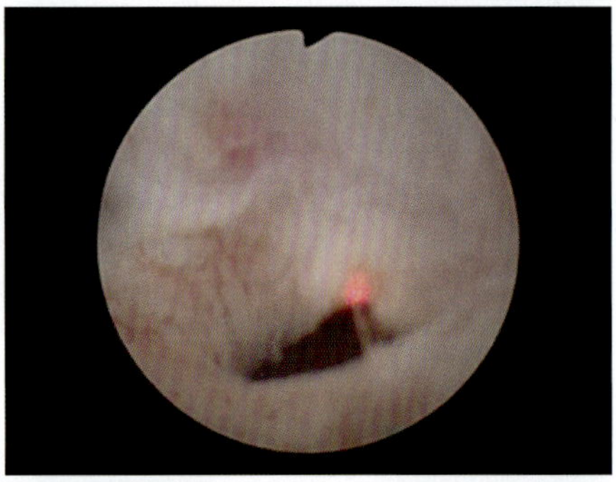

图 1-6-23 钬激光切开尿道狭窄 12 点处

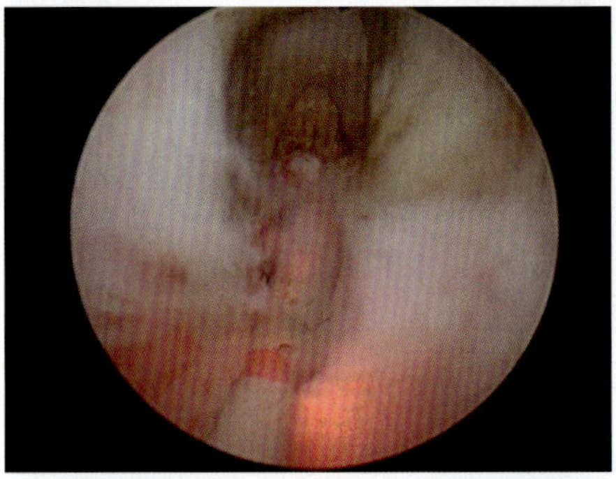

图 1-6-24 深入切割 12 点处瘢痕

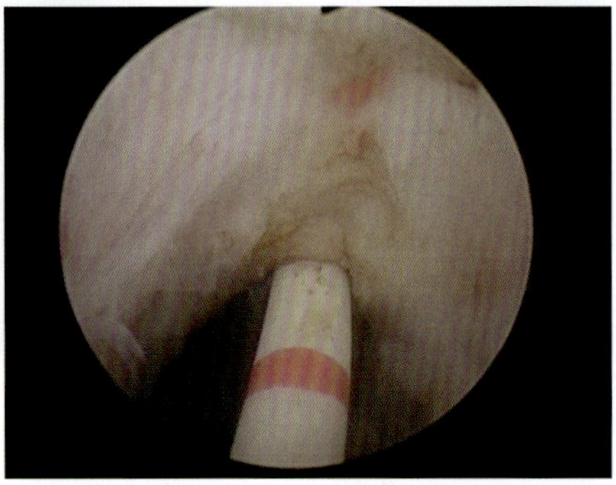

图 1-6-25 扩大尿道狭窄段

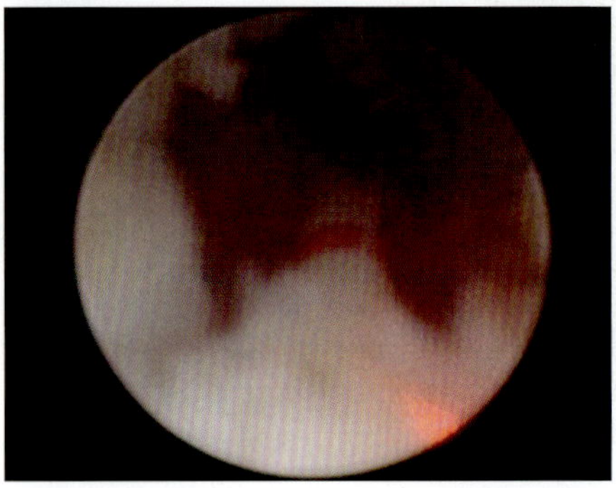

图 1-6-26 钬激光切割瘢痕后外貌

4. 绿激光治疗尿道狭窄

（1）在生理盐水灌注下，找到尿道狭窄孔。

（2）通过内操作通道把输尿管导管经狭窄孔送入膀胱（图 1-6-27）。

（3）先用绿激光光纤切除输尿管导管上方 12 点处狭窄瘢痕，再切除左侧或右侧的瘢痕，使狭窄孔逐步扩大（图 1-6-28 ～图 1-6-31）。

（4）如绿激光切除瘢痕后显示切开的瘢痕明显不规则，可用电切环对明显不规则的瘢痕做进一步修整（图 1-6-32 ～图 1-6-34）。

（5）退出绿激光切割器械，留置 18Fr 导尿管。

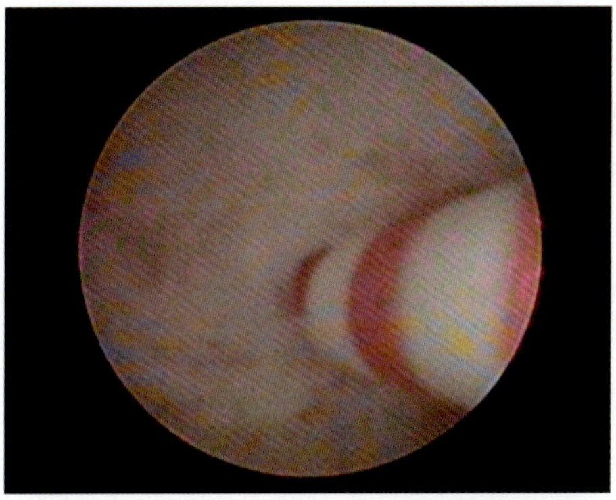

图 1-6-27　输尿管导管通过狭窄段

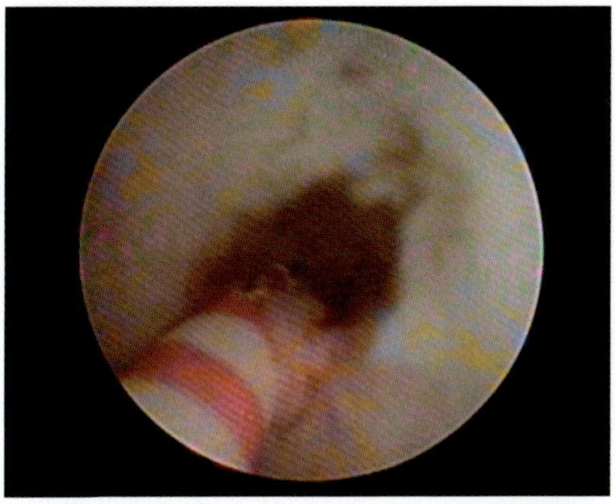

图 1-6-28　绿激光切割 12 点处瘢痕

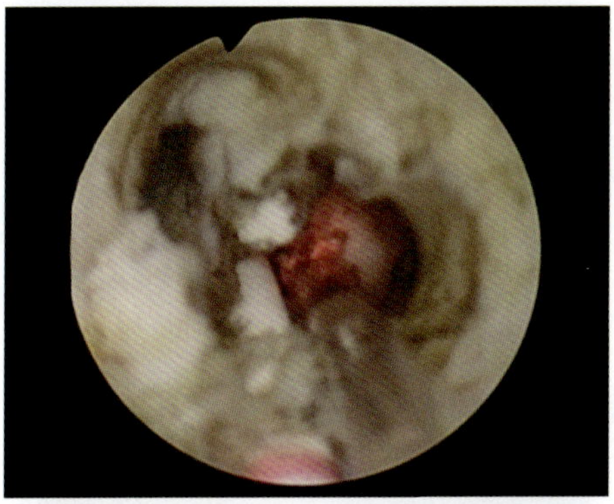

图 1-6-29　绿激光沿导管切除瘢痕组织

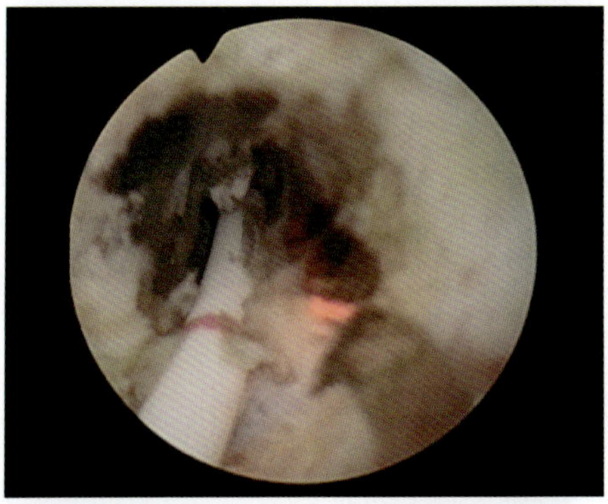

图 1-6-30　沿导管扩大切除瘢痕组织

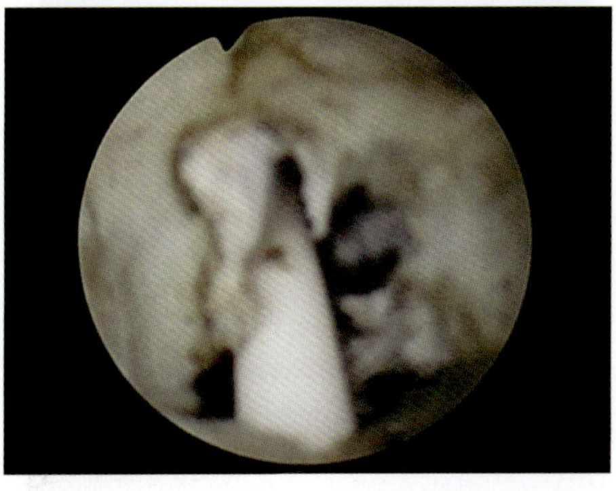

图 1-6-31　进一步扩大切除尿道瘢痕

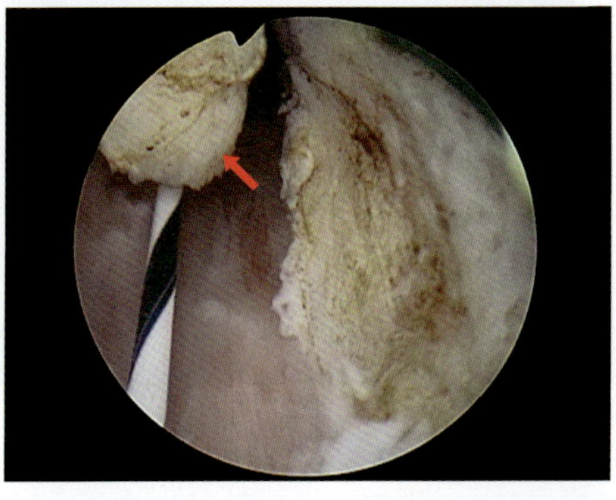

图 1-6-32　导丝上方一块切下的瘢痕组织

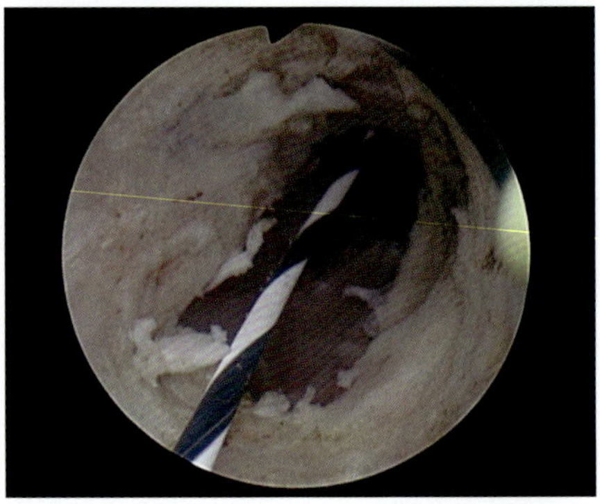

图 1-6-33　电切环修整尿道狭窄段

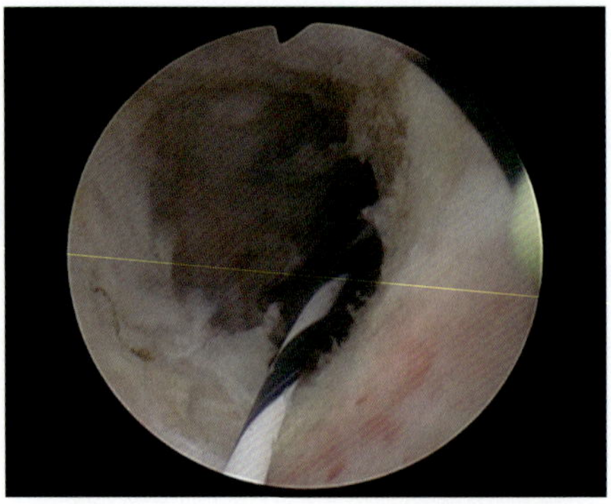

图 1-6-34　修整后宽敞的尿道腔

5. 气囊扩张治疗尿道狭窄

2011 年 Gelman 等与 Cook Urological 公司合作生产了气囊扩张导管，气囊扩张导管长 80cm，外径 5Fr，头端有长 4cm 的扩张气囊，气囊扩张后外径达到 10mm，配有压力表（图 4-2-12）。目前常用的 Bard 气囊导管长 75cm，管径粗 2mm，扩张气囊长度 6cm，气囊扩张后外径为 7mm，气囊两端有不透 X 射线标记和配套压力表（图 4-5-17，图 4-5-18），可应用于尿道狭窄、输尿管狭窄的治疗。2016 年，Yu SH 等报道了 31 例球囊扩张治疗尿道狭窄与 25 例 DVIU 治疗尿道狭窄的疗效比较。结果显示，术后 1 年和 3 年，球囊扩张在手术时间、并发症方面优于 DVIU，且球囊扩张后 1 年复发率明显低于 DVIU，但远期复发率两者差异无统计学意义。

（1）用尿道镜或膀胱镜观察尿道狭窄的部位和程度（图 1-6-35）。

（2）导丝通过尿道狭窄口置入膀胱。

（3）在窥视下把气囊头端沿导丝超过狭窄段，使尿道狭窄段位于气囊正中。

（4）在窥视下向气囊内注入生理盐水，压力为 20 ～ 30atm[1]，保持 5min，然后抽出气囊内液体，可反复进行 2 ～ 3 次（图 1-6-36 ～图 1-6-39），直到窥视下狭窄段满意扩张为止（图 1-6-40）。

（5）术后留置导尿，根据尿道狭窄范围和程度决定留置导尿时间（2 ～ 12 周）。

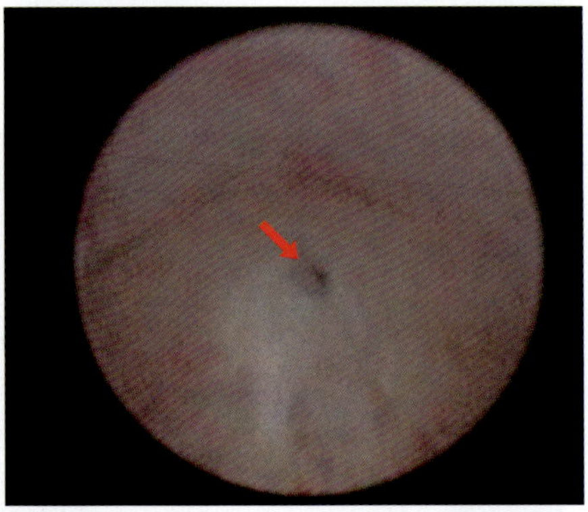

图 1-6-35　针孔状球部尿道狭窄

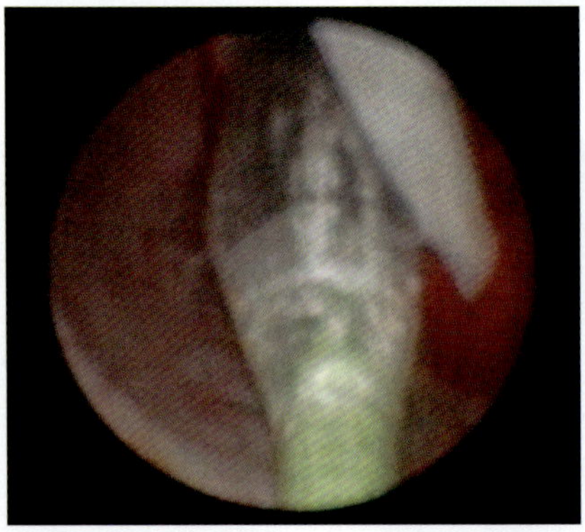

图 1-6-36　向气囊内注入液体扩张

[1] 1atm=101325Pa。

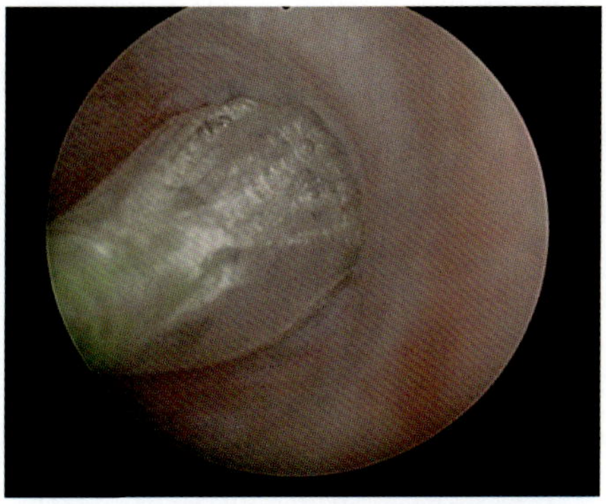

图 1-6-37　抽出气囊内液体

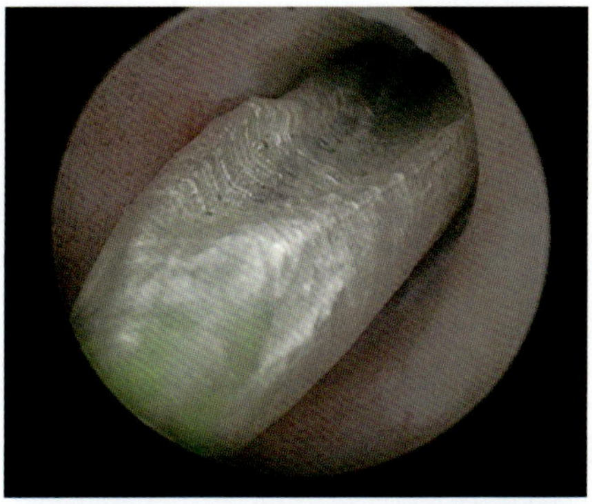

图 1-6-38　继续抽出气囊内液体

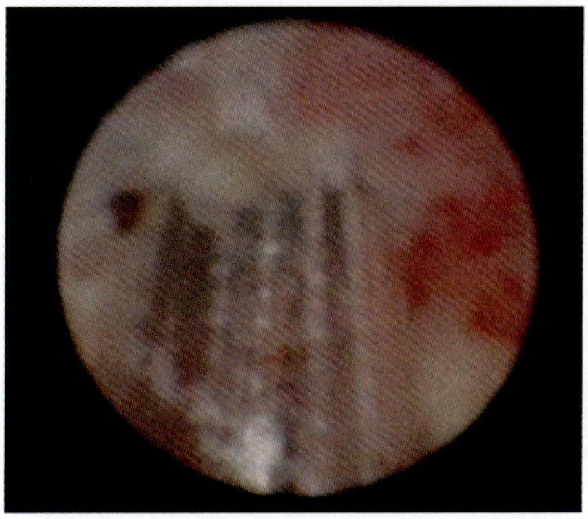

图 1-6-39　第二次气囊扩张狭窄尿道

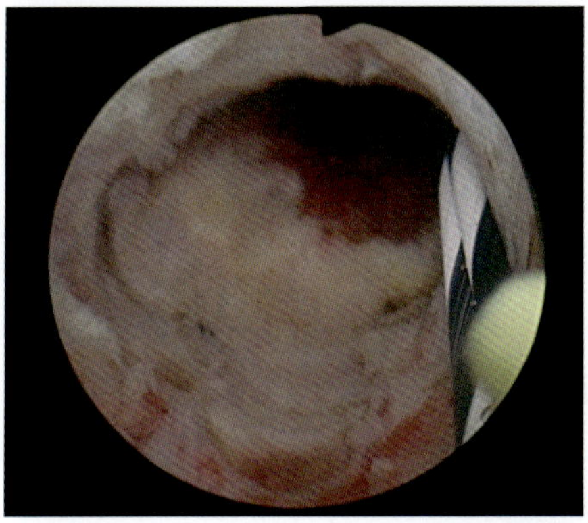

图 1-6-40　气囊扩张后显示宽敞的尿道

【手术要领】

（1）术前尿道造影或膀胱尿道联合造影对于了解尿道狭窄的范围和程度以及确定治疗方法有十分重要的价值（图 1-6-41）。DVIU 对长度＜ 1cm 的尿道狭窄效果明显好于长度＞ 1cm 的尿道狭窄； DVIU 治疗球部尿道狭窄效果明显优于阴茎部尿道狭窄；DVIU 对初发或单处尿道狭窄效果明显优于复发或多处尿道狭窄的患者。因此，选择合适的患者进行 DVIU 治疗非常重要。重复进行 DVIU 效果欠佳，对多次 DVIU 失败的患者应该进行开放尿道重建手术。

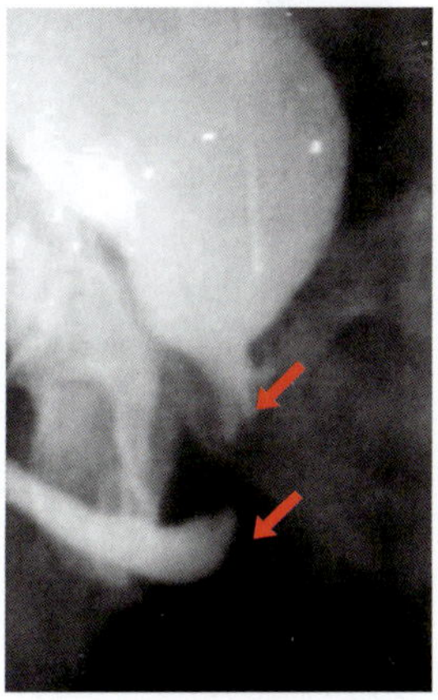

图 1-6-41　膀胱尿道联合造影示尿道膜部狭窄长度

（2）把导丝或输尿管导管通过狭窄口进入膀胱，沿导丝或输尿管导管切开狭窄段瘢痕是避免假道形成的有效方法。如难以看到狭窄孔，可从膀胱造瘘管或经膀胱穿刺注入美蓝液，有助于辨认狭窄孔。

（3）切除明显向尿道腔内突出的僵硬瘢痕是保证术后排尿通畅的基本条件，切除瘢痕也有利于正常尿道上皮的覆盖生长。尿道瘢痕组织呈灰白色、比较致密、少血管，而正常尿道组织比较柔软，容易出血。TURP 术后尿路上皮修复创面速度是每天 0.5 ～ 1.0mm。有学者不建议术中切除向尿道腔内突出的僵硬瘢痕，认为其会造成尿道新的损伤，导致尿路上皮只能从尿道两端向中央生长，完全修复创面需要数月至半年。而彻底切开瘢痕，不切除突出的瘢痕组织，可以使沟与沟之间的稳定瘢痕上的尿路上皮得以保留，在修复期，修复尿路上皮只要在切开的沟内生长，就可以缩短保留导尿时间。

（4）用等离子柱状电极、钬激光和绿激光进行瘢痕切开时，不但要沿输尿管导管或导丝方向切割，而且要注意避免损伤输尿管导管或导丝，否则会引起输尿管导管的断裂或导丝外鞘的撕脱（图 1-6-43）。

（5）TURP 术后尿道内括约肌功能已被破坏，控制排尿功能由外括约肌完成，如对膜部尿道狭窄行尿道内切开，容易造成尿道外括约肌的损伤，从而导致尿失禁。对于 TURP 术后膜部尿道狭窄应注意两点：①在尿道狭窄 12 点处做单一切开；②如单一切口不满意，可用粗扩张条扩张到能够通过电切镜即可，不可做狭窄处瘢痕的多处切开和广泛的瘢痕切除，否则将引起术后不可恢复的真性尿失禁。

（6）尿道闭锁不是尿道内切开的绝对禁忌证，对尿道闭锁范围小的患者可采用以下措施，有助于闭锁尿道的内切开：①把膀胱软镜头端经膀胱造瘘口放入后尿道，直达尿道闭锁处，打开光源。由尿道外口置入尿道镜，把冷刀头或激光光纤从尿道镜伸出，向膀胱软镜头端发出的光亮处刺入或切开闭锁瘢痕；②经膀胱造瘘口放入 18Fr 尿道扩张探条，探条头端经膀胱颈推入后尿道，直达尿道闭锁处（图 1-6-42）。助手适当间断活动、下压、晃动尿扩条。术者把尿道镜由尿道外口置入尿道后，一手持尿道镜，另一手的示指伸入肛门，在直肠内引导和调整尿道扩张探条与尿道镜头端在同一轴线上，然后将冷刀头或激光纤头向活动度最大处刺切和切开闭锁瘢痕。

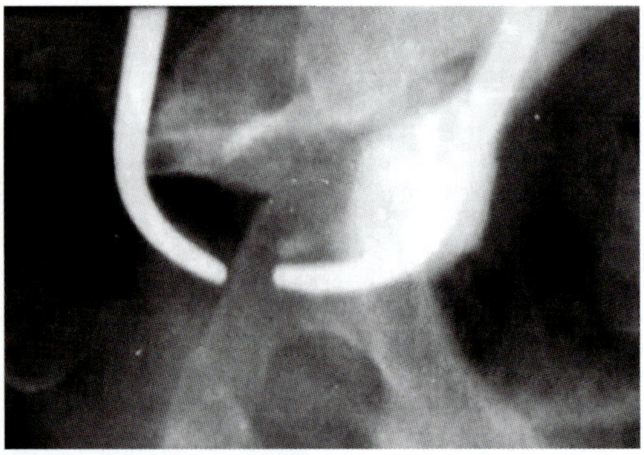

图 1-6-42 经膀胱与经尿道扩张探条“会师”

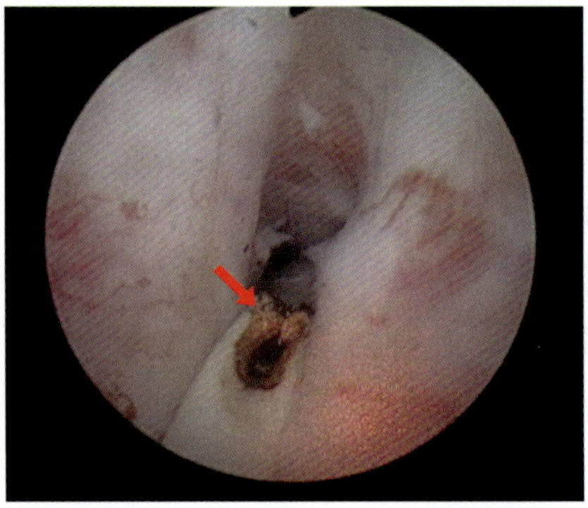

图 1-6-43 即将断裂的输尿管导管

（7）尿流变细是尿道狭窄复发的早期表现，应该选择早期尿道扩张，可以选择每周 1 次，连续 6 ～ 8 次，以后扩张时间可逐渐延长至每 2 周、3 周、1 个月 1 次，最后到停止扩张。部分患者在扩张过程中尿道狭窄处的瘢痕会逐步软化或消失。

【术后处理】

（1）术后保证导尿管引流通畅。对尿道狭窄段短的患者，术后应保留导尿 2 ～ 3d。Sachse 报道长度＜ 5mm 的尿道狭窄，术后可以不行保留导尿；长度＞ 5mm 的尿道狭窄，主张术后保留导尿 1 ～ 3 周。尿道狭窄段长的患者视情况保留导尿 4 ～ 12 周。通常 1cm 的狭窄保留导尿 1 个月；2cm 的狭窄保留导尿 2 个月，3cm 的狭窄保留导尿 3 个月。

（2）尿路感染时，细菌容易进入血液循环而引起发热，甚至发生败血症、脓毒血症。因此对尿路感染患者必须术前应用抗生素控制感染。

（3）拔出导尿管后2周应进行首次随访，持续随访3～6个月，根据排尿症状和尿流率决定是否进行尿道扩张和尿道扩张的间隔时间。通常扩张尿道6～8次，直到瘢痕稳定。

【并发症和防治】

1. 尿道穿孔

在切开狭窄尿道段过程中，如不能沿输尿管导管或导丝方向切割，可能会发生尿道穿孔或形成假道（图1-6-44，图1-6-45），严重时可引起直肠穿孔。尿道穿孔时会发生冲洗液外渗，引起阴囊水肿，一旦发生阴囊水肿，应尽早结束手术。如有明显阴囊水肿，必要时可用粗针头对阴囊多处穿刺或切开引流，直至看到冲洗液明显地从穿刺孔或切口渗出，否则有形成阴囊脓肿或导致尿瘘的可能。

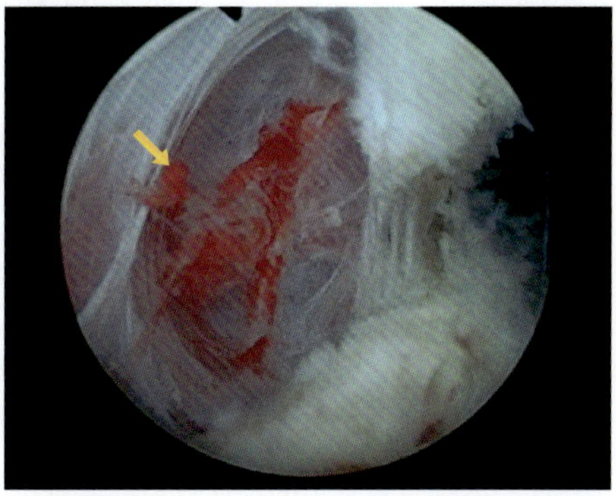

图1-6-44　裂开的尿道海绵体

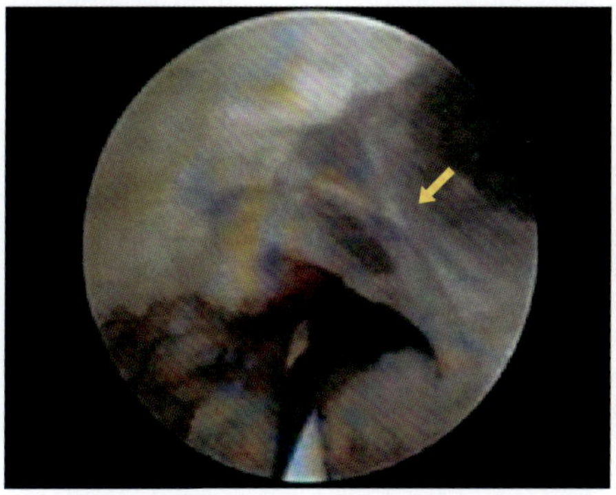

图1-6-45　尿道海绵体穿孔

2. 尿道热

尿道狭窄患者常伴有尿路感染，行尿道内切开后形成创面，血管床开放，细菌容易进入血液循环而引起发热，甚至发生败血症。对尿路感染患者必须术前应用抗生素控制感染。一旦发生尿道热可应用广谱抗生素治疗，严重者根据血培养结果，选择敏感抗生素治疗。

3. 术后排尿困难

术后排尿困难与尿道瘢痕切开不彻底或尿道瘢痕切开后未清除瘢痕瓣膜有关，应进行再次手术，切除瘢痕瓣膜。

4. 狭窄复发

尿道狭窄复发多见于尿道长段狭窄或复杂性尿道狭窄患者。术后可辅助定期尿道扩张，维持排尿通畅，如效果不佳，可更换手术方式。

5. 尿失禁

通常与尿道外括约肌损伤有关，在近膜部尿道狭窄操作时应注意解剖关系，少用或不用电凝或汽化。如发生轻度真性尿失禁，可行盆底肌功能训练，严重者需行尿道悬吊术。

二、尿道扩张

尿道扩张是目前泌尿外科医师最常用的治疗尿道狭窄的方法。尽管尿道扩张是一种非治愈性的治疗方法，复发率比较高，但仍然是泌尿外科医师治疗尿道狭窄的第一选择。尿道扩张术后的复发率与尿道狭窄长度直接相关，对长度＜ 2cm 的尿道狭窄，尿道扩张术后 12 个月的复发率是 40%；当尿道狭窄长度＞ 4cm，尿道扩张的复发率为 80%，而且复发率随着随访时间的延长而增加。

金属尿道探条有不同的外径，在手柄上有标号，通常是 8 ～ 24Fr，3Fr 代表 1mm（图 1-6-46）。也有不同外径的非金属空心尿道探条，外径可达到 30Fr（图 1-6-47）。空心探条头端侧面上有孔，探条头端进入膀胱后可观察到尿液的流出；探条顶端有金属螺纹，可连接与之相配的金属螺纹导丝后行尿道扩张，比较安全。由于尿道扩张是一种盲操作，因此，术者必须熟悉尿道的生理弯曲，在行尿道扩张时始终保持尿道探条的弯曲度适合尿道的生理弯曲，并且退出尿道探条时的顺序与放入时相反。否则盲目进行尿道扩张，不但解决不了尿道狭窄，还可能会加重病变尿道的外伤，甚至发生误入直肠的危险。最初尿道扩张每周 1 次，连续 6 次，症状好转以后可以每 2 周、1 个月、3 个月 1 次，直到病情稳定为止。

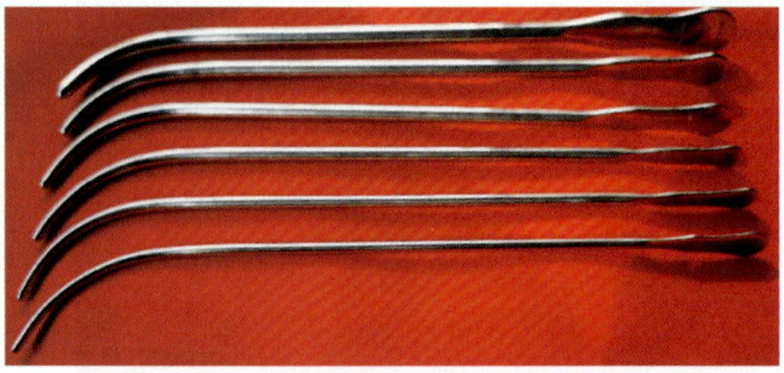

图 1-6-46　不同外径的金属尿道探条

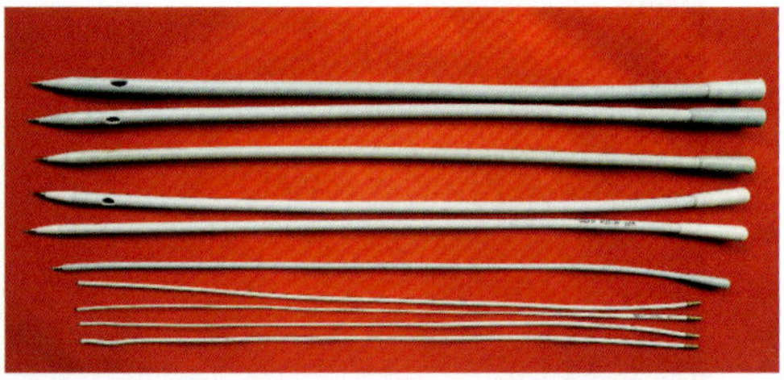

图 1-6-47　头端可安装不同外径导丝的空心尿道探条

【适应证】

（1）初发或尿道成形术后首发，长度＜ 2cm 的尿道狭窄。

（2）单个尿道狭窄。

（3）非闭锁性尿道狭窄。

【禁忌证、术前准备、并发症及防治】

参考本章第六节 一、直视下经尿道内切开术。

【麻醉和体位】

局部尿道黏膜麻醉。仰卧位。

【手术步骤】

（1）常规消毒。可用消毒石蜡油作为润滑剂。

（2）左手提起阴茎，向腹侧牵引，使男性尿道立位时由“S”形变为近“U”形；右手持尿道探条，探条呈水平位，把探条头端经尿道口放入尿道，慢慢推进，逐渐提起阴茎，使尿道呈“L”形，当尿道探条头端进入膜部尿道时，左手在患者会阴部引导，有助于尿道探条头端经膜部尿道进入前列腺部尿道。

（3）继续逐步推进尿道探条，进入膀胱把探条下压到水平位后，如可轻松左右转动尿道探条，则证实探条准确进入膀胱。

（4）保留尿道探条数秒钟后换更大外径的尿道探条扩张尿道，直至 20Fr 左右。

（5）退出尿道探条的操作与放入时的操作相反。

【手术要领】

（1）按照尿道的生理弯曲扩张，避免假道形成。

（2）先用相对粗的尿道探条（16Fr）进行尿道扩张，如不能通过狭窄段，再试用外径小一些的尿道探条，如10Fr尿道探条仍然不能通过，建议应用丝状探条。相对粗的尿道探条可减少假道形成的机会。

（3）对尿道狭窄段不长、但狭窄程度比较严重的患者，通常用尿道探条难以通过尿道狭窄段（图1-6-48），可在窥视下（通常是盲视下）把导丝通过尿道狭窄段（图1-6-49），然后应用头尾端有孔的、不同外径的金属中空尿道扩张探条（图1-6-50，图1-6-51），沿导丝依次采用由细到粗的金属中空尿道扩张探条进行扩张（图1-6-52，图1-6-53）。有导丝的引导，既可提高尿道扩张成功率，又可减少假道形成的可能。

（4）在尿道扩张过程中避免使用暴力，否则容易形成假道，甚至有穿入直肠的危险。

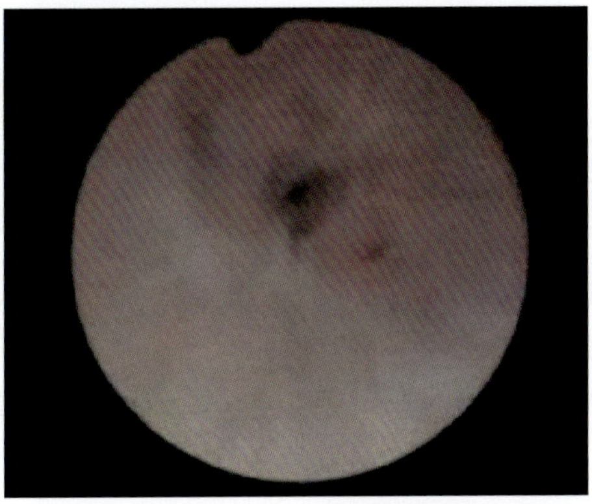

图1-6-48　孔状尿道狭窄

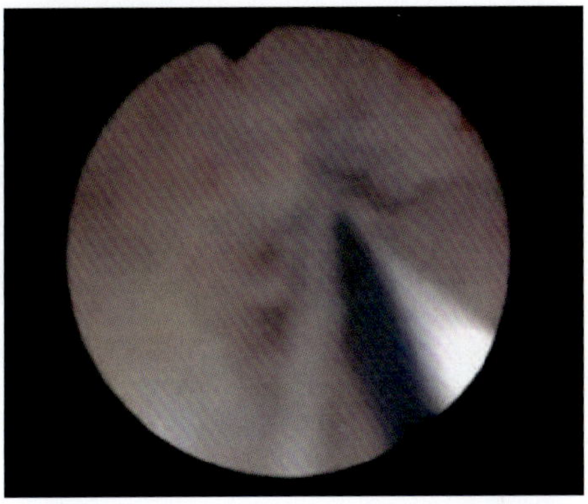

图1-6-49　导丝通过孔状尿道狭窄段

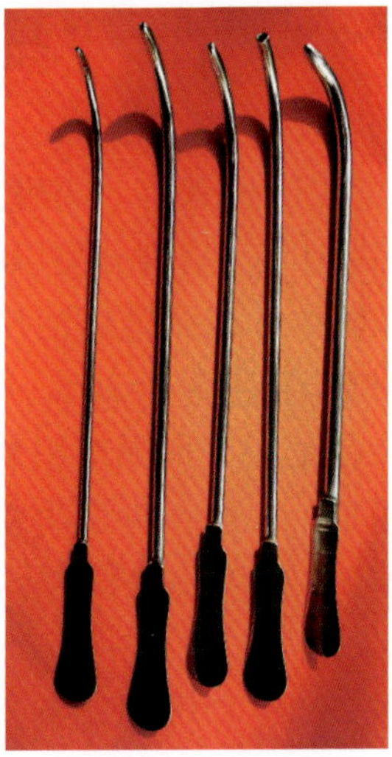

图1-6-50　F16～F24头端有孔的金属中空尿道扩张探条

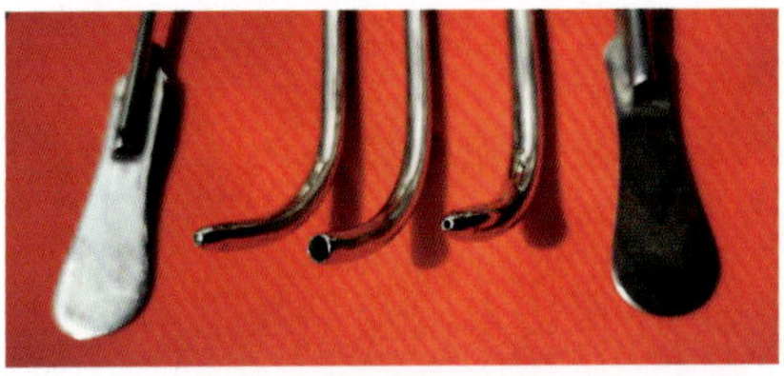

图1-6-51　头尾端有孔的金属中空尿道扩张探条（两侧为尾端操作手柄）

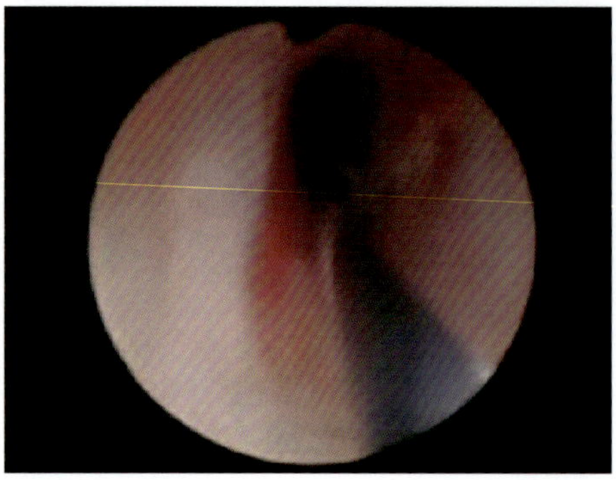

图 1-6-52 导丝通过尿道狭窄段（用不同外径的金属中空尿扩条沿导丝依次通过狭窄段）

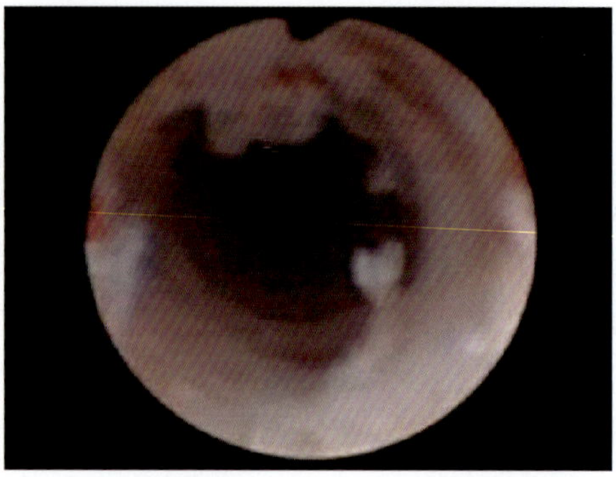

图 1-6-53 尿道狭窄段经尿道扩张后，狭窄消失外貌

【术后处理】

（1）适当使用抗生素。

（2）如尿道内有出血，可用手在扩张处压迫数分钟。

视频 1 经尿道球部尿道狭窄切开术

（周伟东 何竑超 经 浩 刘定益）

第七节 尿道肿瘤的内镜手术

【概述】

尿道内新生物主要是良性息肉、尖锐湿疣和癌。原发性尿道癌罕见。尿道癌的发病主要可能与以下因素相关：尿道炎症、尿道狭窄及反复尿道扩张等。男性尿道癌 60% 发生在尿道球部，阴茎部尿道癌占 30%，前列腺部尿道癌占 10%。病理分型以鳞状细胞癌为主，约占 80%；尿路上皮癌占 15%；腺癌约占 5%。局部切除近端尿道癌治疗效果比局部切除远端尿道癌好，远端尿道癌手术治疗结合放射治疗 5 年生存率为 30% ～ 40%。临床比较多见的是继发于膀胱癌或肾盂癌的尿道癌。尿道癌会侵犯尿道周围组织和海绵体的血管间隙或直接侵犯邻近组织。尿道癌除非发生周围组织侵犯，一般很少发生血行转移。对表浅性、乳头状和原位癌的肿瘤，可行经尿道肿瘤切除术。

【适应证】

表浅尿道肿瘤、未侵及黏膜下层者，不论其大小、部位和病理分级，均可适用。

【禁忌证】

（1）尿道畸形、狭窄，不能放入电切镜者。

（2）下尿路梗阻至肾功能严重受损者，可通过膀胱造瘘术引流尿液，待肾功能好转后再行手术治疗。

（3）全身情况较差，不能耐受手术者。

【术前准备】

（1）如患者下尿路梗阻严重，造成肾功能损害，可留置尿管引流，留置尿管失败时应考虑膀胱造瘘，待肾功能好转后再手术。

（2）合并尿路感染时，做尿培养，选用适宜的抗生素治疗。

（3）积极调整心、肺功能，纠正水及电解质紊乱。

【手术步骤】

（1）用30° 窥镜经尿道观察，了解尿道肿瘤的外观、大小、范围、蒂的长短、宽细（图1-7-1～图1-7-5）。对外观类似恶性肿瘤者（图1-7-6～图1-7-10），应先行活组织病理检查，了解肿瘤病理性质后再决定治疗方法。

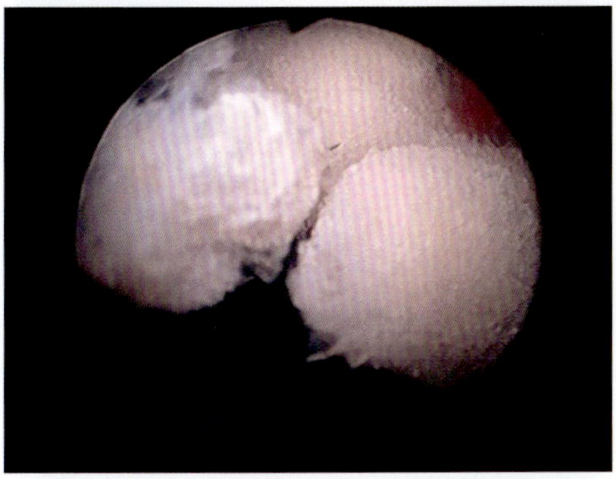

图1-7-1　后尿道多发炎性肉芽肿

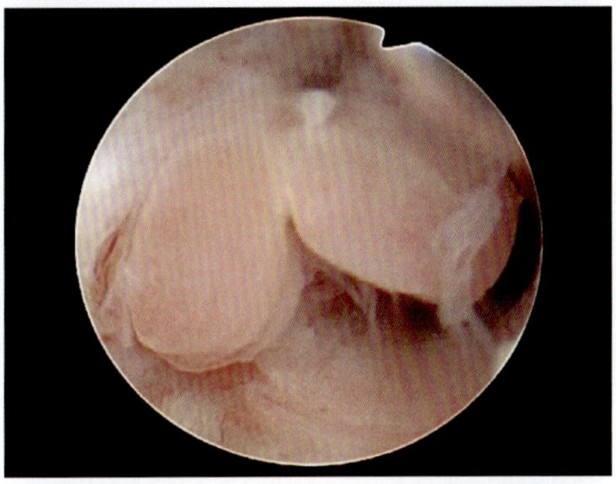

图1-7-2　后尿道2枚炎性肉芽肿

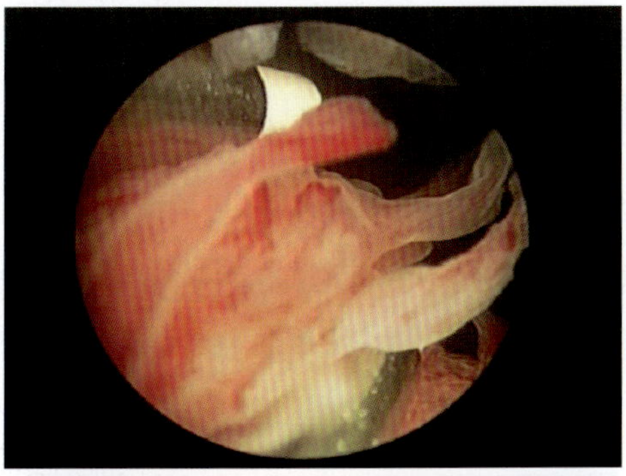

图1-7-3　后尿道珊瑚状息肉

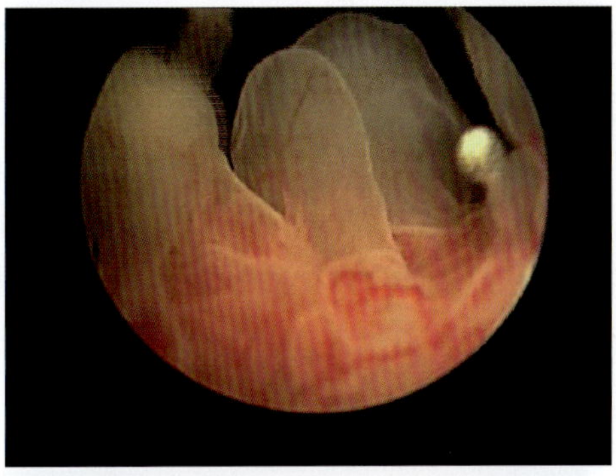

图1-7-4　后尿道水泡状息肉

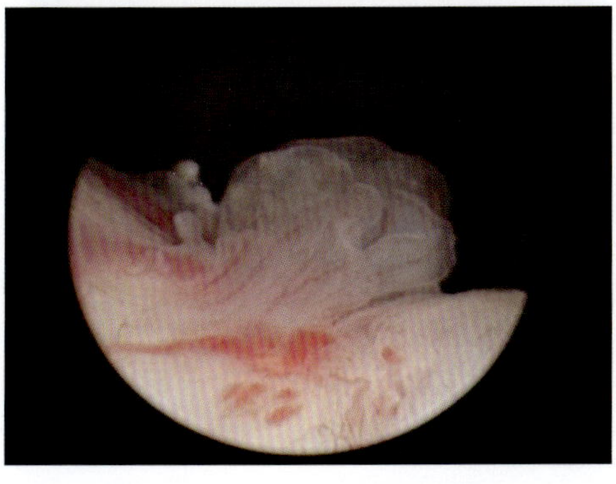

图1-7-5　后尿道囊性息肉

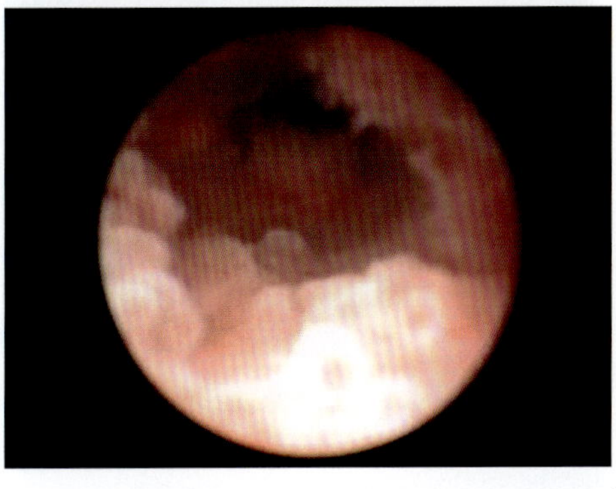

图1-7-6　尿道广泛尿路上皮癌（继发于膀胱癌）

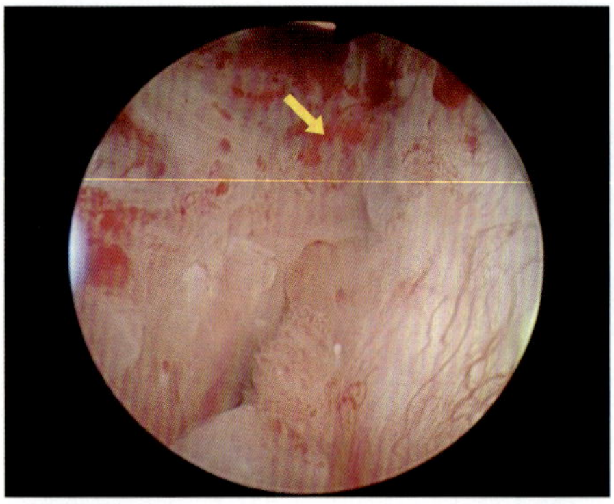

图 1-7-7　后尿道尿路上皮癌（继发于膀胱癌）

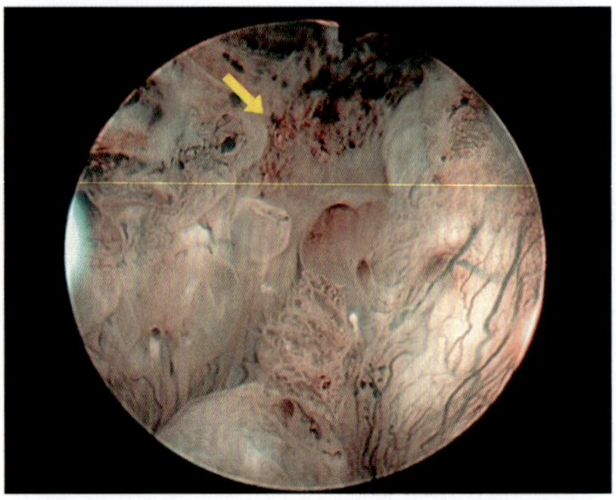

图 1-7-8　窄光显示后尿道尿路上皮癌

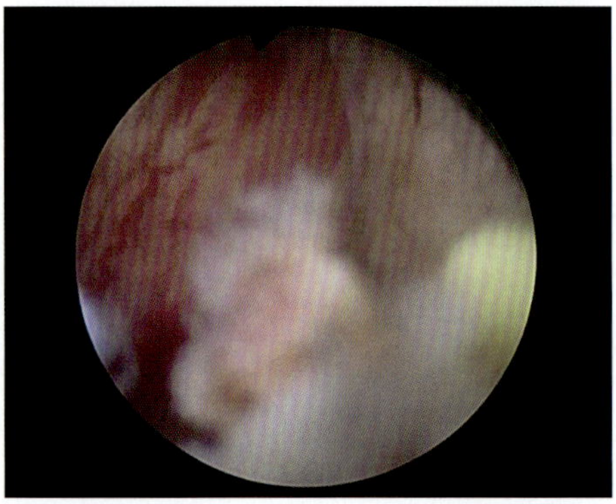

图 1-7-9　切除前列腺部尿道癌

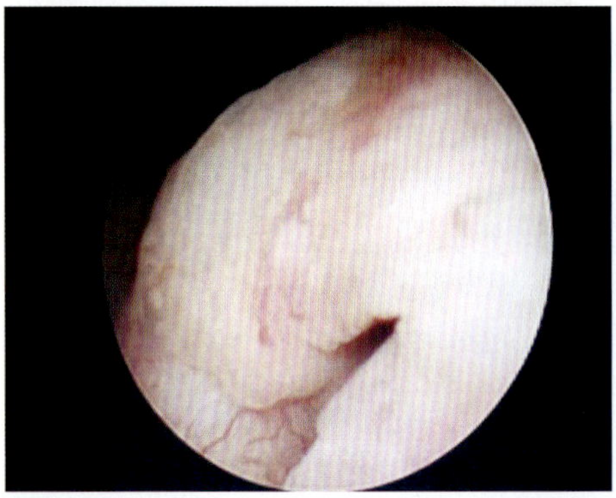

图 1-7-10　部分已进入膀胱的前列腺部尿道癌

（2）尿道肿瘤内镜切除方法的选择应根据肿瘤的性质、大小、肿瘤是否带蒂或广基等决定。对于直径中等大小的带蒂肿瘤，可用电切镜逐步切除，直达肌层（图 1-7-11～图 1-7-15）。

（3）直径大的肿瘤，先找到肿瘤蒂的一侧，可见肿瘤边缘悬垂于正常尿道黏膜之上，将电切镜的电切襻置于肿瘤之后，然后顺行电切，显露肿瘤蒂的一侧（图 1-7-13、图 1-7-14）。也可用逆行的电切手法，即将电切襻向尿道的相反方面推动，切除残余肿瘤。

（4）修整创面，对出血处行电凝止血（图 1-7-15、图 1-7-16）。

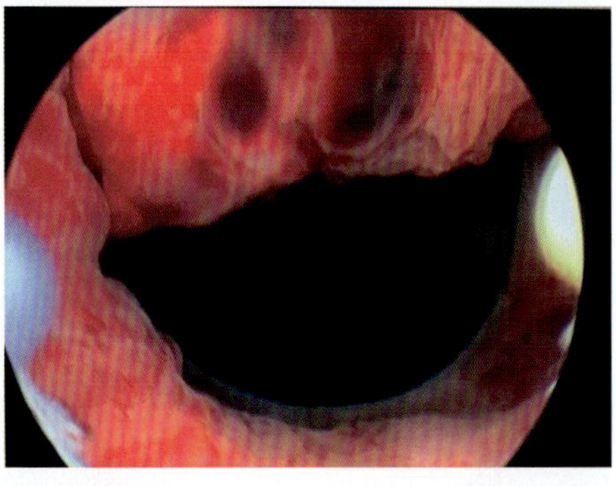

图 1-7-11　前尿道顶部血管瘤

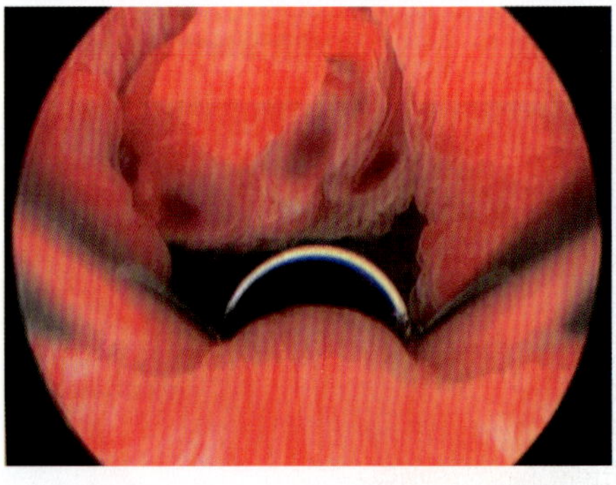

图 1-7-12　准备电切尿道顶部肿瘤

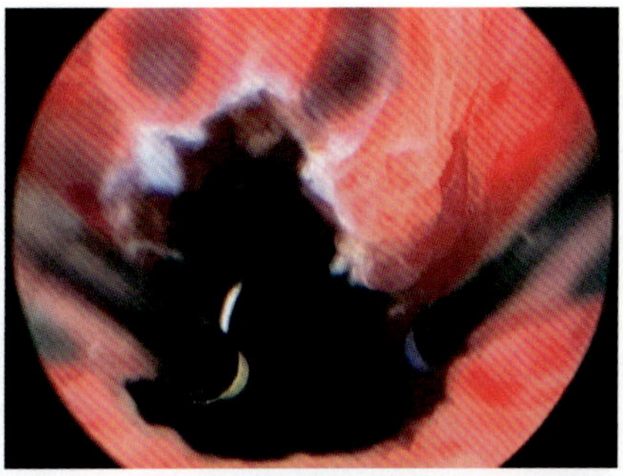

图 1-7-13　电切尿道顶部肿瘤的右侧部分

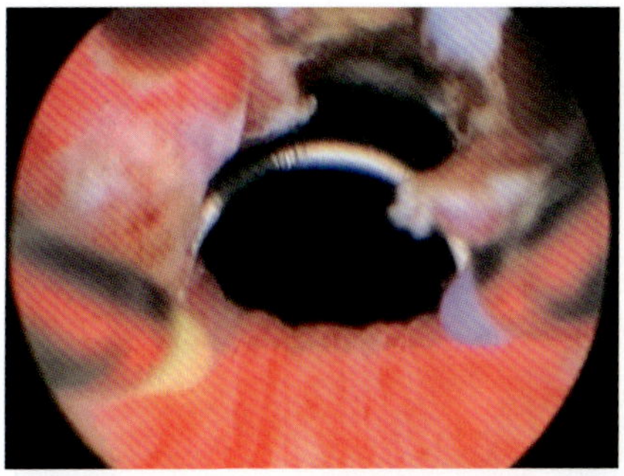

图 1-7-14　电切尿道顶部肿瘤的左侧部分

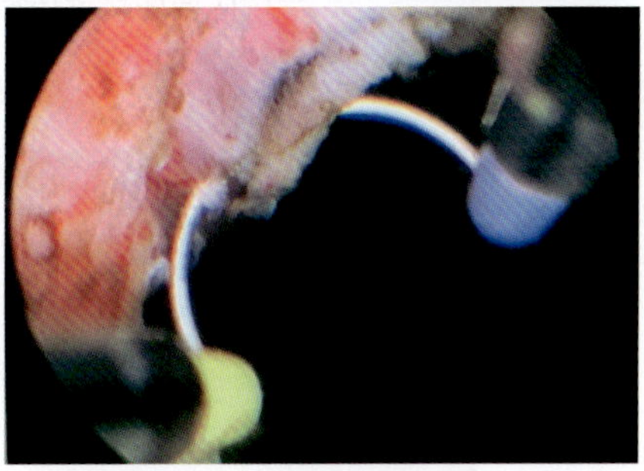

图 1-7-15　修整创面

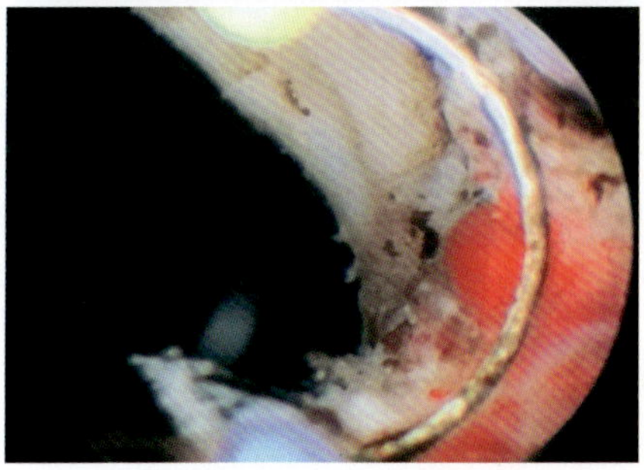

图 1-7-16　电凝止血

（5）当肿瘤蒂被切得较细时，肿瘤会漂摆；切断肿瘤蒂后，肿瘤漂离视野进入膀胱（图 1-7-17）。

（6）检查肿瘤蒂的切缘，避免肿瘤残留。完全切除肿瘤后将电切镜伸入膀胱进行检查，把冲入膀胱内的尿道肿瘤吸出或取出，行病理检查。

（7）对于蒂部比较小的尿道肿瘤，也可用钬激光切断其蒂部（图 1-7-18，图 1-7-19）。

（8）对于患者全身情况不适于根治性切除的尿道原发癌或继发性尿道癌，可行经尿道电切、电灼的姑息治疗（图 1-7-20，图 1-7-21），达到暂时止血和排尿通畅的作用。

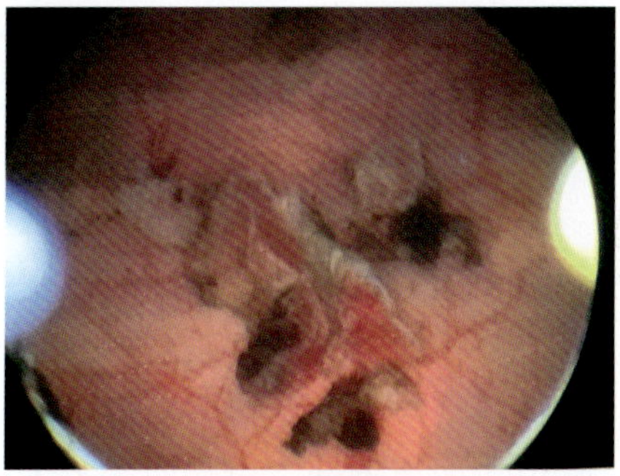

图 1-7-17　切除的尿道肿瘤碎片落入膀胱

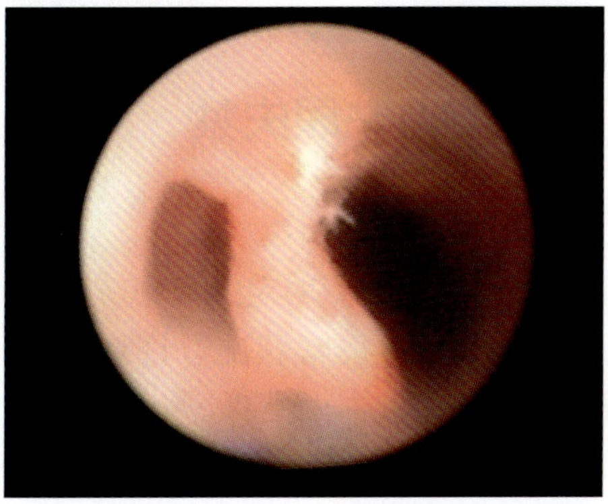

图 1-7-18　前尿道息肉

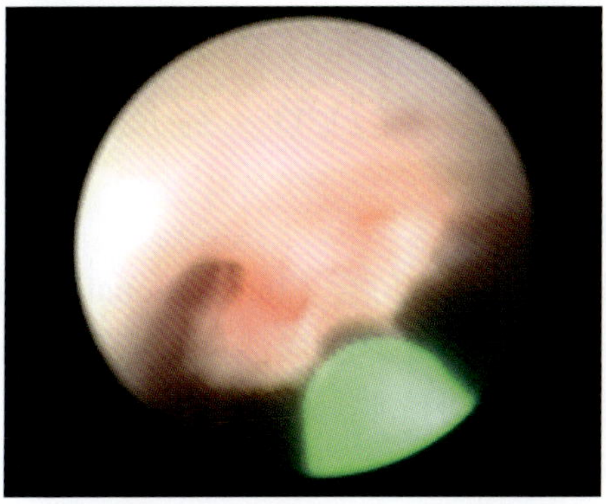

图 1-7-19　钬激光切除尿道息肉

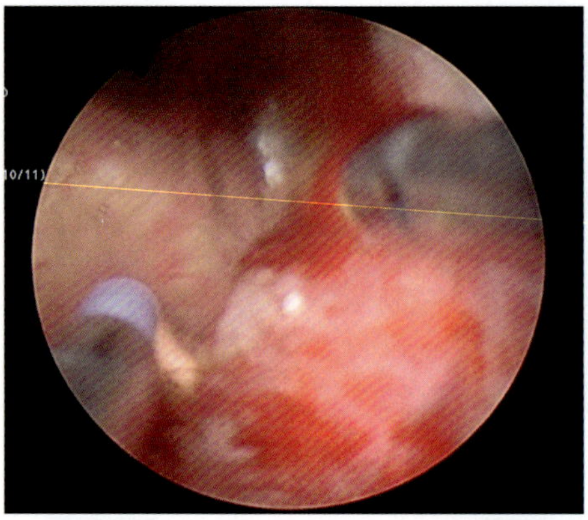

图 1-7-20 准备电切前列腺部尿道癌

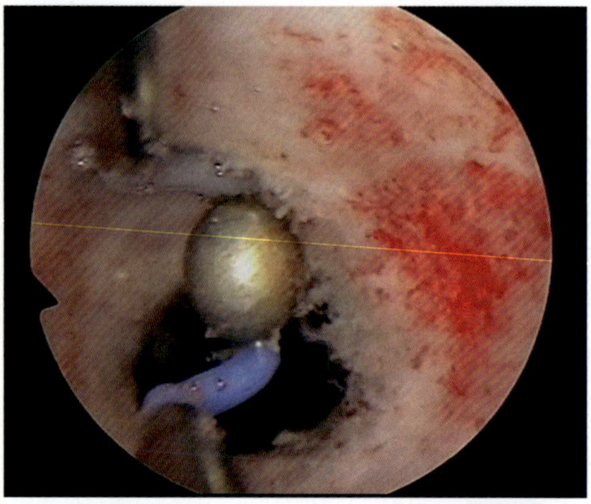

图 1-7-21 电凝出血的尿道癌

【手术要领】

尿道癌大多继发于肾盂、输尿管或膀胱肿瘤，有些是周围组织肿瘤的浸润（图 1-7-22），原发性尿道癌罕见。应先确定病因后再考虑治疗方案。

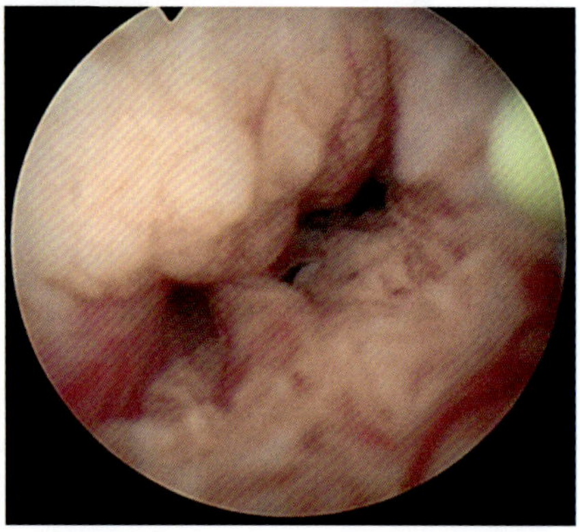

图 1-7-22 前列腺癌浸润后尿道

【术后处理】

（1）如术前不伴有尿道狭窄，可于术后 48h 内拔除尿管。

（2）术后 3 个月复查尿道镜，以明确肿瘤是否复发。

（3）根据病理情况，必要时行二次电切。

【并发症和防治】

1. 出血

电切尿道肿瘤时出血比较多见，电切肿瘤组织后的出血会反流至膀胱，应对电切出血创面充分止血，同时把膀胱内血块充分冲吸干净。

2. 尿外渗

由于尿道壁薄，电切时容易发生尿道穿孔，出现尿外渗，通常采用留置导尿的方法转流膀胱内尿液，尿外渗会逐步吸收。如尿外渗明显，可行尿外渗部位多处切开引流，并加强抗感染治疗。

（吴　刚　何竑超　刘定益）

第八节　经皮穿刺治疗女性压力性尿失禁

【概述】

根据国际尿控协会（International Continence Society，ICS）的定义，尿失禁（urinary incontinence，UI）是指尿液从尿道口不自主流出的一种尿控失常状况。许多影响下尿路器官功能、解剖和神经系统的疾病都可引起尿失禁。排尿与控尿是一个极为复杂的过程，涉及多个组织和器官，膀胱逼尿肌和尿道括约肌在神经系统高度协调下共同完成排尿与控尿功能，其中任何一个环节发生病变均可引起排尿和控尿异常。

尿失禁是女性常见病，目前据全球统计，女性尿失禁患病率接近 50%，严重尿失禁约为 7%，其中约一半为压力性尿失禁。压力性尿失禁（stress incontinence，SUI）指腹压增高时尿液的不自主流出。其症状表现为咳嗽、打喷嚏、大笑或运动等导致腹压增加时不自主漏尿；体征是在增加腹压时，能观察到尿液不自主地从尿道外口漏出，即压力试验（+）、指压试验（+）。尿动力学检查表现为充盈期膀胱测压时，在腹压增加而逼尿肌稳定性良好的情况下出现不随意漏尿。SUI 不仅对患者生活质量产生了明显的影响，也在一定程度上影响了患者的日常社交生活，越来越多的患者寻求治疗以改善症状和提高生活质量，因此，SUI 已成为一个重要的公共卫生问题。

SUI 的发生有几个主要机制：①膀胱颈及近端尿道下移，出现尿道过度活动；②“吊床”理论——尿道周围支撑结构减弱、盆底肌功能减退；③尿道固有括约肌缺陷（intrinsic sphincter deficiency，ISD），通常被定义为腹压漏尿点压 （abdominal leak point pressure，ALPP）＜ 60cmH_2O（1cmH_2O=0.098kPa）或最大尿道闭合压（maximum urethral closure pressure，MUCP）＜ 30cmH_2O，而尿道活动度无明显增加。这些机制也是手术技术发展的基础，它们并非相对独立，而是常常同时存在。其他重要机制还包括尿道黏膜的封闭功能减退、支配控尿组织结构的神经系统功能障碍等。

急迫性尿失禁（urgency incontinence，UUI）是指与尿急感觉一起发生的漏尿症状以及突然不能憋尿的感觉。混合性尿失禁（mixed urinary incontinence，MUI）是指 SUI 合并 UUI。在进行治疗前，首先需明确诊断，是否为 SUI，是否伴发膀胱过度活动症、盆腔脏器脱垂及膀胱排空障碍。

【适应证】

（1）患者非手术治疗效果不佳或不能坚持、不能耐受，预期效果不佳。

（2）中重度 SUI，严重影响患者生活质量。

（3）患者对生活质量要求较高。

（4）伴有盆腔器官脱垂等盆底功能病变，需行盆底重建者，同时存在 SUI 时。

【禁忌证】

（1）存在以急迫性尿失禁为主的混合性尿失禁，应先采用药物治疗，如症状明显改善，患者满意，则可不手术治疗；如抗急迫性尿失禁药物治疗效果不佳，提示患者为 SUI 为主的混合性尿失禁时，可进行手术治疗。

（2）合并尿道 - 阴道瘘、尿道侵蚀、术中尿道损伤和（或）尿道憩室时，均不能使用合成吊带，建议这类患者使用自体筋膜或生物吊带。

（3）合并逼尿肌功能减退、尿潴留、膀胱容量小，应慎重选择抗尿失禁手术。

（4）严重的心、肝、肺、肾疾病，以及凝血功能障碍等。

（5）妊娠或计划妊娠者。因为普理灵网片不会被明显拉伸，患者无生长潜力，会导致尿失禁复发。

【术前准备】

（1）告知患者压力性尿失禁本身只影响患者的生活质量，并不致命；征询患者及家属的意愿，在充分沟通的基础上作出是否手术的选择。

（2）注意评估膀胱、尿道功能，必要时应行尿动力学检查。

（3）根据患者的具体情况选择术式。要考虑手术的疗效、并发症及手术费用，尽量选择创伤小的术式。

（4）尽量考虑到尿失禁的分类及分型，并给予针对性的治疗。

（5）告知患者术后坚持盆底训练和保持体形的重要性。

（6）术前先期治疗尿路感染、慢性咳嗽，保持皮肤干燥，治疗会阴部皮炎、湿疹、糜烂。

（7）其他术前准备同一般下腹部、会阴部手术。

【手术步骤】

在无张力尿道中段吊带术中，按吊带放置的位置不同可将此类手术分为耻骨后尿道中段吊带术和经闭孔尿道中段吊带术。耻骨后途径的手术按穿刺方向不同又分为 down-up 术式和 up-down 术式，目前国内常用的产品分别为 TVT-E（TVT 已退市）和 SPARC；经闭孔途径的手术按吊带穿刺方向不同又分为 in-out 术式和 out-in 术式，其各自的代表性产品分别为 TVT-A （TVT-O 已退市）和 TOT。按穿刺方向也可总称为 vagina-to-skin 术式和 skin-to-vagina 术式，经过多年的严格随访和临床验证，经闭孔尿道中段吊带术已成为一线的治疗 SUI 术式。抗 SUI 和治疗盆腔器官脱垂的手术可同时进行，但在吊带拉紧前应完成脱垂修补手术。对于合并重度脱垂的患者，未提示存在隐匿性尿失禁的患者，目前不建议进行预防性抗尿失禁手术。

耻骨后尿道中段吊带术为经耻骨后路径穿刺，1996 年首次报道，自此压力性尿失禁手术治疗真正进入了微创阶段。此后出现了很多类似的吊带手术（吊带的材质和设计不同，或穿刺方向不同），各类吊带术的治愈率无明显区别，短期疗效均在 90% 以上。这类手术的最大优势在于疗效稳定、损伤小、并发症少，但术中有损伤膀胱、肠管，甚至大血管的可能，因此操作需在膀胱镜监视下进行。尽管在早期进展并不理想，但从国内外长期随访来看，耻骨后吊带效果较为可观。近年来此类吊带进行了各种改进，如 TVT 的改进版 TVT-EXACT（2010 年上市）（图 1-8-1），使得手术操作更加简单、安全。

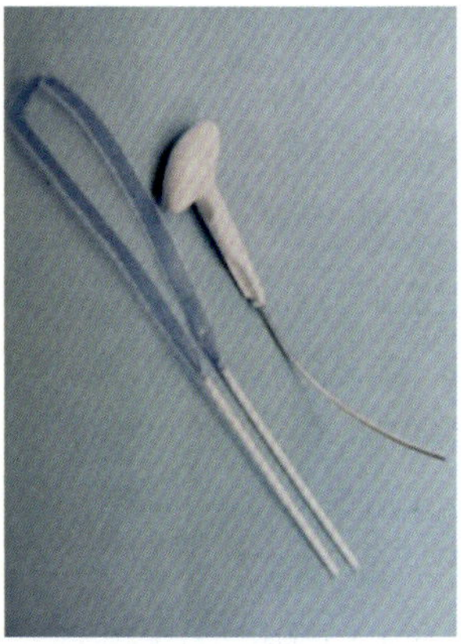

图 1-8-1　TVT-EXACT 吊带

经闭孔尿道中段吊带术是经骨盆闭孔路径穿刺，该路径可避免耻骨后穿刺可能造成的膀胱、肠管及大血管损伤，术后并发症减少，但有闭孔神经、血管损伤的风险，术中穿刺针和放置的吊带距离闭孔血管、神经束较近，吊带固定在闭孔和大腿内收肌群，解剖结构决定了术后约 10% 的患者出现盆腔和大腿内侧疼痛现象，尤其在行走和活动时痛感明显；另外也增加了阴道损伤的风险。近年来为降低 TVT-O 手术后腹股沟疼痛的发生率，推出了改进版的 TVT-ABBREVO（2010 年上市），已获得了初步的肯定结果。

据国内外文献报道，耻骨后尿道中段吊带术和经闭孔尿道中段吊带术经 10 年以上的长期疗效接近，经闭孔尿道中段吊带手术避免了耻骨后尿道中段吊带手术出现的膀胱、肠管和大血管损伤的并发症，但术后尚有部分患者出现疼痛感或并发膀胱过度活动症（OAB），对此需进一步治疗。2000 年起，TiLOOPT 钛化物聚丙烯尿失禁吊带上市（图 1-8-6），与传统聚丙烯吊带相比，其具有生物相容性好、高伸展和组织 / 腹壁顺应性、材料皱缩率低的优点，相关前瞻性临床研究显示具有更佳的恢复时间，并可改善性功能及降低再手术率。

1. 耻骨后尿道中段吊带术（使用 TVT-EXACT 吊带）

（1）麻醉：喉罩麻醉；连续硬膜外麻醉或脊髓麻醉；身体状况较差者可酌情使用局部麻醉（局麻）。

（2）取仰卧截石位（避免髋关节屈曲角度大于 60°），留置导尿管，放空膀胱。做好下腹部穿刺点标记（紧贴耻骨联合上缘，离腹中线 2cm，左、右各一点）。

（3）在阴道壁距尿道外口下 1.0cm 处做 1 ~ 1.5cm 的纵切口。

（4）用血管钳 / 薄解剖剪沿尿道边向穿刺点方向（两侧肩峰方向，即 10 点、2 点方向）作钝性分离，长为 0.5cm，以容纳穿刺针。

（5）放空膀胱，牵拉导尿管侧移膀胱。吊带的塑料外鞘套入穿刺针并固定针鞘锁（图 1-8-2）。

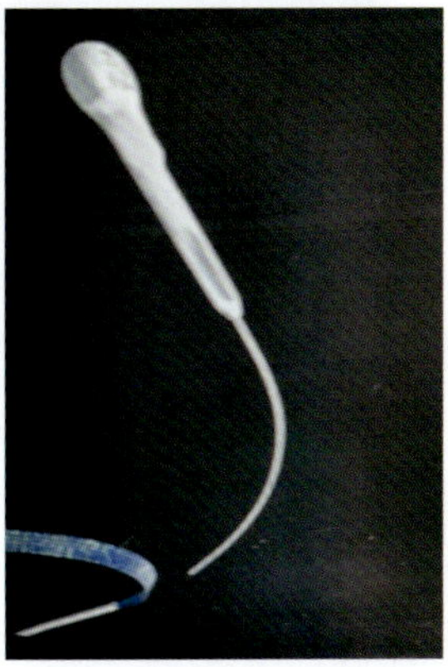

图 1-8-2　吊带的塑料外鞘套入穿刺针后固定

（6）穿刺针送吊带：穿刺针开始穿刺（穿过分离间隙）→突破泌尿生殖膈后，压低手柄→移动穿刺针，穿过耻骨后间隙，朝向腹壁上标记好的出口点→推进穿刺针针鞘尖，突破腹直肌和皮肤→用血管钳夹紧暴露于体表的穿刺针针鞘尖。

（7）横向退出穿刺针针鞘，解开针鞘锁，小心地将针杆从针鞘抽离。

（8）将膀胱移向对侧，在对侧重复上述步骤（图 1-8-3）。

（9）膀胱内灌注 250ml 生理盐水，70° 膀胱镜进行检查。膀胱镜检查可以确认手术前、后膀胱颈部的变化及有无吊带穿入膀胱的损伤（图 1-8-4，图 1-8-5）。

（10）尿道与吊带间垫厚组织剪，将吊带无张力地置于中段尿道下。

（11）吊带放置完成，去除保护套，剪去露出穿刺部位皮肤的多余吊带部分。

（12）用 2-0 可吸收线间断全层缝合阴道前壁，并缝合或用皮肤胶水黏合下腹部穿刺点。

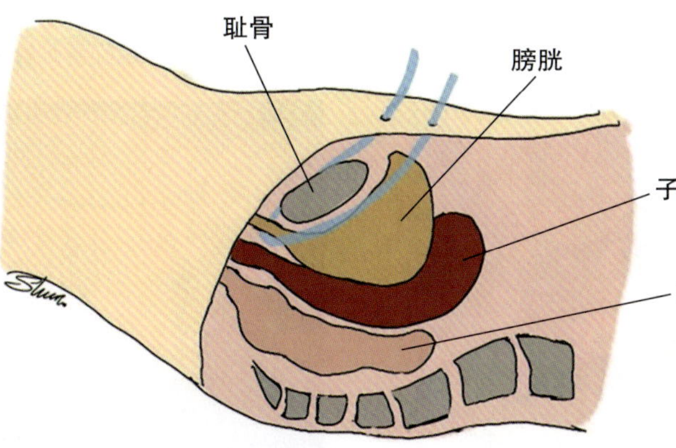

图 1-8-3　耻骨后尿道中段吊带术（吊带以蓝色显示）

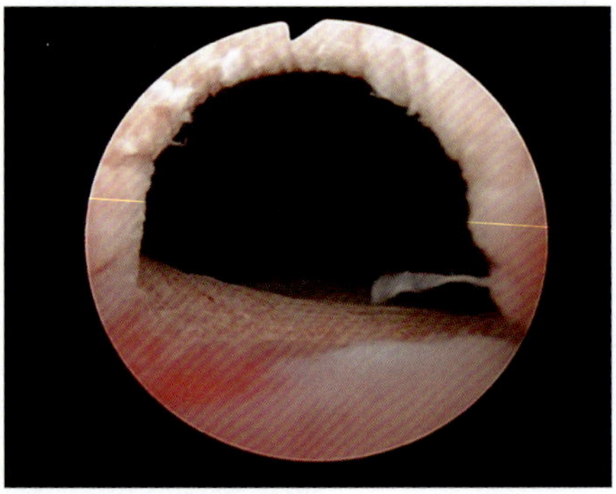

图 1-8-4　SUI 尿道口宽敞、膀胱颈口低平

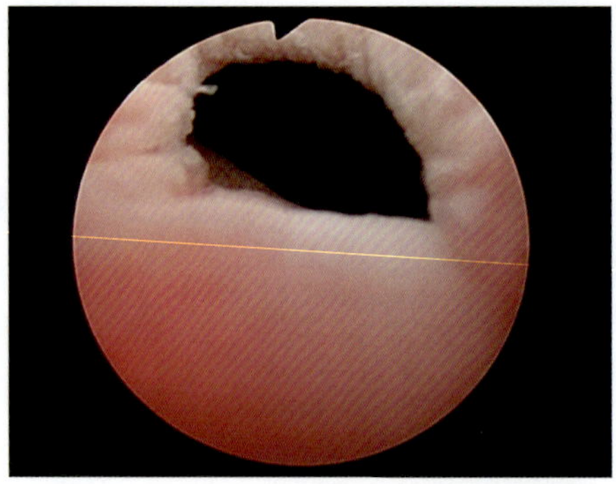

图 1-8-5　尿道吊带术后尿道抬高

2. 经闭孔尿道中段吊带术（使用 T-Sling PP 吊带）

（1）麻醉：喉罩麻醉；连续硬膜外麻醉或脊椎麻醉；身体状况较差者可酌情使用局麻。

（2）备 T-Sling PP 尿失禁吊带（图 1-8-6，图 1-8-7）、螺旋穿刺针和蝶形导引器（图 1-8-8）。

（3）取仰卧截石位，臀部与床边齐。留置导尿管，排空膀胱。沿尿道外口作第 1 条水平线，然后在第一条水平线上 2cm 作第 2 条水平线，在第 2 条水平线大腿内侧皮肤褶皱外侧约 2cm 处为出针标记点（图 1-8-9，图 1-8-10）。可在出针标记点做个皮肤小切口。

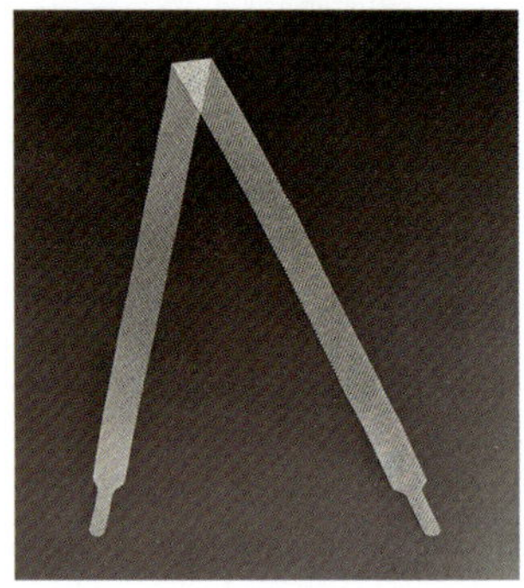

图 1-8-6　TiLOOPT 尿失禁悬吊带

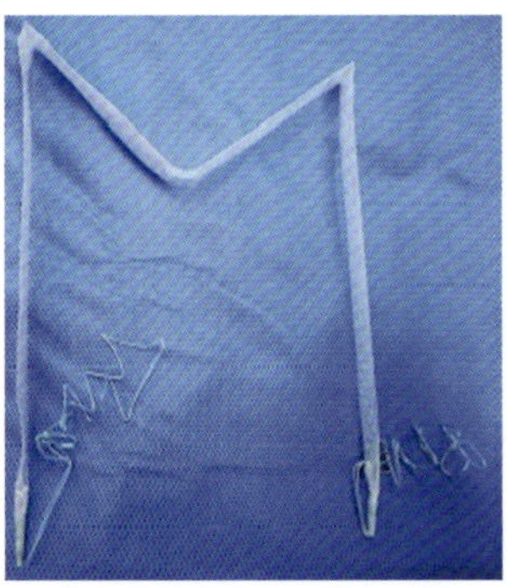

图 1-8-7　T-Sling PP 尿失禁悬吊带

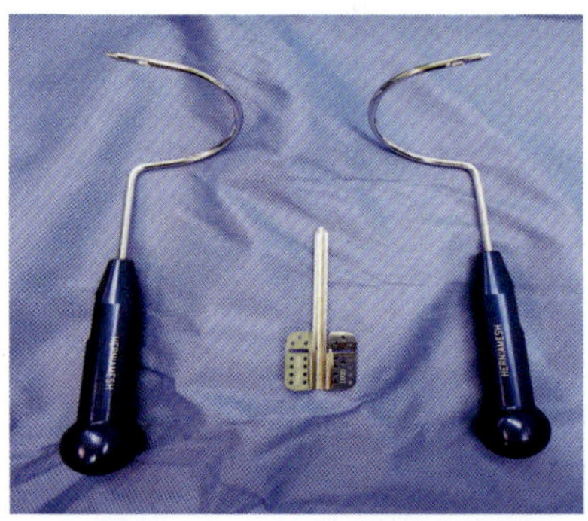

图 1-8-8　螺旋穿刺针和蝶形导引器

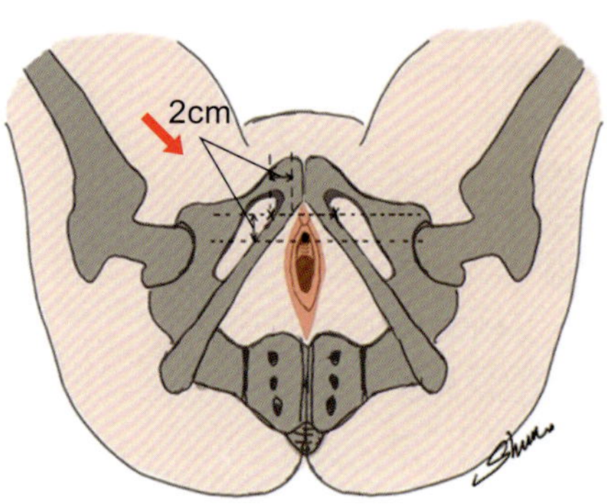

图 1-8-9　体表出针标记点示意图

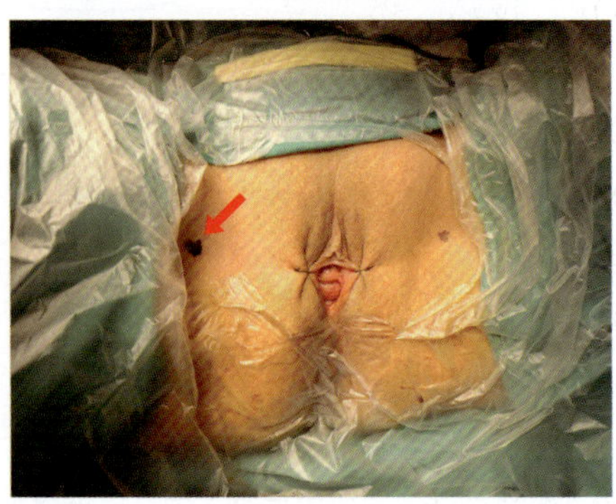

图 1-8-10　标记体表出针标记点（箭头处）

（4）在阴道前壁距尿道外口 1.0 ～ 1.5cm 处做横切口或纵切口（图 1-8-11）。

（5）血管钳 / 薄解剖剪头端保持向上，沿尿道旁向出针标记点方向应用前推和撑开的方法钝性分离，直到靠近耻骨下支，做一个直径约 6mm、深约 5cm 的通道（图 1-8-12）。

（6）把蝶形导引器头端沿已分离的通道推入，靠近耻骨降支，注意勿损伤闭孔膜（图 1-8-13，图 1-8-14）。

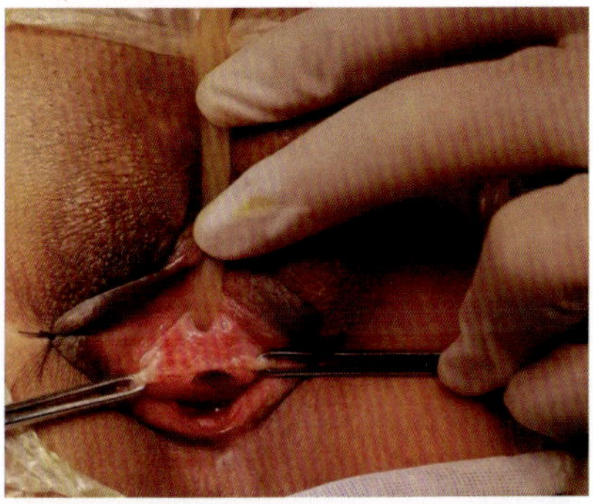

图 1-8-11　距尿道外口 1cm 纵切阴道前壁

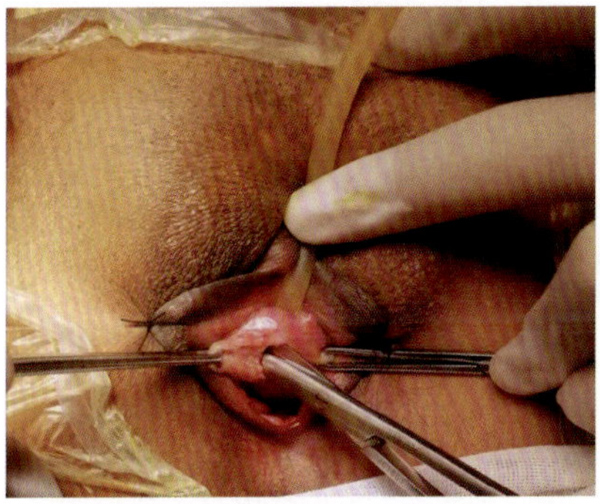

图 1-8-12　沿尿道旁向出针点方向钝性分离

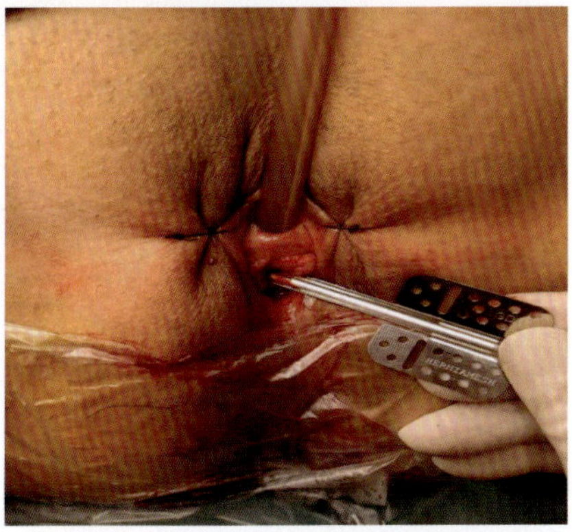

图 1-8-13　导引器向出针标记点方向推入

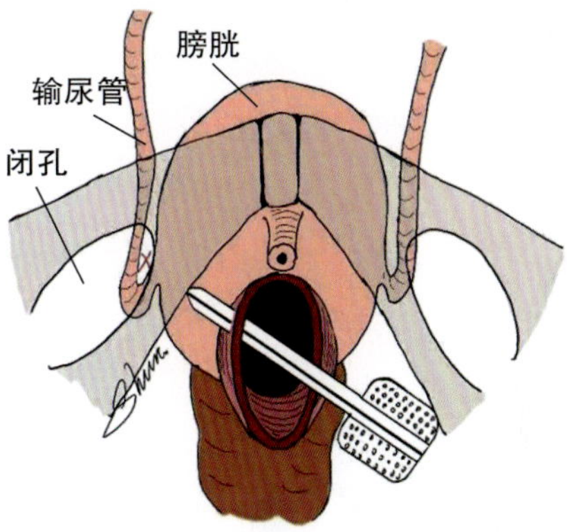

图 1-8-14　导引器头端紧贴耻骨降支

（7）用螺旋穿刺针沿蝶形导引器通道，慢慢由内向外旋转推动，当螺旋穿刺针头端达到闭孔膜后，移开蝶形导引器，把螺旋穿刺针通过闭孔膜穿出皮肤。推进过程一定要保持螺旋穿刺针针尖始终保持在蝶形导引器的通道内（图 1-8-15）。注意应用“STOP-POP-STOP”技巧：停止→突破闭孔膜→停止→压低手柄→旋转手柄→环绕耻骨降支穿出（图 1-8-16，图 1-8-17），以帮助引导穿刺路径以及穿出点更靠近中线，减少穿刺过程对大腿内收肌的损伤，与闭孔管保持一个安全距离，从穿刺点标记点切口穿出。

（8）从螺旋穿刺针头上取下并拉住吊带牵引线（图 1-8-18），然后反向旋转手柄，退出螺旋穿刺针。将吊带从皮肤标记点切口拉出（图 1-8-19）。

（9）在对侧重复上述步骤。

（10）尿道与吊带间垫厚组织剪（图 1-8-20），将吊带无张力地置于中段尿道下方（图 1-8-21），适当收紧吊带后抽出厚组织剪。剪除露出皮肤的牵引线和多余的吊带。如患者在清醒状态下，可做咳嗽试验来调节吊带松紧度，通常以咳嗽时滴出少许尿液为最佳。

（11）用 3-0 可吸收线间断全层缝合阴道前壁（图 1-8-22），阴道填塞凡士林纱布。

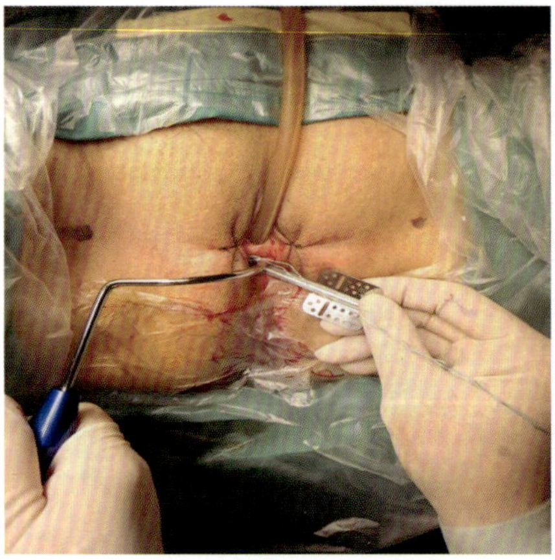

图 1-8-15 螺旋穿刺针沿蝶形导引器通道推进

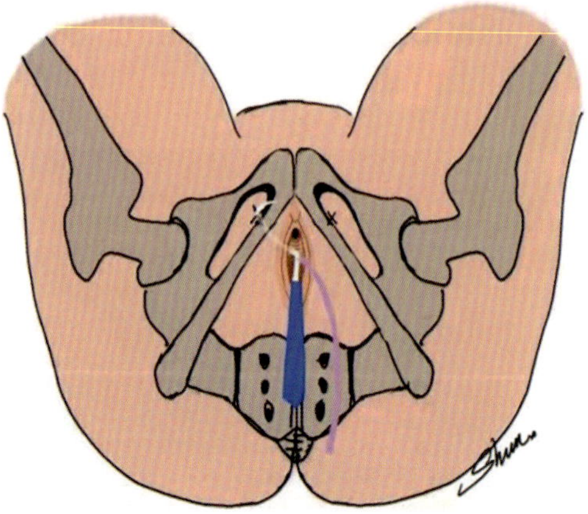

图 1-8-16 旋转螺旋穿刺针突破闭孔膜

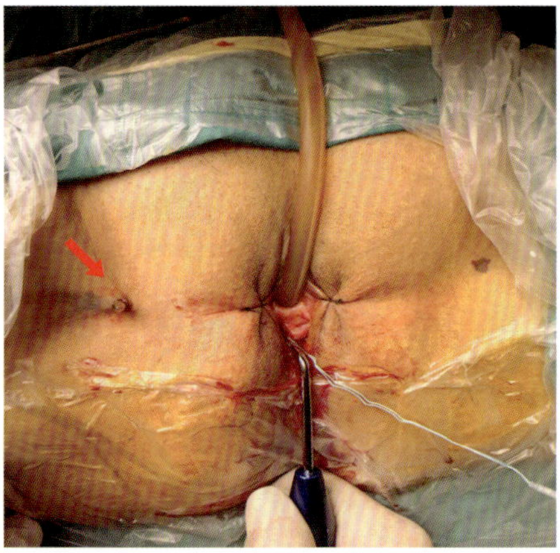

图 1-8-17 压低、旋转螺旋穿刺针手柄，针尖环绕耻骨降支穿出（箭头处）

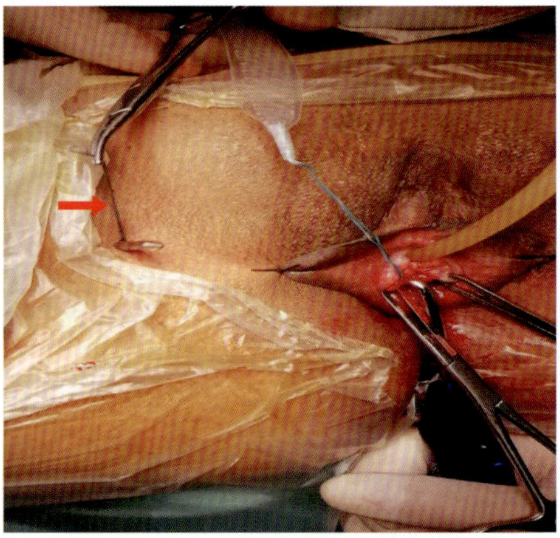

图 1-8-18 拉住吊带牵引线

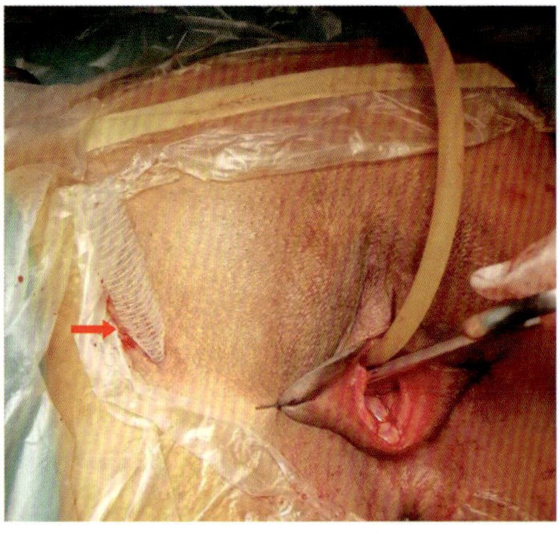

图 1-8-19 抽出吊带（箭头处）

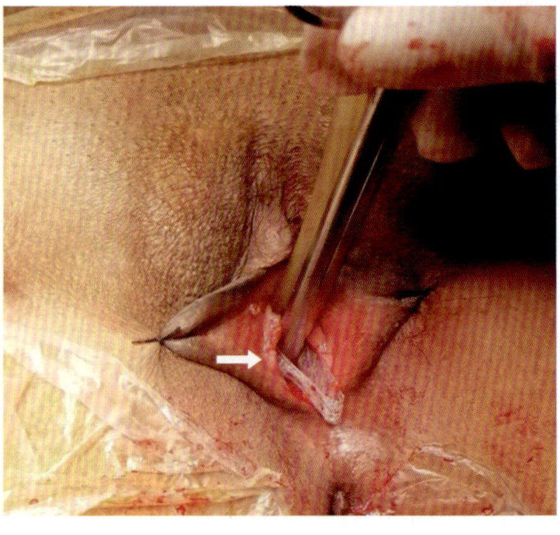

图 1-8-20 尿道与吊带间垫厚组织剪

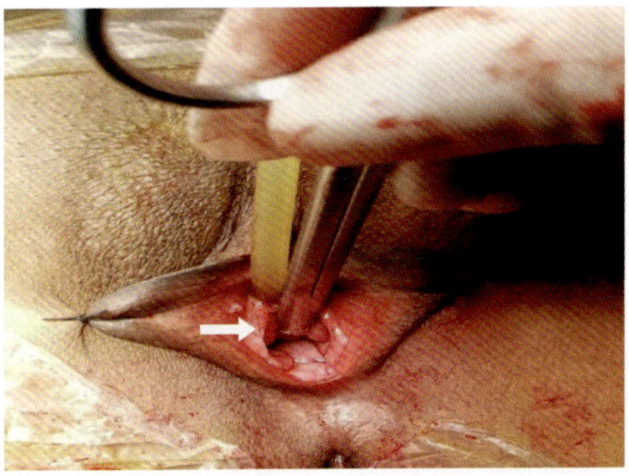

图 1-8-21　吊带无张力置于中段尿道下方（箭头处）

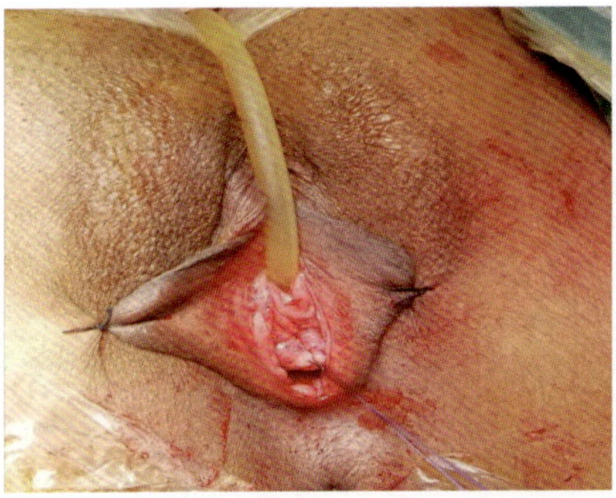

图 1-8-22　缝合切开的阴道前壁

【手术要领】

（1）准确的闭孔膜突破点不但可以提高手术成功率，而且可以防止闭孔内血管和神经的损伤，降低手术并发症的发生率。

（2）正确安放蝶形导引器，才能引导螺旋穿刺针进入正确通道，这也是准确安放吊带的重要步骤。

（3）调节吊带总的原则是“宁松勿紧”。

（4）患者如合并逼尿肌收缩乏力，可能导致术后尿潴留，排尿困难，影响手术效果，可适当口服溴吡斯的明。

【术后处理】

（1）适当应用抗生素。术后 12 ～ 24h 可把阴道填塞的凡士林纱布取出，拔掉导尿管，自行控制排尿。

（2）术后 3 个月内禁止性生活。

（3）禁止参加较重的体力活动。

（4）勿进行高强度锻炼。

（5）注意局部个人卫生。

【并发症和防治】

手术并发症并不常见，但有时可出现以下的术中和术后并发症。

1. 膀胱穿孔

膀胱穿孔在 TVT 手术中多见，尤其是在手术初学者或以往接受过手术的患者中。其症状表现为血尿、膀胱内吊带突出。术中膀胱镜检查是必不可少的步骤，需明确损伤的具体部位、破口数量、创面出血的严重程度。如果术中出现膀胱穿孔，应重新穿刺安装吊带，并保留尿管 1 ～ 3d；如术后发现，则应取出吊带，保留导尿至少 1 周，待二期再安置吊带。在耻骨后尿道中段吊带术中，有些术者使用自制的人工吊带，如膀胱镜发现吊线进入膀胱，应拆除吊线，重新安放（图 1-8-23 ～图 1-8-25）。

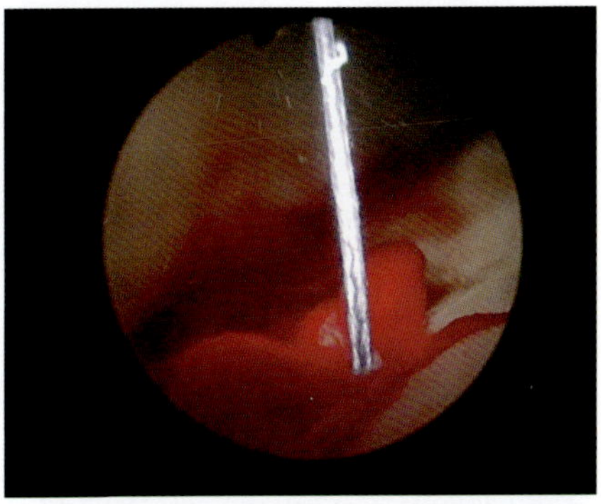

图 1-8-23　吊线从膀胱三角区进入膀胱

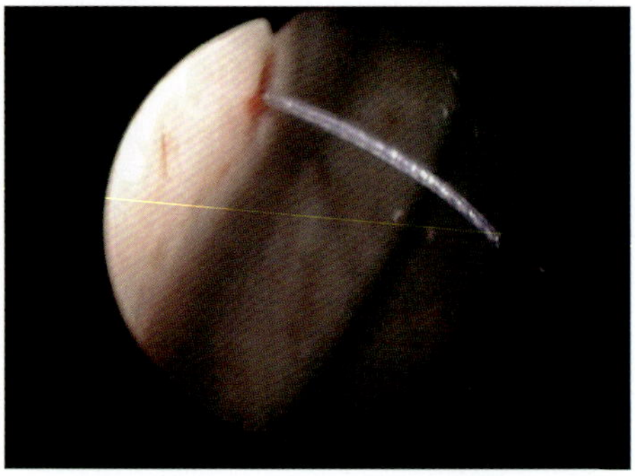

图 1-8-24 吊线从膀胱顶部穿出

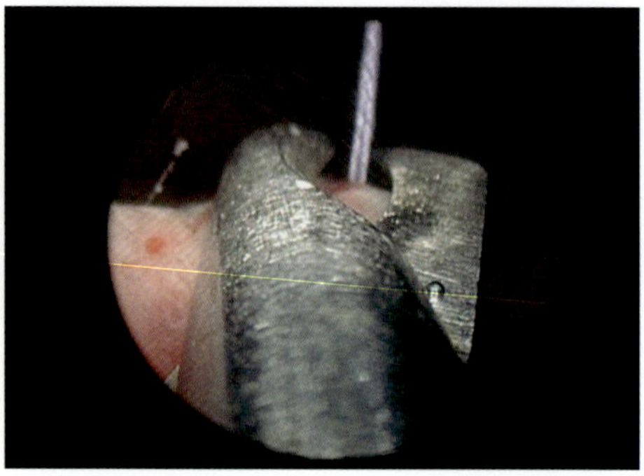

图 1-8-25 剪除进入膀胱的吊线

2. 尿道损伤

术中可见血尿、阴道口溢出较多液体；分离阴道时可看到或触及导尿管。术中需即刻修补尿道损伤：给予充分游离尿道、减少张力，5-0 可吸收线间断缝合，减张缝合第二层。然后重新正确置入吊带，至少保留导尿 1 周。

3. 出血

出血及 TVT 术后耻骨后血肿并不罕见，多因穿刺过于靠近耻骨后或存在瘢痕组织所致。当出现耻骨后间隙出血时，可将膀胱充盈 2h，同时在下腹部加压，阴道内填塞凡士林纱条，严密观察，出血多能自行停止吸收。

4. 排尿困难

多因悬吊过紧所致。通常在尿道与吊带之间留下一厚组织剪的间隙，可防止悬吊过紧现象（图 1-8-20，图 1-8-21）。部分患者的排尿困难可能与术前膀胱逼尿肌收缩力受损 / 膀胱出口梗阻有关，对于此类患者，进一步行尿动力学检查会有所帮助。在术后早期出现的排尿困难，可保留导尿 1 ～ 2 周，同时使用 α 受体拮抗药，必要时行尿道扩张。1% ～ 3% 的患者术后可出现尿潴留而需切断吊带，可在术后至少 4 周后局麻下经阴道松解或切断吊带，术后排尿困难多立刻消失，而吊带所产生的粘连对 SUI 仍有治疗效果。

5. 阴道损伤

阴道损伤多见于 TVT-O/TOT 手术，在尿道阴道间歇向尿道旁侧方分离时，需用示指抵住、保护阴道旁沟，避免损伤。

6. 腹股沟或下肢疼痛

多见于 TVT-O 术式，可能与闭孔神经损伤有关，多发生在一侧肢体，严重时会发生行走困难。通常症状会逐步好转，在一周左右消失。可用镇痛药物对症治疗，必要时加用局部麻醉或神经阻滞。注意手术时穿刺针必须紧贴耻骨降支；选用 TVT-A/TOT 吊带可减少疼痛发生率。

7. 其他并发症

（1）置入吊带的异物反应、切口延迟愈合、吊带侵蚀膀胱、尿道或阴道：如确诊吊带侵蚀尿道或膀胱，可采用腔内操作（膀胱镜下电切、激光去除）或开放手术取出吊带；如吊带侵蚀阴道，可试行阴道壁缝合包埋或剪除吊带（但有尿失禁复发的风险）。

（2）肠穿孔或髂血管损伤：发生肠穿孔或髂血管损伤均需要手术探查。

（吴登龙 刘 莺 夏维木 刘定益）

第九节　后尿道瓣膜的内镜手术

【概述】

后尿道瓣膜（posterior urethral valve，PUV）是男性儿童最常见的先天性下尿路梗阻性疾病，10% 的胎儿尿路梗阻由 PUV 引起。Morgagni 在 1717 年首先提出了 PUV 的概念，1919 年 Young 首次通过膀胱镜诊断了 PUV。PUV 在新生儿的发病率为 1/5000 ～ 1/8000，PUV 病死率高达 30% ～ 46%。Young 将 PUV 分为 3 种类型：Ⅰ型最为常见，占 PUV 的 90% ～ 95%，瓣膜起自精阜远端尿道下壁，像一对三角风帆，向上向前膜部尿道发展，在后尿道中线会合，附着于整个尿道管腔，中央仅留一孔隙；Ⅱ型临床少见，瓣膜起自精阜，沿后尿道壁延伸，延至膀胱颈，一般不会引起尿路梗阻；Ⅲ型约占全部 PUV 的 5%，瓣膜位于精阜远段，与精阜没有关联，在后尿道不同部位均可发生，呈环状，像风帆一样延伸至尿道球部，近中央处有一孔隙。虽然各型瓣膜的病理构成不同，但临床表现、治疗和预后均无明显区别。

超声检查对肾积水十分敏感，但明确 PUV 的诊断尚有一定难度。如果在妊娠前 24 周进行超声检查，PUV 可能被漏诊。任何一例合并双肾盂和输尿管积水、羊水减少、膀胱扩张及膀胱壁增厚的胎儿，均应考虑 PUV。排尿期膀胱尿道造影（voiding cystourethrography，VCUG）是诊断 PUV 最重要的检查方法，可用于了解膀胱、膀胱颈部及尿道的解剖形态及梗阻部位，观察膀胱壁是否光滑，明确是否存在神经源性膀胱，还可以发现膀胱憩室及单侧或双侧膀胱输尿管反流，侧位片可见膀胱颈部抬高，近段尿道扩张（图 1-9-1 ～图 1-9-5）。有条件的患者还可进行尿流动力学检查，以评估膀胱功能及尿流率。肾脏磁共振成像（magnetic resonance imaging，MRI）可清晰显示胎儿的泌尿系统，评估肾、输尿管积水情况，尤其在羊水过少超声检查受限时，MRI 具有明显优势。肾放射性核素扫描可帮助了解分肾功能。

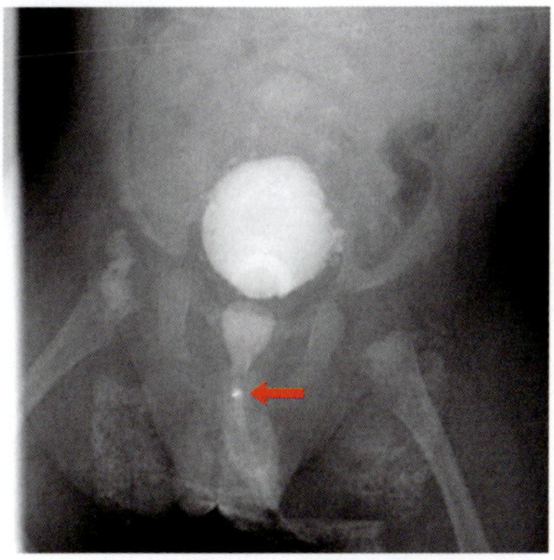

图1-9-1　VCUG示后尿道瓣膜梗阻，伴后尿道扩张（正面观）

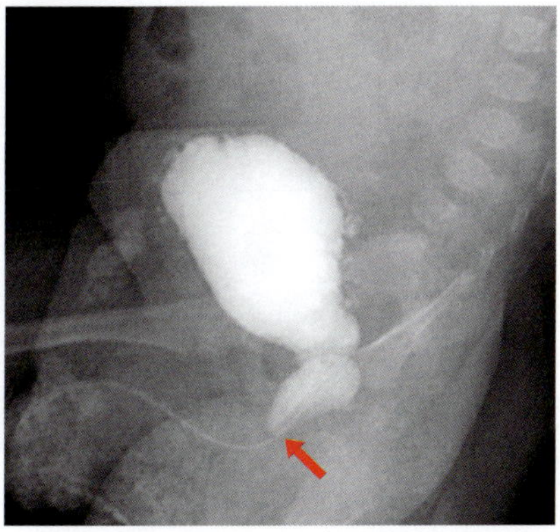

图 1-9-2　VCUG 示后尿道瓣膜梗阻，伴后尿道扩张（侧面观）

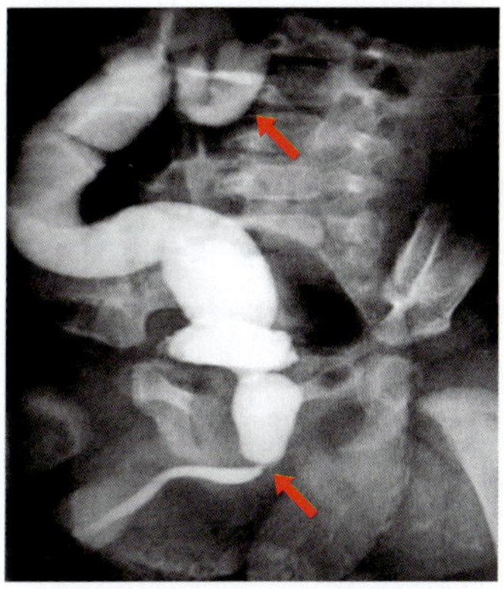

图 1-9-3　VCUG 示后尿道瓣膜梗阻，伴单侧膀胱输尿管反流

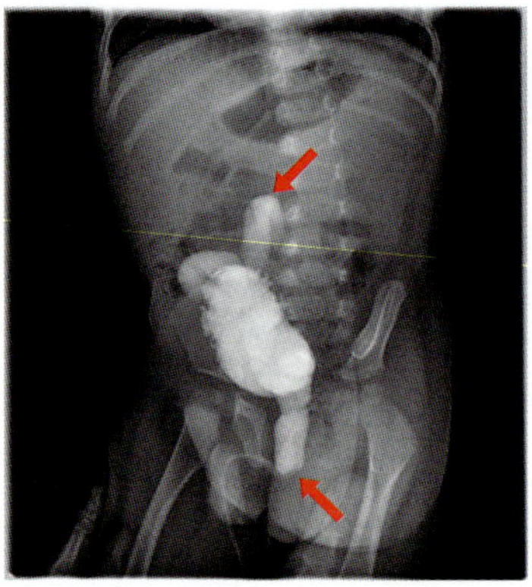

图 1-9-4 VCUG 示后尿道瓣膜梗阻，伴单侧膀胱输尿管反流，膀胱壁毛糙

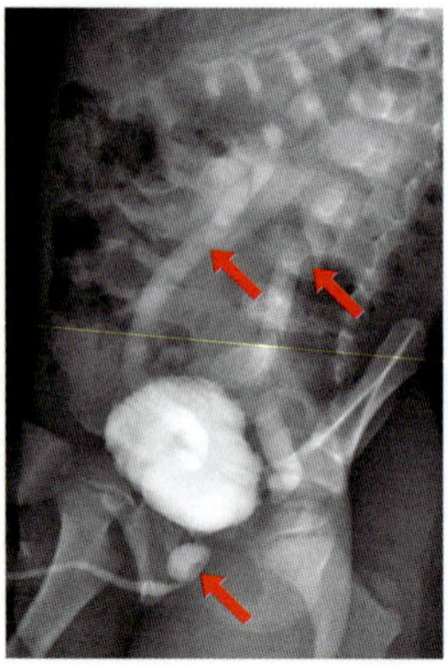

图 1-9-5 VCUG 示后尿道瓣膜梗阻，伴双侧膀胱输尿管反流，膀胱壁毛糙

经尿道瓣膜切开术是最常见的手术方式。若患儿营养状况差，不能耐受手术，可先行留置导尿或膀胱造瘘术。

【适应证】

（1）无心、肺、肾等重要器官严重疾病。

（2）无严重出、凝血功能障碍疾病。

（3）无瘢痕性尿道狭窄。

【禁忌证】

（1）存在不能耐受手术的严重心、肺、肾等重要器官疾病。

（2）极低体重患儿。

【术前准备】

（1）完善相关术前检查，明确瓣膜的具体部位，并了解全尿路情况。

（2）明确肺部及肾脏功能有无异常，纠正水、电解质紊乱，改善全身情况。

【麻醉和体位】

采用全麻。取截石位，两腿分开呈“人”字形体位。

【手术步骤】

内镜下彻底切开瓣膜或切除，可以用瓣膜刀或 Whitaker 钩、冷刀等进行。切开瓣膜，使之不再悬吊在尿道壁上阻塞尿液排出。

（1）正确的切开位置有很多种，可以在 12 点方向切开，也可以在 4 点和 8 点位置切开。膀胱镜进入尿道后，在后尿道可以清晰地看到尿道瓣膜的位置，可见瓣膜从精阜两侧走向尿道远端，在膜部尿道呈现声门样关闭（图 1-9-6，图 1-9-7），继续进镜，观察精阜部及膀胱颈部，同时观察瓣膜起止点和膀胱颈部有无抬高，进入膀胱后需要观察膀胱壁是否存在小梁、小室（图 1-9-8），以及双侧输尿管开口位置是否正常。

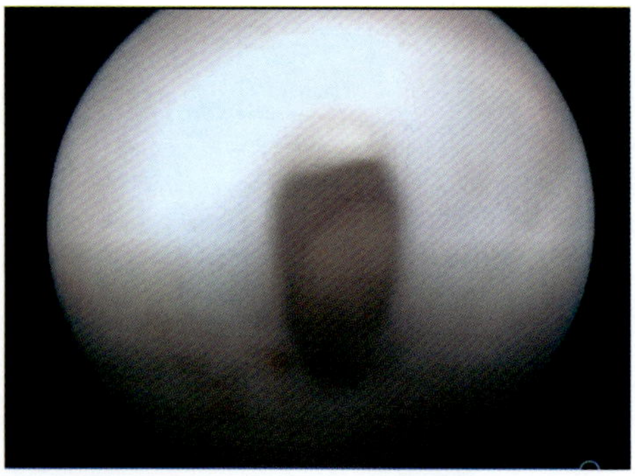

图 1-9-6 出生后 14d，后尿道瓣膜，其后方可见精阜

（2）以精阜为标志，缓慢退镜至尿道瓣膜处，在 12 点或 4 点、8 点方向切开瓣膜，确保瓣膜无悬吊在尿道壁上。术中注意避免在 6 点方向切割瓣膜，防止损伤尿道海绵体，出现尿瘘。

（3）退出膀胱镜后可以按压膀胱，观察患儿排尿情况。

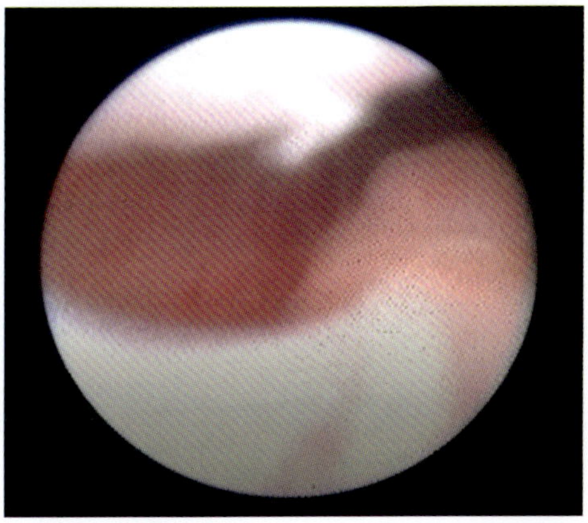

图 1-9-7　出生后 2 个月，精阜前帆状尿道瓣膜

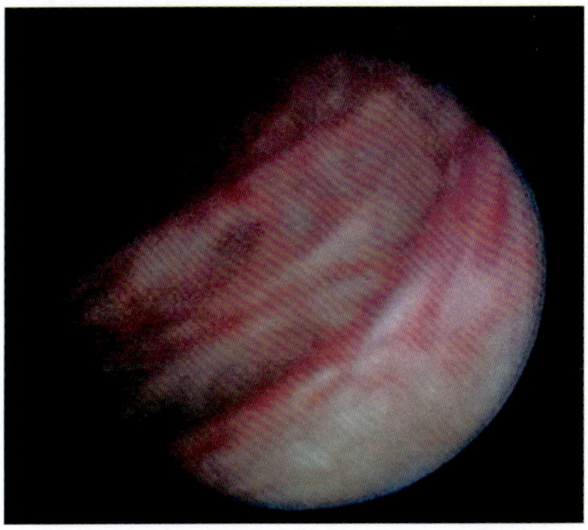

图 1-9-8　PUV 伴大量膀胱小梁增生

【手术要领】

（1）在窥视下进入尿道，避免尿道损伤。

（2）确保瓣膜不再悬吊于尿道壁。

（3）进水量不要太多，膀胱充盈后可停止进水，避免因压力过高继发输尿管反流。

（4）术前注意与前尿道瓣膜的鉴别诊断，前尿道瓣膜具有与 PUV 类似的临床症状和体征，VCUG 可显示前尿道瓣膜患儿的前尿道近端扩张，尿道镜检查可清晰观察到前尿道瓣膜的部位和形状（图 1-9-9）。

（5）对于不适合手术的患儿可行膀胱造瘘术。

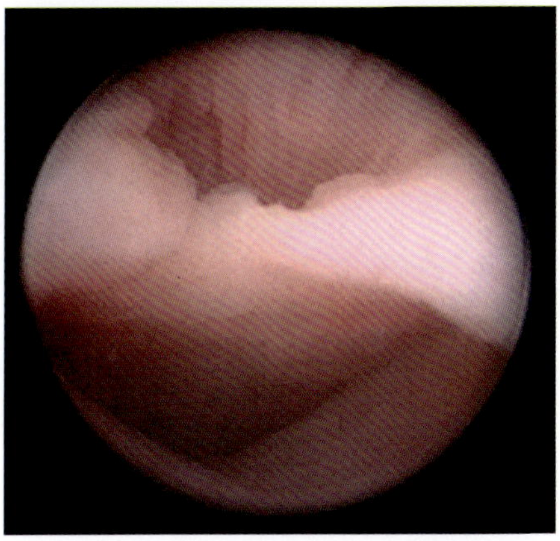

图 1-9-9　前尿道夹层状瓣膜

【术后处理】

（1）术后留置导尿管，保证引流通畅。

（2）术后静脉或口服抗生素。

（3）有水、电解质紊乱者，需要定期了解电解质情况和肾功能，及时纠正。

（4）拔除尿管后，需观察排尿情况。

【并发症和防治】

1. 水、电解质紊乱

对于肾功能受损的患者，术前要纠正水、电解质紊乱，术后定期复查电解质及肾功能。

2. 尿路感染及尿道出血

术后留置导尿处理，给予预防性抗感染治疗。

3. 肺部感染

患儿若合并肺发育不良，要警惕肺炎的发生，需要内科干预治疗。

4. 膀胱输尿管反流

膀胱输尿管反流继发于后尿道瓣膜引起的出口梗阻，20% ～ 32% 的输尿管反流症状可以在瓣膜切开后消失。对因膀胱输尿管反流引起的尿路感染，需要留置导尿管并抗感染治疗。若患儿内镜下瓣膜切除后仍存在持续的膀胱输尿管反流或肾积水，则需要进一步检查原因后治疗。

5. 其他

（1）术后须定期复查泌尿系超声、VCUG，若患儿出现发热，应及时给予尿常规检查，明确是否存在尿路感染。

（2）少部分 PUV 患儿尽管通过积极治疗，但还是会逐渐发展成慢性肾脏病，最终出现肾衰竭，需要血液透析及肾移植。

（梁　妍　唐达星）

第二章　膀胱颈部、精囊疾病的内镜手术

第一节　前列腺的外科解剖

一、前列腺大体观

前列腺位于膀胱颈和尿生殖膈之间，包绕尿道，其形状和大小均似稍扁的栗子。正常的前列腺纵径约3cm，横径约4cm，前后径约2cm，重量约20g。前列腺底部与膀胱颈相连，尖部则连接膜部尿道，两侧有前列腺提肌绕过，前有耻骨前列腺韧带将其与耻骨盆面相连，后方借直肠膀胱隔与直肠壶腹相邻，因此直肠指检时可触及前列腺。前列腺底的后上方是精囊，射精管向前下穿过前列腺底的后部，开口于尿道的前列腺部。

二、前列腺血管、神经、淋巴引流与筋膜

参考“前列腺癌腹腔镜手术的相关解剖”。

三、前列腺内部结构

解剖学上，前列腺被分成5叶，即左叶、右叶、前叶、后叶和中叶（图2-1-1），在临床实践中通常将前列腺分为左叶、右叶和中叶。从组织学角度，前列腺分为基质区、外周区、中央区和移行区4区。基质区又称前纤维肌肉基质区或前列腺前区，由非腺性组织构成，约占前列腺的1/3，主要位于前列腺的腹侧面，是前列腺最大的一部分。移行区位于精阜之上，环绕尿道，正常情况下，移行区占前列腺组织的5%左右。外周区和中央区合占前列腺的95%，其中有1/4是中央区，3/4是外周区（图2-1-2）。中央区有射精管通过，此区不易发生前列腺增生和前列腺癌。前列腺良性增生主要发生于移行区，而外周区则是前列腺癌的好发部位。前列腺由腺体和间质组成，间质由平滑肌和纤维组织构成。一般认为，良性前列腺增生的主要病理改变为间质增生。逐渐增生的前列腺组织对外周的某一部分前列腺组织产生压迫，使之成为一层被膜状结构，称之为“外科包膜”，“外科包膜”的内衬是平滑肌，包膜的外侧有纤维包裹，在手术中具有解剖学边界的意义（图2-1-3）。传统的耻骨后前列腺摘除术以及目前比较流行的经尿道前列腺剜除技术均是基于该理论。

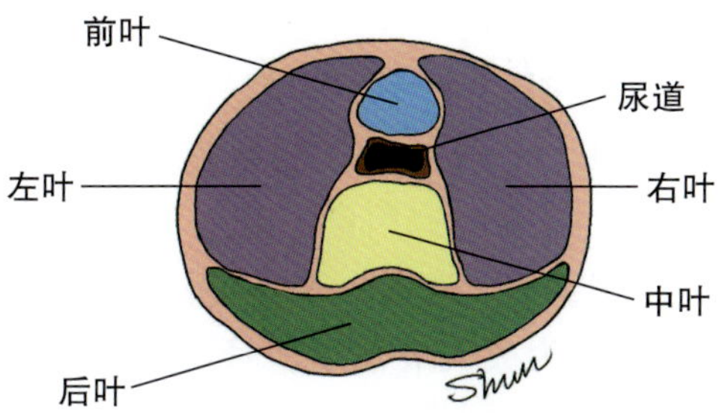

图2-1-1　前列腺分叶

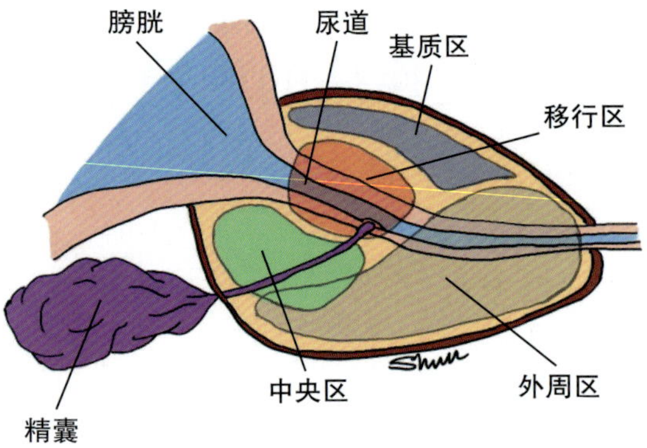

图 2-1-2 前列腺分区

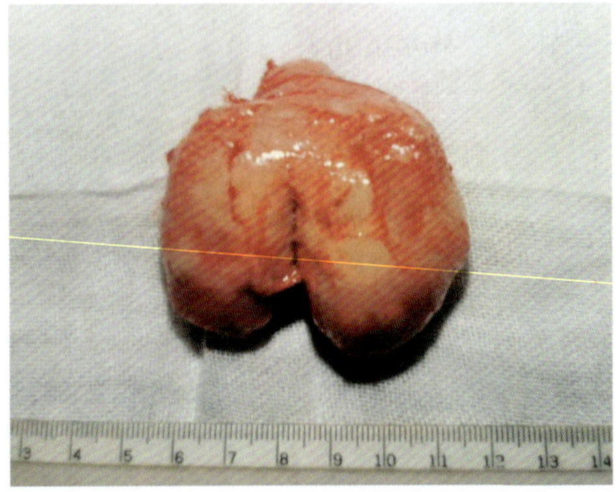

图 2-1-3 包膜内前列腺增生标本

（姚海军 郑大超）

第二节 电切镜和辅助设备

一、电切镜

电切镜（图 2-2-1）是经尿道电切术的主要器械，通常由观察镜、镜鞘、闭孔器、操作把手和电极组成。完成经尿道前列腺电切术还需要电切电极、高频电刀发生器、冷光源、光导纤维、内镜监视摄像系统及其他辅助设备。

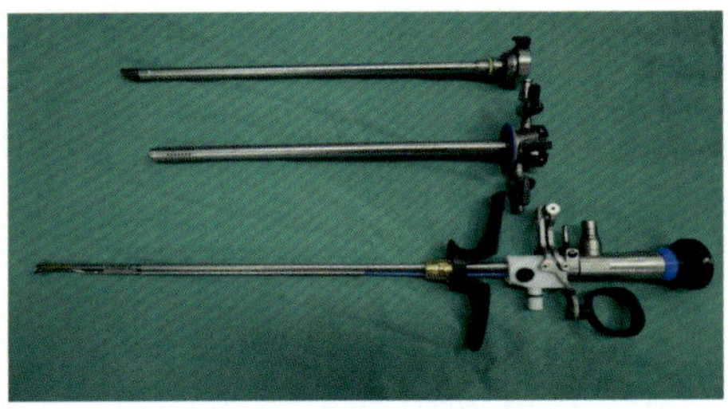

图 2-2-1 Olympus 电切镜

1. 观察镜

有 0°、12°、25°、30°、70° 等多种型号，其中以 25° 或 30° 的前斜观察镜最为常用。

2. 镜鞘

根据管径粗细，分为 10.5Fr 到 27Fr 等不同型号，10.5Fr 及 13.5Fr 适用于小儿，24Fr 及 26Fr 为成人最常用型号。根据灌注方式不同，可以分为连续灌注式或间断灌注式。连续灌注式有同步回流通道，可以保证膀胱在低压状态下连续手术，从而节约手术时间，减少术中失血量，因此比较常用；间断灌注式需要不定时退出操作器来排空膀胱，比较费时。

3. 闭孔器

有直型闭孔器、远端可弯曲闭孔器及可视闭孔器等，其中，直型闭孔器最为常用。直型闭孔器使镜鞘头端更光滑，利于进镜；远端可弯型闭孔器前端可弯曲，主要用于前列腺增生的患者；可视闭孔器可在窥视下插入，比较安全。

4. 操作把手

根据不同的操作方式，操作把手可分为被动式（Nesbit 式）、主动式（Baumcker 式）及齿轮式。被动式操作把手切割时需要用手挤压弹簧，使电切电极伸出镜鞘外，然后放松弹簧使电切电极自动回来切除组织；主动式操作把手在工作状态电切电极便伸出镜鞘外，切割时仅需挤压弹簧使电极缩回；齿轮式操作把手目前应用很少。操作把手还可以分为单手式及双手式等，手术者可以根据各自的操作习惯来选用。

5. 电极

电极由直径在 0.25 ～ 0.35mm 的细钨丝制成。根据不同的治疗目的，可选择不同类型及角度的电极，如环形、铲状、球形、针形等。环形电极最为常用，可用于前列腺和膀胱肿瘤的切除。在切除前列腺时，通常用较粗的电切环；切除膀胱肿瘤时用较细的电切环，操作比较精细。环形电极用于组织汽化；针形电极用于膀胱颈切开等手术；球形电极主要用于组织创面的广泛止血；铲状电极可用来行前列腺剜除术。

二、冷光源

常用的冷光源有 4 种：氙气灯、金属卤灯、卤素灯和低温弧光冷光源。氙气灯光源为 300W 全自动光源，色温 6000K，亮度强，而且能自动调节亮度，是目前常用的可靠光源，灯泡使用寿命可达 2000h。该类光源可为获得腔内的最佳成像质量和精确的图像色彩提供最佳的照明（图 2-2-2）。

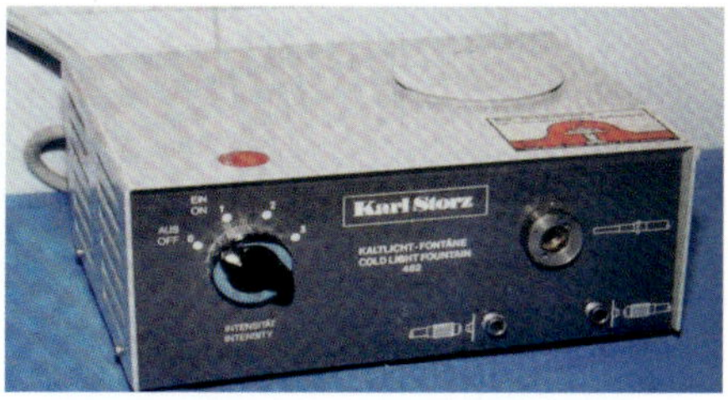

图 2-2-2 Karl Storz 冷光源

三、导光束

手术通常使用 4.8mm 的导光束（图 2-2-3），其具有高效的光传输能力，由具有全反射特性的可弯曲光导纤维组成。光线自冷光源发出，经过导光束的一端射入，由于反复的全反射，光线由纤维的另一端射出，而不会发生泄漏。不同品牌的电切镜与不同导光束可配套使用，所有连接处均有稳固的固定装置，防止光线泄漏及导光束滑脱。导光束要轻拿轻放，粗暴操作会引起光导纤维断裂，使光线的传输受到影响。导光束为石英晶棒，每根导光束含有光导纤维万根以上，每根光导纤维的直径为 10 ～ 25μm，当光导纤维折断时，其光线射出端可出现相应的黑点。

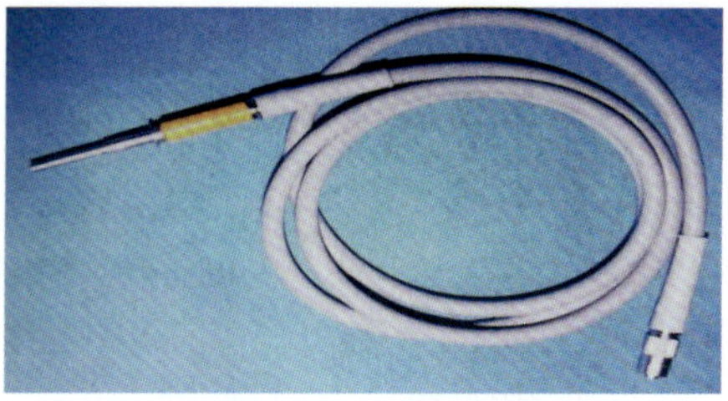

图 2-2-3 导光束

四、高频电流发生器

高频电流发生器可产生两种不同的电流，分别用于切割组织和凝固止血（图 2-2-4），通过脚踏开关来控制。TURP 中切割电流功率一般设置为 120 ～ 150W，电凝功率一般设置为 50 ～ 80W。需要指出的是，高频电流发生器的负极板应贴在患者的腿上，与皮肤的接触面积必须超过 75%，否则可能引起皮肤烧伤。负极板不能贴在上肢，如将负极板贴在上肢，手术时电流会影响到心脏。

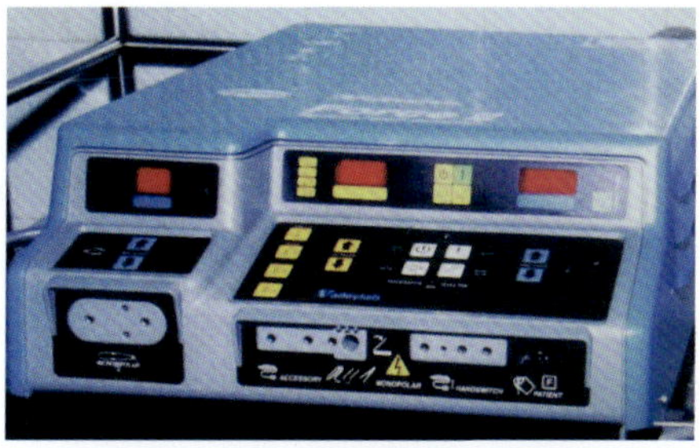

图 2-2-4 高频电流发生器

五、排空器

排空器可将冲入膀胱内的组织碎片及血凝块排净，有多种类型，常用 Ellik 式排空器和瓶样排空器（图 2-2-5，图 2-2-6）。

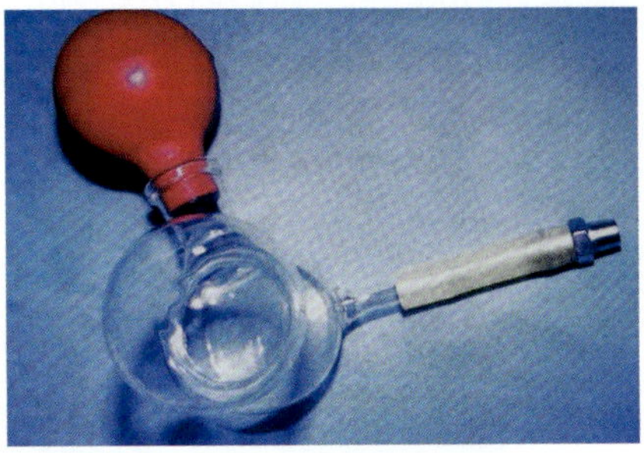

图 2-2-5　Ellik 式排空器

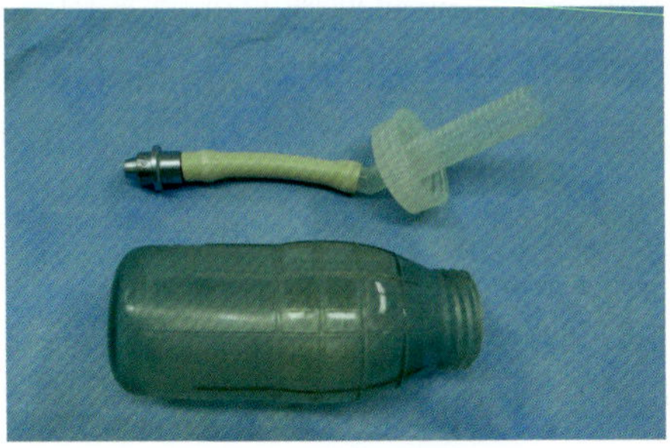

图 2-2-6　瓶样排空器

六、冲洗液

5% 甘露醇溶液、5% 山梨醇溶液、5% 葡萄糖溶液、1.5% 甘氨酸溶液等皆可选用。

（姚海军　谢敏凯）

第三节　经尿道前列腺切除术

【概述】

良性前列腺增生（benign prostatic hyperplasia，BPH）引起的梗阻会对膀胱逼尿肌功能造成一定的影响。早期解决前列腺增生导致的梗阻，膀胱逼尿肌功能的损伤是可以恢复的，如果损伤超过了膀胱逼尿肌的代偿能力，即使手术解除了梗阻，也会发生膀胱功能低下。因此，医生需要精确掌握 BPH 的手术指征，避免长期无效的药物治疗，错过最佳手术时机，增加手术风险。当 BPH 出现手术适应证时，建议采用手术治疗。微创治疗方式的选择应该综合考虑设备条件、医师的经验、前列腺的大小、患者的全身情况和个人意愿。

经尿道前列腺切除术（transurethral prostatic resection，TURP）是于 20 世纪 20 ～ 30 年代在美国发展起来的。该技术的发展源于几项重要的发明：①爱迪生于 1879 年发明了白炽灯；② Nitze 和 Lieter 于 1887 年发明了膀胱镜；③ Hugh Hampton-Young 设计了膀胱镜内有孔的工作管道，可以在窥视下把增生梗阻的组织剪切取出；④ De Forest 于 1908 年发明了真空管，能稳定地产生高频电流用以切割组织；⑤ Stern 于 1926 年发明了用来切割组织的钨丝环；⑥ 1931 年 McCarthy 在 McCarthy 膀胱镜上安装了 Stern 的高频电切环，成功制造了可以在窥视下切割组织并且具有可循环冲洗功能的 Stern-McCarthy 电切镜。由于当时 TURP 的视野范围有限，学习曲线超长，示教困难，使得该项技术难以推广。直到 20 世纪 70 年代，光导纤维与 Hopkins 柱状透镜广角系统的创新显著改善了内镜手术的视野，并且可以连接显像系统，从而使窥视下手术改为了监视器下手术。视野及显像系统的改进极大地推动了该项技术的教学与推广。如今，TURP 已作为治疗梗阻性前列腺增生的“金标准”技术，在全世界得到广泛运用。1986 年美国全国健康调查显示，96% 的 BPH

手术治疗方法为 TURP。1994 年，美国顺康公司把一种新型钨合金材料制成铲状电极，其可以使部分前列腺汽化，同时能增加止血效果，称为经尿道前列腺汽化术（transurethral vaporization of the prostate，TUVP），是一种单极汽化。

随着 TURP 的广泛应用，一些新的并发症也逐渐显现。其中，最为严重的是经尿道电切综合征（transurethral resection syndrome，TURS），又称水中毒，美国泌尿外科协会（American Urological Association，AUA）联合研究发现，2% 的 TURP 患者会发生 TURS。腺体过大导致手术时间过长是发生 TURS 的最大风险，而手术中使用低渗液体作为冲洗液是导致 TURS 的重要因素。

【适应证】

（1）反复尿潴留，至少发生一次拔除导尿管后不能排尿。

（2）反复血尿，且 5α-还原酶抑制药治疗无效。

（3）反复尿路感染。

（4）合并膀胱结石。

（5）继发性上尿路积水（伴或不伴肾功能损害）。

（6）合并腹股沟疝、严重的痔疮或脱肛，临床判断不解除 BPH 难以达到治疗效果者。

（7）残余尿≥ 60ml，并且导致患者充溢性尿失禁。

【禁忌证】

（1）严重的尿道狭窄。

（2）合并急性或慢性尿路感染。

（3）可疑并未排除前列腺恶性肿瘤。

（4）合并严重内科疾病，不能耐受手术。

（5）严重且不能控制的凝血功能障碍。

（6）括约肌功能障碍。

（7）患者及家属不能配合医疗过程。

【术前准备】

（1）完善病史询问，并进行 IPSS、QOL 评分，有性生活者可进行 IIEF-5 评分，以利于术后随访对比。术前对 BPH 患者进行血常规、血清电解质、肝肾功能及凝血功能、尿常规等检查，由于 BPH 多为老年患者，术前应行心、肺功能检查。术前应该详细了解影像学检查资料和体格检查以判断患者是否有明确的手术指征和禁忌证。

（2）膀胱残余尿测定。

（3）尿动力学检查，了解梗阻程度和膀胱逼尿肌的功能状态。

（4）术前需行前列腺特异抗原（PSA）检查，怀疑肿瘤的患者术前应行 MRI 检查或前列腺穿刺活检。

（5）对于特定患者（如怀疑尿道狭窄），术前可行膀胱镜检查。

（6）术前常规预防性静脉应用抗生素。

【器械设备】

高频电流发生器、配套电切镜、电切环、成像系统、ElliK 式排空器或瓶样排空器等。

【麻醉和体位】

1. 麻醉

硬膜外阻滞麻醉、蛛网膜下腔阻滞麻醉或全身麻醉。麻醉过程中避免患者咳嗽或躁动，术中出现患者咳嗽或躁动时应该暂停手术，如继续手术操作很容易损伤周围组织。

2. 体位

体位采用高吊截石位，双下肢尽可能展开，患者臀部尽可能近手术床边缘。高吊截石位使患者臀部及双下肢高于手术台，可避免电切镜操作者左右摆动手臂时限制术者的手臂活动范围；按患者膝关节弧度安放好膝关节托架，减少下肢血管受压，以免影响血液回流，避免引起下肢静脉血栓和肺栓塞的风险。手术床两头可以升降、两侧可以左右倾斜。

【手术步骤】

冲洗液一般为甘露醇和5%葡萄糖液，灌洗液容器高于膀胱80～120cm。双手持电切镜。通常左手扶持电切镜鞘来稳定电切镜，拇指、示指控制灌洗液开关决定灌洗液流量大小，右手操作工作把手，完成前列腺组织电切、电凝和应用Ellik冲洗器或瓶样排空器吸净前列腺碎组织。

手术开始前，应观察尿道，了解前列腺大小、增生形态、精阜与前列腺的关系、精阜和尿道外括约肌情况、膀胱内所有可能存在的病理学改变（如肿瘤、结石、憩室等），注意膀胱颈、膀胱三角区、输尿管口位置，特别要注意巨大前列腺中叶边缘与输尿管开口的关系。如果医师难以确认输尿管口，麻醉师可通过静脉注射靛胭脂，几分钟后可看到有色尿液从输尿管口流出。如果存在术前未知的膀胱肿瘤，就需要改变手术计划，应先进行膀胱肿瘤切除，最好在膀胱肿瘤病理分期完成后再考虑TURP计划。如膀胱肿瘤小，外观恶性程度低，也可考虑同期完成手术。对前列腺三叶增生的患者，手术通常选择先切除中叶，再切除两侧叶，如中叶增生不影响操作，也可放在两侧叶切除后再处理。

（1）从膀胱颈增生的前列腺中叶与两侧叶交界的5点、7点处到精阜前缘分别切出一条沟，作为切除前列腺中叶的标志沟。分别在膀胱颈部5点、7点处顺行切割，直至发现尿道黏膜下环形纤维，暴露膀胱颈部括约肌。然后，逐层向前列腺深处切，宽度为1～2个切割环，直至达到白色、致密的前列腺包膜，延至精阜前缘。有时不容易区别前列腺包膜，也可不必强行切到包膜。

（2）完成二条标志沟后，伸出电切环到中叶顶端后缘，从左向右或从右向左，由浅入深、由前向后顺行逐步切除隆起的前列腺中叶，直到精阜前缘。通常每分钟切除前列腺组织可达到0.4g，每切除1g前列腺组织约失血10ml。

（3）完全切除中叶后，电切镜的移动空间增大，灌注液进入膀胱也更通畅，非常容易发现膀胱颈部和精阜，有助于在失去方向时重新定位。

（4）切除两侧叶时，根据手术医师的习惯，可选择先切除一侧叶后再切除另一侧叶，在两侧叶不对称的情况下，最好先切除梗阻明显的一叶。如选择先切除左侧叶，可从膀胱颈部后缘1点处的腺体位置开始切，暴露膀胱颈白色环状纤维后向5点方向顺时针逐步沿前列腺包膜切除前列腺，直至尖部和精阜前缘近5点处，此时，脱离前列腺包膜的腺体坠入前列腺部尿道内，在前列腺包膜与坠入前列腺部尿道之间形成一条宽大的间隙，坠入前列腺部尿道内的腺体依靠5点处的腺体与包膜连接，基本无血供，可以非常容易地切除

（图 2-3-1，图 2-3-2），充分止血。采用相同方法从 11 点至近 7 点处逆时针顺行切除右侧的前列腺。

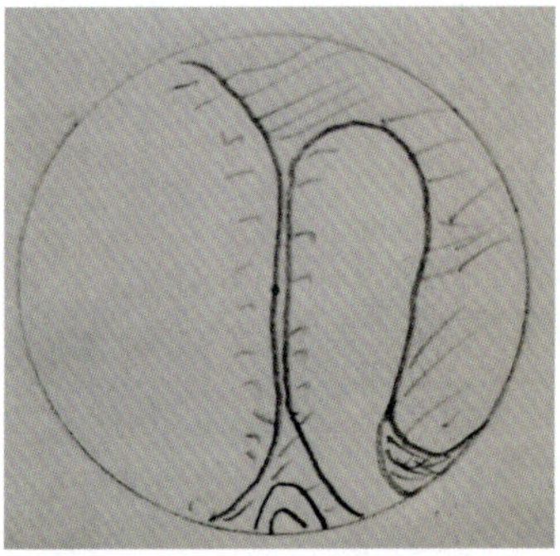

图 2-3-1　沿包膜弧形顺行切除左侧前列腺（示意图）

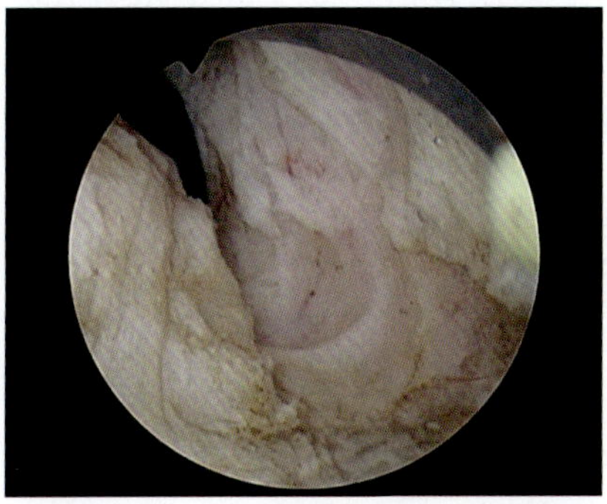

图 2-3-2　5 点处残留的腺体与包膜相连

（5）前列腺尖部的切除应该在无血的状态下进行，要反复确定精阜与括约肌的位置，对精阜前缘的前列腺要特别精细切除，如切除不够，术后仍然会有排尿不畅；若切除过多则会引起尿失禁，为避免前列腺尖部外括约肌损伤，也可以保留少许精阜附近的前列腺组织。

（6）翻转电切镜，切除 12 点处的前列腺组织。此处前列腺组织比较少，通常顺行薄切 1 ～ 2 袢即可发现膀胱颈部环形纤维或包膜，此处不要切割太深，以避免损伤血运丰富的静脉窦，发生难以控制的大出血。

（7）在膀胱半空虚状态下把电切镜头端退至括约肌远端，缓慢逆行前进，复查精阜到膀胱颈部，如有残留腺体应给予修整，使前列腺窝较为平滑（图 2-3-3）。

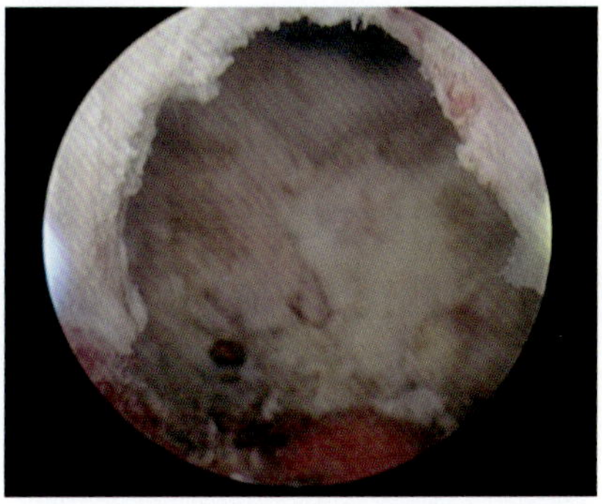

图 2-3-3　从精阜观察膀胱颈（右前方有一枚前列腺结石）

（8）置入 Ellik 冲洗器或瓶样排空器，吸出前列腺组织碎块。吸出组织后，前列腺窝创面往往还会出血，需要再次对切除前列腺创面进行彻底止血。注意在膀胱低压和低流量灌洗下止血特别有效，当排出的灌洗液呈淡红色或无色，提示满意止血。

（9）留置 20 ～ 22Fr 三腔导尿管。

【手术要领】

（1）电切前列腺技术比较熟练后，电切时可采用顺行切割结合向后拖动镜鞘来延伸切割前列腺组织的方法来增加切割组织的长度，以加快切割速度。

（2）切割过程中，除非遇到特别大的出血影响进一步操作，需要立即止血，通常是在切除前列腺组织近包膜时再止血，可以减少操作时间和有效止血。遇到大的出血，应保证有足够的冲洗速度和压力让手术视野清晰，以便及时发现出血点和有效止血；对前列腺体夹层内出血的止血比较困难，最好在切除表浅组织后，对出血点直接电凝止血；当遇到大的动脉出血，难以用电切环止血时，可应用电切镜鞘头端压迫动脉破口，使视野清晰，然后慢慢后移镜鞘，先电凝暴露部分动脉破口，再用电切环分次、逐步完成出血动脉破口的电凝。

（3）TURP 手术方式可分为：部分前列腺切除；次全前列腺切除；前列腺全切除（图 2-3-4）和切除前列腺一叶。术者应该根据患者的全身情况、前列腺的大小和自身的手术技术水平采用合适、安全的手术方式，无论哪种手术方式，都要求前列腺的切除面一定要光滑，不留瓣膜样组织，以达到排尿通畅的效果。但无论近期还是远期效果，前列腺全切除均优于另外三种方式。

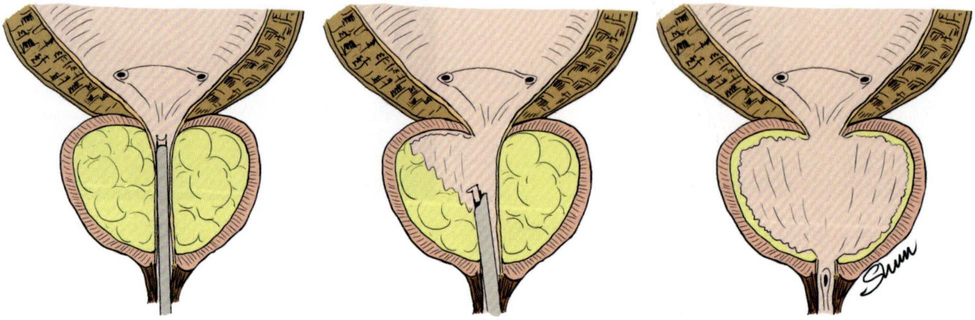

图 2-3-4 TURP 模式图

（4）对于特别大的前列腺，可以采用分区（膀胱颈区、前列腺中部区和前列腺尖部区）进行的切除方法，把一区彻底切完再切除下一区，直到一叶切完，待彻底止血后再进行另一叶的切除。切忌东切一块、西切一块地盲目切，导致解剖结构紊乱、视野模糊，甚至损伤周围组织，影响手术的顺利进行和最终效果。

（5）注意切除前列腺过程中都应该是长而平滑的完全离断的组织片，获取的前列腺组织片应该是长条形的，外观像舟，其宽度与扩大的切除环相当。切割时电切环与电切镜同步移动，可以获得期望的较长的组织片形状。医师应该避免切割长度或厚度不规则的组织片，导致低效和不规则的切除，延长手术的时间和增加出血量。

（6）切割巨大前列腺中叶时往往在膀胱颈部下方存在残留下坠的中叶，如不彻底切除会引起排尿障碍，但按常规平切可能会损伤输尿管开口和膀胱三角区，中叶尚未切除，而膀胱颈部环形纤维和部分膀胱三角区已被切除，造成膀胱颈部与膀胱三角区之间断裂。应该在部分中叶切除后应用电切环把下坠的残留中叶钩起来切除，可以避免损伤膀胱三角区或输尿管。

（7）在切到精阜两侧或精阜前方时往往会看到多个大小不等的结石，提示已近包膜（图 2-3-3），此时不用再进一步深入切除。

（8）在拔出电切镜后，挤压患者下腹部充满冲洗液的膀胱，如无液体流出或流出的液体呈滴状，则要做前列腺补充电切。

（9）TURP 切除前列腺组织的近端标记是精阜，但超过精阜的前列腺增生组织占 10% ～ 50%，在完成前列腺切除后把电切镜退到精阜远侧尿道，往往可以发现明显突入尿道腔内的腺体，甚至残留的腺体完全封闭尿道，如不切除术后仍然会影响排尿。经验做法是用薄切、浅切的方法把超过、围绕精阜的黄色前列腺组织局部切除，形成一个圆形或椭圆形的通道，即可达到 TURP 术后理想的效果。不做过多的腺体切除，以免损伤尿道外括约肌，造成尿失禁。

（10）合并膀胱颈后唇或输尿管间嵴明显抬高时应给予切除，使膀胱后唇与膀胱三角区呈现在一个平面上。

（11）有的前列腺增生患者，前列腺明显肿大，腺体表面血管怒张，容易出血，前列腺表面血管甚至像动脉样喷血（图 2-3-5，图 2-3-6），患者会迅速进入休克状态，此时应该在补液、备血和输血的同时快速插入三腔导尿管，气囊注入生理盐水后用力牵引导尿管，压迫出血血管后再用电切镜行急诊经尿道手术止血。

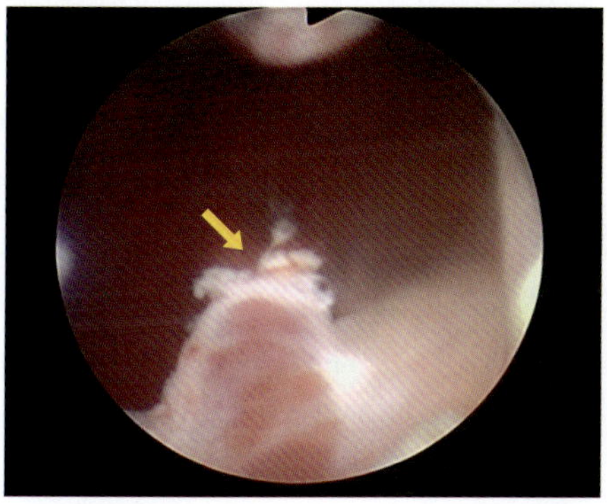

图 2-3-5　前列腺表面血管破裂（箭头处）

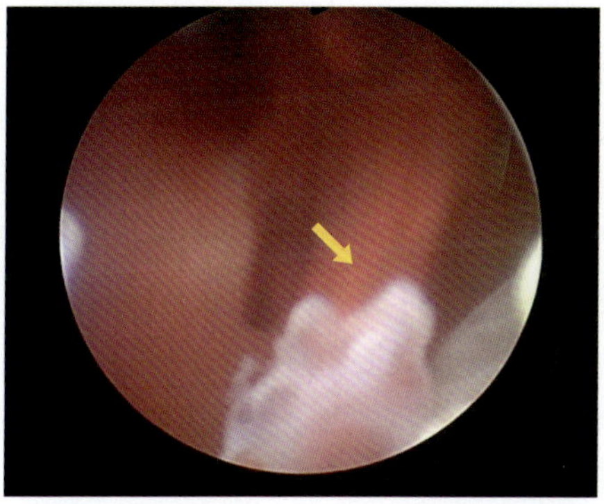

图 2-3-6　前列腺表面血管破裂喷血（箭头处）

【术后处理】

1. 保留三腔导尿管，并根据出血情况决定是否持续牵引和膀胱持续冲洗。

2. 术后适当补液，应用抗生素，注意电解质变化。

3. 术后护理

（1）注意保暖，条件允许的单位可应用保温毯。

（2）严密观察生命体征。

（3）鼓励术后床上适当活动，并行下肢按摩，必要时使用弹力袜，防止深静脉血栓形成。

（4）术后禁食 6 ～ 8h 后进半流质，逐渐过渡到普食。早期进食可以增加机体营养和含氮物质的摄入，有利于机体蛋白质合成、促进前列腺术后创面愈合。

（5）管道护理

①保持气囊导尿管通畅，术后注意冲洗液颜色的变化，根据冲洗液的颜色深浅决定冲洗速度，应该保持冲洗液进入膀胱的速度与引流的速度相同，避免气囊导尿管堵塞，导致膀胱过度充盈，引起前列腺窝创面继发性出血（图 2-3-7）。②有时术后膀胱冲洗会出现膀胱痉挛，应仔细寻找膀胱痉挛的原因，如排除血块引起膀胱痉挛，可静脉使用山莨菪碱（654-2），以缓解膀胱痉挛。③每天用碘伏棉球擦拭尿道口，保持会阴部清洁。④术后 3d 可根据导尿管引流液的颜色情况拔出导尿管。部分小体积前列腺增生可于术后

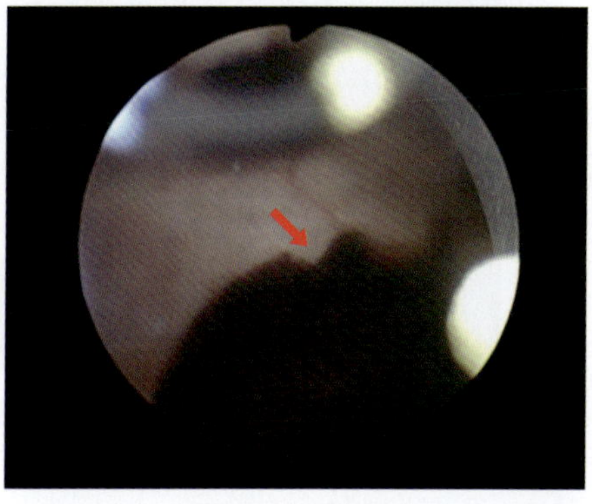

图 2-3-7　膀胱内大量陈旧性血块导致尿潴留（箭头处）

24h 左右拔除导尿管。

【并发症及防治】

参考本章“经尿道内镜前列腺手术并发症的预防及处理”。

（刘定益 经 浩）

第四节 经尿道前列腺切开术

【概述】

1973 年，Orandi 首先报道了经尿道前列腺切开术（transurethral incision of prostate，TUIP）。1977 年，Fichtner 等报道了微创经尿道前列腺切除术（minimal-invasive nonexpansive transurethral prostatectomy，MINT）。TUIP 操作简单、手术时间短、少出血、并发症少，具有较低的逆行射精风险，而且近期疗效与 TURP 相比无显著差异，对于高龄及难以耐受部分、次全或全部前列腺切除的前列腺增生患者来说，不失为一种好的内镜手术治疗方法。对于因前列腺挛缩加重了下尿路症状的患者，手术的目的是彻底切开膀胱颈部的前列腺外科包膜来缓解排尿症状。TUIP 也适用于前列腺体积＜ 30g 的患者。MINT 的最大优点是创伤小，可以避免 TUIP 术后残留前列腺组织下坠而影响排尿的风险。MINT 适合于高危前列腺增生或晚期前列腺癌合并尿潴留的患者。

切割工具可以使用电切环、电切钩。

【适应证、禁忌证、术前准备、麻醉和体位、术后处理】

参考本章第三节“经尿道前列腺切除术”。

【手术步骤】

1. 经尿道前列腺切开术

（1）经尿道置入电切镜，把电切镜头端固定在精阜处，伸出电切环或电切钩，切口可选择膀胱颈部双侧，通常切口位于截石位膀胱颈部 3 点和 9 点；膀胱颈部切割深度要到达前列腺外科包膜外脂肪（图 2-4-1 ～图 2-4-4）。

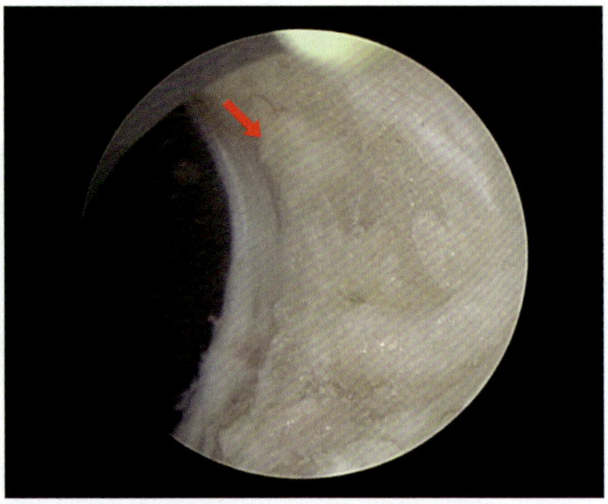

图 2-4-1 切开 3 点处外科包膜，到达包膜外脂肪

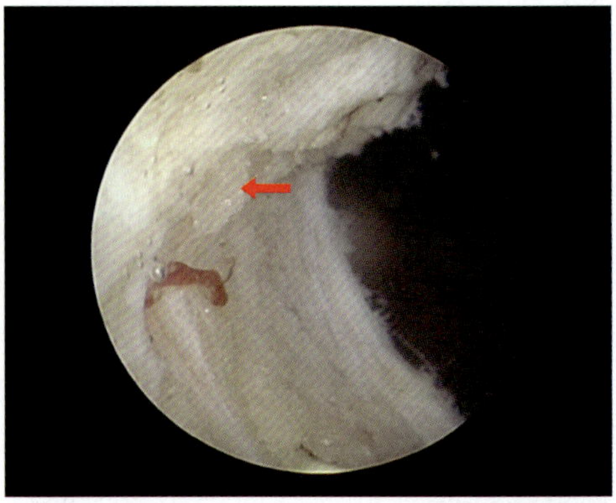

图 2-4-2 切开 9 点处外科包膜，到达包膜外脂肪

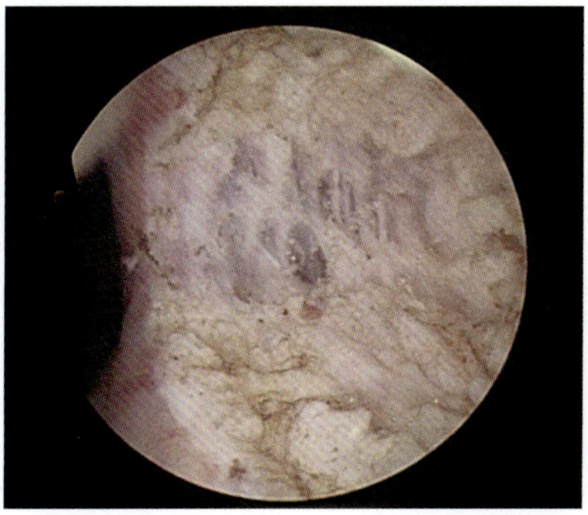

图 2-4-3　左侧 3 点前列腺包膜外脂肪

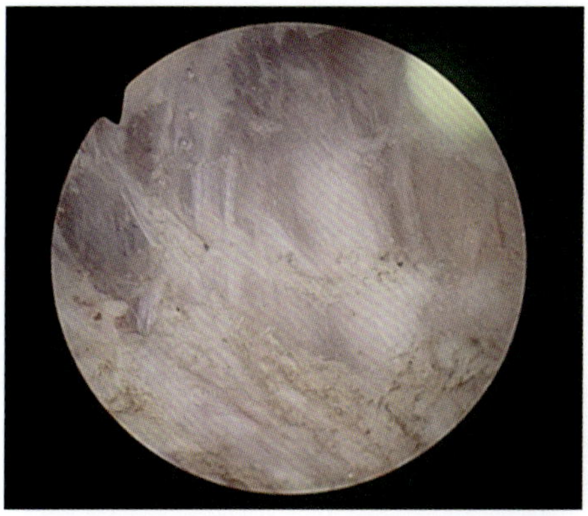

图 2-4-4　右侧 9 点前列腺包膜外脂肪

（2）切除 5 ～ 7 点间膀胱颈部至精阜边缘的前列腺组织，要求对中叶和两侧叶 5 ～ 7 点间的前列腺组织均匀切除，视野中无残留组织阻挡，使后尿道成为一个宽约 1.5cm 的光滑隧道。另外应注意切除隧道上方的前列腺组织，以避免隧道上方残留的前列腺组织塌陷而引起排尿不畅（图 2-4-5）。

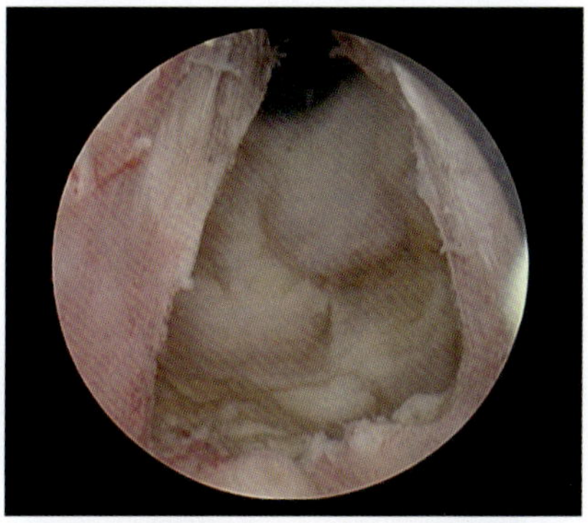

图 2-4-5　切除 5 ～ 7 点间前列腺后的隧道

（3）手术完毕后进行排尿试验，向膀胱内灌注 300ml 生理盐水，充盈膀胱后压迫患者下腹部，膀胱内液体通畅流出即可。否则对残留的前列腺体要进行补充切除。

（4）前列腺切开术还适合经 B 超或 CT 证实为前列腺脓肿，保守治疗无效的患者（图 2-4-6）。在窥视下找到前列腺最隆起的部位（图 2-4-7），用电切镜切开前列腺，脓肿内脓液会喷出（图 2-4-8），再局部扩大切口，做到充分的脓肿引流和彻底的脓肿分隔切开（图 2-4-9）。经治疗，前列腺脓肿的症状可迅速消失，大大缩短前列腺脓肿的疗程，加快患者康复。

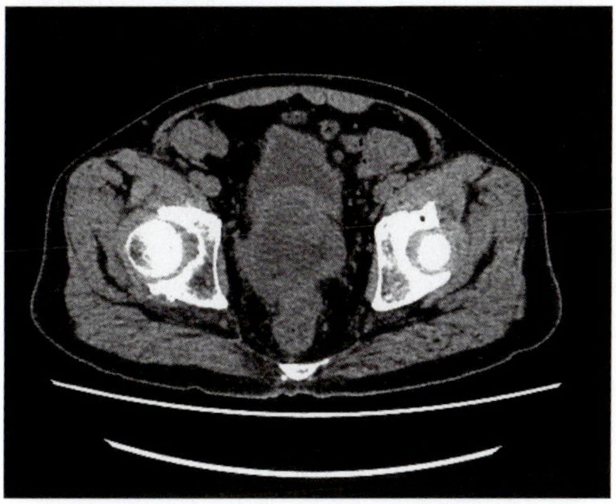

图 2-4-6　CT 显示前列腺脓肿

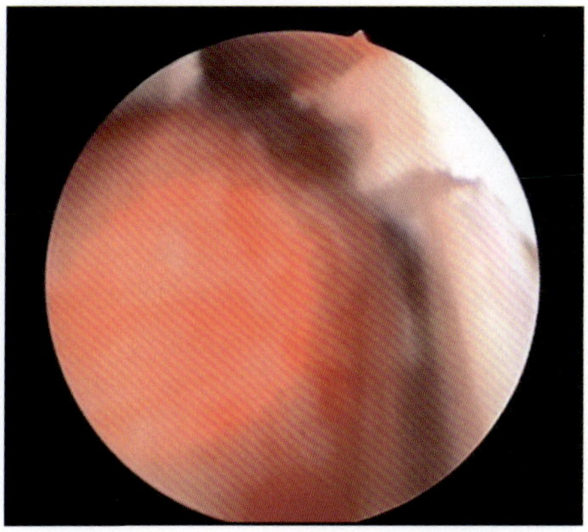

图 2-4-7　前列腺右侧叶脓肿

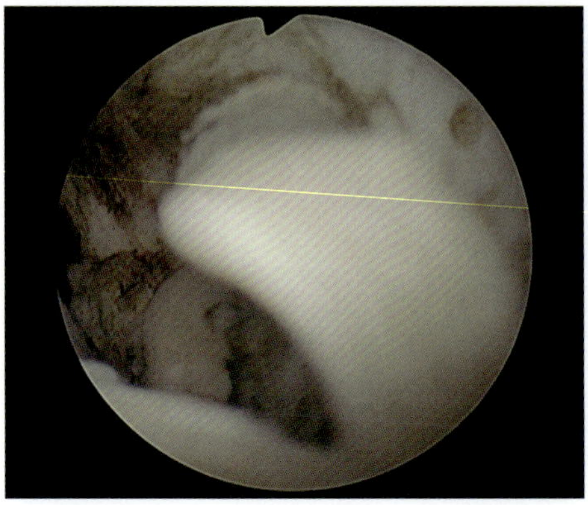

图 2-4-8 切开前列腺，脓液喷出

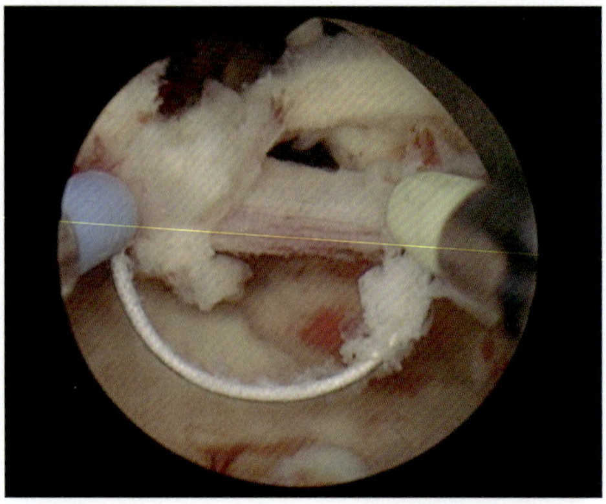

图 2-4-9 伸入前列腺脓腔切开分隔

2. 微创经尿道前列腺切除术

与切除 5 ～ 7 点前列腺的方法相反，MINT 是应用 TURP 设备在膀胱颈部上方切除 12 点处的前列腺组织，形成一条达到精阜前方的通道，同时在通道两侧 11 点和 1 点处做前列腺附加切除，修整通道，使创面平整（图 2-4-10 ～图 2-4-13）。在 MINT 中应特别注意切割深度，避免切开静脉窦。

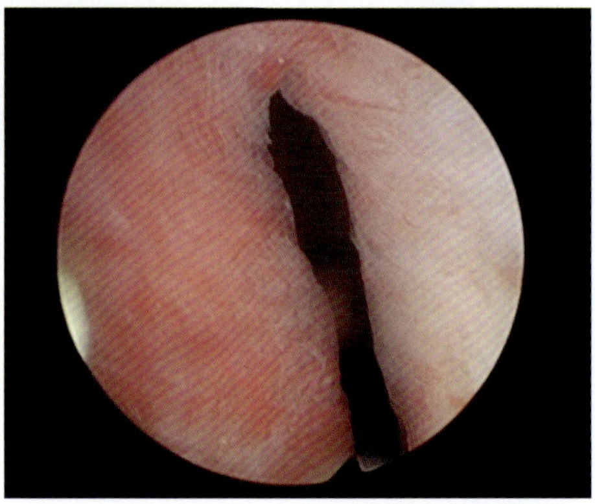

图 2-4-10 前列腺增生，尿潴留

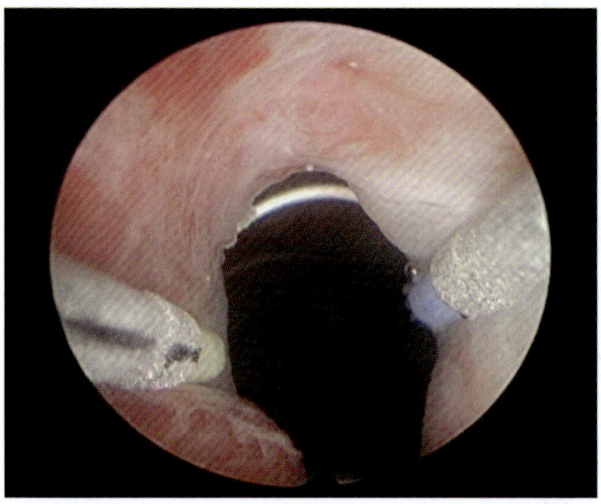

图 2-4-11 膀胱颈部 12 点处切通道

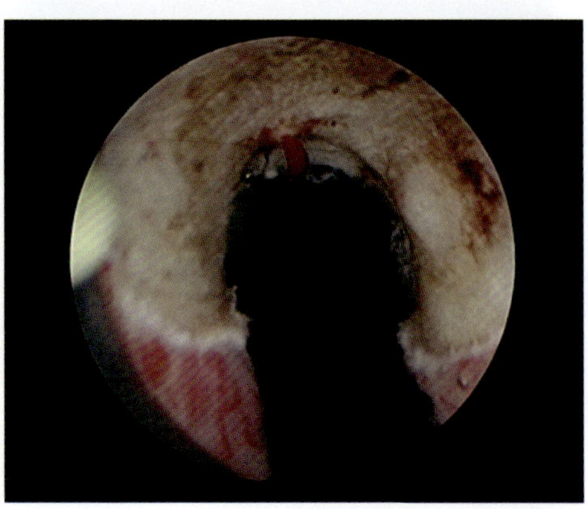

图 2-4-12 切除前列腺联合部（12 点处动脉出血）

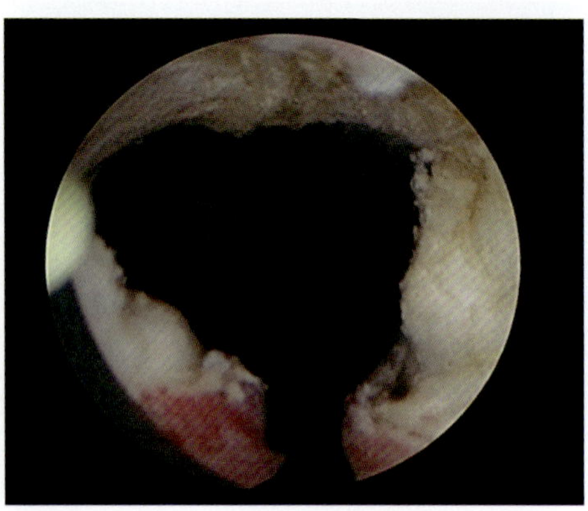

图 2-4-13 在前列腺顶部切开一条宽敞的通道

【手术要领】

TUIP 和 MINT 两种手术方式创伤虽小，但是必须保证前列腺通道的通畅。保障手术成功的方法就是手术完毕后进行排尿试验。

【手术并发症及处理】

参考本章第十三节“经尿道内镜前列腺手术并发症的预防及处理”。

（刘定益）

第五节　经尿道前列腺双极等离子电切术

【概述】

1998 年，英国 Gyrus 公司发明了前列腺等离子体汽化切除设备，由工作电极与回路电极组成，电流通过工作电极与回路电极产生回路而释放射频能量。射频能量可以把导体介质转化为一个围绕电极的高聚焦等离子体区，而等离子体区是由高电离颗粒构成，高电离颗粒有足够的能量打断靶组织内的有机分子键，使靶组织融为基本分子和低分子，即对靶组织进行破碎与汽化。此时靶组织表面温度为 40 ～ 70℃，可以切割一定大小的组织。等离子体汽化切割时会在创面形成 0.5 ～ 1.0mm 厚度的凝固层，可以快速闭合深层的小动脉和小静脉，因此，在切割汽化的同时还具有止血作用。

经尿道前列腺双极等离子电切术（bipolar transurethral plasmakinetic prostatectomy，TUPKP）的电极由工作电极和回路电极组成，称为双极汽化切除，被认为是第三代 TURP 设备。TUPKP 操作与传统单极系统类似，由于术中电流不需要通过患者身体到达回路电极，因而不影响有心脏起搏器患者的手术。此外，TUPKP 具有以下优点：切割准确；组织切割与凝固同时进行，可缩短手术时间和提高止血效果；对周围组织穿透浅，不产生炭化；TUPKP 在等渗生理盐水冲洗液下进行，从而大幅度降低了 TURS 的发生率，安全性相当高。

【器械设备】

双极等离子发生器、成像系统、配套电切镜（Gyrus 电切镜外鞘为 27Fr、Olympus 电切镜外鞘为 26Fr）、不同类型的电切环（图 2-5-1 ～图 2-5-4）。术中电切功率选择 160 ～ 260W，电凝功率为 80 ～ 100W。

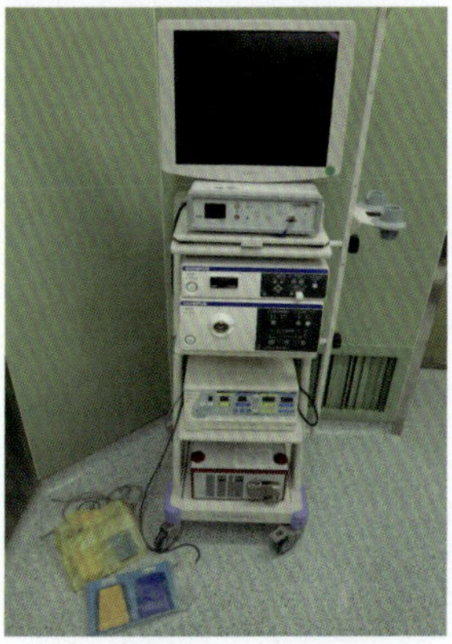

图 2-5-1　Olympus 双极等离子发生器及成像、拍照、录像系统

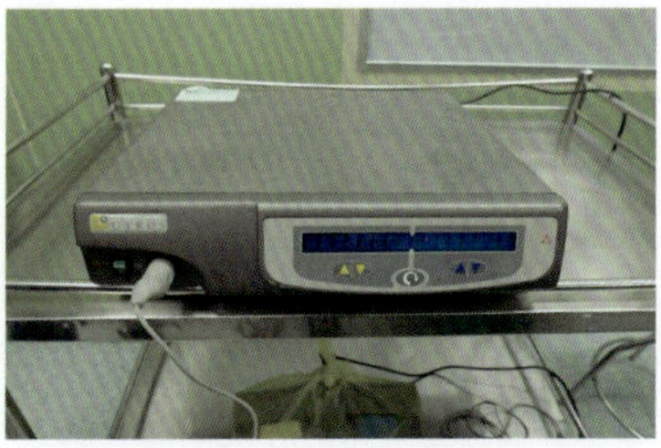

图 2-5-2　Gyrus 双极等离子发生器

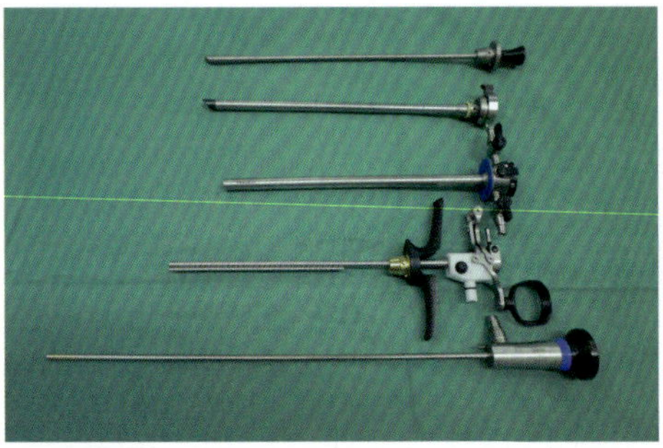

图 2-5-3 配套双极等离子电切镜（Olympus）

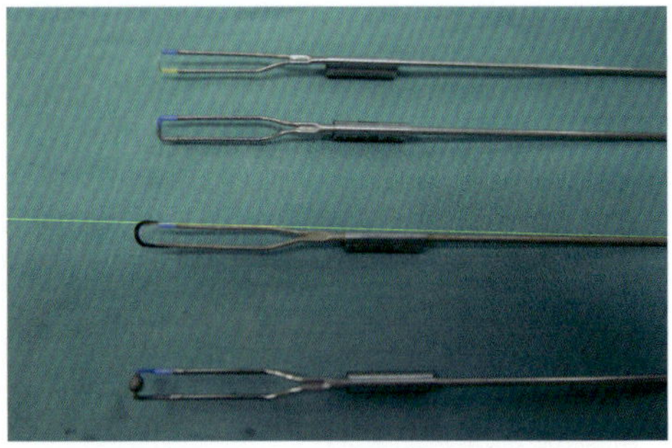

图 2-5-4 不同类型的电切环

【适应证、禁忌证、术前准备、麻醉和体位、术后处理】

参考本章第三节“经尿道前列腺切除术”。

【手术步骤】

（1）术前观察：电切镜进入尿道后依次观察尿道、前列腺增生情况（图 2-5-5）、双侧输尿管开口位置，了解膀胱内有无其他病变。

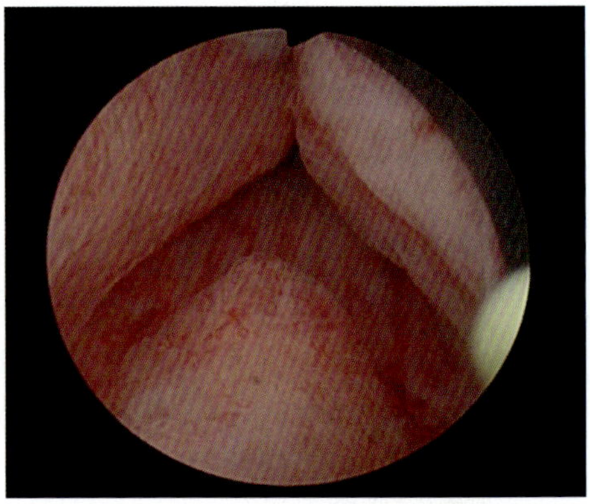

图 2-5-5 精阜前方增生的前列腺

（2）切除中叶

① 做膀胱颈部5点处至精阜左侧前缘的标志沟，先切除膀胱颈 5 点处表面组织，发现尿道黏膜下环形纤维，暴露膀胱颈部括约肌后逐步加深切割，至近前列腺包膜，然后延伸到精阜左侧前缘。切到前列腺包膜后进行彻底止血，当见到前列腺结石提示已到前列腺包膜（图 2-5-6 ～图 2-5-8）。

② 用相同方法从膀胱颈部 7 点处到精阜右侧前缘做标志沟（图 2-5-9）。

③ 根据中叶的大小，可一次或分段（分区）由浅入深、由左向右或由右向左切除精阜前缘二条标志沟之间的中叶。

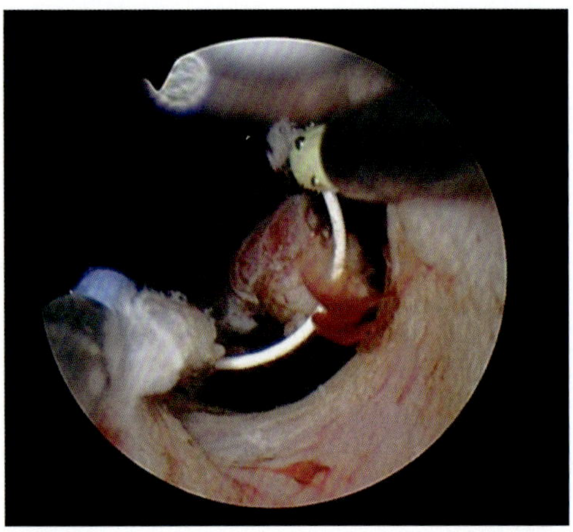

图 2-5-6 切除膀胱颈部 5 点处前列腺做标记

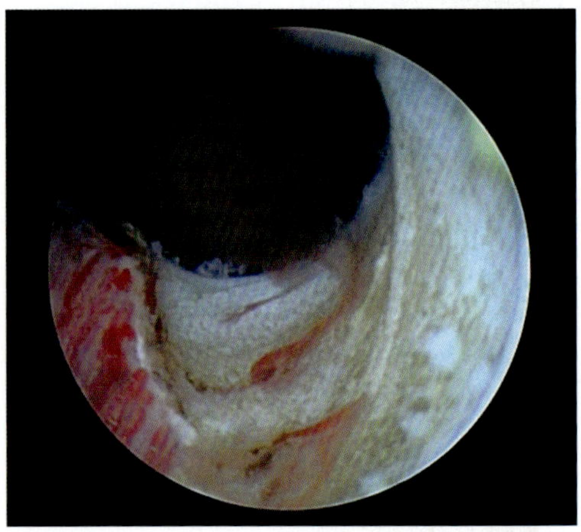

图 2-5-7 切除 5 点处前列腺达到近包膜处

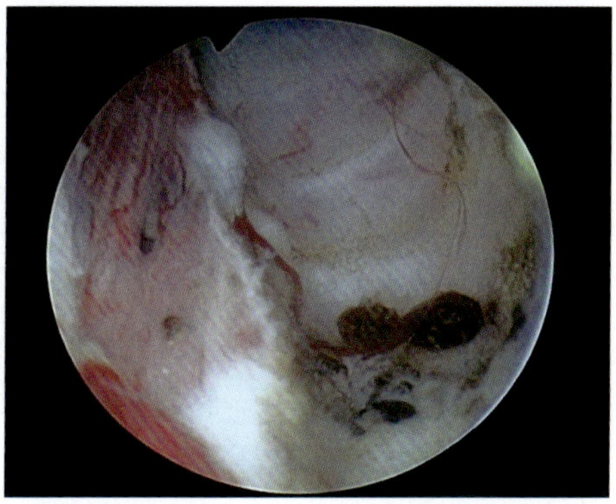

图 2-5-8 精阜旁标志沟内前列腺结石

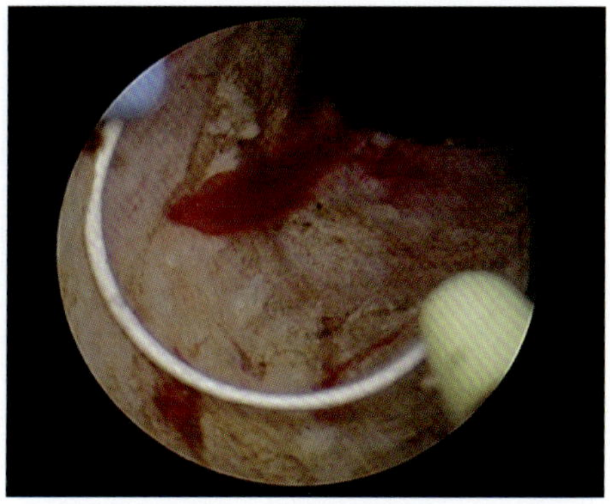

图 2-5-9 做 7 点处标志沟（见动脉喷血）

（3）切除左侧叶前列腺

① 根据前列腺增生的厚度，用电切环浅切膀胱颈 12 点处前列腺组织 1 ～ 3“刀”（图 2-5-10，图 2-5-11），如动脉出血要立即电凝止血（图 2-5-12）。

② 从 1 点处开始贴近包膜，按前列腺包膜弧形向 5 点方向顺时针逐步切割前列腺（图 2-5-13）。根据前列腺的大小可以分次、分段（分区）由膀胱颈部到精阜前缘逐步切除前列腺。

③ 当切割前列腺近 5 点处时，左侧前列腺会坠入前列腺窝内（图 2-5-14，图 2-5-15），对坠入前列腺窝内几乎无血供的左侧前列腺可以由上而下切割，也可由外而内进行切割。

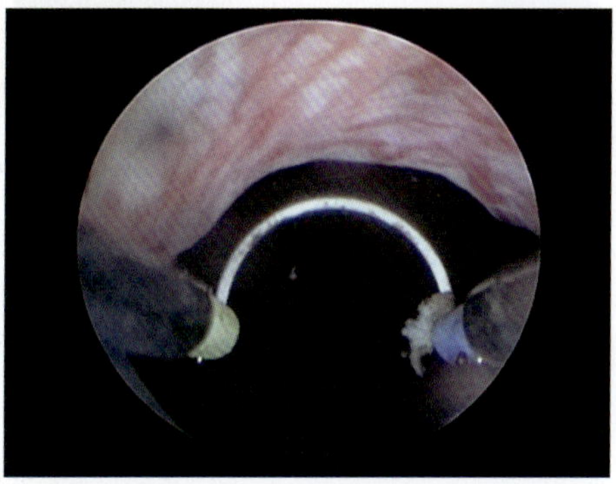

图 2-5-10 电切环置于 12 点处

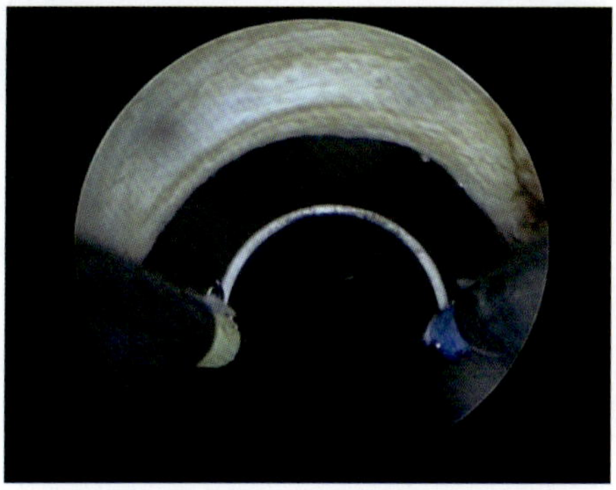

图 2-5-11 从 12 点处切除前列腺

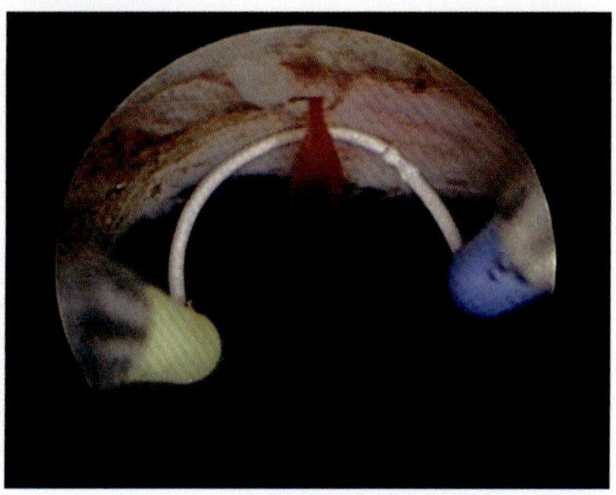

图 2-5-12 12 点处动脉喷血

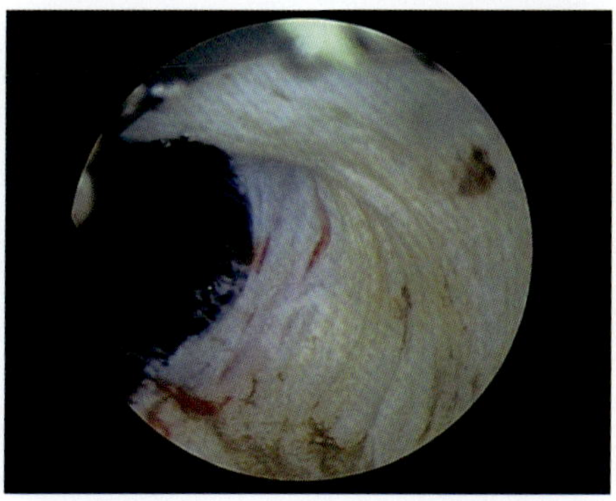

图 2-5-13 显示部分前列腺包膜

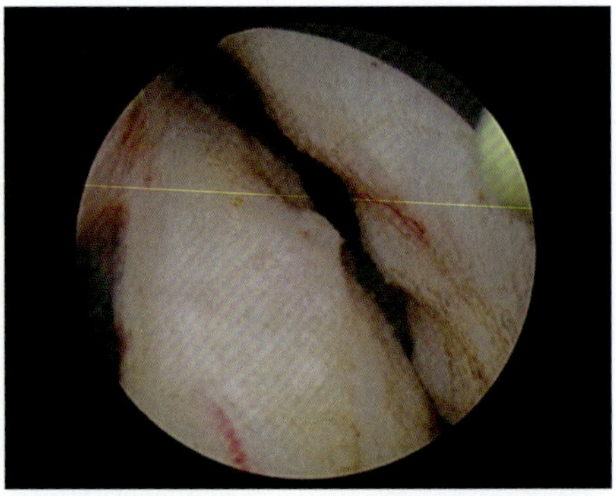

图 2-5-14　沿左侧前列腺包膜弧度切割前列腺

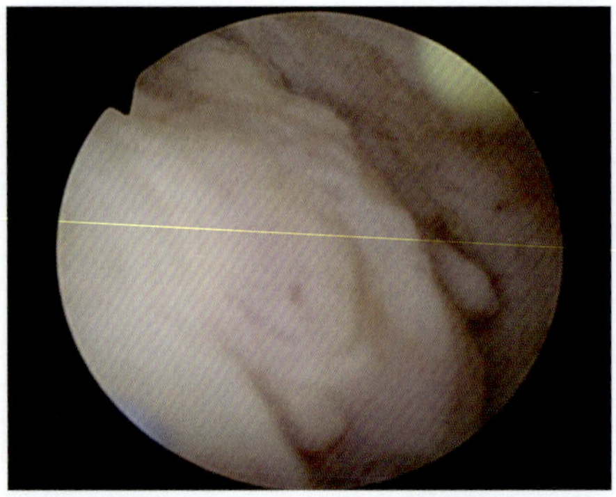

图 2-5-15　坠入前列腺窝内的左侧前列腺

④ 切割左侧前列腺完毕后，在左侧前列腺窝内仔细止血。对侧腺体会自动移入前列腺窝视野内（图 2-5-16，图 2-5-17）。

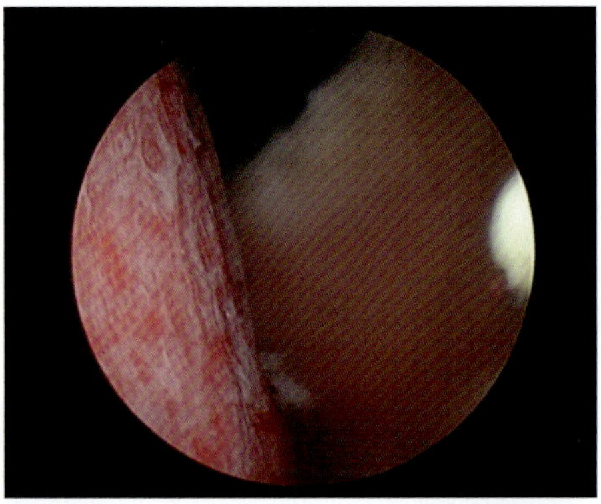

图 2-5-16　坠入前列腺窝内的右侧前列腺（1）

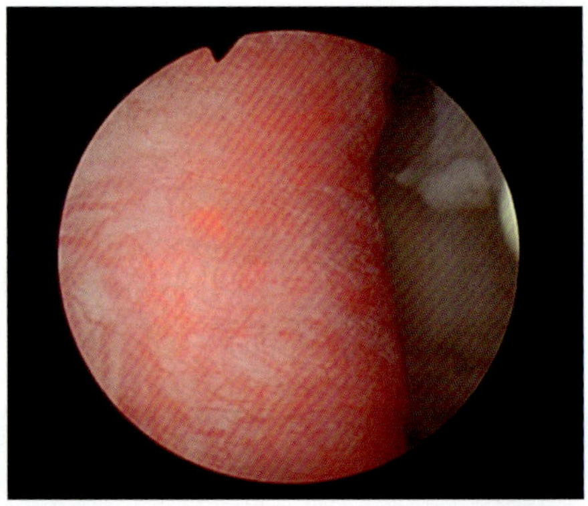

图 2-5-17　坠入前列腺窝内的右侧前列腺（2）

（4）切除右侧前列腺

① 从 11 点处开始切割右侧前列腺腺体。采用同样方法逆时针向 7 点方向沿前列腺包膜弧度逐步切除右侧前列腺，由于被切割的腺体绝大部分已脱离了前列腺包膜，仅依靠 7 点处的腺体连接前列腺包膜，因此切割坠落的右侧前列腺腺体时几乎不出血（图 2-5-18，图 2-5-19）。

② 在右侧前列腺窝内仔细止血。

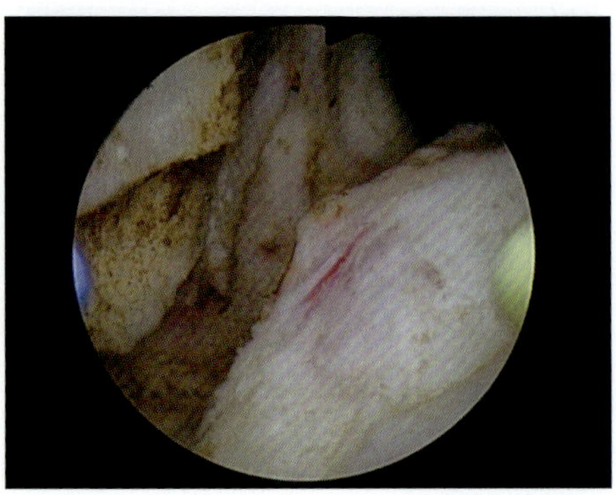

图 2-5-18　沿右侧前列腺包膜弧度切割前列腺

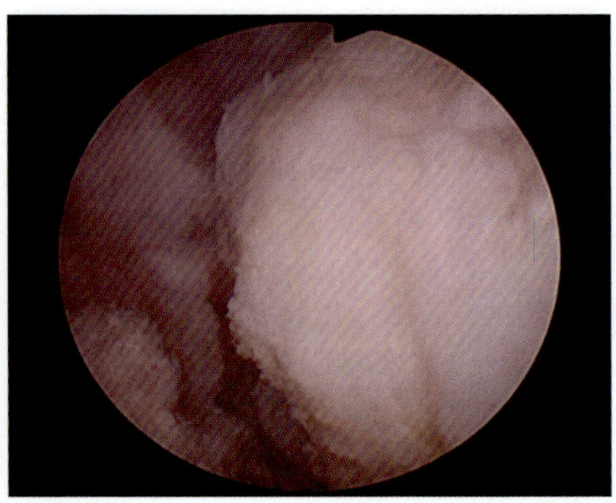

图 2-5-19　坠落的右侧前列腺体上边缘

③ 如先切割右侧前列腺，则左侧前列腺同样会移入前列腺窝视野内（图 2-5-20）。

（5）修整前列腺尖部和膀胱颈部

① 修整前列腺尖部应该在充分止血的清晰视野下进行，反复观察精阜和膜部括约肌的位置，采用薄层切割和小电流电凝的方法进行操作，以避免损伤膜部括约肌（图 2-5-21 ～图 2-5-23）。

② 修整膀胱颈部，膀胱颈部应光滑、无残留腺体、膀胱颈下缘平膀胱三角区（图 2-5-24）。

（6）用 Ellik 冲出膀胱内切除的前列腺碎组织。

（7）退出电切镜到精阜处再次观察膀胱颈部是否光滑、前列腺窝内有无活动性出血和残留的前列腺组织（图 2-5-25）。

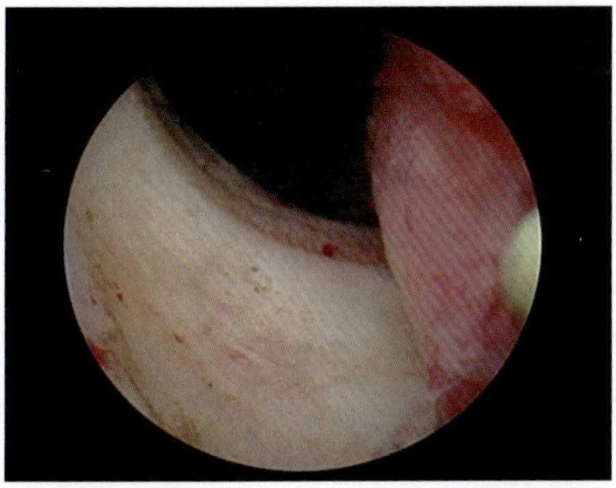

图 2-5-20　坠入前列腺窝内的左侧前列腺体

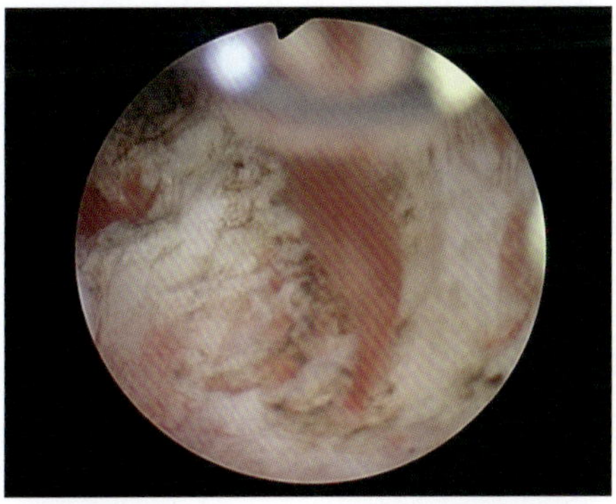

图 2-5-21　前列腺尖部出血

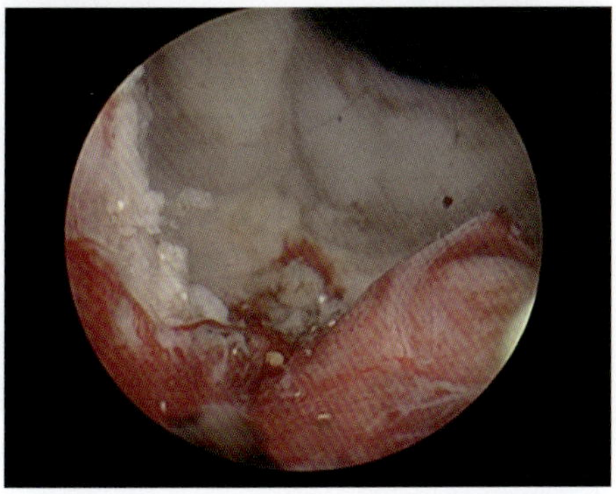

图 2-5-22　修整右侧前列腺尖部

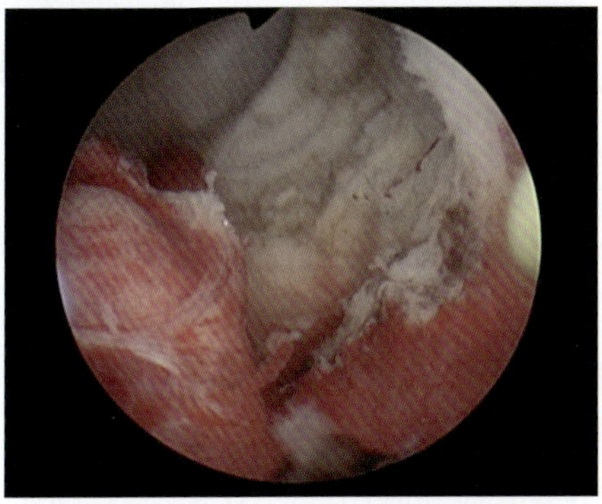

图 2-5-23　修整左侧前列腺尖部

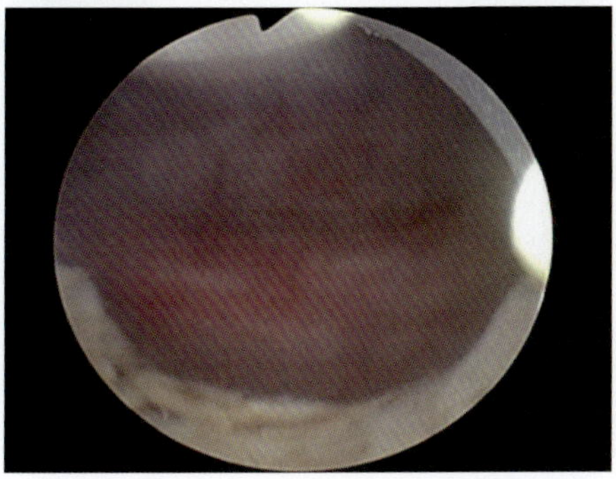

图 2-5-24　完成膀胱颈部的修整

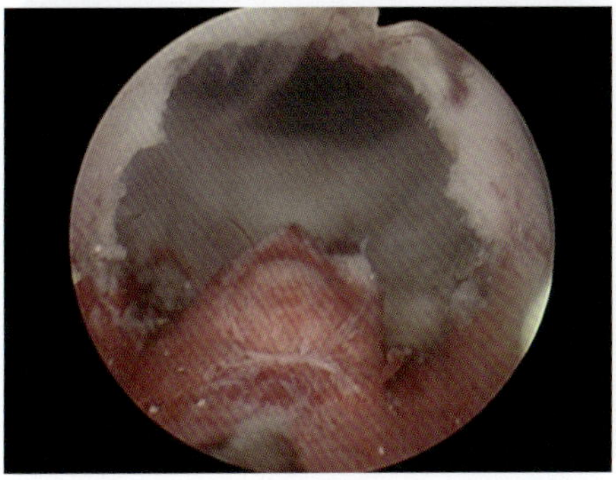

图 2-5-25　从精阜窥视前列腺窝

（8）膀胱注入 300ml 左右液体后退出电切镜，进行排尿试验。压迫膀胱区时如有液体从尿道喷出，停止压迫后液体喷出中断，提示前列腺窝内无残留腺体、膜部括约肌功能无损。如果膀胱内液体不能通畅流出，需要再次检查前列腺窝，进行补充切除或修整。如停止压迫后液体不断从尿道口流出，则可能损伤了膜部括约肌。

（9）退出尿道镜镜鞘，留置 22Fr 三腔气囊导尿管，给予膀胱持续冲洗。

【手术要领】

（1）全身麻醉下阴茎勃起发生率为 0.34% ～ 3.50%，脊髓麻醉下为 0.11% ～ 0.30%，硬膜外麻醉下为 1.72% ～ 3.80%，如果不影响手术可以等待观察，阴茎勃起往往会自行缓解，如停止操作 3min 仍然持续勃起，可以用细针穿刺一侧阴茎海绵体，回抽无血后注入生理盐水稀释的间羟胺或去甲肾上腺素，勃起会很快消退。

（2）在电切过程中应该参考增生前列腺的不同形态，按前列腺包膜弧度切割，可避免切穿前列腺包膜。

（3）在由浅入深切割前列腺组织的过程中，会出现不同程度的出血。除非大血管出血，否则在切割过程中不用见到出血就立即止血，止血步骤应该放在切除前列腺组织近包膜处之后，可避免切割过程的反复止血，节省手术时间。

（4）对特别大的前列腺，可以采用分段（分区）、分次的方法，步步为营，切完一段（区）再切除下一段（区），直到一叶切完，待彻底止血后再进行另一叶的切除，避免切割偏离准确方向，损伤正常组织。

（5）建议切除前列腺时采用分叶切除的方法，即切除一叶后再切除另一叶。如患者术中情况有变化时随时可终止手术，对前列腺增生尿潴留的患者，完整切除前列腺一叶也可以达到术后正常排尿的目的。

（6）对于前列腺中叶不规则增生或体积较大的患者（图 2-5-26，图 2-5-27），在切除中叶后，一定要仔细检查膀胱颈部下缘有否残留的中叶腺体，避免残留腺体活瓣样作用，影响手术效果。如能彻底切除增生的前列腺组织，效果良好（图 2-5-28）。

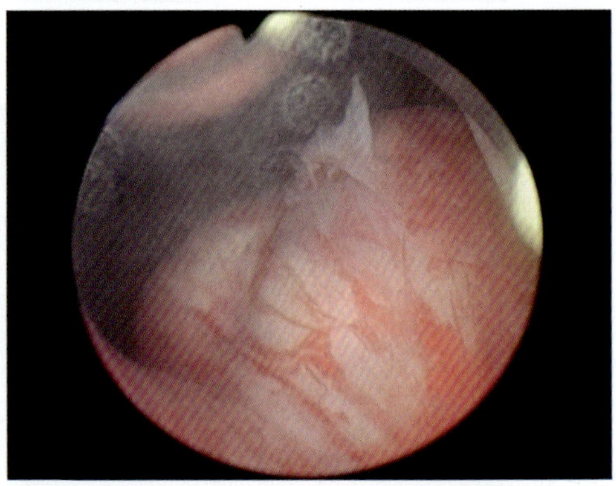

图 2-5-26　前列腺中叶不规则增生

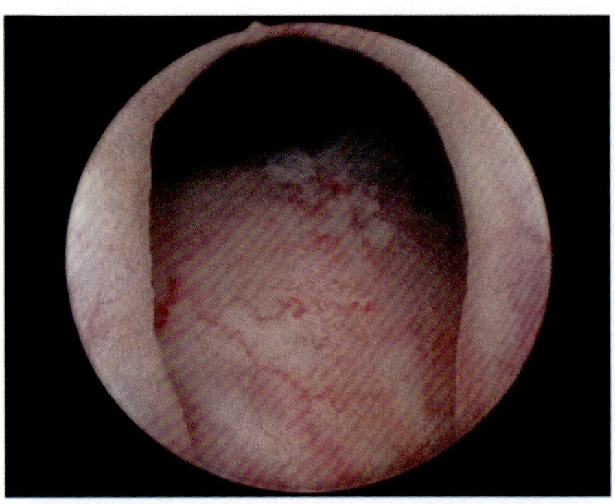

图 2-5-27　特别大的前列腺中叶增生

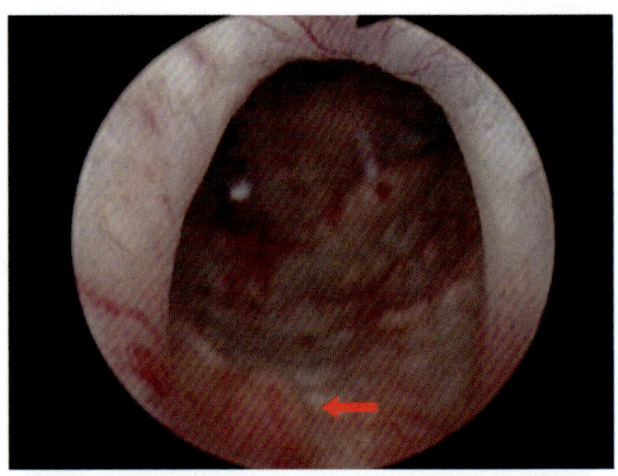

图 2-5-28　TURP 术后 2 年（红箭头示精阜）

（7）成功的 TUPKP 标准：①膀胱颈部完整的环状纤维；②前列腺窝为光滑、致密的前列腺外科包膜，无外凸的前列腺体；③保存完好的尿道膜部括约肌，前列腺尖部呈圆形或椭圆形展开；④创面无活动性出血。

【手术并发症及处理】

参考本章第十三节“经尿道内镜前列腺手术并发症的预防及处理”。

视频 2　经尿道前列腺增生双极等离子电切术

（刘定益）

第六节　经尿道前列腺等离子剜除术（分叶前列腺剜除术）

【概述】

经尿道前列腺等离子剜除术（transurethral plasmakinetic enucleation of prostate，TUKEP）是结合传统的经尿道前列腺电切术和开放性前列腺切除术的优点而发展起来的一种新技术，该术式不仅具有微创腔内手术创伤小、恢复快的特点，还能达到开放手术的彻底性、不易复发的目的，而且 TUKEP 是先断血供，后切除腺体，大大减少了术中出血，有利于患者术后康复，降低并发症的发生率。2010 年一项 TURP 与 TUKEP 的前瞻性随机对照研究表明，TUKEP 在减少出血、减少冲洗液灌注、留置导尿管时间及出院时间上均优于 TURP。另一项 RCT 研究结果显示，在 5 年的随访节点，TUKEP 组患者无一例复发，而 TURP 组 2 例复发。上述 2 项近期随访结果证明，TUKEP 与 TURP 在国际前列腺症状评分（IPSS）和 Qmax 等疗效数据上无明显差异，但在并发症和远期效果方面 TUKEP 均好于 TURP。目前，经尿道前列腺等离子剜除术主要有经尿道分叶前列腺剜除术和经尿道整体前列腺剜除术 2 种方式。

【器械设备】

参考本章第五节“经尿道前列腺双极等离子电切术”。

【适应证、禁忌证、术前准备、麻醉和体位、术后处理】

参考本章第三节“经尿道前列腺切除术”。

【手术步骤】

（1）电切镜全面观察尿道、前列腺、膀胱和输尿管开口。

（2）切开精阜前旁两侧尿道黏膜（图 2-6-1），用适当机械力使等离子电切镜的头端向左前或向右前逆行钝性推剥前列腺两侧叶，找到两侧叶增生腺体与外科包膜的界限，应用镜鞘的机械力，向前、向两侧扩大分离腺体与外科包膜的范围至膀胱颈部（图 2-6-2 ～图 2-6-4），遇到纤维粘连或出血，可用等离子电切环切割或电凝。

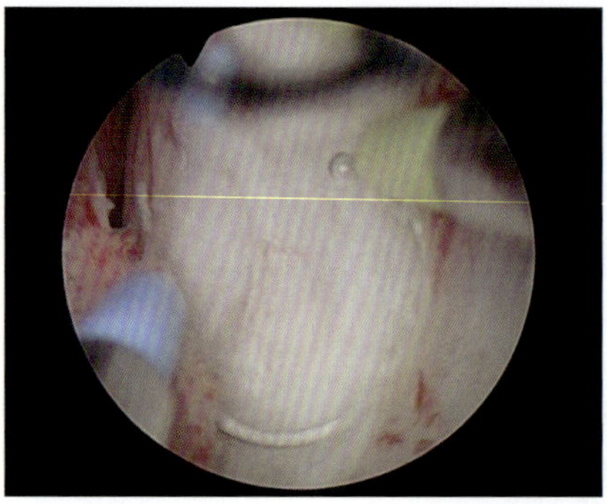

图 2-6-1 在精阜前侧方切开前列腺部尿道黏膜

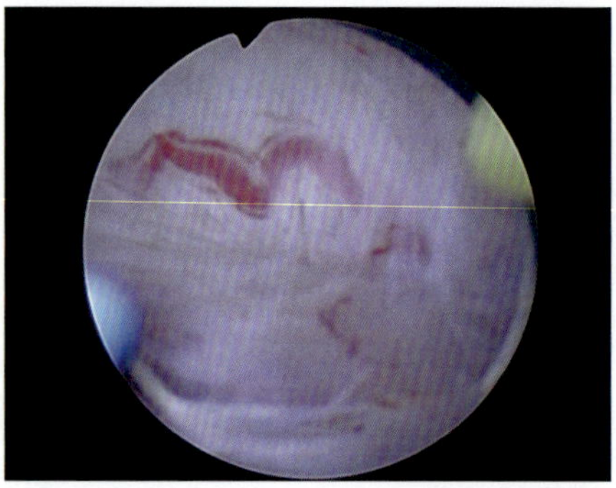

图 2-6-2 精阜左侧光滑的前列腺外科包膜

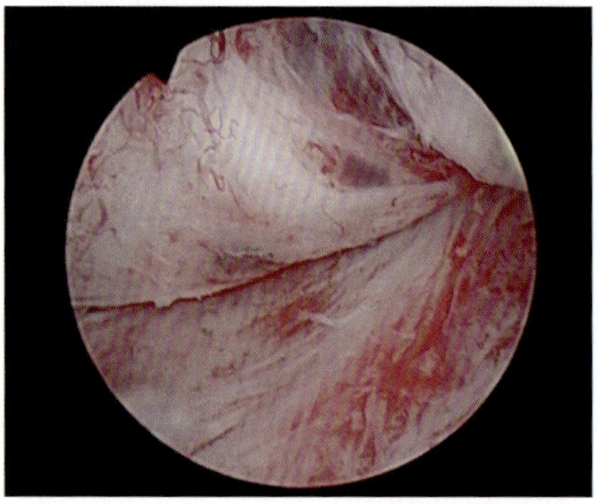

图 2-6-3 在 5 点处前列腺与前列腺包膜之间分离

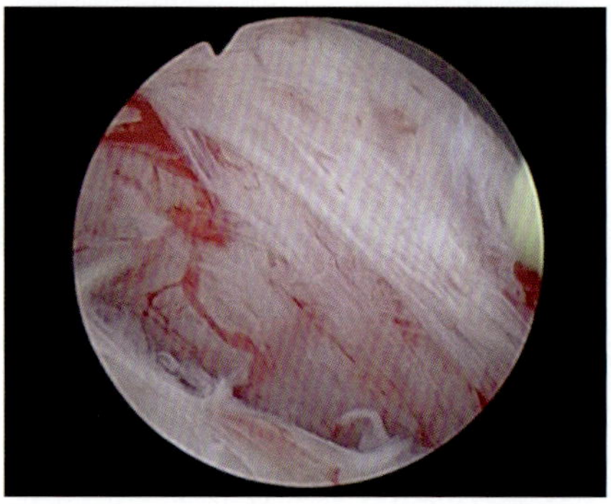

图 2-6-4 在 7 点处前列腺体与包膜的分离面

（3）剜除前列腺中叶

① 横行离断精阜前缘的尿道黏膜。

② 沿两侧叶已显露的包膜横向移动，把前列腺中叶近端剥离。

③ 从精阜前缘沿前列腺包膜表面向膀胱颈部方向把中叶进行逆行剥离（图 2-6-5 ～图 2-6-7），直到膀胱颈部见到浅蓝色的膀胱颈部黏膜（图 2-6-8），突破黏膜形成“天窗”（图 2-6-9），进入膀胱。

④ 钝性向两侧延展，扩大“天窗”（图 2-6-10）。

⑤ 翻转电切环，可以快速、连续、由浅入深地完全切除与两侧叶相连、腺体血供基本已断的中叶（图 2-6-11，图 2-6-12）。

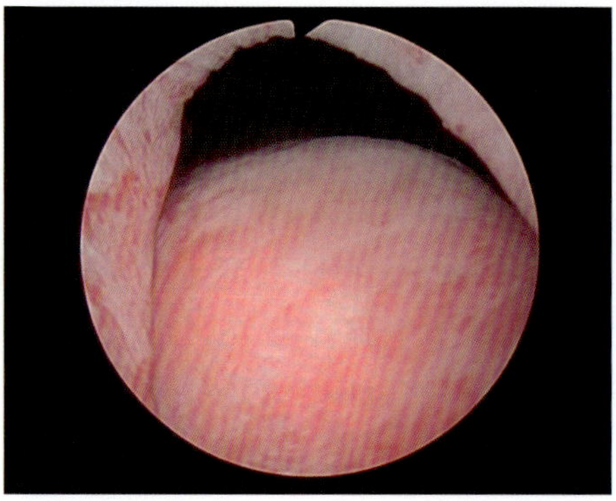

图 2-6-5 前列腺中叶增生

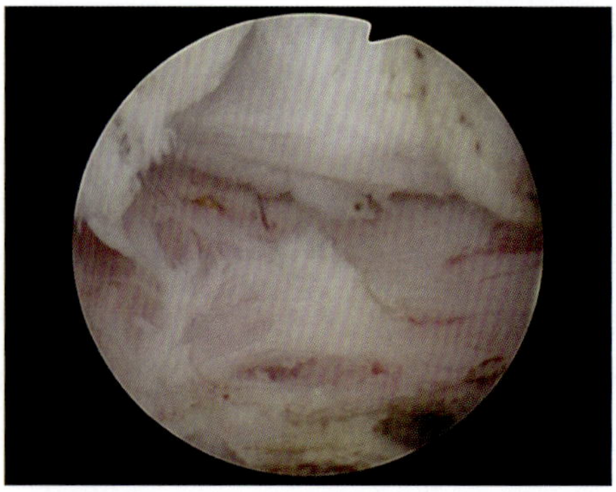

图 2-6-6 钝性剥离前列腺中叶

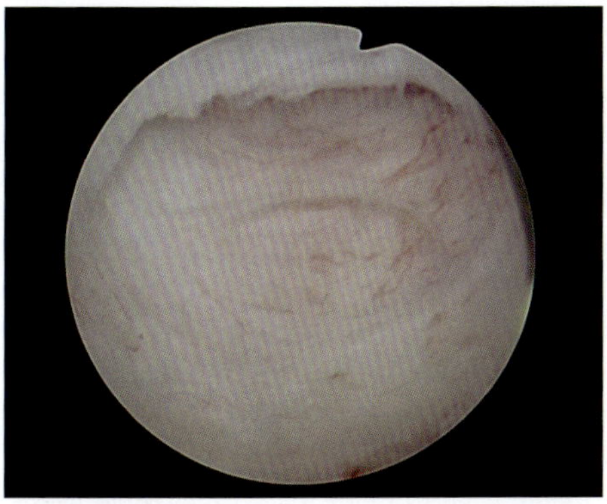

图 2-6-7　进一步剥离前列腺中叶

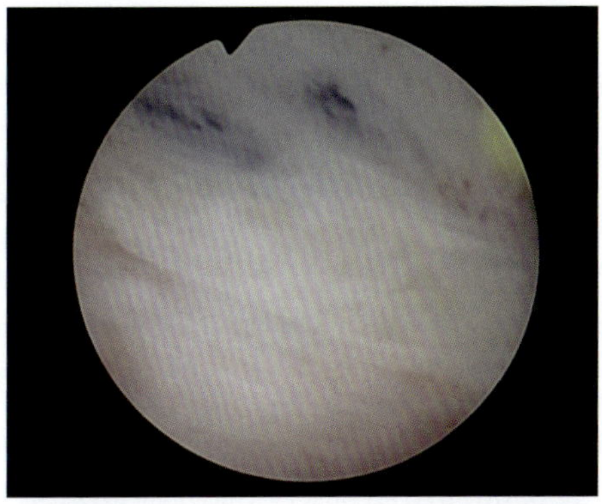

图 2-6-8　即将突破中叶的膀胱颈部黏膜

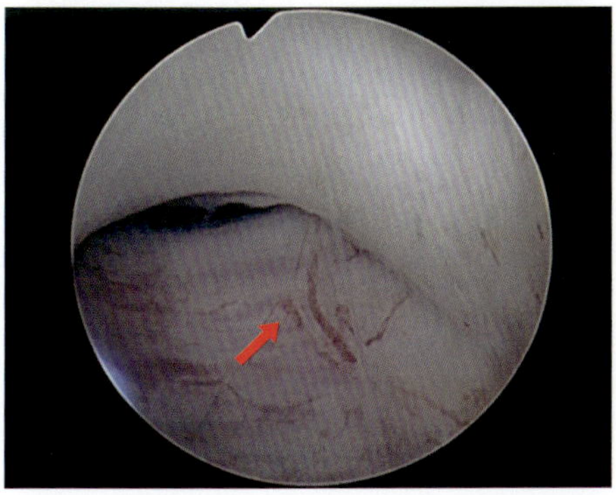

图 2-6-9　在 6 点处前列腺与包膜间的“天窗”（箭头处示膀胱颈部的环形纤维）

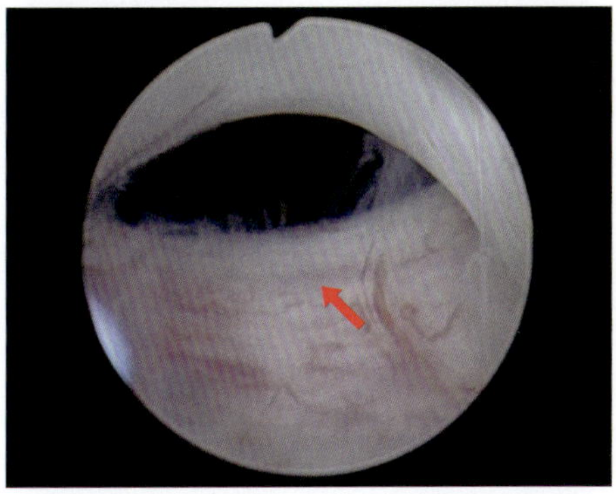

图 2-6-10　横向扩大 6 点处的“天窗”（箭头处示膀胱颈部的环形纤维）

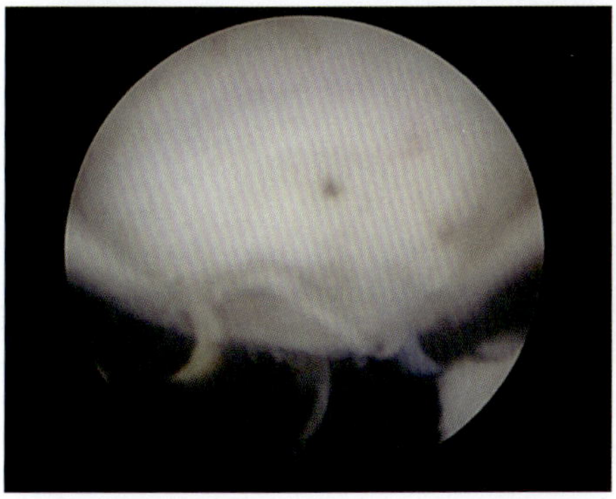

图 2-6-11　翻转电切环，切除游离的中叶

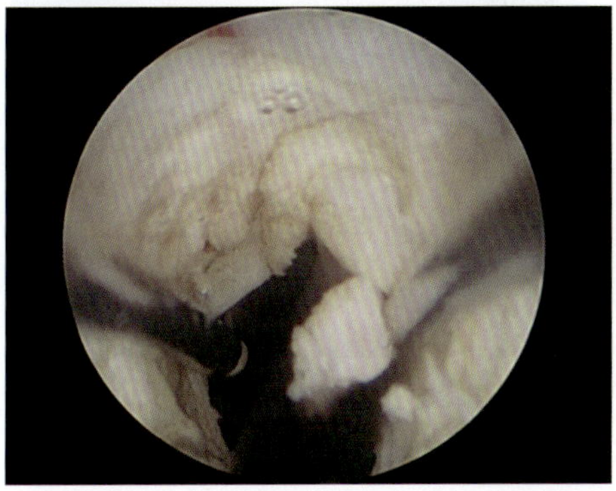

图 2-6-12　继续切除无血供的游离中叶

（4）剜除前列腺两侧叶

① 在精阜的两侧沿已暴露的前列腺包膜旁分别采用电切镜的头端逆时针或顺时针按照前列腺包膜弧度向前剥离前列腺左侧叶或右侧叶，逐步向膀胱颈部推移（图 2-6-13 ～图 2-6-15），在沿前列腺包膜剥离前列腺体的过程中，采用电切镜的头端钝性推剥结合电切环切割的方法，见到断裂的血管行电凝止血，遇到尚未破裂的前列腺滋养血管可进行预防性电凝（图 2-6-14，图 2-6-15，图 2-6-21），有时前列腺体由大、小不同的结节构成的，

剥离前列腺大结节后，仍然有小结节留在前列腺包膜上（图 2-6-26），此时，可用电切环切除或用电切镜的头端继续将结节剥离，冲入膀胱。

② 在即将剥破膀胱颈部黏膜时可以看到浅蓝色尿道膜状结构（图 2-6-16），突破“天窗”后沿膀胱颈弧形方向向 12 点处钝性分离、延伸（图 2-6-17 ～图 2-6-22）。

③ 逐步切除悬挂在顶部几乎无血供的前列腺。

④ 剜除、切除前列腺一个侧叶后再同法处理另一侧叶（图 2-6-23 ～图 2-6-33）。

（5）切除绝大部分两侧叶腺体后给予充分止血。180° 旋转电切镜，可以看到 12 点处残留的尿道黏膜和腺体，由于尖部组织邻近尿道外括约肌，容易损伤肌肉引起尿失禁，在前列腺联合部远离膜部括约肌处横断尿道黏膜和腺体，逆行钝性剥离联合部腺体后顺行切除、修整残留在联合部的前列腺体，完成球面剥离（图 2-6-34 ～图 2-6-36）。

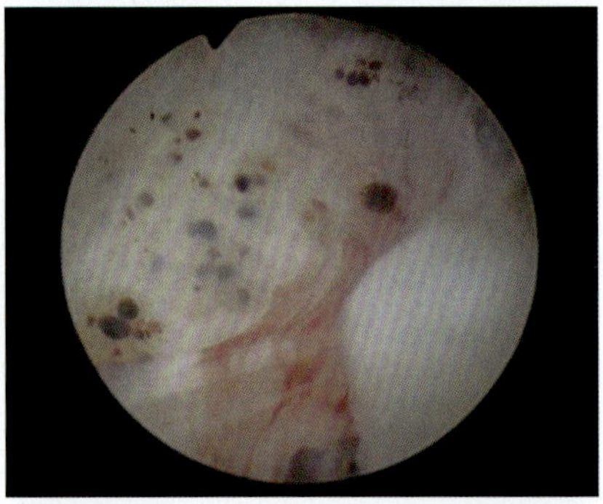

图 2-6-13　7 点处前列腺包膜的结石

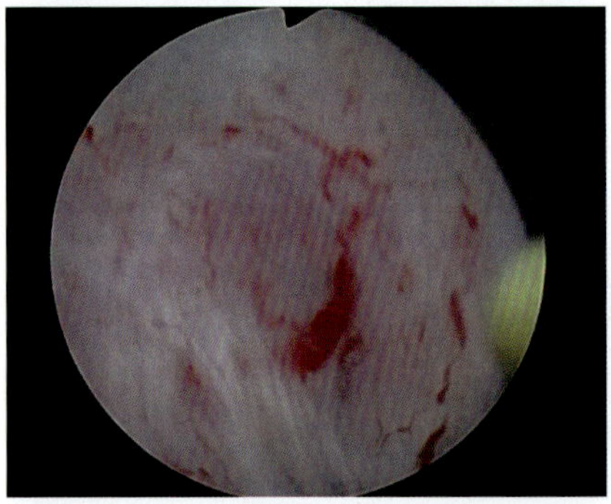

图 2-6-14　右侧前列腺包膜血管（1）

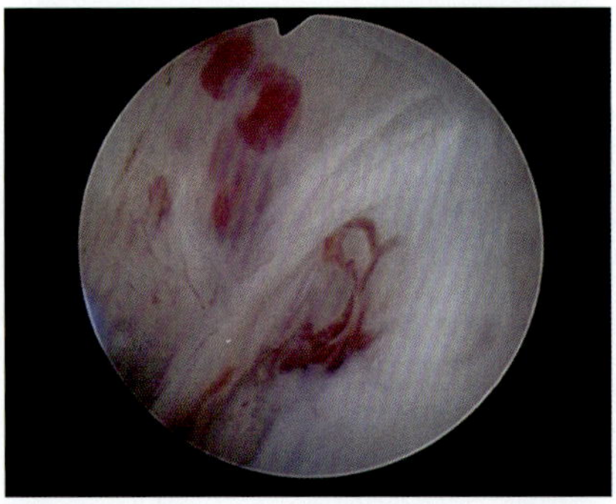

图 2-6-15　右侧前列腺包膜血管（2）

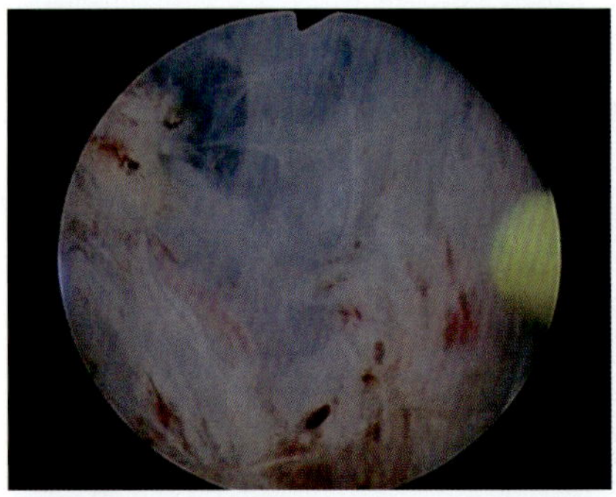

图 2-6-16　8 点处膀胱颈部“天窗”的浅蓝色尿道膜状结构

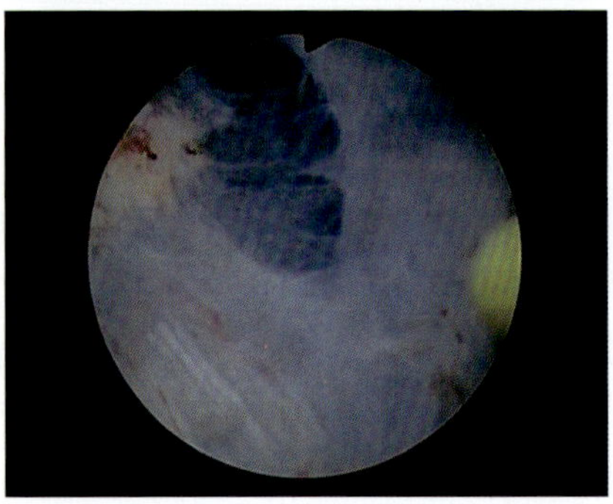

图 2-6-17　前列腺包膜上方尿道膜状结构已分离

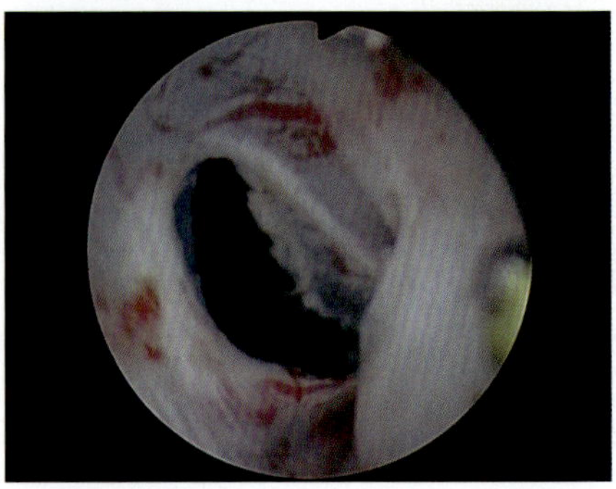

图 2-6-18　扩大 7 点处的“天窗”

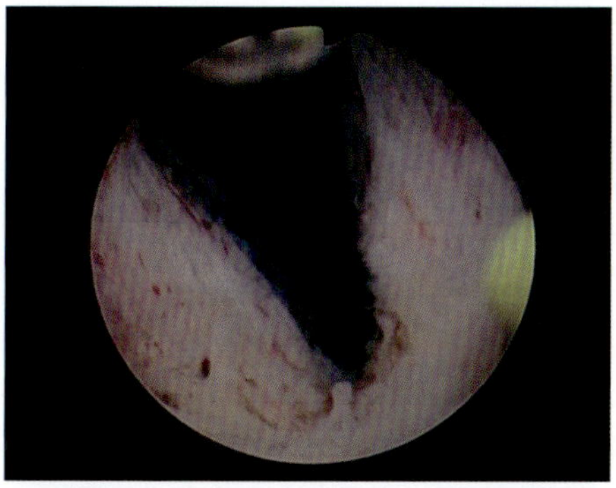

图 2-6-19　向左上方扩大“天窗”开口

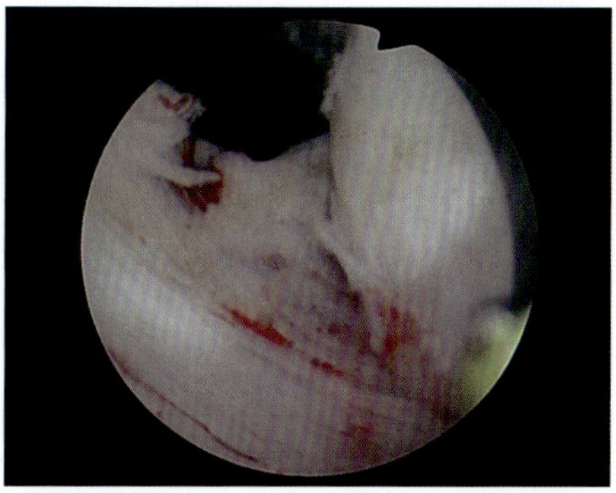

图 2-6-20　进一步延伸剥离面

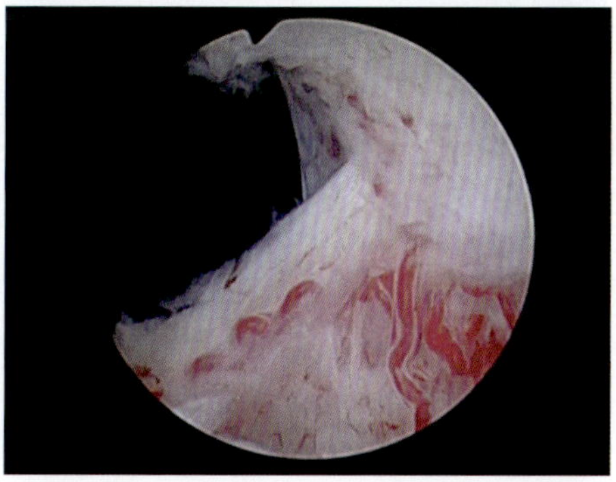

图 2-6-21　扩大近 12 点位置的“天窗”

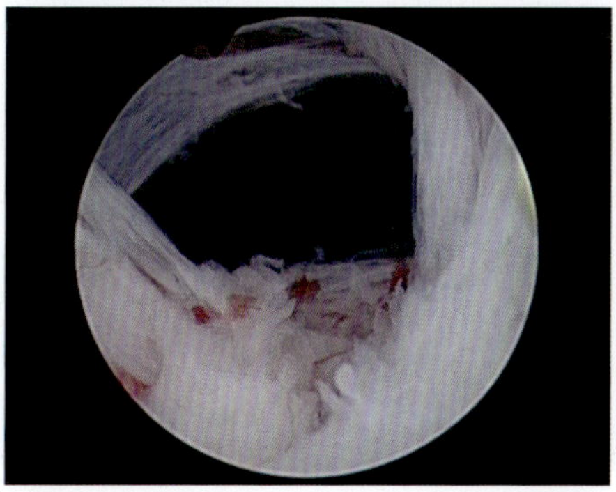

图 2-6-22　把“天窗”进一步向 12 点处延伸

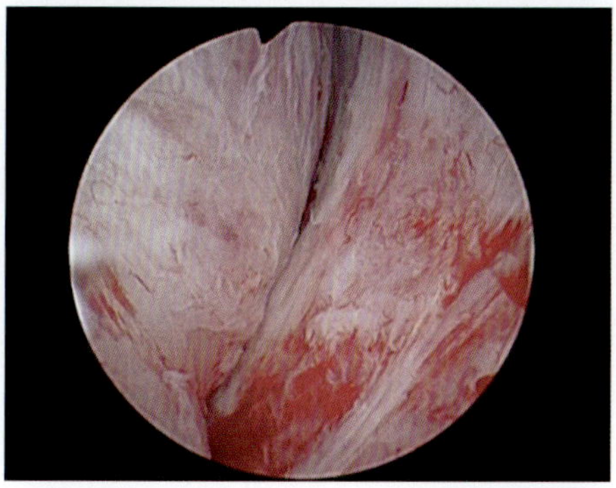

图 2-6-23　左侧前列腺体与包膜分离面

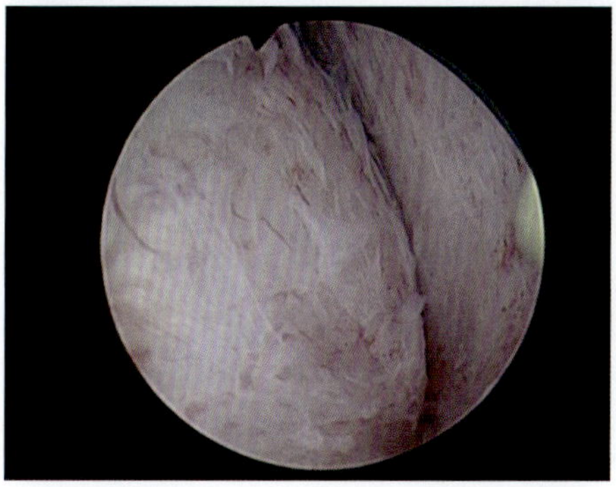

图 2-6-24　进一步在左侧前列腺体与包膜间分离

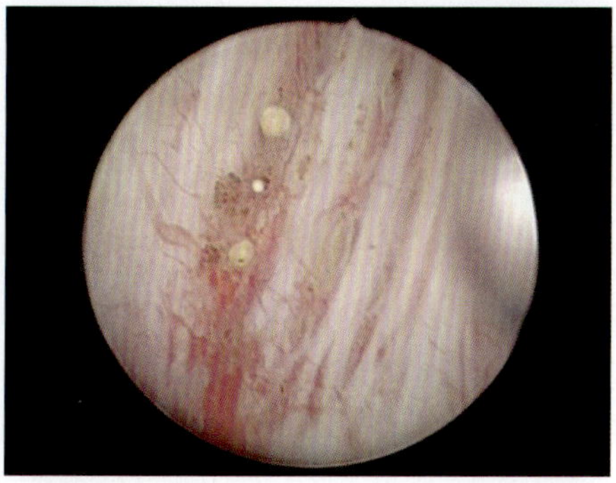

图 2-6-25　左侧前列腺包膜结石

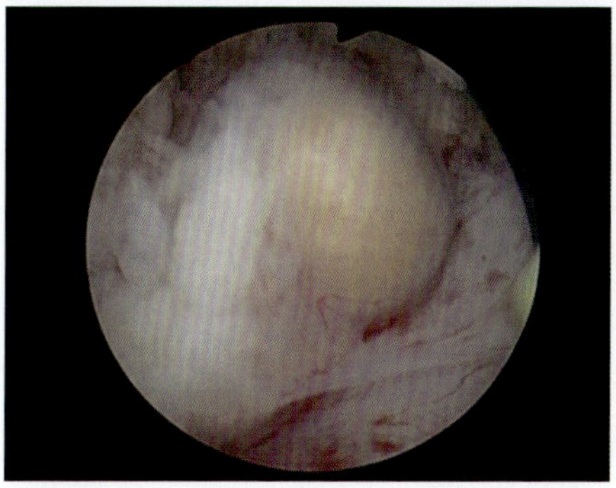

图 2-6-26　前列腺包膜上残留小腺体

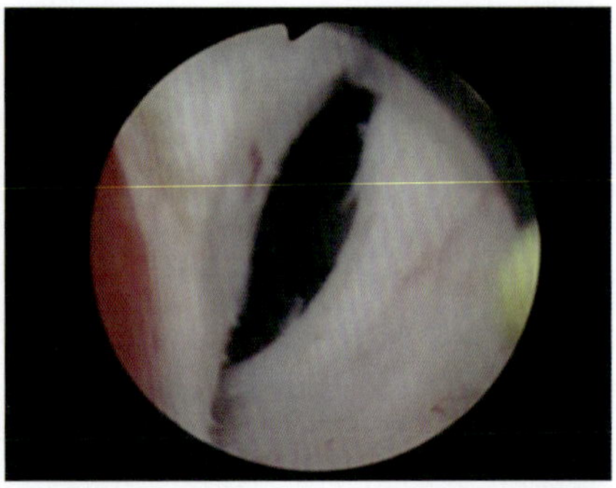

图 2-6-27　左侧前列腺 5 点处的“天窗”

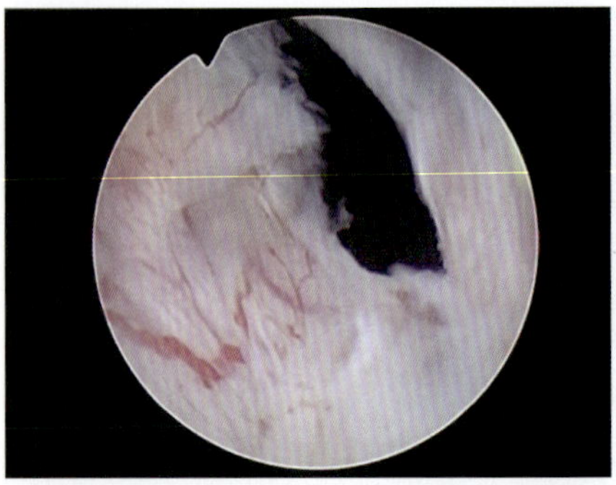

图 2-6-28　逆行向上方分离“开窗”

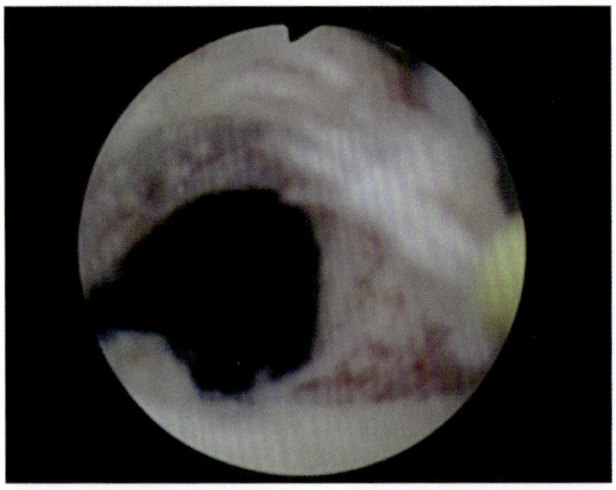

图 2-6-29　左侧“天窗”向 12 点处延伸

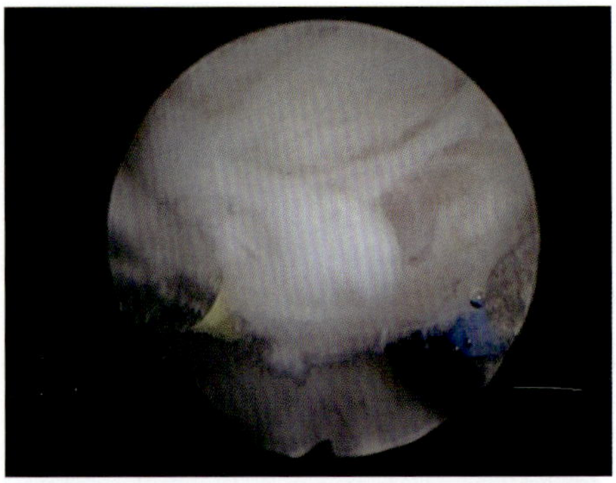

图 2-6-30　切割悬吊无血供的前列腺

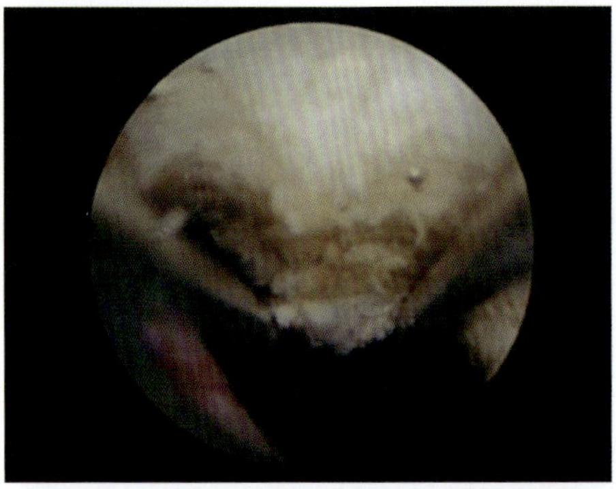

图 2-6-31　切除悬吊的前列腺

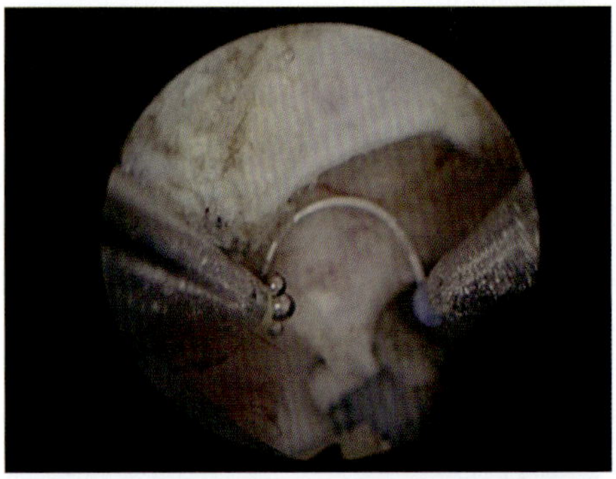

图 2-6-32　继续切除无血供的前列腺

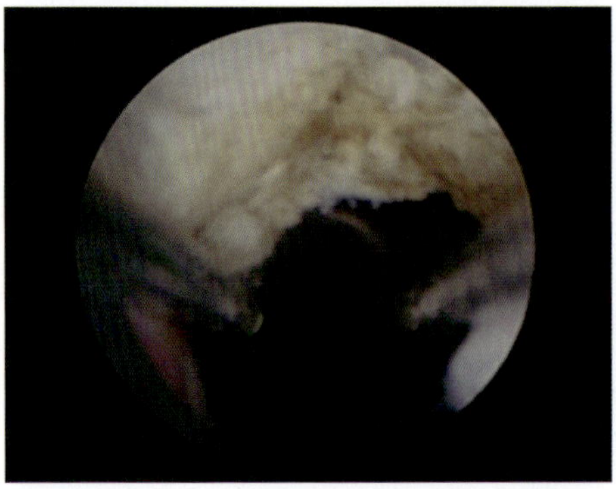

图 2-6-33　切除悬吊在顶部的前列腺

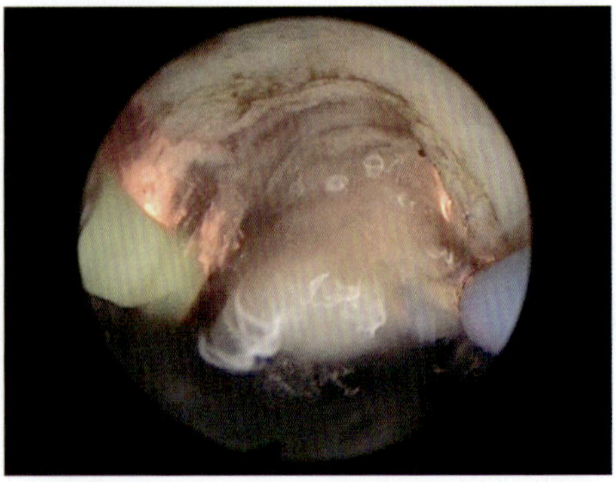

图 2-6-34　切除联合部残留的前列腺

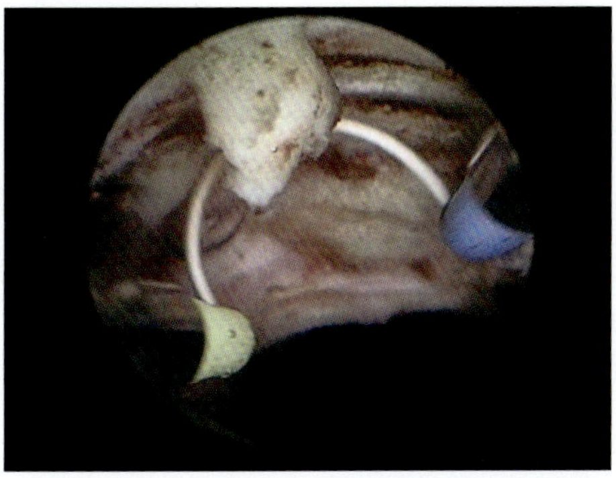

图 2-6-35 修整 12 点处的前列腺窝（1）

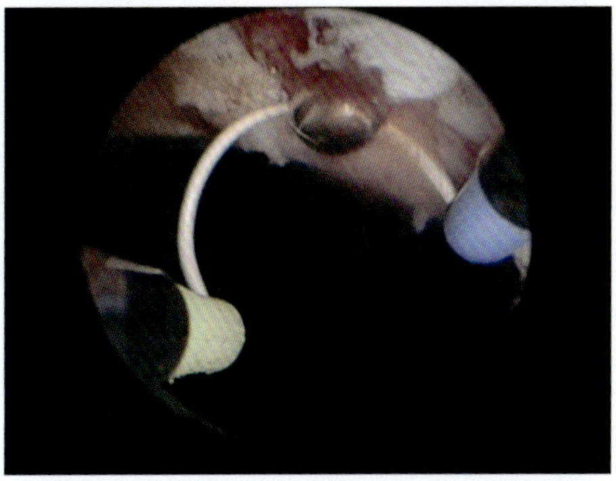

图 2-6-36 修整 12 点处的前列腺窝（2）

（6）使用 Ellik 冲出前列腺碎片后送病理检查。

（7）如有粉碎器，可分别把中叶、两侧叶的前列腺体剜除，推入膀胱，在膀胱内用粉碎器吸出游离的前列腺体（图 2-6-37）。

（8）再次检查膀胱颈部、精阜前方、前列腺窝，了解有无残留腺体和活动性出血（图 2-6-38）。

（9）术后置入 22Fr 三腔导尿管，进行膀胱冲洗。

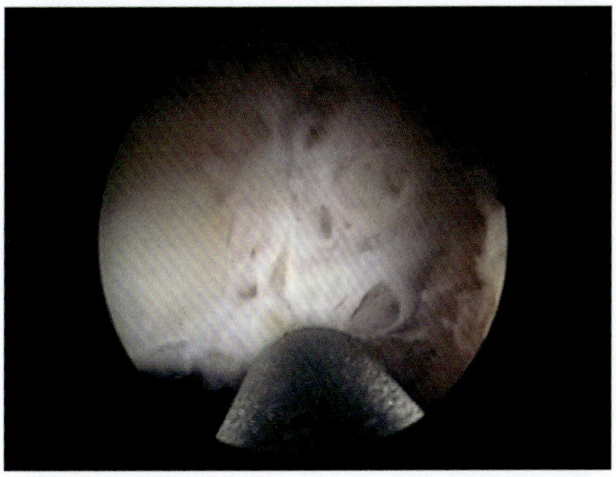

图 2-6-37 组织粉碎器吸出游离的前列腺体

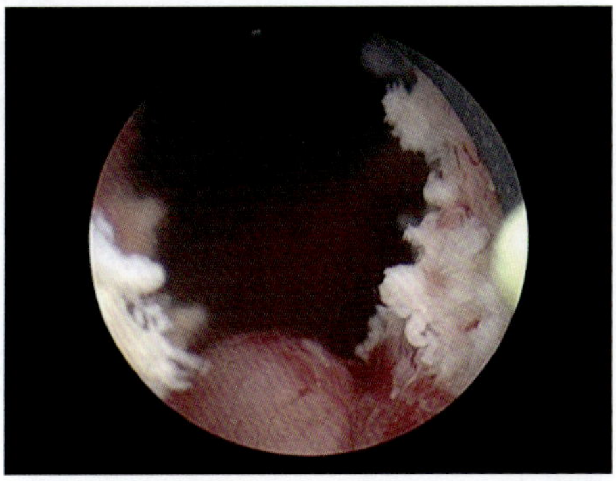

图 2-6-38 膀胱颈部及精阜两侧无残留腺体

【手术要领】

（1）找到前列腺包膜与增生前列腺体的界面是成功手术的关键。前列腺包膜表面光滑，有粗细不等的血管分布，部分前列腺包膜表面有前列腺结石存在。

先剜除前列腺中叶的优点：一是建立前列腺外科包膜的参照平面，有利于两侧叶的剥离；二是中叶的剜除已解决了排尿梗阻症状，可作为危重 BPH 的一种治疗手段；三是可增加镜鞘活动范围和保持剜除两侧叶时冲洗液通畅的清晰视野。

（2）在剜除前列腺中叶时一定要采用镜鞘上翘推剥的方法，否则容易误入膀胱三角区，误伤膀胱三角区或直肠。

（3）在膀胱颈部剥离前列腺体时注意充分保留膀胱颈部的环形纤维，保留膀胱颈部平滑肌的完整性，尽可能保留膀胱颈部黏膜及黏膜下层，有利于膀胱颈部的尽快修复和减少膀胱颈部纤维化的发生，可以降低膀胱颈狭窄的概率，同时对控尿有一定的作用。

（4）有的 BPH 合并输尿管间嵴堤坝样增生，也是 BPH 引起排尿困难的因素之一，应在剜除增生前列腺腺体后同时给予切除增生的输尿管间嵴。

（5）TUKEP 术后插导尿管困难的原因和处理方法

① TUKEP 后前列腺窝呈球状，膀胱颈部的后唇相对抬高，容易使插入的导尿管在膀胱颈部受阻，导尿管盘旋在前列腺窝内。遇到此种情况，应拔出导尿管，术者用示指从肛门伸入直肠，把空虚的前列腺窝顶起，以利于助手顺利插入导尿管。

② 当膀胱颈部或膀胱三角区损伤时，盲目插导尿管有可能会插入膀胱三角区下方或形成假道，向误入膀胱三角区下方的三腔导尿管气囊注入液体会加重组织的损伤。此时可以采用如下步骤：a. 在电切镜窥视下确定电切镜头端经正常通道进入膀胱；b. 固定电切镜镜鞘，拔出操作镜；c. 取输尿管导管或导丝从电切镜外鞘尾端口尽可能长地送入膀胱；d. 拔出电切镜外鞘，固定已进入膀胱的输尿管导管或导丝；e. 剪去 Foley 导尿管的头端（注意避免损伤导尿管的气囊端）；f. 把固定的输尿管导管或导丝的尾端通过处理后头端有孔的 Foley 导尿管；g. 沿输尿管导管或导丝安全推入 Foley 导尿管进入膀胱。

【手术并发症及处理】

参考本章第十三节“经尿道内镜前列腺手术并发症的预防及处理”。

视频 3　经尿道前列腺增生等离子分叶剜除术

（刘定益）

第七节　经尿道大体积前列腺双极等离子解剖性剜除术

【概述】

大体积（大于 80ml）良性前列腺增生（BPH）的外科治疗目前仍存在一定争议。开放性前列腺切除术与经尿道前列腺剜除术仍是目前泌尿外科医师主要的可选术式。然而，越来越多的高级别循证医学证据表明，腔内前列腺剜除术与开放性前列腺切除术相比，具有创伤小、恢复快的优势。经尿道前列腺双极等离子剜除术等腔内剜除术已经被 2022 版《中国泌尿外科和男科疾病诊断治疗指南》及《欧洲泌尿外科学会指南》等权威指南推荐为大体积前列腺的一线治疗方案。

在大体积 BPH 的外科处理方面，经尿道前列腺剜除术仍充满技术挑战。随着前列腺体积的增大，其手术难度及风险也增大。一般根据前列腺体积的大小，经尿道手术难度可分为 5 级：Ⅰ级：前列腺体积在 30 ～ 80ml；Ⅱ级：前列腺体积在 80 ～ 150ml；Ⅲ级：前列腺体积在 150 ～ 200ml；Ⅳ级：前列腺体积在 200 ～ 500ml；Ⅴ级：前列腺体积在 500ml 以上。其中，尤其是对于体积在 150ml 以上的大体积 BPH 的处理，仍令大部分泌尿外科医师感到棘手。安徽医科大学第一附属医院泌尿外科邹志辉团队从 2017 年开始，采用经尿道前列腺双极等离子剜除术等腔内剜除术连续成功治愈了 150 余例 200ml 以上的大体积前列腺增生患者，其中包括 4 例体积在 500ml 以上的超大 BPH 患者。

【器械设备】

参考本章第五节设备。备 304cm 加长版前列腺切除镜（加长电切镜是在原来 302cm 的基础上延长了 2cm）和针状电切棒，避免超大前列腺导致普通前列腺切除镜无法有效完成切割或止血；备多份双极等离子电切环及组织粉碎刀头，避免手术时间过长导致电切环熔断或刀头变钝影响手术效率。

【适应证、禁忌证、术前准备、麻醉和体位、术后处理】

参考本章第三节“经尿道前列腺切除术”。

【手术步骤】

（1）自尿道置入电切镜，镜下全面观察尿道、前列腺、膀胱和输尿管开口。

（2）分别从膀胱颈口 5 点、7 点处向精阜前侧边缘切开两道沟，深度直至近前列腺外科包膜层面（图 2-7-1）。

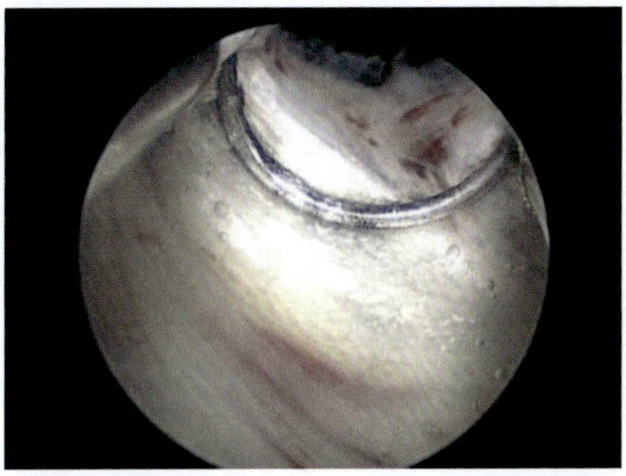

图 2-7-1　在 5 点、7 点处膀胱至精阜前方切沟

（3）以精阜为标志，用电切法在 6 点处“Ω”形分别切开精阜近端尿道黏膜及两侧叶近精阜处黏膜，环形预离断 6 ～ 9 点、3 ～ 6 点近端尿道黏膜（图 2-7-2，图 2-7-3），借助电切镜内鞘尖端和（或）电切袢钝性推挤找到两侧叶增生腺体与外科包膜的界限，应用镜鞘的机械力，向前、向两侧扩大分离腺体与外科包膜的范围至膀胱颈部。沿两侧叶已显示的包膜横向移动，把前列腺中叶近端剥离（图 2-7-4，图 2-7-5）。

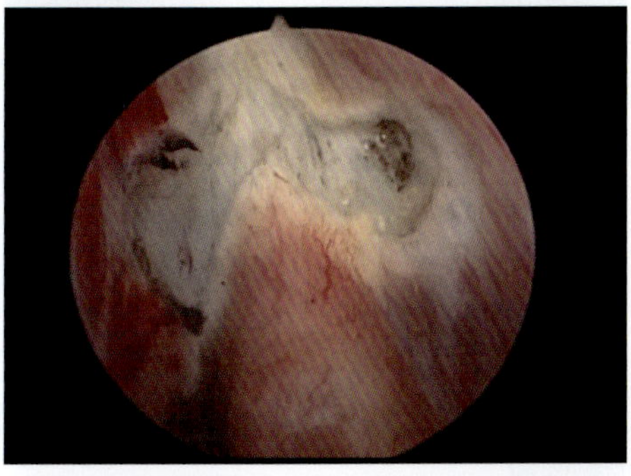

图 2-7-2　精阜前侧方“Ω”形切开前列腺尿道黏膜

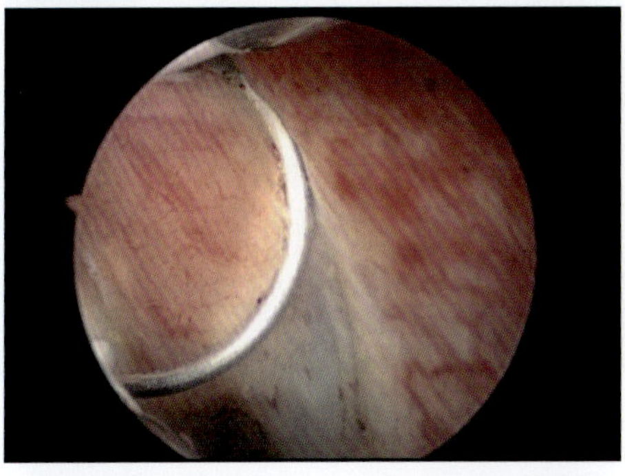

图 2-7-3　离断 3 ～ 6 点近端尿道黏膜

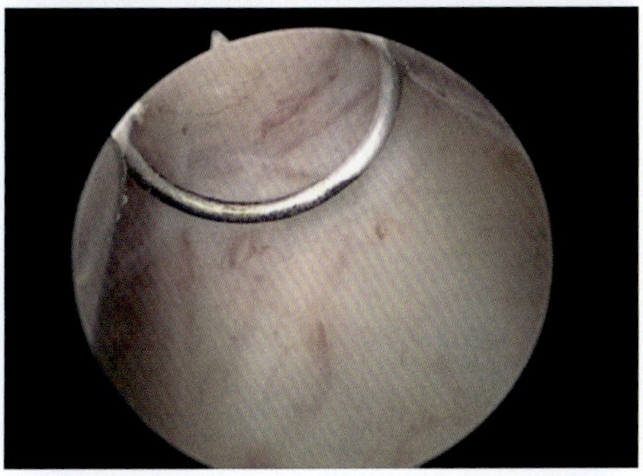

图 2-7-4　5 点处腺体与包膜之间分离

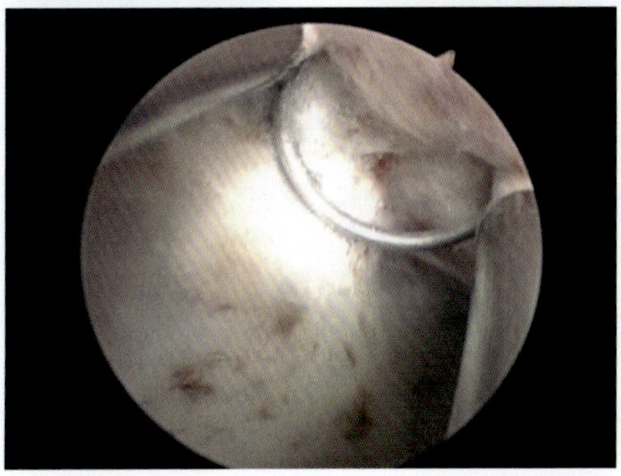

图 2-7-5　前列腺中叶及 7 点处腺体与包膜之间分离

（4）剥离两侧叶至 2 点、10 点方位时，电切镜退至前列腺尖部 12 点方向，在尿道外括约肌与增生腺体之间可清晰显露出尿道黏膜，行尿道黏膜瓣的预离断，直至前列腺前联合处（图 2-7-6，图 2-7-7）。

（5）重新进入两侧叶及中叶的包膜层面，按照前列腺包膜弧度继续向前推进剥离前列腺两侧叶腺体，在沿前列腺包膜剥离前列腺腺体过程中，采用电切镜的头端钝性推剥结合电切环切割的方法，见到断裂的血管行电凝止血，遇到尚未破裂的前列腺滋养血管可进行预防性电凝。从 5 点、7 点预切沟处可突破进入膀胱，突破后沿膀胱颈弧形方向向两侧及顶部延展，两侧叶会师于膀胱颈口近侧 12 点处（图 2-7-8，图 2-7-9）。

（6）此时再次显露足够多的尿道黏膜瓣。沿着 12 点包膜层面逆行剥离腺体，重复此过程直至两侧叶完全剜除（图 2-7-10）。

（7）从精阜前缘沿前列腺包膜表面向膀胱颈部方向向前、向上把前列腺中叶进行逆行剥离，直到膀胱颈部见到浅蓝色的膀胱颈部黏膜，突破黏膜形成“天窗”进入膀胱；离断膀胱颈部尿道黏膜，保留膀胱颈部、内括约肌结构（图 2-7-11）。

（8）将完全剥离的腺体推入膀胱腔内，沿外科包膜面仔细止血。保持膀胱充盈，用组织粉碎器粉碎剥离的腺体并吸出膀胱腔内的增生腺体，送病理检查（图 2-7-12）。

（9）再次检查膀胱颈部、精阜前方、前列腺窝，了解有无残留腺体并仔细止血（图 2-7-13）。

（10）术后置入三腔导尿管，进行膀胱冲洗。

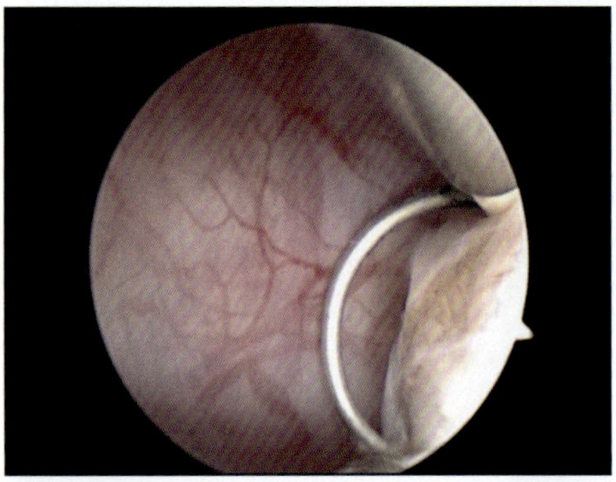

图 2-7-6 向两侧沿包膜层面逐步扩展

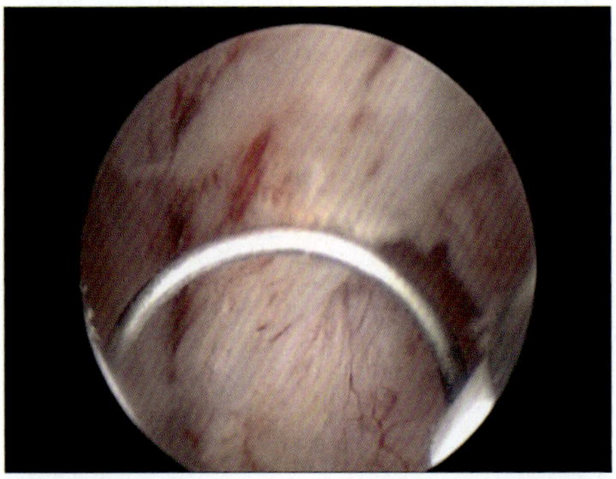

图 2-7-7 退至前列腺尖部 12 点处预离断尿道黏膜瓣

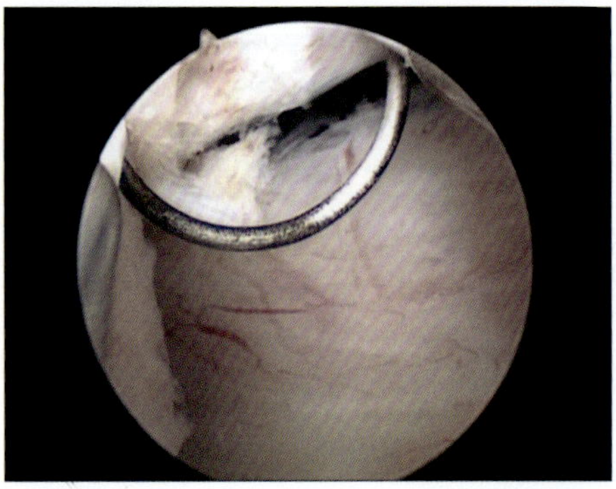

图 2-7-8 剥离、突破至膀胱颈部 5 点、7 点处

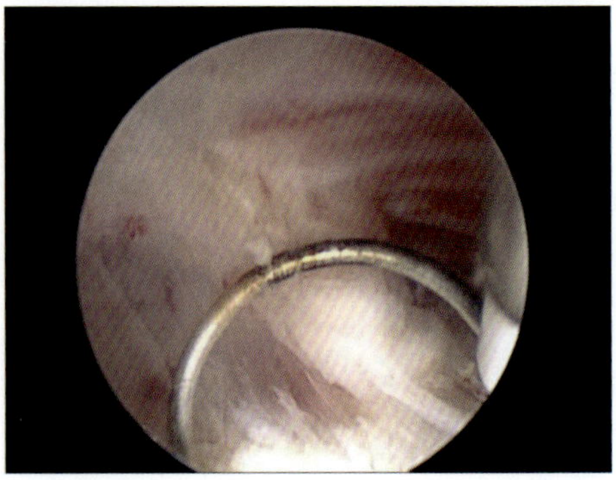

图 2-7-9 沿包膜推切结合逆行剥离 12 点处腺体

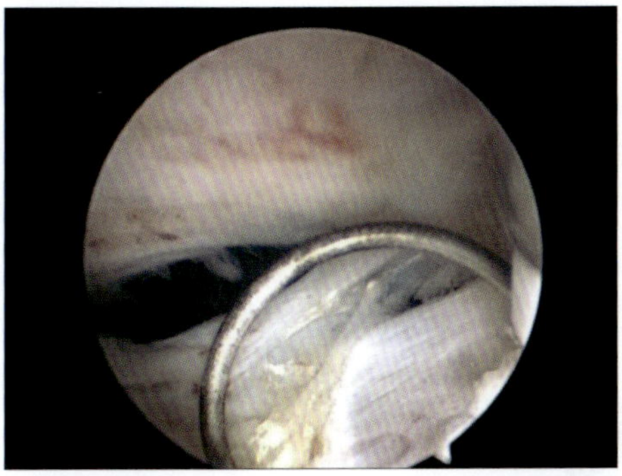

图 2-7-10　12 点处腺体与膀胱颈分离

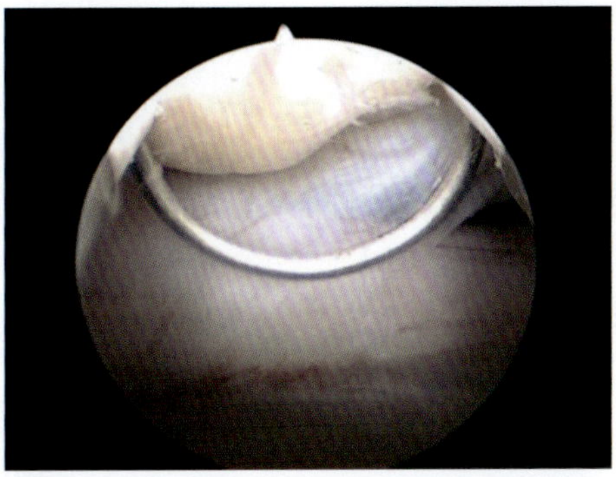

图 2-7-11　向前、向上突破黏膜剥离中叶

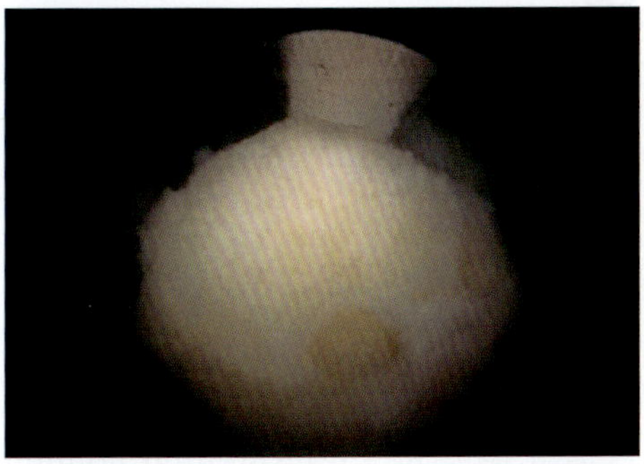

图 2-7-12　组织粉碎器吸出游离的腺体

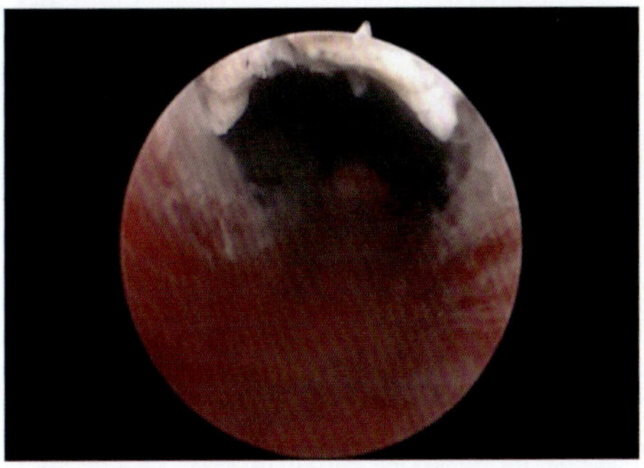

图 2-7-13　观察膀胱颈、尿道黏膜及外括约肌

【手术要领】

（1）在 5 点、7 点处预切沟尤为适用于前列腺中叶突出明显的前列腺增生，在 5 点、7 点处可轻松进入膀胱内进行膀胱颈部平面扩展，同时可方便进行三叶法中中叶的剥离。

（2）在进行前列腺尖部尿道黏膜离断时，除常规保留 12 点处尿道黏膜以外，还采用了边剜除边预离断的尿道黏膜保留策略，清楚地显露尿道黏膜瓣、尿道外括约肌及增生腺体，可以更准确地评估尿道黏膜瓣与增生腺体之间的平面，从而保护远端括约肌系统。

（3）寻找前列腺包膜与增生腺体的界限是手术成功的关键，前列腺包膜表面光滑，有粗细不等的血管分布，部分前列腺包膜表面有前列腺结石存在。

（4）在剜除前列腺中叶时一定要采用镜鞘上翘推剥的方法，否则容易误入膀胱三角区，损伤膀胱三角区或直肠。

（5）在膀胱颈部剥离前列腺体时注意充分保留膀胱颈部的环形纤维，以降低膀胱颈狭窄的概率，同时对控尿有一定的作用。

（6）针对超大体积前列腺增生剜除要注意以下几个问题

① 通常的 TUKEP 是采用标准截石位（患者臀部外沿与床位外沿平齐），对某些超大体积前列腺增生患者要采用特殊手术体位，即超截石位（患者臀部外沿超过床位外沿 1 ～ 2cm），以避免超大前列腺剜除过程中前列腺切除镜被床外沿阻挡。

② 根据前列腺体积与膀胱颈口大小及膀胱体积的关系，对于体积在 200ml 以上的超大前列腺，分叶剜除是必须选择的手术策略，即先剜除一侧叶前列腺增生组织并推入到膀胱内，再剜除另一侧叶前列腺增生组织；对于体积在 500ml 以上的超大前列腺，还需

要考虑分块剜除的方法，即将一侧叶增生的前列腺组织分割（可采用针状电极）成数块并剜除。

③ 手术者可根据自己的学习曲线选择合适的前列腺手术案例。初学者建议选择前列腺体积在 80ml 以内的前列腺增生，随着手术技术不断成熟再逐渐挑战体积更大的前列腺。

【并发症及处理】

参考本章第十三节“经尿道内镜前列腺手术并发症的预防及处理”。

视频 4 经尿道大体积前列腺双极等离子解剖性剜除术

（邹志辉）

第八节 经尿道前列腺钬激光剜除术

【概述】

在经尿道前列腺剜除术中，经尿道前列腺钬激光剜除术（transurethral homium laser enucleation of prostate，HoLEP）最为引人注目。20 世纪末，Pete Gilling 首次报道了用钬激光来切割剜除前列腺，后期发展出了大功率的钬激光机器，配合了组织粉碎器，使得 HoLEP 术式迅速在全球推广。对于 HoLEP 技术，学者们通过前瞻性随机对照试验来比较 HoLEP 和 TURP 的差异。这些临床研究结果通过荟萃分析，为 HoLEP 技术提供了强有力的循证医学证据。HoLEP 与 TURP 术在提高生活质量评分（quality of life score，QOL）和国际前列腺症状评分（international prostate symptom score，I-PSS）上结果相同，在改善最大尿流率和残余尿方面也类似。但 HoLEP 出血明显少于 TURP，并被证明对不停用阿司匹林的患者进行 HoLEP 手术也是安全的。2012 年 Gilling 等经平均 7.6 年的随访比较了 HoLEP 与 TURP 的疗效，在可用于评估的 47% 的患者中，TURP 组再手术率为 18%，而 HoLEP 组无再次手术者。

【器械设备】

（1）医用钬激光（Ho：YAG）治疗机：钬激光是一种脉冲式激光，波长为 2100nm，穿透深度为 0.4mm。美国科医人 Versa Power Suite Holmium 100W Plus 大功率钬激光系统（图 2-8-1）的控制面板能够显示手术需要的参数，通过控制面板可以对各种手术需要的能量和频率进行调整，并通过脚踏开关来激活钬激光功能。目前常用的钬激光功率是 60W 和 100W。

（2）光纤：钬激光能量是通过石英光纤进行传递的，光纤外均有一层光亮的绿色保护膜，钬激光光纤分为 200μm、350μm、550μm 和 1000μm，在前列腺剜除手术中常应用 550μm 的光纤（图 2-8-2）。

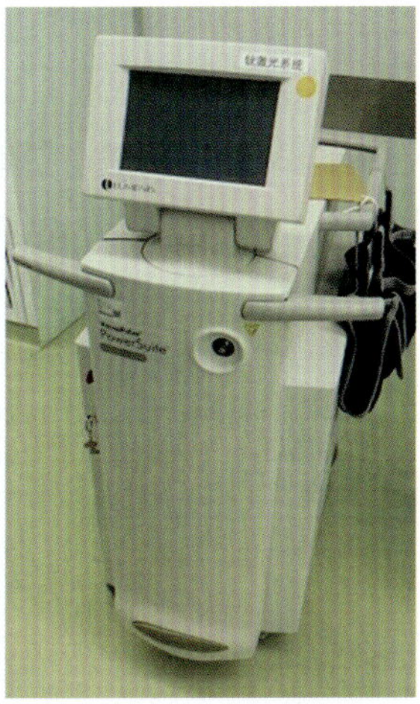

图 2-8-1　科医人 100W 钬激光机

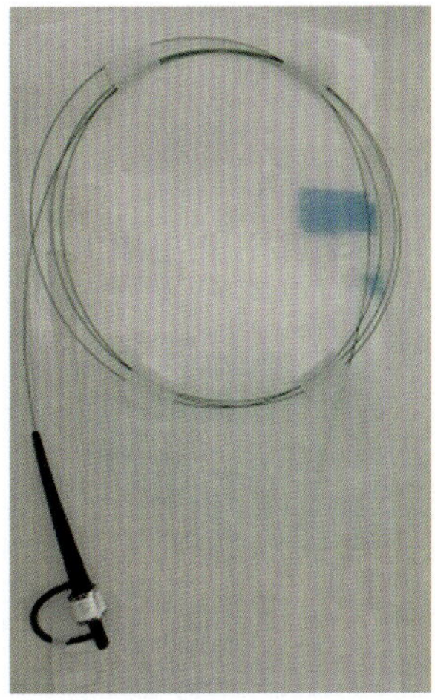

图 2-8-2　550μm 钬激光光纤

（3）前列腺剜除镜：进行前列腺钬激光剜除时需要具备有连续灌洗的切除镜（图 2-8-3）。

（4）经尿道组织粉碎器：经尿道组织粉碎器可以把钬激光剜除前列腺后落入膀胱内的大块前列腺组织粉碎后吸出体外（图 2-8-4 ～图 2-8-6）。

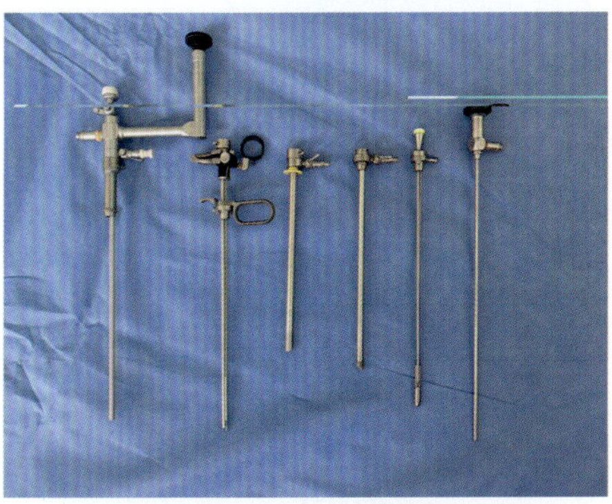

图 2-8-3　钬激光前列腺剜除镜

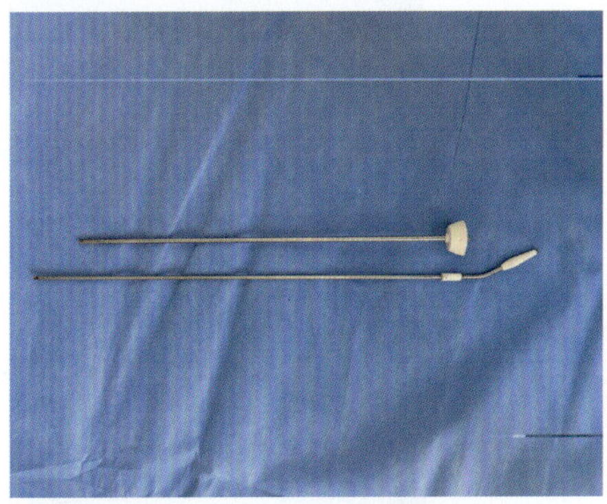

图 2-8-4　组织粉碎器（1）

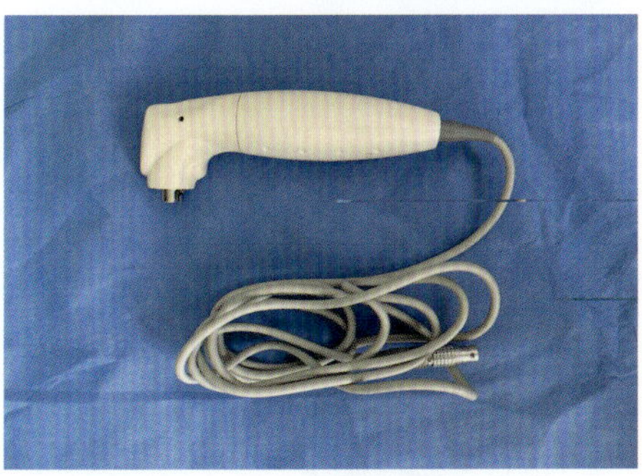

图 2-8-5　组织粉碎器（2）

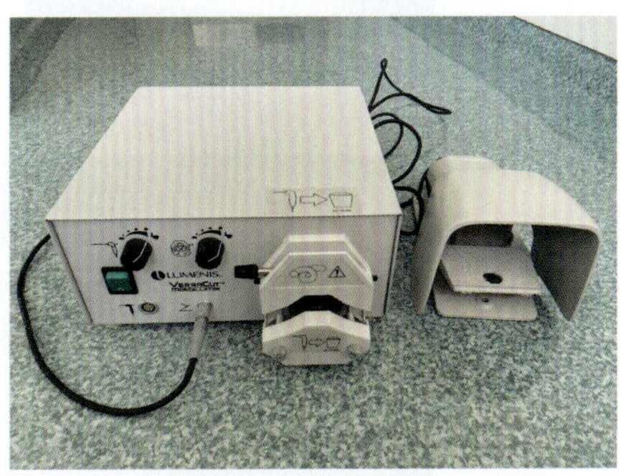

图 2-8-6　组织粉碎器（3）

【适应证、禁忌证、术前准备、麻醉和体位、术后处理】

参考本章第三节“经尿道前列腺切除术”。

【手术步骤】

1. 隧道法

（1）首先经尿道置入前列腺剜除镜，在窥视下检查尿道、尿道外括约肌、精阜、前列腺尖部、尿道腔内前列腺增生形状、膀胱颈以及双侧输尿管口，并了解膀胱内情况。

（2）钬激光从精阜前6点方向切开精阜近端尿道黏膜，深至包膜（图2-8-7）；找到包膜后左右摆动镜鞘延展外科包膜平面，沿6点方向自精阜处外科包膜逆行向膀胱颈部6点方向缓慢前进，做一隧道，镜头至靠近膀胱颈部处，减慢手术速度并稍上翘镜头，逐步推剥直至黏膜最薄弱处，于膀胱颈部开窗，保留膀胱颈部环形纤维（图2-8-8）。

（3）沿隧道平面于膀胱颈部5点到3点方向在外科包膜平面延展，利用钬激光微爆破作用进行推剥。逆时针沿前列腺包膜弧度推剥前列腺，逐步到达1点、2点处（图2-8-9），并在前列腺外科包膜上阻断腺体血供和彻底止血。

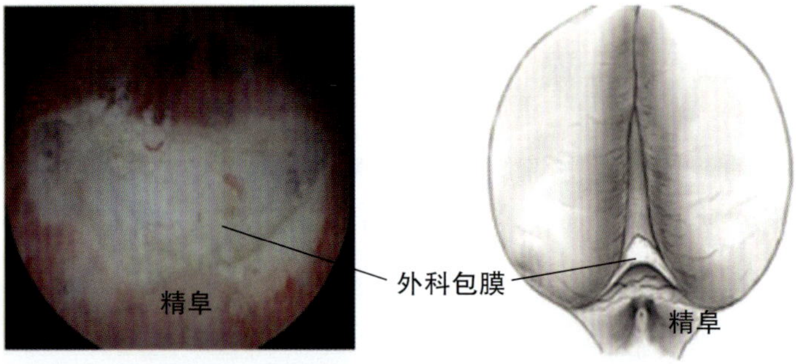

图2-8-7　6点钟方向切开黏膜寻找包膜

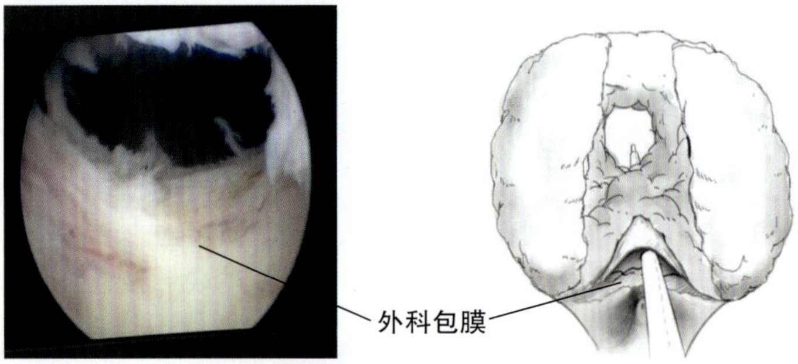

图2-8-8　向膀胱方向推进，做一隧道

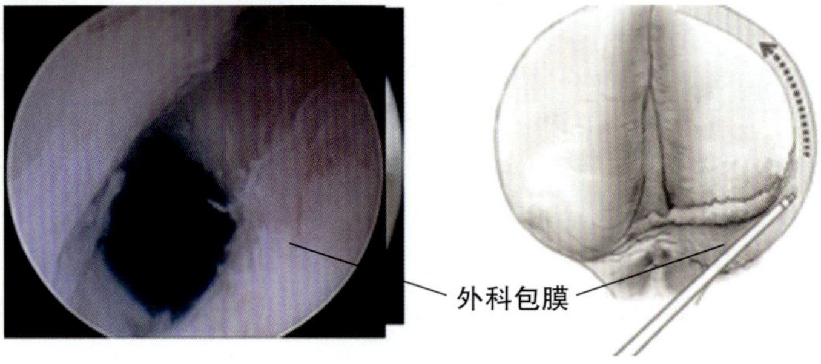

图2-8-9　逆时针剜除左侧叶

（4）同样方法于外科包膜平面从 6 点方向顺时针沿前列腺包膜弧度推剥前列腺，向 9 点、12 点处剜除右侧叶（图 2-8-10）。

（5）在 12 点方向离断前列腺尖部黏膜，将腺体推入膀胱内（图 2-8-11）。

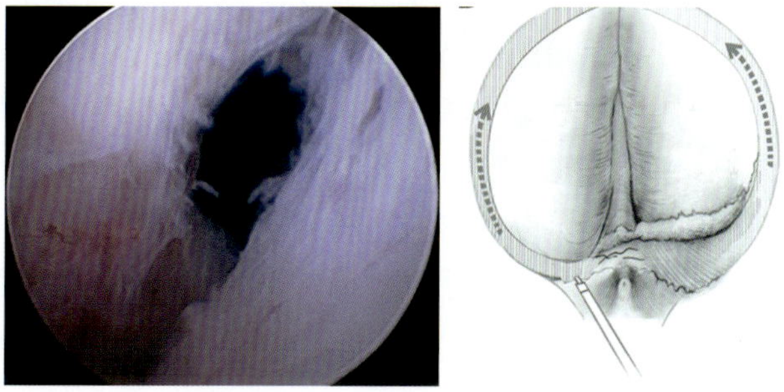

图 2-8-10 顺时针剜除右侧叶

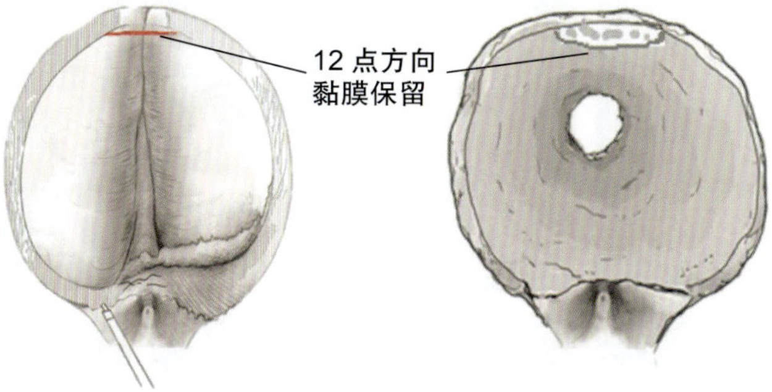

图 2-8-11 12 点方向离断前列腺尖部黏膜（示意图）

2. 三叶法

（1）经尿道置入前列腺剜除镜，窥视下检查尿道、尿道外括约肌、精阜、前列腺尖部，了解尿道腔内前列腺增生形状、膀胱颈以及双侧输尿管口、膀胱内情况。

（2）确定切开的点与连线，以双侧输尿管开口及精阜为标志。

（3）首先切除中叶，然后切除右侧叶，最后切除左侧叶。

（4）以右侧输尿管膀胱开口所对应的膀胱颈作为 7 点切点，以左侧输尿管膀胱开口所对应的膀胱颈作为 5 点切点，切割前列腺，深度以不超过前列腺外科包膜为准（图 2-8-12A，图 2-8-12B）。

（5）中叶切除为从膀胱颈 5 点和 7 点切到靠近精阜前缘并连接，然后逆行向膀胱方向切除中叶腺体直达环形纤维。

（6）切除右叶

从 7 点切线延伸顺时针方向切至前列腺尖部，围绕腺体切至约 9 点处位置，然后再从 12 点处沿前列腺长度方向转内窥镜 180° ，向前切开，直达腺体与前列腺包膜环形纤维之间。逆时针方向切至约 9 点处位置（图 2-8-12C，图 2-8-12D），意即 12 点切线与 7 点切线。最后内窥镜与前列腺包膜呈 45° 角旋转，从前列腺尖部开始切除腺体至膀胱颈，将整个右侧叶切除。

（7）左侧叶切除与右侧叶切除方法基本相同（图 2-8-12E）。每切下一大块前列腺，即将其推入膀胱，打开通道（图 2-18-12F）。

3. 组织粉碎吸引

粉碎器有两个工作开关，一个用于控制吸入力度，另一个用于控制粉碎器高速旋转刀头的切割速度（图 2-8-4 ～图 2-8-6），可酌情调整。脚踏开关有 3 个挡位：轻踩进入一挡，为一般吸力；中踩进入二挡，为中度吸力，可将膀胱内液体及前列腺碎组织吸出体外。前二个挡位均无旋转刀头的切割功能。重踩进入三挡，为最大吸力加组织切割粉碎同时进行。在组织粉碎吸引时，首先固定粉碎器端头于膀胱中央，然后踩下脚踏开关进一挡或二挡，把组织块吸住，最后继续踩下脚踏开关至三挡，进行前列腺组织粉碎，同时将前列腺粉碎组织吸出体外。可采用正吸法或者倒吸法，将腺体放置于刀头上方或下方进行粉碎吸引（图 2-8-13）。

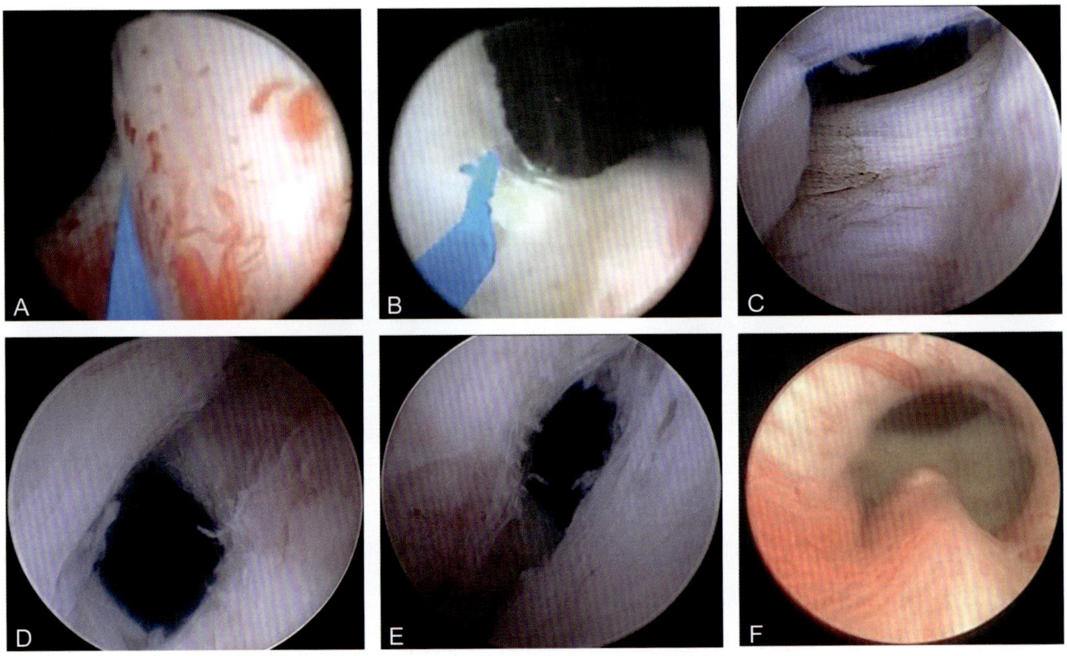

图 2-8-12　经典三叶法模式照片

A、B. 钬激光分别切开膀胱颈部 5 点、7 点前列腺腺体；C ～ E. 分别逆行剜除左右两侧叶腺体；F. 剜除腺体后的膜部尿道观

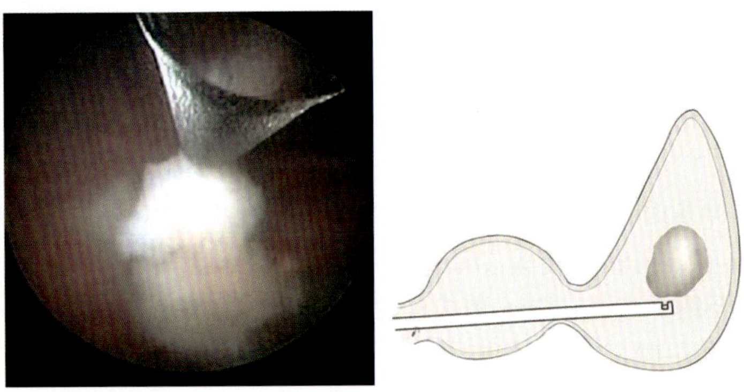

图 2-8-13　组织粉碎器粉碎与吸出前列腺组织（右侧图为组织粉碎吸引模式图）

【手术要领】

（1）保留完整的膀胱颈部可以降低膀胱颈狭窄的概率，起到一定的控尿作用。

（2）前列腺尖部12点方向多保留点尿道黏膜再离断，可以降低压力性尿失禁的发生率。

（3）经尿道钬激光前列腺剜除术的最大优势是在钬激光前列腺剜除时可以同时处理膀胱结石和意外发现的膀胱肿瘤。小的膀胱结石可通过 ElliK 吸出；大的膀胱结石通常是先用钬激光行膀胱碎石，再进行前列腺剜除（图2-8-14～图2-8-18）；在经尿道钬激光前列腺剜除术中常规膀胱检查时有时可发现小的或有蒂的膀胱肿瘤，外观提示膀胱肿瘤早期或膀胱肿瘤恶性程度低，可在前列腺剜除前进行钬激光膀胱肿瘤切除术（图2-8-19）。

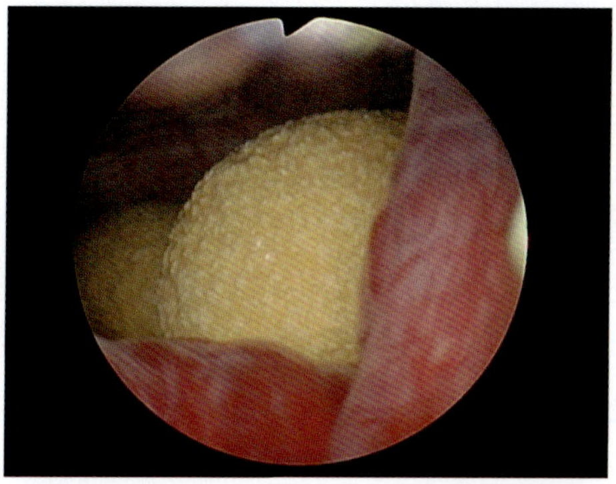
图2-8-14　前列腺增生合并膀胱多发结石

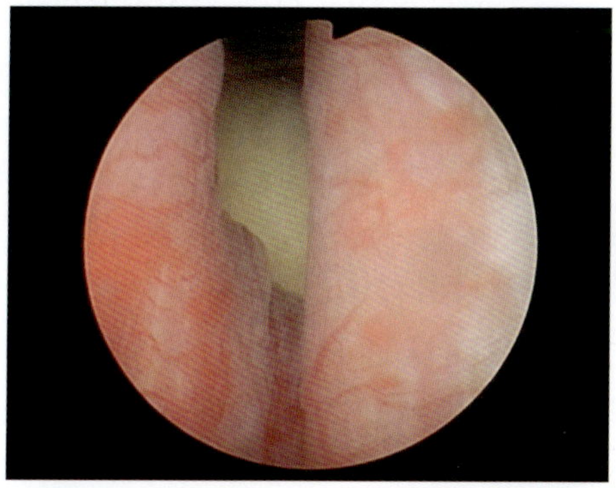
图2-8-15　前列腺增生合并膀胱结石

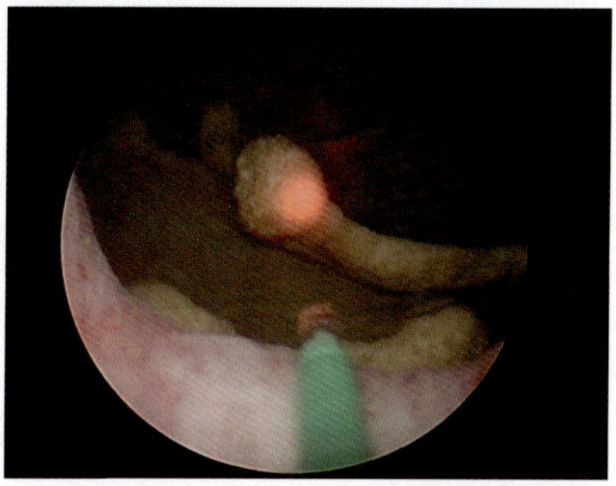
图2-8-16　前列腺增生合并膀胱多发棒状结石

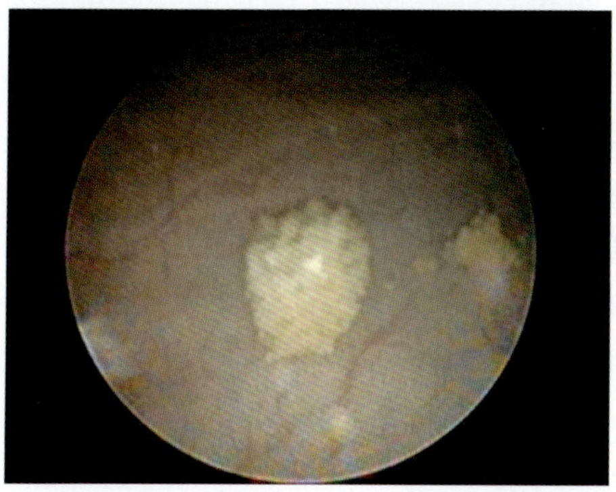
图2-8-17　前列腺增生合并多发膀胱小结石

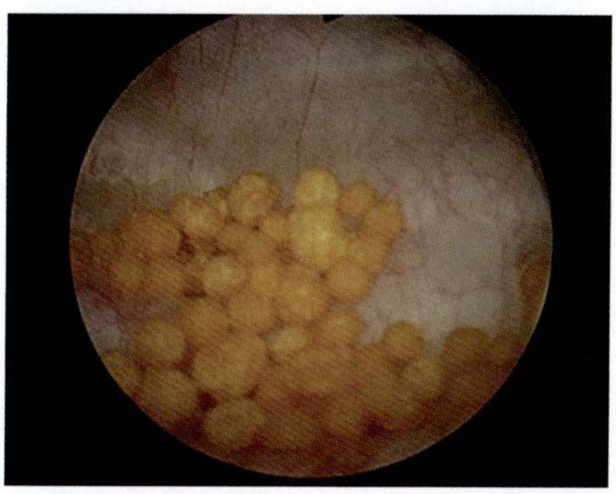
图2-8-18　前列腺增生合并膀胱多发金豆样结石

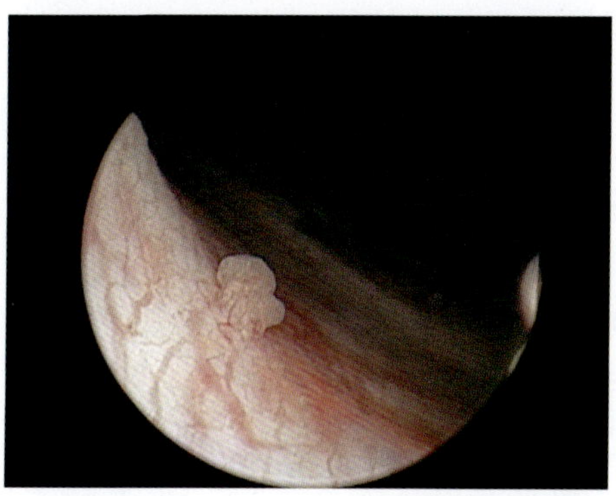
图2-8-19　前列腺增生合并膀胱小肿瘤

【手术并发症及处理】

参考本章第十三节“经尿道内镜前列腺手术并发症的预防及处理”。

视频5 经尿道前列腺钬激光剜除术（三叶法）

视频6 经尿道前列腺钬激光剜除术（隧道法）

（陈 其 王 忠）

第九节 经尿道前列腺侧出绿激光汽化术

【概述】

1998年Malek首先报道了使用60W选择性前列腺绿激光汽化术（photoselective vaporization of prostate，PVP）。绿激光（greenlight laser）是氖氩激光通过磷酸钛氧钾/三硼酸钾晶体（KTP/LOB）晶体时，将波长1064nm的铷激光倍频后频率加倍、波长缩短50%，转化成波长为532nm的激光，再经过功率放大器放大，使其峰值功率达到280W、平均功率为80W的绿色激光，又称为KTP激光或倍频激光，其波长为532nm，在可见光谱的绿色光范围内，因而被称为绿激光。绿激光组织穿透厚度仅0.8mm，可被氧合血红蛋白高度吸收，具有比较强的止血效果，而对水完全不吸收，因此称为“选择性光”，即对前列腺组织选择性吸收，极高的激光能量集中在组织表面层上，产生非常有效的汽化效果，在组织上形成1～2mm的凝固带，可起到良好的止血效果。根据发射绿激光功率的大小，可分为80W、120W和160W绿激光发射器。

绿激光的组织凝固深度为1～2mm，用于汽化前列腺，与TURP相比具有以下优势：术中使用0.9%生理盐水作为灌洗液，不易引起TURP综合征；绿激光能量可被氧合血红蛋白高选择性吸收，使前列腺迅速汽化，不需要电切割或组织粉碎器，不产生电磁场；汽化前列腺时，创面的开放血管可被立即封闭，术中几乎无出血，手术视野清晰。以往接受TURP或TUKEP的患者，通常要求术前常规停止使用抗血小板聚集药（如阿司匹林、氯吡格雷、华法林等）1～2周，但停用抗凝药物有增加血栓发生的风险，往往采用术前1周用低分子肝素皮下注射替代抗凝药物，术前24h再停用低分子肝素进行手术，术后视情况恢复抗凝药物的使用。由于绿激光具有良好的止血和血管凝固效果，对PVP治疗前列腺增生的患者，在围手术期口服阿司匹林、氯吡格雷者可以不停这些抗凝药物；口服华法林的患者可以在术前3d开始用低分子肝素替代，术后1d恢复华法林口服。因此，经尿道前列腺绿激光汽化术是治疗围手术期口服抗凝药物或安装心脏起搏器的前列腺增生患者比较安全、有效的选择，但该术式有术后无法得到手术标本、有前列腺癌漏诊的可能性、汽化前列腺组织深度有限、前列腺复发概率高、再次手术率比较高等不足。

【器械设备】

经尿道前列腺侧出绿激光汽化术使用的设备主要由绿激光发射器主机、脚踏板（图2-9-1）、侧出绿激光光纤（图2-9-2）、滤光片（图2-9-3）、Olympus操作镜和外鞘（图2-9-4）、监视和录像系统组成（图 2-5-1）。

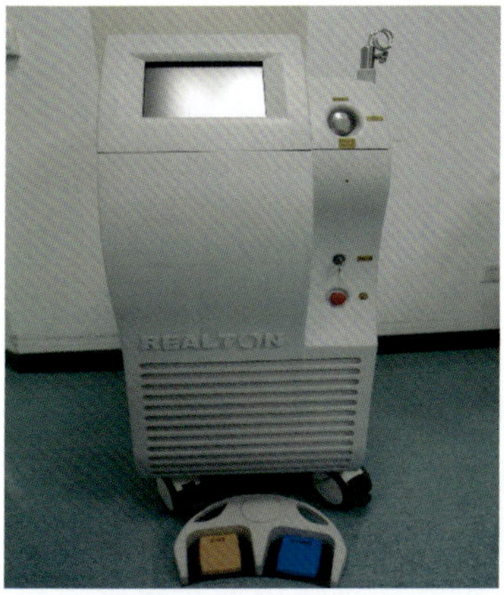

图 2-9-1　绿激光发射器主机、脚踏板

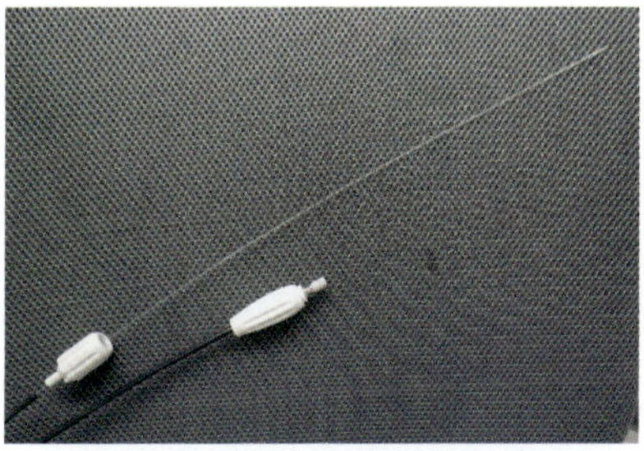

图 2-9-2　绿激光光纤

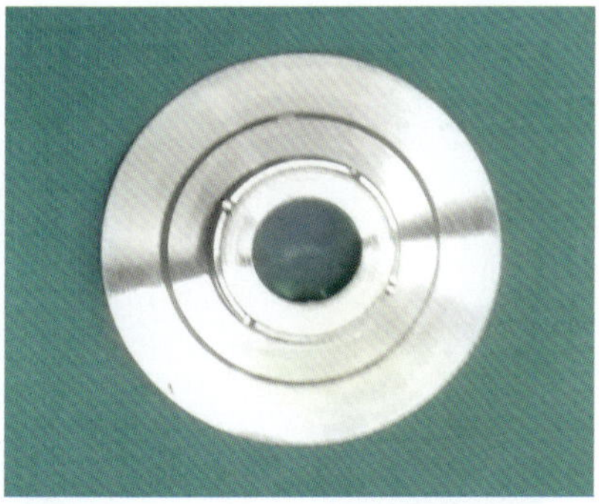

图 2-9-3　绿激光滤光片

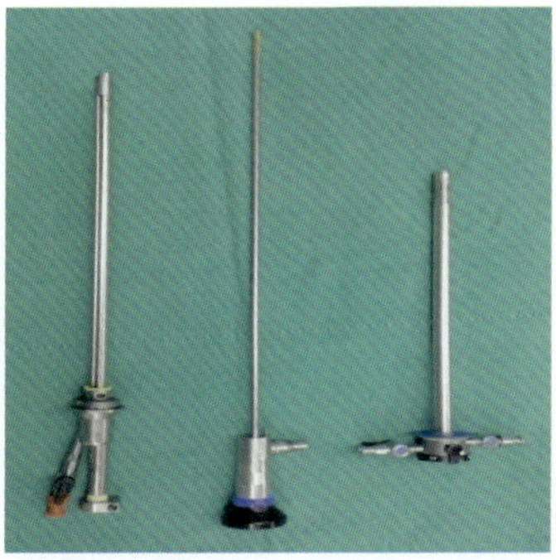

图 2-9-4　Olympus 绿激光操作器械

【适应证、禁忌证、麻醉和体位、术后处理】

参考本章第三节“经尿道前列腺切除术”。

【术前准备】

绿激光对人体视网膜能够产生一定的损伤，因此，手术操作时所有人（包括患者）需要佩戴专用防护眼镜，关闭手术室门窗，张贴安全标志，同时避免激光直接照射皮肤引起灼烧。

【手术步骤】

（1）0.9% 生理盐水作为灌注液。在电视监视下从尿道外口经尿道置入 Olympus 电切镜（内配专用绿激光前列腺汽化操作鞘），依次观察尿道、前列腺、膀胱颈部、膀胱和输尿管开口，确定精阜和尿道膜部括约肌位置。

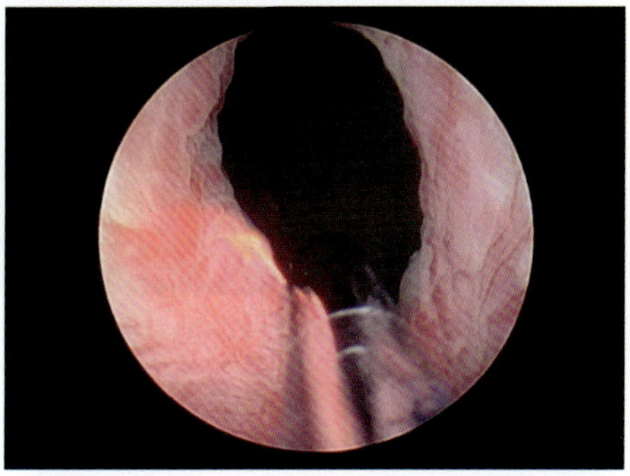

图 2-9-5　右侧前列腺的红色瞄准光斑

（2）从操作鞘通道内置入绿激光光纤，调整绿激光汽化功率（60 ～ 120W），光纤超过操作镜 1cm，观察光纤上蓝色三角形标记和红色瞄准光斑位置，定位后操作（图 2-9-5）。采用平稳、左右旋转及缓慢地

上、下、前、后移动的“刷油漆”方式，对前列腺进行汽化，术中时刻牢记手术标记——精阜。

（3）选择前列腺汽化的顺序。除了术者的习惯、技术熟练程度，还需考虑前列腺的大小、中叶的突出程度。

（4）对中叶较大的患者先汽化中叶，因为增生的中叶对患者排尿通畅程度影响最大。可从中叶与侧叶交界处开始，在膀胱颈部同一个平面左右均匀移动红色瞄准光斑逐步汽化前列腺，像剥洋葱一样逐层“剥除”，按一定的顺序进行，不要在前列腺表面随意、多点汽化，绿激光的有效汽化表现在汽化前列腺时产生大量气泡（图 2-9-6），前列腺的汽化创面呈黄色，当进行凝固时前列腺创面呈白色。操作时侧出光纤距离前列腺组织 0.5 ～ 1.0mm，绿激光汽化前列腺组织时要匀速移动，避免直接接触前列腺，防止同一部位汽化时间过久或移动光纤过慢引起汽化过深导致出血，移动光纤过快也会引起前列腺血管断端不能完全封闭而出血，为了保证手术视野的清晰，对出血处应该及时止血，止血时可把功率切换到 30W 或增加光纤与出血点的距离。中叶汽化的要求是膀胱颈部与膀胱三角区基本相平，充分汽化可以见到膀胱颈部的环形纤维（图 2-9-7）。

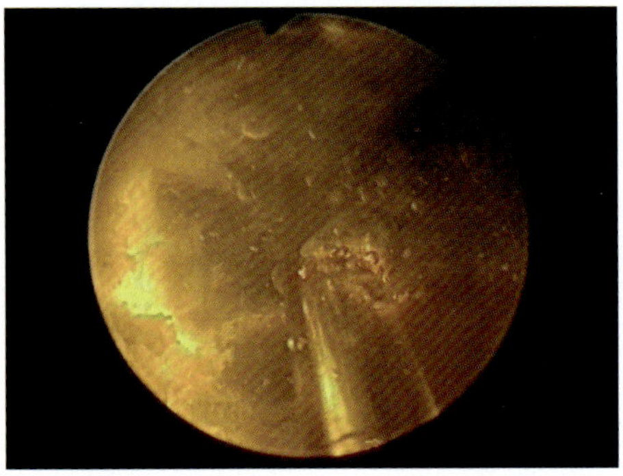

图 2-9-6　汽化形成大量气泡

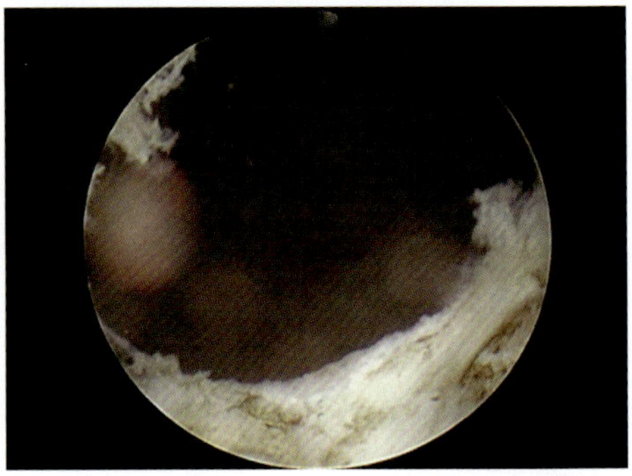

图 2-9-7　膀胱颈部环形纤维

（5）完成中叶汽化后或对中叶增生不明显的患者，可分别采用类似方法汽化前列腺左侧叶或右侧叶（图 2-9-8，图 2-9-9）。

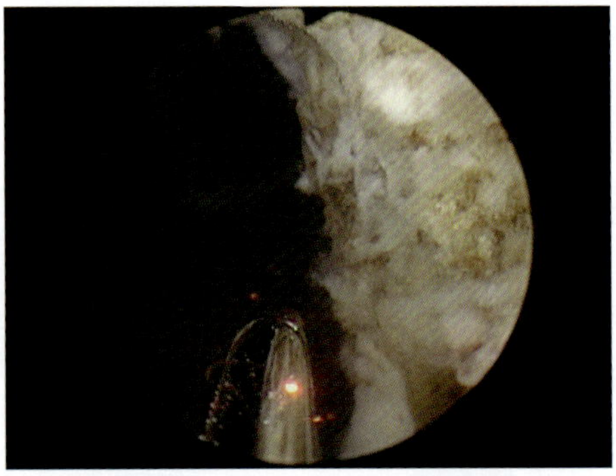

图 2-9-8　汽化前列腺左侧叶

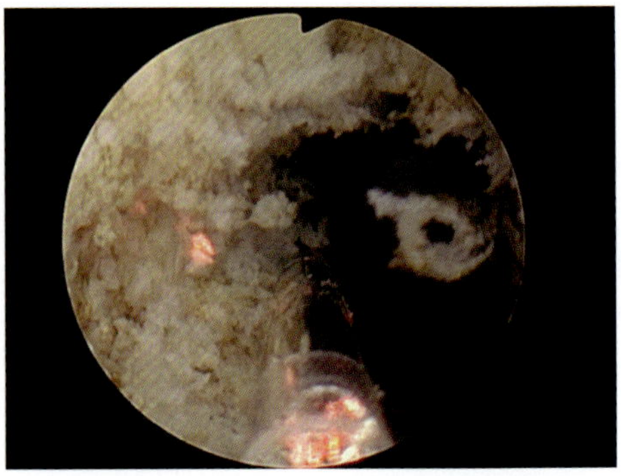

图 2-9-9　汽化前列腺右侧叶

（6）旋转激光操作镜 180°，逐层汽化前列腺联合部，注意该区域为前列腺的最薄部分，汽化过深会引起难以控制的静脉窦出血。

（7）汽化修整膀胱颈部（图 2-9-10）。

（8）最后汽化修整前列腺尖部，降低汽化功率，以精阜为标记汽化前列腺尖部，避免损伤尿道括约肌（图 2-9-11）。

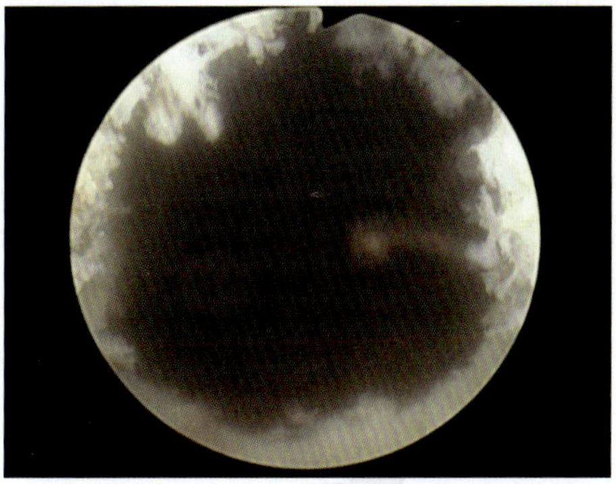

图 2-9-10　汽化后的膀胱颈部

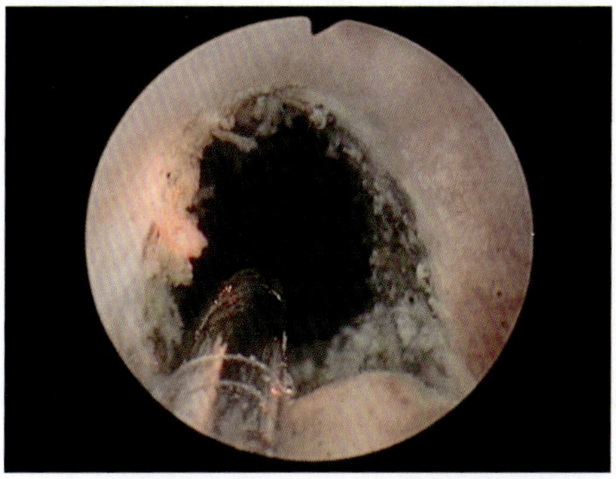

图 2-9-11　汽化前列腺尖部

（9）手术结束前，把膀胱内灌洗液完全放出，再行低压灌洗，可以发现膀胱内高压下不能发现的出血点和汽化不满意的前列腺残留腺体，可进一步止血和汽化前列腺残留组织。把电切镜退到精阜处可以观察到一个比较宽敞、呈漏斗状的前列腺部尿道（图 2-9-12）。手术成功的标志是准备拔出操作镜前，向膀胱内灌注冲洗液后再拔出电切镜，行排尿试验，按压患者下腹部，可以观察到灌注冲洗液从尿道射出。否则要进行补充汽化前列腺残留组织。

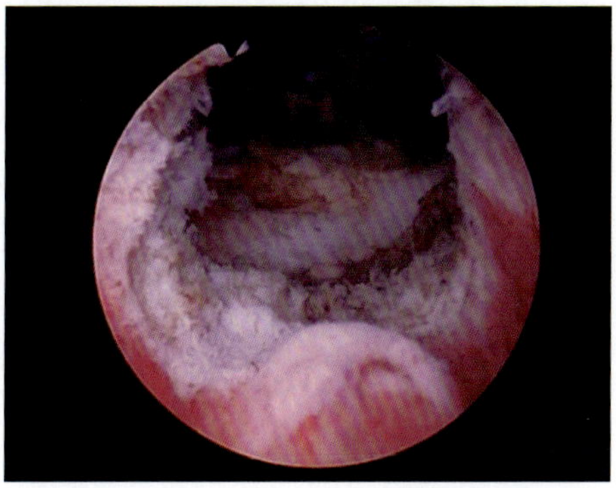

图 2-9-12　比较宽敞的前列腺部尿道

（10）放置导尿管，不用膀胱冲洗。

【手术要领】

（1）汽化时光纤距离组织 0.5 ～ 1mm，避免直接接触组织或距离太远。

（2）避免局部汽化时间过长（不超过 2s），不要多处汽化和在视野不清晰的情况下汽化。

（3）及时清除光纤表面的黏附组织，不必专门去除前列腺汽化表面的絮状物。

【手术并发症及处理】

参考本章第十三节“经尿道内镜前列腺手术并发症的预防及处理”。

（刘定益　俞家顺）

第十节　前列腺悬扩术

【概述】

UroLift 是由美国泰利福公司开发的前列腺扩张系统，该系统采用前列腺支架扩张狭窄前列腺部尿道的治疗理念，又克服了以往前列腺支架容易移位、表面易形成结石等缺点，

2013 年，UroLift 获得美国食品药品管理局（FDA）的批准，用于治疗良性前列腺增生。前列腺悬扩术（prostate urethral lift，PUL）是指在专用尿道膀胱镜下，由前列腺部尿道内向前列腺包膜方向植入数个束钉，利用机械性悬扩原理，扩大前列腺部尿道内腔，通过改变因前列腺增大而受到挤压的尿道解剖结构，从而使梗阻得到缓解（图 2-10-1）。

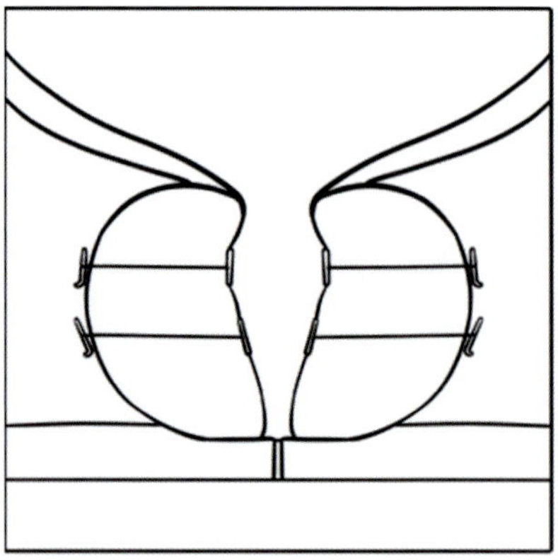

图 2-10-1　束钉扩大前列腺部尿道内腔示意图

PUL 技术特别适用于那些前列腺部尿道受到周围腺体压迫的患者，术后可显著改善患者的国际前列腺症状评分（I-PSS）、生活质量评分（QOL）和最大尿流率，且这种改善疗效在术后 5 年依然可见。虽然 PUL 在 I-PSS 和最大尿流率改善方面略逊于 TURP，再治疗率也高于 TURP，但与 TURP 相比，PUL 手术创伤更小、术后恢复更快、麻醉要求更低，是一种能以日间形式完成的超微创手术。PUL 的另一个显著优点是能很好地保留射精功能，而传统的 TURP 或前列腺剜除手术，术后可能存在一定比例的性功能障碍风险。AUA 2021 年的指南将 PUL 作为下尿路症状 / 良性前列腺增生（LUTS/BPH）患者的一种治疗选择，特别推荐给前列腺体积为 30 ～ 80ml 且无梗阻性中叶的 BPH 患者。新近临床研究结果显示，对于有梗阻性中叶的 BPH 患者，通过改良束钉植入技术，PUL 同样能够显著改善术后症状，包括 I-PSS、QOL 和最大尿流率的提高。PUL 作为一种微创治疗 BPH 的方法，具有创伤小、恢复快的特点，尤其适合希望保留性功能的患者。

【器械设备】

经尿道植入前列腺束钉（UL400，包括输送系统和前列腺束钉）（图 2-10-2，图 2-10-3）、专用镜（2.9mm，0°，36cm 膀胱镜）、可视闭孔器、20Fr 膀胱镜外鞘（图 2-10-4）。

【工作原理】

通过用空心针触发开关把前列腺束钉系统内隐藏在空心针内部的前列腺束钉的包膜挂钩输送到包膜侧，按退针按键后退空心针并收紧连接线，退针收紧后包膜挂钩释放并尾部自然直立，挂钩整体方向变化可以固定在前列腺包膜侧（图 2-10-5，图 2-10-9），然后再通过输送系统放入尿道端件，通过尿道端件释放按钮切断连接线。

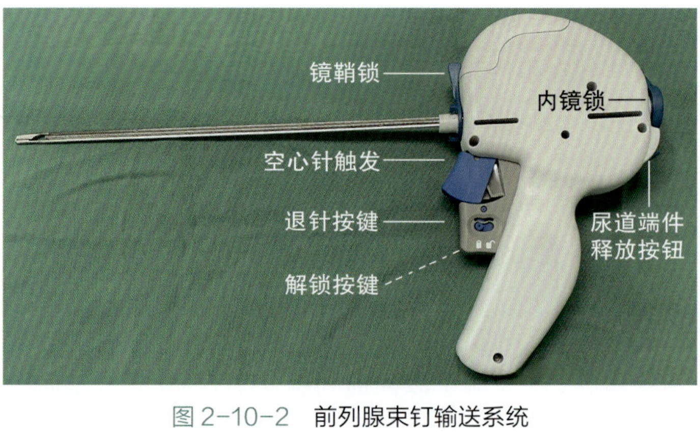

图 2-10-2　前列腺束钉输送系统

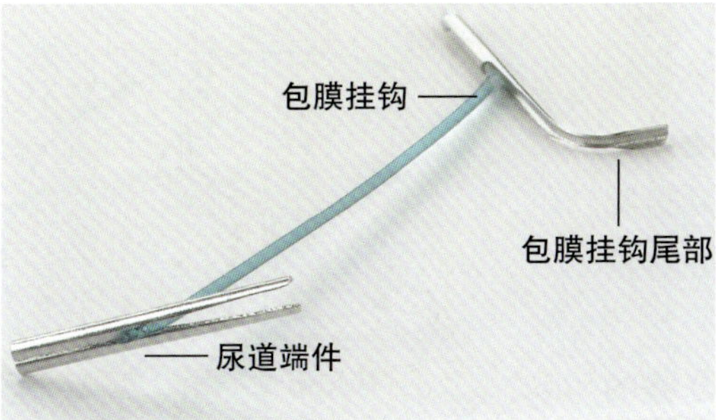

图 2-10-3　前列腺束钉

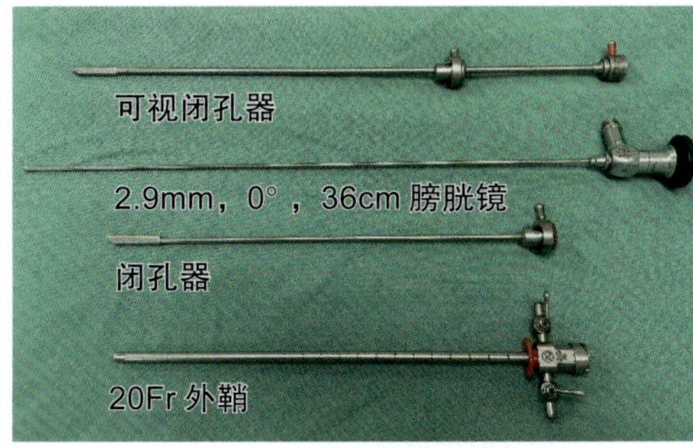

图 2-10-4　膀胱镜

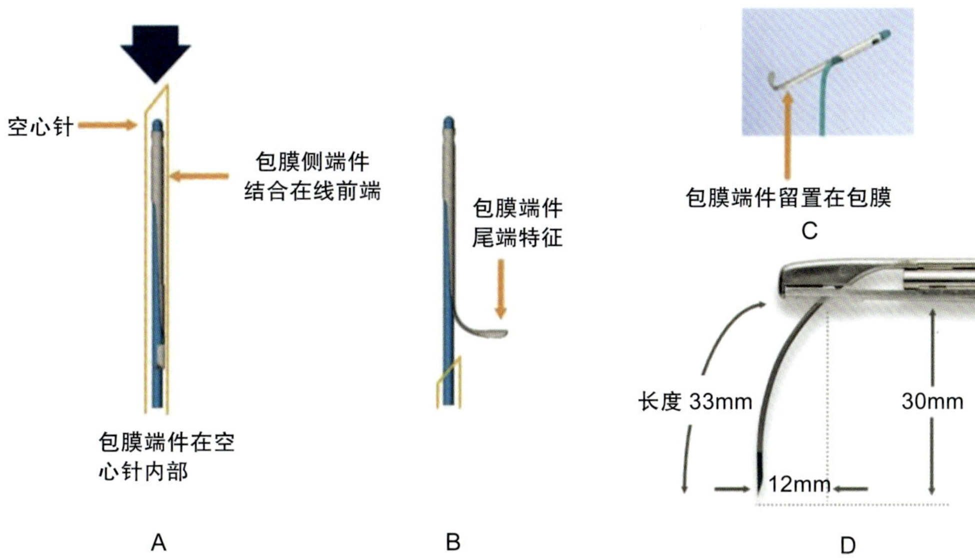

图 2-10-5　空心针退针释放包膜端件示意图

A. 空心针未退针结构；B、C. 空心针；D. 空心针出针方向和距离

【适应证】

（1）50 岁或以上、前列腺体积为 30 ～ 80ml 的患者。

（2）要求保留射精功能的患者。

【禁忌证】

（1）前列腺体积大于 80ml。

（2）尿路感染。

（3）可能阻止输送系统进入膀胱的尿道疾病。

（4）括约肌无力引起的尿失禁。

（5）肉眼血尿。

【术前准备】

（1）PSA 检查和肛门指诊排除前列腺肿瘤。

（2）膀胱镜和超声检查，观察前列腺侧叶与中叶的形态，了解膀胱内前列腺突出的程度。

（3）术前应用抗生素。

【麻醉和体位】

可以采用全麻、静脉麻醉或局麻。

局麻方案推荐：10mg 地西泮，提前 30min 使用；使用导尿管排空膀胱；尿道内注入 2% 利多卡因凝胶 20ml，冷（4℃）；阴茎夹夹闭龟头部尿道，20min 后松开，去除阴茎夹，开始手术。

体位采取高截石位，抬高患者双腿并提供足够的外展角度，臀部在手术床末端轻微“悬空”（图 2-10-6）。

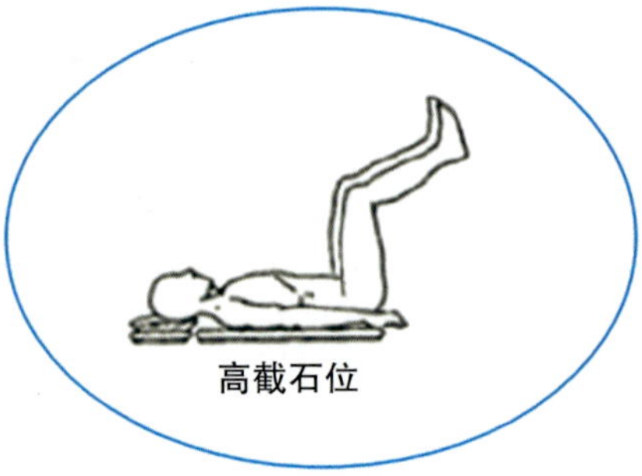

图 2-10-6　高截石位示意图

【手术步骤】

1. 总原则

（1）从膀胱颈至精阜前部连续悬扩通道。

（2）在增生前列腺前联合至尿道后壁（12 点到 6 点）直线距离的上 1/3 处安置前列腺束钉（图 2-10-7）。

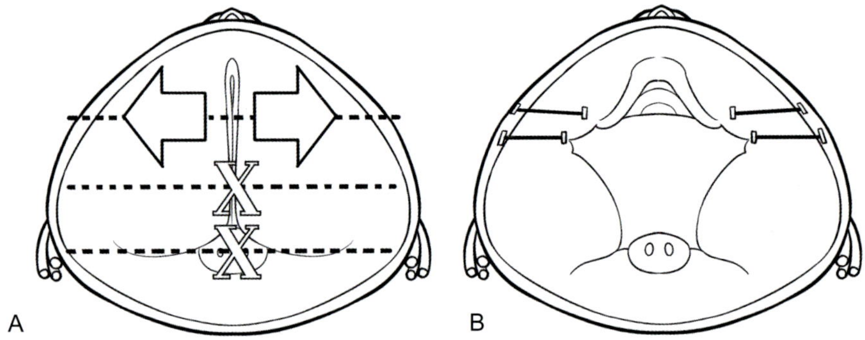

图 2-10-7　安置前列腺束钉位置

A. 植入束钉需要在上 1/3 位置；B. 置入束钉后尿道增宽

（3）治疗侧叶时，输送系统和出针角度位于 2 ～ 3 点和（或）9 ～ 10 点处；治疗梗阻性中叶时，可采用将输送系统从 3 ～ 4 点处将中叶向左侧挤压、出针（或反之从 8 ～ 9 点处将中叶向右侧挤压、出针）（图 2-10-8）。

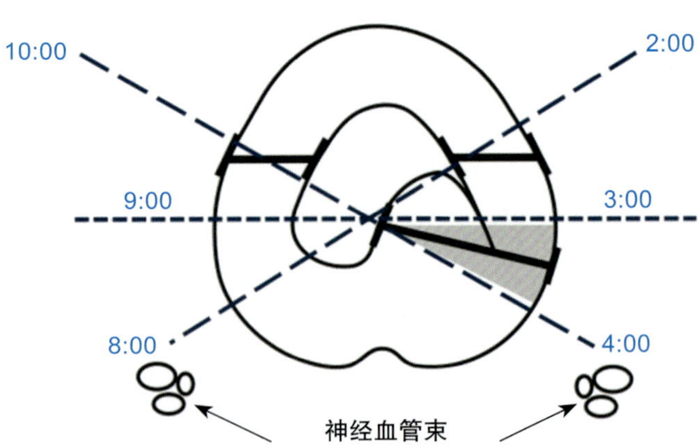

图 2-10-8　治疗梗阻性中叶的出针角度

（4）前列腺束钉植入是从近端前列腺部尿道（距膀胱颈口＞1.5cm）开始，随后进行远端前列腺部尿道（精阜平面）的植入（图 2-10-9）。

（5）如果前列腺部尿道通畅度仍不连续，可在尿道中部或根据需要增添并放置前列腺束钉。

（6）如果存在中叶阻塞，治疗中叶。

（7）治疗结束可从精阜窥视到膀胱颈（图 2-10-21，图 2-10-22）。

2. 具体步骤

（1）操作手件进入膀胱，转位，退至尿道植钉部位（图 2-10-10 ～图 2-10-12）。

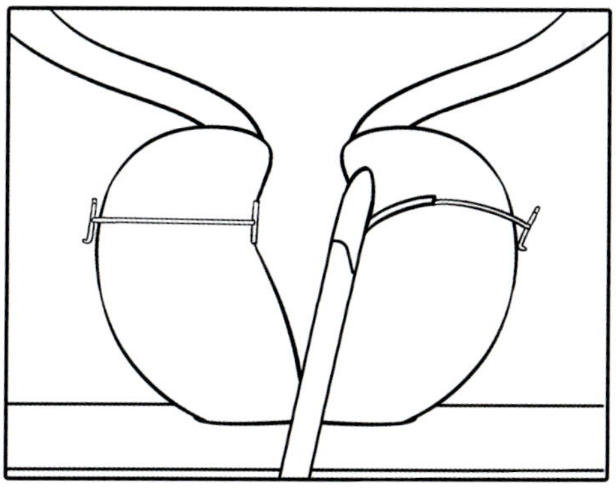

图 2-10-9 前列腺束钉植入示意图

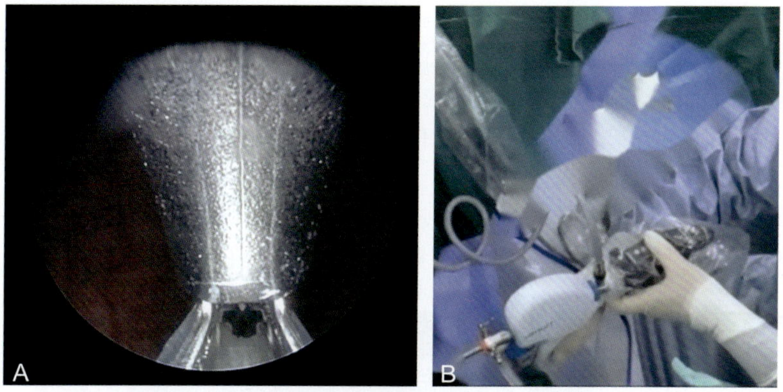

图 2-10-10 手柄垂直，进入膀胱

A. 转位前腔内所见；B. 外部手柄须垂直

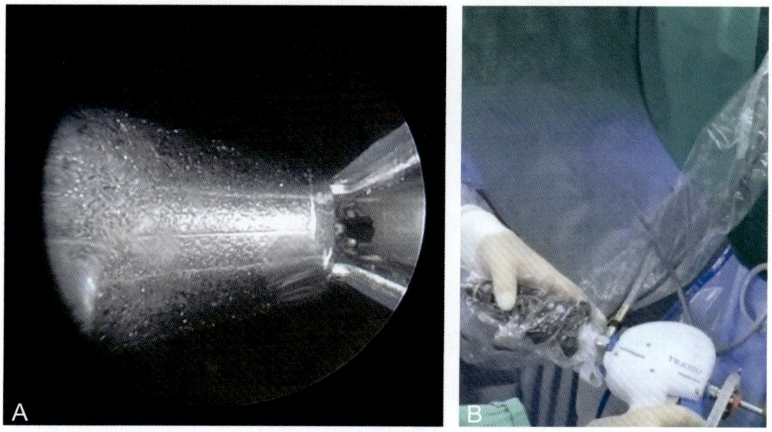

图 2-10-11 在膀胱内将手柄转位 90°

A. 转位后腔内所见；B. 外部手柄转位后位置

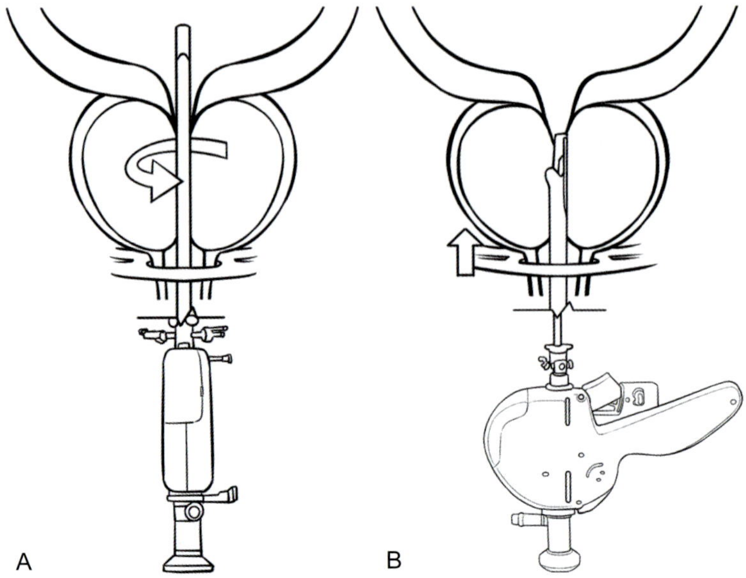

图 2-10-12 手柄旋转示意图

A. 手柄垂直位；B. 手柄水平位

（2）从距膀胱颈口 1.5cm 的前列腺部尿道近端开始，按术者个人习惯，可先左（2 ～ 3 点处）后右（9 ～ 10 点处）或先右后左，对前列腺侧叶植钉部位策划定位（图 2-10-13）。

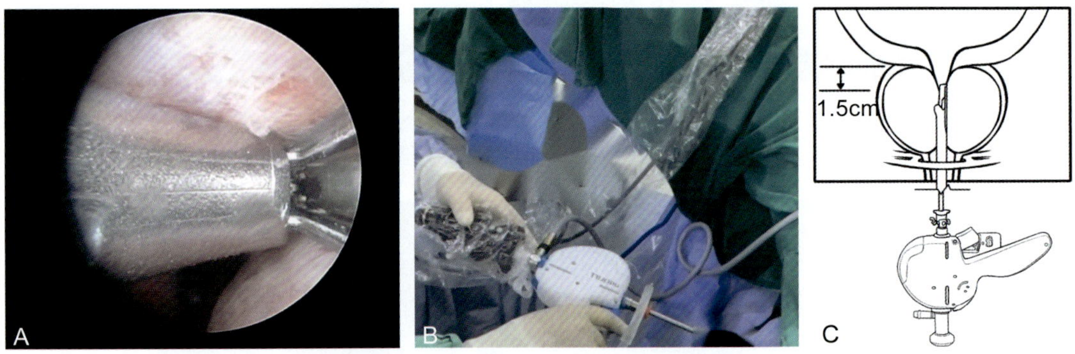

图 2-10-13 距膀胱颈口 1.5cm 的前列腺部尿道近端 2 ～ 3 点处植钉

A. 治疗手件头端距膀胱颈口 1.5cm 在腔内所示；B. 体外手柄位置；C. 相应的全景示意图

（3）以手柄正中进入尿道为中线，手柄远端向治疗侧对方偏移，与中线形成不小于 20° 的角度，治疗手件头端对治疗侧前列腺侧叶造成挤压。可根据前列腺侧叶的横径宽度选择挤压前列腺更合适的角度，对于侧叶横径明显宽厚的前列腺，角度可以更大些，最大可以到 40° 左右，这样对前列腺组织挤压会更多；对于侧叶横径较为窄薄的前列腺，宜减少挤压角度，避免空心针射出时遭遇耻骨造成损坏，导致包膜挂钩无法正常放置（图 2-10-14）。

（4）解开解锁键（图 2-10-14 手柄位置示意图中红圈示意部位）。

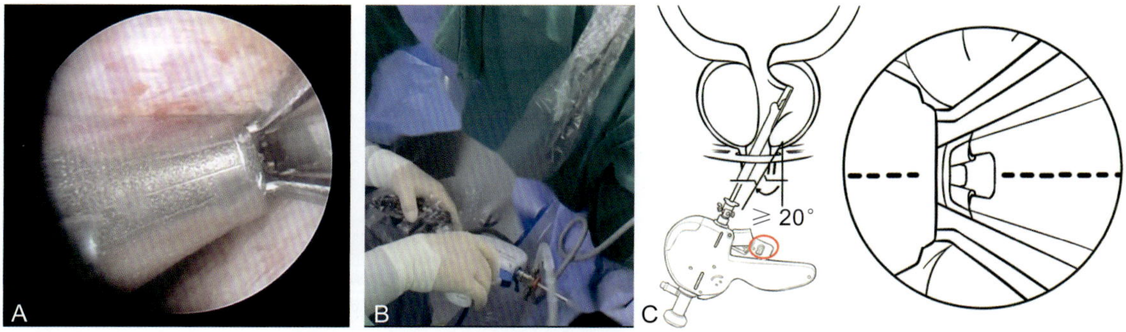

图 2-10-14 操作手件向前列腺侧叶采用适当的挤压与角度

A. 治疗事件头端 2 ～ 3 点钟方向挤压前列腺在腔内所示；B. 体外手柄位置；C. 相应全景示意图

（5）按压手柄上的释放空心针扳机（图 2-10-15 黑箭头）击发束钉，按压后可以听到束钉针释放时“啪”的声音，内镜下锁扣处可见深灰色空心针放出（图 2-10-15 红箭头）。

（6）保持挤压角度，同时按压手柄蓝色空心针触发键与灰色扳机退针按键（图 2-10-16 中箭头处），释放空心针内的包膜挂钩，锁孔内可见蓝色连接线。

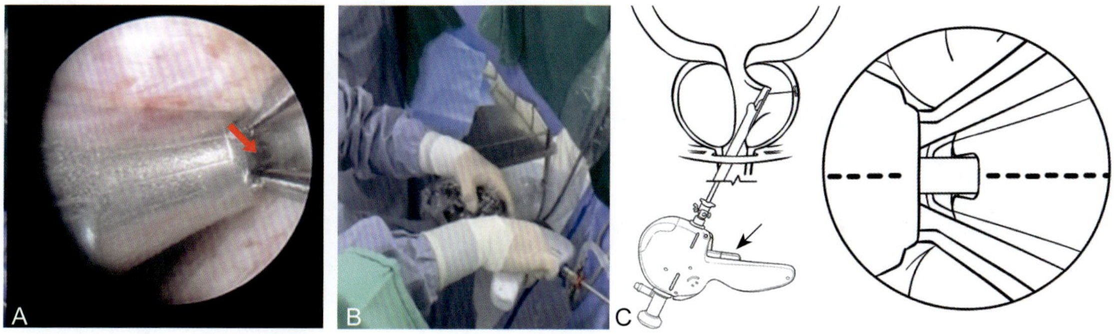

图 2-10-15 释放空心针

A. 治疗手件头端在释放空心针后腔内图像；B. 体外手柄位置；C. 相应全景示意图

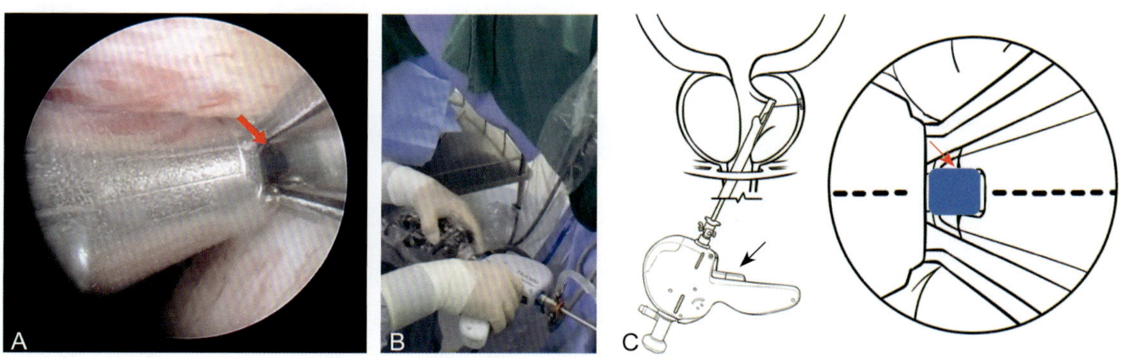

图 2-10-16 退针收紧线

A. 治疗手件头端空心针退针后腔内图像，可见蓝线；B. 体外手柄位置；C. 相应全景示意图

（7）略微减小操作手件头端挤压的力度、角度，保持接触组织，同时将操作手件头端向膀胱颈方向缓慢推进（图 2-10-17），此时锁孔内可看到蓝色线中央出现白线（系膀胱镜

的光线在单丝线上的反光）。当白线大约占据锁孔内可见部分的一半时，按下尿道端件释放按钮，完成不锈钢尿道端件的自动固定和连接线的切割（图 2-10-18）。

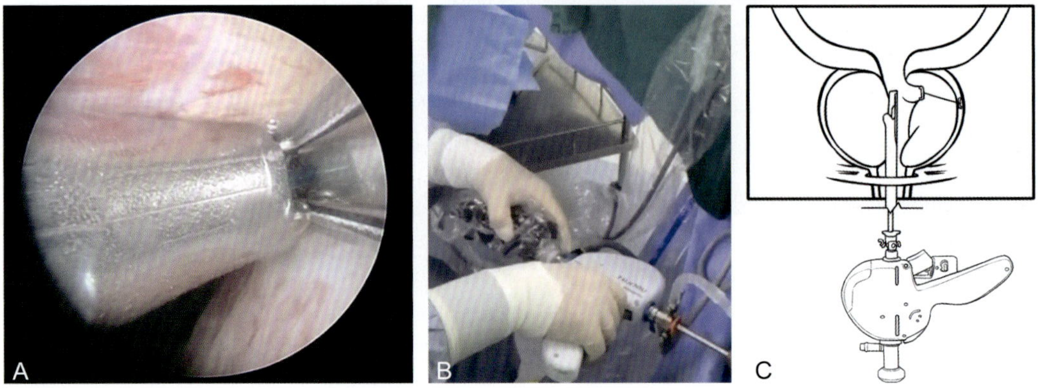

图 2-10-17　白线操作

A. 治疗手件头端腔内图像，可见蓝线；B. 体外手柄位置；C. 相应全景示意图

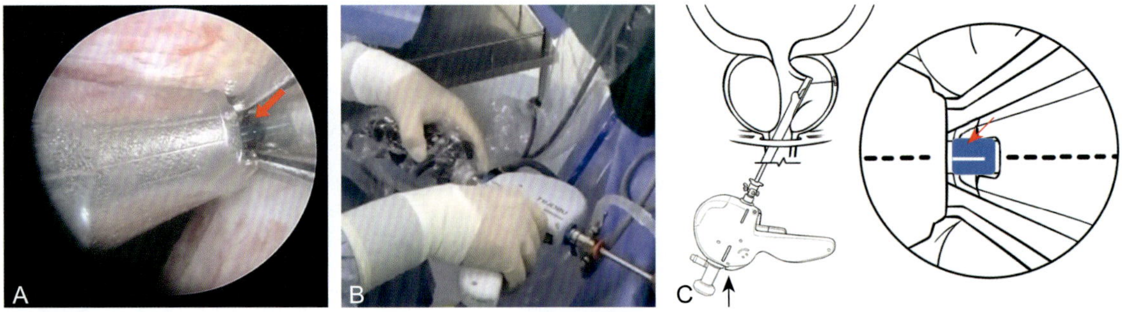

图 2-10-18　释放尿道端件

A. 治疗手件头端腔内图像，见蓝线中央白线；B. 体外手柄位置；C. 相应全景示意图

（8）手件挤压角度回正到中线，减少与尿道黏膜的直接接触。将器械尖端推回膀胱，转位 90°，使手柄恢复到垂直状态。然后退出操作手件，完成一个束钉植入的操作（图 2-10-19，图 2-10-20）。

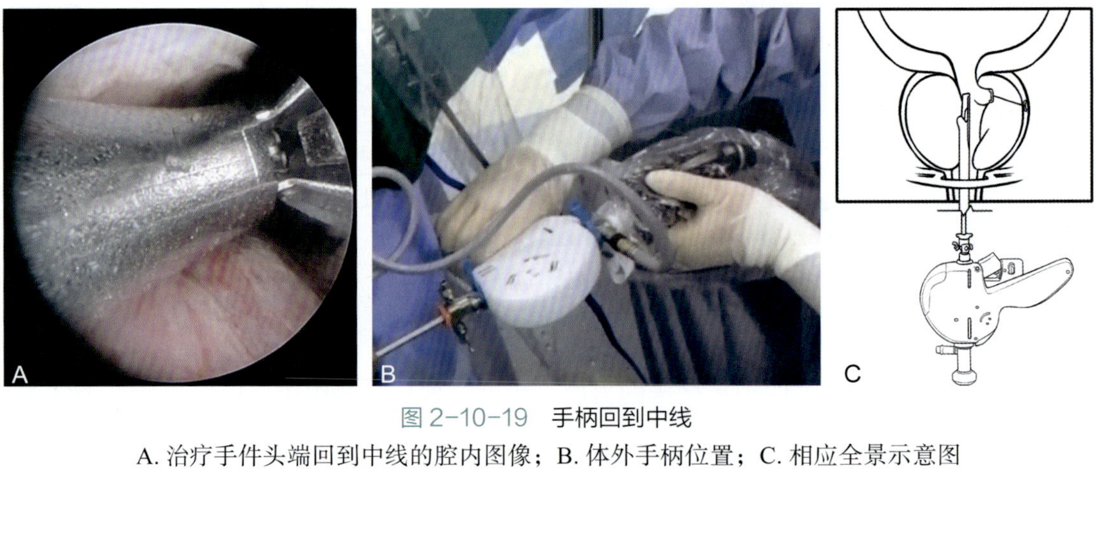

图 2-10-19　手柄回到中线

A. 治疗手件头端回到中线的腔内图像；B. 体外手柄位置；C. 相应全景示意图

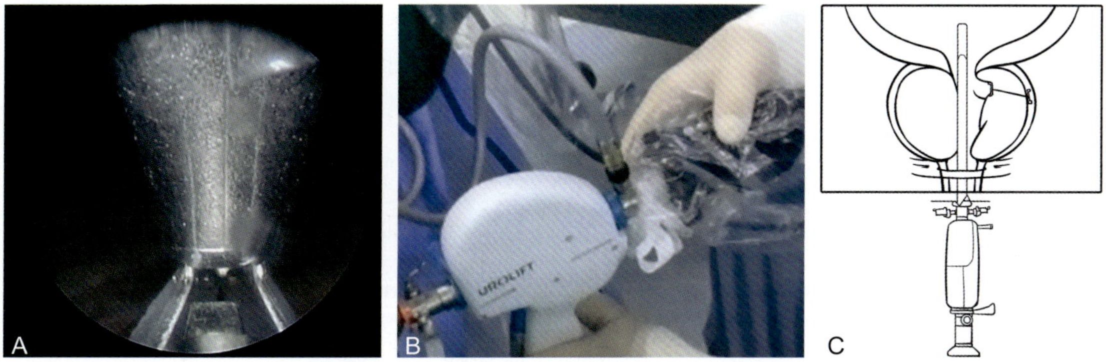

图 2-10-20 把器械尖端推入膀胱，旋转到正位

A. 治疗手件头端膀胱内垂直状态；B. 体外手柄位置；C. 相应全景示意图

（9）根据前列腺形态和前列腺部尿道的长度，植入适合数量及位置的前列腺束钉，每植入一个束钉需要更换一个新的输送系统。在完成所有前列腺束钉植入后，行膀胱镜检查（图 2-10-22），确认所有植入物组件与前列腺部尿道内的黏膜组织良好贴合并形成局部凹陷。确保植入物未进入膀胱或在伸入膀胱腔的膀胱颈处。评估膀胱三角区和膀胱是否存在损伤。如有需要，使用异物抓取器或其他适用器械取出放置不当的植入物（放置在膀胱内或暴露于停滞尿液中的植入物）或未与组织良好贴合的植入物（无张力的植入物或任何松动的植入物组件 / 器械组件）。

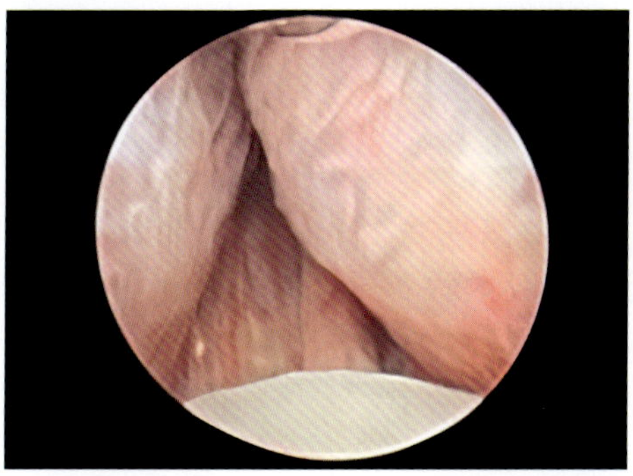

图 2-10-21 前列腺悬扩术前

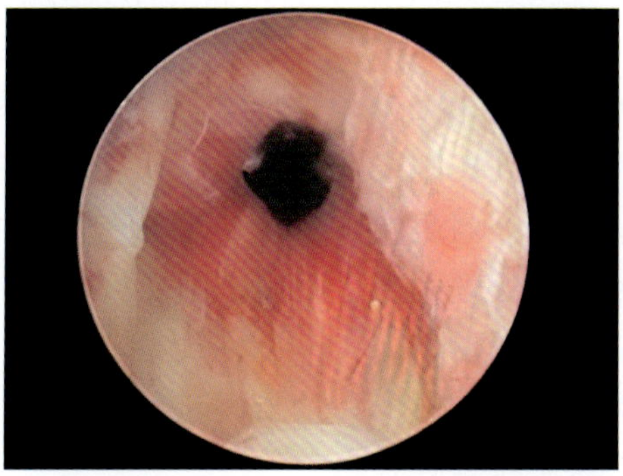

图 2-10-22 前列腺悬扩术后

3. 中叶的处理

如果从膀胱颈到精阜的前列腺侧叶均被悬扩，而中叶引起的尿路梗阻仍然存在，按照以下方法植入额外的前列腺束钉（一代产品植入方式）。

（1）将器械尖端放置到中叶一侧较深的沟中，将锁孔对准膀胱颈，然后使用输送系统尖端横向压缩中叶，同时依靠手柄前端的摩擦力将中叶牵拉回前列腺部尿道中。确保退缩和压缩期间，输送系统尖端在前列腺部尿道内，并且中叶组织不会从输送系统尖端滑落。

（2）一旦中叶回缩并且输送系统尖端在前列腺部尿道中，则继续压缩并慢慢开始将尖端旋转到更侧向的轨迹（3 ～ 4 点或 8 ～ 9 点方向），然后慢慢下压双手，使其更平行于地面。

（3）处理前列腺中叶时，前列腺束钉的包膜挂钩不应植入前列腺包膜的 4 ～ 8 点（图 2-10-8），以免损伤前列腺外部组织（如神经血管束、肠道组织）。

（4）鉴于目前国内只有一代产品，对中叶的控制和束钉植入有较高的技术要求，建议初学者慎重处理中叶增生的患者。

【手术要领】

（1）严格把握手术指征是患者手术效果良好的前提。

（2）PUL 的手术要点是输送系统准确定位、准确的束钉植入。

（3）处理前列腺侧叶时为避免损伤前列腺外部组织（如神经血管束），输送系统尖端应位于前列腺的前部 2 ～ 3 点和 9 ～ 10 点等位置（图 2-10-8）。

（4）根据前列腺侧叶横径宽度选择挤压角度（参见【手术步骤】），既要确保前列腺束钉穿过包膜，又要避免骨接触。

【手术并发症及处理】

1. 出血

术后出血主要由术中黏膜损伤引起，总体可控，一般 2 ～ 4 周消失。

2. 术后尿潴留

术前无尿潴留、手术操作顺利、手术时间短、尿道黏膜无明显损伤的患者，术后发生尿潴留的风险低，可以不留置导尿管。反之，宜主动留置导尿管，留置时间可根据临床经验酌情做相应调整。5 年随机对照试验（RCT）的数据显示，在排除了术前带管的患者人群后，所有接受 PUL 手术后留置导尿管的平均时间是 0.9d。

3. 感染

体温超过 38.5 ℃（口腔温度）：对症口服抗感染药物治疗。如无尿潴留，感染多数能在 7 天内得到控制。

4. 疼痛和刺激症状

可对症处理，不适反应多因前列腺束钉引起，一般术后 2 ～ 4 周，症状可以缓解。

5. 尿道大量出血

保守治疗无效，大量出血时需膀胱镜检查，了解出血情况。

6. 膀胱持续性痉挛

口服 M 受体阻滞剂如托特罗定、索利那新，或 β3 受体激动剂如米拉贝隆对症处理，上述药物治疗效果欠佳时可考虑使用吗啡缓解膀胱痉挛。

7. 睾丸或阴囊疼痛、肿胀和（或）发炎

对症治疗，可适当应用止痛治疗。

视频 7　前列腺悬扩术

（周　览　齐　隽）

第十一节　经尿道前列腺水蒸气消融术

【概述】

良性前列腺增生（BPH）是中老年男性中常见的疾病，其发病率随着年龄的增长而上升。经尿道前列腺水蒸气消融术（Rezūm）是一种新型微创技术，利用水蒸气对前列腺组织进行消融，以改善下尿路症状（lower wrinary tract symptom，LUTS）。2015 年，Rezūm 热蒸汽治疗系统作为一种新型的 BPH 微创治疗系统（图 2-11-1），于美国获批应用于临床，至今已成功完成了数十万例前列腺增生的治疗。2022 年 3 月，Rezūm 热蒸汽治疗系统正式引入我国。一项为期 4 年的单盲、随机对照研究结果显示，水蒸气治疗后 I-PSS 评分降低了 47%，最大尿流率增加了 50%，生活质量评分提高了 43%。一项前瞻性、多中心、双盲、随机对照试验中，水蒸气治疗组在术后 3 个月的随访结果显示，该治疗对于改善由前列腺增生引起的 LUTS 有显著效果，其中 I-PSS 降低 48%，生活质量提高 45%，最大尿流率提高 44%，而再次手术率仅有 4.4%，显示前列腺增生水蒸气消融术不仅短期有效，而且效果持久。Rezūm 技术利用热蒸汽通过对流扩散至前列腺组织，释放热能导致细胞坏死，实现组织消融，手术时间短、风险低、并发症少，并且对性功能影响较小，在前列腺增生治疗领域展现出了广阔的前景。

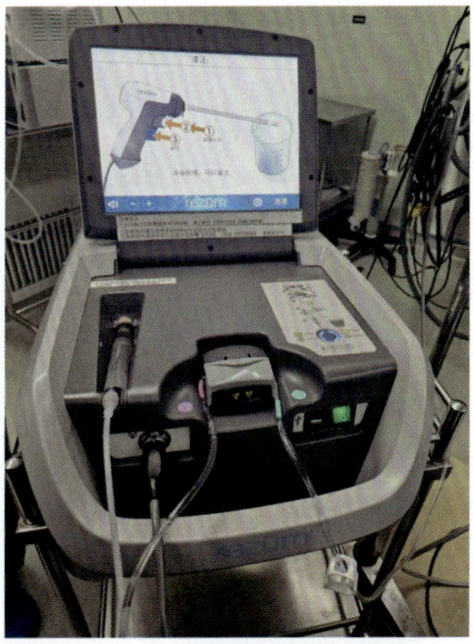

图 2-11-1　Rezūm 热蒸汽治疗设备

【器械设备】

Rezūm 系统由一次性使用的水蒸气治疗设备组成，主要包括 Rezūm 发生器和手持式 Rezūm 输送装置。发生器的主要功能包括产生射频能量和监测灌注的盐水量以防止膀胱过度充盈；输送装置是一次性使用的仪器，其中包含用于输送蒸汽的针头。

针头周围有 12 个小孔，以 120° 间隔开，能够允许水蒸气在周围均匀、可控地扩散。103℃的水蒸气经尿道注入前列腺治疗区。水蒸气的注入压力略高于间隙压力，以便于蒸气通过对流快速扩散通过细胞间隙。当水蒸气在体温下与组织接触时冷凝成液态，可将能量传递到治疗区组织的细胞外膜上，使治疗区内的细胞瞬间坏死，并留下 1.5 ～ 2.0cm 的球形烧蚀区。

【适应证】

该技术适用于 50 岁及以上、前列腺体积在 30 ～ 80ml 的 BPH 患者，尤其适合有中叶增生或中央区增生的患者，适合那些希望通过微创方式缓解症状，同时希望保留性功能的患者。

【禁忌证】

（1）曾做过尿道括约肌植入术的患者。

（2）植入阴茎假体的患者。

（3）有严重尿路感染且未治愈。

【术前准备】

术前需要进行全面的尿路检查，包括 B 超、I-PSS 评分、尿常规等，并排除尿路感染。术前需对患者进行详细的期望管理，说明手术过程可能引起的短期不适，如血尿和尿痛等，这些症状在手术后 1 ～ 3 个月内将逐步改善。

【麻醉和体位】

静脉镇静麻醉。取截石位。

【手术步骤】

（1）打开热蒸汽治疗设备，连接热蒸汽治疗导管及膀胱镜，并接通管路。运行治疗前热蒸汽循环，热蒸汽循环完成后收回穿刺针。

（2）将热蒸汽治疗导管经由尿道口插入尿道，观察尿道及前列腺，估计前列腺治疗长度（即从膀胱颈到精阜）作为热蒸汽治疗区，确定每个叶的治疗次数（图 2-11-2，图 2-11-3）。

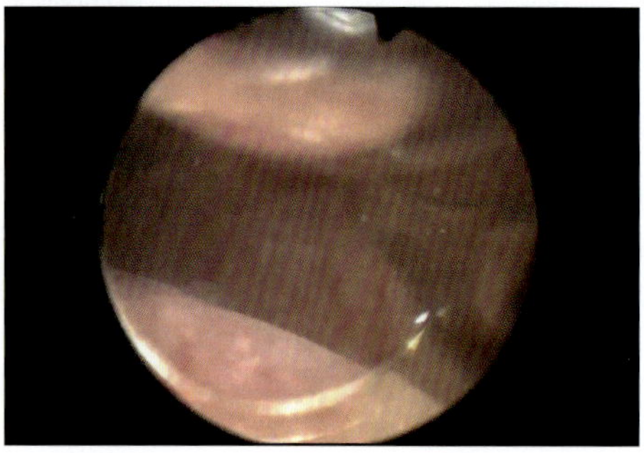

图 2-11-2 寻找膀胱颈

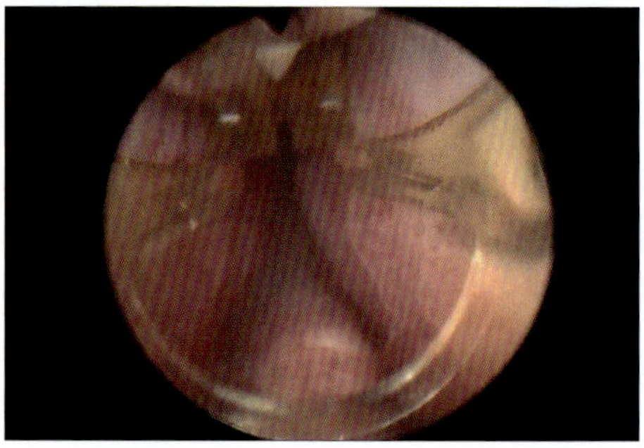

图 2-11-3 确定精阜位置

（3）将热蒸汽治疗导管旋转 90° （水平），后移置于距离膀胱颈 1cm 的位置。将热蒸汽治疗导管探杆的远端靠在外侧尿道壁上，按压按钮，将穿刺针伸入前列腺腺体并确认穿刺针完全插入前列腺。

（4）按住热蒸汽按钮，以启用热蒸汽，9s 为 1 个周期，直到治疗周期完成。

（5）松开热蒸汽按钮，向上推动穿刺针收回按钮收回穿刺针。按照计划完成全部治疗。随后，将针头缩回并重新定位在距离前一注射部位 1cm 远的位置，重复上述操作，直到精阜近端。

（6）对于侧叶或中叶的膀胱内前列腺突出物，将热蒸汽治疗导管置于距突出物近端边缘 1cm 处，并通过将穿刺针朝中线放置约 45° 来进行热蒸汽治疗。

（7）完成治疗后，窥视检查尿道和膀胱，取出热蒸汽治疗导管。留置 18Fr 双腔尿管。

【术后护理】

手术后通常放置导尿管 7 ～ 14d，部分患者可能需要留置更长时间。术后建议患者继续使用 α 受体拮抗药和抗生素一段时间，以促进恢复。术后常见并发症是轻微的血尿和尿痛，通常无需特别处理，3 ～ 4 周后会逐步消退。

【手术要领】

（1）准确定位膀胱颈到精阜的范围是手术成功的关键。

（2）对于侧叶或中叶的向膀胱内前列腺突出物，将热蒸汽治疗导管置于距突出物近端边缘 1cm 处，并通过将穿刺针朝中线放置约 45° 来进行热蒸汽治疗。

（3）确定在前列腺消融的四个维度（角度、深度、时度和密度）达到最大的治疗效果（图 2-11-4 ～图 2-11-6）。在热蒸汽消融术中，角度与视野范围（field of view，FOV）是密切相关的两个因素。角度指的是治疗导管在穿刺时与中线的夹角（通常为 45° ）；FOV 则指的是治疗导管的视场角度，决定了蒸汽的有效覆盖范围。通过精确控制穿刺角度，可以确保 FOV 能够覆盖整个前列腺病变区域，从而达到最优的治疗效果。调整不同的角度可以动态地影响 FOV 的分布，因此在手术过程中，精确的角度与 FOV 的统一至关重要。

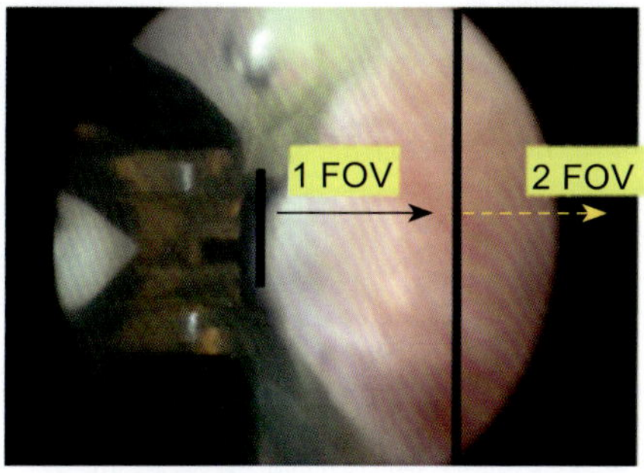

图 2-11-4　确定角度

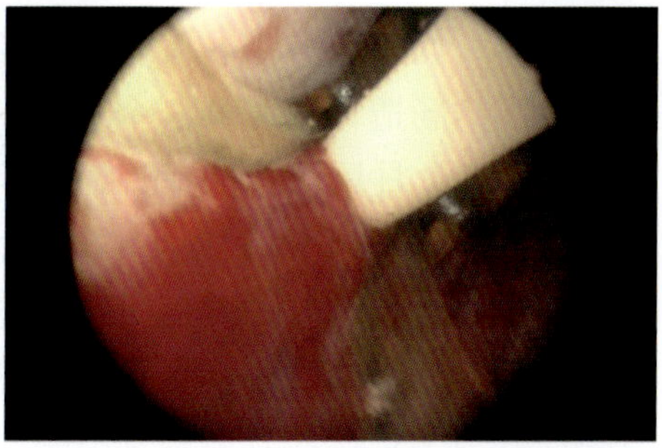

图 2-11-5　确定深度和时度

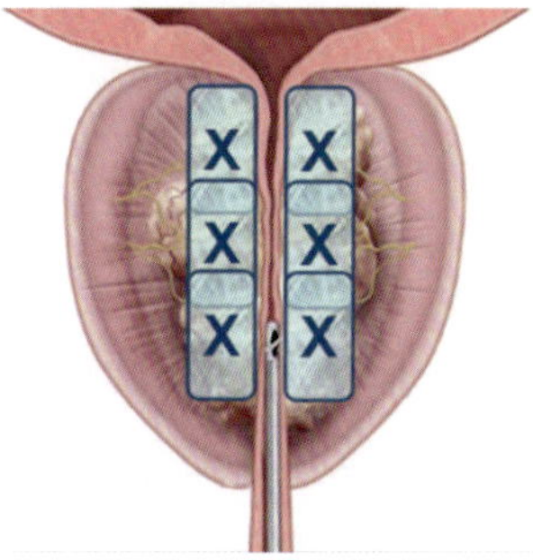

图 2-11-6　确定密度

统一角度与 FOV 的操作方法：①精确定位。在治疗过程中，通过精准定位膀胱颈到精阜的范围，选择一个合适的角度，使得 FOV 能够均匀覆盖病灶区域，可避免漏治或过度治疗；②动态调整。根据术中影像学反馈或手术探针反映的信息，动态调整角度和 FOV，确保治疗区域的完整性和效果。

【手术并发症及处理】

参考本章第十三节“经尿道内镜前列腺手术并发症的预防及处理”。

视频 8　前列腺增生水蒸气消融术

（王新安　吴登龙）

第十二节　改良经肛门路径修补前列腺癌根治术后膀胱直肠瘘

【概述】

膀胱直肠瘘为前列腺癌治疗的严重并发症，可继发于前列腺癌根治术、前列腺放射治疗、前列腺高能聚焦超声治疗、前列腺冷冻治疗等。在我国，前列腺癌根治术是膀胱直肠瘘的主要发病原因，国外各中心报道发生率不等，高者可达11%，国内亦有小宗病例报道。目前尚无关于开放手术与腹腔镜手术后瘘发生差异的明确结论，但经会阴路径根治术后瘘的发生率明显高于其余术式。

前列腺癌根治术后出现的瘘可因肿瘤粘连直肠壁、高能量手术设备损伤直肠壁等引起，多于术后2周内发现瘘阳性征象。如前列腺癌根治术中发现直肠损伤，在术前肠道准备的情况下立即修补有较高成功率，但多数患者是在术后因发热、肛门漏液等发现瘘，失去了立即手术修补的时机。此时可根据瘘口大小决定是否进行尿、粪改道。如瘘口较大，可出现盆腔感染，伴严重的脓毒血症，应及早尿、粪改道。如瘘口较小，仅有气尿及轻微肛门漏液，则留置导尿是一种可选方案。瘘修补手术常在结肠造口术2～3个月后，在瘘口瘢痕软化后进行；留置导尿密切观察者以3个月为限，3个月后行相关检查，瘘口仍未闭合者则应行手术准备。

膀胱直肠瘘的手术入路包括经腹、经会阴、经括约肌、经肛门及联合路径等。手术方法各有优缺点：经会阴路径是泌尿外科医师最为熟悉的手术入路，能更好地暴露瘘口，利用游离周围组织瓣嵌入瘘口，可能获得更好的修补成功率，但此方法往往对术后控尿及勃起功能影响大；York-Mason术式为经典的经括约肌路径修补，此术式出血少，但无法获取足够的组织瓣嵌入，同时可能伴术后肛门狭窄或排便失禁；经肛门路径手术亦为有效的修补方式，本章节采用改良经肛门路径，用电切镜将瘘管及周围瘢痕组织切除，并利用电切襻物理分离膀胱及直肠壁，然后在直视下行手术修补，具有损伤小、学习曲线短、可重复手术等优点。

【器械设备】

双极等离子电切设备；常规尿道开放手术器械。

【适应证】

低位、瘘口较小、未经放疗的患者。

【禁忌证】

高位、巨大瘘口。

【术前准备】

术前行尿液培养，选择敏感的抗生素；置三腔膀胱造瘘管/导尿管行膀胱冲洗，并冲洗直肠。推荐术前行结肠造口术，在结肠造口时封闭结肠远端切口，以防止肠内容物向远端下降。对于瘘口小、身体条件允许、依从性好的患者可不行结肠造口术，于修补术前3d给予肠外营养，并灌肠。于修补术前行尿道造影及膀胱镜检查，以观察膀胱容量，明确是否合并尿道狭窄，以及瘘口个数、位置、大小、走向等。

【麻醉和体位】

全身麻醉。取俯卧、两腿分开的折刀体位（图 2-12-1）。

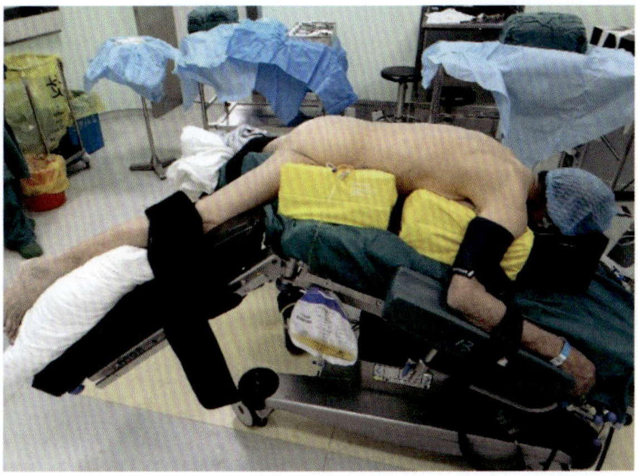

图 2-12-1　手术体位

【手术步骤】

（1）电切镜自肛门进镜，保持冲洗引流通畅，根据术前尿道造影、膀胱镜检查结果确定瘘口位置（图 2-12-2，图 2-12-3）。

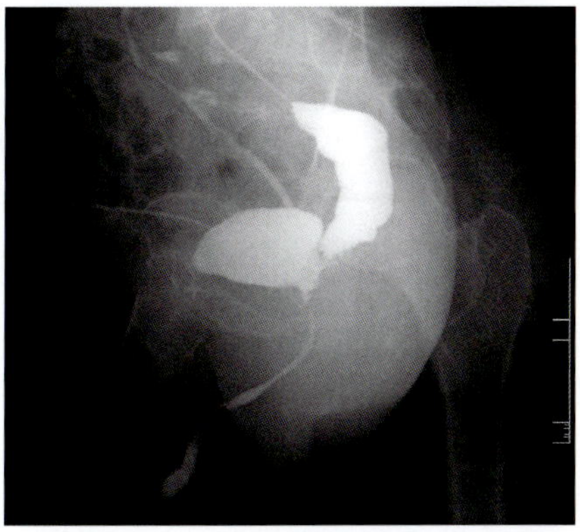

图 2-12-2　尿道造影见膀胱直肠瘘

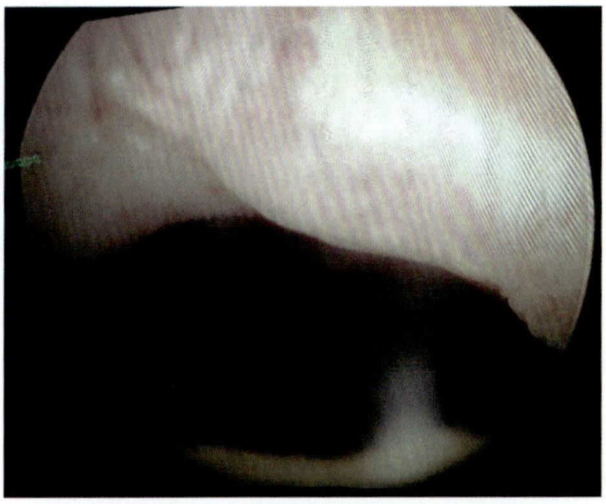

图 2-12-3　膀胱镜检查见瘘口

（2）用电切襻将瘘管黏膜及瘢痕组织切开，并利用电切襻在直肠壁与膀胱壁之间分离出间隙（图 2-12-4）。

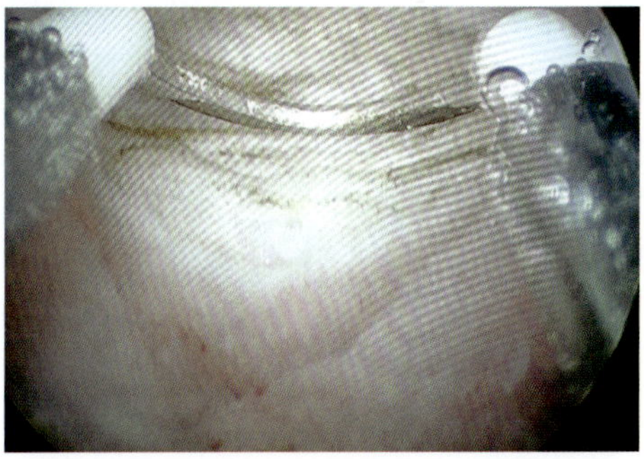

图 2-12-4　电切襻切开瘘管，分离膀胱直肠壁

（3）上述步骤完成后退镜，扩肛，直视下暴露瘘口进行修补。

（4）瘘口分 2 层错位缝合：以 3-0 可吸收线缝合膀胱壁层（图 2-12-5），以 2-0 可吸收线缝合直肠壁层，缺损较大者采取间断缝合（图 2-12-6）。

（5）缝合完成后结合术前膀胱造影，根据膀胱容量行注水试验，初步验证修补效果，给予无痛碘冲洗直肠。

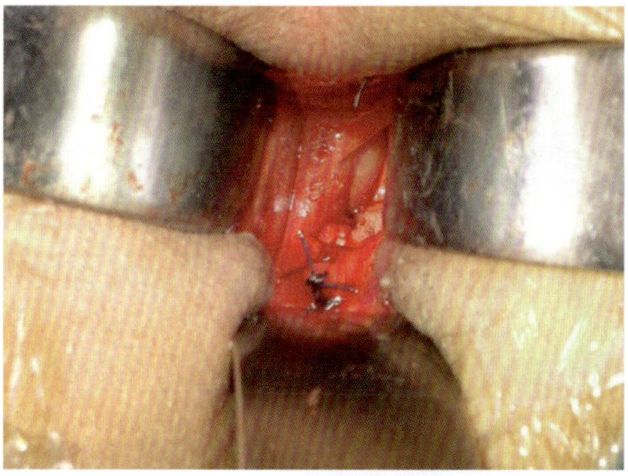

图 2-12-5 缝合膀胱壁层

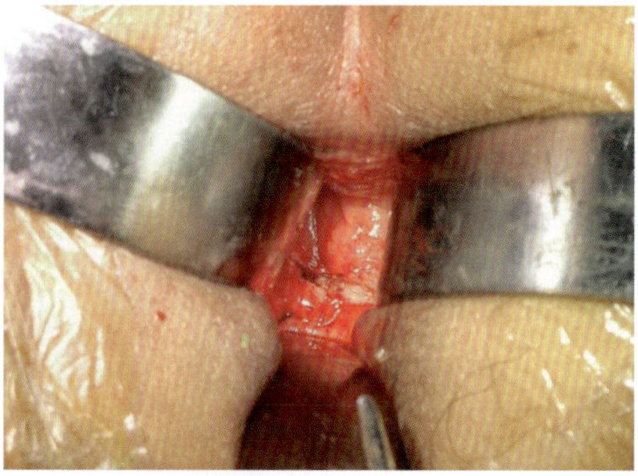

图 2-12-6 缝合直肠壁层

【手术要领】

（1）术前行造影及膀胱镜检查明确瘘口大小、位置、走向等信息，是制订手术方案的必要步骤。

（2）术前充分评估，减少术中吻合口张力，必要时可切开肛门括约肌以保证视野，降低手术难度。

（3）术后充分解痉、抗感染处理，以减轻术后初期吻合口的张力。

【术后处理】

（1）术后给予抗感染、解痉等处理。

（2）经肛管给予温生理盐水冲洗，48h 后拔除肛管，患者可下床活动，留置膀胱造瘘管 / 导尿管。

（3）行结肠造口术者术后 6h 恢复饮食；未行结肠造口术者给予肠外营养，10d 后进流质。

（4）术后每个月门诊复查，更换膀胱造瘘管 / 导尿管；术后 3 个月行膀胱造影及膀胱镜检查。

【手术并发症及处理】

本术式并发症少。如术前准备不充分，或术中电切瘘管时引流不畅，可出现术后发热，甚至出现脓毒血症，可根据术前尿液培养的结果选择敏感性抗生素，给予抗感染治疗。

视频 9 改良经肛门路径修补前列腺癌根治术后膀胱直肠瘘

（吴登龙 黄盛松）

第十三节　经尿道内镜前列腺手术并发症的预防及处理

经尿道前列腺切除术（TURP）是治疗前列腺增生的金标准，但 TURP 有一定的并发症，其发生概率和严重程度因能量平台的选择、医师的操作熟练程度和前列腺增生的体积 / 大小而有所不同。

一、术中并发症

（一）出血

出血是 TURP 术中对出血处电凝无效时最常见的并发症。1989 年 Mebust 报道，在 TURP 术中需要输血者占 2.5%，术后因出血而需要输血者占 3.9%。1997 年 Neall 统计了 4226 例 TURP，其中因大出血而停止手术者 38 例，其中 10 例改为开放手术。TURP 术中引起大出血的主要因素是手术医师缺乏 TURP 经验和前列腺体积太大，此外与患者术前服用抗凝药物、术中血压过高、合并前列腺炎症、泌尿生殖系统感染、有尿潴留病史及进行过前列腺穿刺活检也有一定的关系。

1. TURP 术中出血的处理技巧

（1）切除前列腺组织要有序进行，如前列腺体积不是很大，可以先切除一叶，进行彻底止血后再切除另一叶，如先切除中叶后再切除左侧或右侧叶。对特别大的前列腺可根据前列腺肿大的程度，把要切除的一叶前列腺分二段、三段，甚至分四段、五段切除，一定要步步为营，切至近前列腺包膜时再止血，以利于在局部前列腺手术创面进行有效止血，千万不要在前列腺表面东切一块，西切一块，一旦前列腺创面广泛出血，满视野均为红色，再寻找出血点比较困难，很费时间，造成前列腺创面更多的失血。

（2）通常用电切环对前列腺组织出血点直接进行止血均有效，当对出血点止血无效时，可从出血血管周边进行止血。

（3）对大的动脉出血，由于出血量大，视野不清，用电切镜正面寻找出血动脉破口很困难，应该加快冲洗速度，可使电切镜鞘超过出血处，用电切镜鞘向各个方向尝试紧压迫前列腺组织，当视野突然变清，镜鞘头端下方肯定是动脉断端出血处，此时向尿道外口慢慢移动镜鞘，当显露部分破裂出血动脉管壁口时，在破裂动脉血管壁的远镜点及侧面用电切环电凝前列腺组织，进行止血，出血量会减少，然后向近镜端稍微移动镜鞘，慢慢退出电切镜鞘并伸出电切环继续进行血管破口旁和后方组织电凝，最后再电凝血管腔面，往往可以达到彻底止血的目的。如动脉口径太大，可以重复几次同样动作进行止血。

（4）有时遇到前列腺窝内比较大的动脉出血，视野内一片红色，视野不清，可能是血液喷射到对侧壁反射所致。应加快冲洗速度、加大冲洗流量，如在一面找不到出血点，应立即变换方向，翻转电切镜到对侧壁寻找出血动脉。

（5）有的出血点是在前列腺组织深处，在凹凸不平组织表面止血无效时，应该切平不规则的、凹凸不平的前列腺组织，显露和处理隐藏的出血点。

（6）遇到前列腺创面大血凝块下的出血，一定要在清除血块后找到出血点，否则在血块上止血往往无效。

（7）TURP 结束前，排空膀胱，在膀胱持续低压冲洗下检查手术创面，因在膀胱低压时可发现潜在的出血点。当大的出血点止血后，可再次排空膀胱，并且减慢冲洗速度或降低冲洗流量，以发现静脉出血。

（8）对小的静脉窦出血可以尝试在静脉窦边缘组织电凝止血，但因静脉窦管腔粗且薄，往往电凝止血无效，电凝反而会加大出血，此时应立即停止手术，迅速插入 22Fr 三腔气囊导尿管，把气囊充水 50～60ml 后牵引，通过气囊牵引压迫膀胱颈部和损伤的静脉窦管壁，以达到止血的目的。此举能够止血的原因一方面是气囊对静脉窦破口的直接压迫，另一方面是隔离前列腺窝内血液流入膀胱，等到前列腺窝内出血达到一定的压力时，可以阻止静脉窦再出血。要防止静脉窦损伤，建议 TURP 中切除前列腺联合部时要薄切、浅切，最好将该步骤安排在手术最后阶段，一旦发生静脉窦损伤可立即结束手术。总之，止血要准确，止血由远到近，边观察边止血，避免切穿前列腺 12 点处包膜和盲目止血。

2. 预防 TURP 术中出血的措施

（1）手术医师应该根据自身的 TURP 学习曲线，选择适合自己的患者进行手术。

（2）对术前服用抗凝血药物的患者，为避免停用抗凝血药物可能引发的血栓形成的风险，可使用肝素替代的方法。

（3）对体积比较大的前列腺，可让患者术前服用 2 周非那雄胺以减少术中出血。

（4）术前对尿潴留患者进行保留导尿，控制好前列腺穿刺活检可能引起的感染或术前存在的尿路感染。

（二）损伤

1. 尿道损伤

包括尿道黏膜损伤和尿道穿孔。①尿道黏膜损伤：尿道黏膜损伤多发生在尿道外口和球部尿道，由于电切镜镜鞘与闭孔器之间存在细小间隙，在相对小的尿道外口进镜可能会造成部分尿道外口的黏膜挫伤、裂伤或剥脱。球部尿道损伤通常发生在膜部括约肌尚未展开前强行进镜（图 2-13-1），为后期形成球部尿道狭窄留下隐患。②尿道穿孔：如未看清尿道，采用暴力进镜会误入尿道外或膀胱周围组织，形成假道（图 2-13-2～图 2-13-4），当阴茎出现水肿时，说明有尿道全层裂伤；如前列腺两侧叶不对称增生或前列腺中叶特别大，会导致前列腺部尿道弯曲、狭窄与变形，当电切镜进入此部位时，冲洗液进入速度会降低，视野不清，如暴力进镜可能会穿过前列腺进入膀胱、膀胱三角区下方，破坏膀胱三角区的解剖结构，此时可以看到蛛网膜细纤维样结构和黄色海绵泡沫样脂肪组织（图 2-13-5～图 2-13-8），而看不到正常尿道黏膜和膀胱颈部。

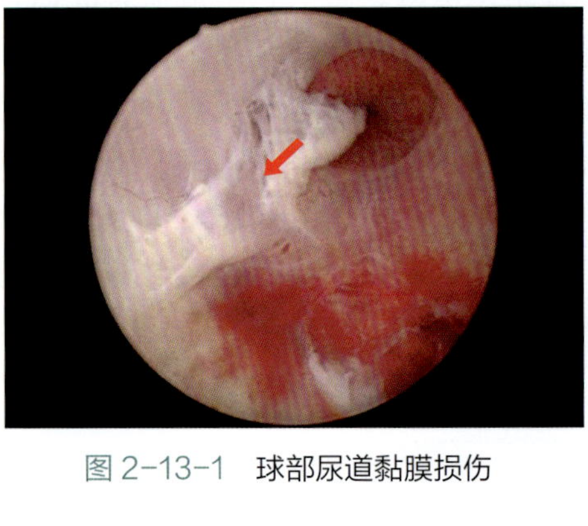

图 2-13-1 球部尿道黏膜损伤

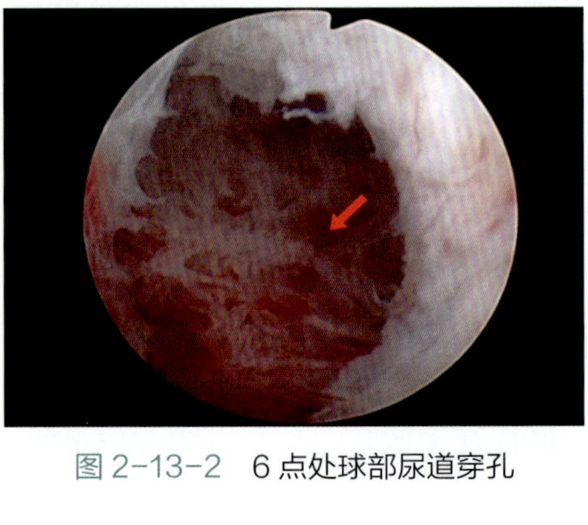

图 2-13-2 6 点处球部尿道穿孔

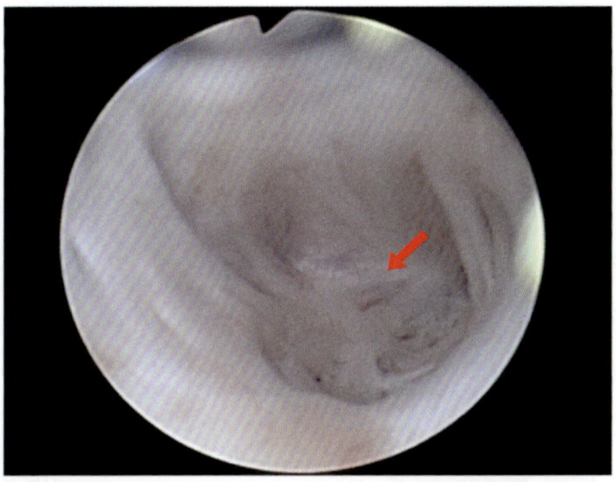

图 2-13-3 球部尿道穿孔，进入膀胱壁后方

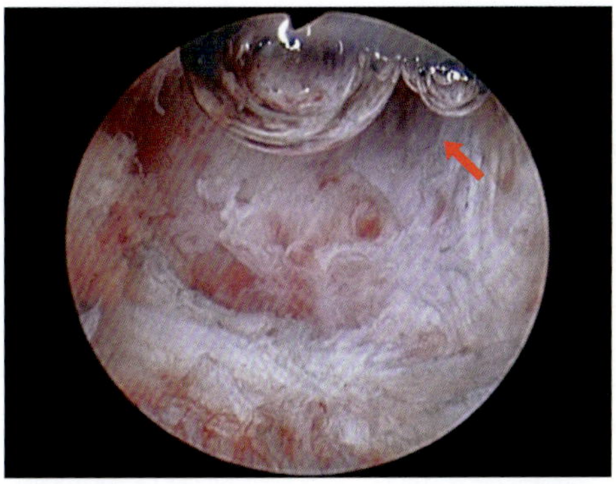

图 2-13-4 膀胱颈部上方 12 点处尿道穿孔（气泡处）

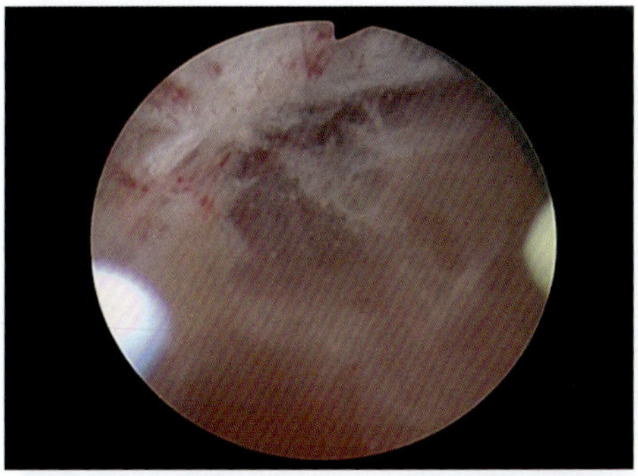

图 2-13-5 电切镜经尿道进入膀胱三角区下方

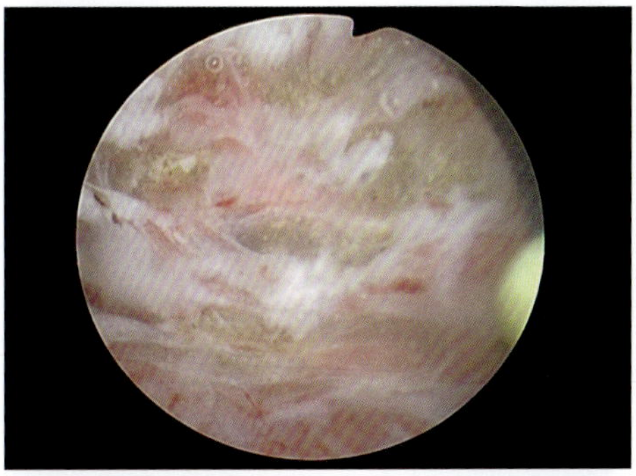

图 2-13-6 电切镜进入膀胱三角区下方，见直肠外脂肪组织

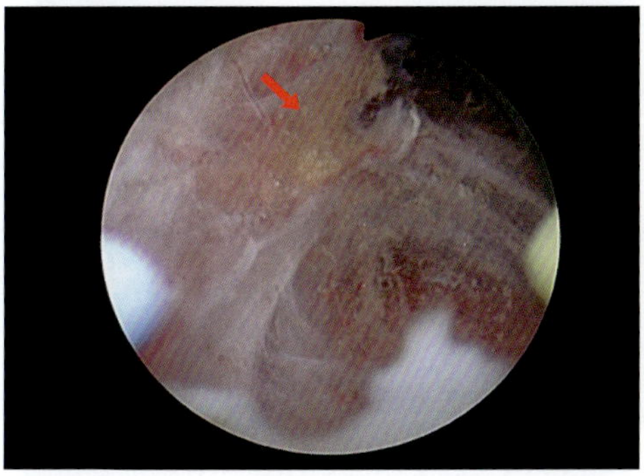

图 2-13-7 膀胱穿孔，见直肠前脂肪

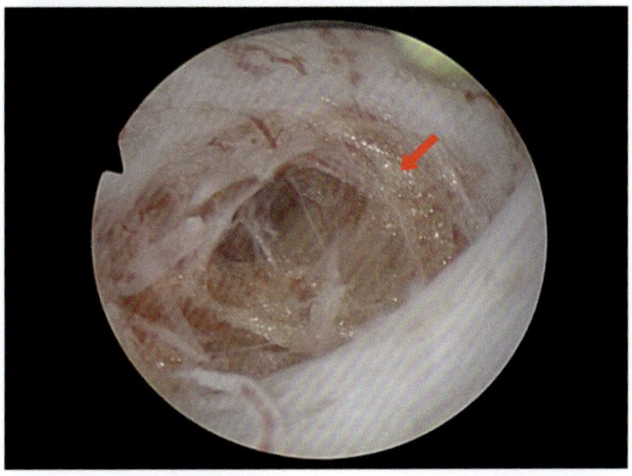

图 2-13-8 膀胱颈部 5 点处穿孔，可见脂肪组织

（1）处理：对尿道损伤患者，如发生尿道穿孔后能在窥视下重新调整电切镜位置，找到正常尿道通路，仍可继续手术，术后留置导尿管时间可适当延长，术后仍然能够恢复尿道的正常解剖。否则只能进行膀胱造瘘术，延期手术。

（2）预防：①遇到尿道外口相对狭窄的患者，避免尿道外口损伤的最好方法是把尿道外口扩到＞27Fr 或适当切开尿道外口 6 点处；②进镜前在尿道内注入足够的润滑剂，同时在镜鞘表面充分涂抹润滑剂；③进镜时把尿道向上拉直，窥视下镜鞘按尿道弧度缓慢推进，在进入尿道膜部前加大膀胱冲洗压力，等待膜部括约肌完全展开，看清楚尿道腔后进镜，可避免尿道穿孔损伤的发生；④如患者阴茎过小，尿道过细，不要勉强进镜，可采用膀胱造瘘，应用外径比较小的单向进水的电切镜进行 TURP。

2. 前列腺包膜穿孔

TURP 中前列腺包膜穿孔发生的概率约为 1.7%。在没有清晰辨认前列腺组织的情况下，电切过深会造成前列腺包膜穿孔，此时可在穿孔处看到的脂肪或前列腺周围组织，有时可见附在脂肪上的小气泡（图 2-13-9 ～图 2-13-17）。发生前列腺包膜穿孔主要与术者操作不熟练、对前列腺外科包膜的解剖标志辨认不清、前列腺体积过大、术中出血引起视野不清有关。

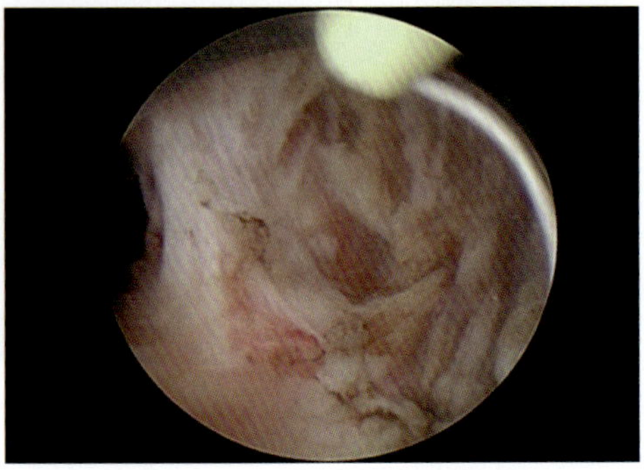

图 2-13-9　膀胱颈部边缘前列腺包膜穿孔

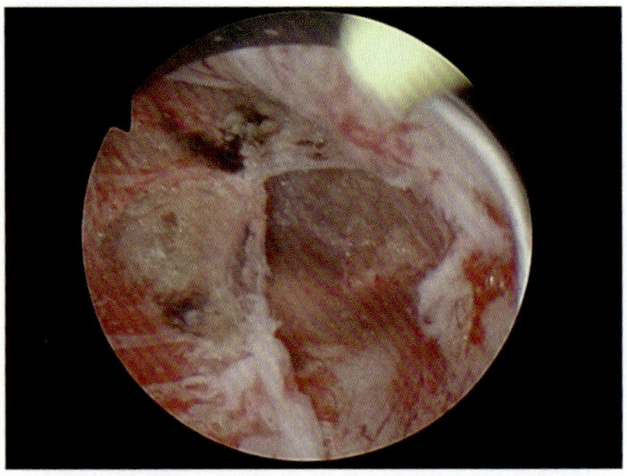

图 2-13-10　前列腺包膜穿孔，见包膜外脂肪及出血

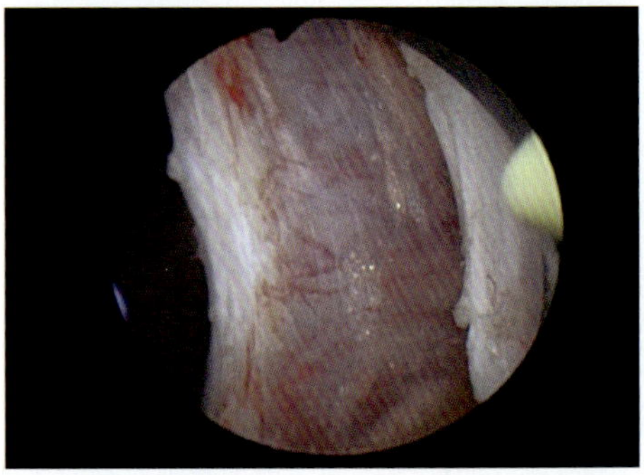

图 2-13-11　膀胱颈部左侧壁前列腺包膜穿孔

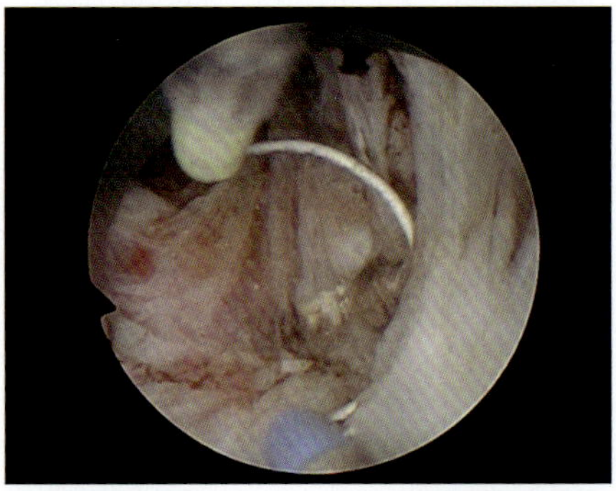

图 2-13-12　前列腺包膜穿孔

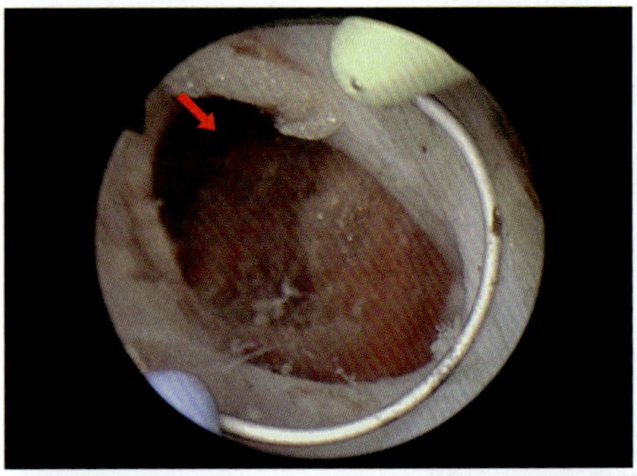

图 2-13-13　完全切穿和切除部分前列腺包膜

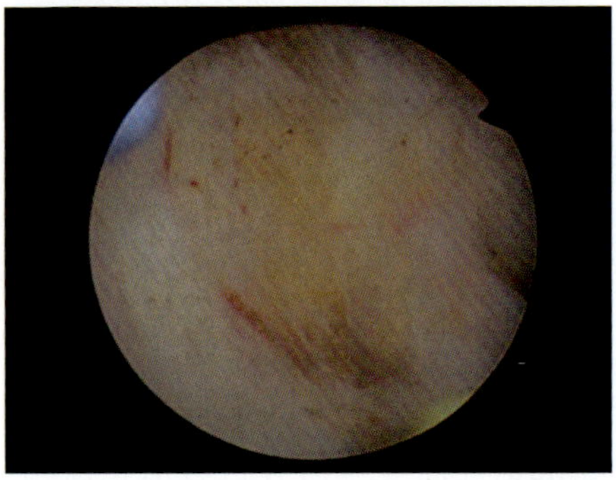

图 2-13-14　前列腺包膜圆形穿孔，见脂肪组织

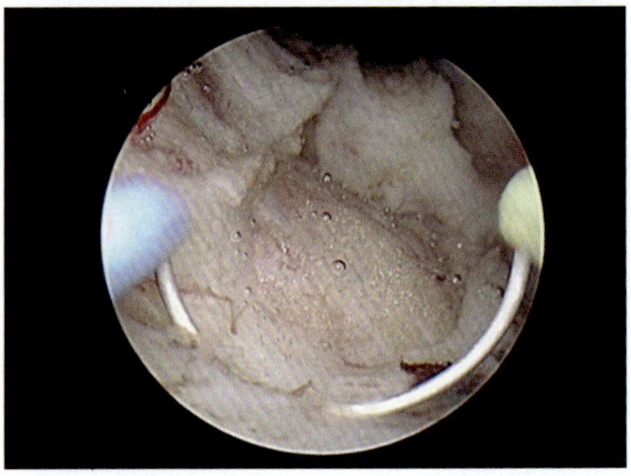

图 2-13-15　直肠前壁脂肪，见脂肪和小气泡

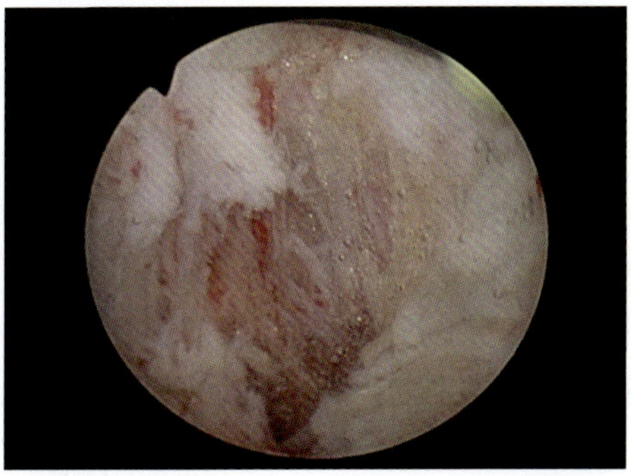

图 2-13-16　前列腺包膜不规则穿孔，见脂肪组织

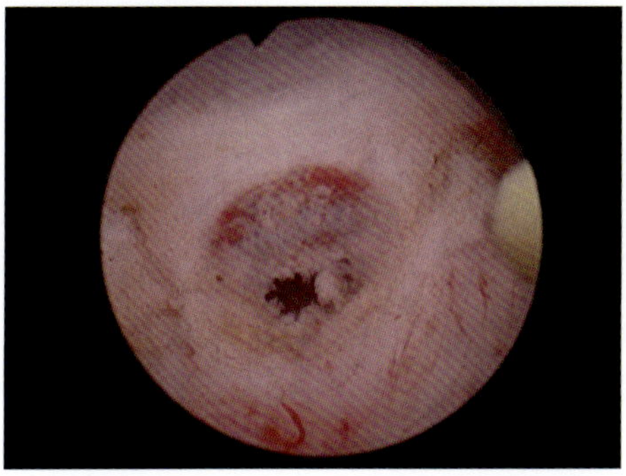

图 2-13-17　前列腺包膜小穿孔

（1）处理：通常小的前列腺包膜穿孔，如果手术操作时间不长，仅有少量冲洗液外渗到腹膜外或气体进入腹腔，只要保留导尿通畅，一般无太大影响（图 2-13-18 ～图 2-13-21），术中或术后可给予利尿药，保持保留导尿通畅，外渗液或气体会慢慢吸收；但在前列腺包膜穿孔大、手术操作时间太长、冲洗液外渗到患者腹腔量大的情况下，患者有明显的腹胀、腹痛感，除了扪及患者满腹胀之外，可以借助 B 超来明确诊断，此时，应在 B 超引导下行经皮腹腔穿刺引流，患者的症状和体征会迅速减轻。当发现大的前列腺包膜穿孔时应该尽快结束手术。

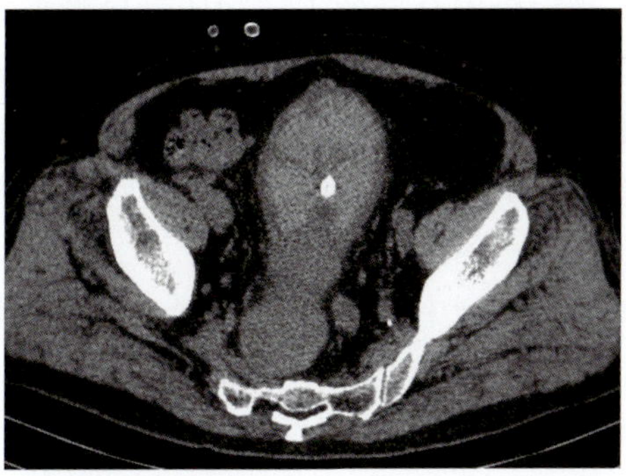

图 2-13-18　图 2-14-17 患者 TURP 术前盆腔 CT（膀胱内无气体）

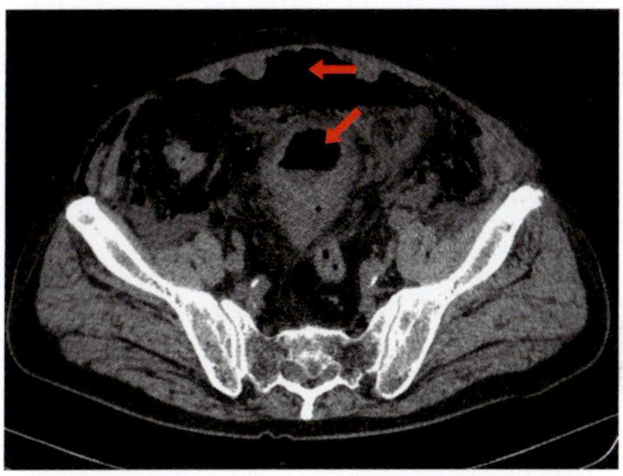

图 2-13-19　术后 CT 显示腹腔和膀胱内气体（箭头处）

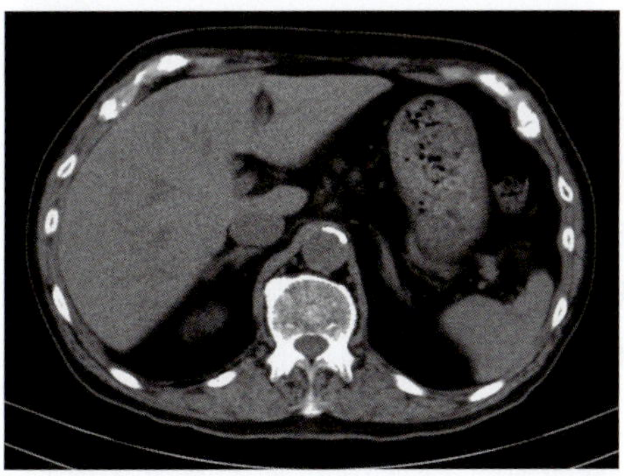

图 2-13-20　TURP 术前腹部 CT 显示无腹水

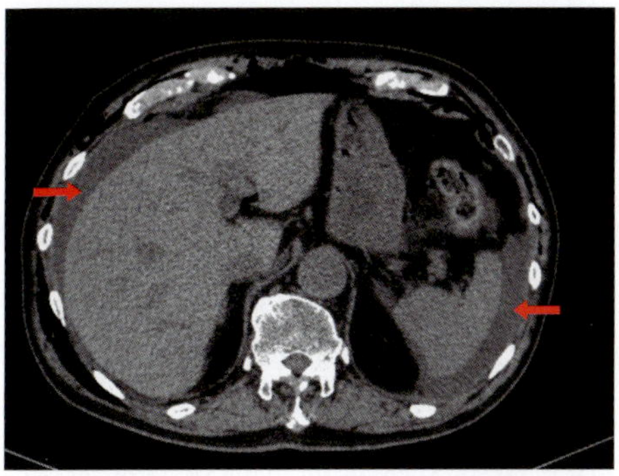

图 2-13-21　术后 CT 显示进入腹腔内的冲洗液（箭头处）

（2）预防：①仔细辨认前列腺组织和前列腺包膜，按照前列腺外科包膜的弧度切割前列腺；②修整前列腺应放到 TURP 步骤的最后，一旦穿孔立即结束手术，这样可以把前列腺包膜的穿孔对患者的影响减到最小。

3. 输尿管开口损伤

TURP 中输尿管开口损伤多发生在前列腺中叶特别大的患者，如术中发现输尿管开口被误切，若轻度损伤输尿管开口喷尿良好，可以给予术后定期随访，了解损伤侧有无肾积水。如输尿管开口严重损伤，最好能立即放置输尿管支架，1 ～ 2 个月后拔除，以防止输尿管开口狭窄。

预防输尿管开口损伤的最好方法就是术前仔细观察输尿管开口的位置及输尿管开口与膀胱颈部或前列腺中叶的距离，以膀胱颈部为标志，保证电切环切割时不超过膀胱颈部。

4. 膀胱三角区损伤

遇到前列腺中叶增生明显或膀胱颈部后唇抬高显著的患者，如未看清后尿道组织结构，暴力推入电切镜，会使电切镜头端穿过中叶或抬高的膀胱颈后唇，进入膀胱三角区下方，可以看到蜘蛛网状细纤维组织和金黄色脂肪组织。在 TUKEP 中剜除中叶时如未采用向上推剥前列腺体的方法，也容易穿破前列腺包膜误入膀胱三角区（图 2-13-5 ～图 2-13-7）。

遇膀胱三角区损伤时，可以退出电切镜，重新调整进镜方向，辨别前列腺部尿道的正常解剖关系，重新把电切镜放入膀胱，尽快完成前列腺切除。退出电切镜鞘前把安全导丝（或输尿管导管）通过电切镜放入膀胱，拔出电切镜后沿安全导丝（或输尿管导管）放入三腔气囊导尿管（可避免把三腔气囊导尿管放入损伤的膀胱三角区下方，造成更大的损伤），保留三腔导尿管 2 周，损伤的膀胱三角区均可愈合。如遇膀胱三角区损伤，且不能辨别膀胱、前列腺和尿道的解剖关系，只能行膀胱造瘘术，等待二期再酌情处理前列腺增生。

5. 直肠损伤

直肠损伤发生的机会很少，在 Blandy 报告的 5000 例中仅发生了 1 例。TURP 中发生直肠损伤大多数由于手术者经验不足，对尿道、前列腺的解剖结构不了解，盲目、粗暴置镜，导致器械直接穿透到直肠内，此时电切镜可观察到直肠黏膜，有时可见黄色粪便，直肠指诊，可以在直肠内扪及电切镜；另外在电切中叶时过于用力下压电切环，可切穿前列腺包膜进入前列腺直肠间隙（图 2-13-15），如此时仍然没有仔细辨认组织结构继续电切，会导致直肠损伤、穿孔。

在手术中如发现小的直肠穿孔，应立即停止手术，如术前进行过肠道准备，可在窥视下找到正常尿道腔，经电切镜插入安全导丝进入膀胱，拔出电切镜，保留安全导丝，剪除部分三腔导尿管头端，然后将切除头端的三腔气囊导尿管沿安全导丝放入膀胱，这样可以避免经尿道插入三腔气囊导尿管时误入穿孔的直肠，造成更大的直肠损伤。术后给予禁食、禁水、胃肠外营养、有效抗生素的应用和密切观察直肠损伤愈合情况。如损伤后出现直肠损伤保守治疗无效的症状或体征，应该继续保留导尿，立即行结肠和膀胱造瘘术。

（三）膀胱爆炸

TURP 中发生膀胱内气体爆炸是比较罕见的并发症。经尿道膀胱手术发生膀胱内气体爆炸首先由 Cassuto 于 1926 年报道。膀胱内气体爆炸可导致严重的膀胱破裂，如未能及时诊断和处理，则后果严重。

（1）病因：多数学者认为经尿道手术发生膀胱内爆炸与使用冲洗液的种类无明显关系，因为在经尿道膀胱肿瘤手术和前列腺手术中无论是用 5% 葡萄糖液、甘露醇，还是用生理盐水作为膀胱冲洗液均有发生膀胱爆炸的报道。Davi 进行体外试验发现，电切后由于组织的电灼高温作用，组织细胞内水分解会产生氢气（至少 30%）与一氧化碳，以及极少的氧气（至多 3%）。Ning 报告电切或电凝组织产生的气体主要是氢气（40% ～ 50%）和小部分氧气。氢气与一氧化碳均为可燃性气体，而电切或电凝过程中产生的少量氧气不足以引起爆炸。实际上，爆炸所需氧气主要是手术操作过程中带入，当膀胱内可燃性气体与氧气混合达到一定比例时，再遇到电切或电凝产生的火花才会引起爆炸，如电切过程中产生的氢气体积占比为 40%，要使氢气发生爆炸，需要的氧气体积比应在 11.4% ～ 90.6% 之间，否则即使存在可燃性气体，也不会发生爆炸。膀胱内气体爆炸大多数发生在 TURP 操作的末期，且当操作时间延长（均超过 1h）时，术中产生的氢气会更多，加上使用 Ellik 和更换冲洗液时带入较多含有氧气的空气，使可燃性气体堆积在膀胱顶部和前列腺窝顶部，当氢气与氧气达到一定比例时，如在前列腺窝内含有气体的顶部进行电切或电凝就会引发膀胱爆炸。

（2）诊断：发生膀胱内气体爆炸时通常均有轻重不等的爆炸声，爆炸后在电切镜观察下不一定能找到明显的膀胱损伤，但可发现不同程度的黏膜裂伤或膀胱破裂，甚至电切镜可通过破裂孔进入腹腔，见到腹腔内容物。可通过膀胱造影、B 超、CT 或腹腔穿刺来协助诊断，同时可判断膀胱破裂的部位、程度和范围。

（3）处理：不严重的膀胱黏膜裂伤和腹膜外膀胱破裂可以采用保留导尿、严密观察、保守治疗，而严重的腹膜内膀胱破裂需要行开放手术或腹腔镜手术进行探查和膀胱修补。

（4）病例报道：笔者遇到或会诊过 3 例经尿道等离子前列腺电切发生膀胱爆炸的病例。3 例发生膀胱爆炸时均有不同程度的爆炸声，其中 2 例属于腹膜内严重的膀胱破裂，1 例经膀胱造影确诊，另 1 例是根据腹部体征、B 超和腹腔穿刺证实，由于处理及时，立即手术探查，进行了膀胱修补和腹腔引流，二位患者顺利康复。余 1 例有明显的术中膀胱内爆炸声，电切镜检查发现膀胱顶部黏膜有 1cm 的裂口和出血，经电凝止血后保留导尿治愈。3 例膀胱内气体爆炸均有如下特点：① TURP 治疗均为大体积前列腺（＞ 80ml），操作时间均超过 1h；②均发生在操作过程的末尾，即在使用 Ellik 后进行补充电凝止血时；③均发生在近膀胱颈部前列腺窝上方电凝时。

（5）预防措施：①在 TURP 治疗大体积前列腺时应由熟练医师操作，可以缩短 TURP 的操作时间，减少可燃性气体的形成。②使用 Ellik 吸出前列腺碎片时，注意用生理盐水灌满 Ellik，以减少 Ellik 内空气进入膀胱。③如需在前列腺窝上方小气泡内止血或行电切操作，建议采用头高臀低位并按压患者下腹部，有利于膀胱内气体从电切镜外鞘内排出（此时可听到大量气体排出的声音和闻到软组织烧灼产生的气味），以避免电切环在前列腺窝顶部电凝时接触可燃性气体，即避免电火花接触混合气体，从而避免膀胱内气体爆炸的发生。④操作 TURP 时间比较长时，建议拔出操作器械，放出一些冲洗液和气体后再进行操作，避免大量可燃性气体的堆积。

（四）经尿道电切综合征

经尿道电切综合征（transurethral resection syndrome，TURS）的发生率约为 2%，

TURS 是指 TURP 术中创面静脉系统过快、过多地吸收冲洗液，造成的水中毒和稀释性低钠血症，是可能引起死亡的严重并发症。

（1）病因：TURP 冲洗液可通过前列腺外科包膜穿孔、直接进入腹腔或通过损伤的前列腺静脉途径进入血液循环，当大量水分进入静脉，可稀释血液内电解质，主要是钠离子稀释后，引起细胞壁与神经传导和肌肉收缩的膜电位降低，导致细胞内水潴留而引起一系列的病理生理变化。TURS 发生的主要因素有：①切开前列腺周围静脉窦；②前列腺包膜穿孔；③灌注液压力太高；④手术时间过长（超过 90min）。

（2）临床表现：TURS 最快可以发生在手术后 20min。初期表现是神志不清、恶心、呕吐的症状，这些表现在全麻时往往会被掩盖。TURS 的具体临床表现：①血压改变。血容量增加引起循环系统的功能异常，患者早期表现是血压升高、颈静脉充盈、中心静脉压升高和心率加快，随着病情的发展，到后期出现血压下降和心动过缓。②肺水肿。因肺水肿而缺氧，主要表现为呼吸急促、呼吸困难、喘息和口唇发绀，吐粉红色泡沫样痰。③脑水肿。脑水肿主要表现为表情淡漠或烦躁不安、恶心呕吐、意识障碍、呼吸表浅和行为错乱、惊厥、昏迷或死亡。④肾水肿。表现为少尿或无尿。

（3）诊断：①患者的血压变化，以及肺水肿、脑水肿和肾水肿的临床表现。②实验室检查：实验室检查的重要指标是血钠下降和血浆渗透压降低。当血清钠降至 120mmol/L 时即可证实 TURS 诊断，同时患者可出现烦躁、肌肉震颤、神志恍惚等临床症状；当血清钠＜ 110mmol/L 时，患者会发生抽搐、昏迷、休克，甚至心搏骤停而死亡。

（4）治疗：当患者术中出现不明原因的恶心、呕吐、烦躁或表情淡漠、呼吸困难、低血压或高血压等症状时，应警惕 TURS 发生的可能，要立即进行血清电解质检测，了解血清钠水平，同时采取下述治疗措施：①利尿。静脉注射呋塞米 40mg，加速尿液的排出，以减少血容量，可重复应用呋塞米，以达到正常血容量。②纠正低渗、低血钠。静脉快速滴入 10% 氯化钠溶液 50 ～ 100ml 或 3% ～ 5% 的高渗氯化钠溶液 100 ～ 500ml，根据血清钠水平再调整剂量。③吸氧。给予面罩加压给氧，以改善血液稀释引起的红细胞携氧能力下降和肺水肿气体交换不良。④改善心力衰竭。由于血容量增加引起心脏负荷过大，如出现心力衰竭表现，可使用洋地黄类药物改善心肌收缩力。⑤应用肾上腺皮质激素。通常采用静脉注射地塞米松，可减轻细胞膜水肿，有助于减轻脑水肿，降低颅内压和减轻肺水肿。⑥适当使用抗生素预防感染。⑦酌情应用白蛋白或血浆，提高血浆胶体渗透压，减少肺水肿和心力衰竭。

（5）预防措施：①避免包膜穿孔或静脉窦损伤。建议操作 TURP 经验比较少的医师把修整前列腺窝的步骤放在最后进行。②对大体积的前列腺，因切割前列腺的时间比较长，可术前行膀胱穿刺造瘘，以减少膀胱内压力。③当手术操作时间超过 1h 时，可预防性应用利尿药。④采用低压灌洗，通常灌洗压力不超过 5.88kPa（$60cmH_2O$）。⑤手术中采用中心静脉压监测有助于及早发现和及时处理 TURS。⑥对于应用 5% 葡萄糖液作为灌洗液的患者，若术中发现血糖较基础值明显升高，表明已发生 TURS。该方法简单，可重复应用，是一种有效的早期发现 TURS 的监测手段。⑦注意动态监测患者的生命体征、中心静脉压、血气分析、血钠浓度及心脏等情况。不过，由于目前等离子和激光设备的出现，膀胱冲洗液均采用 0.9% 的生理盐水，即使发生体内冲洗液的吸收，最多是机体循环容量超负荷，通过应用利尿药即可解决，很少形成 TURS。

二、术后近期并发症

（一）TURP 术后出血

TURP 当日出血通常发生在患者被送回病房不久或术后数小时之内，主要原因是术中止血不彻底或患者在搬运过程中牵拉了固定的气囊导尿管，使导尿管松动、移位。表现为导尿管内流出比较浓的血性液体，如导尿管被血块堵塞，患者可感觉下腹部胀痛，能扪及膨隆的膀胱，出血量大时患者会出现心率加快、出冷汗、面色苍白、血压下降等失血性休克的症状。

TURP 当日出血的处理：经过彻底止血的 TURP，术后冲洗膀胱流出的液体是透明的或微微呈红色，冲洗 1 ～ 2d 即可停止冲洗；如前列腺窝静脉出血，流出液体往往持续呈暗红色或颜色比较淡，可以调整冲洗速度，避免血块形成；如导尿管阻塞，应该彻底冲吸血凝块，重新固定牵引气囊导尿管后稍加牵引即可，同时注意观察；当前列腺窝动脉出血时，则流出来的冲洗液呈鲜红色，且间歇性颜色加深，此时除了加速冲洗之外，还要张力牵引三腔气囊导尿管（也可尝试再次向气囊内注射生理盐水来增加导尿管气囊内容量来扩大气囊和增加牵引力），以压迫膀胱颈和隔离前列腺窝。无论静脉出血还是动脉出血，在采用上述措施的同时一定要保持冲洗液通畅，如血块形成又无法吸出，可尝试更换导尿管；如仍然无效则要到手术室，通过电切镜用 Ellik 冲洗膀胱，吸出膀胱内血块，再对出血创面进一步止血。

TURP 术后继发性出血通常发生在术后住院期间或术后 1 ～ 4 周，比较多见于术后 2 周之内。Mebust 统计术后因膀胱血块导致尿残留者占 3.3%，因继发性血需要输血者占 3.9%。继发性出血的主要原因是便秘、活动量太大或前列腺窝内感染，造成手术创面痂脱落引起前列腺窝静脉或动脉出血，应该立即插入三腔导尿管进行牵引和膀胱冲洗。

TURP 术后再次采用经尿道电切镜止血的适应证：①术后出血，采用上述止血方法无效，膀胱内大量血凝块，冲洗液只进不出，膀胱胀满；②血红蛋白持续下降，血压显著下降，心率显著加快。

（二）膀胱痉挛

TURP 术后膀胱痉挛最常见的原因是三腔气囊导尿管阻塞。手术后残留在膀胱内的血块或前列腺组织碎块很容易阻塞三腔气囊导尿管，当发现膀胱冲洗引流不畅时，应该及时给予处理，保持气囊导尿管的通畅；其次膀胱痉挛与过大的导尿管气囊、冲洗液温度过低有关。预防措施：①插入三腔导尿管之前尽可能把膀胱内残留的血块、前列腺碎片冲洗干净；②可以适当减少导尿管气囊内的液体，以降低气囊对膀胱三角区的刺激；③使膀胱冲洗液温度保持在 20 ～ 30℃，以减少低温冲洗液对膀胱的刺激。

（三）急性尿潴留

TURP 术后拔出导尿管发生尿潴留的概率大约为 4.5%，这种情况可能与患者术前存在膀胱神经性病变、前列腺体切除不足、前列腺切除不规则或尿道水肿有关。术前行尿流动力学检查可以预测 TURP 后的效果，对于有脑血管意外和长期糖尿病的患者，尿流动力学检查特别重要，这类患者由于支配膀胱功能神经受到影响，TURP 后效果比较差。根据笔者的体会，脑血管意外或长期糖尿病合并尿潴留的患者，即使在尿流动力学检查显示膀胱压力低的情况下，只要明确存在大的前列腺体的梗阻因素，进行 TURP 后可以联合应用口服溴比新斯的明以增加膀胱逼尿肌压力，患者仍然可以拔除导尿管，甚至可使膀胱残余尿达到零；但对 BPH 合并半身截瘫的膀胱神经性病变引起尿潴留的患者，进行 TURP 则无效。避免残留前列腺体引起梗阻的最好方法是在手术结束前把电切镜退到精阜远端观察前列腺创面是否整齐，另外在拔出电切镜后挤压患者充满冲洗液的膀胱，如无液体流出或流出的液体呈滴状，则要做前列腺的补充电切。如证实术中进行了充分的前列腺电切或切除的前列腺通道平整，术后拔出导尿管后仍发生尿潴留，则考虑与前列腺创面和尿道水肿有关，可以再次插入导尿管，并保留导尿 1 ～ 2 周，待前列腺创面愈合、尿道水肿消退后，拔出导尿管后可恢复正常排尿。

（四）无法拔出三腔导尿管

TURP 术后有时会发生三腔导尿管的气囊管只能进水而不能放水的情况，以至于不能拔出导尿管，可能系注水阀门故障或气囊管阻塞引起，可以剪断注水阀门分叉处导管或末端导尿管，如仍然不能解决问题，可以在 B 超引导下，在靠近耻骨联合处用长注射针经皮刺破气囊，拔出导尿管。

（五）深静脉血栓形成

高龄、血管内膜损伤、TURP 术后长期卧床而又缺少肢体活动、血液高凝状态和静脉淤滞是发生深静脉血栓（deep vein thrombosis，DVT）的主要因素，大的血栓脱落可引起肺栓塞，会导致死亡。老年人血管弹性差、血液黏稠度高，且多伴有心脑血管、呼吸道和内分泌系统疾病，容易引起深静脉栓塞。研究证明，年龄与 DVT 的发生呈正相关，70 岁以上患者 DVT 的发病率为 14.3%；术后患者活动减少是引起静脉血栓栓塞的主要因素，血栓脱落堵塞血管可发生肺栓塞（pulmonary embolism，PE）（图 2-13-22，图 2-13-23）、脑梗死、心源性休克，PE 的临床表现有很大差别，轻者可表现为呼吸障碍，重度 PE 有严重的呼吸困难，往往来不及抢救即死亡。文献报道，在泌尿外科手术中未采用静脉血栓栓塞（venous thromboembolism，VTE）预防措施的患者中 DVT 和 PE 的发生率分别是 33% 和 1%，VTE 死亡事件大约有 1/3 发生在外科手术之后。D- 二聚体检查和静脉超声是临床筛查诊断 DVT 最有价值的方法，DVT 患者的 D- 二聚体水平通常升高，但缺乏特异性，然而 D- 二聚体的阴性结果可以排除 DVT；静脉超声是目前首选 DVT 的检查方法，血管加压超声诊断 DVT 的特异性和准确性均达 97%，目前已取代静脉血管造影，成为诊断 DVT 的“金标准”。

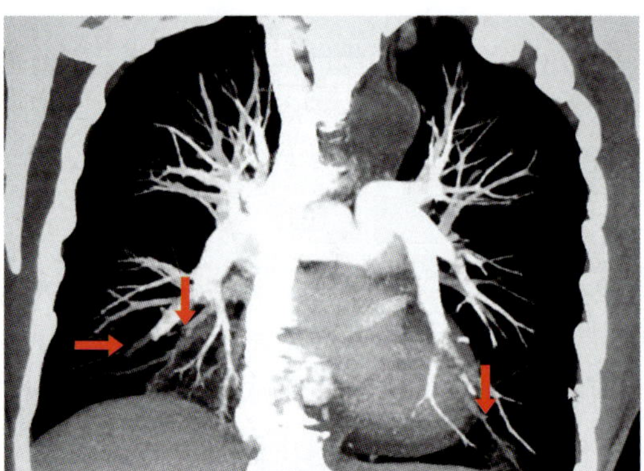

图 2-13-22　肺栓塞（红箭头）

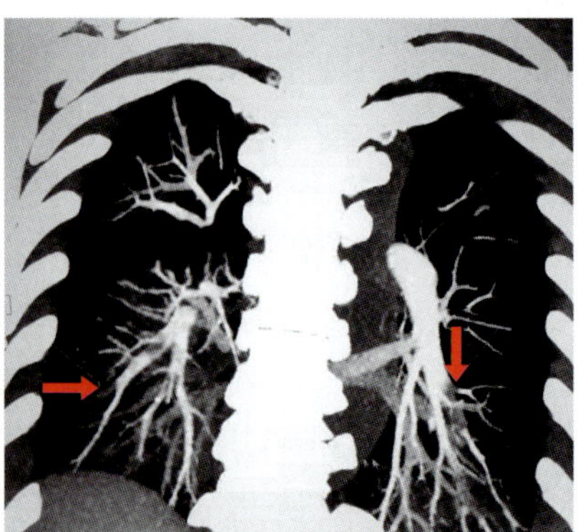

图 2-13-23　肺栓塞（红箭头）

对 VTE 或 DVT 重在预防。VTE 或 DVT 的预防措施可分为机械和药物两类，根据患者发生 VTE 或 DVT 的风险程度可单独或联合使用。机械预防措施包括梯度压力袜和间隙充气压力泵，作用机制是减少下肢静脉淤血，促进肌肉释放抗血栓因子。药物预防措施主要包括普通肝素和低分子肝素，应用药物预防 VTE 或 DVT 前均需要充分权衡出血的风险，对低风险患者建议早期避免下肢受压、早期下床活动，结合机械预防措施；对高风险患者建议在机械预防的基础上联合药物预防。

（六）猝死

进行 TURP 的大部分是高龄患者，因此术前全面检查和相关科室的处理、评估十分重要，有些高龄患者的猝死难以预料，有些意外是可以预防的。笔者曾经遇到 1 例 TURP 术后 5d 死于心肌梗死，1 例术后 4d 发生脑出血死亡；而 5 例腹主动脉瘤是在术前通过 B 超发现，又经 CT 证实，由血管外科安置腹主动脉支架后安全完成了 TURP。

（七）术后泌尿生殖系统感染

1. 附睾炎

术后泌尿生殖系统感染最常见的是附睾炎，一般在术后 2d 至 2 周内发生，多半发生在 TURP 术前保留导尿的患者，主要表现是患侧睾丸疼痛和发热，附睾肿大伴压痛，B 超显示附睾肿大和血供丰富。对附睾炎需要用抗生素治疗，尽早拔出导尿管，托起阴囊，局部应用热敷或理疗。

附睾炎的预防：术前应控制好尿路感染，调整糖尿病患者的血糖水平，对因尿潴留而需保留导尿的患者术前应用稀释黏膜碘对尿道进行灌洗，术后做好保留导尿管的清洁护理，尽早拔除导尿管是预防附睾炎的有效方法。

2. 术后尿常规异常

TURP 术后尿常规检查通常都会有大量的红、白细胞，这与前列腺手术切除前列腺热损伤有关，随着术后时间的延长，尿液对前列腺窝创面产生刺激，促使前列腺创面的腺上皮干细胞转分化为尿路上皮而覆盖手术创面，尿液内红、白细胞会逐步减少直至消失。根据前列腺窝创面的大小不同，术后尿内红、白细胞的消失时间为 1 ～ 3 个月不等。通常尿内有超过正常的红、白细胞，只要患者无症状、无发热，可以不用特殊处理。

三、远期并发症

（一）尿失禁

TURP 术后早期尿失禁可达 30% ～ 49%，尿失禁分为暂时性尿失禁和永久性尿失禁。尿失禁表现为拔出导尿管后出现尿频、尿急和尿失禁，平卧无漏尿现象，站立时尿液不自主滴出。暂时性尿失禁的原因：①增生的前列腺长期压迫尿道外括约肌，使外括约肌处于过度伸长状态，在切除前列腺后尿道外括约肌松弛；②前列腺增生造成长期尿路梗阻，导致膀胱逼尿肌不稳定或膀胱顺应性下降；③尿路感染的刺激及前列腺窝创面愈合过程等因素。可以配合盆底肌肉训练，每天做盆底肌肉训练 4 ～ 6 次，每次提肛动作 15 ～ 20 次，促进尿道括约肌的功能恢复，有利于早期尿失禁的康复。应用 M 受体拮抗药治疗，有利于缓解尿失禁的症状，如患者尿失禁能够在 3 个月内好转，则括约肌功能恢复的可能性极大。

在 TURP 中永久性尿失禁的发生率为 2.2%，主要与尿道外括约肌损伤有关，当电切环超过精阜远端进行手术时，由于电切环的切割和热损伤作用，容易损伤尿道外括约肌。轻度损伤只会引起暂时性尿失禁；严重损伤时患者可发生永久性尿失禁，表现在卧床时可控制排尿，一旦站立尿液会自行流出，如尿失禁持续 6 个月以上，需要对患者进行尿流动力学检查、尿道压力测定及膀胱镜检查以进一步确定病因。治疗永久性尿失禁的方法包括阴茎夹或外部集尿袋。在球部尿道、膜部尿道周围黏膜下注射 Teflon 硬化剂或 Deflux 胶剂有一定的效果。男性吊带与人工括约肌植入是治疗永久性尿失禁的有效方法，但人工括约肌植入有比较多的并发症，如球部尿道长期受压，会造成尿道局部萎缩，甚至引起感染、坏死等。笔者的 TURP 患者中，有通过保守治疗而治愈持续尿失禁达 12 个月的案例。

预防措施：应该在视野清晰的条件下修整精阜周围残留的前列腺尖部腺体。在修整前列腺尖部时电凝功率不要过高，通常在 70 ～ 80W。在精阜两侧电切修理前列腺组织时采用由前列腺包膜斜向尿道方向、薄层、小块切割的手法，不要用与精阜旁平行的切割方法。TURP 中反复确认精阜和膜部尿道括约肌的位置是预防损伤尿道外括约肌最有效的方法（图 2-13-24，图 2-13-25）。

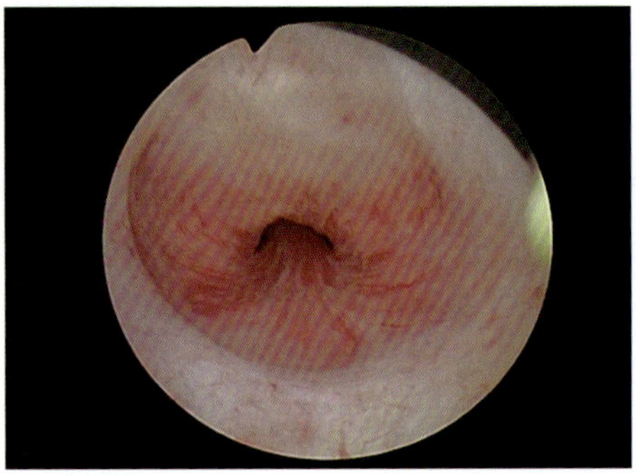

图 2-13-24　膜部尿道括约肌

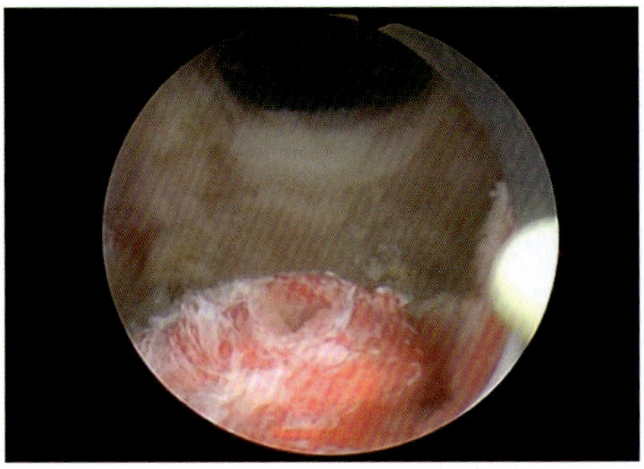

图 2-13-25　精阜

（二）尿道狭窄

TURP 后尿道狭窄的发生率为 2.2% ～ 9.8%，具体表现为拔出导尿管后排尿通畅，尿线粗，术后 1 个月左右尿线逐渐变细。可通过尿道造影或尿道镜检查确诊有无尿道狭窄和狭窄的程度、范围。尿道狭窄多发生在尿道外口、膜部尿道和膀胱颈部。

1. 病因

（1）机械损伤　应用 26Fr 电切镜手术患者尿道狭窄的发生概率显著高于应用 24Fr 电切镜患者，狭窄多发生于尿道外口，机械性尿道黏膜损伤会早期引起局部尿道黏膜炎症、缺血和上皮下纤维化而导致尿道管腔狭窄。

（2）感染　TURP 术后的尿路感染会引起黏膜下层炎症浸润，导致尿道管腔纤维化和狭窄。

（3）冲洗液温度低　Park 等对比了 36℃冲洗液和 20℃冲洗液对 TURP 术后尿道狭窄发生率的影响，于手术 6 个月后随访，36℃组和 20℃组前尿道狭窄的发生率分别为 6.3% 和 21.3%，因此认为温度较低的冲洗液可能会引起尿道血管收缩，从而导致术后尿道狭窄发生的概率增高。

（4）电损伤　Komura 等认为电流与 TURP 手术后尿道狭窄之间存在关联，当电切环断裂、电切鞘上绝缘材料缺损或电切环与电切鞘直接接触，电极可与电切镜金属鞘或其他金属部件发生短路，引起尿道黏膜电流负荷增加，从而增加该部位尿道黏膜电热损伤的风险。

（5）留置导尿管时间、导尿管直径和材质　Hollingsworth 等的一项荟萃分析显示，导尿管留置 3 周之后，前尿道狭窄的发生率为 3.4%；Liss 等发现术后留置的尿管直径为 22Fr 较 18Fr 的尿道舟状窝狭窄发生率显著增加（分别为 6.9% 与 0.9%，P=0.02）；Lam 等报道，应用乳胶尿管发生尿道炎、尿道狭窄的概率比硅胶导管更高。

（6）手术时间　Komura 等认为，长时间手术不但增加了尿道在能量器械中的暴露时间，而且增加了电切镜及镜鞘进出尿道的次数，是 TURP 术后尿道狭窄发生的一个重要的预测因素。

2. 尿道狭窄的预防和治疗

（1）尿道外口狭窄　①如进镜困难，可进镜前先行尿道外口扩张或尿道外口切开；②膀胱造瘘后选用外径比较小的单向冲洗电切镜进行 TURP。发生尿道外口狭窄可行定期尿道外口扩张治疗。

（2）膜部尿道狭窄　膜部尿道狭窄大多与单极电流外漏或入镜时损伤有关（图 2-13-26 ～图 2-13-29）。建议 TURP 术中在膀胱颈部电切的电流不能过高，电凝止血时间不宜过长和范围过大，尽可能做点状止血。发生膜部尿道狭窄之后应根据尿道狭窄的长度和范围选择尿道扩张、尿道内切开术或狭窄段尿道切除。

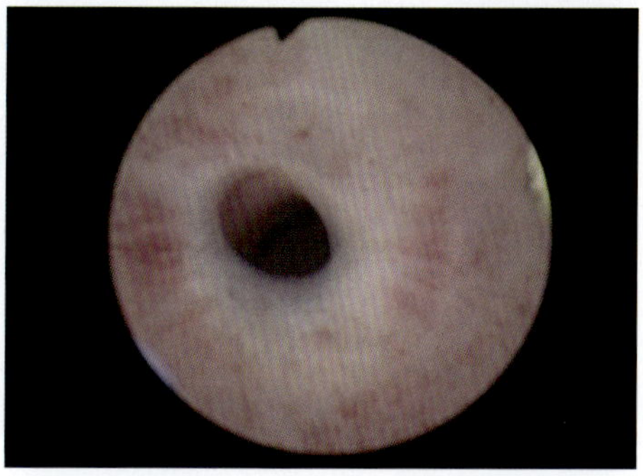

图 2-13-26　TURP 后膜部尿道狭窄

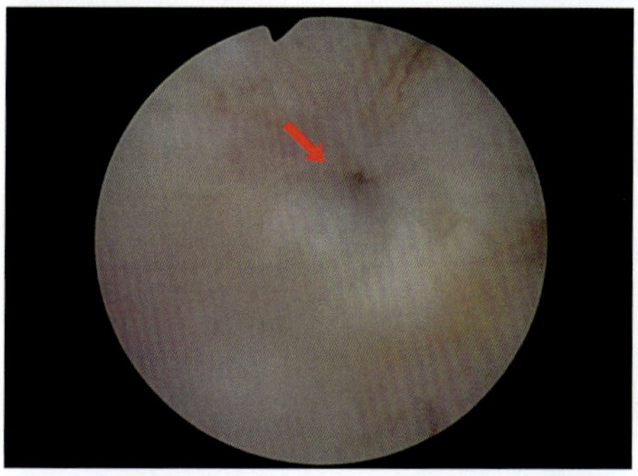

图 2-13-27　TURP 后球部尿道针孔样狭窄

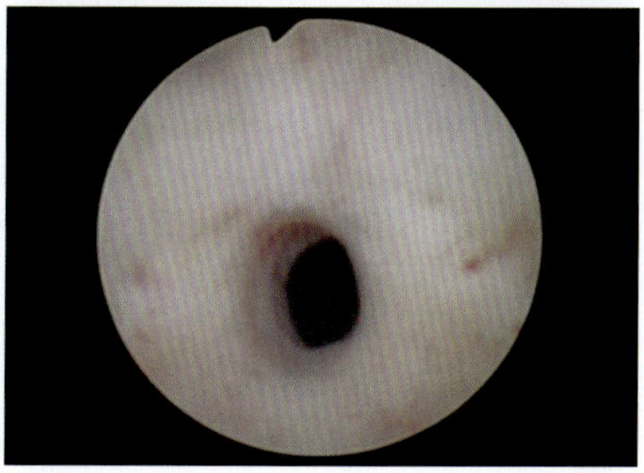

图 2-13-28　TURP 后膜部尿道狭窄、黏膜苍白

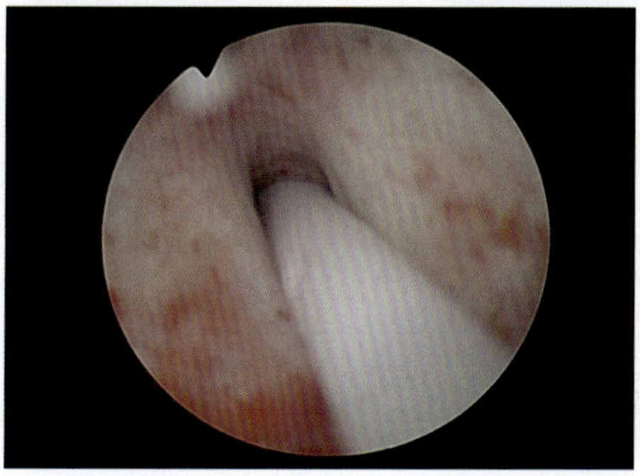

图 2-13-29　膜部尿道狭窄（插入输尿管导管）

（3）长段尿道狭窄　长段尿道狭窄通常发生在原有长段尿道腔相对狭小进行 TURP 的患者（图 2-13-30）。对具有严重长段尿道狭窄的患者难以进行 TURP，一方面进镜困难，另一方面暴力进镜会造成更严重的尿道狭窄，最好改为其他手术方式治疗前列腺增生。

（4）膀胱颈部狭窄　膀胱颈部狭窄发生的概率是不超过 9.6%。临床表现是术后排尿十分通畅，但术后 2 ～ 3 个月尿流慢慢变细，甚至呈现尿流滴状，直到尿潴留。膀胱镜下可以看到膀胱颈部苍白、僵硬、狭窄（图 2-13-31）。

膀胱颈部狭窄的原因：①小体积前列腺增生可能是发生膀胱颈部狭窄的独立因素。因为小体积前列腺增生是以平滑肌纤维增生为主的，切除平滑肌组织后可能形成瘢痕增生。②合并慢性前列腺炎。③比较粗的电切镜的压迫，形成膀胱颈部缺血、坏死，形成狭窄。④糖尿病患者血糖控制不佳，影响微循环和伤口愈合。⑤术前或术后长期保留导尿，可能引起感染或膀胱颈部缺血，而导致瘢痕增生。⑥电切功率过大、膀胱颈部电凝时间过长、电凝范围过大等。

膀胱颈部狭窄的治疗：对早期膀胱颈部狭窄病例可行尿道扩张。Park 等报道，73.1% 的患者只要行 1 ～ 2 次尿道扩张就可以达到缓解的目的；92.3% 的患者在多次扩张后可以避免进一步治疗。对尿道扩张无效的患者主要是采用经尿道膀胱颈 3 点、9 点两处膀胱颈部切开的方法，切开深度达到脂肪层（图 2-13-32，图 2-13-33）。如遇膀胱颈部闭锁可行经膀胱和尿道联合手术，术后定期尿道扩张。有时膀胱颈部挛缩会合并结石，可以经尿道膀胱颈 3 点、9 点两处膀胱颈部切开，切的同时进行钬激光碎石（图 2-13-34，图 2-13-35）。

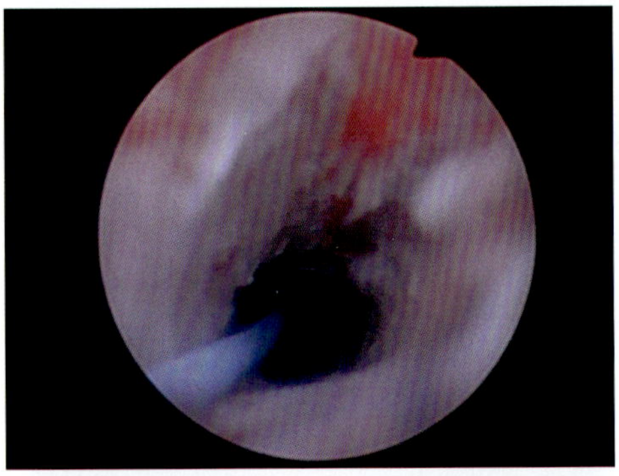

图 2-13-30　长段尿道炎性狭窄

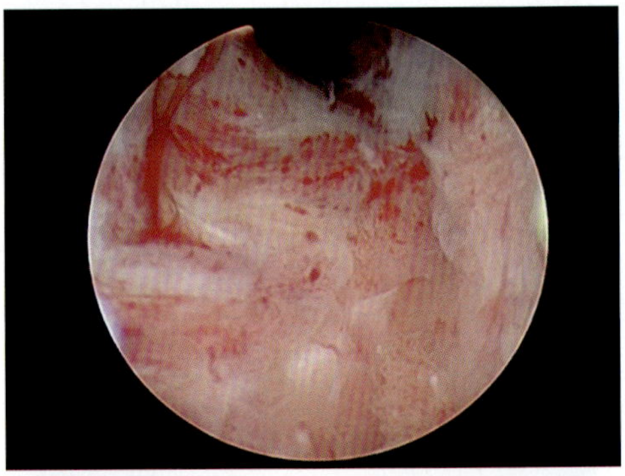

图 2-13-31　膀胱颈部狭窄

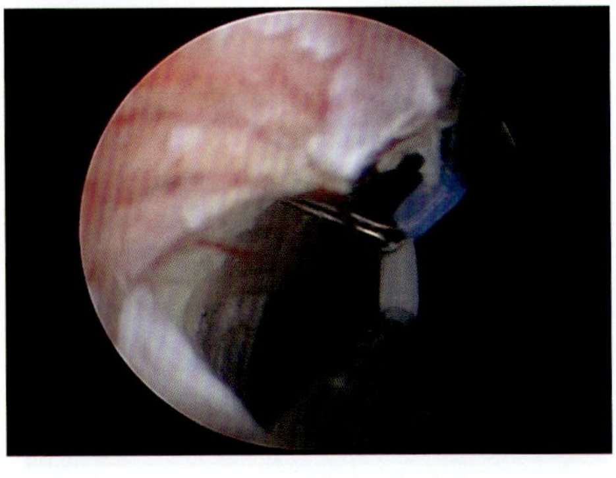

图 2-13-32　钩状电极切开膀胱颈部 9 点处

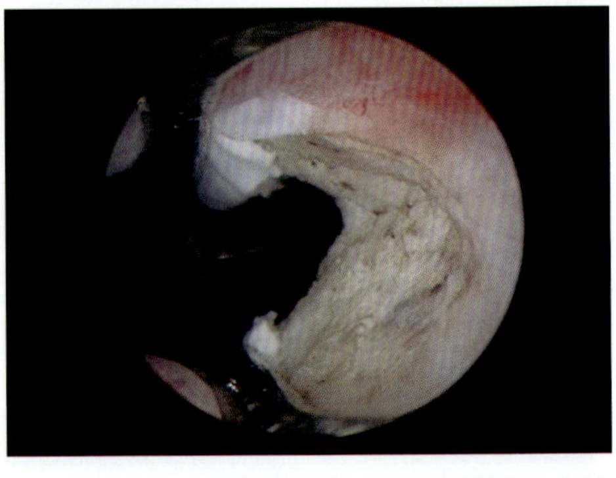

图 2-13-33　钩状电极切开膀胱颈部 3 点处

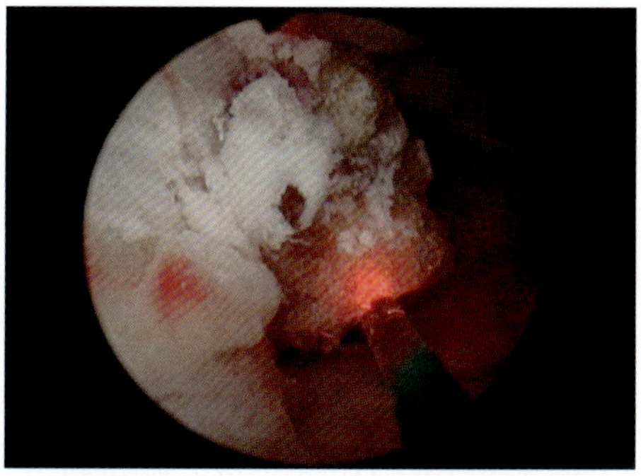
图 2-13-34　膀胱颈部挛缩伴结石

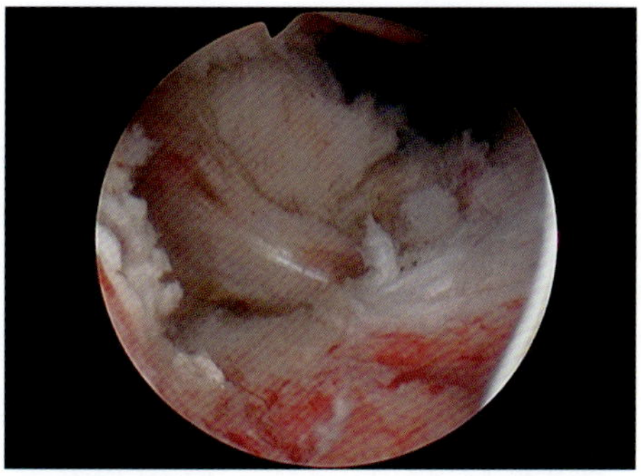
图 2-13-35　碎石后的膀胱颈部

（三）假道形成

TURP 后假道形成大多数发生在下述两种情况下：①手术经验少的医师做大体积的前列腺 TURP 时，往往由于术中出血多，视野不清，电切过程无方向感，手术中未行全面检查，匆忙结束手术，造成假道的后果（图 2-13-36 ～图 2-13-38）。②盲目插入电切镜，电切镜损伤膀胱颈部，从膀胱三角区进入膀胱，即使经过调整，完成 TURP 后，按照常规插导尿管，导尿管也会经假道进入膀胱（图 2-13-39）。需要在窥视下调整导丝方向，经正常尿道置入膀胱，再沿导丝放入三腔导尿管，可避免假道的形成。

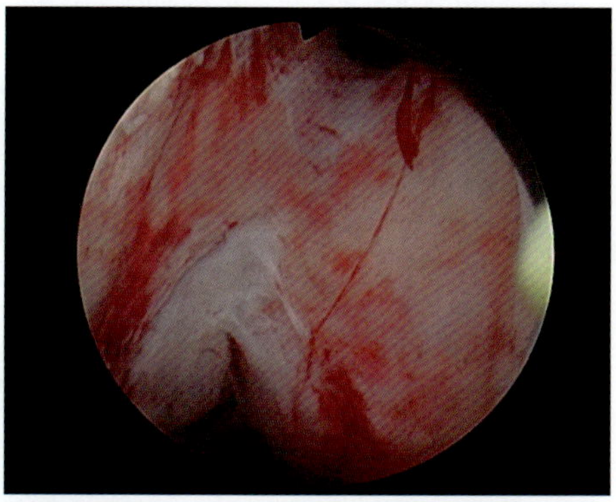
图 2-13-36　膀胱颈部 12 点、6 点两处假道

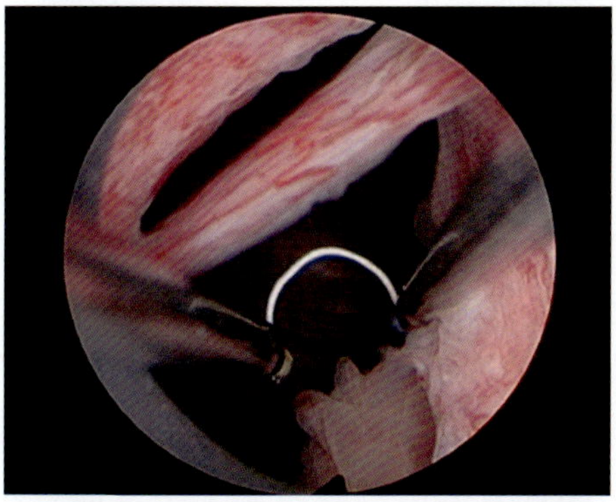
图 2-13-37　膀胱颈部隔膜，左侧前列腺增生

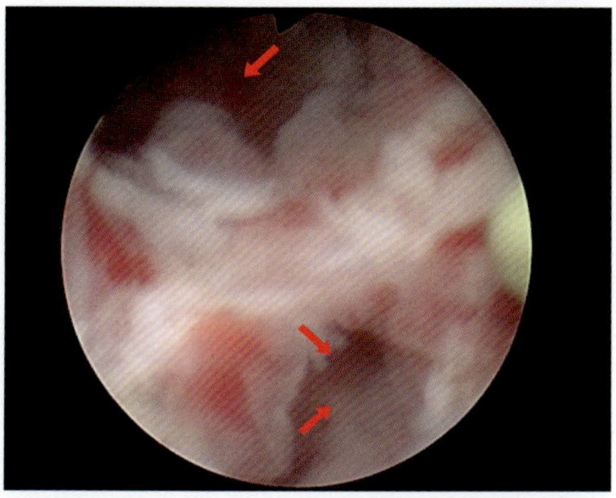
图 2-13-38　膀胱颈部假道

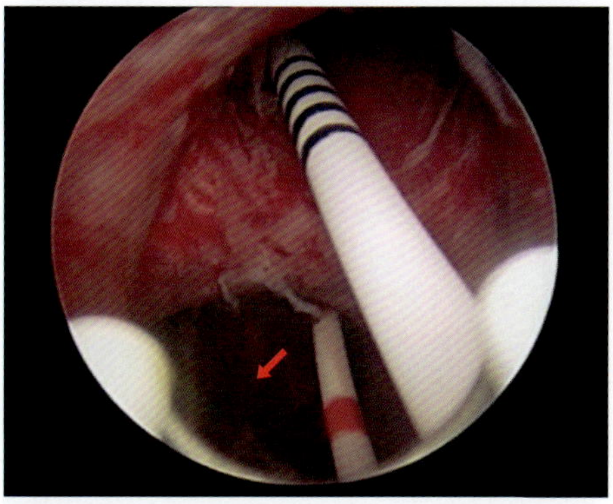
图 2-13-39　输尿管导管已通过膀胱颈部假道进入膀胱（箭头处），上方为正常尿道

1. 诊断

患者术后排尿通畅，术后 1 个月左右出现尿流慢慢变细的临床表现，结合 B 超膀胱残余尿测定、尿道造影和尿道镜检查可以确定前列腺部尿道假道的诊断。

2. 预防

①经验少的医师应该选择体积不太大的前列腺增生患者行 TURP；②进行 TURP 时应该循序渐进，完成一叶前列腺切除后再切除另外一叶；③ TURP 结束时一定要把电切镜退到精阜处观察前列腺创面是否整齐、有无腺体残留、有无假道存在；④当术中发现膀胱颈部假道（图 2-13-39），可以尽快完成手术后，在退出电切鞘前用一根 6Fr 输尿管导管或导丝通过电切鞘放入膀胱后再退出电切鞘，然后把气囊导尿管头端剪孔后沿输尿管导管或导丝安全推入膀胱，避免盲目通过假道插入导尿管，造成更大的损伤。假道会在保留导尿 2 周左右自行愈合。

（四）前列腺增生复发

进行 TURP 时根据手术医师的操作水平采用前列腺部分切除、前列腺次全切除和前列腺“全切除”等。通常前列腺“全切除”是切除前列腺体的 50% 左右，因此，TURP 术后 12 个月有 2.3% ～ 4.3% 的患者由于前列腺增生复发需要再次手术，在术后 5 年约 14.5% 的 TURP 患者因复发需要再次手术。TURP 术后 5 ～ 8 年前列腺增生复发率达 16% ～ 17%。再次手术的原因通常是排尿困难、反复尿路感染或反复血尿，电切镜下可以看到各种形状的、不同大小的前列腺（图 2-13-40 ～图 2-13-50），不规则增生的前列腺患者如出现严重血尿还会引起重度贫血，合并结石形成或形成以血块化为中心的结石（图 2-13-51 ～图 2-13-54）。开放手术的前列腺增生术后复发率比较低，只有 4.2% ～ 4.5%。因此，术者在 TURP 中应尽可能做到沿前列腺包膜“全切除”前列腺，以减少前列腺的残留和复发。目前开展的经尿道前列腺剜除术就是一种很好的 TURP 结合开放前列腺切除优势的前列腺微创手术方法，是一种可以减少前列腺增生复发的手术方式。

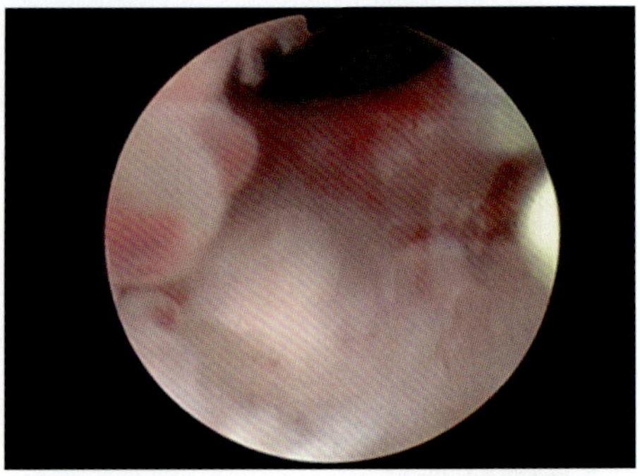

图 2-13-40　术后 2 年，右侧叶和中叶复发

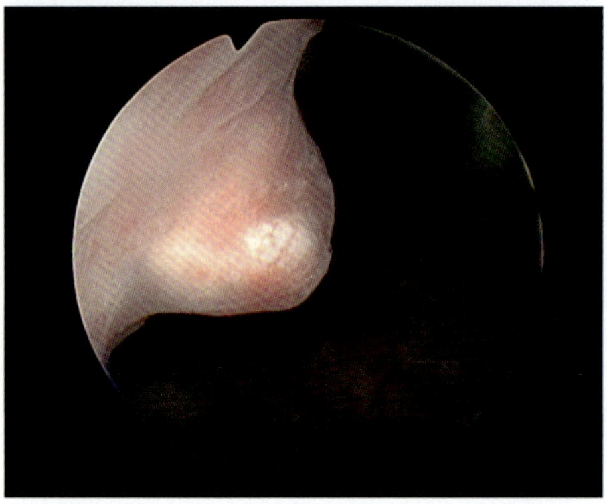

图 2-13-41　术后右侧叶结节状复发

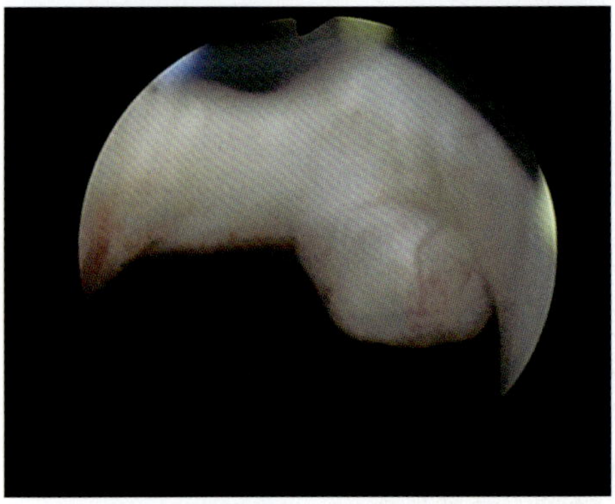

图 2-13-42　术后前列腺联合部结节状复发

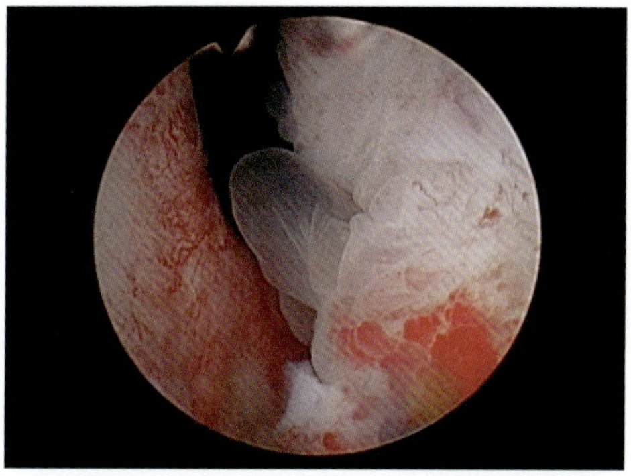

图 2-13-43　术后 5 年，左侧叶复发

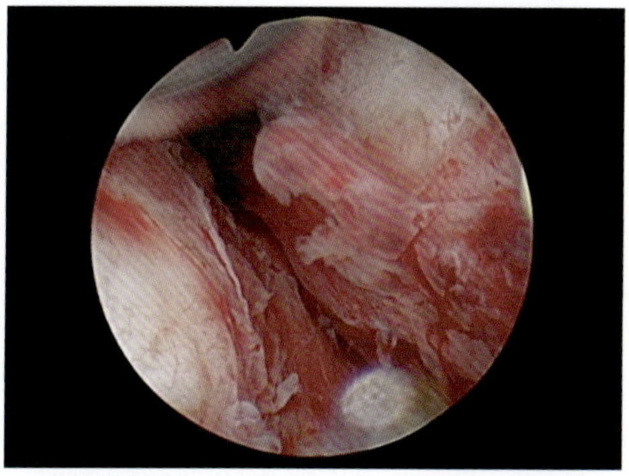

图 2-13-44　术后 7 年，双侧叶复发

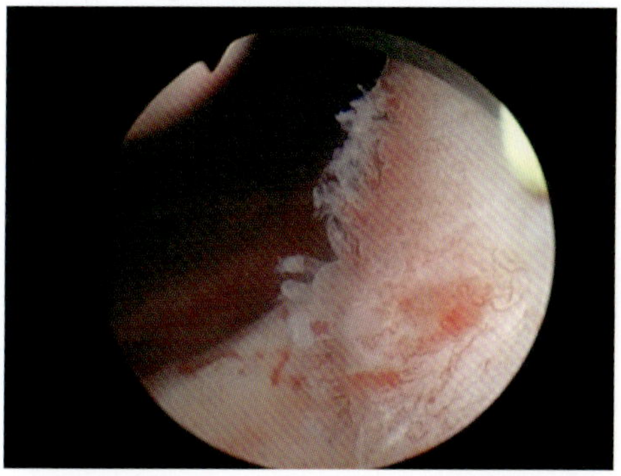

图 2-13-45　前列腺左侧叶复发

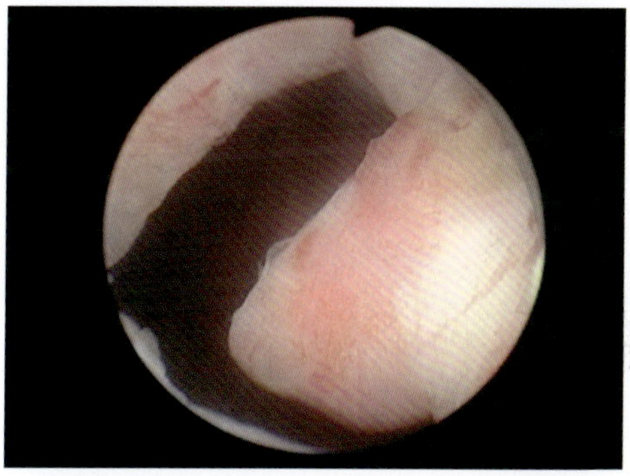

图 2-13-46　复发的左侧叶前列腺

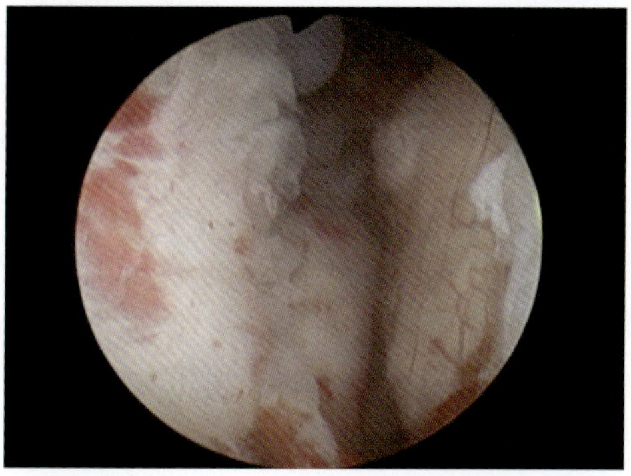

图 2-13-47　前列腺两侧叶复发

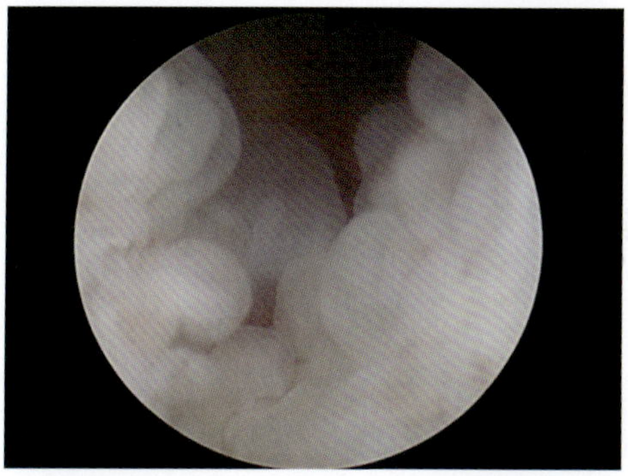

图 2-13-48　TURP 后 7 年复发

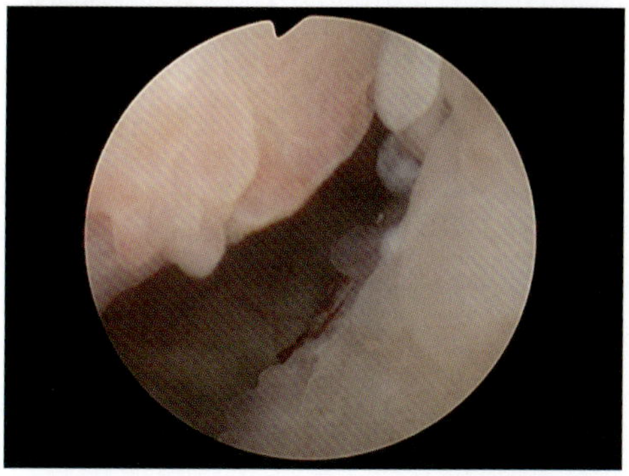

图 2-13-49　前列腺右侧叶复发

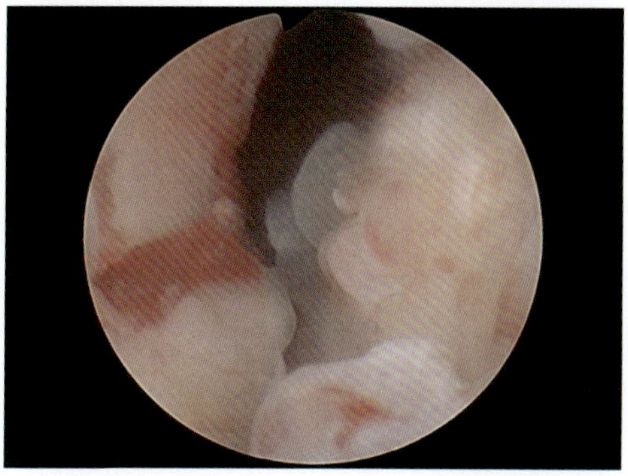

图 2-13-50　前列腺两侧叶复发

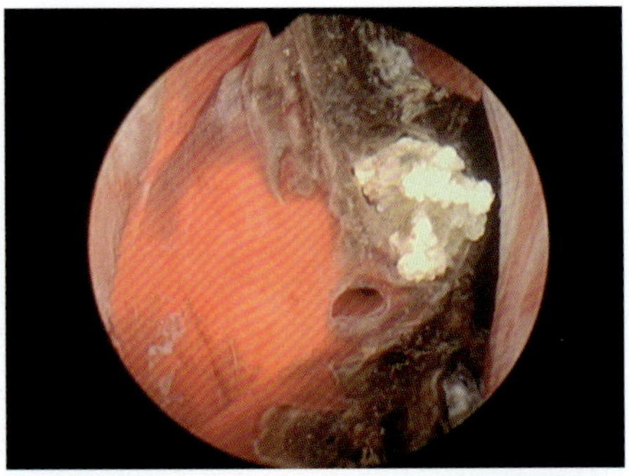

图 2-13-51 TURP 后 3 年，膀胱血块伴结石

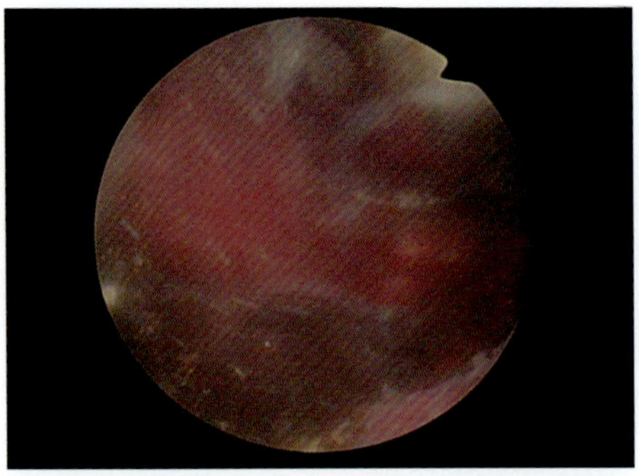

图 2-13-52 TURP 后 7 年，血红蛋白（比色法）70g/L，膀胱内大量血块

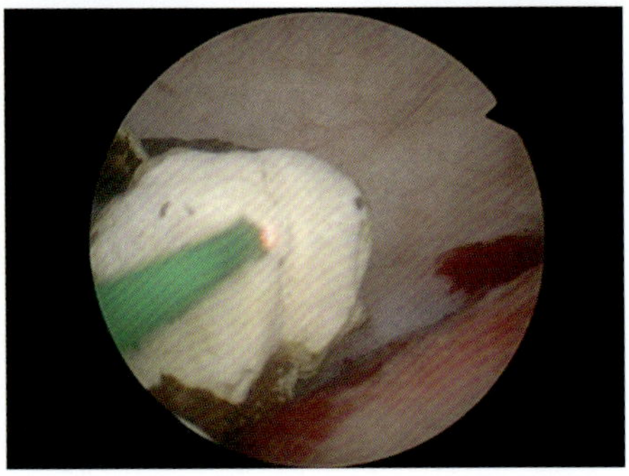

图 2-13-53 清除血块，见 3cm 结石

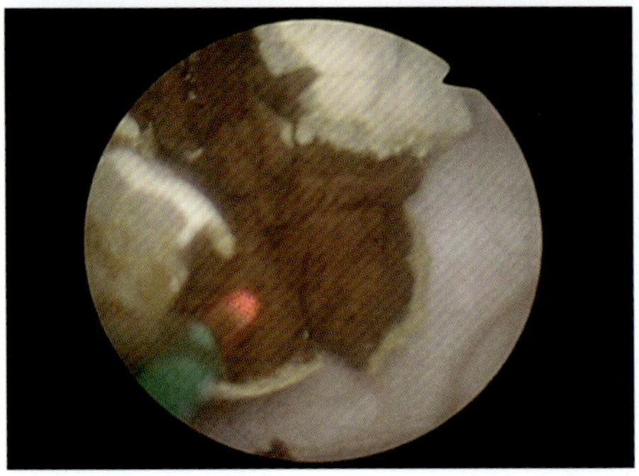

图 2-13-54 钬激光碎石，白色结石壳内为机化血块

（五）性功能影响

1. 勃起功能障碍（erectile dysfunction，ED）

Shorhagy 等报道，TURP 术后 ED 发生率约为 25.5%。对术前性功能减退者，术后发生勃起功能障碍的概率更高，这与患者术前性功能低下和手术创伤加重患者的心理负担有关，此外，与电切对勃起神经的热损伤以及包膜穿孔引起局部冲洗液渗出、血肿压迫对勃起神经的影响相关。Aag 报道对 83 例患者在 TURP 术前采用国际勃起功能指数问卷表 -5（IIEF-5）进行问卷调查，发现这些患者中术前已有 80.7% 存在 ED，而在 TURP 术后 1 个月，患者 IIEF-5 评分明显高于术前，且术后 3 个月勃起功能又明显高于术后 1 个月，结果表明患者的勃起功能障碍与 LUTS 有关。EI-Assmy 等对 58 例 BPH 患者手术前后进行了 1 年的 IIEF-5 评分调查，结果显示患者术前、术后 IIEF-5 评分无明显差异，并提出年龄是影响勃起功能的唯一影响因素。

2. 射精功能障碍（ejaculatory dysfunction，EJD）

射精功能障碍主要表现为逆向射精、精液量减少和无射精等。逆向射精的表现是性高潮后尿道外口无精液射出。原因之一是切除前列腺体后破坏了膀胱颈的正常结构和尿道内括约肌功能，射精时尿道内括约肌和膀胱颈部关闭不严，而导致射精过程中精液向膀胱反流。因此，TURP 术中应尽可能保留膀胱颈部括约肌，可减少射精过程中精液向膀胱反流。精液量减少是由于电切前列腺之后精液中减少了前列腺液成分。电切可引起输精管开口的热损伤、局部瘢痕形成，阻塞射精管也是 TURP 术后无射精的主要原因之一。

（六）尿频症状无改善

TURP 后排尿梗阻症状可得到改善，但仍有 10% ～ 20% 的患者尿频症状无变化，膀胱刺激征仍然存在。这是由于前列腺增生后继发了一系列病理生理学改变，导致膀胱逼尿肌功能受到影响，甚至使部分患者的膀胱逼尿肌功能发生不可逆变化。因此，在 TURP 前要特别关注尿流动力学相关指标。尿流动力学除了能明确手术指征外，还有鉴别病因、评估手术效果的作用。如遇此情况，可口服 M 受体拮抗药，帮助改善膀胱刺激症状。

（刘定益）

第十四节　经尿道前列腺支架置入术

【概述】

前列腺增生尿潴留是老年男性常见病，发病率较高。经尿道前列腺切除术对于高危患者来说有较大的风险。20 世纪 80 年代以来，国内外开始研究使用金属网状支架治疗前列腺增生症，这种治疗方法对患者损伤小，可在局部麻醉下完成，治疗效果立竿见影。支架可长期放置在前列腺部尿道内，作为保留导尿的一种替代治疗方法，可以缓解前列腺增生症所致的尿潴留。

镍钛形状记忆合金因其具有特殊的形状记忆功能和超弹性、耐疲劳、耐磨损、耐腐蚀等特点，作为人体内植入材料越来越受到重视，目前已广泛被应用于医学领域。动物实验及临床研究均显示镍钛合金组织相容性好，没有不良反应，没有致癌和致畸作用，不易被组织吸收，明显优于不锈钢等其他金属材料。

1992 年，Kirby 改进了置入材料，利用钛合金网状支架治疗前列腺增生症取得了满意效果。此后德国 Angiomed 公司研制了具有在一定温度下可自行膨胀、恢复记忆形状的镍钛合金网状支架，使置入过程更加简单、容易。1993 年，北京医科大学泌尿外科研究所将镍钛形状记忆合金网状支架（图 2-14-1）和置入器械（图 2-14-2）应用于临床，取得了较满意的效果。但是，这种网状支架采用的是菱柱式大网眼编织法，尿道受力不均，容易形成网眼肉芽，而且没有防支架移位设计，放置后不能进行保留导尿或其他尿道器械操作。支架置入器需要配合膀胱尿道镜操作，而膀胱尿道镜不能同时看到尿道内口和精阜，监视放置支架的准确位置有困难。

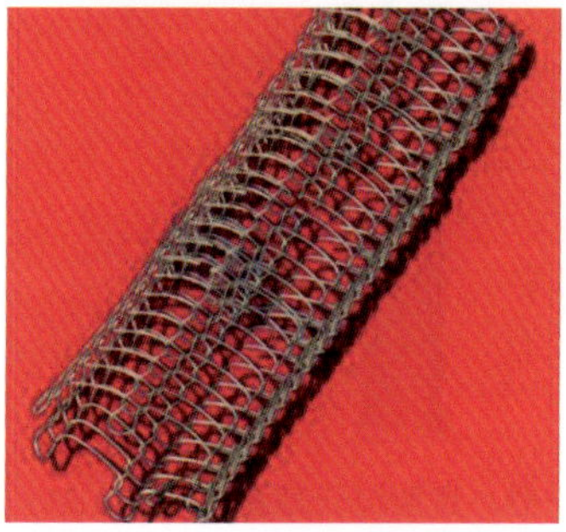

图 2-14-1　尿道网状支架

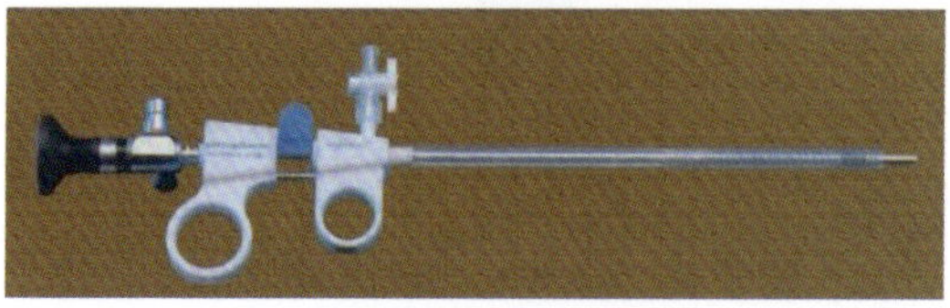

图 2-14-2　支架置入器

1994 年，苏州大学附属第三医院泌尿外科对支架、支架置入器和支架置入方法做了改进。改进后的支架采用小网眼经纬编织法，支架弹性适中，尿道受力均匀，不会过分嵌入组织内，小网眼可允许尿道上皮爬过覆盖，阻止肉芽突入，从而预防了网眼肉芽形成；支架两端弧形外翻嵌入组织内，起固定支架作用，能预防支架移位（图 2-14-3）。特殊型支架的外形根据术前经直肠超声检查结果而设计，如增生的前列腺向膀胱内突出，形成病理性尿道内口，中叶增生时尿道内口向前移位；或一侧叶增生、另一侧叶不增生，尿道内口则向不增生侧方移位。特殊型支架在近端 1/3 周径上有 15mm 的靠背状突起，安放时将此突起对准病理性中叶或侧叶，支架即可与增生不均衡的尿道内口相吻合，起到有效支撑的作用，从而避免发生支架移位（图 2-14-4）。

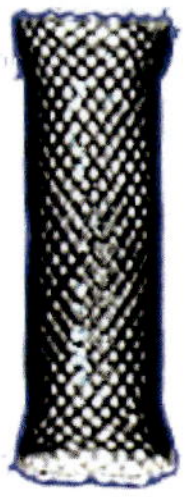

图 2-14-3 一般型网状支架

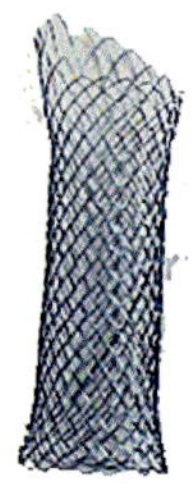

图 2-14-4 特殊型网状支架

准确地测量前列腺部尿道长度、选择合适长度和形状的支架、支架置入到准确的位置是经尿道前列腺支架置入术手术成败的 3 个关键。测量前列腺部尿道长度有 3 种方法：①经腹壁超声测量法。由于前列腺在盆腔深部，超声探头与尿道无法平行，因而测量结果与实际长度存在误差。②膀胱镜导管测量法。由于膀胱镜视野的限制，膀胱镜的移动和导管的移动也会造成测量误差。③经直肠超声测量法。经直肠超声探头与前列腺部尿道呈平行位置，不形成误差，显示尿道图像清晰，测量结果准确、可靠。对支架置入到前列腺部尿道的位置也有较高的要求：支架过长或置入过高，术后容易形成结石（图 2-14-5）；支架过长或置入过低，术后可能形成尿失禁（图 2-14-6）；支架过短，术后可能仍有排尿困难（图 2-14-7）。支架在前列腺部尿道中的最佳位置是近端距膀胱颈部 1 ～ 2mm，远端距精阜 4 ～ 6mm（图 2-14-8）。所以，选择合适长度的支架应该比前列腺部尿道短 5 ～ 8mm。

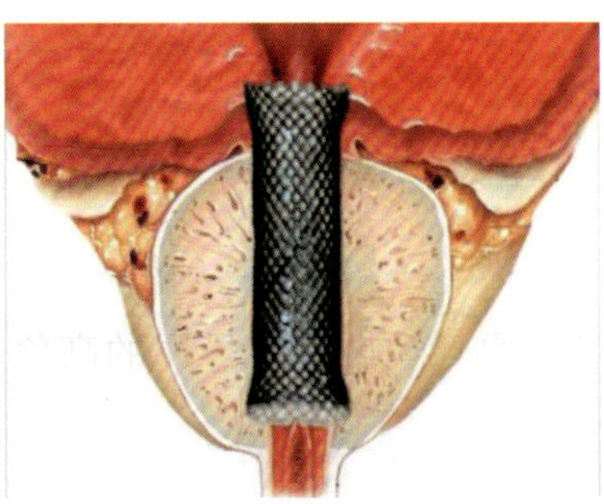

图 2-14-5 支架过长或置入过高

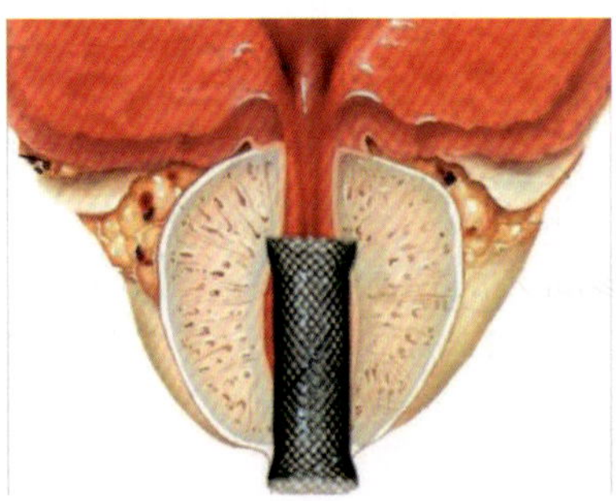

图 2-14-6 支架过长或置入过低

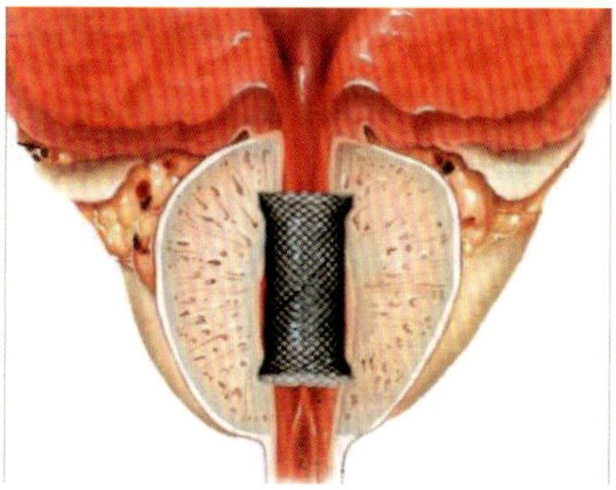

图 2-14-7 支架过短

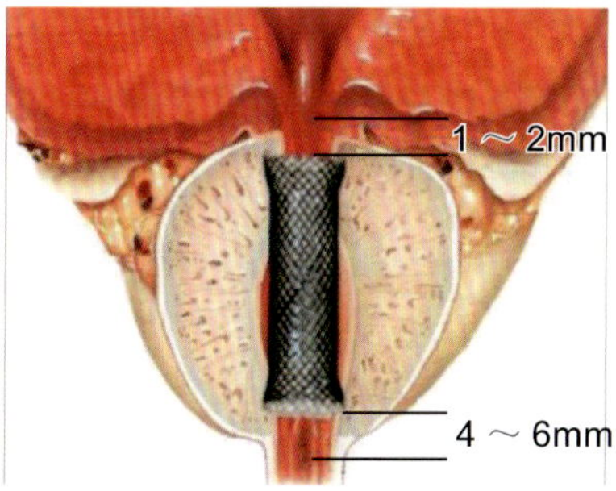

图 2-14-8 支架的最佳位置

在置入方法上，由于经直肠尿道超声显示前列腺部尿道图像清晰，术中经直肠超声监视不受任何干扰，不受肥胖、膀胱充盈程度及耻骨上造瘘管的影响，能跟踪手术全过程，不妨碍手术操作，能迅速、准确地将支架置入预定位置，所以，经直肠超声监视下置入支架的方法是最好的选择。

因此，经浩医师设计了一种“一次性支架置入器”，由中心管、内套管和外套管组成。中心管前端为钝圆弯头，便于插入，不损伤尿道；中心管尾部有注水单向阀。内套管设有定位囊、支架限位器、标志线。外套管有锁定装置。插入尿道前，定位囊、限位器、支架都隐蔽在外套管内，调整限位器并予以锁定（图 2-14-9）。置入器从尿道外口插入膀胱，后端可见尿液流出。这时，后退外套管至标志线，暴露定位囊，充水 5ml（图 2-14-10）。向外牵引置入器，使定位囊到达尿道内口。再次后退外套管，慢慢释放支架。在经直肠超声监视下，将支架安放在选定的位置（图 2-14-11）。使用一次性支架置入器，在经直肠超声监视下置入支架时，可以一步准确到位，由于不使用内窥镜，故而操作更加简便。

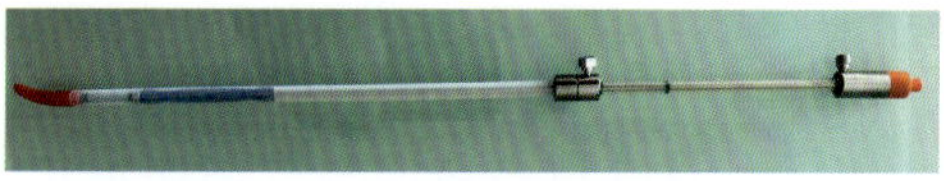

图 2-14-9 一次性支架置入器

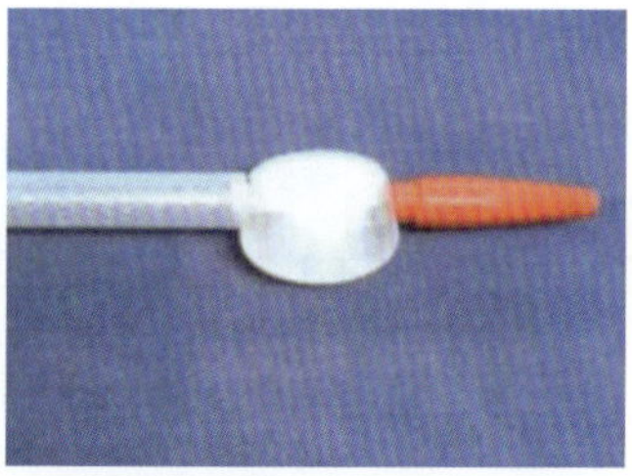

图 2-14-10 后退外套管，充盈定位囊

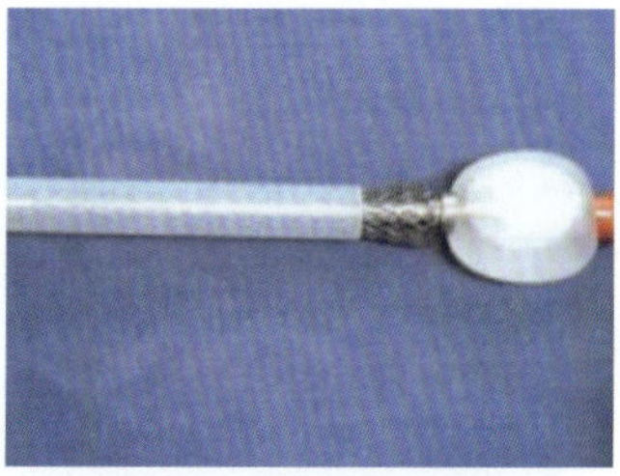

图 2-14-11 继续后退外套管，释放支架

【适应证】

原则上诊断为前列腺增生症、有手术指征者皆为适应证。特别适用于前列腺增生伴尿潴留，不愿接受外科手术或不能耐受外科手术，又不愿意长期保留导尿的高危、高龄患者。

【禁忌证】

（1）禁忌证是相对的：急性尿路感染者先给予抗感染治疗；尿道狭窄者可先行冷刀切开或经膀胱切开置入；合并膀胱结石、肿瘤者可经尿道碎石或经尿道肿瘤切除后置入支架。

（2）当前列腺部尿道长度小于 2.5cm 时，支架不易固定；前列腺中叶增生可选用特殊型靠背支架，但中叶重度增生呈球形，或压迫近端尿道成角小于 90° 者，应慎用此法治疗。

（3）膀胱颈挛缩及各种原因的神经源性膀胱不应选用此法治疗。

【术前准备】

尿流动力学检查，排除神经源性膀胱；有尿路感染者应使用抗生素控制。

【麻醉和体位】

选择尿道黏膜麻醉、低位硬膜外阻滞麻醉或鞍区麻醉。截石位。

【手术步骤】

1. 在直肠超声监视下经尿道置入支架

（1）经直肠超声测量前列腺部尿道的长度，选用短于前列腺部尿道 5 ～ 8mm 的支架（图 2-14-12，图 2-14-13）。观察尿道内口的形态，前列腺各叶均衡增生者选用普通型支架；不规则增生者选用特殊型支架，将支架靠背放置于突出的中叶或侧叶处。

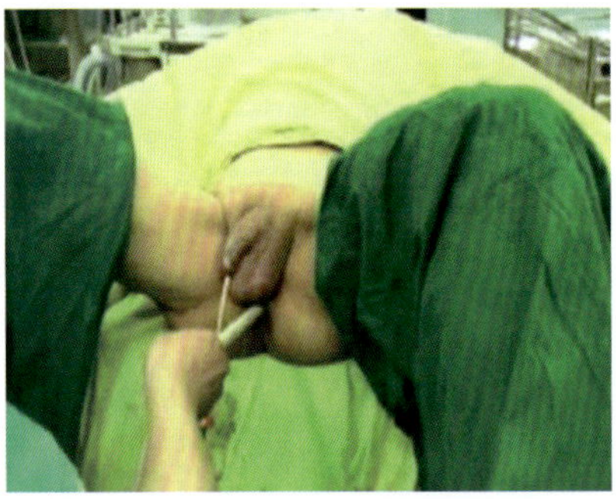

图 2-14-12　经直肠超声检查

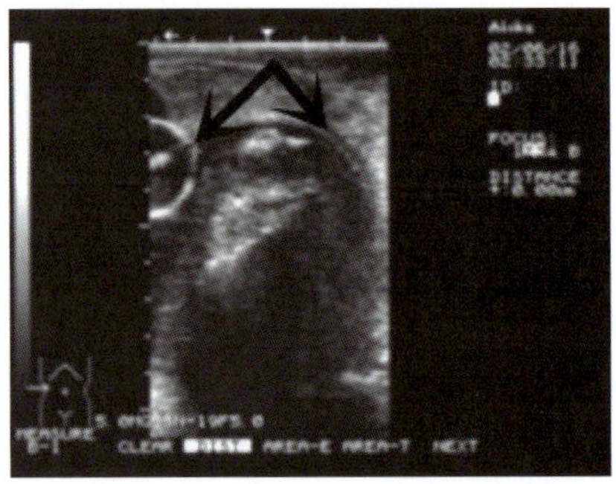

图 2-14-13　用超声仪游标测量尿道长度

（2）拔除保留导尿管，用尿道扩张器探查尿道。

（3）从尿道外口将一次性置入器插入膀胱，后退外套管至标志线，使定位囊显露（图 2-14-14），从置入器尾部注水 5ml，充盈定位囊（图 2-14-15）。

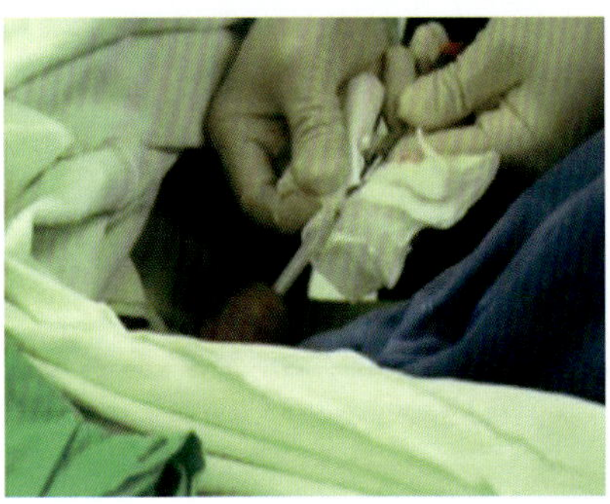

图 2-14-14　后退外套管，显露定位囊

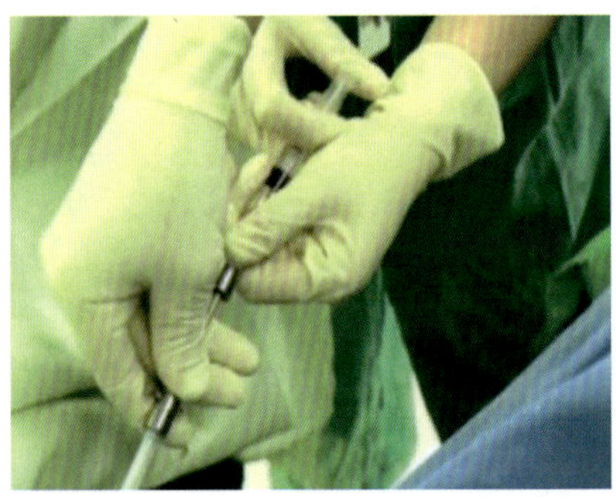

图 2-14-15　从尾部注水 5ml，充盈定位囊

（4）向外牵拉置入器，经直肠超声可见定位囊到达尿道内口（图 2-14-16）。

（5）继续后退外套管，在超声监视下，缓慢释放支架，近端应距尿道内口 1 ～ 2mm，远端应距尿道外括约肌 4 ～ 6mm（图 2-14-17）。

（6）抽空定位囊（图 2-14-18），缓慢退出一次性置入器（图 2-14-19）。

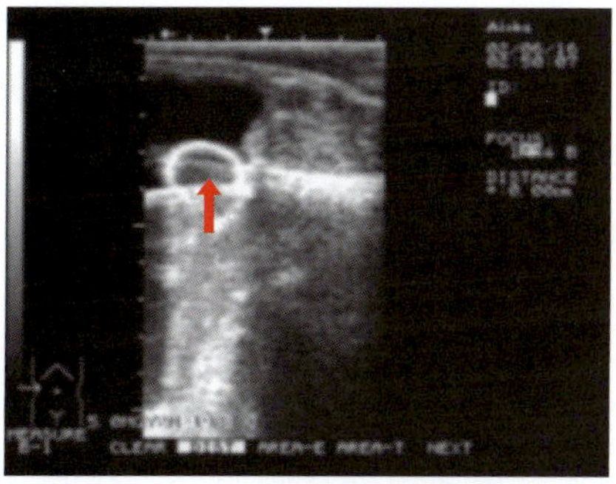

图 2-14-16 置入器定位，水囊在尿道内口

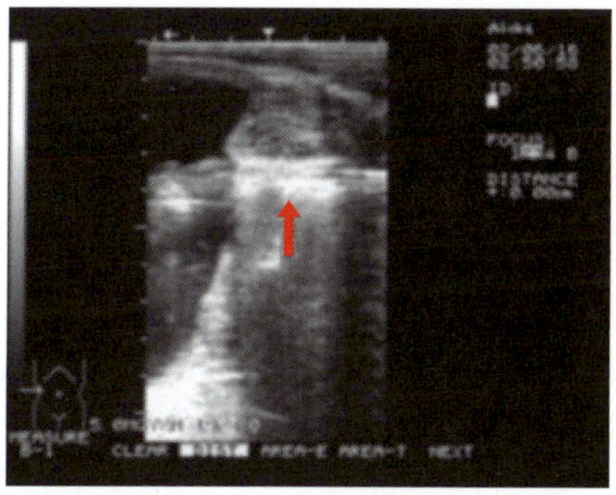

图 2-14-17 后退外套管，释放支架

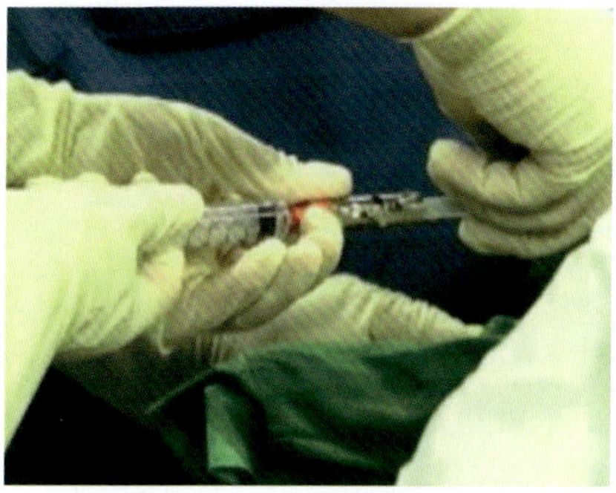

图 2-14-18 抽空定位囊

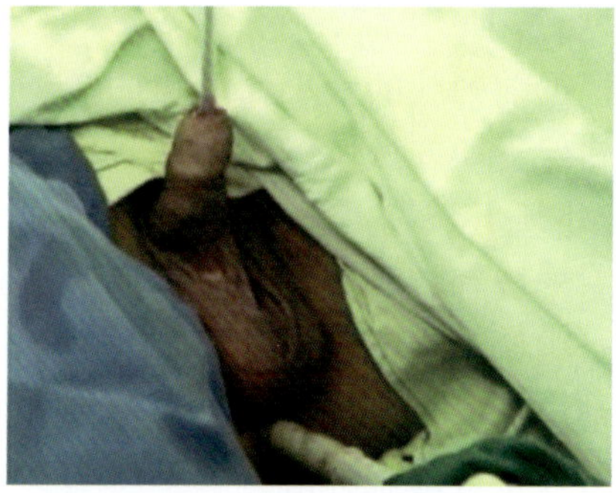

图 2-14-19 退出一次性置入器

（7）从尿道外口注入温热盐水，镍钛合金支架恢复记忆形状（图 2-14-20）。

（8）留置双腔气囊导尿管（图 2-14-21，图 2-14-22）。

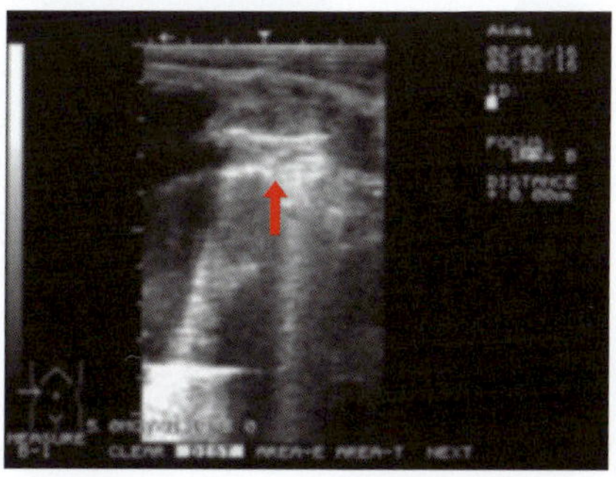

图 2-14-20 支架恢复记忆形状

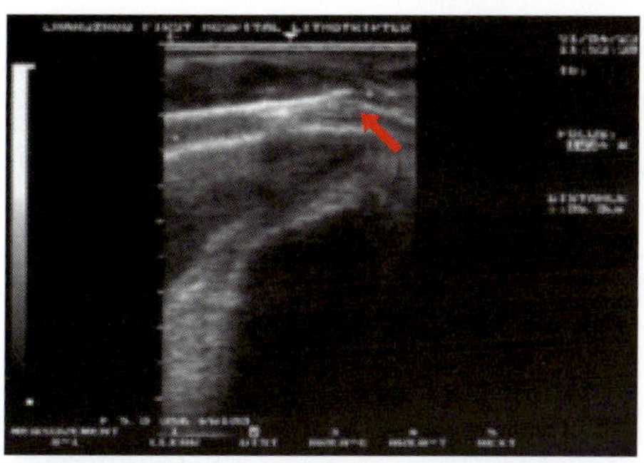

图 2-14-21 导尿管进入支架中

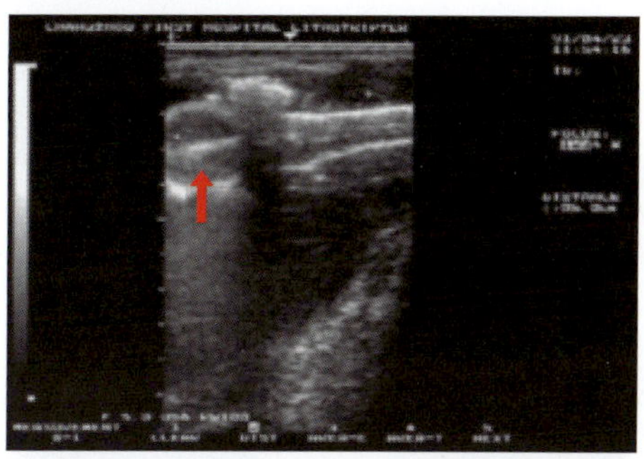

图 2-14-22 导尿管已进入膀胱（水囊已充盈）

2. 膀胱尿道镜窥视下经尿道置入支架

选好支架隐藏于置入器中，观察膀胱颈口、精阜，边灌水边推动置入器手柄，窥视下将支架送入合适的位置。退出置入器后，不留置导尿管，让患者自行排尿。如需要留置导尿管，要在经直肠超声监视下操作，以免导尿管推动支架移位，滑入膀胱。

3. 经膀胱置入支架

经膀胱置入支架用于下列情况：①经尿道置入失败，支架滑入膀胱内；②尿道狭窄，置入器不能导入；③膀胱结石、肿瘤等需要开放手术，同时处理前列腺增生者。

操作方法：切开膀胱，置入器从尿道内口插入，至尿道外括约肌处，在经直肠超声监视下，后退外套管释放支架，安放在合适的位置。

【手术要领】

（1）根据前列腺的大小和形状选择合适的支架。

（2）确保支架安放位置准确。

【术后处理】

（1）支架放置后有不同程度的排尿刺激症状，保留导尿管 3 ～ 5d。

（2）口服抗生素 1 周。

（3）术后 1 ～ 3d 可能有轻度血尿，可经导尿管间断冲洗。

（4）多饮水或静脉补液。

（5）定期复查，可行经直肠超声检查（图 2-14-23），也可行膀胱镜检查（图 2-14-24 ～图 2-14-26）。

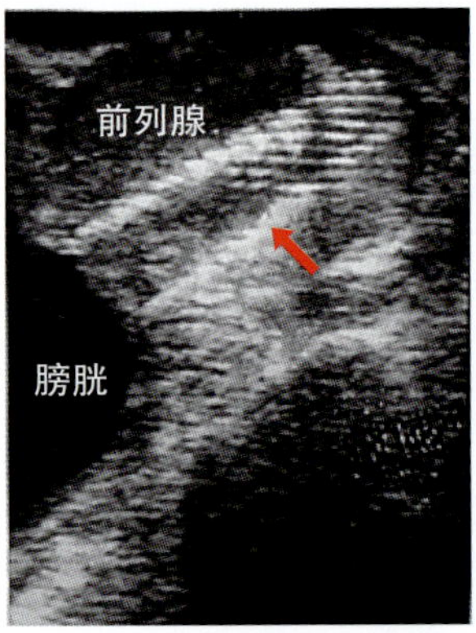

图 2-14-23 术后经直肠超声检查

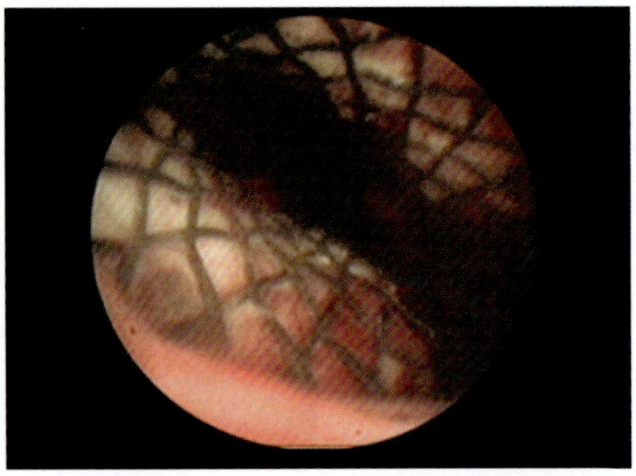

图 2-14-24 术后膀胱镜检查

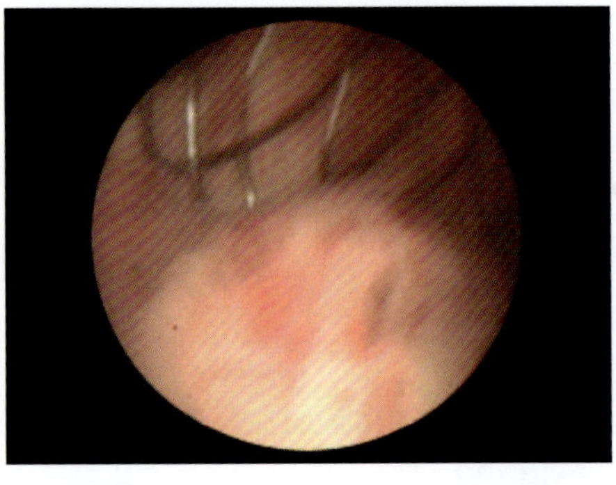

图 2-14-25 精阜上方之网状支架

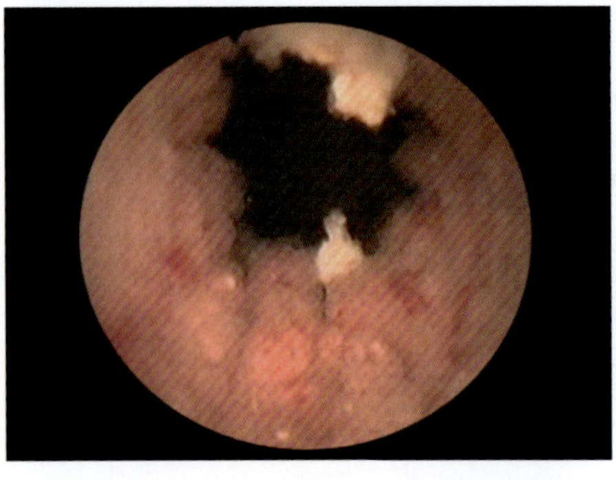

图 2-14-26 术后一年支架被覆盖

【并发症及处理】

1. 支架移位

支架移位多发生在术后 24h 之内，尤其是前列腺中叶明显增生的患者，增生的中叶会慢慢将支架向远端推移。有些是支架置入后，由于插入导尿管或其他尿道器械，将支架向近端推移。预防支架移位最好的方法是选用两端外翻的防移位支架，前列腺中叶明显增生者选用靠背型特殊支架。这样，在支架置入后，即使进行插入导尿管或其他尿道器械操作，支架也不易移位。如果支架移位到膀胱颈以上或精阜以下，或出现排尿困难、尿失禁，则需要取出支架，重新置入。

2. 钙化或结石形成

钙化或结石形成是由于尿道上皮未完全覆盖支架。预防支架钙化或结石形成最好的方法是将支架安放于最佳位置。如有结石形成，采用体外冲击波治疗效果甚好，立竿见影。

3. 支架网眼肉芽增生

支架网眼肉芽增生多由于采用大网眼支架，肉芽从网眼突入，过度增生所致。预防措施为采用小网眼支架。如果网眼肉芽引起支架闭塞，可采用经尿道高频电刀、等离子刀或激光切除肉芽治疗。

4. 感染

支架组织相容性甚好，感染发生率不高，严重感染者更少。如有感染，选用抗生素治疗多有好转。

5. 慢性疼痛

慢性疼痛少见，对症治疗后多可好转，少有因慢性疼痛要求取出支架者。

视频 10　经尿道前列腺支架置入术

（经　浩）

第十五节　良性前列腺增生动脉栓塞治疗

【概述】

良性前列腺增生（benign prostatic hyperplasia，BPH）是中老年男性的常见疾病，50 岁以上的发病率超过 50%，80 岁以上可达 90%。

前列腺动脉栓塞术（prostatic arterial embolization，PAE）是一种近年来新兴的治疗 BPH 的介入微创技术。2000 年，Demeritt 等首先报道了 PAE 术后 BPH 患者不仅出血症状得到好转，而且前列腺体发生萎缩、变小（前列腺体积缩小约 40%）。2017 年，Kuang 等总结并分析了近年来发表的 10 篇论文中 788 例患者的术后随访数据，结果显示患者的 IPSS、Qmax 和 QOL 均有明显改善，且患者的性功能未受明显影响。PAE 的原理是将微导管超选择至前列腺动脉内，应用颗粒性栓塞剂进行栓塞，使增生的前列腺局部缺血，细胞凋亡、坏死，体积缩小，释放组织张力，缓解临床症状。与外科手术相比，PAE 具有以下优点：创伤小、无需全麻或脊髓麻醉、住院时间短甚至无需住院、手术可重复性强、并发症发生率低、无传统治疗方法的不良反应和并发症（如术后出血、尿失禁、逆行射精、性功能异常等），即使 PAE 治疗无效也不影响采用其他方法治疗。PAE 已成为可供医师考虑选择的 BPH 治疗方法之一，特别适用于一般情况差、不适合外科治疗的高龄患者。

【适应证】

由于 PAE 治疗 BPH 时间尚短，目前 PAE 治疗 BPH 的适应证和禁忌证国际上尚未形成共识。根据不同临床中心的报道，推荐适应证如下。

（1）年龄＞ 50 岁。

（2）前列腺体积（prostatic volume，PV）＞ 30cm^3。

（3）中、重度下尿路梗阻（I-PSS ＞ 18 分，QOL 评分＞ 3 分，Qmax ＜ 12ml/s）。

（4）6 个月及以上药物 [α_1 受体拮抗药和（或）5α 还原酶抑制药] 治疗无效。

（5）不适合或不愿意行外科手术者。

【禁忌证】

（1）前列腺恶性肿瘤。

（2）神经源性下尿路梗阻。

（3）合并尿道狭窄。

（4）膀胱大憩室（＞ 5cm）。

（5）慢性肾功能不全（肾小球滤过率＜ 60ml/min）。

（6）急性尿路感染。

（7）碘对比剂过敏。

（8）难以纠正的严重出、凝血功能障碍。

（9）血管入路钙化，严重扭曲、狭窄。

【术前准备】

（1）询问传染病病史，进行血常规、肝肾功能、电解质及出、凝血功能检查，以及心电图、心脏彩超、泌尿系 MRI（图 2-15-1）。

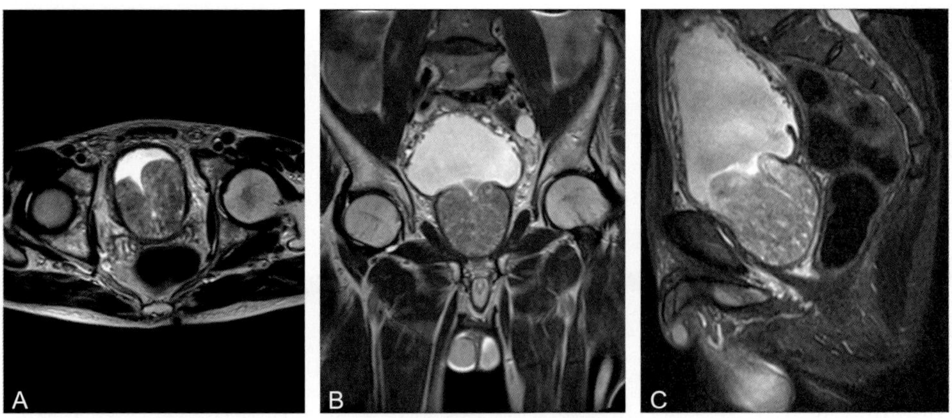

图 2-15-1 MRI 图像显示良性前列腺增生

A. 横断面；B. 冠状面；C. 矢状面

（2）所有患者的术前评估包括 I-PSS、QOL 评分、PV（以经直肠前列腺彩超测得的上下径 × 前后径 × 横径 ×0.52 计算）、Qmax、残余尿量（尿潴留患者除外）。

（3）患者入院后，在可耐受的前提下，术前 2d 起口服左氧氟沙星并持续至术后 1 周；手术当天可正常饮食，日常性药物正常服用，静脉注射地塞米松 10mg（如患者有糖尿病，则肌内注射苯海拉明 20mg）；患者可留置导尿管，并在气囊中注入 76% 泛影葡胺 1ml 与灭菌注射用水 9ml 混合液。

（4）准备介入器材：5Fr 动脉鞘、5Fr 猪尾巴导管、5Fr Cobra 导管、5Fr 猎人头导管、0.035 亲水膜导丝、2.6Fr 微导管及微导丝、直径 100 ～ 300μm 的栓塞微球。

（5）对栓塞剂的选择，目前尚无统一标准，多选用直径 100 ～ 300μm 的栓塞颗粒进行栓塞。李强等报道 50μm 的聚乙烯醇颗粒能更显著地改善症状，与 100 ～ 200μm 的颗粒相比，安全性没有差异；Bilhim 等报道 180 ～ 300μm 与 80 ～ 180μm 的栓塞颗粒行 PAE 术后，两者 I-PSS、QOL、PV 变化差异无统计学意义，但前者的术后勃起功能优于后者；Brook 等则提出 300 ～ 500μm 的栓塞颗粒较 100 ～ 300μm 的栓塞颗粒效果更好。

【手术步骤】

患者取平卧位，双侧腹股沟区消毒、铺巾。2% 利多卡因局部麻醉后，采用改良 seldinger 技术穿刺右侧股动脉，置入 5Fr 动脉鞘。通过鞘管引入 5Fr 猪尾巴导管至腹主动脉远端行双侧髂动脉造影。而后使用 5Fr Cobra 导管超选择至左侧髂内动脉内。探测器调整至同侧 35°、头侧 10°，行髂内动脉及前列腺动脉造影。前列腺动脉的数字减影血管造影（DSA）表现为：①前列腺实质染色；②动脉包绕前列腺而使其轮廓显示；③动脉进入膀胱下方前列腺压迹内。经 5Fr 猎人头导管采用同轴导管技术将 2.6Fr 微导管引入前列腺供血动脉内。造影证实后经微导管在透视监视下缓慢推注 100 ～ 300μm 的栓塞微球。至前列腺动脉血流停滞后观察 3 ～ 5min，再次造影证实前列腺实质区无染色后该侧栓塞结束。采用成襻法，将 5Fr 导管超选择至右侧髂内动脉，以同法栓塞右侧前列腺动脉（图 2-15-2）。最后拔除导管及鞘管，穿刺部位按压 10 ～ 15min，加压包扎，手术结束。

记录手术所用时间（从置入鞘管至拔出鞘管）、辐射时间及辐射剂量、双侧栓塞或单侧栓塞、技术成功率（至少单侧栓塞）。

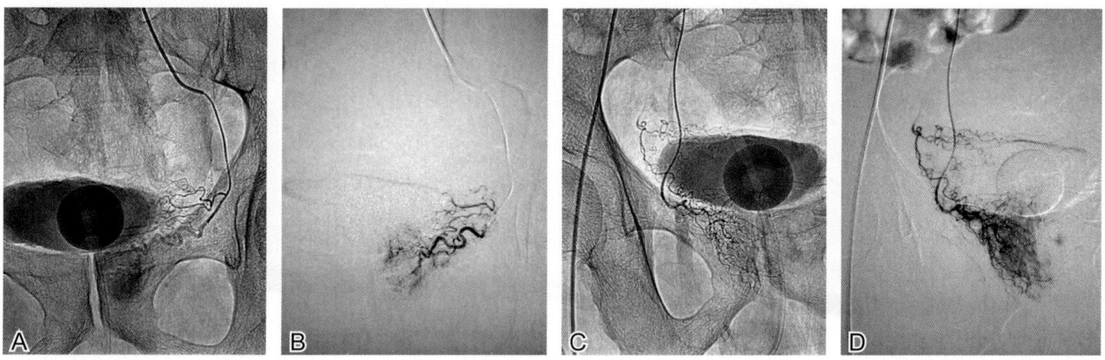

图 2-15-2　微导管分别超选择进入双侧前列腺动脉造影显示：前列腺左、右叶对比剂染色，位于尿管水球下方，呈“桃心状”

A、C. 为非血管减影图像；B、D. 为减影图像

【手术要领】

PAE的关键在于前列腺动脉的准确定位与精确选择。前列腺动脉起源与形态变异较大，可能与人种有关，相关研究尚不明确。李光忠等对尸检的研究发现，76.3%的前列腺动脉发出于膀胱下动脉，其次为直肠下动脉、输精管动脉、阴部内动脉等；Bilhim等收集了患者盆腔的CT血管造影与DSA图像，分析认为前列腺动脉主要发出于阴部内动脉、膀胱上动脉与臀-阴部动脉干，且其与周围其他器官的血管吻合率达57.3%；张国栋等通过回顾性分析55例行前列腺动脉栓塞的良性前列腺增生患者，认为前列腺体积明显增大者更有可能发现显著增粗的前列腺动脉，甚至可以观察到与子宫动脉形态类似的螺旋形前列腺动脉，同时指出吻合支的显影率与造影剂的剂量、注射压力有关。在实际操作过程中，应进行多角度的血管造影明确前列腺动脉及其开口、走行、有无异常吻合支等。有条件的中心可以联合锥形束CT血管成像，将微导管尽可能地超选择至无吻合支的前列腺动脉内，防止误栓导致并发症的发生。

【术后疗效观察及相关处理】

术后患者的反应及并发症分类记录。术前可自行排尿者，如无明显并发症，术后12h拆除压迫绷带时即可拔除导尿管，患者可当天出院。对于因尿潴留入院患者，如无明显并发症，拆除压迫绷带后可携带导尿管出院，3～5d后可定时夹闭导尿管感受尿意并恢复锻炼膀胱功能，如出现尿液沿尿道与尿管间溢出即可拔除尿管，或术后10d尝试拔除尿管。分别于术后1、3、6、12个月门诊随访I-PSS、QOL、PV、残余尿量。

PAE术后疗效主要体现在患者主观感受的改善和PV的下降。PAE术后可以观察到I-PSS和QOL的降低，以及PV的缩小（图2-15-3）。有些患者PAE术后PV改变并不明显，但其LUTS改善显著，提示PV缩小并不是改善症状的唯一因素，其他可能因素包括：前列腺内组织坏死、消融，使尿道腔隙增加，减轻了腺体的自身张力；缺血造成的细胞凋亡使肾上腺素能受体减少，这些因素共同引起尿道压力减小，缓解了患者的排尿症状。

研究报道，PAE对于巨大前列腺增生（PV＞80～100cm^3）患者与一般前列腺增生（PV＜80cm^3）患者同样有效，且未增加不良反应。

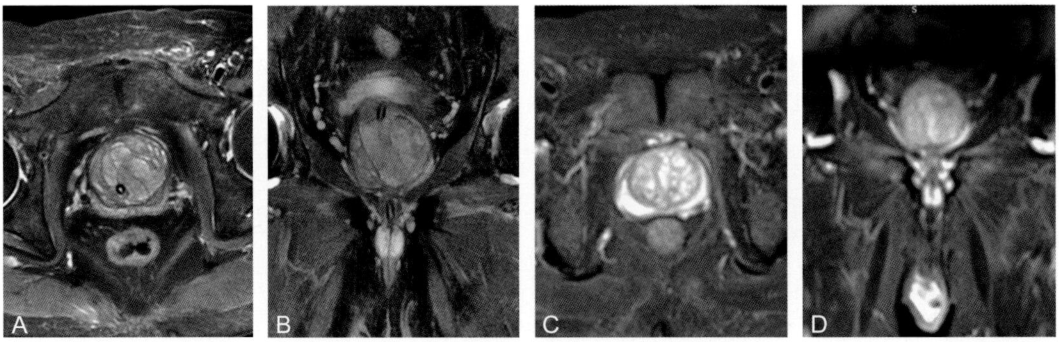

图2-15-3 PAE前后的影像学表现

A、B. 术前MRI横断面、冠状面图像显示良性前列腺增生；C、D. 术后MRI横断面、冠状面图像显示前列腺体积较栓塞前缩小

【并发症及处理】

除了建立动脉通路和对比剂所导致的相关并发症（如对比剂过敏反应、穿刺部位血肿、

假性动脉瘤、动静脉瘘）外，术后尿道烧灼感、发热、血尿、尿痛、一过性尿潴留等栓塞后反应是 PAE 最常见的术后症状，但其大多属于自限性，无需特殊处理，1 周内皆可痊愈。严重并发症主要是误栓邻近脏器动脉所致，如直肠缺血、阴茎缺血、膀胱缺血，甚至坏死，但发生率极低，仅见极个别案例报道。当有上述严重并发症发生时，在明确诊断后应尽早行外科手术治疗。准确识别前列腺动脉和选择合适的栓塞材料是防止误栓的关键。栓塞前联合应用术中锥形束 CT 血管成像，可明确前列腺动脉的开口位置、起源，以及与邻近重要脏器是否存在交通支等，可避免误栓，提高手术的安全性。当前列腺动脉与重要脏器动脉（阴茎背动脉、膀胱动脉）共干不易避开时，可先用微型钢丝圈栓塞邻近血管，然后再行前列腺动脉栓塞。

视频 11 前列腺动脉栓塞治疗（良性前列腺增生）

（丁鹏绪）

第十六节 精道疾病的内镜手术

【概述】

精道疾病是泌尿生殖系统较常见的疾病，主要包括精囊炎、精囊结石、精囊囊肿、精囊肿瘤、射精管狭窄或梗阻等。多种疾病可以单发，亦可以合并存在。临床上可出现尿频、尿急、尿痛、血精、会阴部疼痛不适、睾丸疼痛、射精疼痛等症状，同时可影响男性精子质量，甚至导致无精症、男性不育等。

精道疾病的传统诊断方法主要为影像学检查，包括经直肠超声（transrectal ultrasonography，TRUS）、精道造影与 MRI 等，其中 TRUS 和 MRI 作为无创性检查应用最广泛，具有无需麻醉和检查痛苦小的特点。有学者认为结合直肠内线圈 MRI 成像，对疾病性质的诊断更有价值。但这些检查具有一定的假阳性率，同时由于认识上的局限会造成假阴性结果，在临床应用中具有一定的局限性。另外，这些检查仅能提供间接的诊断证据，无治疗作用。精道疾病的治疗方面，以往多采用药物、理疗、精囊穿刺及药物灌注等治疗方法，但其效果常不理想。对于保守治疗无效的精囊结石或精囊囊肿等，开放性精囊切除术存在创伤大、并发症多的缺点。即使腹腔镜下进行的精囊手术，仍需建立人工通道，膀胱周围组织的分离以及精囊寻找及游离都具有一定的技术难度和要求。因此，开发精道疾病的微创性腔内诊疗技术成为当务之急。1994 年，加拿大学者 Razvi 首先报道了成功应用 6.9Fr 半硬输尿管镜行经尿道精囊镜检查（transurethral seminal vesiculoscopy，TSV）和精囊囊肿引流。2002 年，韩国学者 Yang 等报道经前列腺小囊完成 37 例血精的精囊镜检查。2005 年，土耳其学者 Ozglk 等利用输尿管镜成功完成了精囊取石术。2009 年，韩国学者 Han 等报道了 1995 ～ 2006 年应用 6Fr、9Fr 输尿管镜经前列腺小囊完成 70 例血精的诊治结果。这些开创性的研究为以后应用精囊镜技术治疗精囊疾病奠定了良好的基础。近年来，精囊镜技术在国内不断发展成熟，广泛应用在顽固性血精、精囊结石、射精管梗阻、射精管囊肿等精囊疾病诊疗中。2012 年我国刘智勇等在美国芝加哥国际医学大会介绍了“精道内镜在男性精道疾病的诊治作用”，标志着我国在精道内镜应用中的国际领先地位。

1. 精囊和射精管解剖

精阜是位于正常男性前列腺部尿道后壁正中的一个圆丘状隆起，精阜由富含平滑肌的海绵体组织构成，高与宽各约 3mm，精阜中央深部有一个称为前列腺小囊的盲腔，前列腺小囊通常开口在精阜隆起的中央，射精管开口于精阜的两侧约 2mm，3 个开口通常呈正三角形、倒三角形或横直线排列关系。

精囊是一对左、右对称，呈倒“八”字形排列的椭圆形囊管状器官，位于双侧输精管壶腹部外侧、前列腺的后方与直肠的前方，精囊长度为（3.75 ± 0.43）cm，宽度为（1.49 ± 0.16）cm，厚度为（1.4 ± 0.26）cm，精囊下部与输精管壶腹部末端汇合成射精管，开口于精阜两侧，精囊内有丰富的皱襞，皱襞表面覆盖有假复层柱状上皮，在接近尿道开口处变为移行上皮，精囊的肌层薄弱，由环形平滑肌和少量纵行肌组成，外膜是疏松结缔组织。

射精管全长 1 ～ 2cm，管腔中段管径为（1.2 ± 0.2）mm，是成对的近粗远细的管状结构，由输精管壶腹部与精囊下部在前列腺底部后方汇合而成。2 根射精管从前列腺底部后方斜向穿入前列腺，几乎平行开口于精阜。射精管分为 3 个解剖段：近段的前列腺外区段、中间的前列腺内区段及精阜内近尿道的远区段（图 2-16-1）。射精管三段厚薄不均且结构也不相同，远区段只有黏膜层，内区段和外区段管壁具有肌层，肌层由内纵、中环与外纵 3 层组成，固有层有很多弹性纤维，肌层和外膜与前列腺组织相连，纤维外膜为疏松结缔组织。

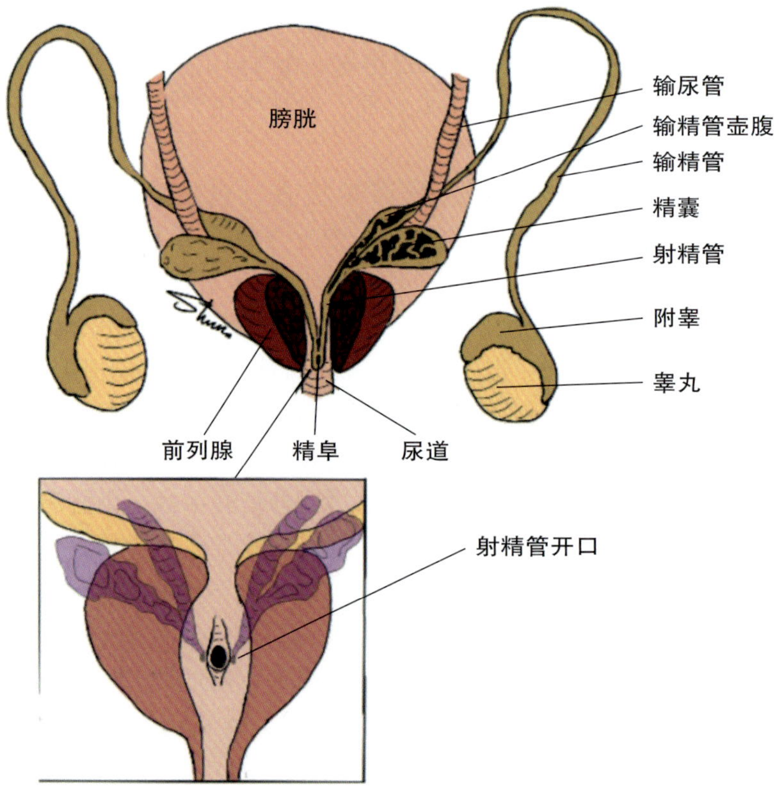

图 2-16-1 精囊和射精管解剖示意图

精囊是男性生殖系统重要的附属性腺之一。精囊分泌物是精液的重要组成部分，约占精浆体积的 50% ～ 80%，呈碱性。精囊分泌的果糖为精子提供必需的能量；精囊分泌的前列腺素、凝固蛋白为完成正常受精提供必要条件。此外，精囊还参与射精反射的调控。

2. 精道疾病

（1）顽固性血精　血精症是泌尿男科较常见的疾病，指精液中存在血液。多见于性活动旺盛期的 30 ～ 40 岁青壮年。根据精液中含血量的多少，可表现为肉眼血精、偶然检查中发现的镜下血精。血精颜色可以是鲜红色，也可以是暗红色，甚至黑色。血精常无明显疼痛，偶尔会伴有血尿、尿频、阴囊及会阴部疼痛等。血精最常见的病因是精囊、前列腺和后尿道等部位的炎症和微生物感染，少见的原因有射精管梗阻或囊肿、精囊结石、前列腺肿瘤、精囊结核、精囊憩室、精道损伤和医源性因素等。除此之外，全身性疾病如出血性疾病、肝功能异常、严重高血压等也可引起血精。大部分血精患者可自愈或使用敏感抗生素治疗得到治愈，但也有少数患者治疗后症状无改善，血精反复发作。临床将 3 个月内血精发作≥ 2 次，规范抗生素治疗 4 周无效的患者称为顽固性血精。

对于顽固性血精症患者可选择多种影像学检查，以往采用有创的输精管造影（图 2-16-2），目前 TRUS 应作为首选的影像学检查，可初步明确血精的原因及发生部位。TRUS 异常者应进一步行前列腺精囊 MRI 或 CT 检查（图 2-16-3），以了解血精反复发作的原因，了解有无精囊或射精管扩张、精囊结石或囊肿出血等。对于 40 岁以上的顽固性血精患者，应常规进行直肠指诊和 PSA 检测，以排除前列腺肿瘤引起的血精可能。顽固性血精症多由于精囊慢性炎症或继发精囊结石引起，精囊慢性感染可蔓延至射精管引起射精管及其开口狭窄，导致射精管梗阻引流不畅，造成精囊炎症迁延不愈和血精持续或反复发作，部分患者继发精囊结石形成而出现持续性血精。对于保守治疗无效的非全身性疾病或前列腺肿瘤等原因引起的顽固性血精症患者，可行经尿道精囊镜检查，在窥视下明确血精的病因、来源和部位，同期清除精囊血块或结石，采用电灼或激光进行止血、碎石。对于炎症性血精，局部抗生素盐水冲洗也可达到治疗的作用。另外，精囊镜检查时镜体对射精管狭窄引起的梗阻可进行扩张，去除了射精管不全梗阻引起的精道反复感染致血精复发的因素，应该是精囊镜技术诊治顽固性血精症疗效显著的重要原因。

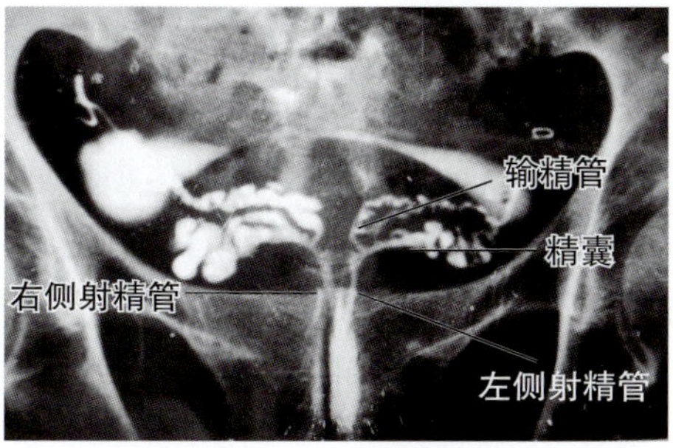

图 2-16-2　精囊造影

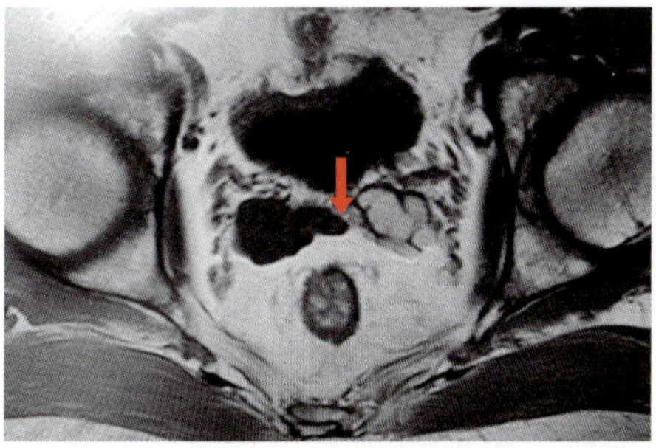
图 2-16-3　MRI 显示右侧精囊开口梗阻（箭头处）

（2）精囊结石　精囊结石是泌尿男科中较少见的疾病，但随着精囊镜技术的普及推广，精囊结石的检出率在逐步提高。精囊结石与慢性精囊炎、射精管梗阻、精阜前列腺小囊开口解剖变异引起尿液反流有关。精囊结石多伴有射精痛、会阴部不适等症状，但最多见的是血精，常以血精为主诉就诊而被发现，且长期反复发作，为顽固性血精的病因之一。精囊结石可依靠 TRUS 和精囊 CT 来诊断，由于精囊的特殊结构和位置特点，保守治疗往往无明显疗效。如保守治疗无效，以往只能选择开放精囊切除，但存在创伤大、并发症多等缺点。精囊镜技术可通过自然的通道直接处理结石，对于较小的或松软的结石，可直接通过精囊镜用异物钳取出或夹碎后取出，对于质地较硬的结石，可通过精囊镜用钬激光粉碎后冲洗出。多项研究表明，经尿道精囊镜治疗精囊结石是一种安全有效的、创伤小、恢复快的治疗方法。

（3）射精管囊肿　射精管囊肿病例在临床上较为少见，其病因尚不明确，多为先天性因素所致。先天性因素主要为射精管结构发育异常或先天性闭锁；后天性因素包括泌尿生殖道感染或一些医源性因素，如前列腺切除术后精阜处瘢痕形成导致射精管开口狭窄、梗阻，引起射精管内压力升高而形成囊肿。射精管囊肿发病比较隐匿，常无明显症状，多数病例是因为血精或少精、弱精症而对前列腺和精囊病变等情况进行评估时发现。超声检查临床上较为常用，CT 和 MRI 检查发现射精管囊肿多为偶然。射精管囊肿应与先天性米勒管囊肿、前列腺囊肿、囊性前列腺癌及前列腺脓肿等疾病相鉴别，这些囊肿的共同特点是位置相似，大部分表现相近，但是在病理生理变化及治疗方法的选择上却截然不同，故应该准确鉴别，若未进行及时、有效的治疗可能会出现继发性精囊炎、射精疼痛及不育等并发症。射精管囊肿的治疗以手术切开引流为主，辅以有效的抗生素联合应用。经尿道电切术同期联合经尿道精囊镜射精管扩张术、经尿道精囊镜去顶减压术是治疗射精管囊肿比较理想的治疗方法，较传统手术方法治愈率高，治疗后精液参数改善明显。

（4）射精管梗阻　射精管梗阻是导致无精症和男性不育的原因之一，可分为先天性射精管梗阻与后天性射精管梗阻两种。先天性射精管梗阻原因多见于米勒管囊肿、泌尿生殖窦囊肿等梗阻所致；后天性射精管梗阻多因泌尿生殖道感染、外伤所致。Turek 等认为通过 TRUS 检查，患者具有下列 4 个条件之一即可诊断为射精管梗阻：①精囊扩张，横径 $>$ 15mm；②射精管扩张（图 2-16-2）；③精阜内或射精管内钙化、结石形成；④靠近精阜中线或偏离中线区域出现囊肿（米勒管囊肿或 Wolffian 囊肿）。随着精液生化检测技术和 TRUS、MRI 等无创性检查技术的进步，射精管梗阻性无精子症患者的诊出率明显增加，如果患者存在精液量显著减少、pH 值明显偏低、精浆果糖明显降低或者阴性，或伴有无精症者，需考虑存在精道远端梗阻的可能性。传统手术方法对于射精管梗阻性无精症常选择经尿道射精管切开术，但对术者的操作经验要求较高，而且术中的电切热损伤或术后创面瘢痕形成可造成射精管口再次粘连、狭窄，以及精囊或直肠损伤等风险。近几年来精囊镜技术成为治疗射精管梗阻的新的微创治疗方法。精囊镜可通过人体的自然腔道窥视下对精囊、射精管进行观察、治疗，减少了对精道正常解剖结构的破坏，创伤小，在术后疗效确切，降低了术后射精管口再狭窄、粘连的发生率。

【适应证】

（1）持续或反复发作顽固性血精 3 ～ 6 个月，经常规抗生素保守治疗 4 周以上无效者。

（2）怀疑射精管远端梗阻导致的无精、精液量显著减少。

（3）会阴部顽固性疼痛，如射精疼痛、睾丸疼痛、腰骶部和会阴部胀痛不适，影像学检查显示输精管区域异常且经保守治疗无效。

（4）影像学检查发现精道及其周围区域出现结石、畸形、炎症或囊肿，并伴有明显临床症状且保守治疗无效。

（5）可能存在生殖道肿瘤性病变，需要进一步明确诊断。

【禁忌证】

（1）全身情况不能耐受经尿道精囊镜检查。

（2）凝血功能障碍且不能校正。

（3）严重尿道狭窄。

（4）不能控制的尿路感染。

（5）膀胱挛缩，膀胱容量＜ 50ml，无法充盈膀胱。

（6）不能配合手术者。

【术前准备】

（1）术前应详细了解患者的病史、体格检查和影像学检查资料，以最大限度地了解疾病程度及可能的诊断。

（2）术前对精囊疾病患者应常规进行血常规、凝血功能、肝肾功能、血清电解质等检测。任何检测指标异常均要在术前得到纠正。

（3）对于 40 岁以上的顽固性血精患者，应常规进行直肠指诊和 PSA 检测，以排除前列腺肿瘤引起血精的可能。

（4）常规预防性口服或静脉应用抗生素。

【手术设备】

精囊镜（头端外径 4.5Fr，尾端 6.5Fr）（图 2-16-4）。

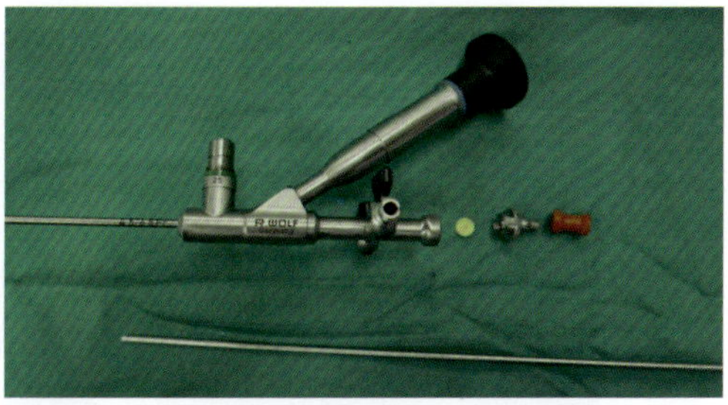

图 2-16-4　Wolf 精囊镜头端（4.5Fr）、尾端（6.5Fr）

【麻醉和体位】

可采用连续硬膜外麻醉或全身麻醉。截石位。

【手术步骤】

1. 进镜方法

精囊镜经尿道外口进入，观察全程尿道后进入膀胱，了解膀胱内有无占位、结石等病变。然后缓慢退镜至前列腺部尿道找到精阜。进入射精管、精囊基本有 3 种方式：①经射精管开口自然通道逆行进镜；②经前列腺小囊内逆行进镜；③切开射精管远端逆行进镜。

（1）经射精管开口自然通道逆行进镜　双侧射精管位于前列腺小囊开口两侧 2mm 处，一般可显示 78.9% 的射精管开口。把精囊镜前端放入精阜处，通过经直肠精囊按摩可观察到按摩侧射精管开口有明显的灰白色胶冻或血性液体溢出，精囊按摩是精囊镜检查前非常重要的步骤，既可观察到输精管开口溢出液的颜色，又可确定病变在哪一侧，通过脉冲式注入生理盐水来扩张射精管开口，在窥视下通过精囊镜向输精管自然开口置入导丝，沿导丝伸入精囊镜，进入射精管即可观察到射精管管腔和精囊。

（2）经前列腺小囊内逆行进镜　①经前列腺小囊内异常开口进镜：把精囊镜放于前列

腺小囊前（图 2-16-5，图 2-16-6），如精囊镜放入前列腺小囊困难，可通过精囊镜把导丝放入前列腺小囊，再沿导丝把精囊镜伸入前列腺小囊，小囊内光滑（图 2-16-7），通常由助手加压注水后，在前列腺小囊两侧后方 4 ～ 5 点、7 ～ 8 点方位可见到射精管异常开口，把导丝直接经开口插入，然后用精囊镜沿导丝送入射精管和精囊内进行检查或治疗；②经前列腺小囊内开窗进镜：助手加压注水后可观察到前列腺小囊两侧后方 4 ～ 5 点、7 ～ 8 点方位局部半透明膜状区域，通过导丝头软头端在这半透明膜状薄弱区向侧方试插，会产生突破感，戳开一小孔，沿小孔无阻力轻松推入导丝软头端 4 ～ 5cm（图 2-16-8），导丝会顺利通过射精管，然后沿导丝插入精囊镜，拔出导丝见射精管腔（图 2-16-9，图 2-16-10），进一步可行射精管和精囊内观察。

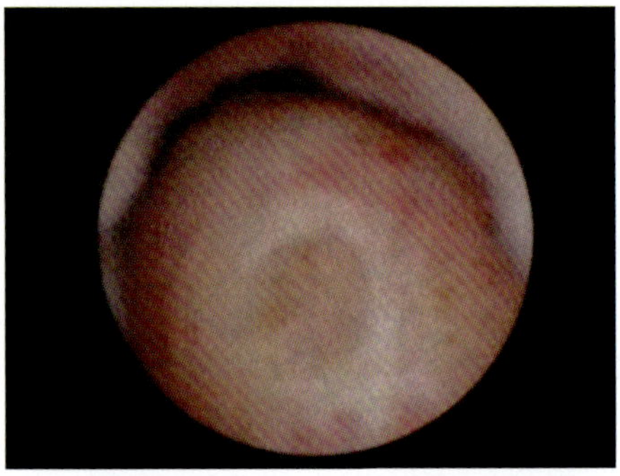

图 2-16-5　前列腺小囊开口

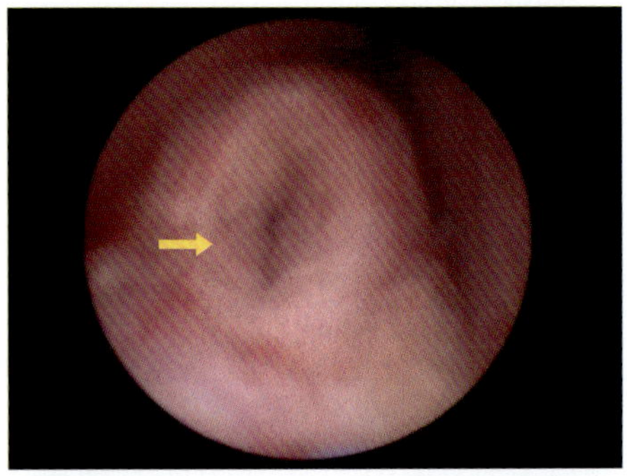

图 2-16-6　前列腺小囊开口（箭头）

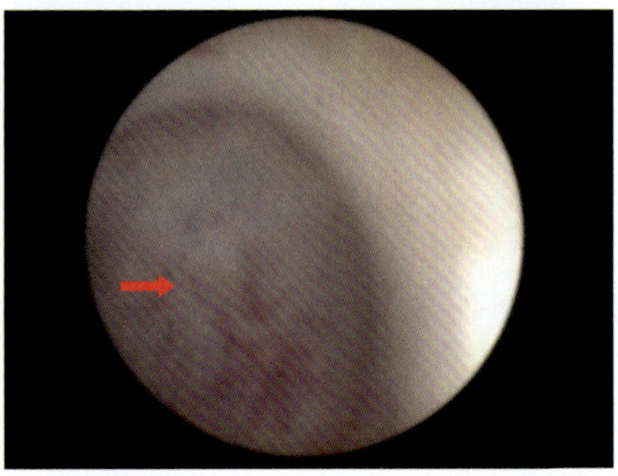

图 2-16-7　前列腺小囊内

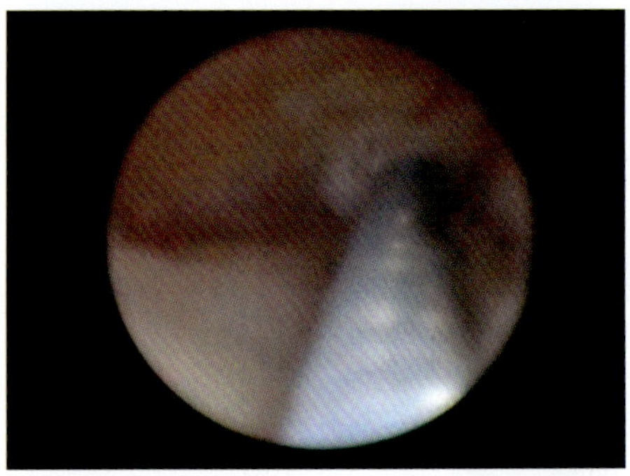

图 2-16-8　导丝突破前列腺小囊内膜状结构

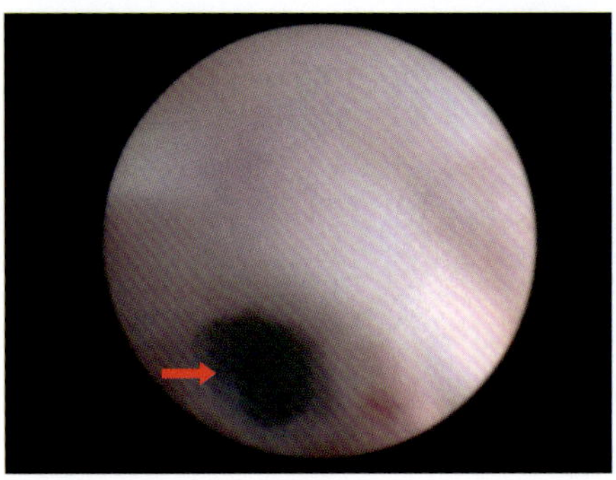

图 2-16-9　射精管开口（箭头）

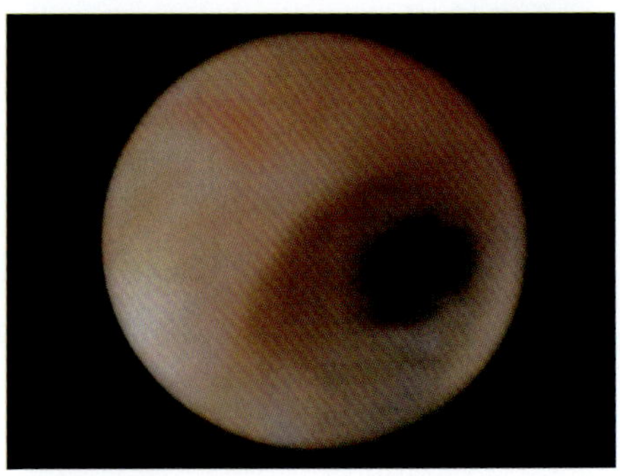

图 2-16-10　射精管开口

（3）经尿道切开射精管远端进镜　如上述 2 种进镜方式失败，可用电切镜去顶状切除精阜和射精管开口，切除深度为 3 ～ 5mm（图 2-16-11），显示射精管开口（图 2-16-12），然后向射精管开口插入导丝，再用精囊镜在导丝引导下进入射精管和精囊内进行检查或治疗。

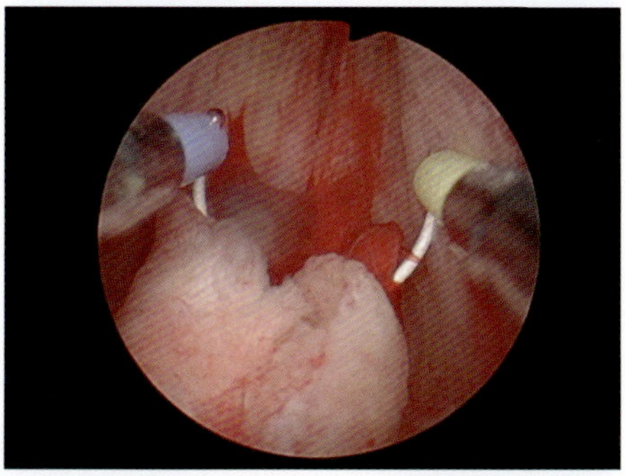

图 2-16-11　电切精阜

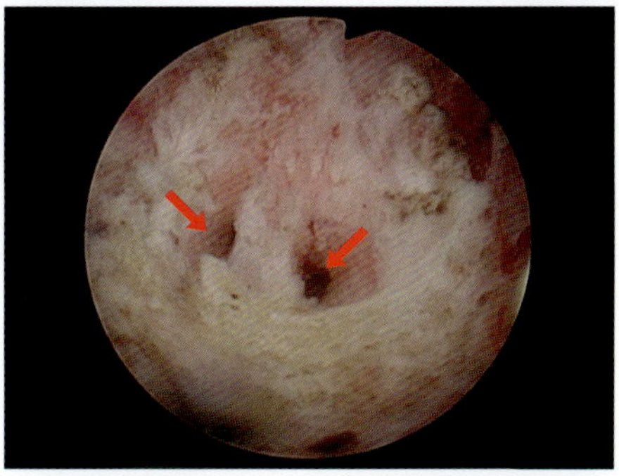

图 2-16-12　显示双侧射精管开口

2. 精道内观察方法

在导丝引导下通过射精管开口，进入光滑的射精管（图 2-16-13，图 2-16-14），进一步深入到精囊和输精管壶腹部汇合处（图 2-16-15，图 2-16-16），在内侧可以发现输精管壶腹部开口（图 2-16-17），把精囊镜头端向外侧移动，可看到精囊开口（图 2-16-18），进入精囊后可见精囊液呈乳白色、淡黄色、灰白色半透明胶冻液体，精囊壁光滑，部分呈囊管状、蜂窝状或网格样多腔结构（图 2-16-19 ～图 2-16-22）。

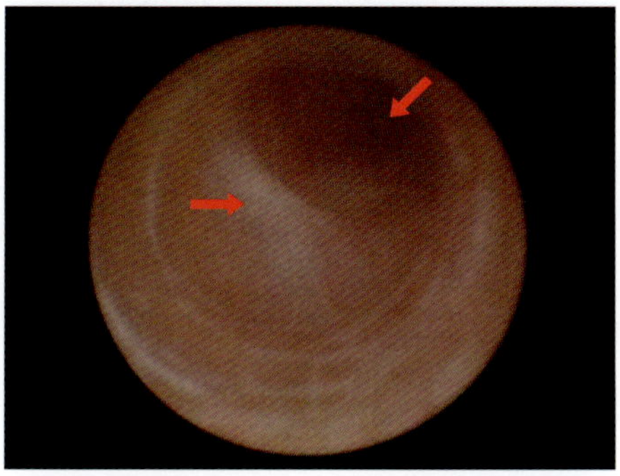

图 2-16-13　射精管（1）

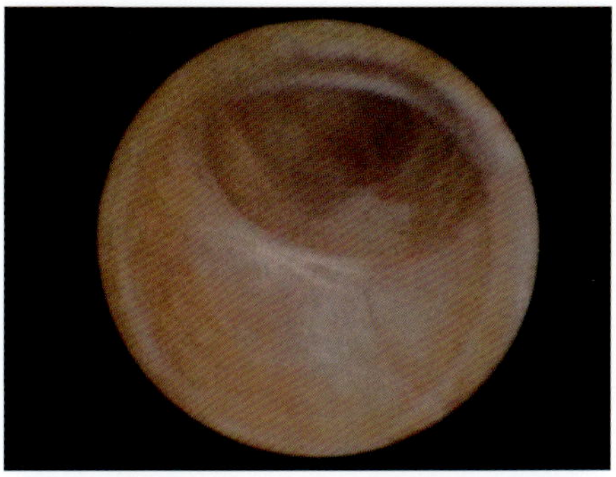

图 2-16-14　射精管（2）

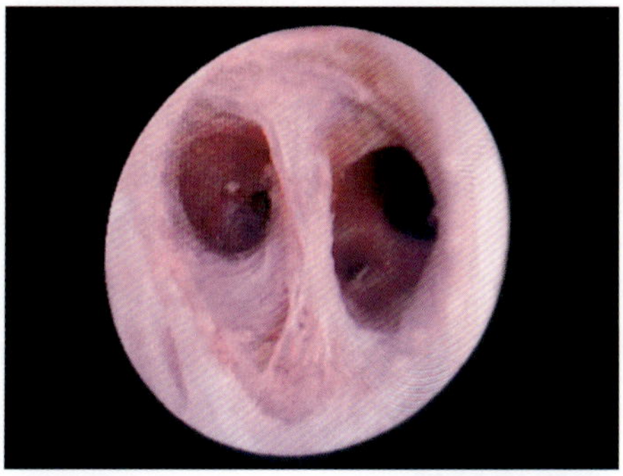

图 2-16-15　精囊与输精管壶腹部汇合处（1）

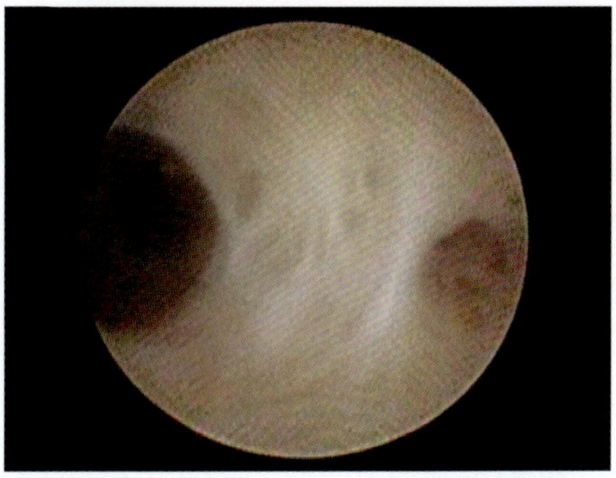

图 2-16-16　精囊与输精管壶腹部汇合处（2）

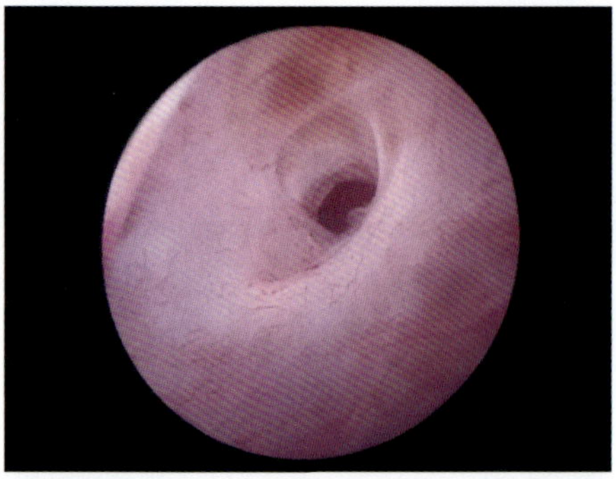

图 2-16-17　输精管壶腹部开口

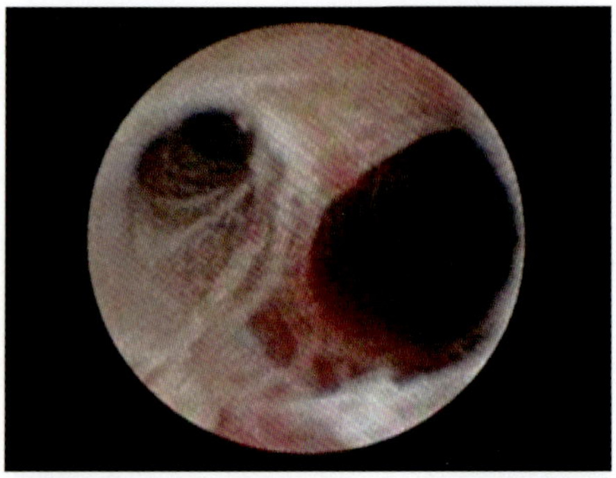

图 2-16-18　精囊与输精管壶腹部汇合处（精囊内有暗红色血性液）

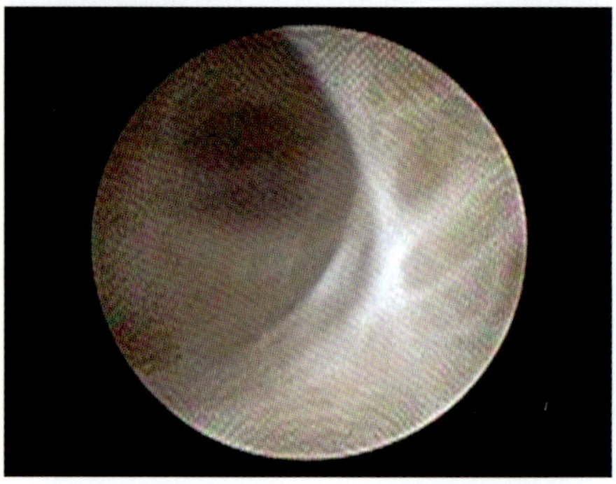

图 2-16-19　进入左侧精囊

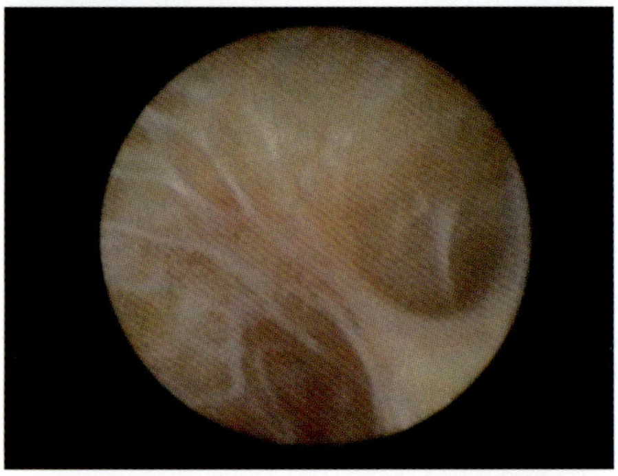

图 2-16-20　左侧光滑的精囊壁

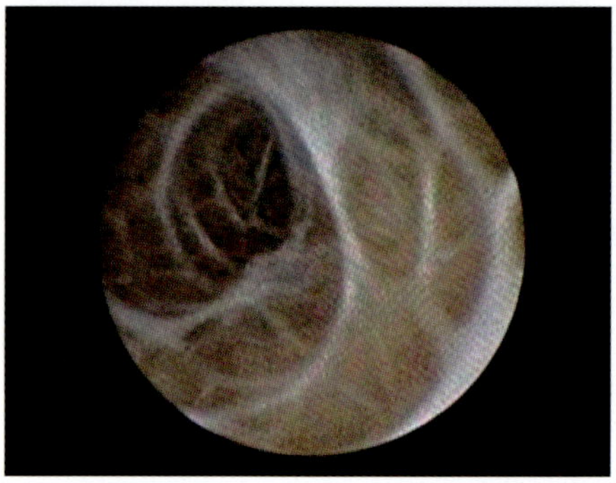

图 2-16-21　左侧网格样精囊壁

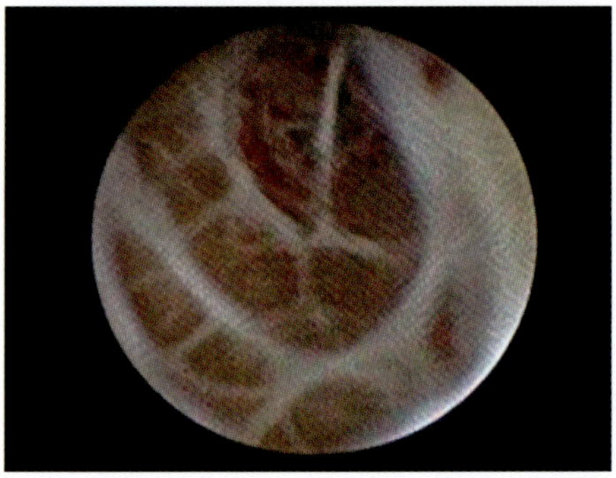

图 2-16-22　网格样精囊壁（近距离观察）

3. 精道病变的处理

（1）血精症患者可以见到新鲜或陈旧性血凝块，或者暗红色精浆样物质（图 2-16-18，图 2-16-23），精囊感染患者可见暗红色或黄白色脓性分泌物，可用生理盐水冲洗；有些患者前列腺小囊和精囊内可以见到小结石（图 2-16-24，图 2-16-25），细小泥沙样结石可用生理盐水直接冲出，较大的结石用异物钳或网篮取出，若结石过大难以取出，可用钬激光击碎后冲出。有时在精囊的囊壁上发现出血点，可用钬激光凝固止血（图 2-16-26 ～图 2-16-28）。

（2）对于可疑恶性部位应用活检钳钳取组织送病理检查。

（3）如射精管口存在狭窄，可应用钬激光切开射精管狭窄开口。

（4）对于炎症充血明显者，往往精囊内可见血性囊液（图 2-16-18），可以应用抗生素溶液低压冲洗精囊。

（5）对因射精管开口闭塞而无精者，也可用电切环切除精阜和射精管末端，解除射精管开口闭塞（图 2-16-11，图 2-16-12）。

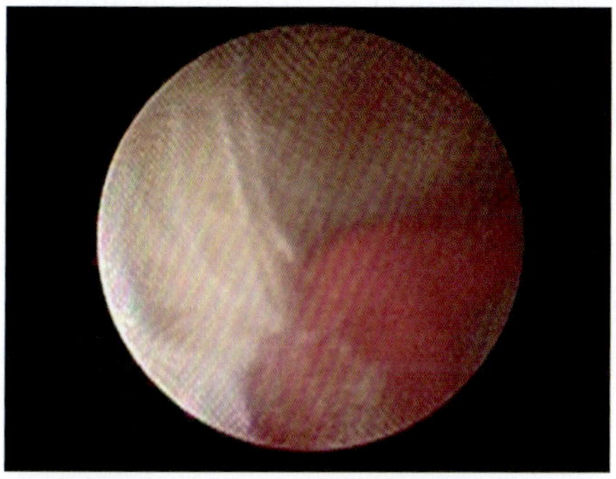

图 2-16-23　精囊内血块

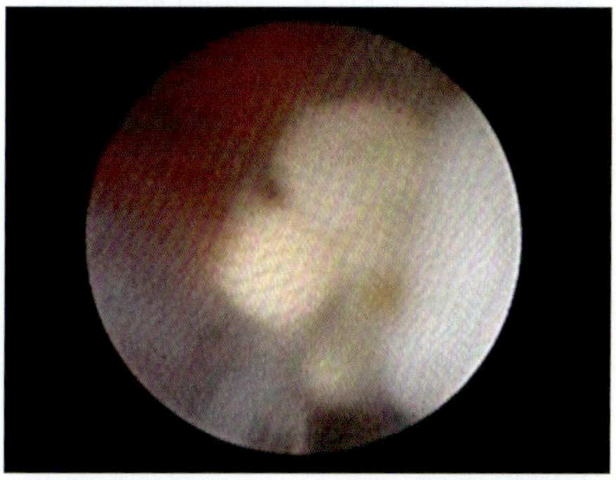

图 2-16-24　精囊左侧壁内结石

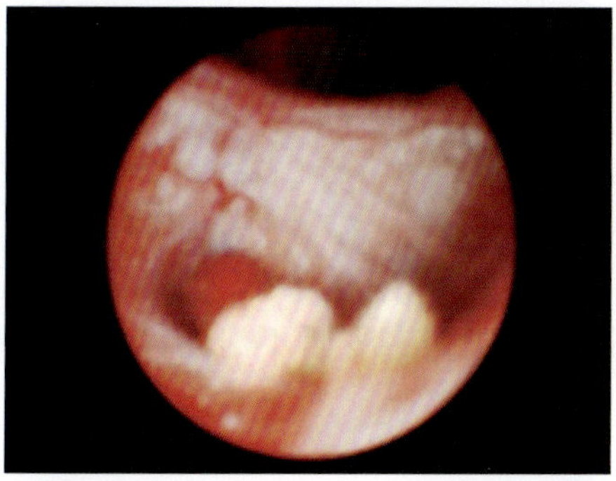

图 2-16-25　精囊下方多发结石

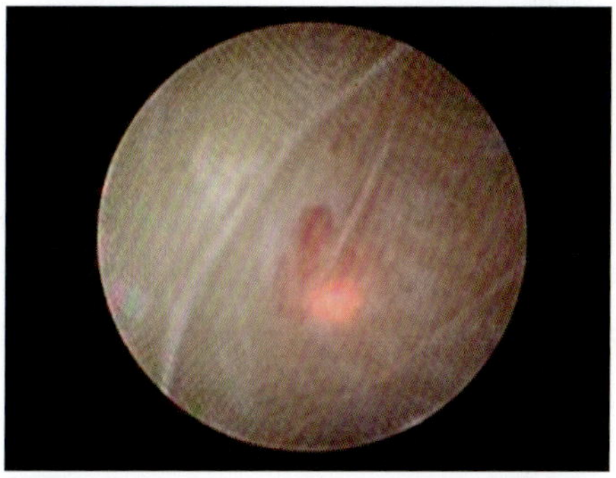

图 2-16-26　钬激光准备凝固精囊内的出血点

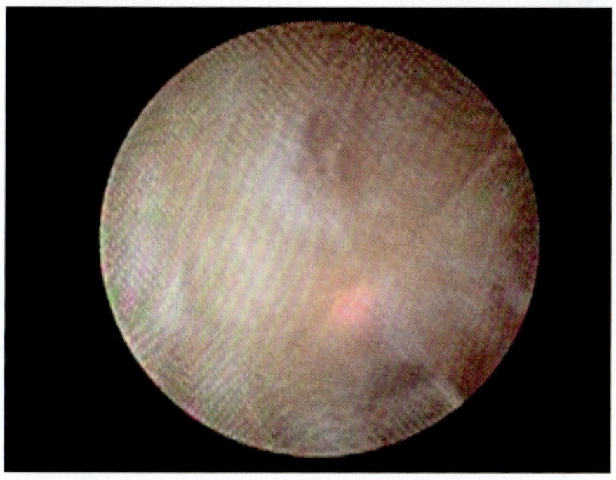

图 2-16-27　精囊内出血点消失

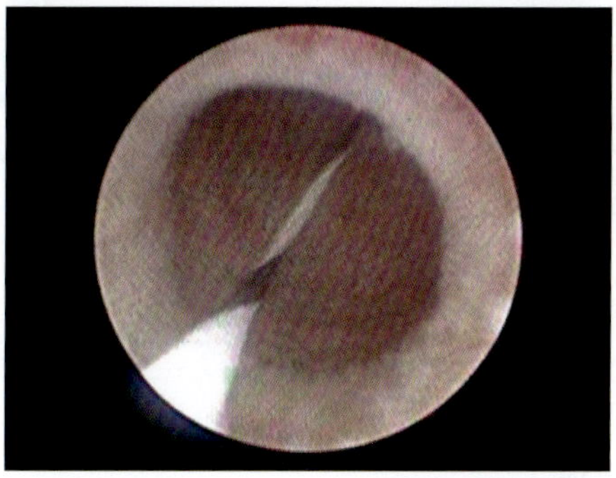

图 2-16-28　射精管囊肿

【术后处理】

（1）留置导尿 1 ～ 2d。

（2）多饮水，避免久坐和食用辛辣食物。

（3）术后口服抗生素 2 周左右，预防逆行感染。

（4）术后为防止射精管狭窄、精液淤滞，主张早期排精；但对精阜旁血管瘤术后建议禁欲4周。

【并发症和防治】

1. 精道损伤

正常人射精管长1～2cm。由于精管开口解剖位置多变异、射精管开口狭小、射精管全程细小等因素，会出现进镜困难，强行进入会造成射精管开口裂开或假道形成，另外损伤后出血会导致视野不清，增加手术难度，严重者精囊穿孔可以导致冲洗液、精液、脓性分泌物等外漏。防治：术中可以采用适度低压脉冲式冲洗保持视野清晰，采用较细的精囊镜或小儿输尿管硬镜沿导丝进镜，可降低精道损伤的概率。

2. 睾丸炎、附睾炎、前列腺炎

术中高压冲洗、损伤等可能造成精道逆行感染。防治：术前30min静脉应用抗生素；术中精囊液可留取样本送细菌培养；术后常规口服抗生素防治感染，然后再根据药物敏感试验调整抗生素。

3. 射精管堵塞

术中出现精道损伤、钬激光碎石或射精管切开术后可能出现射精管口狭窄，甚至管道完全性堵塞。防治：术中应注意精细操作；术后注意防治感染，适时规律排精来预防射精管堵塞。

4. 精道外损伤

精道外损伤较为少见，单纯的精囊穿孔应及时停止手术，避免高压冲洗，一般不会有严重后果，但如果在视野不清的情况下暴力操作，则可能造成精囊外大血管损伤，甚至直肠损伤。防治：术中注意精细操作，时刻保持视野清晰，在视野不清的情况下不要盲目进镜。

视频12　精囊镜检查技术（血精患者）

（李文吉　郭建华　刘定益）

第十七节　女性膀胱颈梗阻的内镜手术

【概述】

女性膀胱颈梗阻（female bladder neck obstruction，FBNO）是指各种原因引起的女性膀胱出口部缩窄而产生的泌尿系梗阻症状，表现为进行性排尿困难、残余尿增加、充盈性尿失禁、急迫性尿失禁、尿路感染以及上尿路扩张积水等，最终影响肾功能，是中老年女性排尿障碍的原因之一。该病1933年由Marion首次报道，因此又被称为Marion症或女性“前列腺病”。FBNO的发病率并不低，临床上较为常见，可发生于各个年龄段，其中中老年女性占绝大多数。国外研究者报道，所有就诊泌尿外科的女性患者中 FBNO 占 6.5% ～ 9.6%，患有下尿路症状（LUTS）的女性患者合并 FBNO 高达 20%。近几年 FBNO 的发病率有升高的趋势，原因是随着经济水平及医疗水平的提高，人均寿命延长而导致发病率升高，另外尿流动力学的广泛应用使得更多的 FBNO 被确诊。除此之外，随着治疗尿失禁的手术增加，医源性膀胱颈梗阻数量随之增加。

按照产生原因分类，FBNO 可以分为先天性与后天性两种。先天性 FBNO 的产生原因为膀胱颈部内括约肌在胚胎期发育障碍而异常增厚，影响尿液正常流出。后天性 FBNO 又分为功能性及机械性梗阻两类。功能性梗阻为非神经因素导致的膀胱颈部与逼尿肌协同失调而产生的排尿障碍，常见于年轻女性且病程较短，可能由于膀胱内炎症或氧化应激反应使得膀胱超敏引起内括约肌痉挛导致。机械性梗阻分为原发性及继发性 FNBO。原发性 FNBO 好发于老年女性，由于女性膀胱出口的尿道周围腺体与男性前列腺组织在胚胎发育上同源，因此当体内内分泌水平改变时，这些腺体可因增生而产生与良性前列腺增生类似的症状。除此之外，膀胱黏膜、黏膜下层以及尿道周围腺体的慢性炎症导致膀胱颈挛缩，慢性炎症加重膀胱颈部括约肌和逼尿肌协同失调，从而加重排尿梗阻症状。继发性梗阻主要由于盆腔手术及盆腔器官脱垂引起。

排尿期的压力 - 尿流率检查是诊断 FBNO 较为准确的方法。Kuo 等的研究显示当最大尿流率（Qmax）≤ 15ml/s，同时逼尿肌压力（pdet）≥ 35cmH_2O 时诊断 FBNO 的特异性大于 80%，敏感度大于 90%。Massey 认为，将 Qmax ＜ 15ml/s 且 pdet ＞ 50cmH_2O 作为诊断 FBNO 的标准，可以达到满意的敏感性及特异性。当 pdet 和 Qmax 均降低时说明逼尿肌收缩乏力。

尿流动力学可以反映梗阻程度改变时膀胱逼尿肌压力的改变、膀胱内剩余尿量、尿流曲线、逼尿肌的功能，以及逼尿肌的顺应性、收缩性及稳定性。剩余尿量和膀胱颈梗阻程度及逼尿肌压力关系密切。FBNO 早期时逼尿肌功能正常，表现为膀胱逼尿肌兴奋性增加以及代偿性增生，使膀胱内压力升高而表现为功能正常或不稳定。FBNO 梗阻症状加重时，膀胱逼尿肌长期收缩导致失代偿而肥厚增生，纤维化严重而产生膀胱憩室，残余尿增加而表现为低顺应性膀胱，最终膀胱内压力持续升高，逼尿肌萎缩，表现为逼尿肌无力。因此早期诊断和治疗可以尽快解除梗阻，避免逼尿肌的进一步受损。

FBNO 的影像尿流动力学检查可以使用 X 线或 B 超检查，在测量最大尿流率的同时观察膀胱出口尿道的变化，将排尿过程与膀胱出口解剖结构结合起来，可以监测排尿时膀胱出口是否呈漏斗状开放，具有较高的诊断价值，可为诊断 FBNO 提供准确而全面的诊断资料。而尿道膀胱镜检查可以提供直观的影像学辅助诊断，通过女性正常膀胱颈部的对比可以清晰地看到正常（图 2-17-1 ～图 2-17-6）或病变部位（图 2-17-7，图 2-17-22，图 2-17-30），以了解膀胱颈缩窄情况。检查时，将尿道镜置于膀胱内观察膀胱有无其他继发病变（膀胱小梁、小室），缓慢退出膀胱颈部时有时可看到后唇突然隆起升高，膀胱颈部黏膜呈慢性炎症样改变，膀胱颈苍白、缺少血管分布，有时退到尿道时视野突然塌陷，看不到膀胱内形态，可为诊断提供直观参考价值。

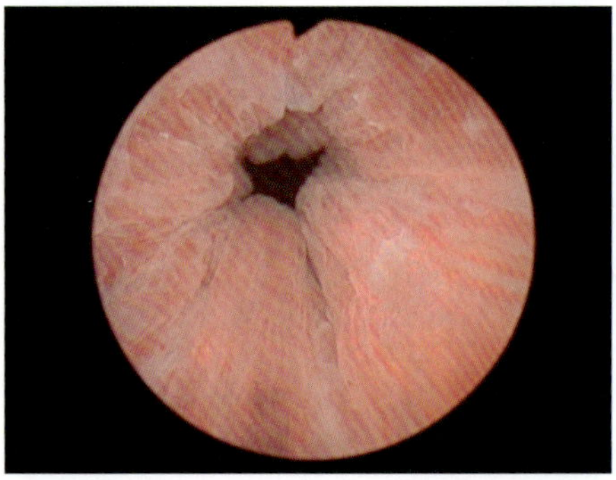

图 2-17-1　正常女性尿道开口

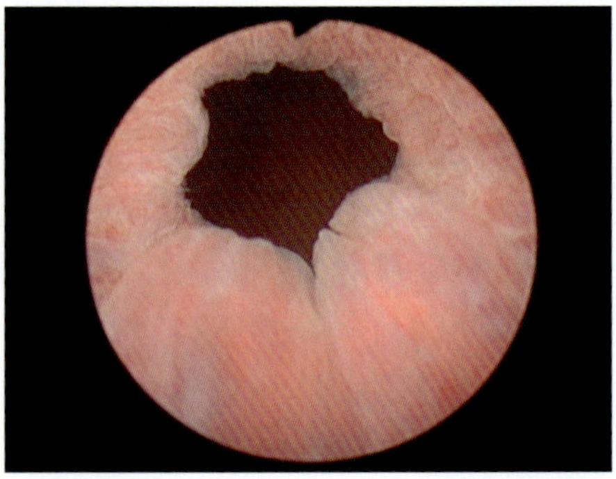

图 2-17-2　正常女性中段尿道

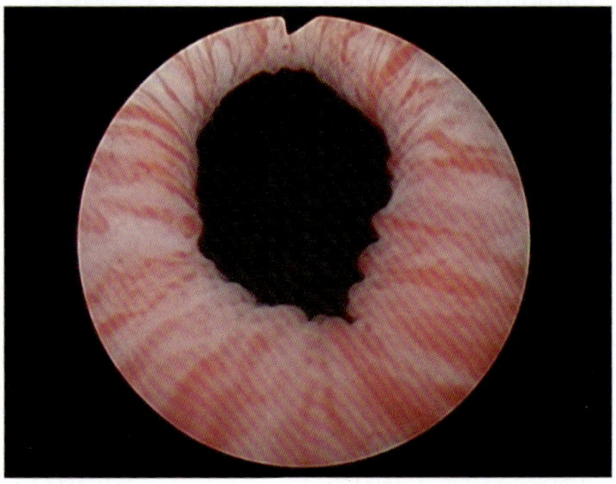

图 2-17-3　正常女性膀胱颈部

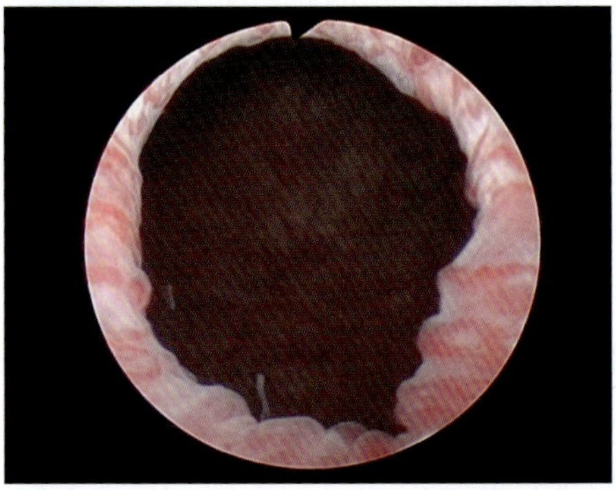

图 2-17-4　进一步展开图 2-17-3 的膀胱颈部

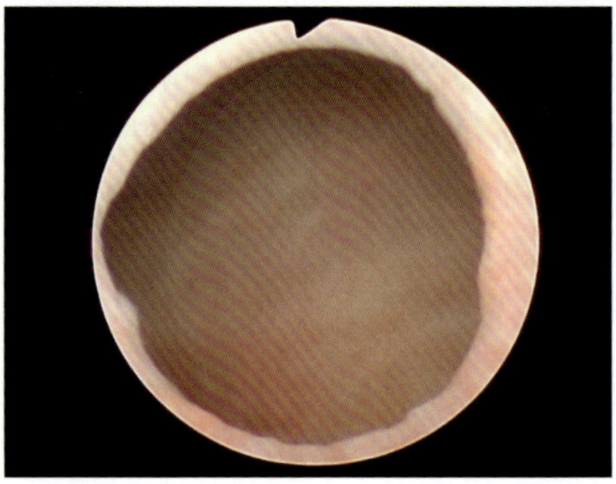

图 2-17-5　正常女性膀胱颈部开口

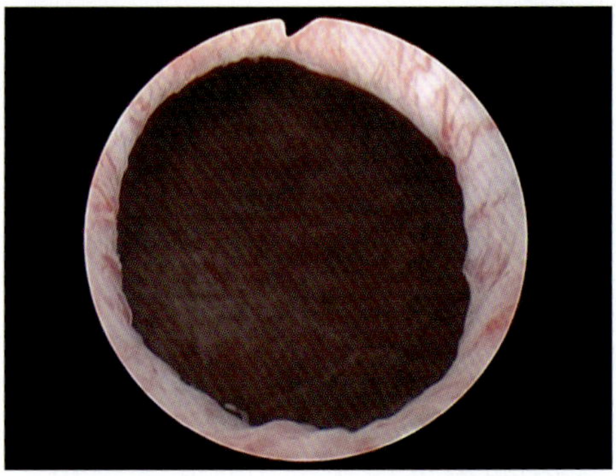

图 2-17-6　正常张开的女性膀胱颈部

诊断 FNBO 时需要与尿道狭窄、尿道息肉和神经源性膀胱相区分。男性也可发生膀胱颈梗阻，可能因慢性炎症引起（图 2-17-33 ～图 2-17-35），或发生在前列腺摘除或 TURP 后。

【适应证】

（1）中、重度 LUTS 而严重影响生活质量，如尿频、尿急、夜尿增多、排尿费力、排尿等待、尿线变细、排尿时间延长、尿后滴沥、伴有尿频及充盈性或急迫性尿失禁等，保守治疗无效。

（2）膀胱颈梗阻造成肾功能损害。

（3）膀胱颈梗阻合并反复下尿路感染。

【禁忌证】

（1）全身情况不能耐受手术。

（2）凝血功能障碍且不能校正。

（3）严重尿道狭窄。

（4）尿路感染未能控制者。

（5）膀胱挛缩，膀胱容量< 50ml，无法充盈膀胱。

（6）不能配合手术者。

【术前准备】

（1）对于尿潴留患者行留置导尿，同时行抗生素治疗，择期手术。手术设备可应用环状电刀、钩状电刀、柱状电刀、钬激光和绿激光等。激光汽化切割 FBNO 的最大优点是整个手术过程几乎不出血。

（2）术前行尿流动力学分析。对于膀胱逼尿肌损伤的患者，行膀胱“3+1 恢复法”。其中的“3”为 3 个训练阶段：第 1 阶段建立个体化的排尿习惯，第 2 阶段进行排尿意识和排尿反射训练，对于前两个阶段效果欠佳的患者行第 3 阶段的治疗；3 个阶段均用溴吡斯的明口服药物辅助治疗，待复查尿流动力学显示逼尿肌功能改善后行手术治疗。

① 第 1 阶段：建立个体化的排尿习惯。a. 结合患者饮水计划与排尿日记连续记录 3d，以了解患者的排尿模式。嘱患者晨起至 18 点每 2h 饮水 200 ～ 250ml，若摄入全流质，如豆浆、牛奶、果汁等，需要减去相应容量的饮水。规定于 0.5h 内间断饮入，避免快速大量饮水。18 点以后无特殊情况尽量不要饮水，20 点后禁止饮水。避免摄入有利尿作用的饮品或食物，如茶水、可乐、乙醇、西瓜汁等。教会患者记录摄入液体体积、含水量多的食物体积、输液量、尿量等。b. 教会患者定时放尿。晨起第一次放尿后夹闭导尿管，每 3h 放尿 1 次（尿意强烈则提前放开），晚上睡觉后开放导尿管。c. 根据患者的排尿模式和日常习惯，建立夹管的间隔时间表：以每次放尿 200 ～ 300ml 为宜，夹管时间尽量大于 2h，定时协助并提示患者排尿。

② 第 2 阶段：排尿意识训练与反射性排尿训练。留置导尿管训练（导尿管开放间隔时间为第一阶段建立的时间表），时间 2 ～ 4 周。①意识训练：每次开放导尿管前 5min 嘱患者卧床全身肌肉放松，并尝试自己排尿，然后由陪同人员打开导尿管缓慢放尿。想象整个排尿过程，强调患者要运用全身来感觉体会。②反射性训练：开放导尿管前 5min，自我寻找扳机点（叩击耻骨上区、大腿上 1/3 内侧；通过手刺激肛门，或牵拉阴毛来诱发膀胱反射性收缩）。

③ 第 3 阶段：拔除导尿管后的训练。残余尿量大于 80ml 的患者，拔除导尿管后建议进行第 3 阶段的训练，时间 2 ～ 4 周，效果欠佳时可延长。a. Crede 按压法：用拳头于脐下 3cm 深按压，向耻骨方向移动，动作缓慢轻柔，同时嘱患者做增加腹压动作帮助尿液排出；b. Valsalva 屏气法：患者坐位，屏气呼吸并且身体前倾，做用力排便动作来协助尿液排出。

“3+1 恢复法”的“1”为药物辅助治疗：口服溴吡斯的明 60mg，每日 2 次，与 3 个阶段的膀胱训练同时进行。如出现腹泻、恶心、呕吐、胃痉挛、出汗及唾液增多等不良反应，患者不能耐受时，则停止药物治疗。

（3）术前行尿路 B 超检查，对上尿路有积水的患者行留置导尿 1 ～ 2 周，对于重度肾积水引流 2 周以上，待肾功能基本恢复、无电解质紊乱、无酸碱平衡失调后再行手术治疗。

【手术步骤】

1. 经尿道膀胱颈梗阻内切开术（用电切环）

（1）置入电切镜进行全面观察，了解膀胱颈部梗阻情况及膀胱内的情况，了解是否合并膀胱颈部后唇抬高（图 2-17-7）。

（2）对于膀胱颈部单一环形狭窄一般选择用环状电刀分别进行膀胱颈部纤维组织 3 点、9 点方向切开，逐步加深，深度应该使膀胱颈部横行纤维彻底切开，直至见到脂肪组织（图 2-17-8 ～图 2-17-11）。

（3）通过膀胱颈部 3 点、9 两点横行纤维全部切开，狭窄的膀胱颈部呈现宽敞状态（图 2-17-12）。

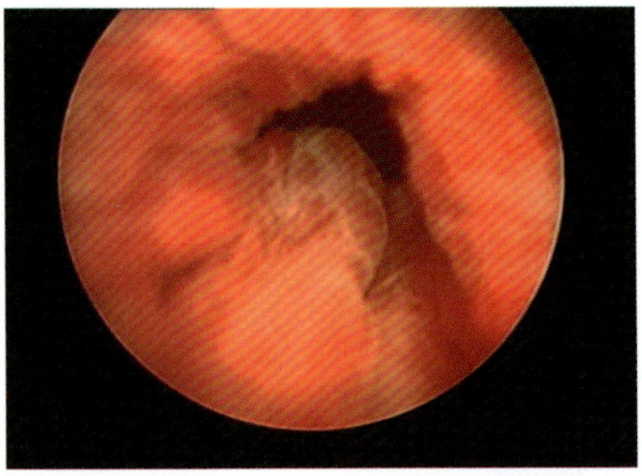

图 2-17-7 女性膀胱颈部梗阻

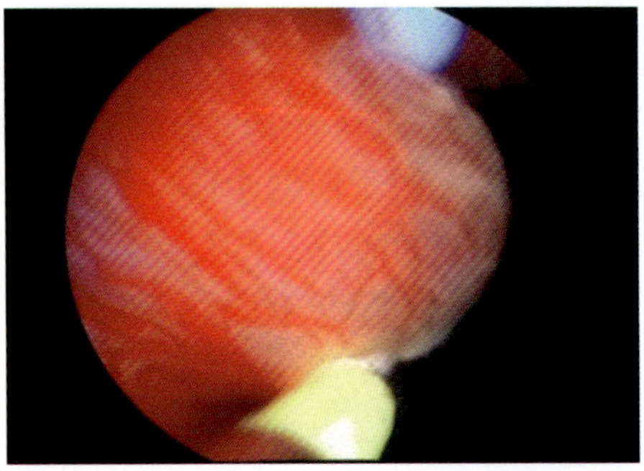

图 2-17-8 切除膀胱颈部 9 点处纤维组织

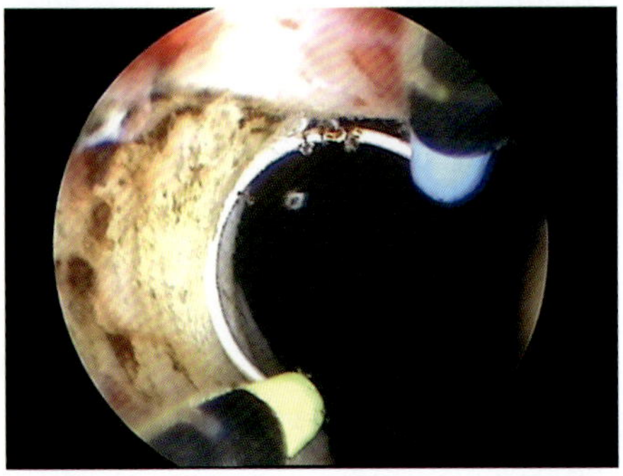

图 2-17-9 加深切除膀胱颈部 9 点处纤维组织

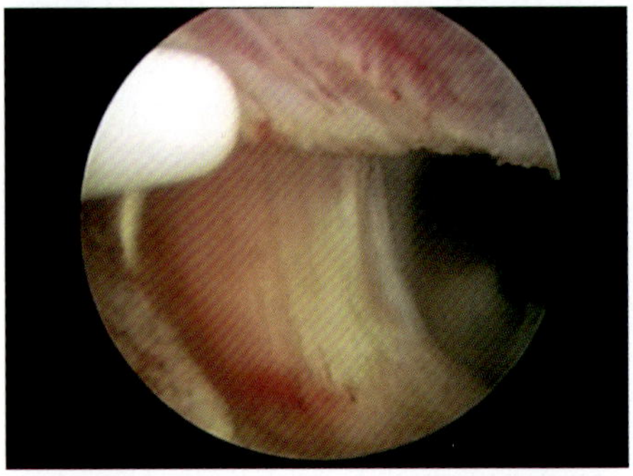

图 2-17-10 进一步加深切开环形纤维环

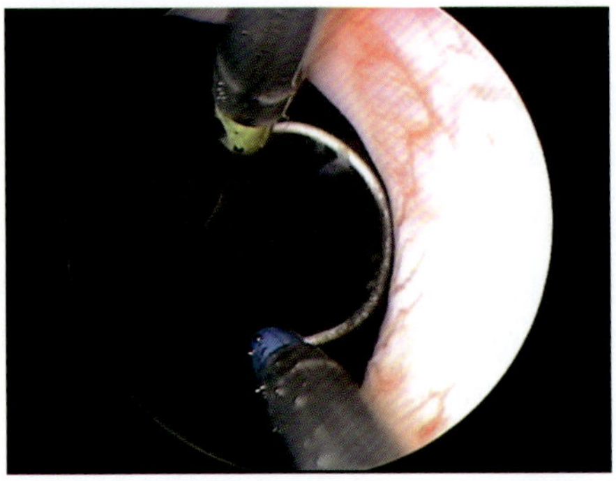

图 2-17-11 准备切开膀胱颈部 3 点处纤维组织

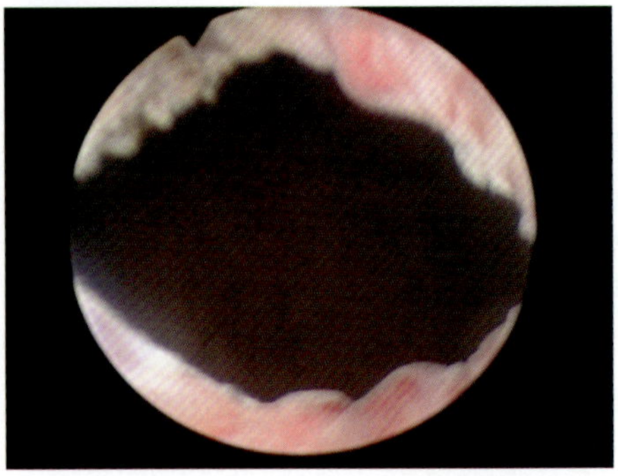

图 2-17-12 宽敞的膀胱颈部

（4）做 Hartung 试验：膀胱内灌注 300 ～ 400ml 生理盐水后，观察尿道外口，轻轻按压耻骨上腹部无尿液流出，用力按压时见尿液流出，尿线粗且连续有力则为试验阳性。说明排尿通畅，手术切割的深度、范围适当。

2. 经尿道膀胱颈梗阻内切开术（用钩状电极）

（1）对插入电切镜困难者，先行尿道扩张。

（2）置入电切镜进行观察，了解膀胱颈部狭窄情况及膀胱内的情况。

（3）采用钩状电极由膀胱内向外分别顺行由浅入深切开膀胱颈部 3 点和 9 点处，切割深度是把膀胱颈部纤维环全部切断，可以看见膀胱颈部切开处呈“V”形敞开，直到看见膀胱外脂肪为止，切开长度为 1 ～ 1.5cm（图 2-17-13 ～图 2-17-18）。

（4）Hartung 试验阳性。

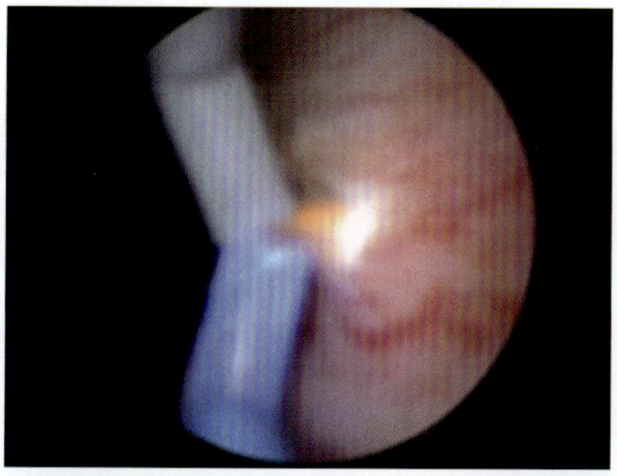

图 2-17-13　电刀由膀胱内向外切开膀胱颈部 3 点处

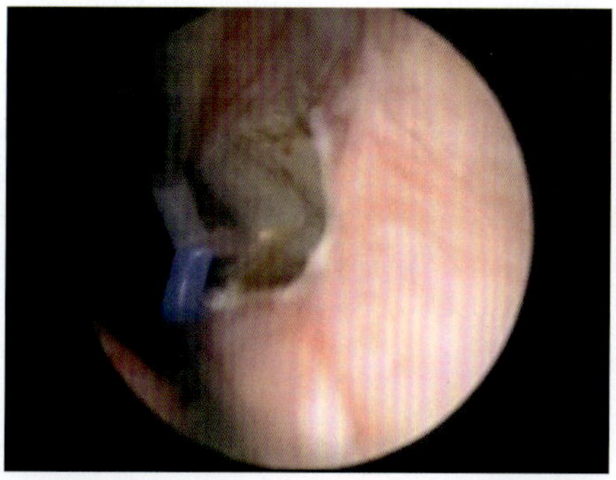

图 2-17-14　钩状电极进一步切开膀胱颈部

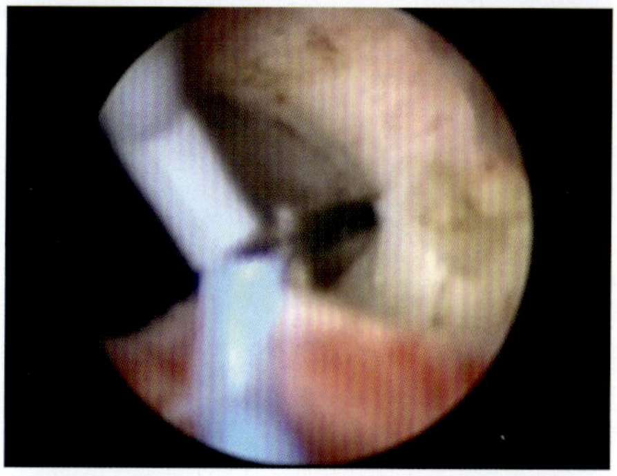

图 2-17-15　加深和延长膀胱颈部切口

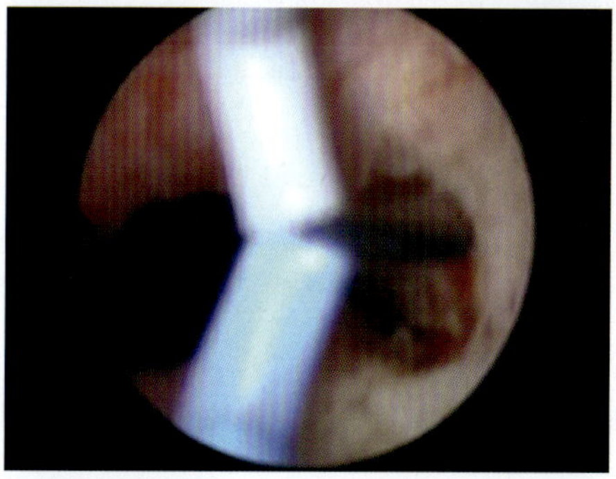

图 2-17-16　完全切断膀胱颈部括约肌，见到脂肪

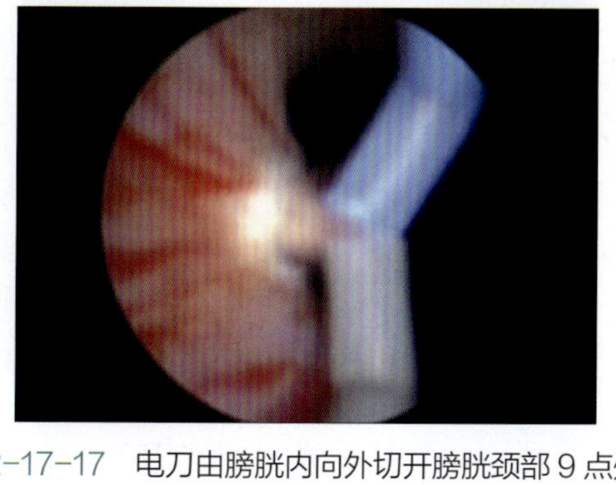

图 2-17-17　电刀由膀胱内向外切开膀胱颈部 9 点处

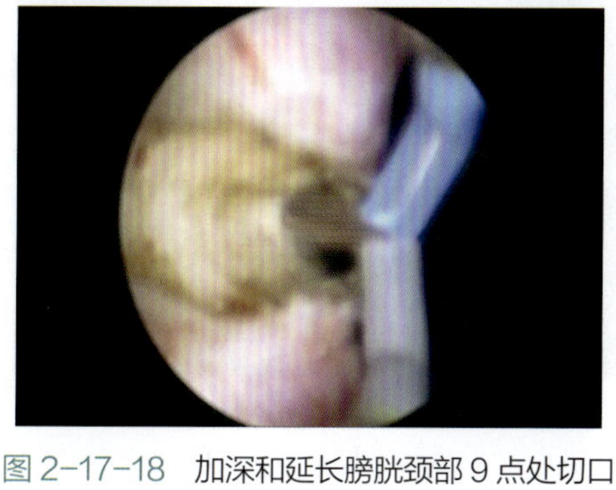

图 2-17-18　加深和延长膀胱颈部 9 点处切口

3. 柱状电极在经尿道膀胱颈梗阻内切开术中的应用

（1）在严重的 FBNO，电切镜难以通过膀胱颈部进入膀胱时，可以先把输尿管导管通过挛缩的膀胱颈部，然后用柱状电极沿输尿管导管逐步逆行切割 9 点处挛缩的纤维组织，一直达到膀胱颈部外脂肪组织（图 2-17-19）。

（2）如合并膀胱后唇抬高，可用柱状电极汽化切平膀胱后唇纤维组织，使得堤坝样后唇消失（图 2-17-20）。

（3）再用同样的方法汽化切割膀胱颈部左侧 3 点的纤维组织，直到膀胱颈部敞开（图 2-17-21）。

（4）Hartung 试验阳性。

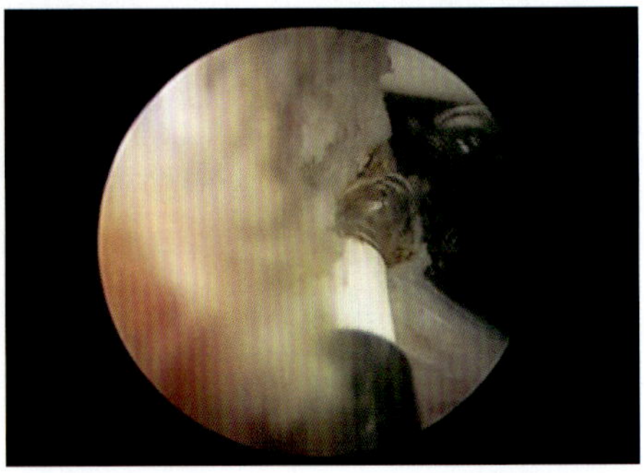

图 2-17-19 柱状电极切割膀胱颈部 9 点处纤维组织（上方是输尿管导管）

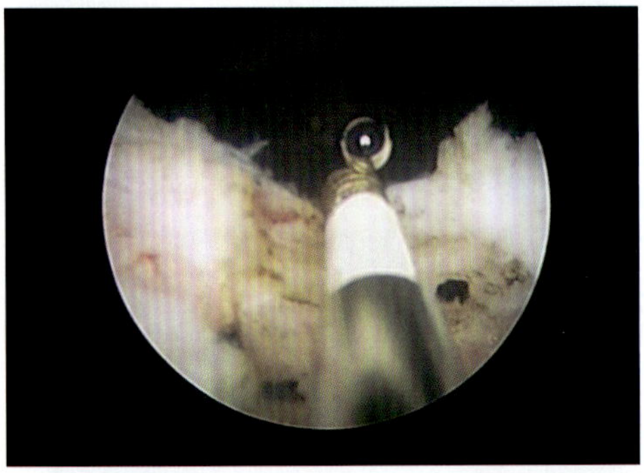

图 2-17-20 切割膀胱颈部后唇纤维组织

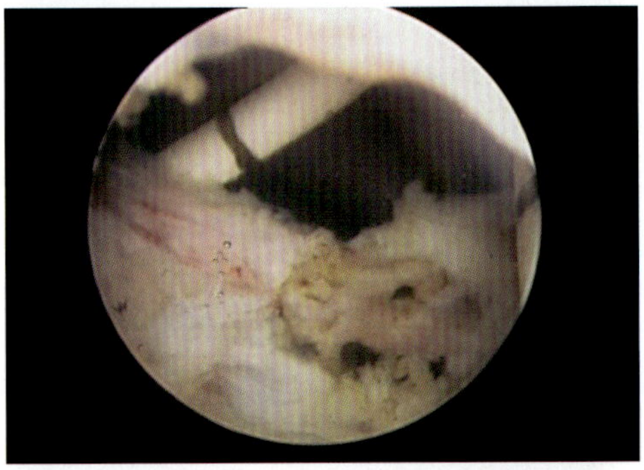

图 2-17-21 宽敞的膀胱颈部（内有输尿管导管）

4. 绿激光在女性膀胱颈梗阻的应用

（1）用绿激光光纤切开膀胱颈部的 3 点处，直到颈部狭窄环切开看到狭窄环外脂肪组织为止，此时，狭窄的膀胱颈部会敞开（图 2-17-22 ～图 2-17-25）。

（2）同法汽化切割膀胱颈部的 9 点处，可见宽敞的膀胱颈部（图 2-17-26 ～图 2-17-29）。

（3）Hartung 试验阳性。

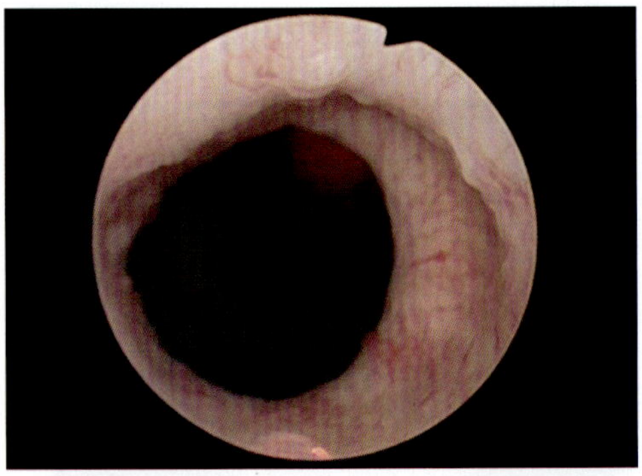

图 2-17-22 FBNO，残余尿 800ml

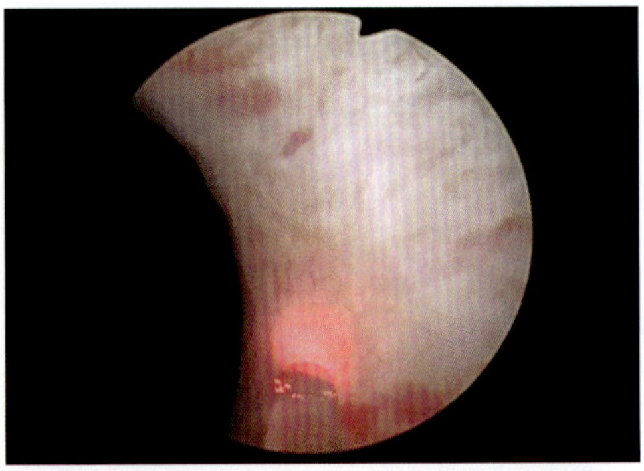

图 2-17-23 绿激光准备切割 3 点处

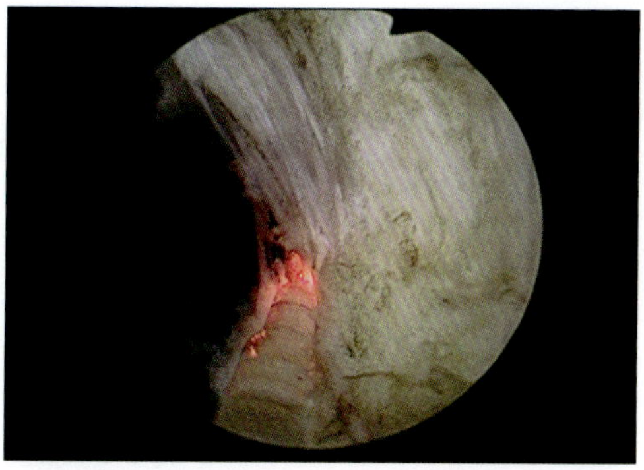

图 2-17-24　绿激光切割膀胱颈部 3 点处

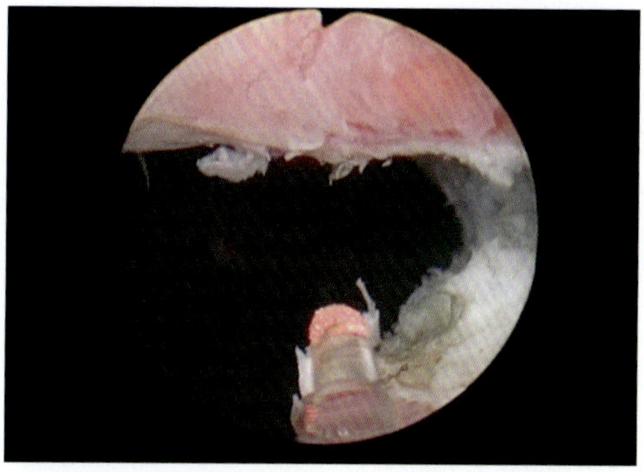

图 2-17-25　切割后的膀胱颈 3 点处

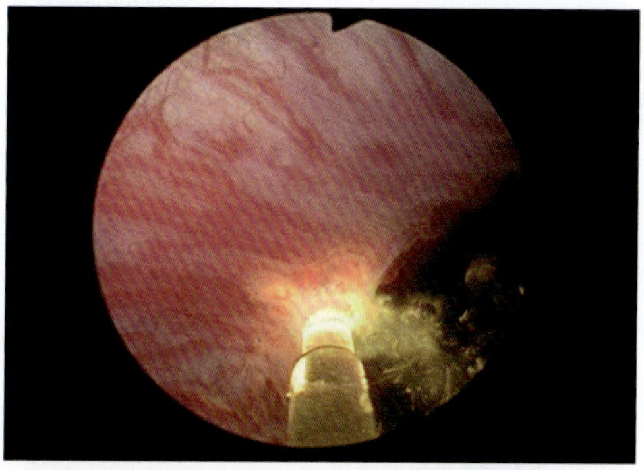

图 2-17-26　绿激光切割膀胱颈部 9 点处

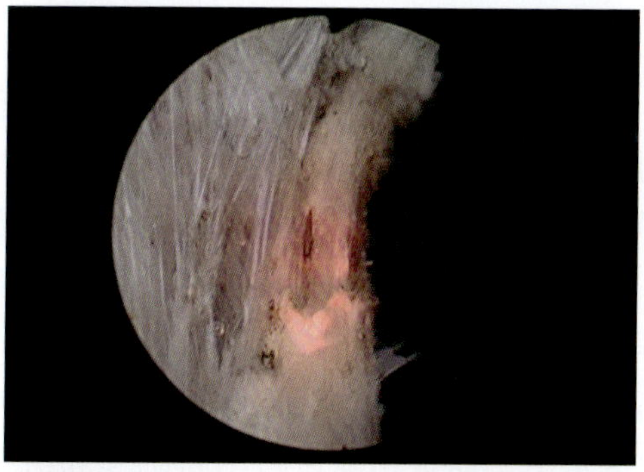

图 2-17-27　切割后见到脂肪组织

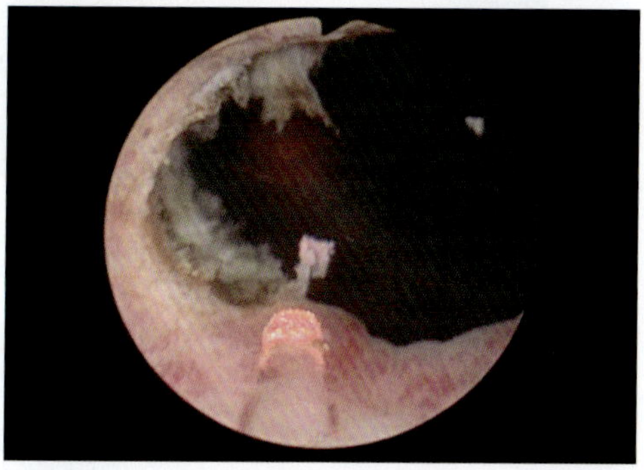

图 2-17-28　切割后的膀胱颈部 9 点处

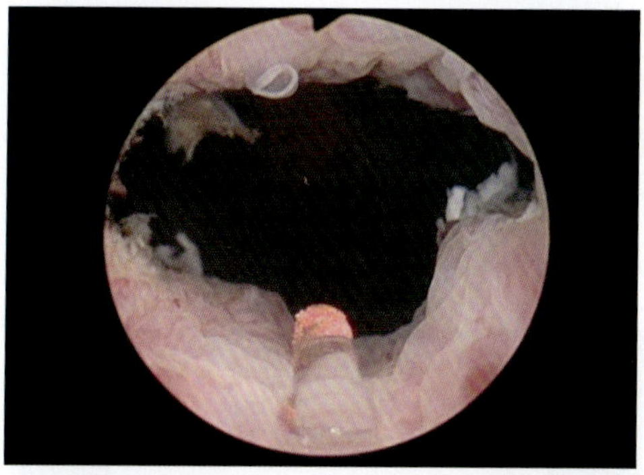

图 2-17-29　完成切开的膀胱颈部

5. 钬激光在女性膀胱颈梗阻中的应用

钬激光治疗 FBNO 的方法类同于绿激光在膀胱颈部梗阻中的应用，用钬激光光纤切开膀胱颈部的 3 点和 9 点处纤维组织，直到看到狭窄环外脂肪为止，此时，狭窄的膀胱颈部会敞开（图 2-17-30 ～图 2-17-32）。应用钬激光切开膀胱颈部出血少，效果与等离子电切类似。

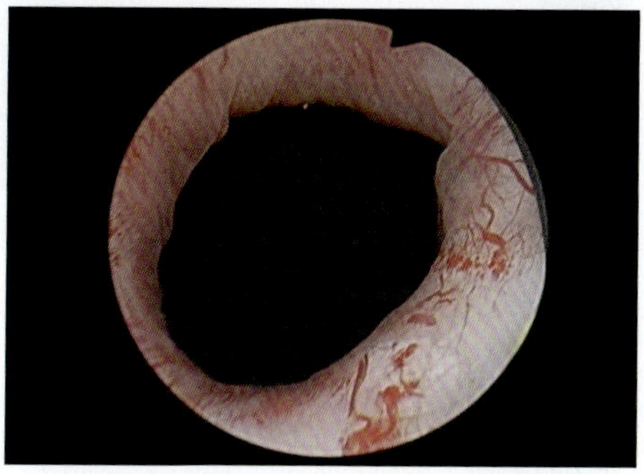

图 2-17-30　女性膀胱颈部梗阻

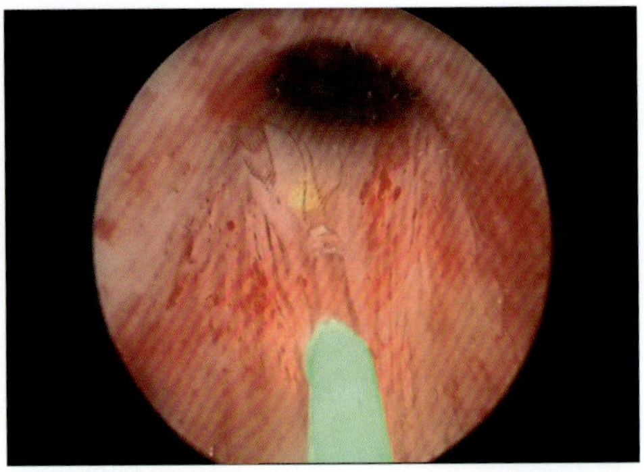

图 2-17-31　钬激光准备切开梗阻

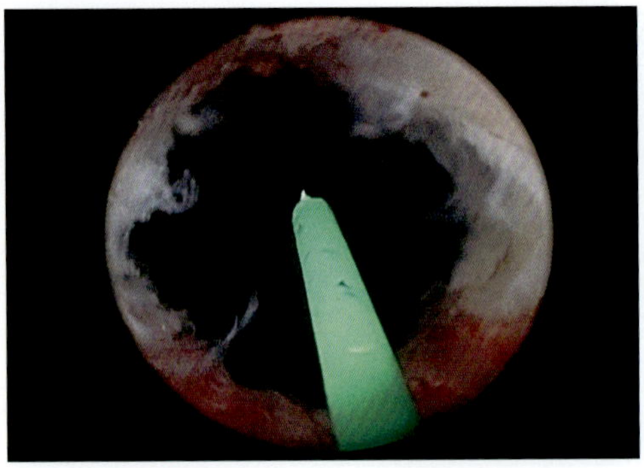

图 2-17-32　宽敞的膀胱颈部

【手术要领】

（1）FBNO 患者由于缺乏有弹性的圆形膀胱颈部，手术中可以完全、彻底切开膀胱颈部的 3、9 两点，直到见到膀胱颈部外脂肪，切割长度在 1.5cm 左右。不用担心阴道的损伤，也不会发生尿失禁，可达到理想的治疗效果。

（2）对 FBNO 合并膀胱颈部后唇明显抬高的患者，在进行膀胱颈部 3 点、9 点两处切开后应对抬高的膀胱颈部后唇进行切除，切除到接近平膀胱三角区水平。通常切除后唇的膀胱颈部组织深度不超过 0.5cm，如切割过深，容易引起膀胱阴道瘘或膀胱直肠瘘。

（3）对膀胱颈部纤维化合并膀胱颈部后唇明显抬高的男性患者（图 2-17-33 ～图 2-17-35），如无合并明显的前列腺增生，可行膀胱颈部 3 点、9 点两处切开和膀胱颈部抬高后唇的切除。

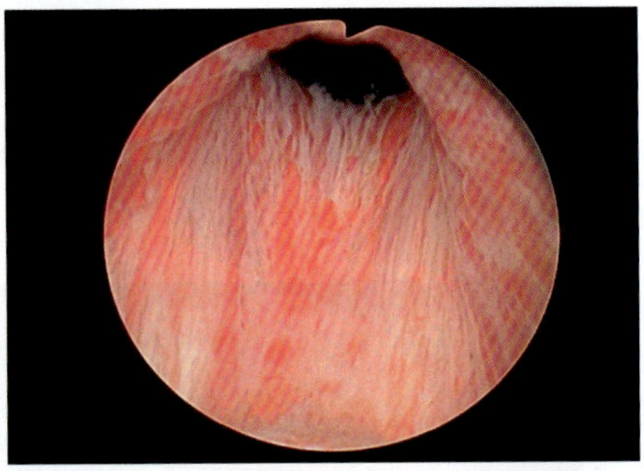

图 2-17-33　男性膀胱颈部梗阻，后唇抬高

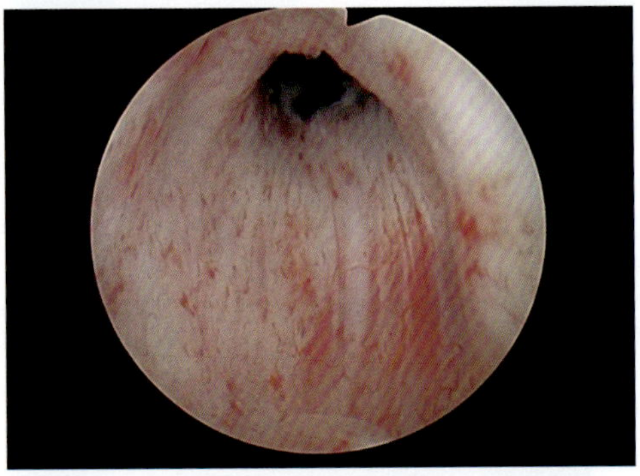

图 2-17-34　男性膀胱颈部梗阻，膀胱颈部苍白、僵硬、狭小

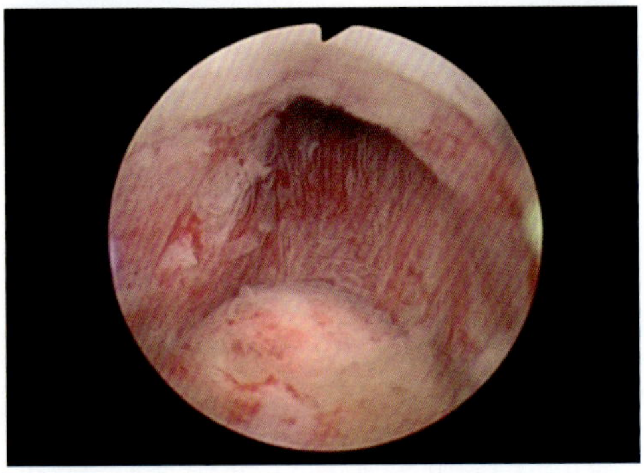

图 2-17-35　男性膀胱颈部梗阻

（4）对术前尿流动力学显示膀胱逼尿肌功能有损伤的患者，可行膀胱“3+1 恢复法”进行术前准备，待逼尿肌功能改善后再行手术治疗。也可先行经尿道膀胱颈梗阻内切开术，

术后保留导尿的康复过程中口服溴吡斯的明，拔出导尿管后根据患者膀胱残余尿的多少来调节口服溴吡斯的明的剂量，以保持膀胱残余尿在正常水平。

【术后处理】

（1）术中充分止血。

（2）术后保留导尿 1 周，不行膀胱冲洗。

（3）适当应用抗生素。

（4）术后次日普通饮食，早期下床活动。

【并发症和防治】

1. 尿失禁

少见，主要因术中切开膀胱颈口组织过多、过长。

2. 术后复发

主要因术中电凝过多、过深，灼伤邻近组织，发生瘢痕化。防治：术中应尽量准确止血，减少不必要的电灼伤。

3. 膀胱阴道瘘

术中切除膀胱颈部后唇挛缩组织过深所致。防治：切除后唇组织时要采用薄切的手法，如在切割膀胱颈部后唇纤维组织的过程中见到脂肪组织，应立即停止切割，以防切穿到阴道。

4. 严重出血

由于膀胱颈部切割过深，累及位于膀胱两侧的膀胱阴道静脉丛。出血特点是开放冲洗时不见出血，一旦停止冲洗，视野内充满红色液体，出血量比较大，在加压冲洗下可以在手术切开创面发现切开的静脉管壁，电凝无效。此时，只要迅速插入三腔气囊导尿管，气囊内注入生理盐水 50 ～ 60ml，给予一定力量的导尿管牵引，即可实现压迫止血，通常牵引 24h 后可解除导尿管牵引。

视频 13　经尿道绿激光女性膀胱颈部梗阻切开术

视频 14　经尿道女性膀胱颈部梗阻电切术

（蔡志康　刘　冲　万　祥　刘定益）

第三章　膀胱病变的内镜手术

第一节　膀胱的外科解剖

一、膀胱的位置和毗邻

膀胱位于盆腔前部，在腹膜外的位置。膀胱空虚时呈三棱锥状，有较大的形态伸缩性，其位置、形状和大小可随年龄、性别和膀胱的充盈程度而有所变化。成年人的正常膀胱容量为 350 ～ 500ml，新生儿膀胱容量约为 50ml。膀胱在解剖上分为颈、底、体和顶四部分，各部分间无明显分界。膀胱底部呈三角形，其两个外角为输尿管入口；膀胱顶与膀胱底之间为体部，膀胱与尿道连接处称为膀胱颈部。

临床上将膀胱分为前壁、顶部、后壁、底部、两侧壁和三角区。膀胱上方完全被腹膜覆盖，膀胱充盈时顶部上升，腹膜反折会随着膀胱充盈程度而升降。膀胱的前方通过膀胱前间隙与耻骨和耻骨联合相邻，其间有粗大的阴茎背深静脉通过。膀胱的两侧与肛提肌、闭孔内肌和盆筋膜的壁层相连，男性膀胱的后方是直肠，后下方是精囊和前列腺，女性膀胱的后面是子宫和阴道（图 3-1-1，图 3-1-2）。

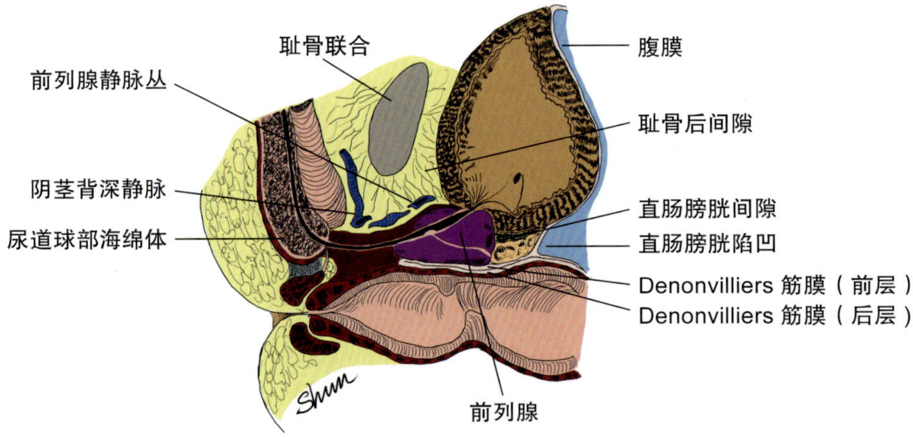

图 3-1-1　男性膀胱与毗邻

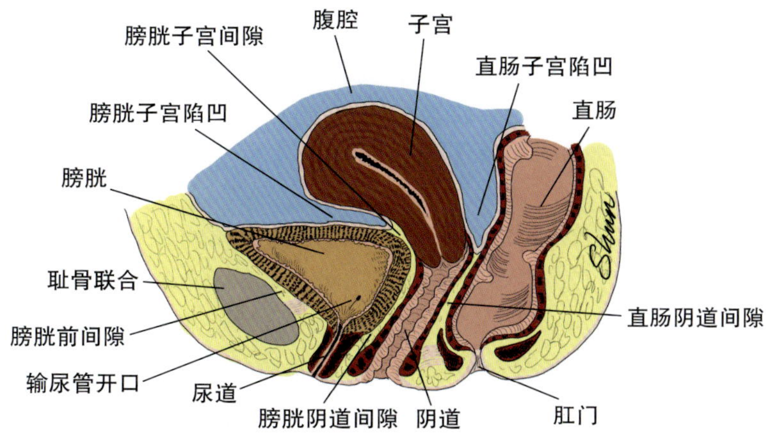

图 3-1-2 女性膀胱与毗邻

二、膀胱壁的结构

膀胱壁由黏膜层、黏膜固有层和肌层组成，肌层外面是浆膜层，浆膜层由蜂窝组织和结缔组织组成，浆膜层与肌层之间比较容易分离。肌层称为膀胱逼尿肌，逼尿肌的外层和内层为纵行肌，中层为环形肌相互交叉，环形肌在膀胱颈部逐渐增厚，形成膀胱括约肌（尿道内括约肌）。膀胱黏膜借黏膜下层松散地连于肌层上，当膀胱充盈时，膀胱黏膜呈现光滑的形态，当膀胱排空时膀胱黏膜呈皱襞状。两侧的输尿管开口于膀胱底部，输尿管进入膀胱处有 Waldryer 鞘，这种结构具有防止膀胱内尿液反流的作用。两侧输尿管开口与尿道内口之间形成膀胱三角区，此区黏膜与肌肉层联系紧密，膀胱黏膜光滑。膀胱三角区上缘在两个输尿管开口之间有一弧形隆起，称为输尿管间嵴（图 3-1-3）。

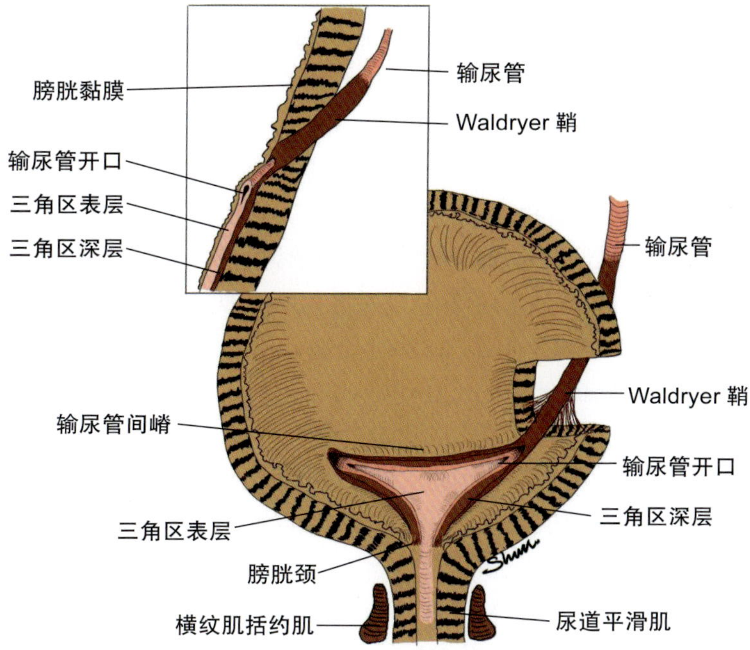

图 3-1-3 膀胱结构

（刘定益 俞家顺）

第二节　膀胱肿瘤的内镜手术

一、概述

膀胱癌是泌尿系统三大恶性肿瘤之一。在全球范围内，膀胱尿路上皮癌发病率占所有恶性肿瘤的第 9 位。在我国，2015 年膀胱癌发病率为 5.80/10 万，居恶性肿瘤的第 13 位，其中，男性发病率为 8.83/10 万，女性发病率为 2.61/10 万。2021 年我国新发膀胱癌大约 86 000 例，约占全球新发膀胱癌的 15.0%，同年因膀胱癌死亡约 39 000 例，约占全世界新发膀胱癌的 18.3%。

膀胱癌主要分为尿路上皮癌与非尿路上皮癌，前者大约占 90%。临床上根据尿路上皮癌浸润深浅，分为非肌层浸润性膀胱癌（non muscle invasive bladder cancer，NMIBC）与肌层浸润性膀胱癌（ muscle invasive bladder cancer，MIBC），NMIBC 约占膀胱癌的 70%，MIBC 约占膀胱癌的 20% ～ 30%。NMIBC 的病理分期包括 T_{IS}（原位癌，又称扁平癌，约占 10%）、T_a（非浸润性膀乳头状胱癌，约占 70%）和 T_1（肿瘤浸润黏膜下组织，约占 20%）。

1910 年 Beer 首先应用高频电流电极，通过膀胱镜电灼膀胱乳头状肿瘤获得成功。1935 年 Greenberg 首先报道了应用电切镜切除膀胱小肿瘤。随着经尿道电切器械的不断改进和完善，目前对 NMIBC 的金标准治疗方法是经尿道膀胱肿瘤切除术（transurethral resection of bladder tumor，TUR-BT），TUR-BT 可获得标本，以判断疾病的类型和程度，在治疗方面可以切除肉眼所见的全部膀胱肿瘤。当患者全身情况不适合做根治性膀胱切除术时，TUR-BT 也可以用来治疗表浅浸润性肿瘤，甚至可以治疗浸润较深的膀胱肿瘤。但 TUR-BT 的不足之处是：① TUR-BT 中残留膀胱肿瘤碎块可能是膀胱癌高复发率的原因之一；② TUR-BT 容易发生闭孔神经反射，造成膀胱穿孔；③ TUR-BT 后肿瘤基底和创面焦痂化，无法进行病理分期，切除的膀胱壁层次不清，肿瘤残留达 33%，患者不得不在短期内进行第二次 TUR-BT。由于等离子发生器为单极，热损伤小，因此对闭孔神经的刺激大大降低，但也难以完全杜绝闭孔神经反射的发生，且半环状电极接触面积大，手术创面的焦痂引起手术标本缺失肌层，从而导致 9% ～ 49% 的患者肿瘤分期被低估，建议对 T_1G_3 级、多发或体积较大的肿瘤在术后 2 ～ 6 周进行第二次 TUR-BT，可以使得 T_1 期膀胱肿瘤患者术后复发率由 63.24% 下降到 25.68%，肿瘤进展率由 11.76% 降到 4.05%。欧洲泌尿外科学会（European Association of Urology，EAU）与美国泌尿外科协会（AUA）的膀胱癌治疗指南均将 NMIBC 选择再次 TUR-BT 作为膀胱癌治疗的推荐方式，二次电切标本阳性结果在于早期切除残存肿瘤，而阴性结果则证明第一次 TUR-BT 已彻底切除了原发肿瘤，可以补充、校对首次电切的肿瘤病理资料，准确分期，但二次电切导致膀胱穿孔的发生率明显增加，膀胱出血的概率也增加。

MIBC 的病理分期是 ≥ T_2 期，MIBC 与 NMIBC 是预后完全不同的肿瘤。对 NMIBC 的治疗是采用保留膀胱为主，对高危者术后行膀胱化疗。对 MIBC 的标准治疗是根治性膀胱切除术，并进行尿路重建和新辅助或辅助化疗，术后并发症达到 50%，大数据表明 5 年生存率为 55%，10 年生存率为 43%。对身体条件不能耐受和不愿接受根治性膀胱切除术的 MIBC 患者可以考虑保留膀胱的综合治疗，保膀胱治疗原则是保证生存前提下平衡获益和风险。TUR-BT 联合化、放疗是有助于保全膀胱的治疗方法之一。最大限度经尿道膀胱肿瘤切除后，以顺铂为基础的化疗联合局部放疗能使完全缓解率达 60% ～ 80%、患者保留完整膀胱存活 4 ～ 5 年者达 40% ～ 45%、能够长期存活者达 50% ～ 60%（与根治性膀胱切除效果类同）。术后密切随访，对 TUR-BT 联合化、放疗不敏感的患者，应该尽早行根治性膀胱切除术。

最大限度经尿道膀胱肿瘤切除术要求完全切除肉眼可见的病灶，切面尽量深入到肌层，而且要求切缘、基底肌层至少 1 ～ 5 处及可疑病灶黏膜活检均为阴性，以确保彻底切除肿瘤，术后 2 ～ 6 周根据情况进行二次电切（second TUR-BT），以降低复发率和进展率，提高 TUR-BT 的成功率、安全性和生存率。最大限度经尿道膀胱肿瘤切除术存在不能完全切除多发原位癌、T_3 和 T_4 期肿瘤，无法评估淋巴结转移，可能成为肿瘤细胞通过外溢造成肿瘤种植和播散的高危因素。近年来提出了膀胱癌整块切除的手术方法（en-bloc resection of bldder tumor），该方法采用经尿道锐性切割和钝性分离相结合的手法，切除包括膀胱内任何可疑的组织、前列腺尿道的活检及膀胱癌周围的脂肪层，可以显示癌基底的深度，能解剖性完整剜除肿瘤，最大限度保留膀胱肿瘤标本的黏膜、黏膜下层和肌层，有利于病理分期，防止肿瘤残留，减少肿瘤复发，膀胱癌整块手术切除的方法得到了普遍认可和快速发展。

膀胱部分切除术适用于无法通过最大限度经尿道膀胱肿瘤切除术的患者，但膀胱部分切除术的复发率比较高。文献报道，膀胱部分切除术患者伴有原位癌的局部复发率是 33%，而不伴原位癌的局部复发率是 9%；膀胱部分切除术患者伴有多发肿瘤的局部复发率是 56%，而单发肿瘤的患者局部复发率是 8%。因此，建议把膀胱部分切除术的手术指征控制在：①初发肿瘤；②单发肿瘤；③不伴有原位癌。术前通过进行膀胱和尿道黏膜的多处随机活检，来减少肿瘤复发。

膀胱镜检查可直接发现膀胱肿瘤的形状、大小、位置和数目，同时可取活组织检查，从病理学上证实膀胱肿瘤的类型。近年来应用窄带光成像（narrow band imaging，NBI）技术更易于发现微小膀胱肿瘤，NBI 的原理是采用窄带滤光器代替传统的宽带滤光器，把白光滤过，留下 605nm、540nm 与 415nm 波长的红、绿和蓝窄谱光。狭谱光波穿透膀胱黏膜的深度不同，红色波段（605 nm）可深达黏膜下层，能显示黏膜下血管网，蓝色波段（415nm）穿透的膀胱黏膜较浅，绿色波段（540nm）可显示红色波段与蓝色波段之间的血管，显示的血管呈棕褐色，膀胱癌的营养血管呈密集而不规则状，NBI 通过强化黏膜下血管，明显提高了正常膀胱黏膜与膀胱癌之间的对比度，立体感更强，NBI 比普通白光可以更好地对比正常膀胱黏膜与富含血管的肿瘤组织（因肿瘤血供丰富，窄带光被血红蛋白吸收，使肿瘤与正常膀胱黏膜的颜色对比更加明显）（图 3-2-1 ～图 3-2-10），可额外发现 17.1% 的膀胱肿瘤，提高膀胱肿瘤的发现率，在 NBI 指示下进行 TUR-BT 与白光下的 TUR-BT 相比，能降低至少 10% 的术后 1 年复发率。注意在进行膀胱镜检查时，不要遗漏对膀胱憩室内的检查（图 3-2-11，图 3-2-12）。

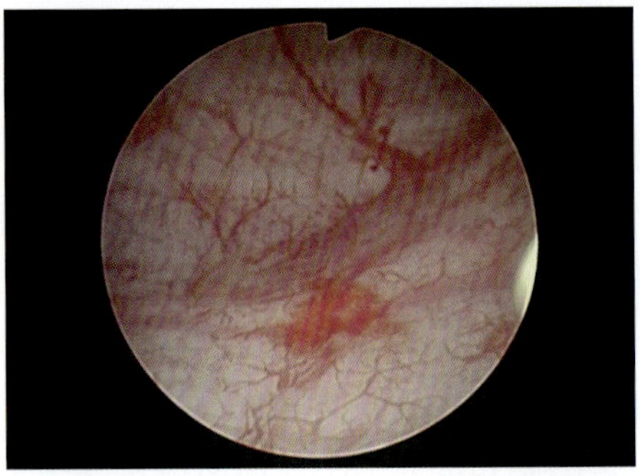

图 3-2-1　普通光源下显示膀胱黏膜充血

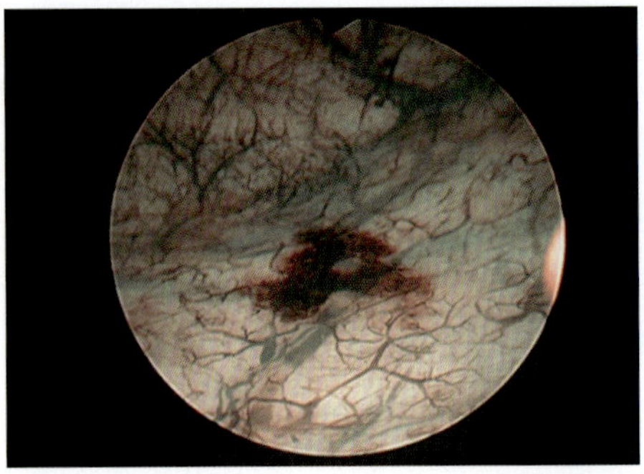

图 3-2-2　NBI 下显示相同部位棕褐色病变，病理为尿路上皮癌

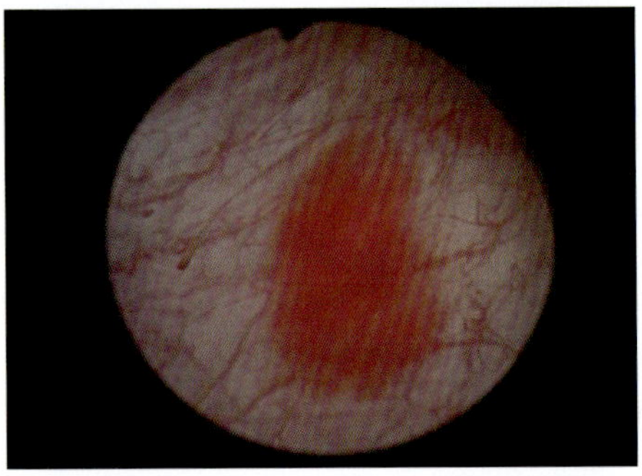

图 3-2-3　普通光源下显示膀胱黏膜充血

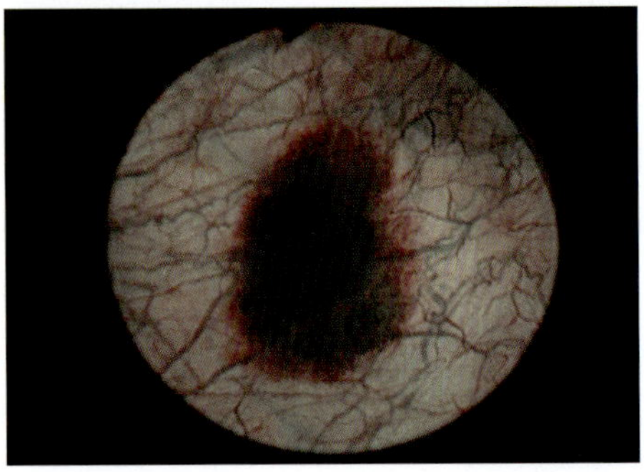

图 3-2-4　NBI 下显示相同部位棕褐色病变，病理为尿路上皮癌

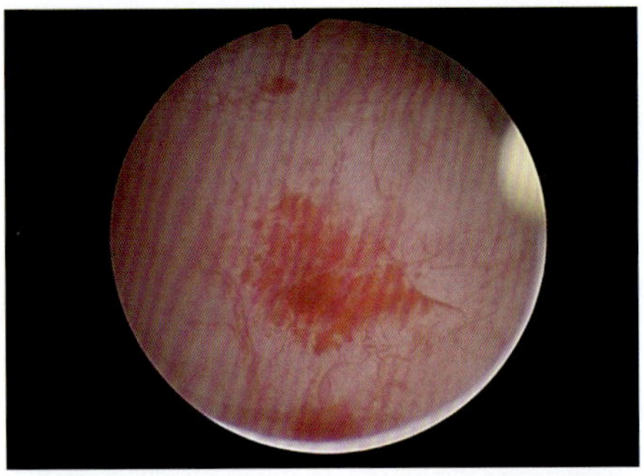

图 3-2-5　普通光源下显示膀胱黏膜充血

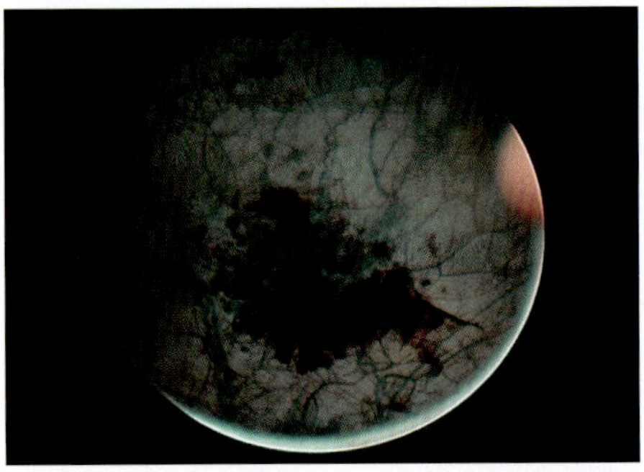

图 3-2-6　NBI 图像，病理为尿路上皮癌

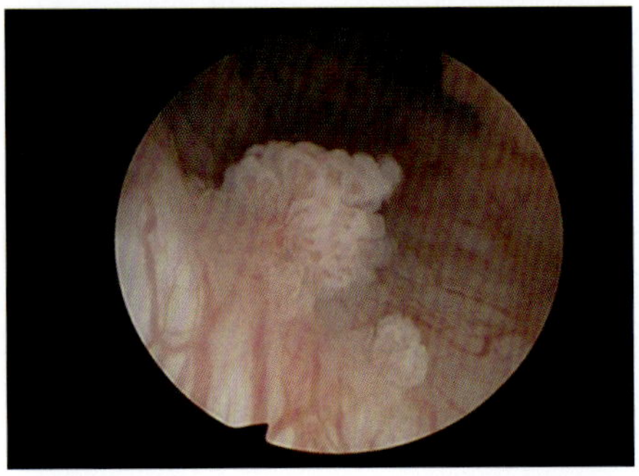

图 3-2-7　普通光源下显示膀胱肿瘤

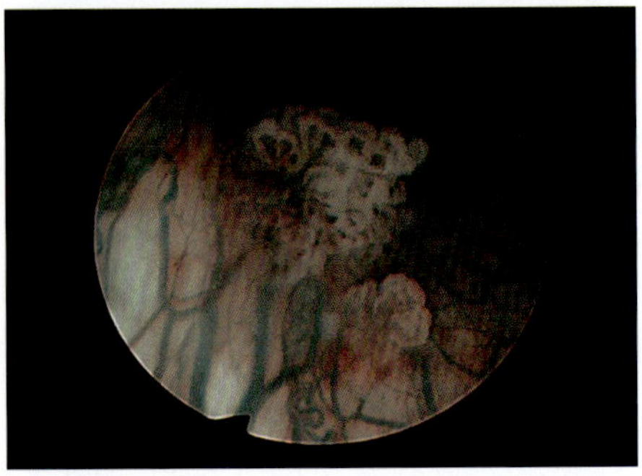

图 3-2-8　NBI 显示的膀胱肿瘤

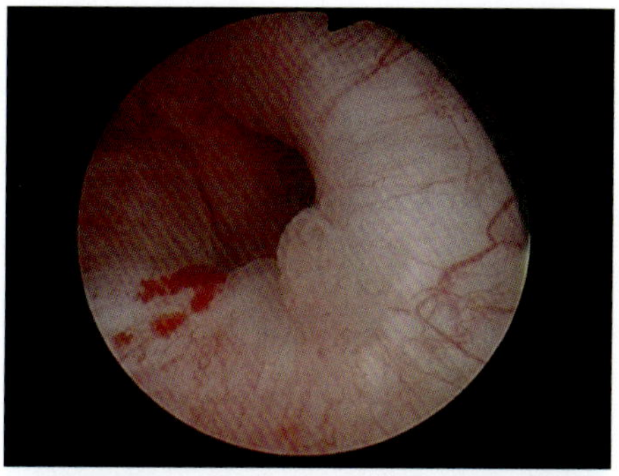

图 3-2-9　普通光源下显示膀胱肿瘤

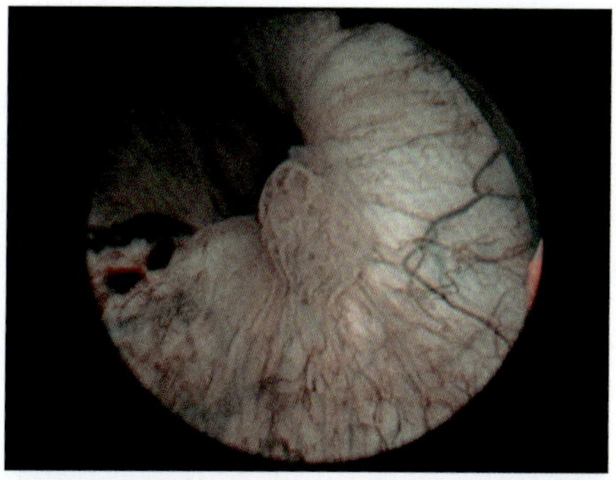

图 3-2-10　NBI 下显示膀胱肿瘤及肿瘤旁卫星灶

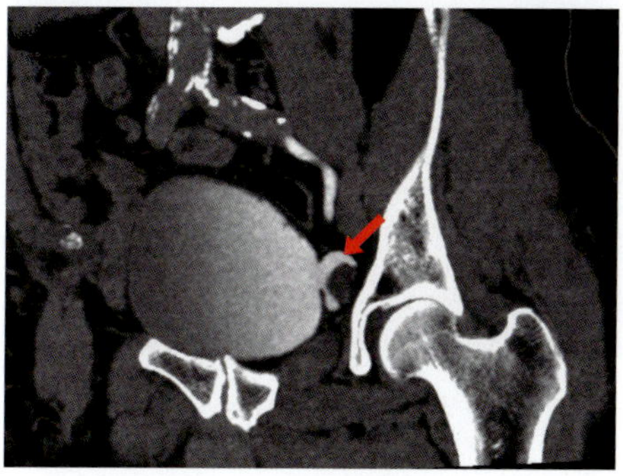

图 3-2-11　膀胱憩室肿瘤

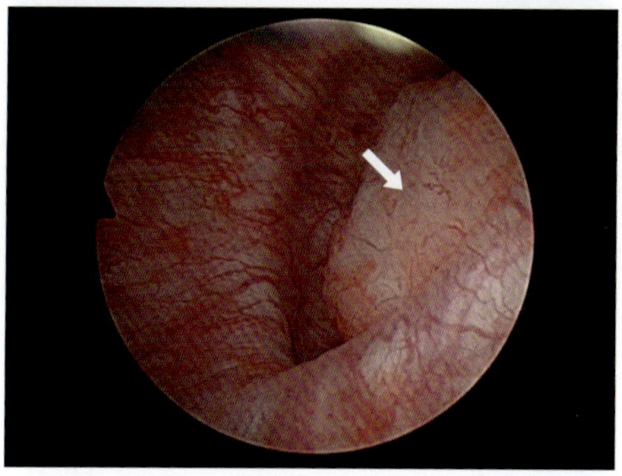

图 3-2-12　膀胱憩室肿瘤（箭头处）

二、膀胱肿瘤的组织学类型

（一）原发性膀胱肿瘤

1. 尿路上皮（移行细胞）癌

尿路上皮（移行细胞）癌占膀胱肿瘤的 90% 以上。

（1）乳头状瘤　乳头状瘤很少有转移，但有种植能力，应视为恶性肿瘤（图 3-2-13）。

（2）乳头状癌　是膀胱癌中最多见者，可单独存在，亦可多发。基底部可向膀胱壁浸润，肿瘤表面可见坏死或溃疡（图 3-2-14）。

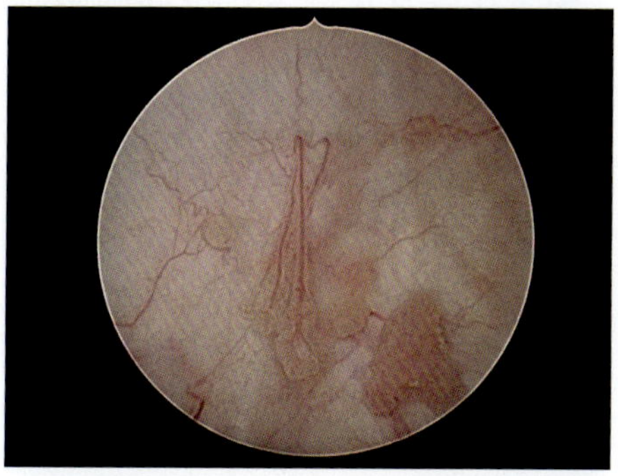

图 3-2-13　膀胱乳头状瘤

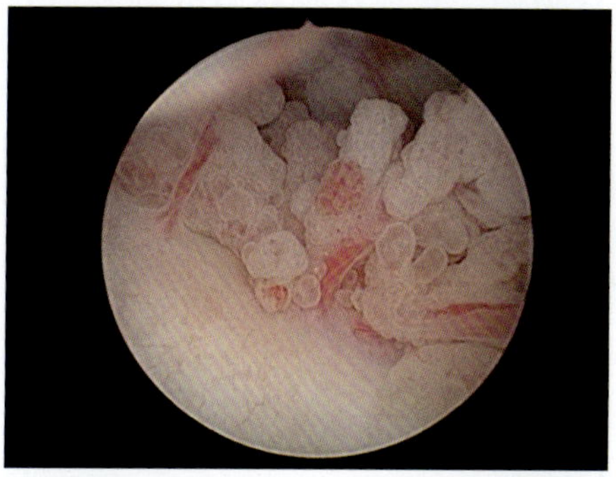

图 3-2-14　膀胱乳头状癌

2. 膀胱非尿路上皮癌

（1）腺癌　较少见，占膀胱癌的比例＜ 2%。膀胱黏膜并无腺样组织，可能起源于膀胱三角区的腺体、管状腺或脐尿管的残留组织，因而好发于膀胱三角区及顶部。腺癌的特点是肿瘤能分泌黏液和肿瘤早期向膀胱肌层浸润（图 3-2-15）。

（2）鳞状细胞癌　较少见，占膀胱癌的 3% ～ 7%。膀胱黏膜并无鳞状上皮，可因膀胱内长期炎症或物理刺激，使得移行上皮增生变性而成。肿瘤呈现隆起的溃疡状，基底部宽广，容易发生浸润（图 3-2-16）。

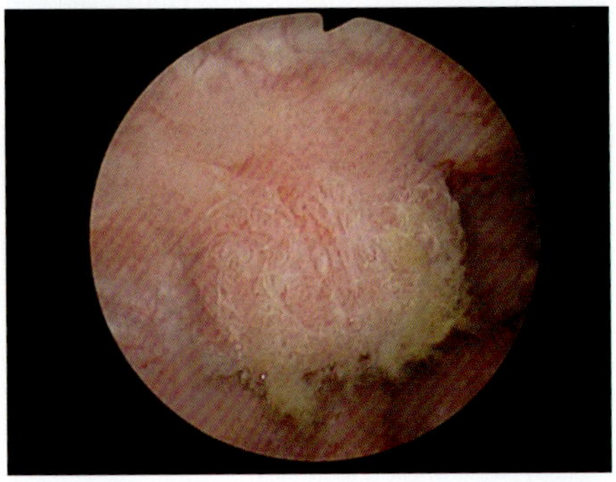

图 3-2-15　膀胱顶部腺癌

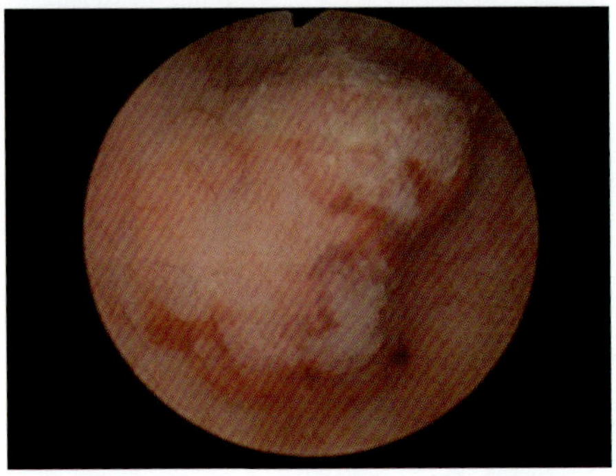

图 3-2-16　膀胱右侧鳞状细胞癌

（3）其他非尿路上皮性肿瘤　非尿路上皮性肿瘤占膀胱肿瘤的 5% 左右，如小细胞癌、混合性癌、血管瘤、纤维瘤、纤维肉瘤、平滑肌瘤、平滑肌肉瘤、淋巴肉瘤、神经纤维瘤等间叶组织肿瘤，此外还有畸胎瘤、皮样囊肿、膀胱异位嗜铬细胞瘤和副神经节瘤（图 3-5-23，图 3-5-24）等。

（二）继发性膀胱肿瘤

1. 上尿路肿瘤种植

肾盂或输尿管乳头状瘤或乳头状癌的脱落细胞随尿液下行至膀胱，种植于膀胱而发生（图 3-2-17）。

2. 邻近器官肿瘤直接浸润

如直肠癌、女性盆腔器官的癌肿以及前列腺癌是比较常见的直接浸润到膀胱的来源（图 3-2-18 ～图 3-2-20）。

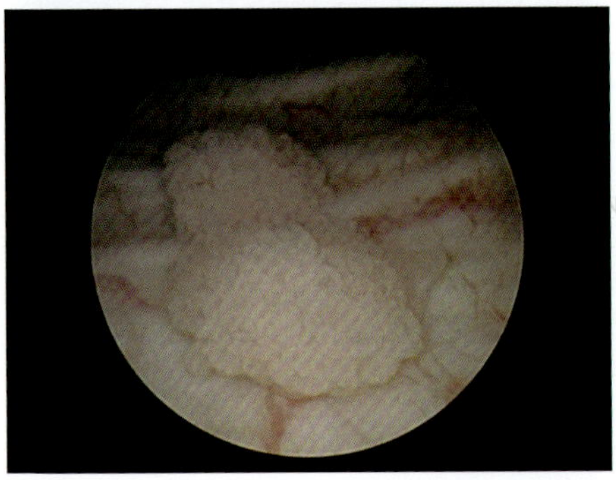

图 3-2-17　肾盂癌膀胱种植

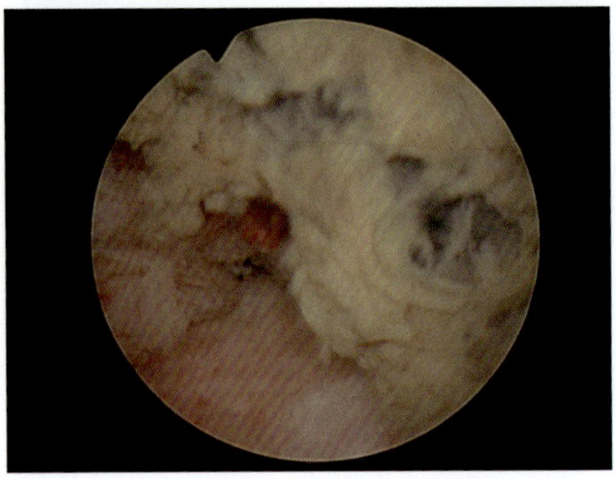

图 3-2-18　直肠癌膀胱浸润

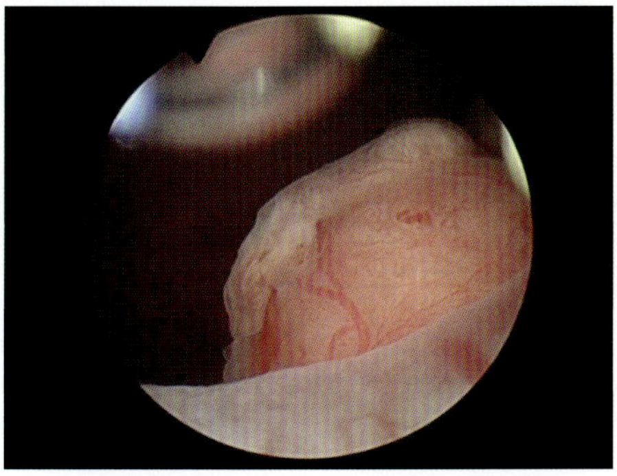

图 3-2-19　前列腺癌膀胱浸润

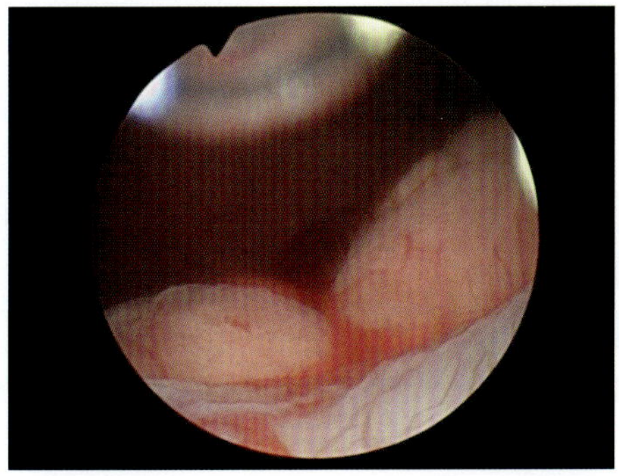

图 3-2-20　前列腺癌浸润膀胱三角区

三、膀胱癌的组织学分级

膀胱癌的组织学分级与膀胱癌术后的复发和侵袭行为密切相关。2004 年 WHO 将膀胱尿路上皮癌恶性程度分级为乳头状瘤、低度恶性潜能尿路上皮乳头状瘤、低级别和高级别尿路上皮癌。

四、膀胱癌的分期

膀胱癌的分期是指膀胱癌浸润膀胱的深度和转移的程度，是判断膀胱癌预后最有价值的指标之一，可分为 NMIBC（T_a、T_{is} 和 T_1 期）与 MIBC（≥ T_2 期）。T_{is} 虽然属于 NMIBC，但通常分化差，属于高度恶性肿瘤，向肌层浸润概率明显高于 T_a 和 T_1 期。

五、膀胱癌的治疗

应该根据膀胱肿瘤的病理类型、肿瘤的分级、肿瘤的分期，以及肿瘤的大小、部位、范围等综合因素决定采用何种手术方法。目前采用内镜手术治疗的膀胱肿瘤主要是经尿道等离子和激光膀胱肿瘤切除术或剜除术。

（刘定益）

第三节　经尿道等离子膀胱肿瘤切除术

【概述】

经尿道等离子膀胱肿瘤切除术（transurethral plasmakinetic resection of bladder tumor）是一种利用高频电流激发生理盐水产生等离子体，通过局部控制回路对膀胱肿瘤组织进行切割的技术。该术式具有如下优点：①整个手术过程均采用生理盐水冲洗，术中创面仅吸收生理盐水，难以发生电切综合征；②由于高频电流在局部控制回路，手术时不使用负极板，对装有心脏起搏器的患者没有影响；③等离子电切环与其自身回路电极之间形成一个高热能等离子球体，电切环不需与组织直接接触，只要组织进入这一等离子球体即可被汽化切除，因而有很好的止血作用；④手术中电切环上无组织凝块，可以缩短手术时间。

【适应证】

（1）病理证实为尿路上皮细胞癌者。

（2）临床分期 ≤ T_{2a} 者。

（3）超声检查、静脉尿路造影或 CT 尿路成像、磁共振尿路成像排除合并上尿路肿瘤者。

（4）符合根治性膀胱切除术者，但患者不能耐受或不愿意接受膀胱根治性手术者的姑息性切除。

【禁忌证】

（1）临床分期 ≥ T_{2b} 的尿路上皮细胞癌、膀胱腺细胞癌、鳞状细胞癌和继发性膀胱肿瘤。

（2）严重尿道狭窄不能进镜者。

（3）全身情况不能耐受经尿道膀胱肿瘤切除术。

（4）凝血功能障碍且不能校正。

（5）不能配合手术者。

（6）不能控制的尿路感染。

（7）膀胱挛缩，膀胱容量＜ 50ml，无法充盈膀胱。

对高龄、高危因不能耐受膀胱部分切除或全切除术的患者，有时仍可采用 TUR-BT 作为姑息性手术，以达到减少肿瘤出血和减轻症状的目的。同样，对膀胱憩室内低级别肿瘤也可行 TUR-BT 和基底部切除，如病理提示高级别肿瘤，可行二次电切，即使有膀胱腹膜外穿孔的可能，也要求有足够的肿瘤基底部标本。

【术前准备】

（1）术前对膀胱肿瘤患者应该进行血常规、电解质、肾功能及凝血指标等检测，任何检测指标的紊乱均要在手术前得到纠正。术前必须确保尿液培养结果显示无菌。术前应该详细了解患者的病史和进行体格检查，以评估肿瘤浸润程度。

（2）进行肺部 X 线摄片、泌尿系统 B 超检查、静脉肾盂造影或计算机体层成像尿路造影（CTU）、MRI，以排除上尿路肿瘤来源和了解膀胱肿瘤的大小、浸润膀胱壁的深度、是否侵犯邻近器官、有无远处转移。如患者对造影剂过敏或有严重肾功能损害，可行逆行肾盂造影以了解上尿路情况。

（3）常规膀胱镜检查和活检，以了解肿瘤的数目、大小、部位、肿瘤有无蒂及蒂的大小、长短，以及肿瘤与输尿管开口的距离，通过活检了解肿瘤的病理分类和分级。

（4）术前给予普通灌肠。术前 30min 膀胱内灌注抗癌药物。

（5）常规预防性静脉应用抗生素。

【器械设备】

应用 Olympus 双极等离子电切镜（图 3-3-1）、Olympus 电视监视系统。

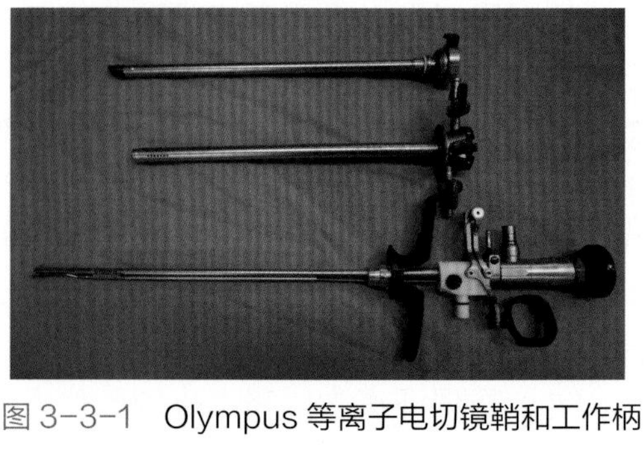

图 3-3-1 Olympus 等离子电切镜鞘和工作柄

【麻醉和体位】

脊髓麻醉或全身麻醉。患者取截石位，臀部尽量靠近手术床边缘，两下肢尽可能分开，妥善固定，防止腘窝过度受压，便于手术操作。

【手术步骤】

1. 经尿道等离子顺行膀胱肿瘤切除手术

（1）用生理盐水充盈膀胱（通常是 150 ～ 200ml），使膀胱皱襞消失即可。在膀胱肿瘤切除前应该仔细、全面地检查膀胱，了解膀胱肿瘤的部位、大小、形态、数目及肿瘤与输尿管开口的关系（图 3-3-2，图 3-3-3）。手术过程中采用适当流量的生理盐水持续冲洗，这样可以保持膀胱内的清晰度，保持膀胱肿瘤位置和膀胱壁的厚度无大的变化。不要过度充盈膀胱，以降低手术中切穿膀胱的风险。

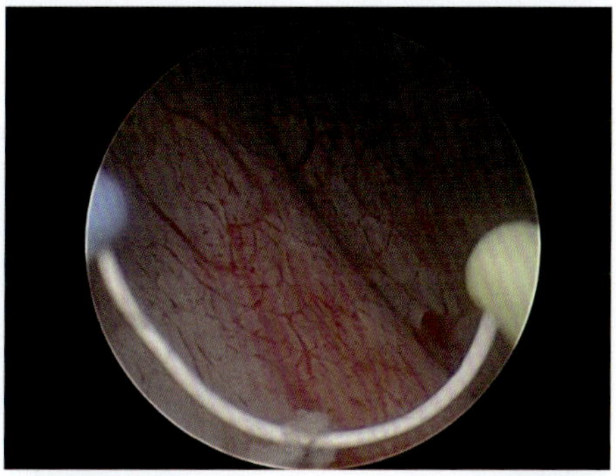

图 3-3-2　正常膀胱黏膜和输尿管开口

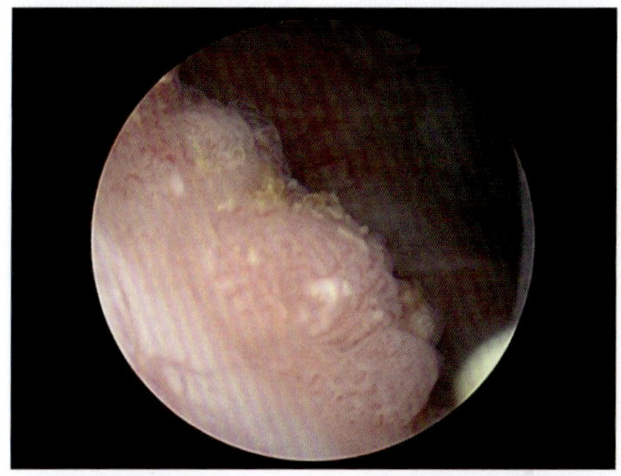

图 3-3-3　膀胱侧壁肿瘤

（2）对直径＜ 1cm、有蒂的肿瘤，基底部可完全显露者，可将等离子电切环从肿瘤顶部或侧方越过肿瘤，置于肿瘤基底部的后方（图 3-3-4），采用回拉式的顺行切除法，直接从肿瘤基底部切除，切除范围包括全部肿瘤和肿瘤基底部的浅肌层。在处理肿瘤的基底时应是电切到近深肌层，而不是电灼肿瘤的基底，因电灼组织的炭化层会保护肿瘤的基底组织，手术后残留的肿瘤会复发，还有可能刺激肿瘤，引起肿瘤恶性程度的升级。

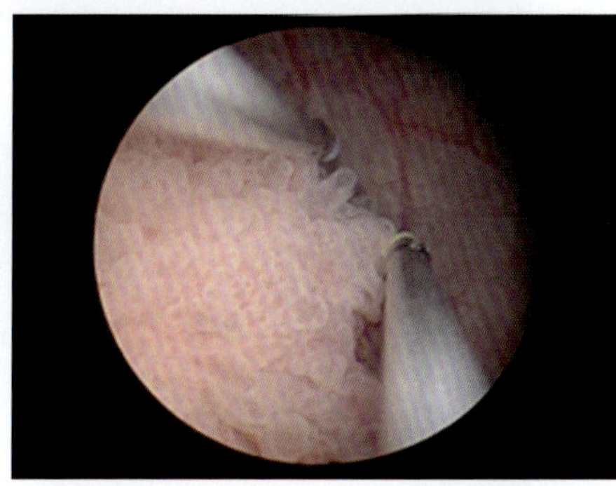

图 3-3-4　电切环放于肿瘤后

（3）对比较大的或基底宽的肿瘤，手术时要有一定的顺序，先切除肿瘤前方的外凸部分，再切肿瘤后上方的外凸部分，依次一片一片、一层一层地切到底部，也可以采用从肿瘤的一侧由浅入深，分块、分次逐步切向对侧的顺行切除（图 3-3-5 ～图 3-3-10）。如有明显出血，应该充分止血后继续切割残留肿瘤（图 3-3-7），并且仔细观察，切除所有残留的膀胱肿瘤（图 3-3-8）。在切到近膀胱壁时，电切环移动的方向一定要与膀胱壁的弧形面相适应，从深肌层表面弧形移动切除肿瘤（图 3-3-9，图 3-3-10），否则容易切过深或切穿膀胱壁（图 3-3-14 ～图 3-3-16），肿瘤切除完毕后电灼膀胱肿瘤周边 1.5cm 的膀胱黏膜（图 3-3-11，图 3-3-12），最后观察切除创面，确定无活动出血输尿管开口无损伤（图 3-3-13），退出电切镜。

（4）也可待肿瘤切除后在其基底部再切一层作为获取的独立标本，用于判断肿瘤的浸润深度，肿瘤切除完毕后可清楚地显示膀胱的肌层（图 3-3-10）。

（5）用 Ellik 冲洗器把切除的肿瘤组织吸出，供病理检查。

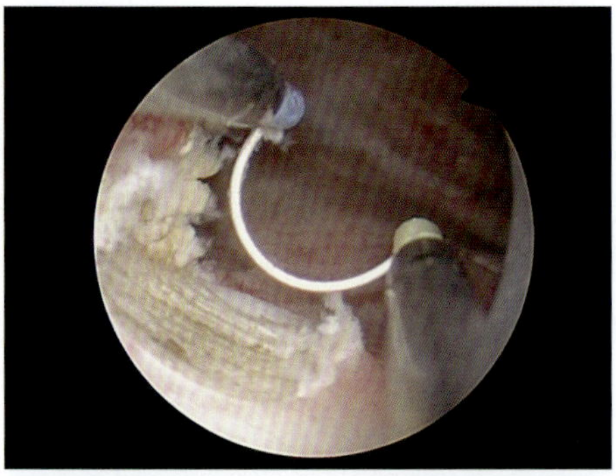

图 3-3-5　顺行切除肿瘤右侧组织到近深肌层

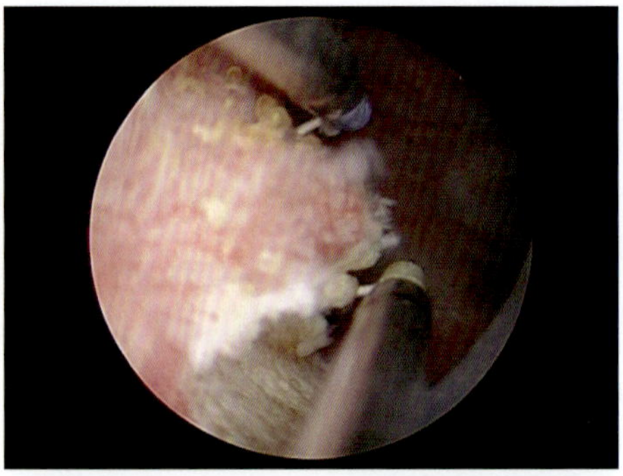

图 3-3-6　依次顺行切除肿瘤残余组织

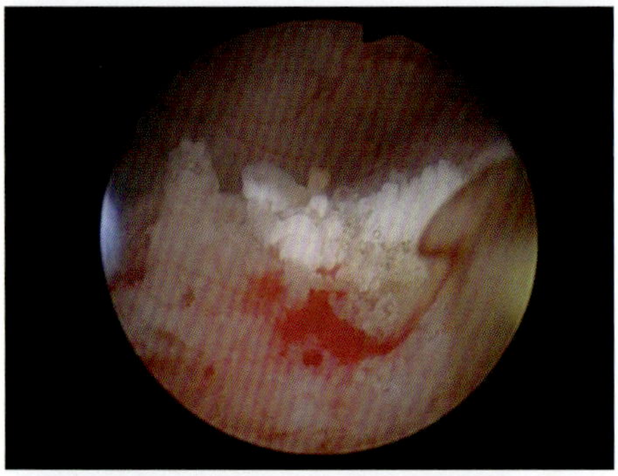

图 3-3-7　肿瘤残余组织出血

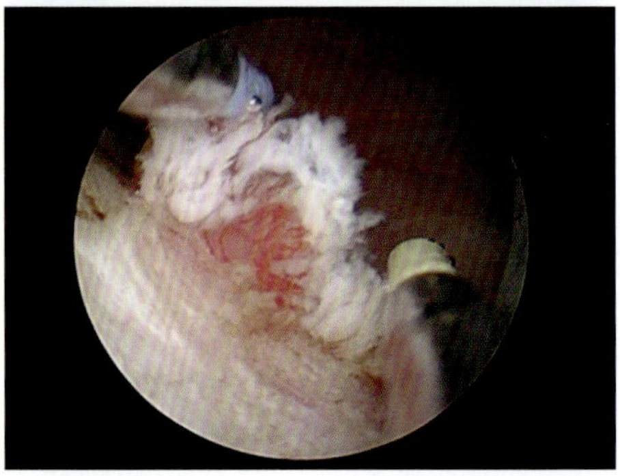

图 3-3-8　切除肿瘤后方残留肿瘤

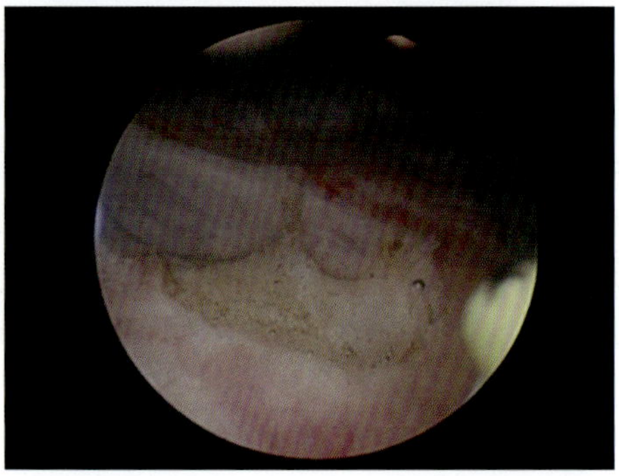

图 3-3-9　切除面已近深肌层

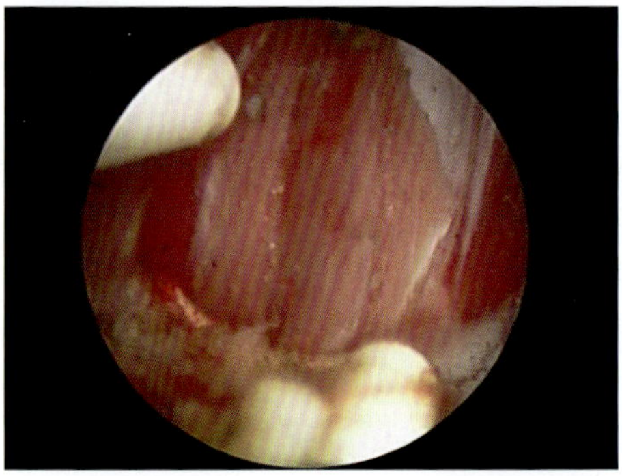

图 3-3-10　切除面已达深肌层

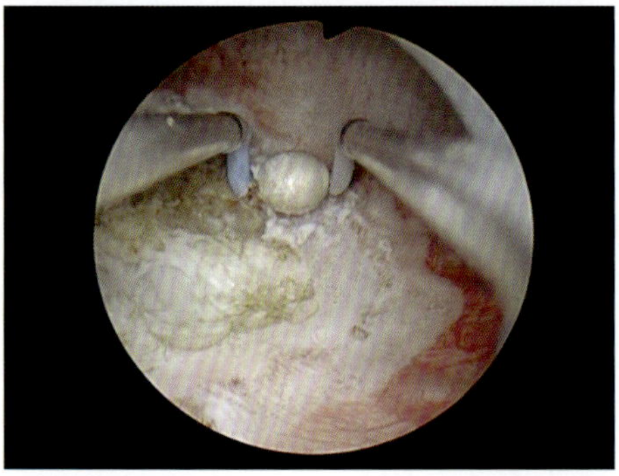

图 3-3-11　电灼肿瘤边缘 1.5cm 的膀胱黏膜

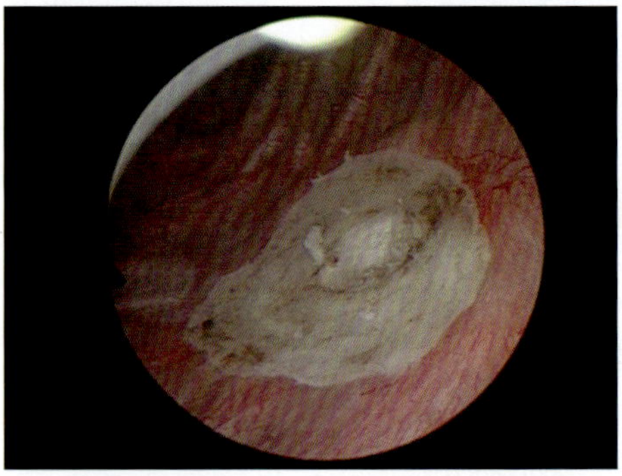

图 3-3-12　切除肿瘤后全貌

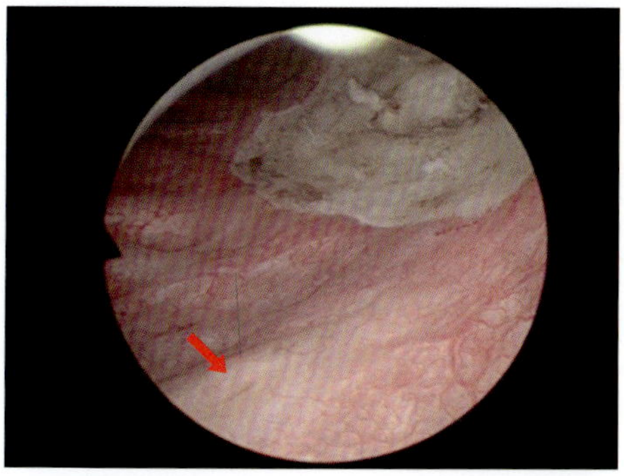

图 3-3-13　左下方输尿管开口无影响（箭头处）

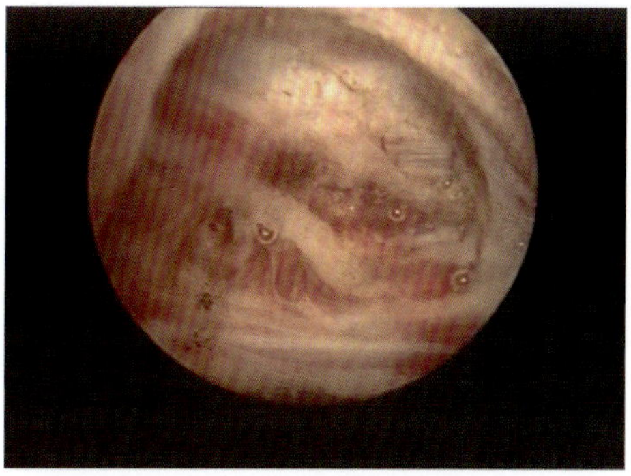

图 3-3-14　膀胱深肌层外组织

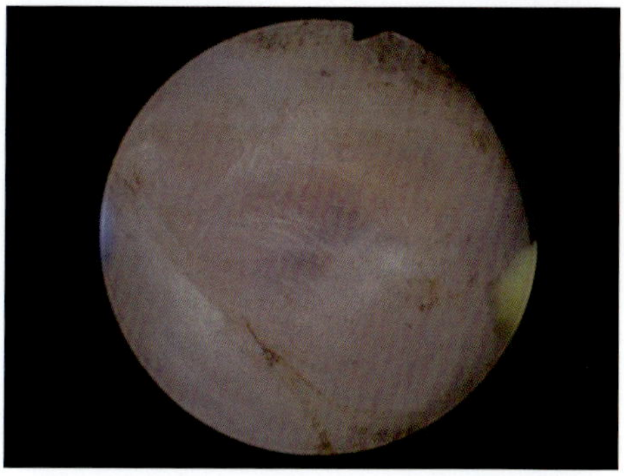

图 3-3-15　膀胱肌层外疏松结缔组织

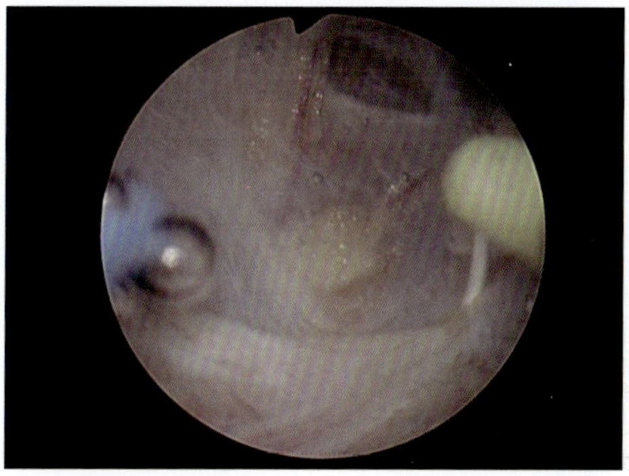

图 3-3-16　膀胱穿孔，可见黄色脂肪，左侧一小气泡

2. 经尿道等离子逆行膀胱肿瘤切除术

该方法是在切割膀胱肿瘤时把电切环放在肿瘤的近侧（图 3-3-17），采用由近端向肿瘤远端倒推的方法，从前向后沿膀胱壁的弧形面近深肌层表面向前推行，逐步切除肿瘤（图 3-3-18 ～图 3-3-20），待完全切除肿瘤组织后电灼肿瘤周围 1.5cm 的膀胱黏膜（图 3-3-21），为了解切除肿瘤边缘有无肿瘤残留，可对肿瘤切缘进行活检（图 3-3-22）。该方法通常用在肿瘤较大或肿瘤遮盖基底部，而术者想尽早显露肿瘤基底时，或在切割肿瘤时出血又难以发现出血的肿瘤血管时，可通过推进式的逆行切除法尽快显露肿瘤蒂，通过显露肿瘤蒂血管来控制切割肿瘤面的出血（图 3-3-23，图 3-3-24）。

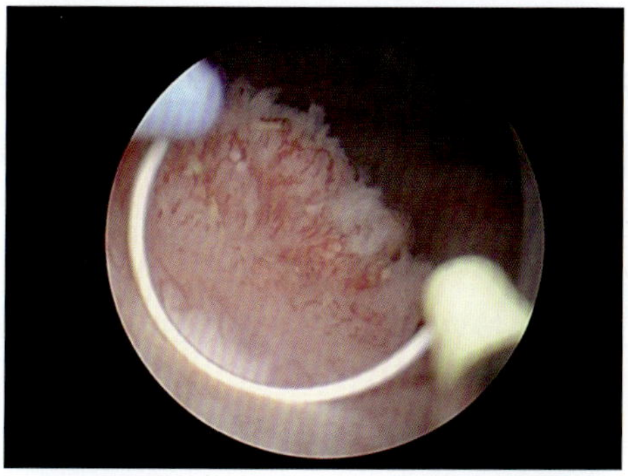

图 3-3-17　电切环放在肿瘤的近侧

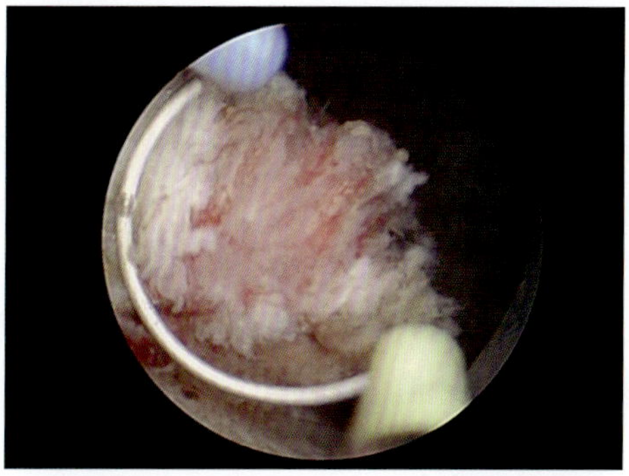

图 3-3-18　从近侧逆行切除膀胱肿瘤

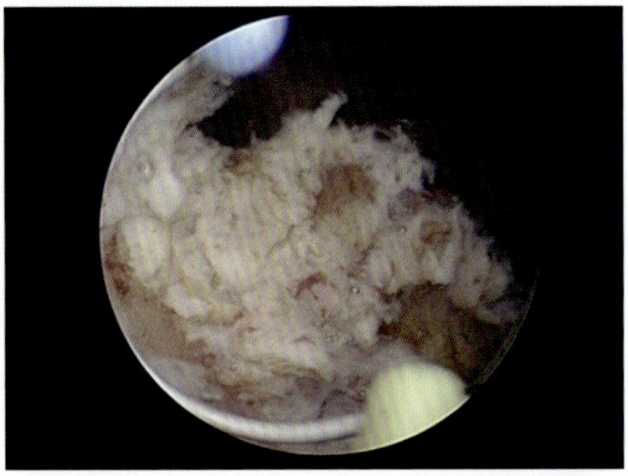

图 3-3-19 逆行切除膀胱边缘残存肿瘤

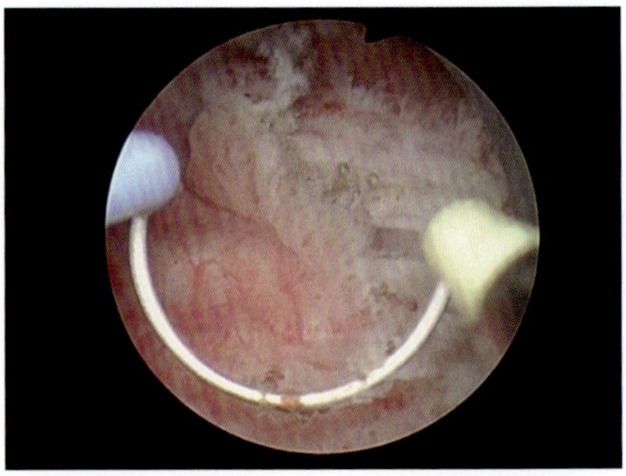

图 3-3-20 从肿瘤前方逆行切除膀胱残存肿瘤

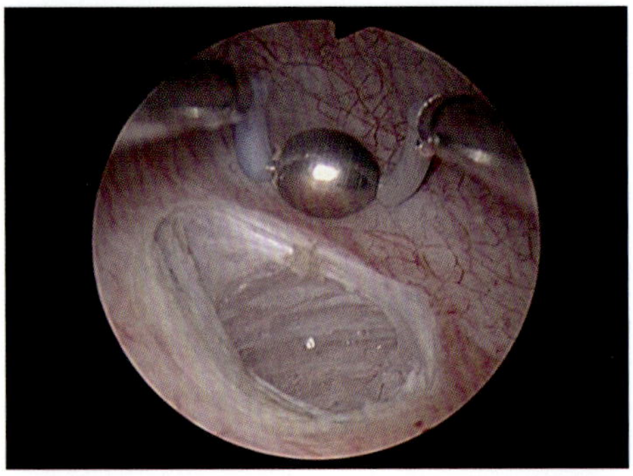

图 3-3-21 电灼肿瘤基底边缘 1.5cm 的膀胱黏膜

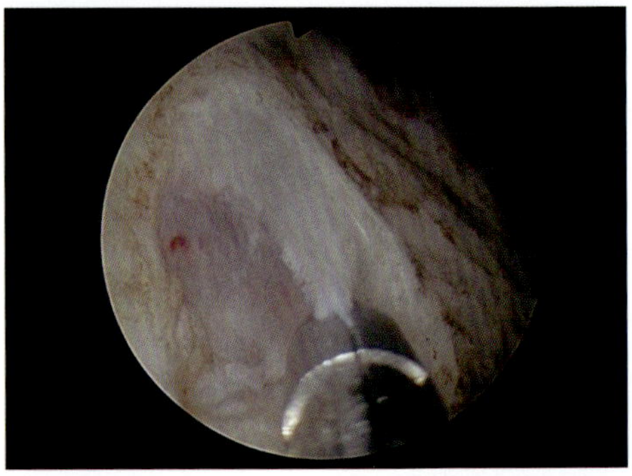

图 3-3-22 对肿瘤切缘活检

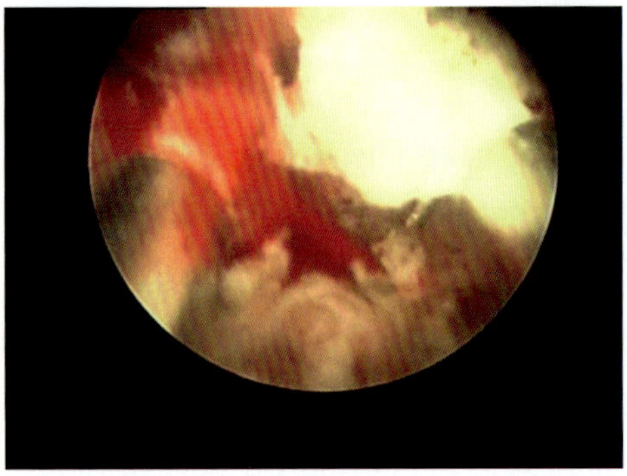

图 3-3-23 膀胱肿瘤动脉出血

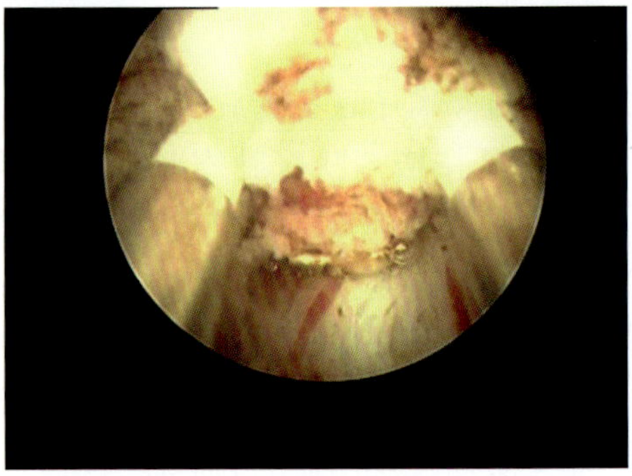

图 3-3-24 逆行切除以显示肿瘤蒂

【术后处理】

（1）术后常规留置三腔气囊导尿管，根据尿液颜色决定是否持续冲洗膀胱，如尿色红则持续膀胱冲洗，如颜色淡红或微红则停止冲洗。一般保留导尿 5 ～ 7d 后拔除导尿管。对膀胱穿孔的患者尽可能不做膀胱冲洗。

（2）手术后应用抗生素预防感染。

（3）术后 7d 应用抗肿瘤药物进行膀胱灌注，以后按常规方法进行抗肿瘤药物膀胱灌注，持续 1 ～ 2 年，以预防肿瘤复发。

（4）定期膀胱镜复查

不管应用何种抗肿瘤药物进行膀胱灌注，膀胱肿瘤的复发率仍然比较高，因而膀胱镜

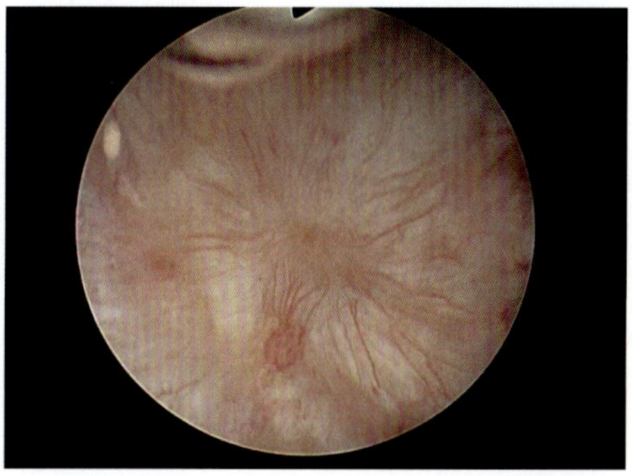

图 3-3-25　TUR-BT 术后 3 个月瘢痕

复查是必不可少的。通常手术后 1 年内每 3 个月复查 1 次（图 3-3-25）。如 1 年无复发，可改为每 6 个月复查 1 次，持续 3 年，以后每 3 年复查 1 次，如随访期间出现镜检或肉眼血尿，应随时进行膀胱镜检查。

【手术要领】

（1）发现膀胱肿瘤时，必须根据肿瘤活检的组织学类型，以及肿瘤的大小、范围、部位、数目和分期，区别原发性还是继发性肿瘤，再决定手术方式。

（2）对位于膀胱后壁的膀胱肿瘤行 TUR-BT 时要特别小心，一旦膀胱穿孔，灌注液体或肿瘤会进入腹腔，则难以保守治疗。

【并发症及处理】

1. 术后大出血

经尿道等离子膀胱肿瘤切除术后大出血比较少见。术后大出血的原因：①肿瘤切除不彻底、术中止血不充分或膀胱肿瘤切除后手术创面不整齐，应该注意出血多隐蔽在凹陷的膀胱壁内，术中需仔细显露出血点，充分止血；②大面积电凝后形成的焦痂脱落引起。术后大出血的临床表现是膀胱冲洗液呈深红色，或伴有下腹胀，当冲洗液从导尿管边流出时，提示膀胱内引流不通畅、导尿管可能被血块阻塞，可采用大的注射针筒进行导尿管抽吸冲洗，清除导尿管内的小血块，无效可更换导尿管。如膀胱出血量少，可保留导尿，便于膀胱收缩和止血，同时给予膀胱持续冲洗以免血块形成，辅助用一些止血药物，往往能达到止血的效果。如更换导尿管仍然不能成功止血，则需要在麻醉下通过电切镜用 Ellik 冲洗器把血块抽吸干净，并给予内镜止血处理。电切镜电凝无效的大血管出血可改为开放手术处理。

2. 膀胱穿孔

膀胱穿孔是 TUR-BT 术中比较常见的并发症，发生率为 1.6% ～ 2.5%。83% ～ 88% 的膀胱穿孔为腹膜外型（图 3-3-14 ～图 3-3-16）。切得太深和闭孔神经反射是膀胱穿孔的主要原因，此外膀胱穿孔与膀胱过度充盈、膀胱壁变薄有关，通常膀胱充盈 150 ～ 200ml 足够手术操作。膀胱腹膜外穿孔后膀胱周围渗出不多时，可采用保留导尿 7 ～ 10d 的保守治疗，保持导尿管通畅，防止尿液继续外渗，通常会自行吸收；当膀胱周围外渗液并发感染时应该在 B 超引导下进行穿刺引流。腹腔内型穿孔比较少见，大多因电切膀胱顶、后壁时因肿瘤过深引起。腹腔内型穿孔约占膀胱穿孔的 17%。判断腹腔内型穿孔的主要依据是：①视野突然不清，灌注液进入量多于出量；②电切镜可通过膀胱穿孔处进入腹腔，可以看见肠袢、大网膜；③患者感到腹胀，体格检查可发现腹部隆起；④ B 超可发现大量腹水；⑤膀胱造影时可见造影剂进入腹腔。发生腹膜内型穿孔应行开放手术或腹腔镜手术处理，吸出腹腔内液体，冲洗腹腔，检查肠道有无损伤，修补膀胱穿孔。

3. 膀胱内气体爆炸

电切或电凝组织过程中会产生可燃性气体，通常聚集在膀胱顶部，氧气主要通过空气带入，爆炸往往在对膀胱颈部或膀胱前壁肿瘤进行电切或电凝时发生。如气体爆炸引起膀胱黏膜损伤或腹膜外破裂，无严重出血和尿外渗，只要保留导尿，保持引流通畅即可。如系膀胱腹膜内破裂，往往膀胱裂口比较大而不规则，需要腹腔镜或开放手术修补。预防措施是手术时间持续比较长时，应该注意排出膀胱内部分液体和气体，以减少膀胱内气体的积聚；另外注意调整手术台倾斜角度，使气泡离开手术区域。

4. 肾积水

通常由切除输尿管开口旁膀胱肿瘤时损伤输尿管开口引起，有时会引起患侧腰部胀痛，也有的患者无症状，通过 B 超发现单侧或双侧肾积水。预防措施是切除输尿管开口旁膀胱肿瘤时必须确认肿瘤与输尿管开口之间的关系，如肿瘤距离输尿管开口比较近，可以向输尿管开口逆行插入一段输尿管导管或输尿管导丝，以便在手术过程中辨认输尿管开口，避免输尿管开口损伤。如果手术损伤了输尿管开口，可沿导丝放入输尿管支架（双 J 管），保留双 J 管 4 ～ 6 周，以利膀胱输尿管黏膜的自然愈合，减少输尿管开口的狭窄，避免肾积水。

5. 闭孔神经反射

闭孔神经（L_2 ～ L_4）沿腰大肌内侧缘走行，紧贴膀胱外侧壁浆膜面下行，穿过闭孔管，离开小骨盆分成前支与后支作用于膀胱。可采用全麻加肌肉松弛药和超声引导下闭孔神经阻滞的方法来预防闭孔神经反射。闭孔神经阻滞指术前应用 1% ～ 2% 利多卡因局部阻滞麻醉，此法虽然不能完全避免闭孔神经反射的发生，但可减轻反射的强度。在切割膀胱侧壁肿瘤时应使膀胱适度充盈，以增加膀胱厚度，降低电流强度、适度控制电切环外伸长度，可有效减轻或减少闭孔神经反射的发生。一旦发生闭孔神经反射，患侧大腿会产生猛烈而快速的收缩，电切环会穿透膀胱壁，引起大出血，靠单纯的盲目电凝很难达到止血的目的。此时可以加快冲洗速度，采用电流强度小一点、电切环外伸短一点、切割浅一点、组织少切一点的方法快速由浅入深切割膀胱穿孔边缘的组织，尽量避免闭孔神经反射的再次发生，扩大穿孔创面以暴露出血的动脉，再给予有效的止血。

（刘定益）

第四节　经尿道膀胱肿瘤剜除术

【概述】

1997 年，Kawada 报道了应用单极电刀钩状电极整块剜除膀胱肿瘤。经尿道膀胱肿瘤剜除术是应用等离子针状电极沿肿瘤周围环形切开膀胱壁，在肌层与结缔组织的浆膜层之间剥离，切除整块肿瘤。应用等离子针状电极整块剜除膀胱肿瘤有其独特的优势：①针状电极的尖端小、组织接触面小（图 3-4-1），可显著减少闭孔神经反射发生的机会，即使发生损伤也较轻；②可解剖性完整地切除肿瘤，最大限度地保留膀胱标本的黏膜层、黏膜下层和肌层，有利于病理分期；③可最大限度地减少破碎肿瘤组织在膀胱内的漂浮，降低肿瘤组织在创

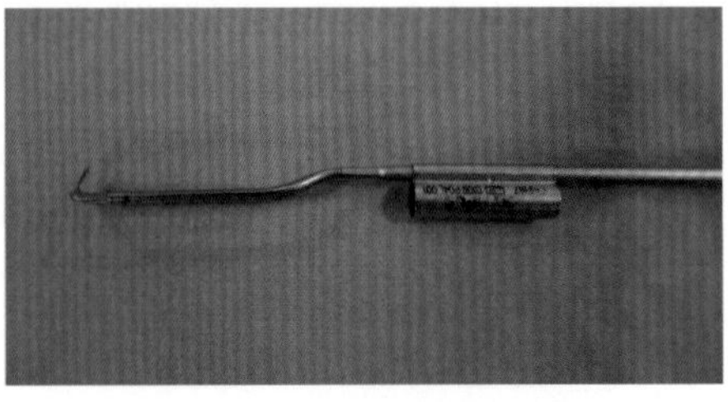

图 3-4-1　针状电极头端

面种植的风险。根据文献报道，膀胱肿瘤整块剜除术与 TUR-BT 相比，术后 1 年肿瘤复发率差异无统计学意义，而术后 24 个月肿瘤复发率显著低于 TUR-BT 组，但长期效果还有待随访。膀胱肿瘤整块剜除术的不足之处是不适合大的膀胱肿瘤，因为过大的肿瘤难以从尿道取出，必须用电切环切碎漂浮在膀胱的肿瘤，很费时间。

【适应证、禁忌证、术前准备、麻醉和体位、术后处理、并发症及处理】

参考本章第三节“经尿道等离子膀胱肿瘤切除术”。

【手术步骤】

（1）采用 Olympus 等离子电切镜，外鞘 26Fr，12° 观察镜，双极等离子模式，电切功率 280 W，电凝功率 100 W。在生理盐水持续冲洗下观察尿道、膀胱全貌，用 Olympus 等离子钩状电极在显露的肿瘤基底边缘约 0.5 cm 处行环绕点状电切，深度达深肌层，用于封闭膀胱肿瘤外周血管，也可作为腔内剜除膀胱肿瘤的标记（图 3-4-2 ～图 3-4-5）。

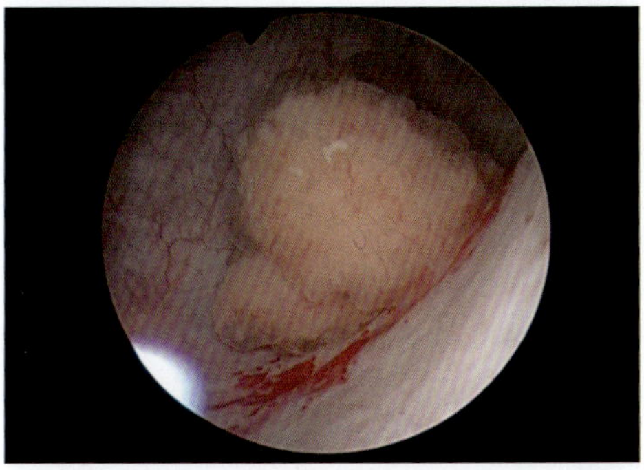

图 3-4-2　膀胱侧壁尿路上皮癌

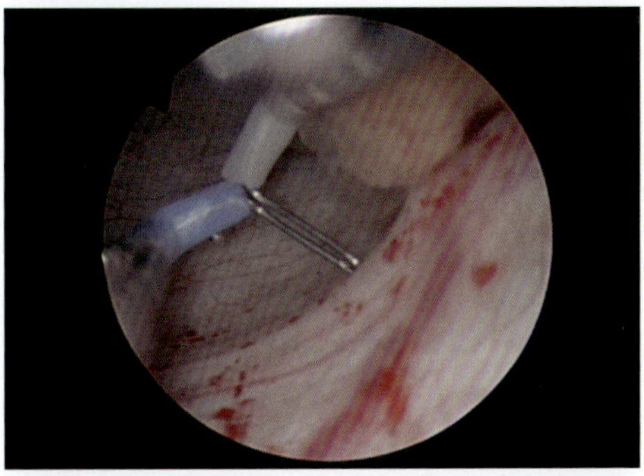

图 3-4-3　钩状电极距肿瘤 0.5cm 做标记

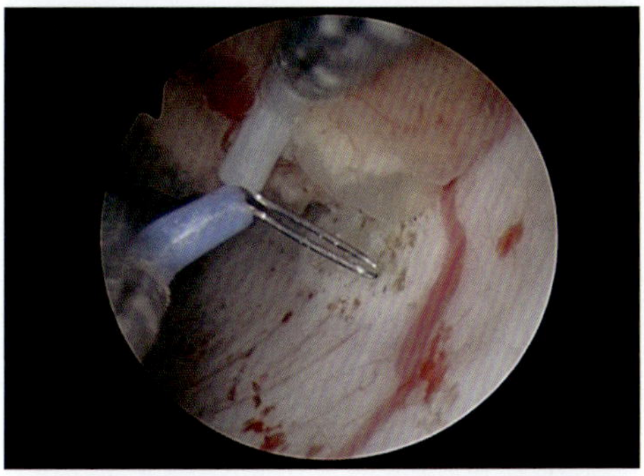

图 3-4-4　在肿瘤左侧做标志线

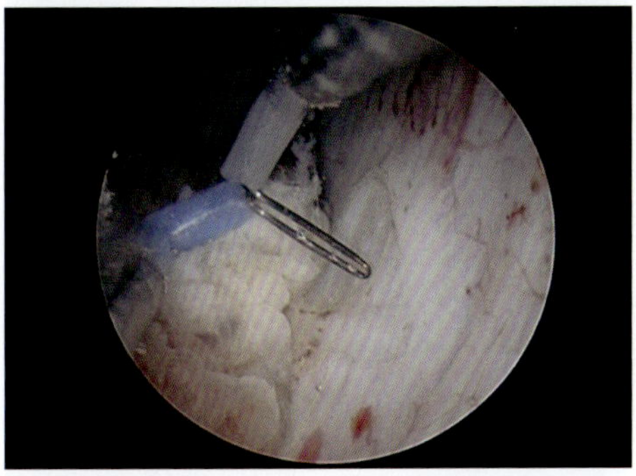

图 3-4-5　在肿瘤右侧做标志线

（2）在肿瘤前方横断已点状电切的黏膜和肌层，在标记范围内，用针状电极在膀胱肌层与半透明纤维结缔组织浆膜层之间的疏松间隙由近向远逆行推进，进行点、切、推、挑和钩的钝性分离手法结合锐性切割的方法把膀胱肿瘤基底部完全掀起（图 3-4-6 ～图 3-4-10），离断膀胱肿瘤并完整切除，最后可以看到创面呈灰白色的结缔组织，肿瘤游离于膀胱内（图 3-4-11）。

（3）换用球状电极电凝肿瘤边缘 1cm 的膀胱黏膜（图 3-4-12），如肿瘤切除面有出血，可进行球状电极电凝止血。对膀胱侧壁、三角区肿瘤的患者术毕必须观察和了解输尿管开口情况（图 3-4-13）。

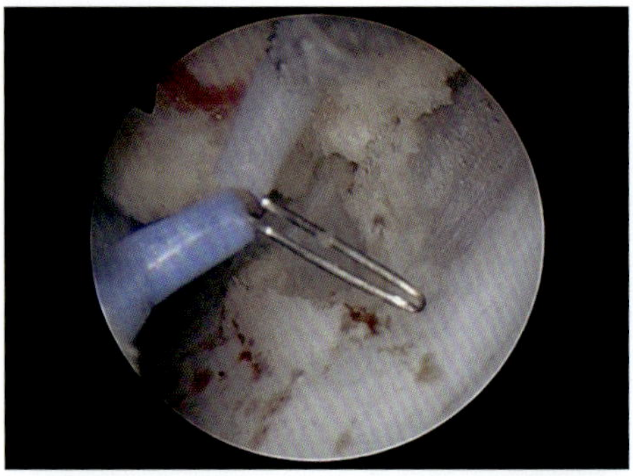

图 3-4-6 切、推、挑膀胱肿瘤基底部

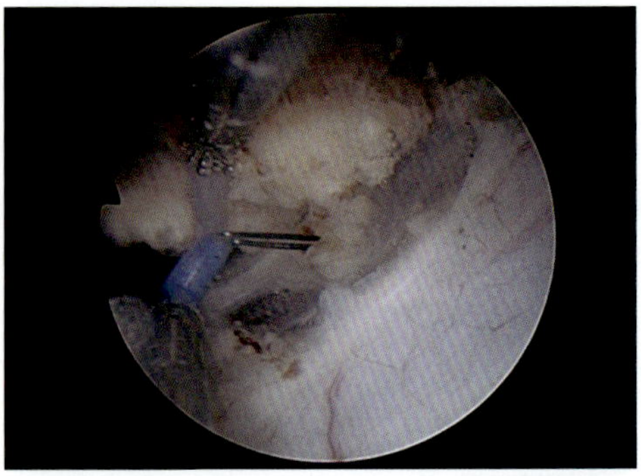

图 3-4-7 继续切、推膀胱肿瘤基底部

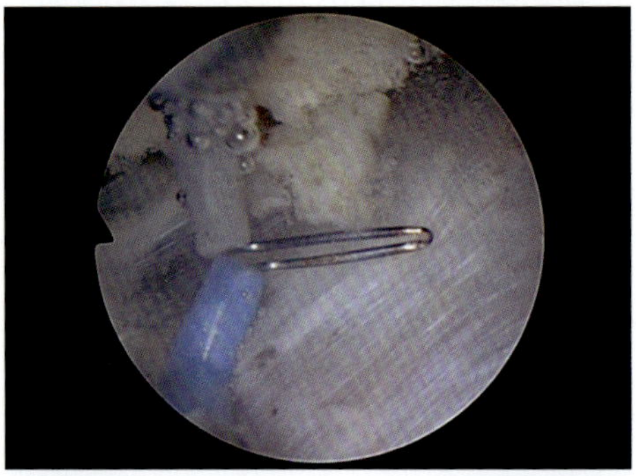

图 3-4-8 继续推、挑膀胱基底部

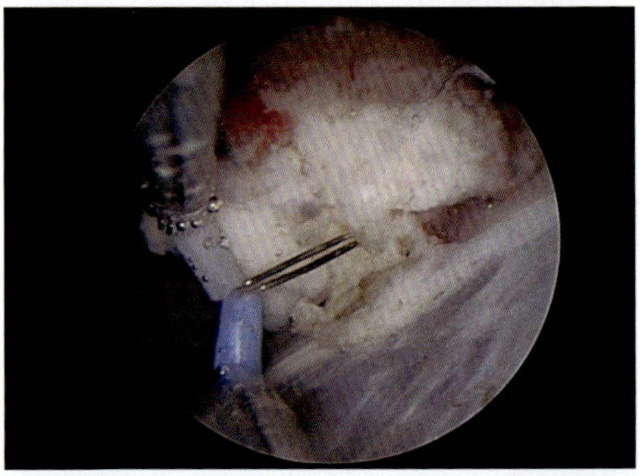

图 3-4-9 仅留下一点正常黏膜与肿瘤连接

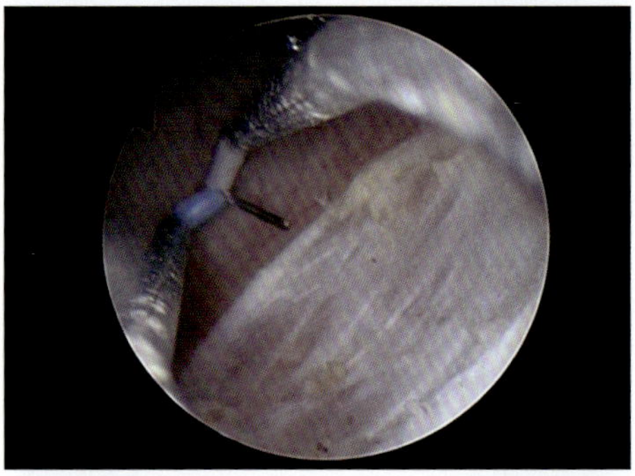

图 3-4-10 肿瘤被完全剜除

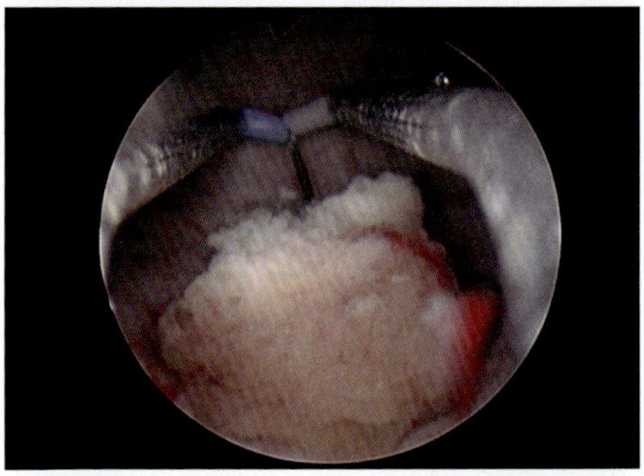

图 3-4-11 游离在膀胱内的肿瘤

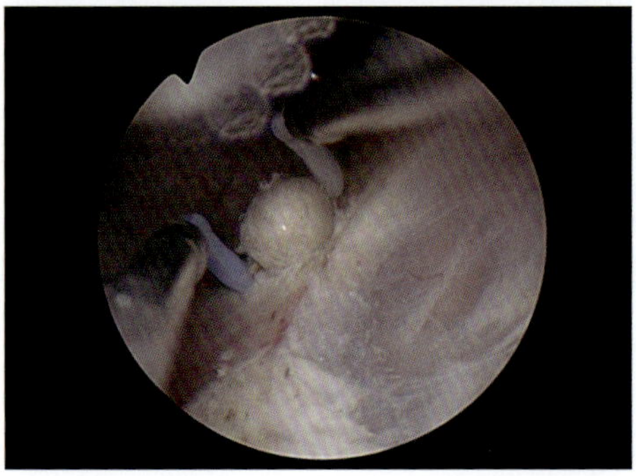

图 3-4-12 球状电极电灼肿瘤边缘的膀胱黏膜

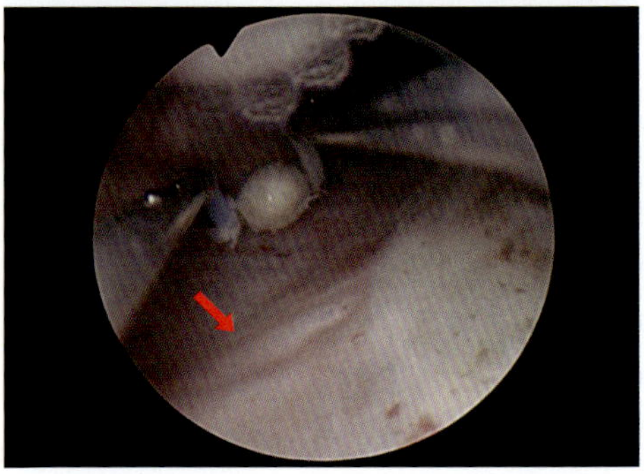

图 3-4-13 观察输尿管开口无损伤

（4）对小的肿瘤可用针状电极连同镜鞘把肿瘤一起钩出或用异物钳取出（图 3-4-14，图 3-4-15）。

（5）保留导尿，不行膀胱持续冲洗。

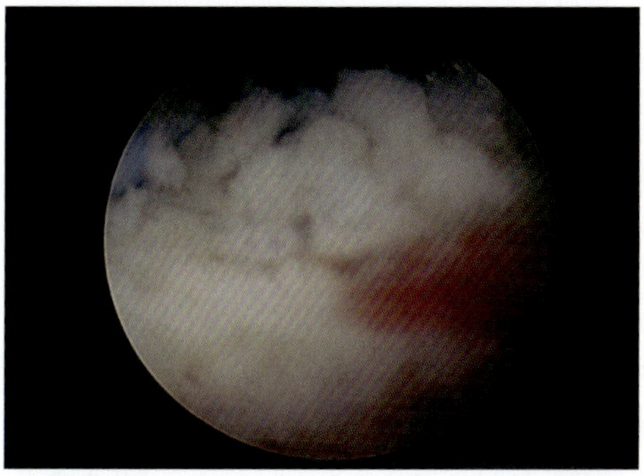

图 3-4-14　针状电极钩住肿瘤，连同镜鞘一同拉出尿道（肿瘤已被拉到镜头）

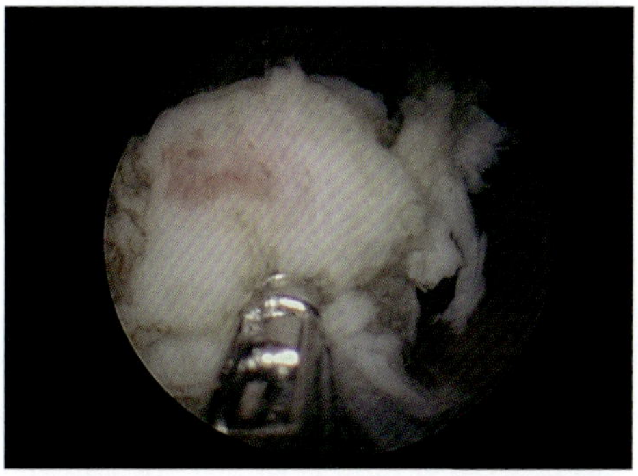

图 3-4-15　用异物钳取出膀胱肿瘤

【手术要领】

（1）需要特别强调的是，经尿道膀胱肿瘤剜除术是在膀胱肌层与结缔组织的浆膜层之间剥离、切除整块肿瘤，有时会切穿膀胱全层，造成膀胱冲洗液不同程度的外渗（图 3-4-16，图 3-4-17）。术中应注意降低膀胱冲洗的压力，应用利尿药物，尽量缩短手术时间，通常术后对电解质无大的影响，术后次日外渗液均会吸收。因此，术中应充分估计肿瘤的大小和部位，腹膜外外渗液体的量与手术时间密切相关，随着手术时间的延长，外渗液体的量会不断增加。

（2）膀胱后壁的肿瘤不适合行经尿道膀胱肿瘤剜除术。

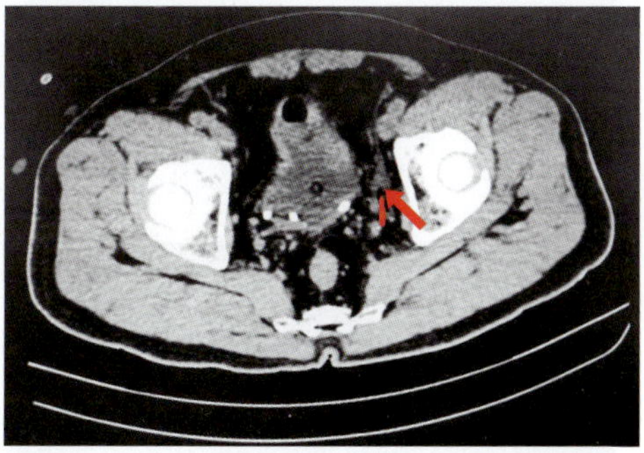

图 3-4-16　腹膜外尿外渗（箭头处）

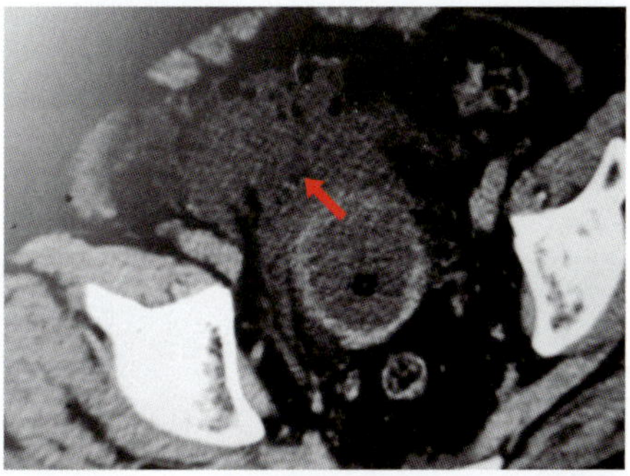

图 3-4-17　膀胱顶部腹膜外尿外渗（箭头处）

（刘定益）

第五节　特殊情况下膀胱肿瘤的内镜切除方法

一、输尿管口旁膀胱肿瘤

Kisbenedek 在 1982 年报道了 319 例 TUR-BT，其中 44 例膀胱肿瘤位于输尿管开口处，行膀胱肿瘤和输尿管开口一同切除，不安置输尿管支架，术后随访，10 例发生输尿管反流，无输尿管狭窄。

（1）切除输尿管口旁膀胱肿瘤时要防止电切肿瘤后输尿管损伤，后期瘢痕增生造成输尿管口梗阻；

（2）注意输尿管口旁膀胱癌患者的 CTU 显示肾积水，即提示肿瘤已浸润输尿管，50% 的患者已有淋巴结转移，遇此情况不适合 TUR-BT；

（3）对输尿管口旁膀胱肿瘤患者难以显示输尿管开口时，可以经输尿管开口插入一段输尿管导管、导丝或置入输尿管支架（双 J 管）来避免肿瘤切除后找不到输尿管开口（图 3-5-1，图 3-5-3）；

（4）完全切除膀胱肿瘤后可以看到正常的输尿管黏膜（图 3-5-5）；

（5）当术中损伤输尿管开口时，经输尿管开口插入双 J 管，作为输尿管支架引流，有利于切除输尿管开口的黏膜化，减少输尿管开口狭窄（图 3-5-2，图 3-5-4 ～图 3-5-6）；

（6）在切除输尿管口旁肿瘤时注意避免切割超过输尿管壁内段的 1/3；

（7）上述操作要考虑到经输尿管开口插入输尿管导管、导丝或置入双 J 管存在癌细胞反流种植的风险。

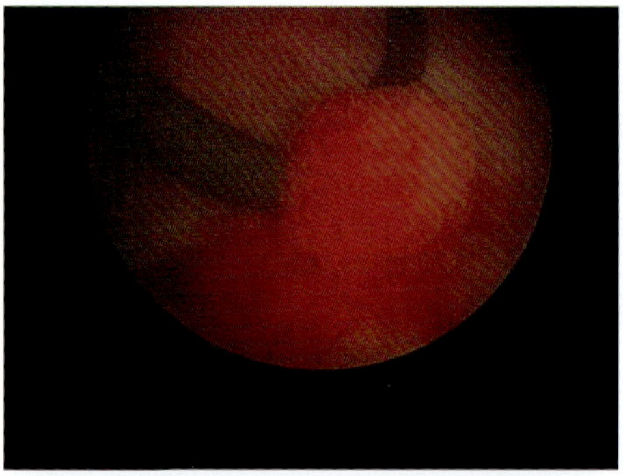

图 3-5-1　输尿管口旁肿瘤，术前置入双 J 管

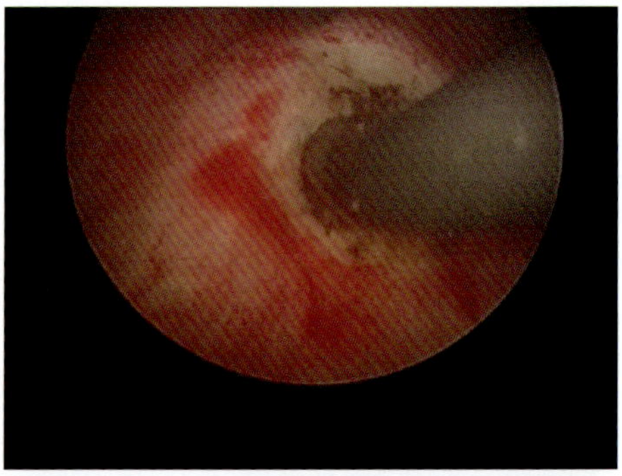

图 3-5-2　切除肿瘤和部分输尿管壁（放置双 J 管）

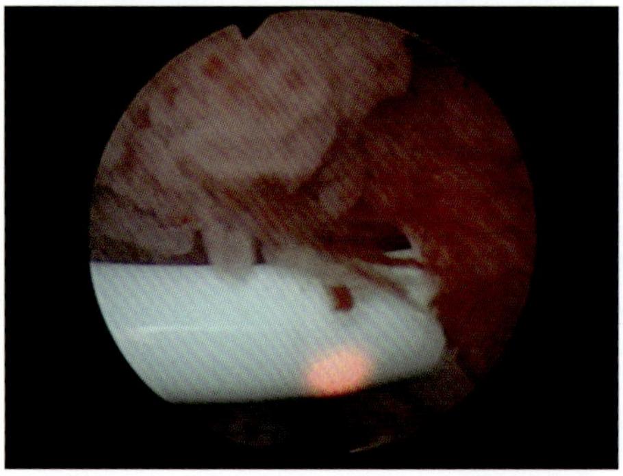

图 3-5-3　输尿管开口左上方膀胱肿瘤

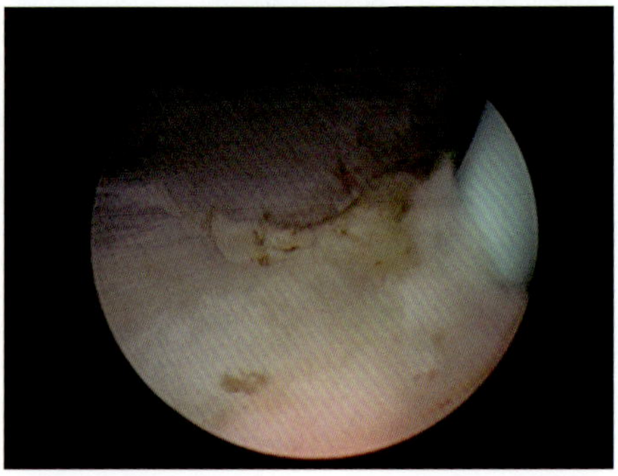

图 3-5-4　绿激光切除输尿管左上方肿瘤

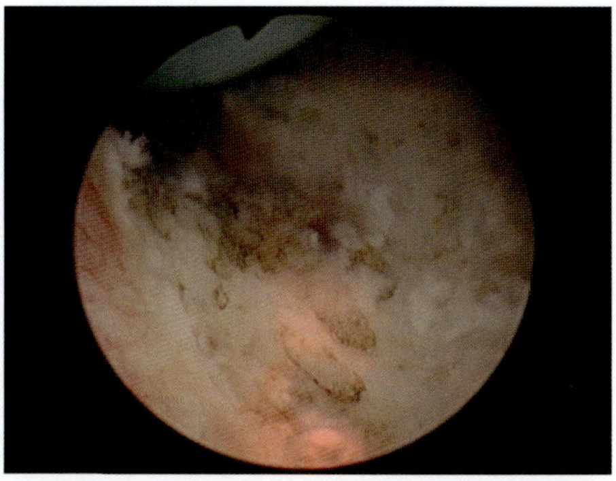

图 3-5-5　绿激光切除输尿管开口右下方肿瘤

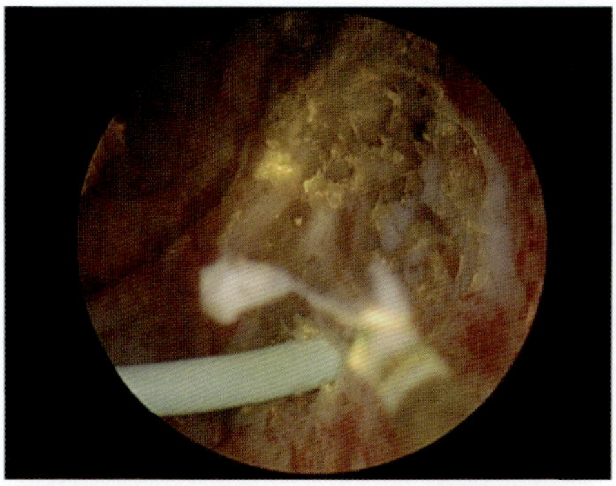

图 3-5-6　绿激光切除输尿管开口上方肿瘤

二、膀胱前壁肿瘤

膀胱前壁肿瘤切除有一定的难度，因头端为 12° 的电切镜难以观察到膀胱前壁肿瘤的全貌（图 3-5-7 ～图 3-5-9）。

（1）操作时要压低电切镜的尾部、适当调节手术床的高度以及倾斜度。

（2）可适当放出一些膀胱冲洗液，以减少膀胱充盈，同时助手在耻骨联合上方用手向下压迫下腹部，使膀胱前壁肿瘤下移（图 3-5-10 ～图 3-5-12），便于完全顺行或逆行切除膀胱肿瘤（图 3-5-10 ～图 3-5-14）。

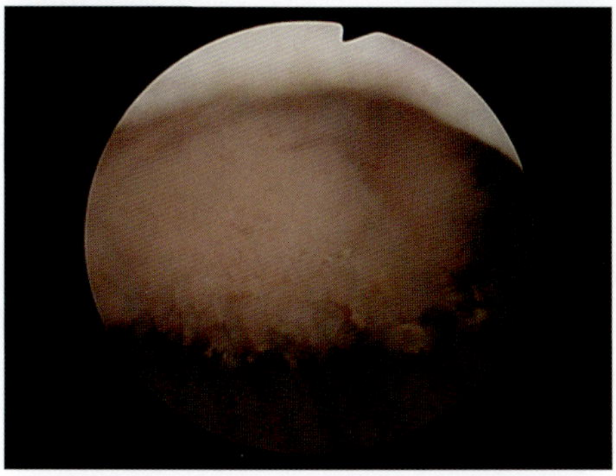

图 3-5-7　膀胱前壁的部分肿瘤（1）

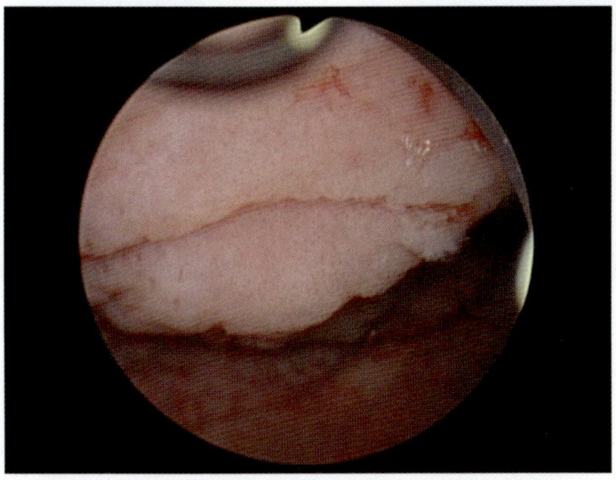

图 3-5-8　膀胱前壁的部分肿瘤（2）

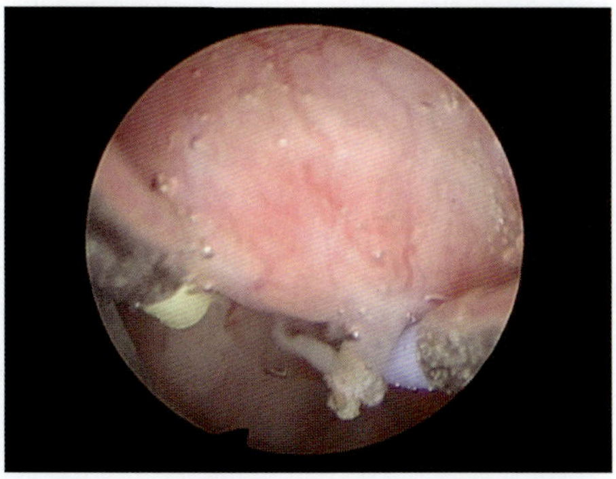

图 3-5-9　准备电切膀胱前壁的部分肿瘤

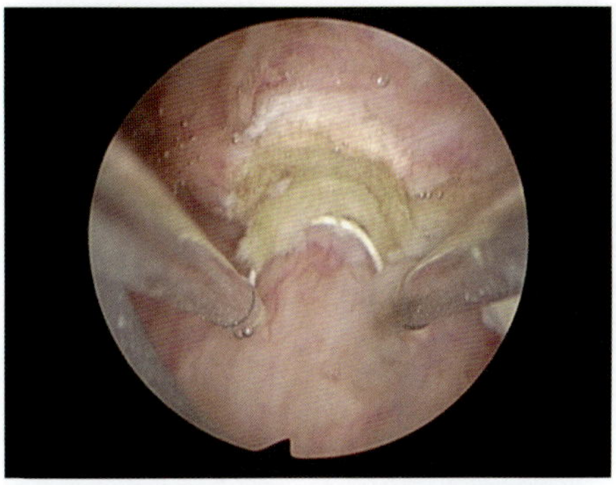

图 3-5-10　切除膀胱前壁的部分肿瘤

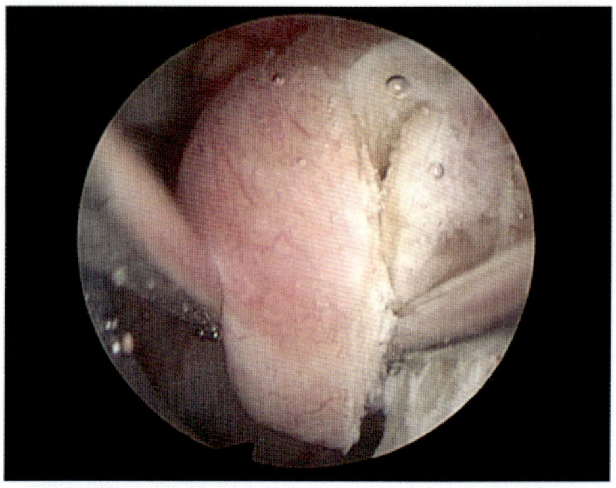

图 3-5-11　逐步切除膀胱前壁肿瘤

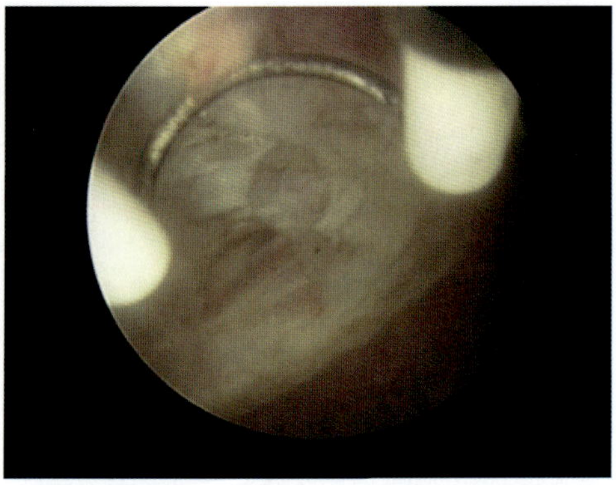

图 3-5-12　切除膀胱前壁残留肿瘤（1）

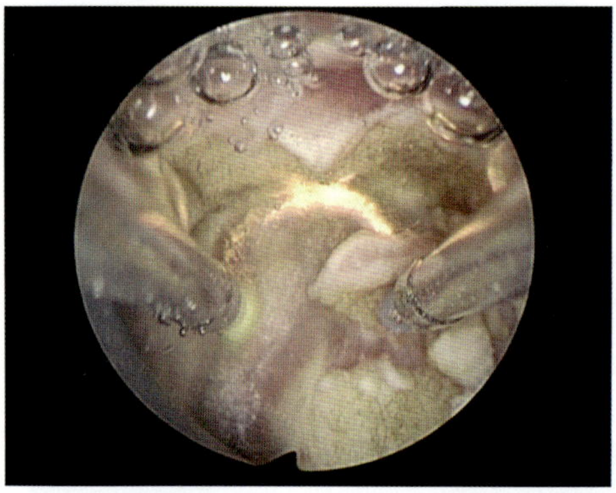

图 3-5-13　切除膀胱前壁残留肿瘤（2）

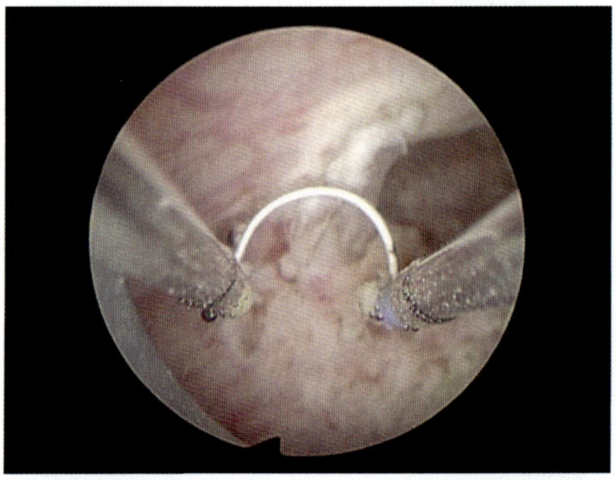

图 3-5-14　逆行完全切除膀胱前壁肿瘤

三、多发膀胱肿瘤

切除多发膀胱肿瘤注意事项：①仔细观察膀胱，了解膀胱肿瘤的多少、大小、形状和位置（图 3-5-15，图 3-5-16）。先切除小的或容易切除的肿瘤，后切除大肿瘤，因为先切大肿瘤可能会因大出血或并发症而影响其他部位肿瘤的切除或遗漏小肿瘤；②对切除肿瘤处彻底止血后再进行下一个肿瘤的切除；③切除膀胱侧壁肿瘤通常放在最后，因切除膀胱侧壁肿瘤时容易引起闭孔神经反射，导致膀胱穿孔而影响其他肿瘤的切除。

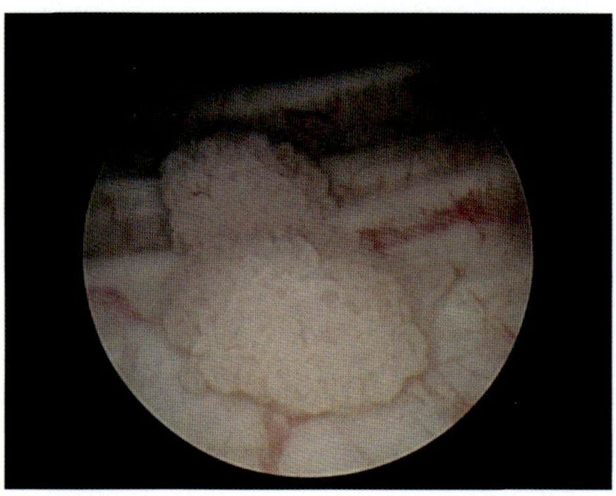

图 3-5-15　膀胱多发肿瘤（1）

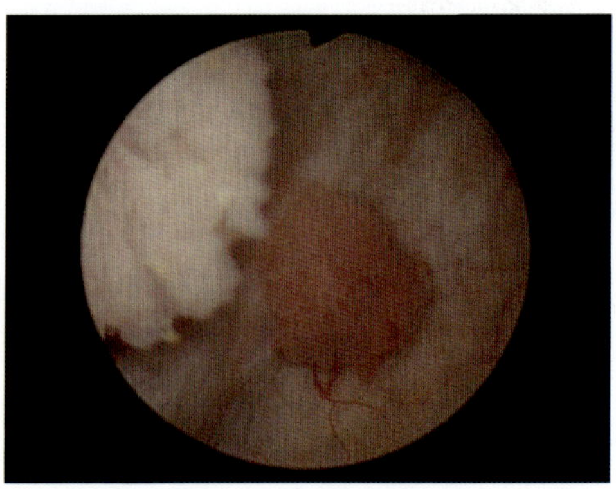

图 3-5-16　膀胱多发肿瘤（2）

四、膀胱肿瘤合并其他膀胱疾病

1. 膀胱肿瘤合并膀胱结石

膀胱肿瘤合并的膀胱结石往往不是很大（图 3-5-17 ～图 3-5-19），碎石花费时间也不长，通常是碎石后切除膀胱肿瘤，去除膀胱结石后能够更好地暴露膀胱肿瘤，有利于膀胱肿瘤的切除，但术后要注意膀胱肿瘤的病理检查，因膀胱结石合并膀胱肿瘤的患者有一定比例的膀胱鳞状细胞癌。

2. 膀胱肿瘤合并前列腺增生的内镜手术

膀胱肿瘤合并前列腺增生患者（图 3-5-20），对两种疾病同时手术还是分期手术要有准确的风险评估。一般认为，在前列腺电切术中发现小的乳头状肿瘤可同期切除，对体积比较大的或浸润性膀胱肿瘤应尽量避免同期手术。

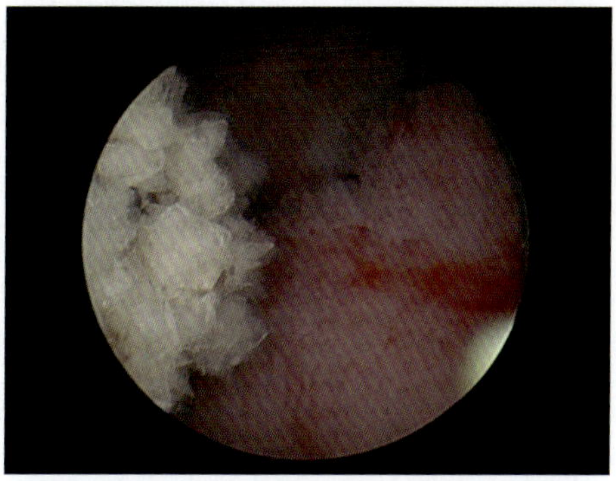

图 3-5-17　膀胱肿瘤合并结石（1）

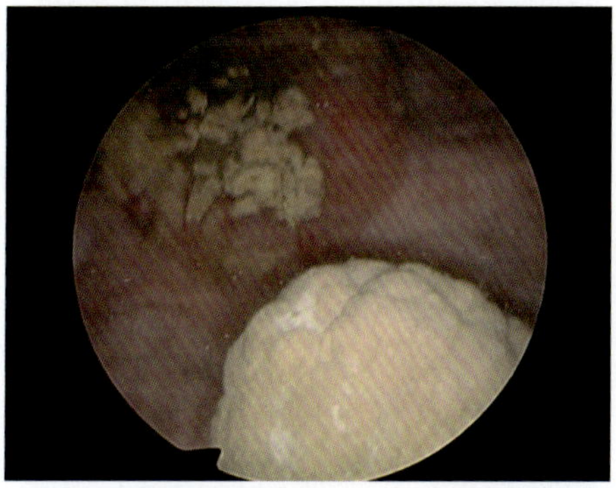

图 3-5-18　膀胱肿瘤合并结石（2）

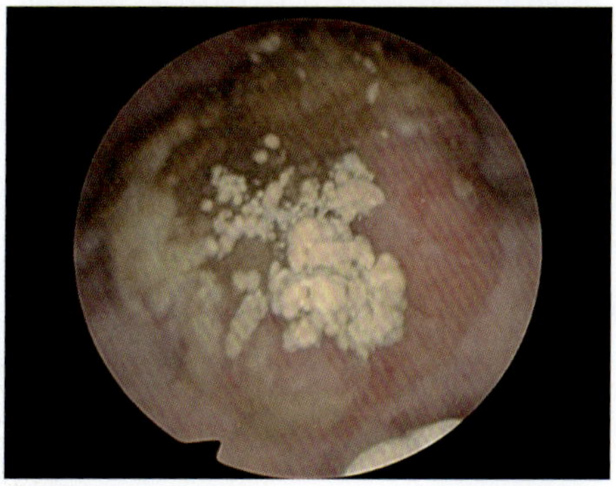

图 3-5-19　膀胱肿瘤表面钙化和满布结石

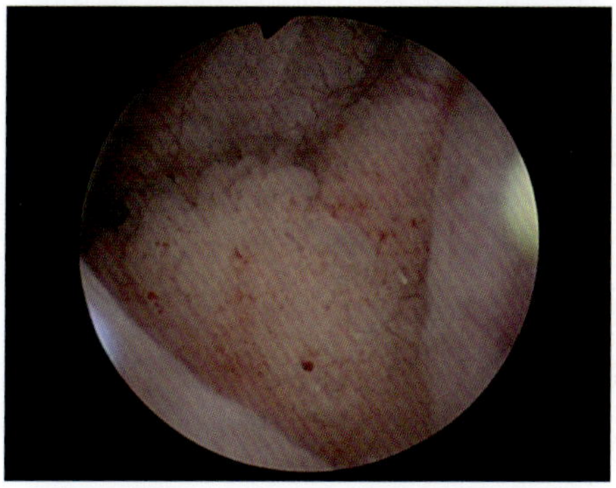

图 3-5-20　膀胱肿瘤合并前列腺增生

五、姑息性膀胱肿瘤切除术

对于合并重要器官严重疾病、出现肿瘤远处转移、发生大出血、慢性失血引起严重贫血或严重排尿梗阻的膀胱肿瘤患者，又无法耐受常规 TUR-BT 或开放手术，采用姑息性膀胱肿瘤切除术也是一种提高患者生活质量的有效方法。手术目的是尽快切除引起出血或排尿梗阻的肿瘤，不必进行对肿瘤广泛和彻底的切除。特别强调的是，严密止血是手术最重要的环节。

【手术要领】

1. TUR-BT 采用的切除方式和难度取决于膀胱肿瘤的性质、大小与部位。从肿瘤的外貌和大小难以正确区别肿瘤的良、恶性，通常要经过膀胱镜活检的组织病理结果决定 TUR-BT 方式。

2. 对直径小于1cm的肿瘤可以把电切环置于肿瘤基底部连同肿瘤下方浅肌层同时切除。对于瘤体大而基底宽的膀胱肿瘤，可从肿瘤表面由一侧到另一侧、由浅入深分块切割，在切除血供丰富的宽基底肿瘤时往往出血量较大，应立即电凝止血后再换部位进一步手术切割。如在松软的肿瘤组织深部无法窥视出血动脉，电凝止血又十分困难，应加快切除出血上方的肿瘤组织，显露出血血管后再进行止血。也可设法尽快切除肿瘤蒂的肿瘤组织，暴露肿瘤蒂部，切除大部分肿瘤蒂部，阻断肿瘤血供，可取得很好的止血效果。否则出血会造成视野模糊，影响继续手术。

3. 对超过 2cm 的膀胱肿瘤进行剜除手术，难以从尿道取出完整的瘤体时，应该在分离肿瘤基底时保留一点膀胱黏膜、肌层与肿瘤相连，然后用电切环分块切除部分肿瘤，减小瘤体后再剜除、离断肿瘤的残留基底，以便经尿道取出瘤体。

4. 膀胱前壁肿瘤难以显示，通过助手在耻骨上压迫膀胱可帮助显示肿瘤，以利切除。

5. 对膀胱后壁肿瘤可把电切环折成钝角，采用垂直电切的方法切除肿瘤，但要小心膀胱腹膜内穿孔。

6. 在多发膀胱肿瘤切除术中，先切除小肿瘤，后切除大肿瘤，最后切除膀胱侧壁的肿瘤，一旦发生闭孔神经反射造成膀胱穿孔，难以发现动脉出血处时，可以尽快切除穿孔处部分近侧膀胱壁，扩大膀胱破损处，寻找出血动脉进行止血，尽快结束手术，不至于遗漏小肿瘤。

7. 如手术过程中出现膀胱穿孔大出血，通过电切扩大膀胱穿孔周围组织也无法进行有效的电凝止血时，应该进行开放手术止血。

8. TUR-BT 的关键是掌握切除的深度，切除太深会并发膀胱穿孔，切除太浅容易导致复发。掌握深度的标准是：将肿瘤连同肿瘤下方的部分肌肉组织同时切除，然后再对肿瘤基底可疑部分做补充切除。对 T_{2a} 的肿瘤应切除到达深肌层（图 3-3-9，图 3-3-10），如果切除到膀胱肌层外疏松结缔组织或见到脂肪，则已发生穿孔（图 3-5-21，图 3-5-22）。如发生腹膜外穿孔可以采用保留导尿，进行保守、观察治疗，如发生腹膜内穿孔，必须用腹腔镜或开放手术探查，修补膀胱。

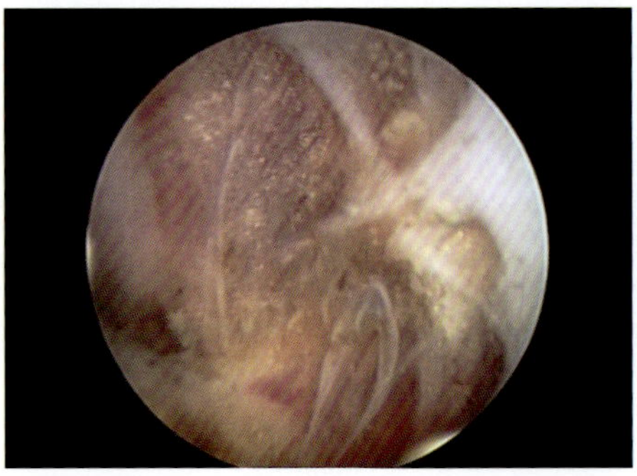

图 3-5-21 膀胱壁外脂肪（1）

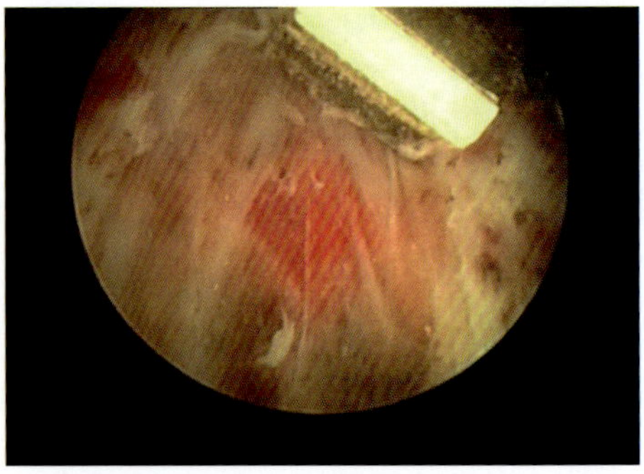

图 3-5-22 膀胱壁外脂肪（2）

9. 有的膀胱肿瘤在膀胱黏膜下生长，在膀胱镜下膀胱黏膜完全正常，进行膀胱黏膜活检也很难确定性质，必须通过连同膀胱黏膜下组织同时切除，才能确诊（图 3-5-23 ～图 3-5-29）。有些膀胱黏膜改变酷似膀胱肿瘤或难以与膀胱肿瘤相区别，必须通过膀胱活检才能取得正确的病理结果，根据病理结果采用合理的治疗方式（图 3-5-30 ～图 3-5-36）。

10. 在输尿管口旁的膀胱肿瘤切除前一定要仔细观察静脉尿路造影（IVU）或 CTU，注意有一部分输尿管开口处的肿瘤是肾盂癌的种植所致（图 3-5-37）。

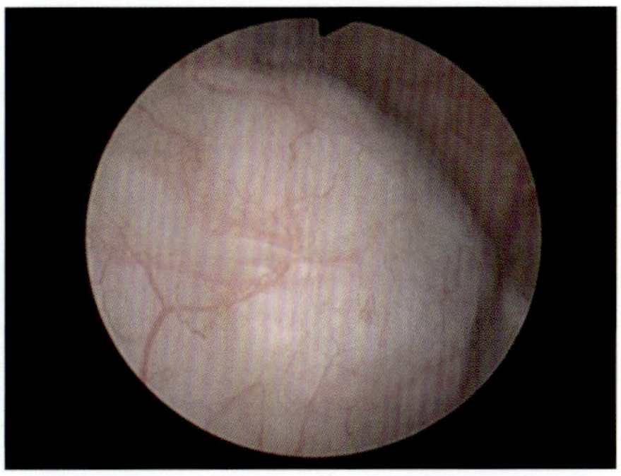

图 3-5-23　膀胱黏膜正常的副神经节瘤

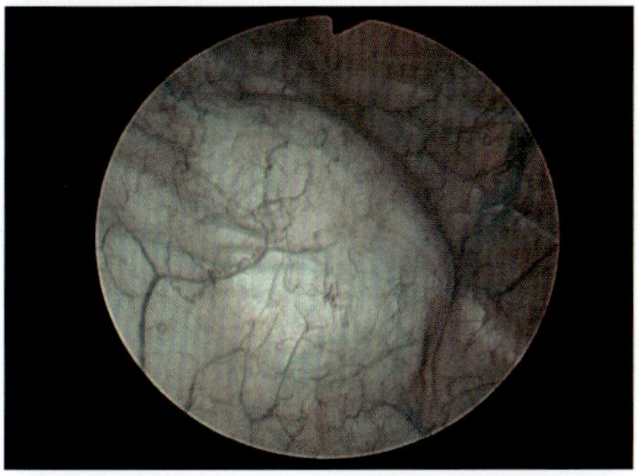

图 3-5-24　窄光下的图 3-5-23

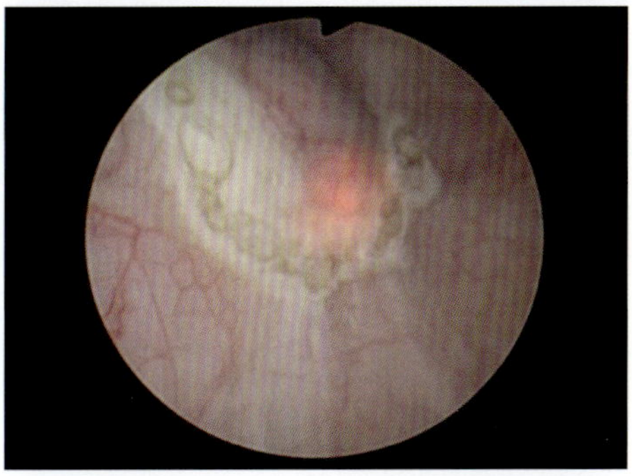

图 3-5-25　绿激切开膀胱黏膜

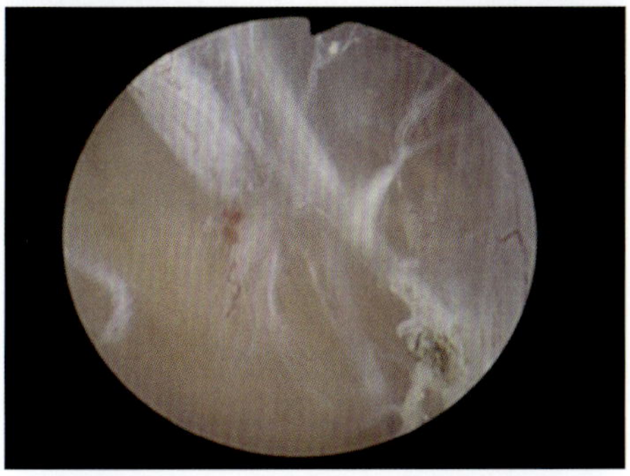

图 3-5-26　剜除膀胱肿瘤至浆膜层

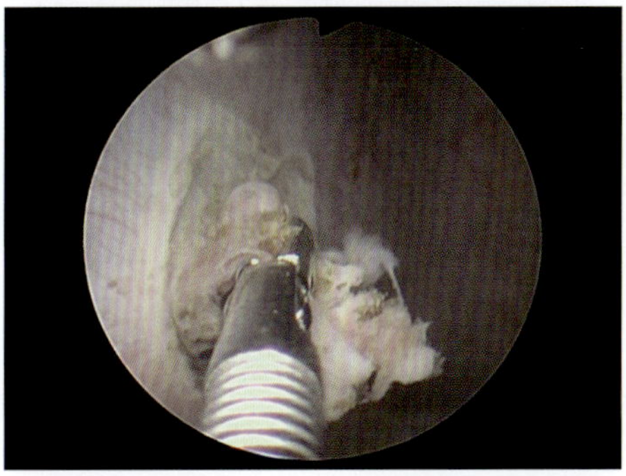

图 3-5-27　取出标本

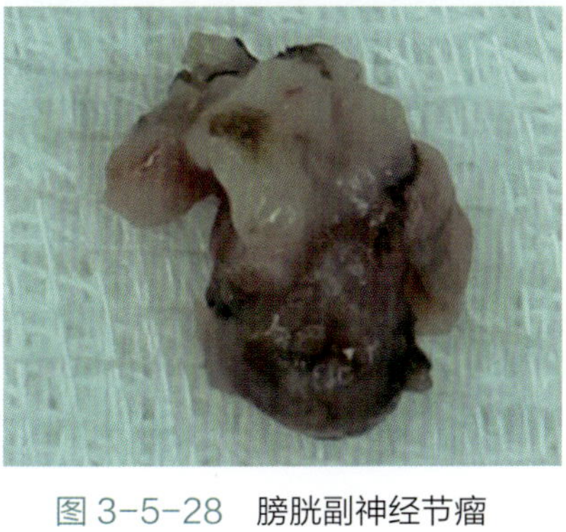

图 3-5-28　膀胱副神经节瘤

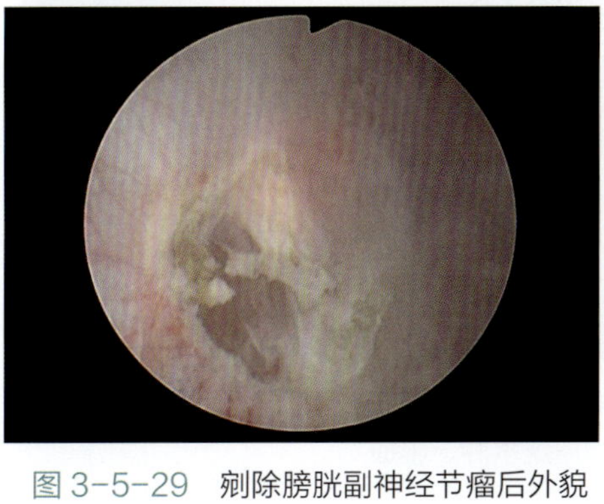

图 3-5-29　剜除膀胱副神经节瘤后外貌

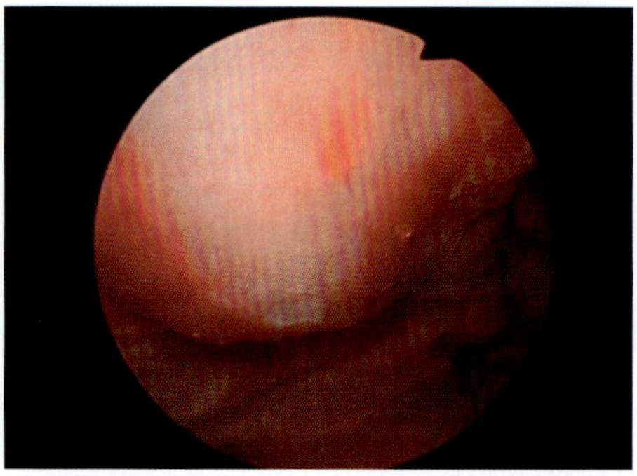

图 3-5-30　膀胱黏膜炎性增生（1）

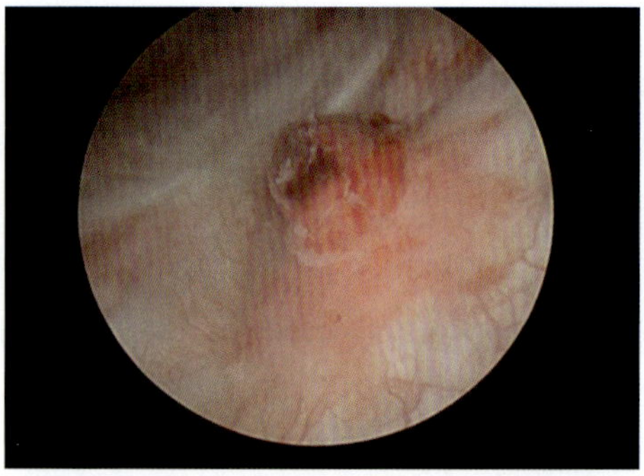

图 3-5-31　膀胱黏膜炎性增生（2）

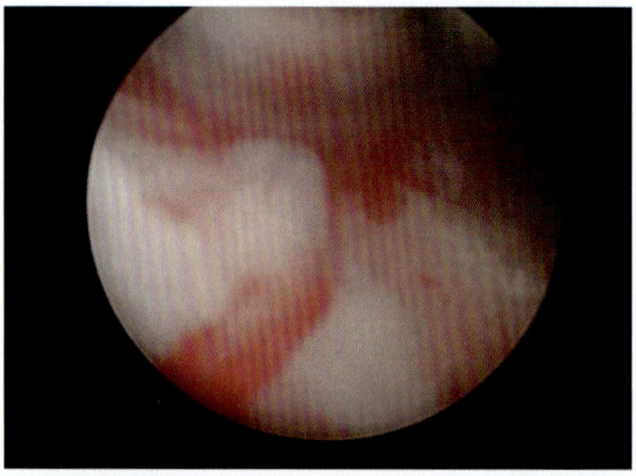

图 3-5-32　膀胱结核结节（1）

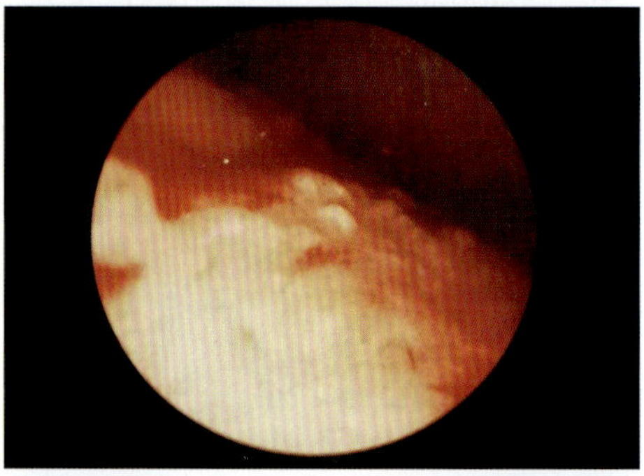

图 3-5-33　膀胱结核结节（2）

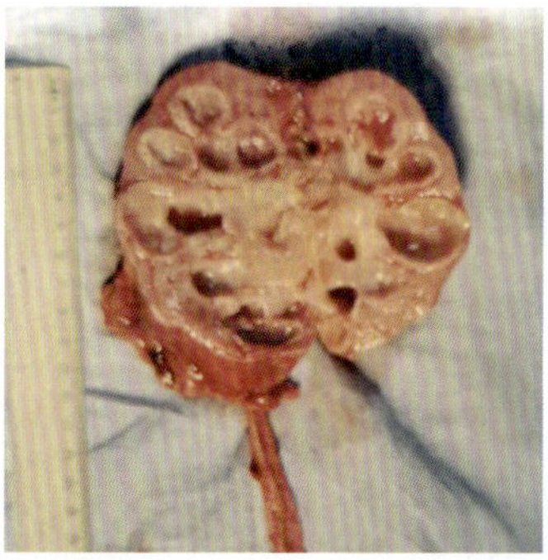

图 3-5-34　图 3-5-33 的肾结核改变

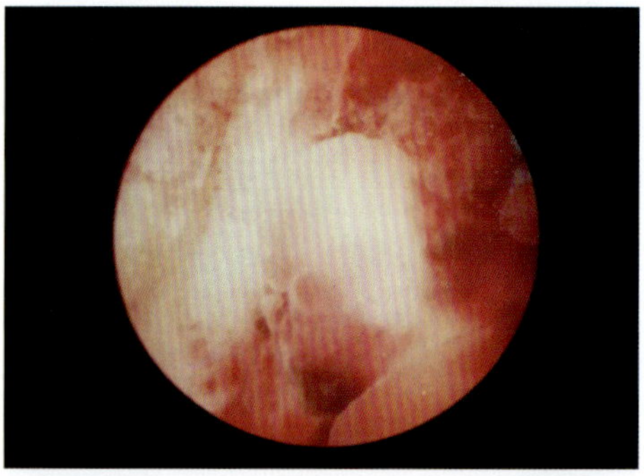

图 3-5-35　膀胱右侧壁放射性膀胱炎

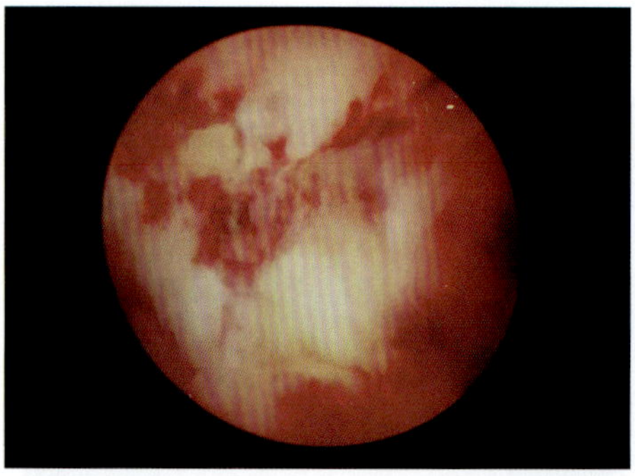

图 3-5-36　放射性膀胱炎，膀胱三角区黏膜广泛水肿、出血

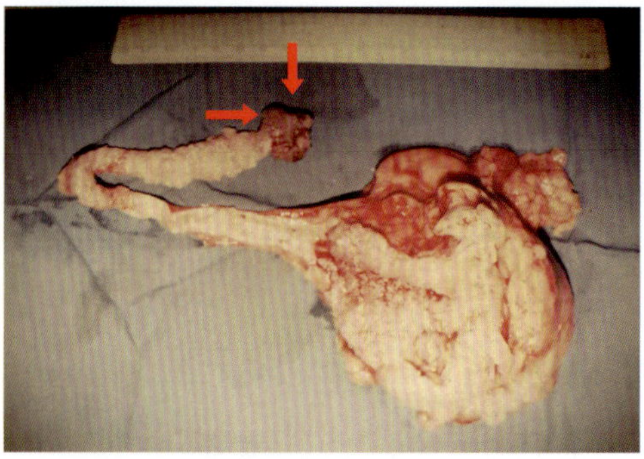

图 3-5-37　肾盂癌输尿管开口种植

（刘定益）

第六节 经尿道钬激光膀胱肿瘤切除术

【概述】

1994 年，Johnson 首先报道了经尿道钬激光膀胱肿瘤切除术（tresurethral resection of bladder tumor with holmium laser），2010 年 Song 在 173 例膀胱癌中电切 51 例，等离子手术治疗 58 例，钬激光治疗 64 例，三组手术时间无明显差异，电切组中闭孔神经反射 8 例、膀胱穿孔 4 例，等离子组和钬激光组无闭孔神经反射，术后保留导尿和住院时间短于电切组，术后随访 2 年复发率无差异。目前该项技术已在临床上广泛应用。钬激光是具有良好切割和汽化功能的脉冲式激光，能量易被水吸收，切割膀胱肿瘤作用确切，又比较安全、止血好、操作便捷，并可同期处理膀胱结石与前列腺增生。临床上手术器械和设备应用科医人 100W 钬激光机（图 3-6-1）、500 μm 光纤、Olympus 等离子电切镜及配件（图 3-6-2）。

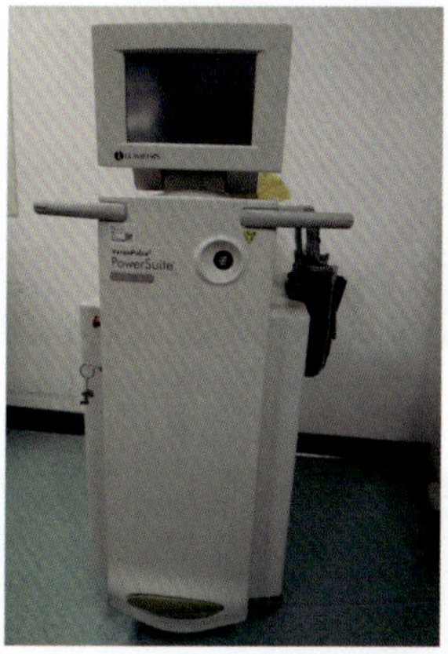

图 3-6-1 科医人 100W 钬激光机

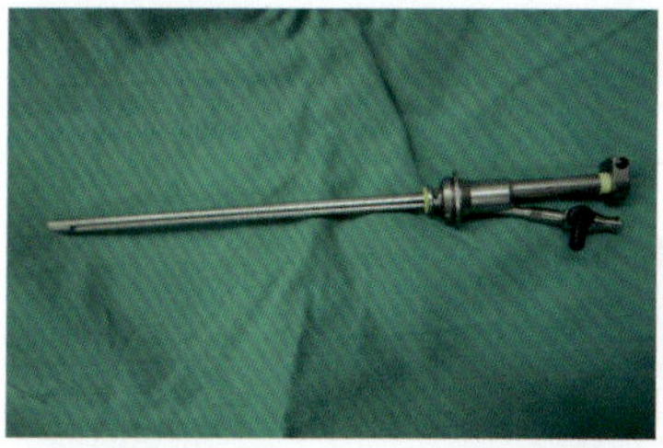

图 3-6-2 Olympus 激光操作配件

【适应证、禁忌证、术前准备、麻醉和体位、术后处理】

参考本章第三节“经尿道等离子膀胱肿瘤切除术”。

【手术步骤】

（1）调节钬激光功率 20 ～ 40W（1.5 ～ 2.0J，15 ～ 20Hz）。Olympus 等离子电切镜和激光操作配件进入膀胱后全面观察尿道和膀胱，对直径＜ 1cm 的膀胱肿瘤，可用光纤在距膀胱肿瘤蒂正前方约 1cm 处的“正常”膀胱黏膜做标记（图 3-6-3）。

（2）从标记开始逐渐由浅入深地逆行汽化切割肿瘤和止血，直到近深肌层（图 3-6-4），沿深肌层表面弧度逐步逆行完整切除肿瘤（图 3-6-5 ～图 3-6-10）。对大的、难以从尿道取出的膀胱肿瘤，可先找到肿瘤蒂，用光纤从蒂边缘开始切割，平行于深肌层表面逆行切割肿瘤，直到近蒂的对侧边缘，让肿瘤处于“缺血”状态下，再从肿瘤表面开始分次切割肿瘤，最后切除残留肿瘤蒂。

（3）汽化肿瘤边缘 1.5cm 处“正常”的膀胱黏膜组织。

（4）如肿瘤过大，无法找到肿瘤蒂，则从肿瘤一侧表面开始分块切割，直到发现肿瘤蒂，再按前述方法进行肿瘤切除。

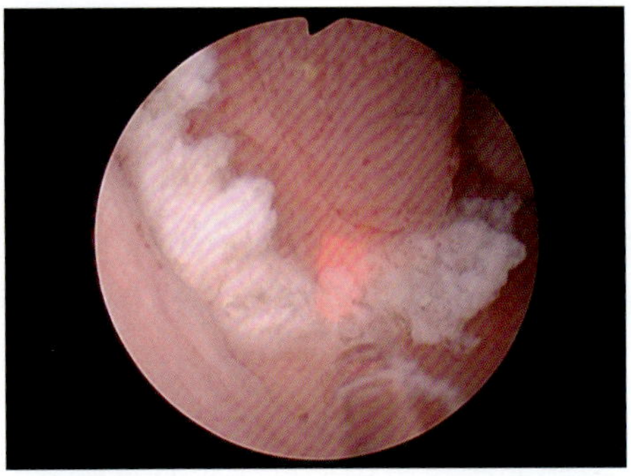

图 3-6-3 肿瘤边 1cm 做标记

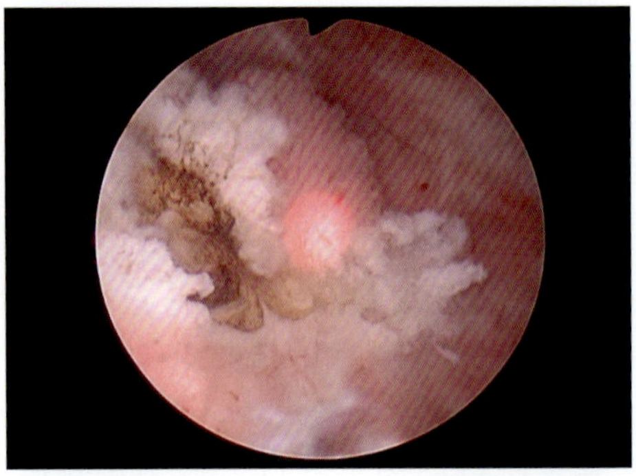

图 3-6-4 由浅入深地汽化、切割肿瘤

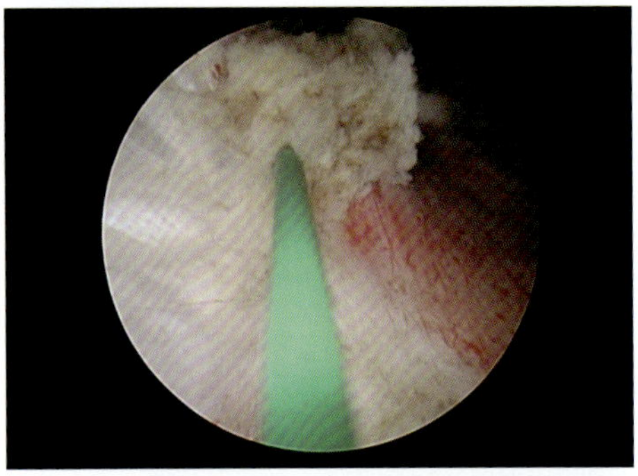

图 3-6-5 肿瘤被翻起

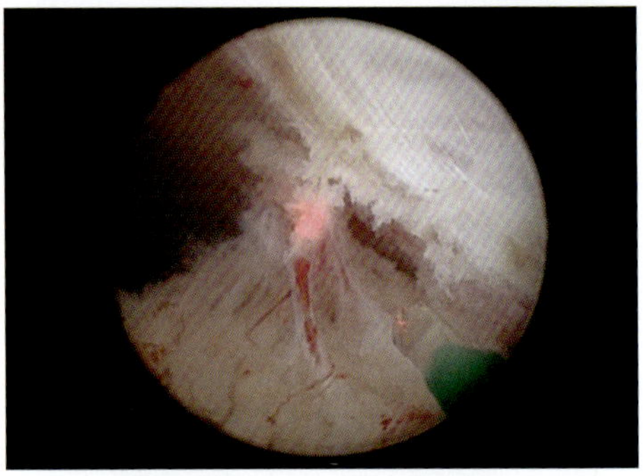

图 3-6-6 残留的肿瘤蒂

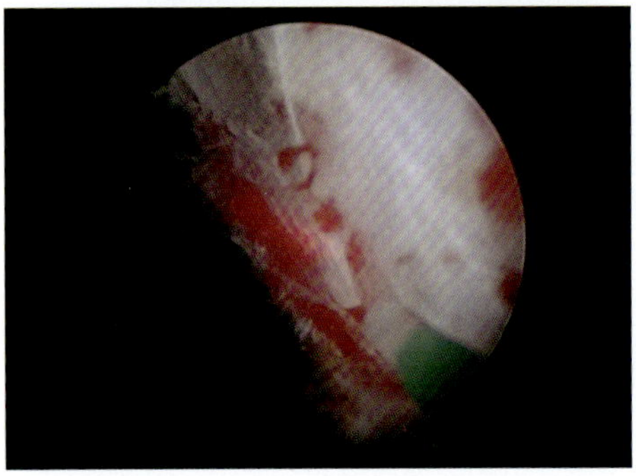

图 3-6-7 切除创面止血

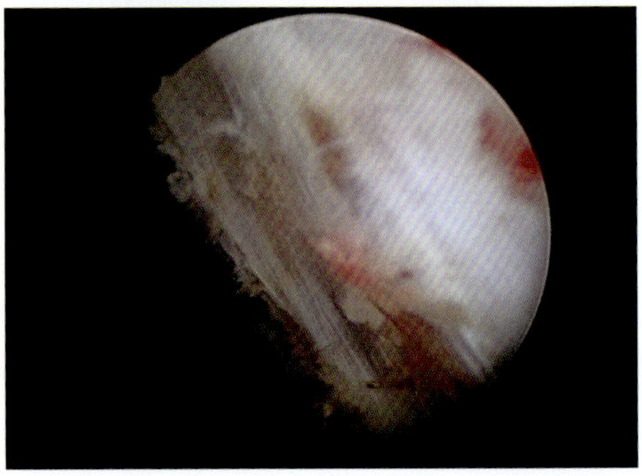

图 3-6-8 创面止血完毕

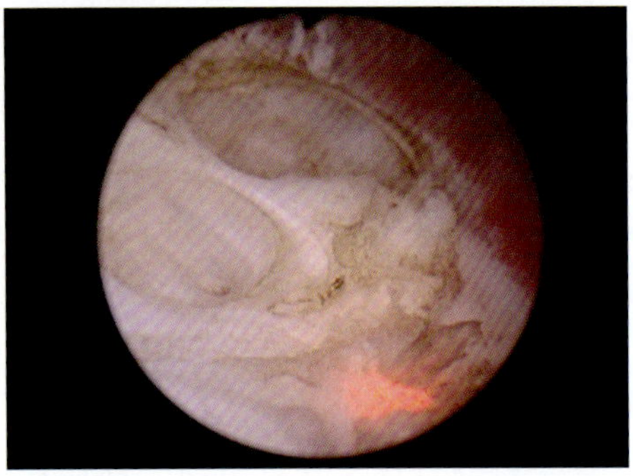

图 3-6-9 切除肿瘤后的膀胱深肌层创面

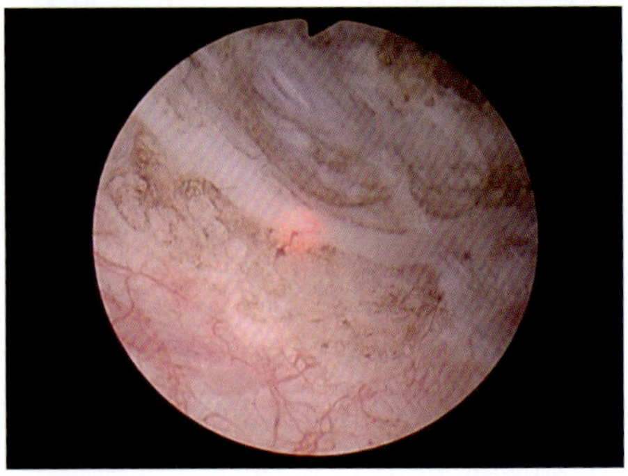

图 3-6-10 肿瘤切除后的深肌层创面

【并发症与处理】

1. 出血

如出血量少，不影响手术操作，可继续进一步切割。如出血影响手术视野，可以把光纤稍微拉出，距离组织 2 ～ 4mm 进行照射出血点旁组织或降低钬激光功率照射止血。如止血无效，可以采用光纤切割出血处边缘肿瘤组织，显露出血的血管，照射破裂血管根部来完成止血。如无法显示出血血管，还可采用钬激光切割肿瘤基底，封闭肿瘤基底血管来达到控制肿瘤出血的目的。

2. 膀胱穿孔

膀胱穿孔比较少见。在应用钬激光光纤切割膀胱肿瘤时，切割的方向应沿膀胱壁的弧度移动，避免过度应用光纤对膀胱壁局部的长时间垂直照射。膀胱穿孔容易发生在钬激光膀胱肿瘤剜除术中。如是腹膜外穿孔，可采用保留导尿，保持引流通畅。如发生腹膜内穿孔，应行手术修补。

3. 尿道狭窄

大多数尿道狭窄是因镜体在尿道内反复移动损伤尿道黏膜引起，通常经尿道钬激光膀胱肿瘤切除术比 TUR-BT 在尿道内移动次数少，且无电传导效应，因而尿道狭窄的概率远低于 TUR-BT。轻度尿道狭窄可行扩张术，严重尿道狭窄可行尿道内切开术。

4. 损伤输尿管开口

大多发生在肿瘤距离输尿管开口近的患者，后期会引起肾积水。术中应注意肿瘤与输尿管开口的距离，万一发生输尿管开口损伤要及时安置双 J 管，保证引流通畅，保护肾功能。

（刘定益）

第七节 绿激光在经尿道膀胱肿瘤手术中的应用

【概述】

绿激光是通过 Nd：YAG 激光器产生的波长 1064nm 的红外激光，经磷酸钛氧钾（KTP）晶体倍频后转换为 532nm 的可见绿光。应用绿激光切除膀胱肿瘤具有以下优点：①无电场效应，安全性高，不会发生闭孔神经反射，也适合安装了心脏起搏器的患者。②激光能量可被氧合血红蛋白高度吸收，而水完全不吸收，从而产生有效的组织汽化效果，具有封闭血管的作用，同时形成 1 ～ 2nm 的凝固带，提高止血效果，手术几乎可在无血的环境下进行。绿激光也适用于服阿司匹林及华法林等抗凝血药的膀胱肿瘤患者。③能够有效凝固膀胱肿瘤蒂部的微血管和淋巴管，不挤压肿瘤，可减少癌细胞的转移和扩散机会，且汽化组织充分，无炭化组织脱落过程，因此，术后出血的概率很低。④ KTP 绿激光纤维除了直出式外，还有侧出式光纤，绿激光束与光纤轴成 70°，几乎无盲区，可以处理膀胱前壁、膀胱颈部或膀胱憩室内的肿瘤。2016 年 Chen 报道了 158 例膀胱癌患者，其中 83 例用绿激光，75 例用 TUR-BT。绿激光组手术时间 21.5min，血红蛋白下降 0.87g/ml，无闭孔神经反射发生，尿道狭窄 1 例；TUR-BT 组为 27.5min，血红蛋白下降 1.00g/ml，闭孔神经反射 9 例，膀胱穿孔 2 例，尿道狭窄 3 例。随访 36 个月，两组的无复发生存率无显著差异。在对 537 例非肌层浸润性膀胱癌（NMIBC）患者分别接受绿激光、双极等离子和单极电切手术治疗的回顾性结果分析显示，绿激光治疗较等离子和普通电切手术治疗具有安全性高、创伤小、留置导尿管和住院时间短、复发率低等优势。张志华等报道，采用新辅助化疗结合根治性经尿道膀胱肿瘤绿激光汽化术治疗 MIBC，新辅助化疗后膀胱肿瘤径线明显缩小，26.8% 的患者肿瘤数目减少、63.4% 患者的肿瘤临床分期降期，术后平均随访 24 个月，复发率为 24.4%。该结果显示新辅助化疗结合根治性经尿道膀胱肿瘤绿激光汽化术可用于不能耐受和不愿意接受根治性膀胱切除术的 MIBC 患者。

【器械设备】

用瑞尔通（Realton）绿激光系统（图 3-7-1），最大功率为 160W；Realton 绿激光纤维，外径为 600μm（图 3-7-2）；Olympus 电切镜设备和 Olympus 激光操作手件（图 3-6-2）；激光滤光片（图 3-7-3）。

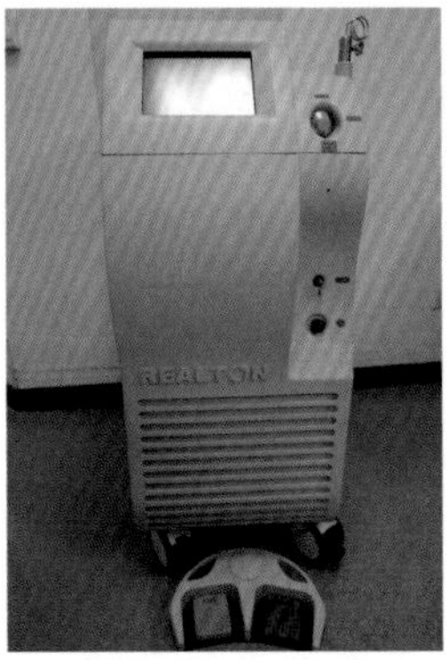

图 3-7-1　Realton 绿激光手术系统

【适应证、禁忌证、术前准备、麻醉和体位】

参考本章第三节“经尿道等离子膀胱肿瘤切除术”。

【手术步骤】

1. 经尿道膀胱肿瘤绿激光汽化术（transurethral vaporization of bladder tumor with green laser）

（1）安装 Realton 绿激光手术设备，安放激光滤光片，用 Realton 侧出绿激光纤维及配套智能芯片（图 3-7-1 ～图 3-7-3），检查器械与设备无误后启动 Realton 绿激光手术系统。生理盐水灌注。

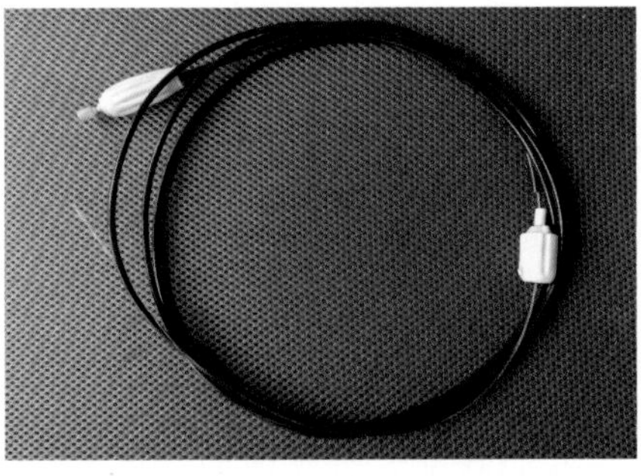
图 3-7-2　Realton 绿激光纤维

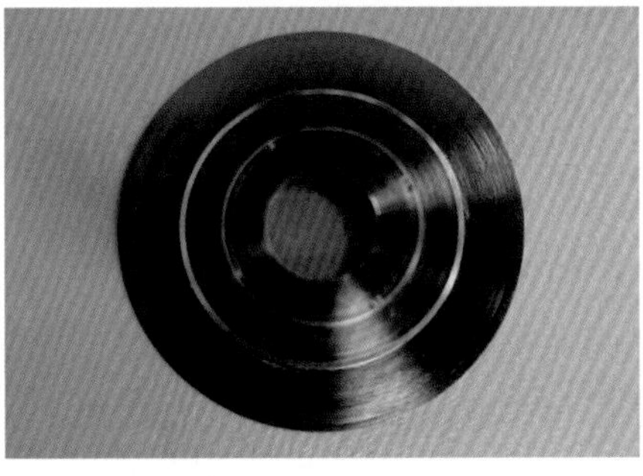
图 3-7-3　CCD 激光滤光器（滤光片）

（2）在 12° 镜窥视下进入膀胱，全面观察膀胱各壁，了解肿瘤的部位、数目、大小、基底部情况及与输尿管开口之间的关系。

（3）将激光功率调节到 60 ～ 80W，把激光纤维通过工作通道送入膀胱。通常采用电切镜与光纤同步移动，绿激光纤维距肿瘤组织 0.5 ～ 1mm 的有效距离缓慢转动或移动光纤，不让绿激光束直接接触肿瘤。使绿激光束似喷漆样均匀地汽化肿瘤，避免绿激光束在局部停留时间太长，汽化范围包括全部肿瘤和基底部的浅肌层以及肿瘤基底旁 1 ～ 2cm 的膀胱黏膜（图 3-7-4 ～图 3-7-7）。

（4）止血时可增加光纤与肿瘤组织的距离，或把绿激光功率降低到 30W。

（5）手术完毕后可在手术创面再次取活检，以便了解有无肿瘤残留。

（6）冲洗出膀胱内的残留组织后保留导尿。术后不用膀胱持续冲洗。

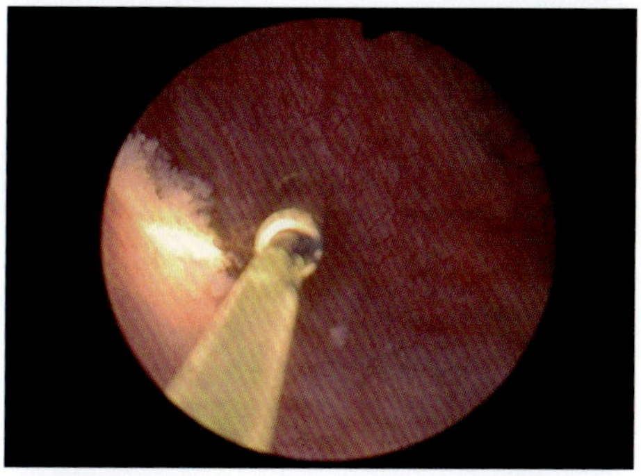

图 3-7-4　喷漆样均匀汽化肿瘤

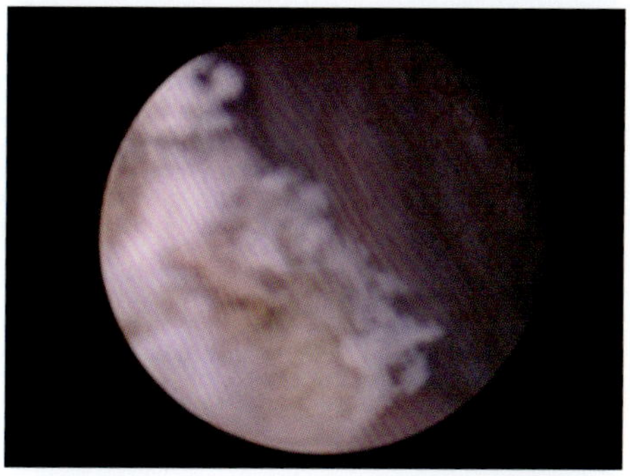

图 3-7-5　绿激光汽化肿瘤创面

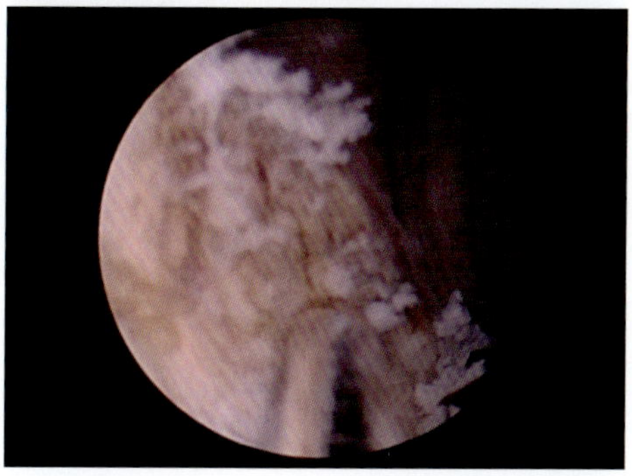

图 3-7-6　用光纤蹭掉表面凝固层后再汽化

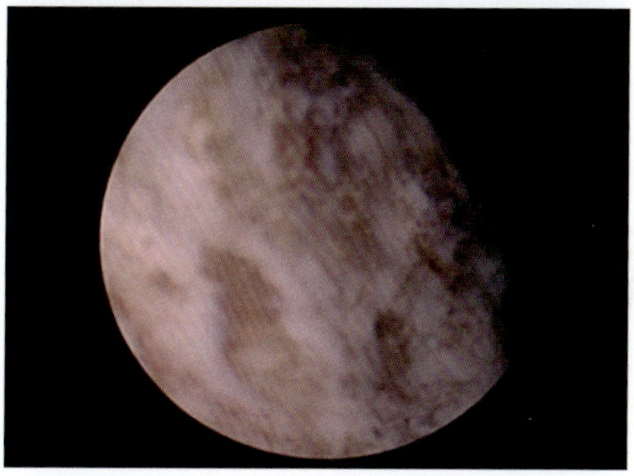

图 3-7-7　绿激光手术后的创面

2. 经尿道膀胱肿瘤绿激光剜除术（trensurethral enucleation of bladder tumors with green laser）

（1）安装和检查器械与设备无误后用生理盐水灌注。

（2）在 12° 镜窥视下进入膀胱，全面观察膀胱各壁，了解肿瘤的部位、数目、大小、基底部情况及与输尿管开口之间的关系。

（3）将激光功率调节到 60W，把绿激光直输光光纤通过工作通道送入膀胱。

（4）距肿瘤基底部或蒂约 1.5cm 处标记剜除范围，如有卫星灶可扩大标志范围（图 3-7-8 ～图 3-7-10）。

（5）从近光纤头端标记开始，向两旁标记线采用掘地式连续切割，边切边推，在沿深肌层表面形成切面，始终沿同一平面在肿瘤基底部施加轻微的上挑动作，逐渐逆行向肿瘤对侧进行汽化，可以清晰地观察到肿瘤基底部与膀胱壁汽化工作面之间的关系，直到完整剜除肿瘤（图 3-7-11 ～图 3-7-16）。

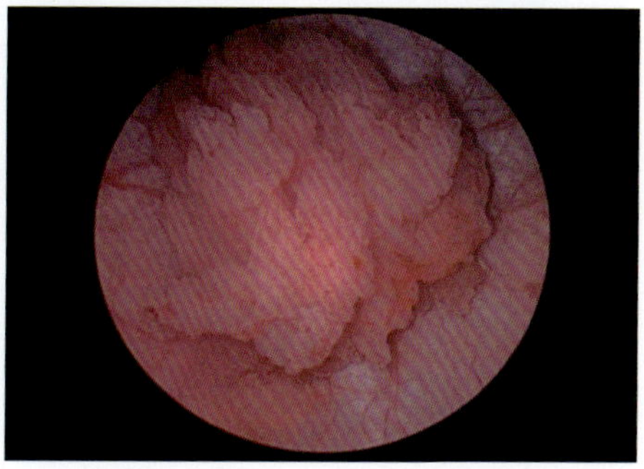

图 3-7-8　膀胱尿路上皮癌

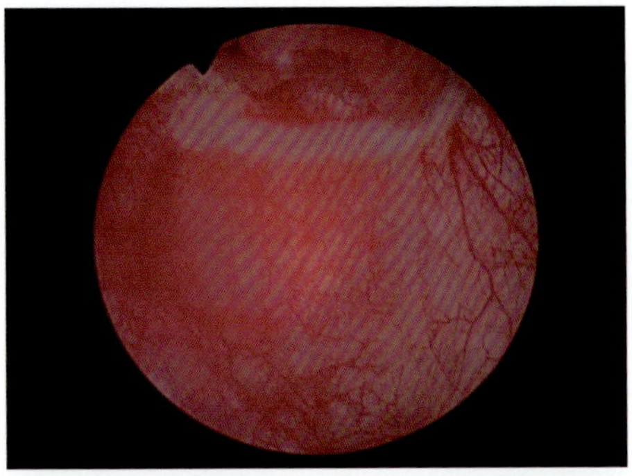

图 3-7-9 在瘤蒂边缘 1.5cm 做标记

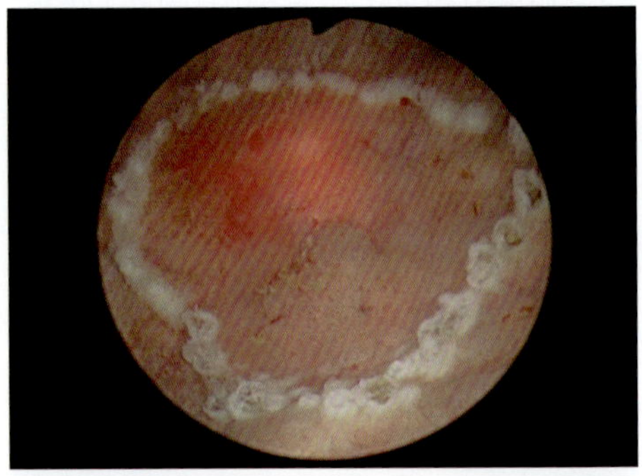

图 3-7-10 在瘤蒂、卫星灶边缘 1.5cm 做标记

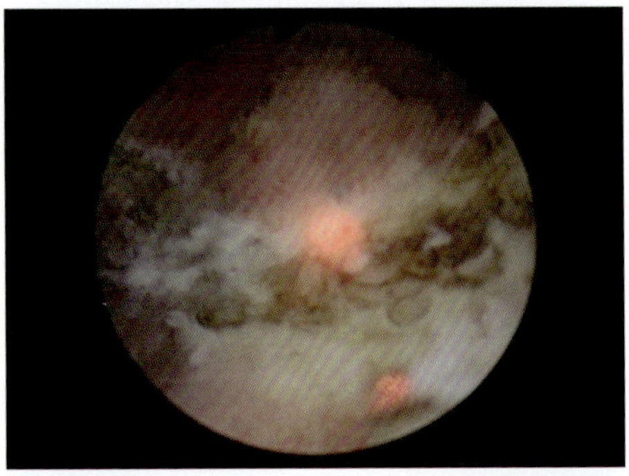

图 3-7-11 从标记处汽化

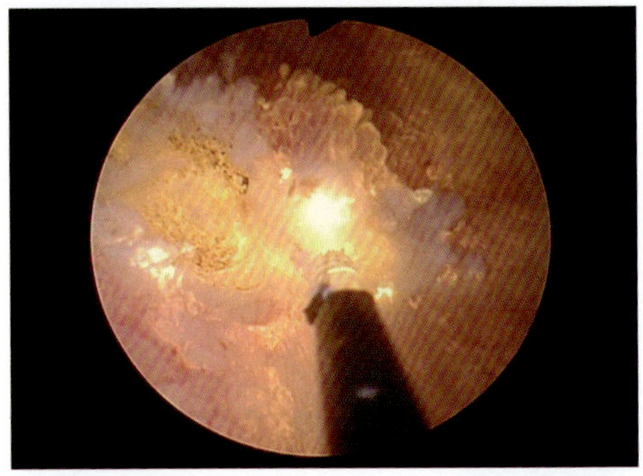

图 3-7-12 绿激光汽化肿瘤基底部

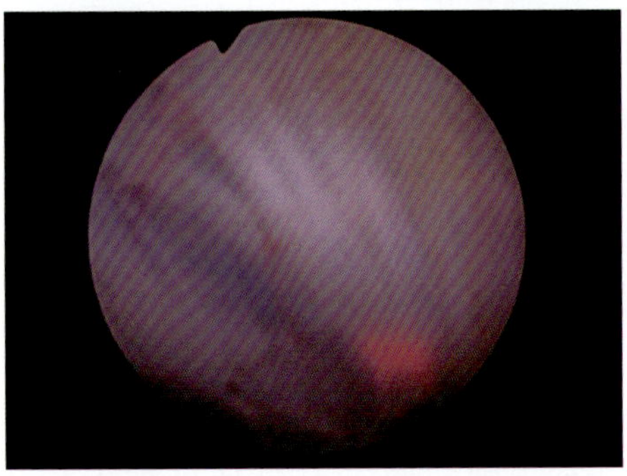

图 3-7-13 推剥肿瘤基底部

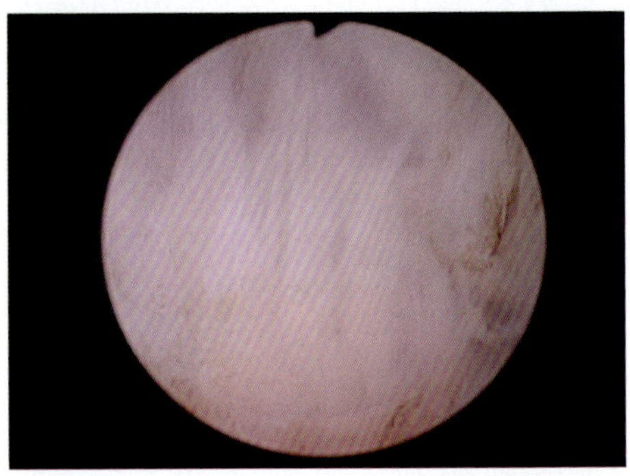

图 3-7-14 进一步推剥肿瘤基底部

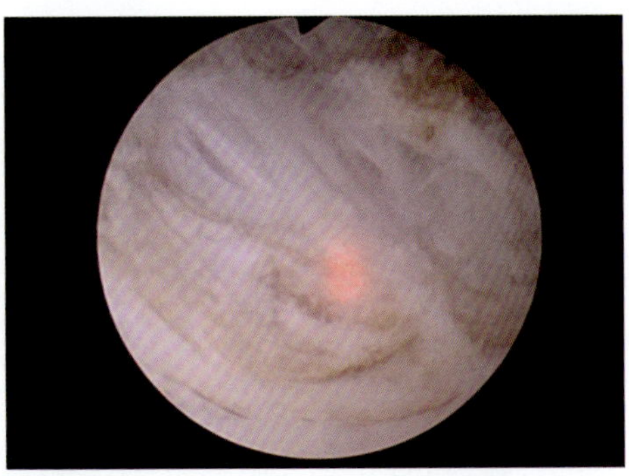

图 3-7-15 肿瘤剜除后的膀胱深肌层

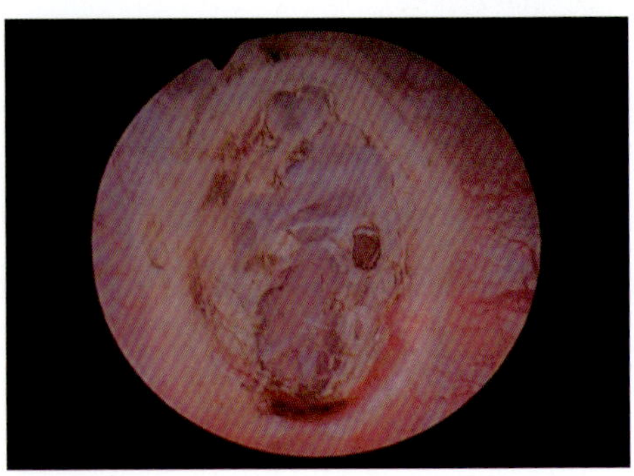

图 3-7-16 肿瘤剜除后的深肌层创面

（6）取出肿瘤 汽化创面周围 1 ～ 1.5cm 的膀胱黏膜后取出肿瘤（图 3-7-17，图 3-7-18）。

（7）保留导尿。术后不用膀胱冲洗。

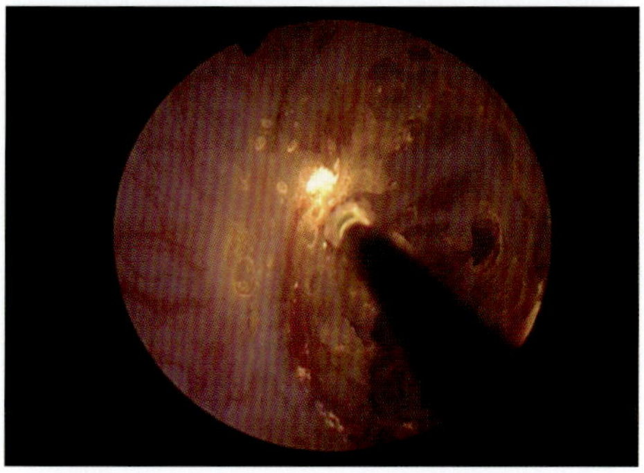

图 3-7-17 汽化肿瘤边缘黏膜

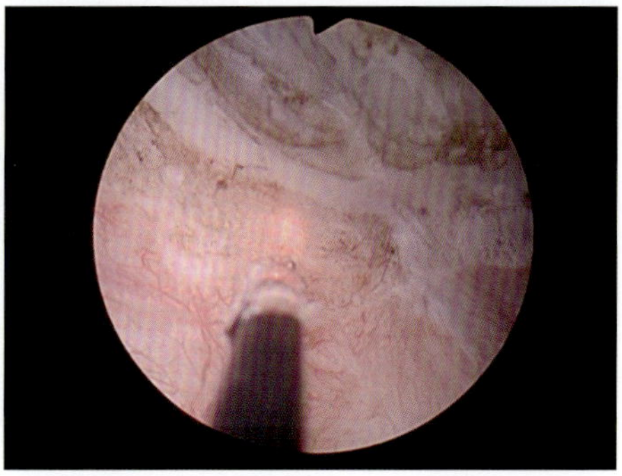

图 3-7-18 汽化肿瘤边缘黏膜 1.5cm

3. 根治性经尿道膀胱肿瘤绿激光汽化术（radical tresurethral vaporization of bladder tumour with green laser）

文献报道，根治性经尿道膀胱肿瘤绿激光汽化术后结合化疗或放疗可以达到与根治性膀胱切除术相似的生存率，同时使得＞ 70% 的患者保留膀胱。根治性经尿道膀胱肿瘤绿激光汽化术要求全层切除肿瘤到膀胱壁外的脂肪层和汽化肿瘤基底部边缘 1 ～ 2cm 的膀胱黏膜。

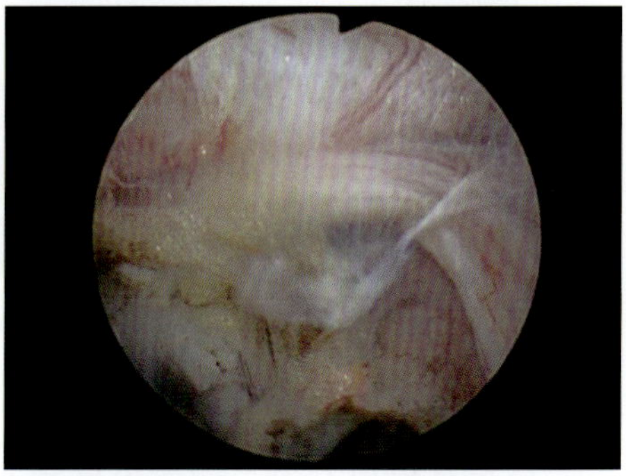

图 3-7-19 分离膀胱壁

（1）类似图 3-7-10，在肿瘤周围 1 ～ 1.5cm 做膀胱黏膜标记线，沿膀胱肿瘤一圈标记处近端加深汽化到膀胱壁外纤维结缔组织，也可切到脂肪层面，用镜鞘前端向前、向上和左右轻轻摆动，逆行分离膀胱壁（图 3-7-19，图 3-7-20），如有出血，可以拉远光纤距离或减小功率进行止血（图 3-7-21）。

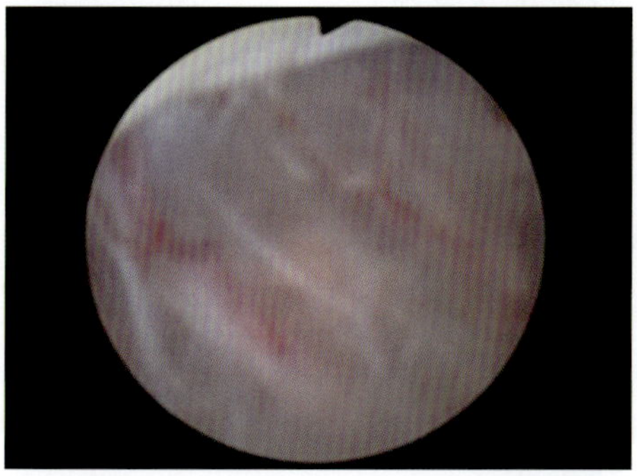

图 3-7-20 膀胱壁后的纤维结缔组织

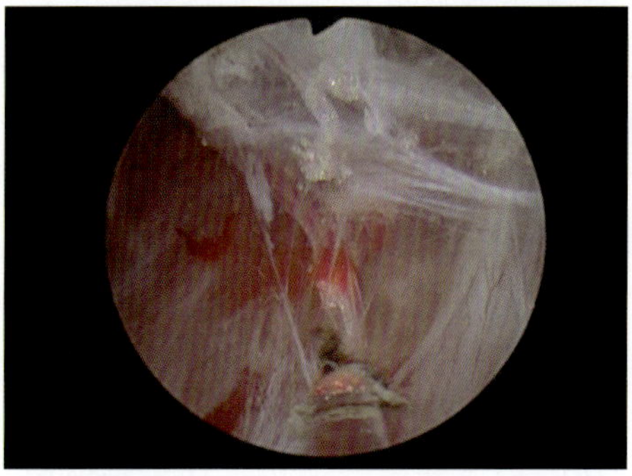

图 3-7-21 绿激光止血

（2）沿标记线逆行汽化、切割膀胱壁（图 3-7-22）。

（3）直到肿瘤边缘与正常膀胱剩下的一点组织连接，可用光纤在连接处上方或下方切割、离断膀胱肿瘤（图 3-7-23，图 3-7-24）。

（4）用异物钳或电切环取出游离在膀胱内的肿瘤，送病理检查（图 3-7-25）。

（5）保留导尿。术后不行膀胱冲洗。

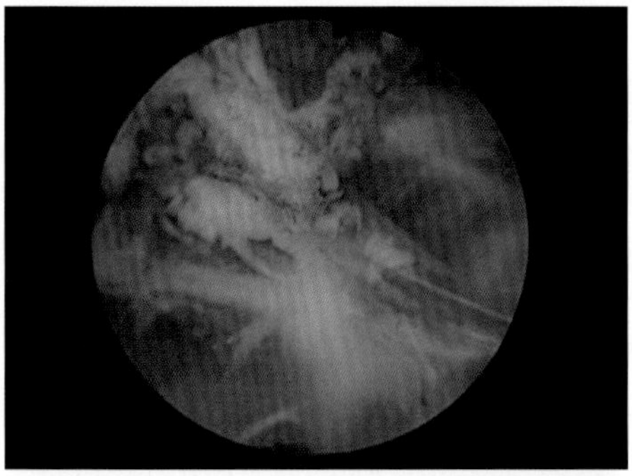

图 3-7-22 沿标记线汽化、切割膀胱壁

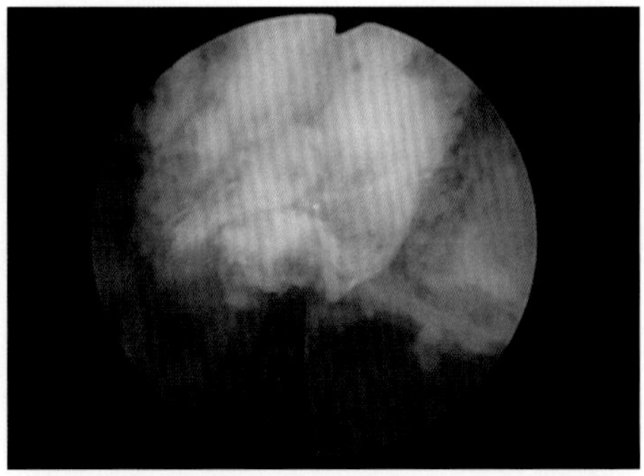

图 3-7-23 肿瘤边缘仅留少许与膀胱壁相连（肿瘤已被光纤挑起）

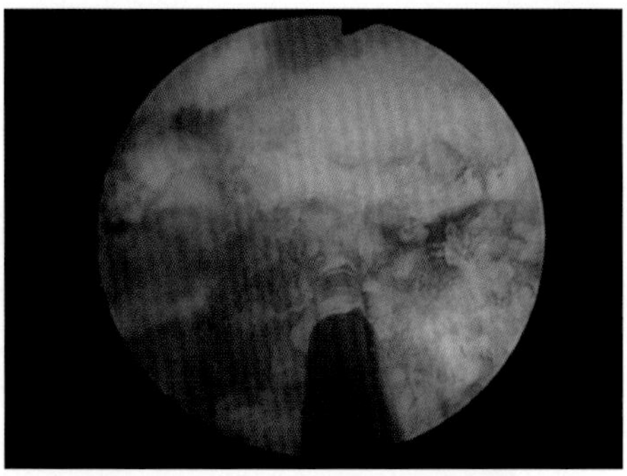

图 3-7-24 在肿瘤边缘与正常膀胱壁间切割

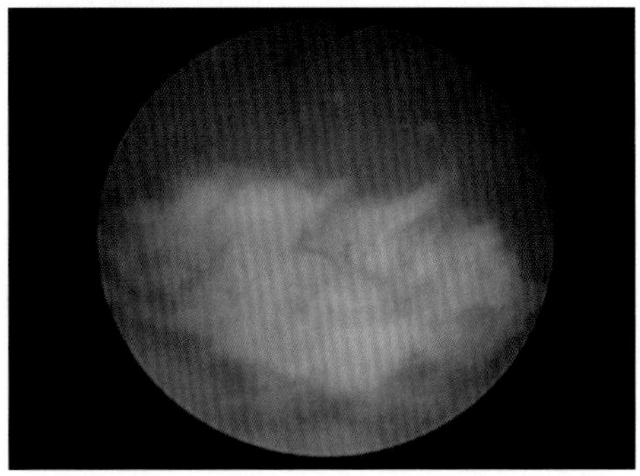

图 3-7-25 漂在膀胱内的膀胱肿瘤

【并发症与术后处理】

参考本章第六节“经尿道铥激光膀胱肿瘤切除术”。

【手术要领】

1. 经尿道膀胱肿瘤绿激光汽化术中的操作技巧和注意事项

（1）对较大肿瘤的汽化从肿瘤的一侧开始，然后向肿瘤的中部、对侧以及肿瘤的基底部逐步推进，不要蜻蜓点水式多处汽化，以减少出血的风险，避免肿瘤凝固层包裹肿瘤，降低和减慢汽化速度。当肿瘤表面凝固层形成而影响绿激光汽化速度时，可用光纤或镜鞘头端蹭掉肿瘤表面的凝固层后再汽化，可以明显提高对残留肿瘤的汽化效果（图 3-7-6）。

（2）绿激光在止血方面不如电凝止血及时和高效。当碰到血供丰富的大肿瘤或存在较粗的肿瘤滋养动脉时，在肿瘤汽化过程中会出现止血困难的情况，应该先用激光汽化凝固出血周围的组织，再移向出血点，如采用激光直接对着出血点汽化的止血效果差，可选择从肿瘤基底部或蒂进行汽化，从而消除肿瘤出血的来源。

（3）如是多发肿瘤，应先汽化体积比较小的肿瘤，将体积最大的肿瘤放在最后处理，因随着汽化的进行，手术创面边缘附近会出现大小不一的出血点，易误判为小肿瘤。

2. 经尿道直出膀胱肿瘤绿激光剜除术中的操作技巧和注意事项

（1）对直出绿激光纤头端无法接触到的膀胱肿瘤或者无法完全暴露的膀胱肿瘤，不适合直出绿激光肿瘤剜除术。

（2）应用激光照射切割的角度不应该平行膀胱壁，而是一个轻微向膀胱壁内的倾斜角度，一旦形成汽化工作面，可沿形成汽化的工作面向前逆行并施加一个轻微的上挑动作，这样可以清晰地观察到肿瘤离断面与膀胱壁汽化面之间的关系，有利于及时调整光纤角度，确定汽化的程度。

（3）剜除肿瘤时避免过度充盈膀胱，注意调整生理盐水的灌注速度，以减少术中膀胱穿孔的风险。

（4）在肿瘤剜除之前应对肿瘤大小进行评估，膀胱肿瘤绿激光剜除术适合≤ 2cm 的膀胱肿瘤，对体积小（≤ 1cm）、有蒂的小肿瘤，可以从肿瘤蒂汽化离断肿瘤。对较大的肿瘤不要先从基底部离断，避免离断的大瘤体在膀胱内漂移，增加手术的难度和时间。如肿瘤体积较大，先在瘤体表面汽化，以缩小肿瘤体积，最后离断肿瘤基底部，以方便肿瘤的取出。

3. 根治性经尿道绿激光膀胱肿瘤汽化术中的操作技巧和注意事项

（1）尽量缩短手术时间，在肿瘤边缘 1.5cm 处做标志时，把标志线加深到膀胱壁纤维结缔组织层，快速进入膀胱外间隙，分离膀胱后间隙，沿标志线快速汽化、切割，可以在最短时间内把肿瘤完整切除。

（2）为避免膀胱穿孔处过多吸收冲洗生理盐水，可降低冲洗液的高度或减缓进水速度。

4. Realton 绿激光设备使用的注意事项

（1）在设备开机之前连接好脚踏板。

（2）手术前 5min 开机预热。

（3）当光纤退出操作镜时，一定要把机器设备处于“待机”模式，避免绿激光对使用者的损伤。

（4）中途更换光纤时，应将机器设备定为“待机”模式，再点击“更换光纤”完成光纤的更换。

视频 15 经尿道膀胱肿瘤绿激光剜除术

（刘定益）

第八节 膀胱结石的内镜手术

【概述】

泌尿外科住院患者中膀胱结石约占 5%。膀胱结石多见于老年男性和儿童，女性少见，成人膀胱结石绝大多数继发于上尿路结石、膀胱异物、膀胱颈部梗阻或尿道狭窄等，文献报道 45% ～ 79% 的膀胱结石患者可合并膀胱颈部梗阻，男性患者膀胱出口处梗阻主要是前列腺增生。在膀胱碎石的同时应尽可能处理原发病变。儿童膀胱结石与营养不良有关。

1939 年 Biglow 发明了一种盲视碎石钳，需要多次放入膀胱镜和碎石钳，容易损伤膀胱黏膜和膀胱壁。随着泌尿腔内手术技术的不断发展和医疗设备的不断更新，目前几乎所有的膀胱结石均可采用经尿道手术治疗，经尿道碎石的方式有机械碎石、液电碎石、超声碎石、气压弹道碎石、激光碎石和体外冲击波碎石术（extracorporeal shock wave lithotripsy，ESWL）等，各种碎石方法各有优、缺点。1968 年，Mulvarnet 和 Back 首先报道了应用激光碎石。钬激光是当前临床上应用最多的激光碎石器。目前各医院常用的是功率分别为 20W、60W 和 100W 的美国科医人钬激光碎石仪和国产钬激光碎石仪。钬激光产生的能量在光纤与结石之间产生汽化，形成微小空泡，通过能量传递到结石来粉碎结石，碎石过程产生的大量热被水吸收，从而减少了对周围组织的损伤，钬激光对人体组织的穿透深度为 0.4mm，在碎石过程中应该避免光纤对膀胱的直接接触，光纤与膀胱壁应保持 0.5cm 的距离，以免损伤膀胱。钬激光碎石不受结石大小和结石硬度的限制，碎石效果好。由于电切镜管腔较大，5mm 以内的碎粒均可通过内镜腔道冲出体外，所以不必碎得很细，可用 Ellik 冲洗器将碎石吸出。同时钬激光粉碎膀胱结石是连续灌洗，视野清晰，安全性好。在膀胱碎石过程中必须注意同期或分期解除尿道或膀胱颈部器质性梗阻的病因。

【适应证】

（1）小于 2cm 的膀胱结石可选用碎石钳机械碎石；大于 2cm 的膀胱结石可应用激光碎石。

（2）巨大与多发的膀胱结石采用泌尿腔内手术碎石或开放手术取石要根据术者技术水平、患者身体情况和医院的设备条件综合考虑决定。

【禁忌证】

（1）合并急性尿路感染。

（2）经尿道扩张，膀胱尿道镜仍然无法插入膀胱的严重尿道狭窄。

（3）不能控制的出血性疾病。

（4）重要器官功能病变，不能耐受膀胱碎石。

【术前准备】

（1）术前根据 CTU 或静脉肾盂造影（intravenous pyelography，IVP）了解泌尿系统的形态和功能，以及膀胱结石的大小、数目。

（2）控制尿路感染。

（3）检查和消毒相关机械和设备。目前常用的各种碎石钳（图 3-8-1 ～图 3-8-3）都能装配不同角度的窥镜在膀胱尿道镜窥视下操作。大力碎石钳两齿间距较大，钳碎石力量大，可以碎 2cm 的膀胱结石；普通碎石钳两齿间距较小，可以碎 1.5cm 以内的膀胱结石；钬激光碎石可以击碎任何大小的膀胱结石。

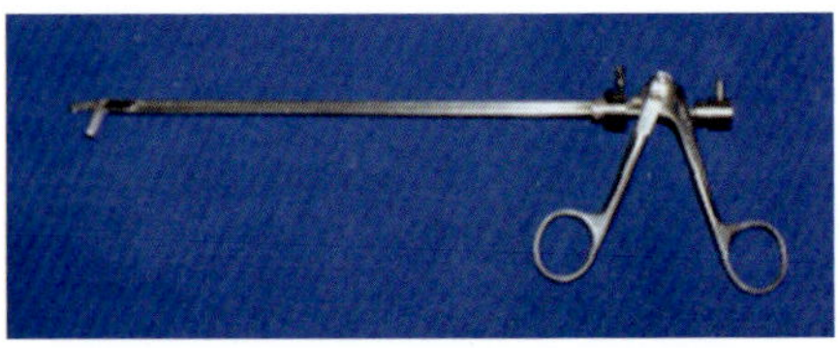

图 3-8-1　Karl Storz 碎石钳

（4）备 Ellik 冲洗器。

【麻醉和体位】

参考本章第三节“经尿道等离子膀胱肿瘤切除术”。

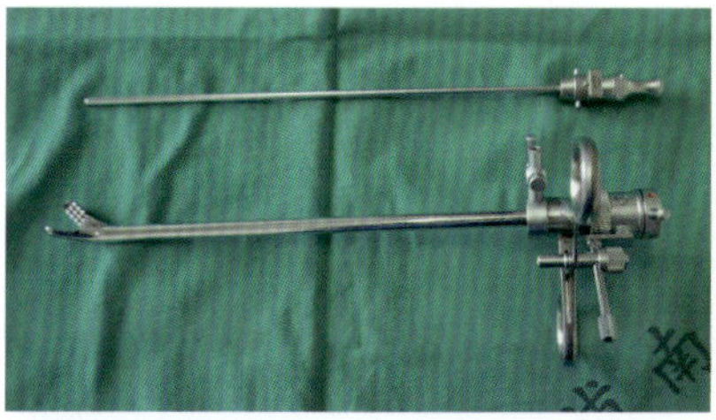

图 3-8-2　Olympus 大力碎石钳

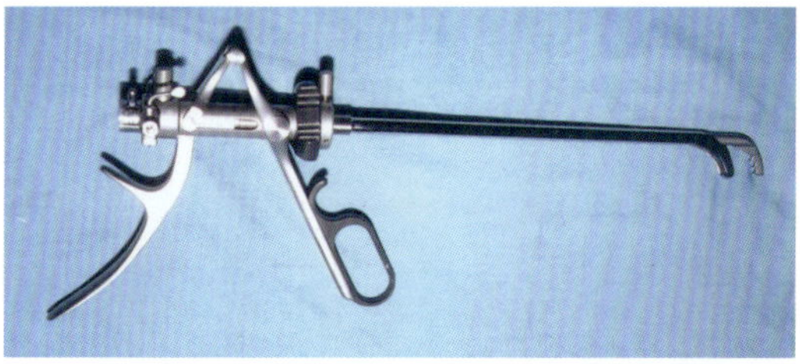

图 3-8-3　Karl Storz 大力碎石钳

【手术步骤】

1. 机械碎石

机械碎石的优点是价格低廉、方便。缺点是由于操作时不能持续冲洗，在碎石过程中因结石粉碎或出血会引起视野不清，容易造成膀胱损伤，且不能用于 2cm 以上的膀胱结石。

（1）通过膀胱尿道镜观察结石的数目、大小、位置及有无合并其他尿道或膀胱颈部疾病。

（2）在膀胱充盈的情况下，在窥视下将碎石钳靠近结石，张开碎石钳咬住结石并逐步碎石，直至每块碎石小于 0.5cm（图 3-8-4）。

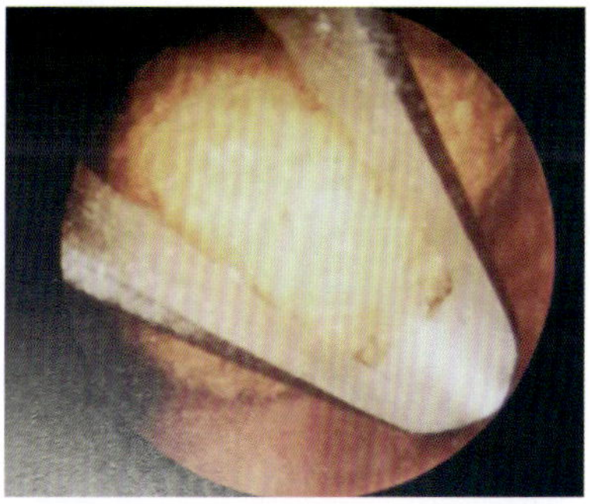

图 3-8-4　Karl Storz 碎石钳碎石

（3）用 Ellik 冲洗器将结石碎粒冲吸出体外。

2. 钬激光碎石

（1）用生理盐水作为冲洗液，观察尿道、膀胱和结石的大小、数目、位置。

（2）调节好钬激光能量，功率越大，碎石效率越高，固定好钬激光光纤，为减少碎石时间，通常选用光纤对准结石边缘开始碎石，逐步把结石粉碎，可以减少寻找碎成数块结石的时间（图 3-8-5 ～图 3-8-7）。

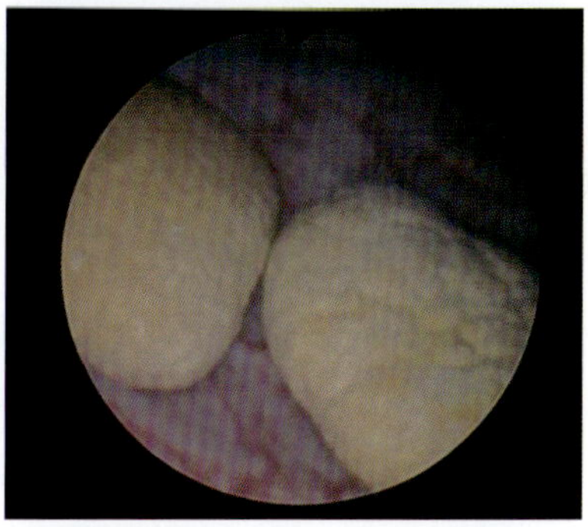

图 3-8-5　2 枚膀胱结石

（3）在多枚结石的情况下可将其中一枚结石完全碎石后再碎另一枚结石（图 3-8-5 ～图 3-8-9）。

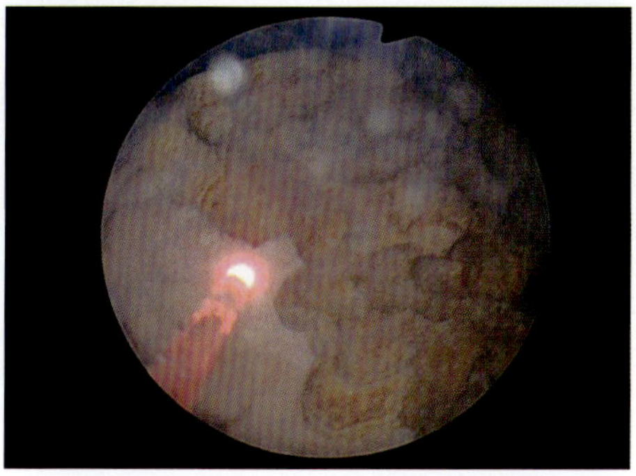

图 3-8-6　从结石边缘开始碎石

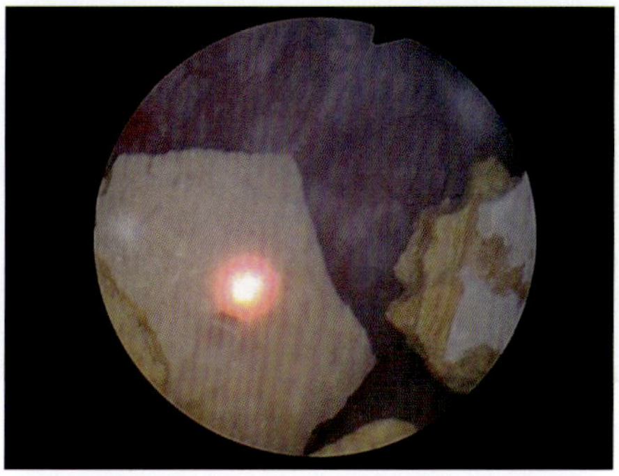

图 3-8-7　对较大的残石进一步碎石

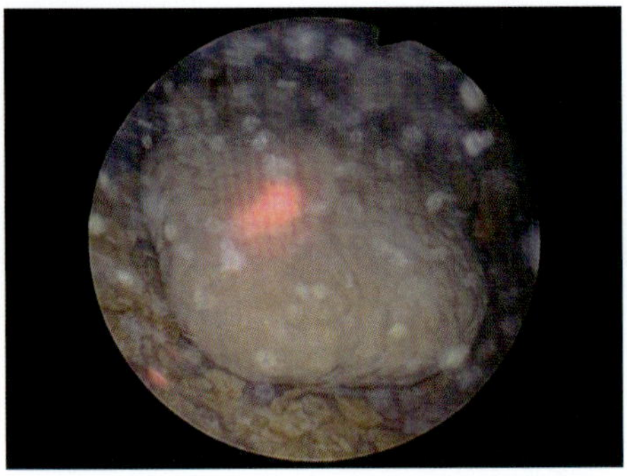

图 3-8-8 准备碎第二枚结石

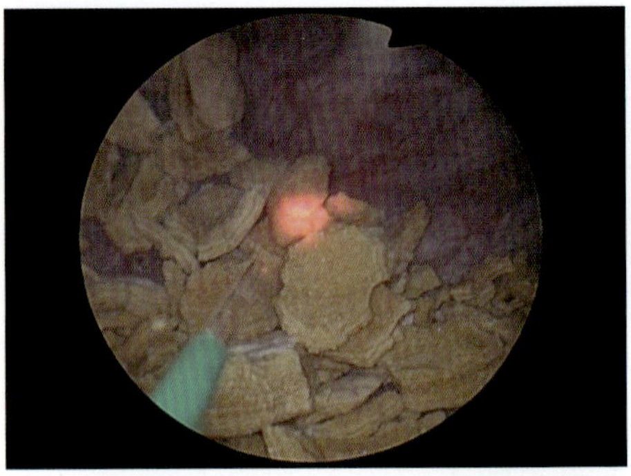

图 3-8-9 已完全击碎二枚结石

（4）完全碎石后用 Ellik 冲洗器将碎石吸出。

3. 特殊结石的处理

老年男性的膀胱结石大多数继发于前列腺增生（图 3-8-10），有时合并膀胱憩室内结石和尿道结石，只要患者全身情况好，均可同期处理尿道、膀胱憩室内结石、前列腺增生和膀胱憩室（图 3-8-11 ～ 图 3-8-28）。

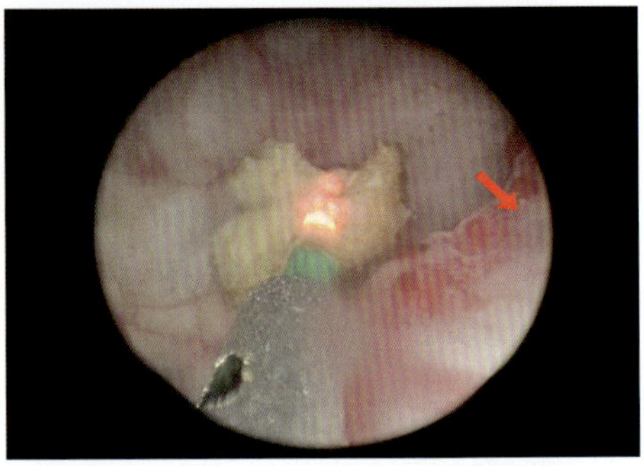

图 3-8-10 前列腺增生并发结石

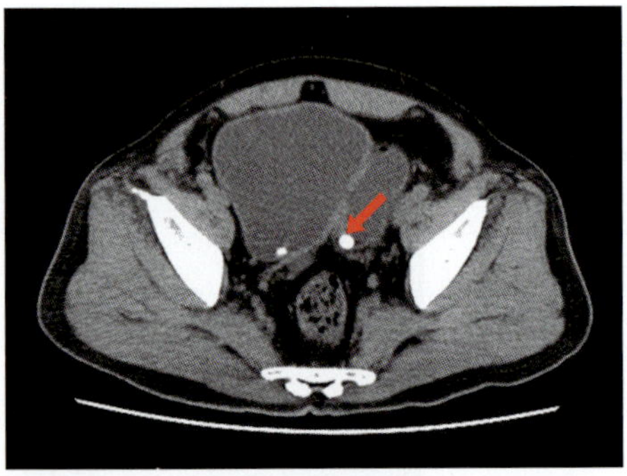

图 3-8-11 膀胱和膀胱憩室内结石（CT 平扫）

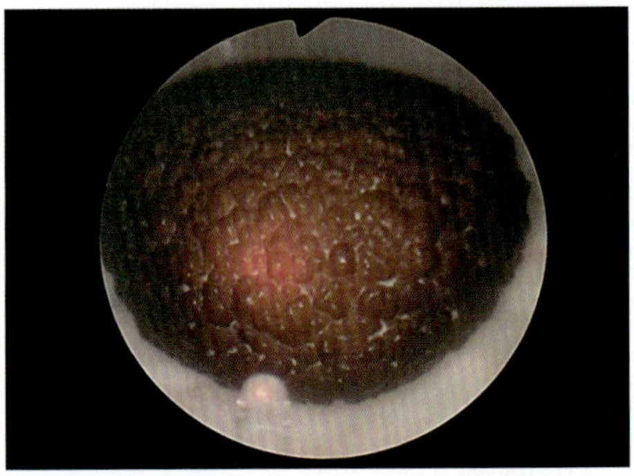

图 3-8-12 膀胱憩室内结石

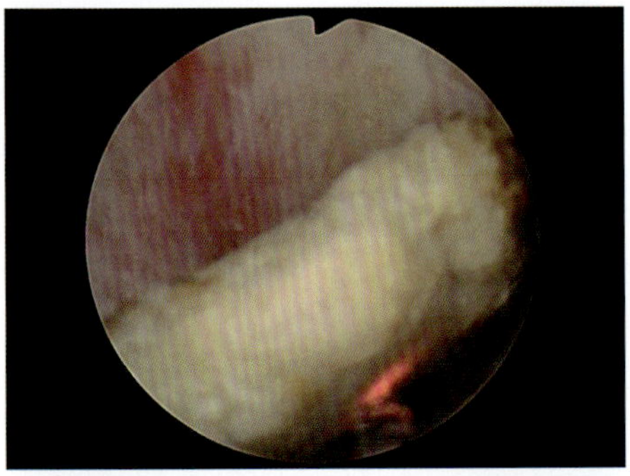

图 3-8-13 同一患者合并尿道结石

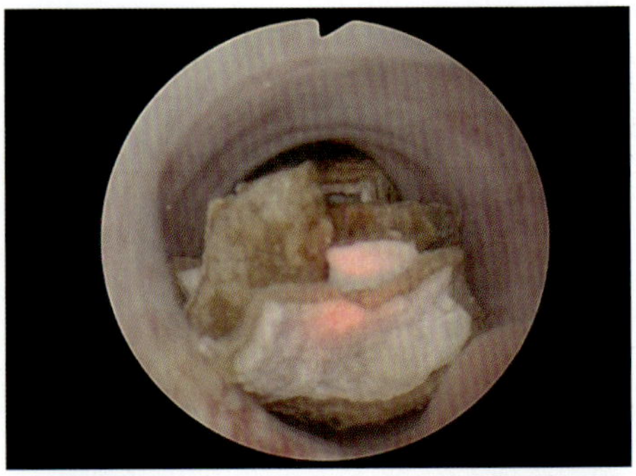

图 3-8-14 钬激光碎尿道结石

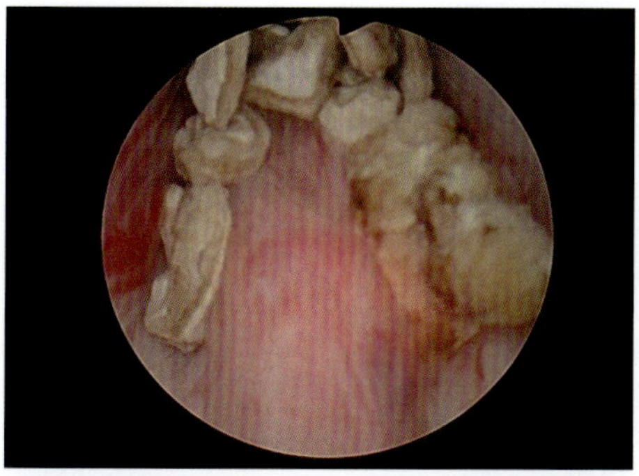

图 3-8-15 碎石倒“V”形堆积在精阜旁

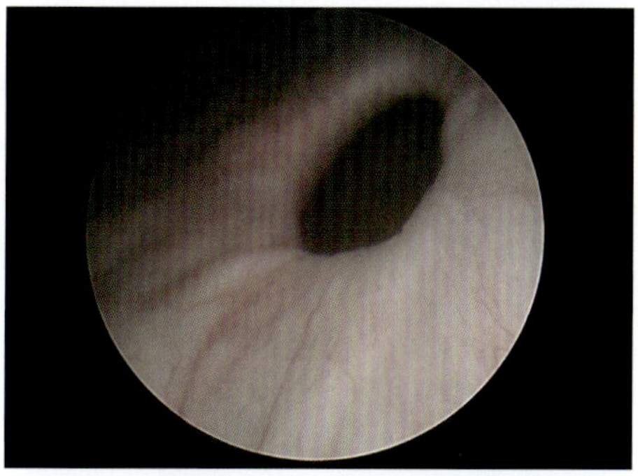

图 3-8-16 同一患者的膀胱憩室

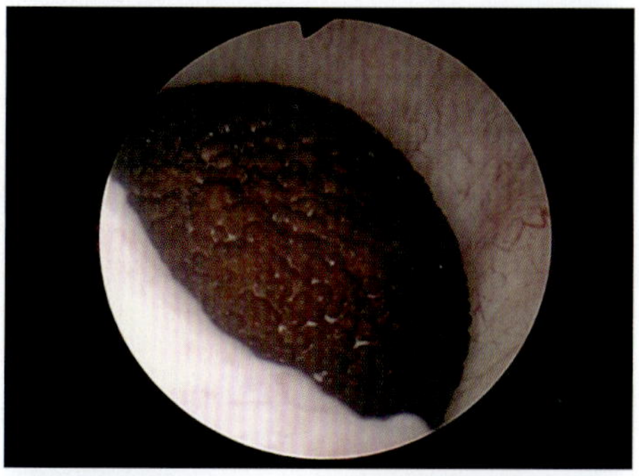

图 3-8-17 膀胱憩室内结石

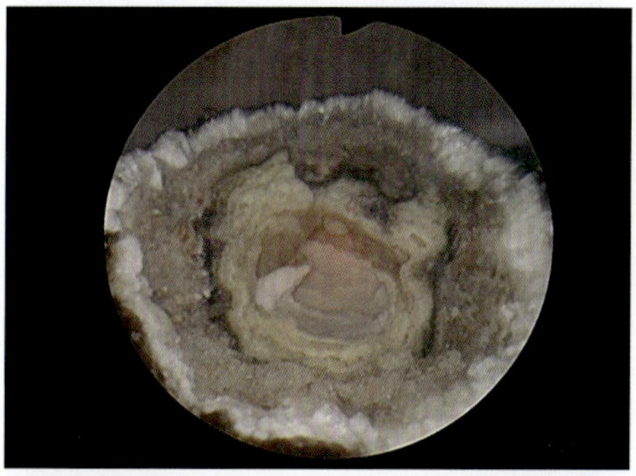

图 3-8-18 憩室内碎石，显示三层结构

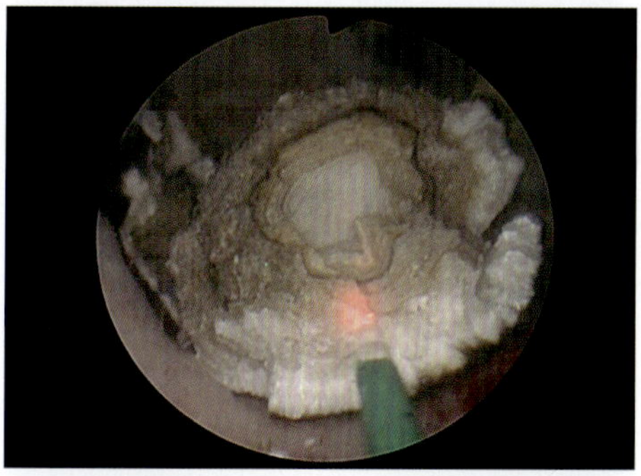

图 3-8-19 进一步碎石

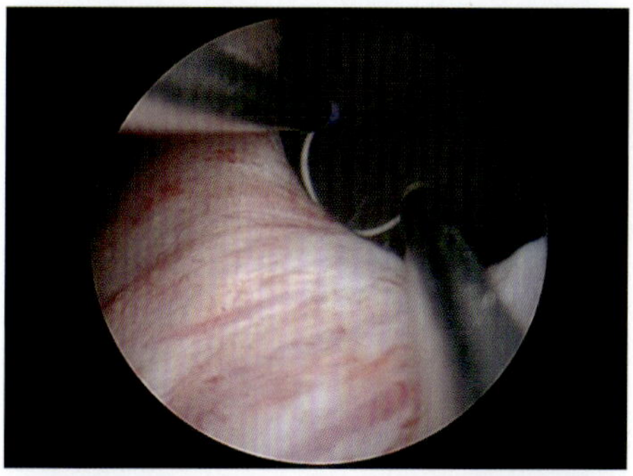

图 3-8-20 完成碎石后扩大憩室口

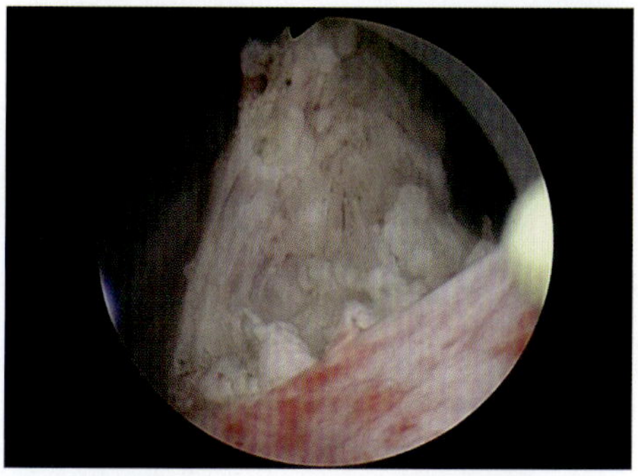

图 3-8-21 切除膀胱憩室内侧壁

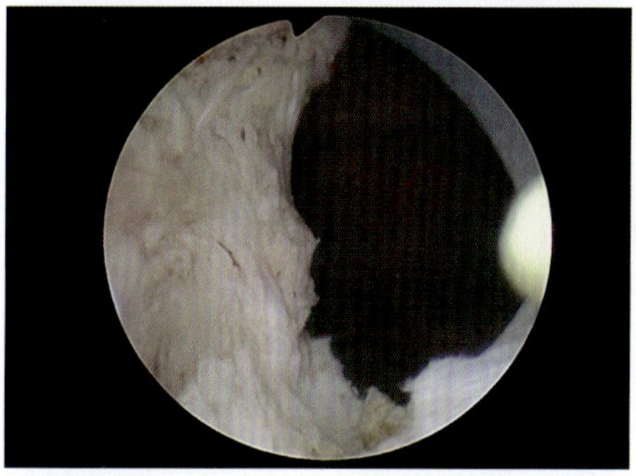

图 3-8-22 扩大膀胱憩室切口

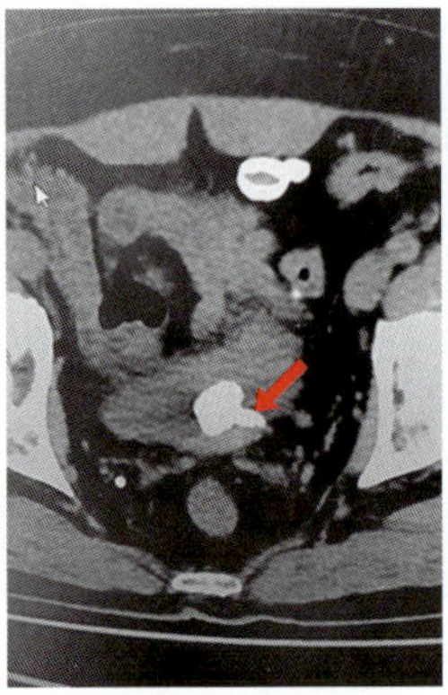

图 3-8-23　菇状膀胱憩室内结石（CT 平扫）

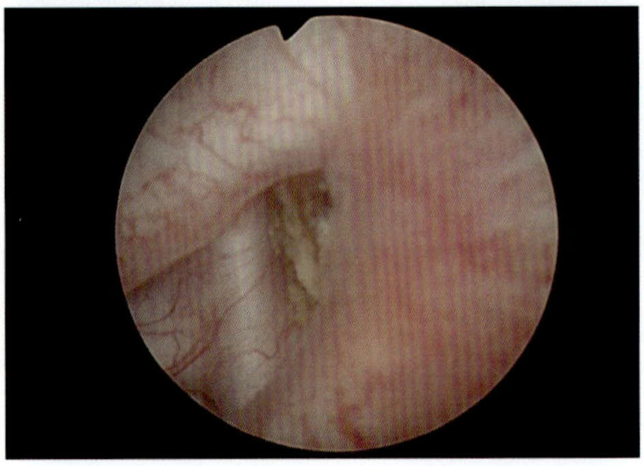

图 3-8-24　部分结石显露在憩室口

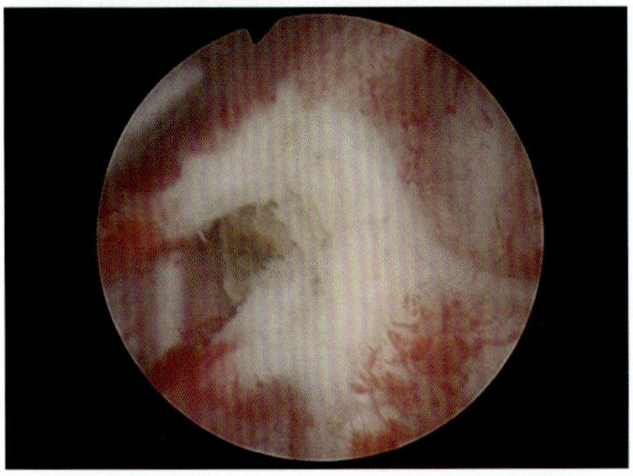

图 3-8-25　钬激光切开膀胱憩室口

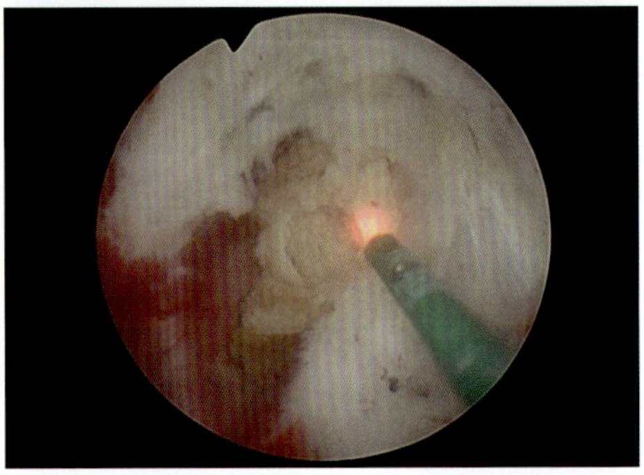

图 3-8-26　钬激光扩大膀胱憩室开口

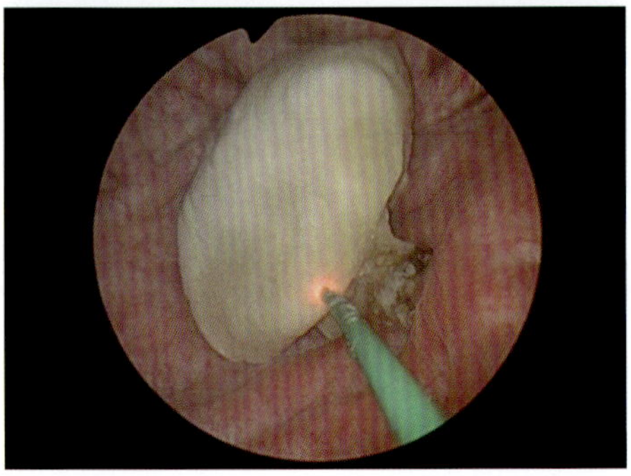

图 3-8-27　拔出膀胱憩室内结石后碎石

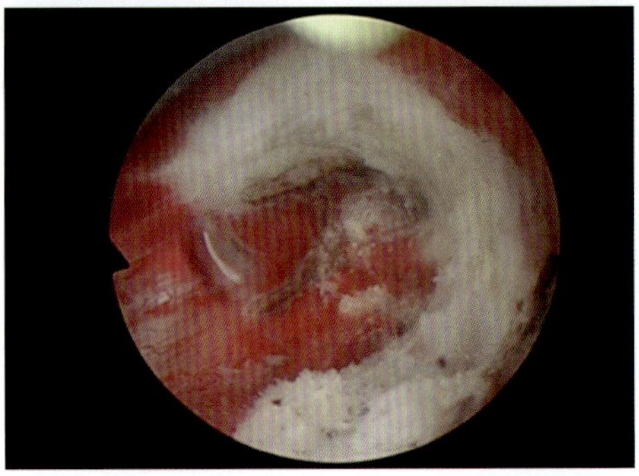

图 3-8-28　去除结石后的膀胱憩室

【手术要领】

（1）在多发膀胱结石中，集中一枚结石完成碎石后再行第二枚碎石。

（2）钬激光可以击碎各种大小、形状、颜色的膀胱结石（图 3-8-29～图 3-8-34）。在碎异物结石时，应注意异物的性质与大小（图 3-8-35，图 7-2-15～图 7-2-18），在腔内碎石的同时应处理异物，如考虑碎石后异物难以从尿道取出，应行膀胱切开取石。

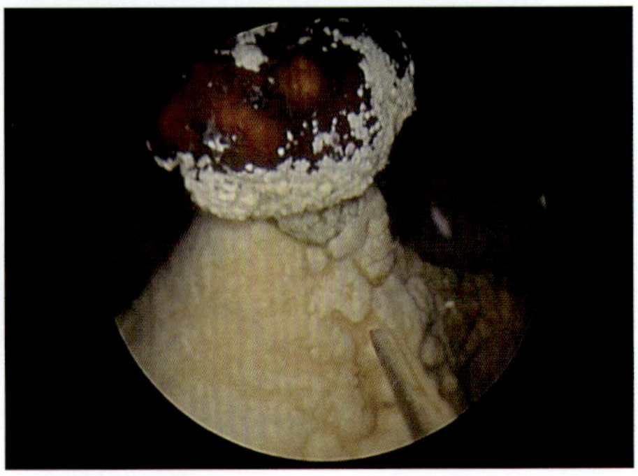

图 3-8-29　膀胱结石

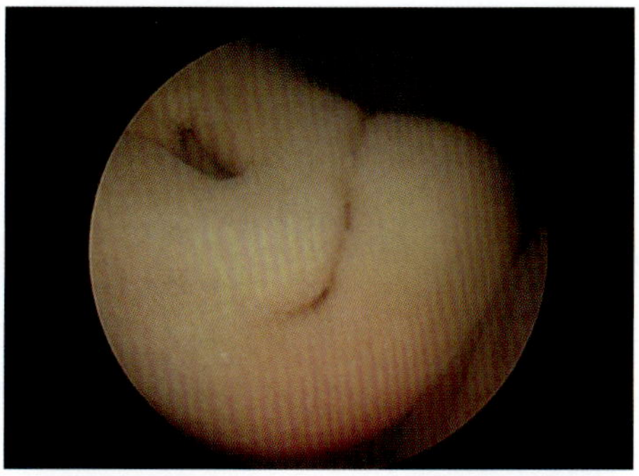

图 3-8-30　膀胱结石

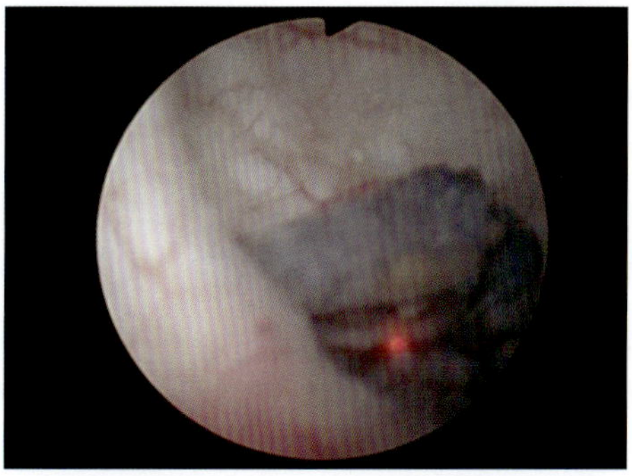

图 3-8-31　紫色膀胱结石

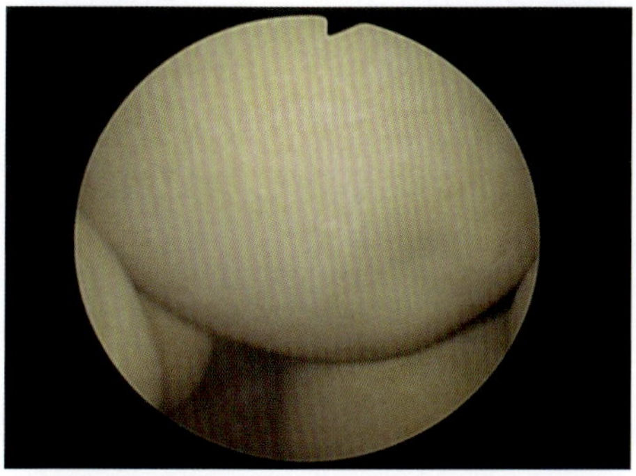

图 3-8-32　膀胱多发结石

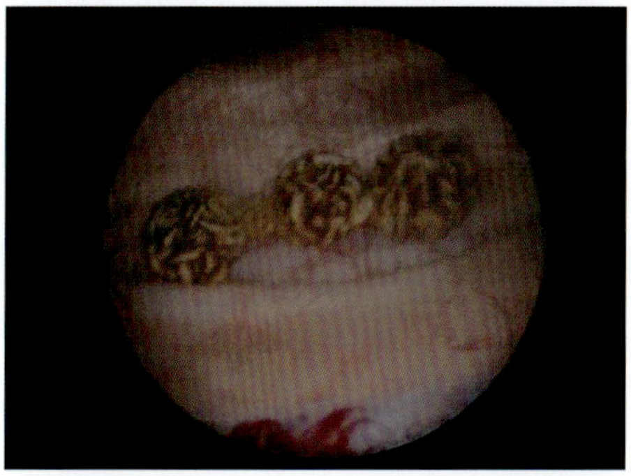

图 3-8-33　三枚核桃样膀胱结石

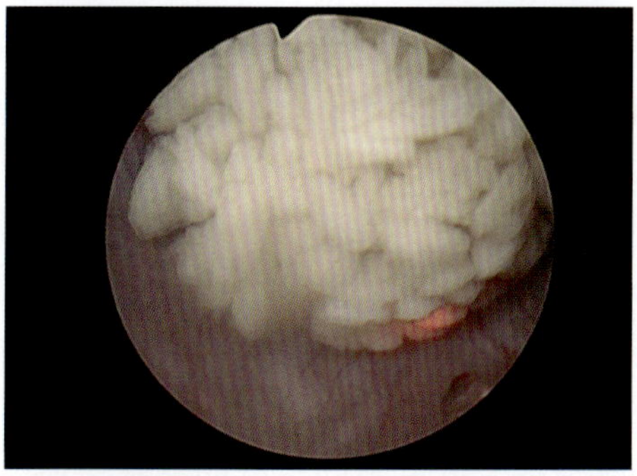

图 3-8-34　白色膀胱结石

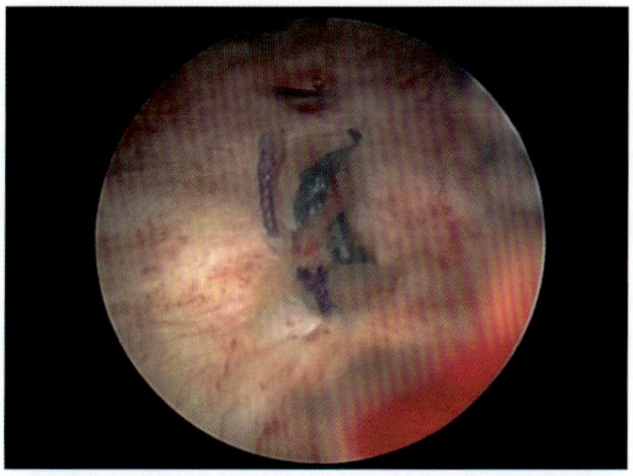

图 3-8-35　膀胱异物结石（缝线头）

（3）钬激光的碎石效应与功率有关，功率越大碎石效率越高，对大结石应用大功率钬激光，可以缩短碎石时间。

（4）钬激光能有效碎石，但对软组织也有切割作用，为避免对膀胱组织的损伤，在碎石过程中光纤应距离膀胱黏膜 0.5mm 以上。

（5）对继发于前列腺增生的巨大膀胱结石或多发膀胱结石，是同期还是分期手术要根据患者的身体情况和医师的手术水平决定。

（6）对前列腺增生合并巨大膀胱结石或多发膀胱结石患者，建议先行 TURP 后在耻骨上做个膀胱小切口，取出膀胱结石和前列腺组织碎片，可以缩短手术时间。

【术后处理】

保留导尿 1 ～ 2d，适当应用抗生素。

【并发症和防治】

1. 膀胱黏膜损伤

黏膜损伤大多数发生在机械碎石中，尤其在浑浊的膀胱灌注液中操作，因视野不清，碎石钳钳夹结石时易误夹膀胱黏膜引起损伤。小的膀胱黏膜损伤无需特殊处理；大的膀胱黏膜损伤，出血严重者要电凝止血。如能在充盈膀胱下（膀胱黏膜皱褶消失）随时更换膀胱内灌注液，整个操作在窥视下进行，即可预防膀胱黏膜损伤。

2. 膀胱穿孔

膀胱穿孔比较少见，是严重并发症，如为腹膜外穿孔只需保留导尿，引流尿液；如腹腔内穿孔需行腹腔镜下或开放手术修补。

（刘定益　经　浩）

第九节　膀胱异物的内镜手术

【概述】

膀胱异物在临床上屡有所见。患者多因性欲冲动或为了解除尿道瘙痒和排尿困难，用各种细条状物刺激尿道或自行导尿，使异物进入膀胱。少数妊娠妇女为了堕胎将药草插入阴道时误经尿道放入膀胱。目前双 J 管使用较为普及，因医师未告知或患者忘记，会形成双 J 管异物结石。此外，还有前列腺癌手术后的异物（图 7-2-15 ～图 7-2-18）、拔除耻骨上陈旧膀胱造瘘管时导管折断、骨盆骨折的碎骨进入膀胱，此外，发生膀胱直肠瘘时肠道内的寄生虫、食物残渣等均可经瘘孔进入膀胱而形成异物。

膀胱异物有塑料丝、塑料管、电线、发夹、蒜苗、草茎、体温计、石蜡条、钢笔杆等。随着放入膀胱异物时间的延长，钙盐沉积会形成异物结石。质地坚硬的异物进入膀胱后可保持原状不变；质软异物可因膀胱收缩而变形，如保险丝可变成卷曲状、塑料丝可绕成纽结状、蜡条可因温度增高及膀胱收缩而变形（图 3-9-1 ～图 3-9-8）。

异物在膀胱内可引起机械刺激，往往引起膀胱炎症，可见不同程度的黏膜充血、水肿、溃疡或黏膜下出血。有些会形成膀胱炎甚至腹膜炎。尖锐的异物容易引起膀胱穿孔或形成瘘管。

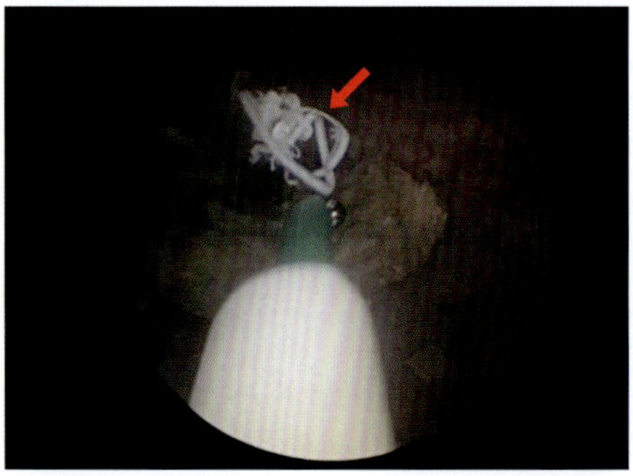

图 3-9-1　膀胱内的白色塑料丝和结石

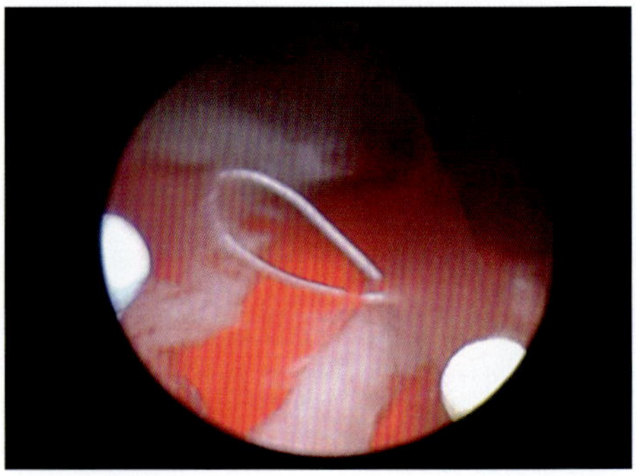

图 3-9-2　膀胱内的电线

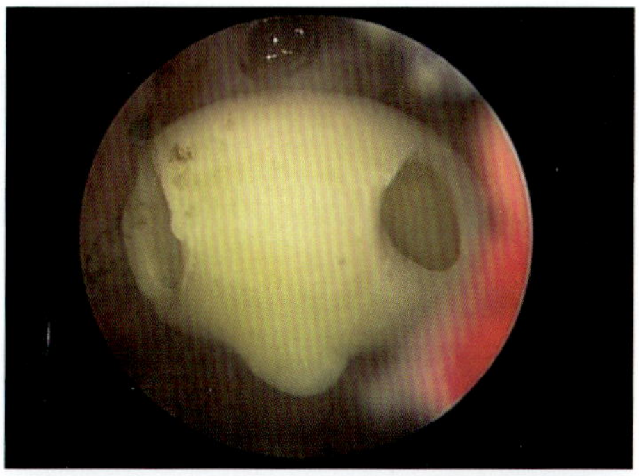

图 3-9-3　断裂的蕈状导尿管头端

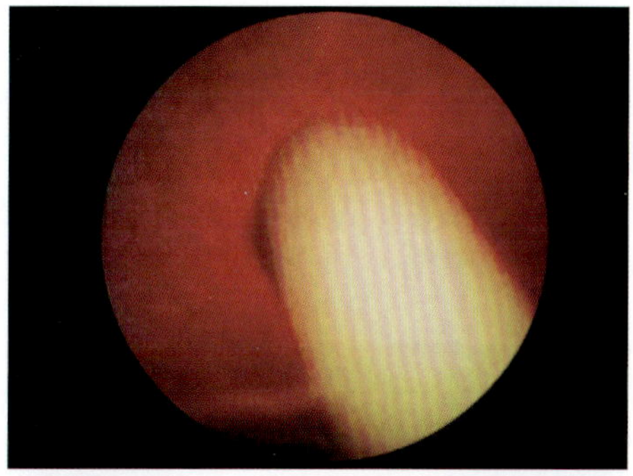

图 3-9-4　膀胱内断裂的导尿管

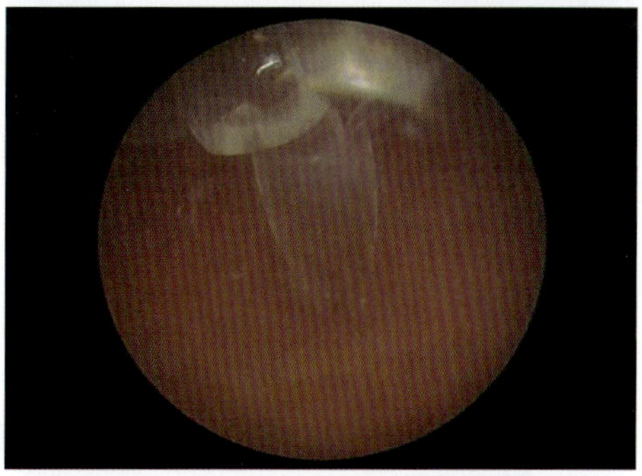

图 3-9-5　断裂的透明蕈状导尿管头端

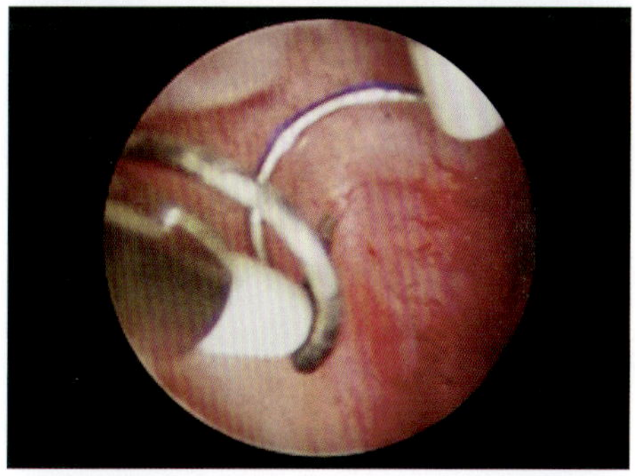

图 3-9-6　从膀胱内取脱落的电切环

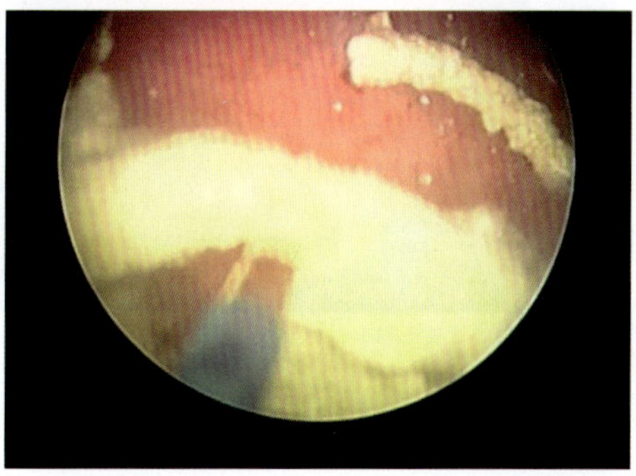

图 3-9-7　钬激光碎异物表面的钙盐沉积

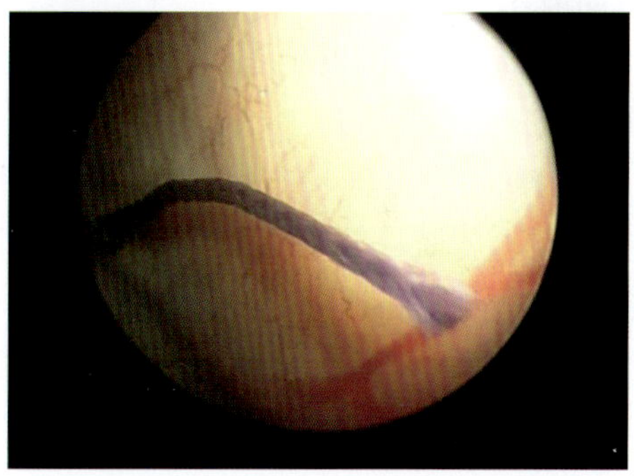

图 3-9-8　膀胱内的缝合线

【适应证】

膀胱内异物，可通过尿道者，均可经尿道取出。

【禁忌证】

（1）合并急性尿路感染。

（2）经尿道扩张，膀胱尿道镜仍然无法插入膀胱的严重尿道狭窄。

（3）重要器官严重功能病变，不能耐受者。

（4）异物盘绕缠结，外径大于尿道者。

【术前准备、麻醉和体位】

参考本章第三节“经尿道等离子膀胱肿瘤切除术”。

【手术步骤】

（1）取异物时应先用膀胱镜观察，确定异物的种类、形状、数目、大小。评估异物能否经尿道取出。

（2）尽可能用异物钳夹异物一头，使其长轴与尿道方向一致，慢慢拉出（图 3-9-6，图 3-9-9，图 3-9-10）。

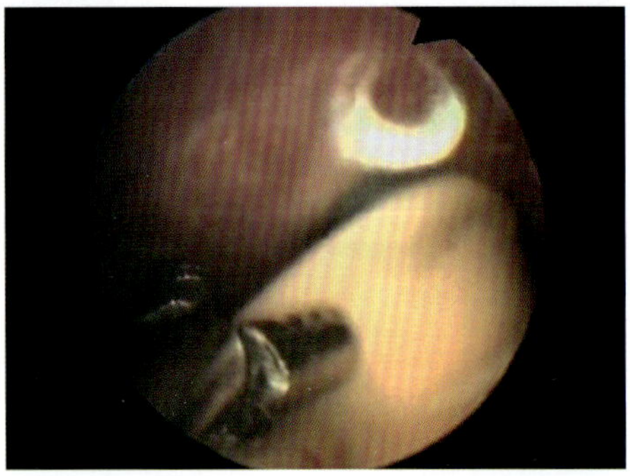

图 3-9-9 异物钳取破裂的橡皮气囊

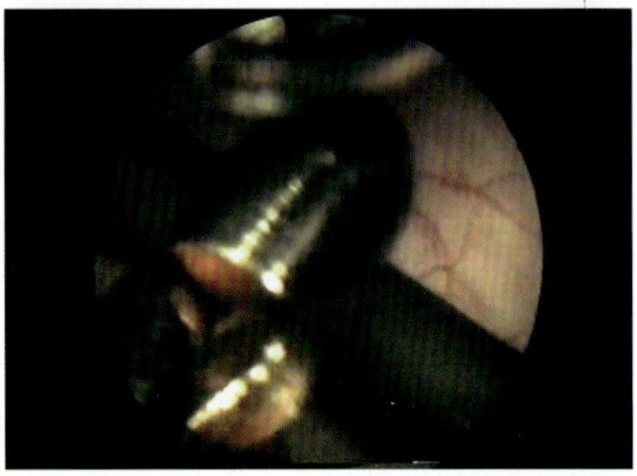

图 3-9-10 异物钳取双 J 管

【手术要领】

（1）切忌钳夹异物时暴力牵拉。

（2）取易碎异物时（如温度计），不能钳碎，否则将增加取出难度。

（3）术前看清异物的大小和数目，以防取异物时发生遗漏。

（4）术前不忘全面检查了解是否合并膀胱肿瘤、膀胱直肠瘘、膀胱阴道瘘（图 3-9-11 ～图 3-9-15），如有应和异物同期处理。

（5）部分异物经盐类沉积而形成结石的患者，可通过钬激光碎石后把异物取出（图 3-9-7）。

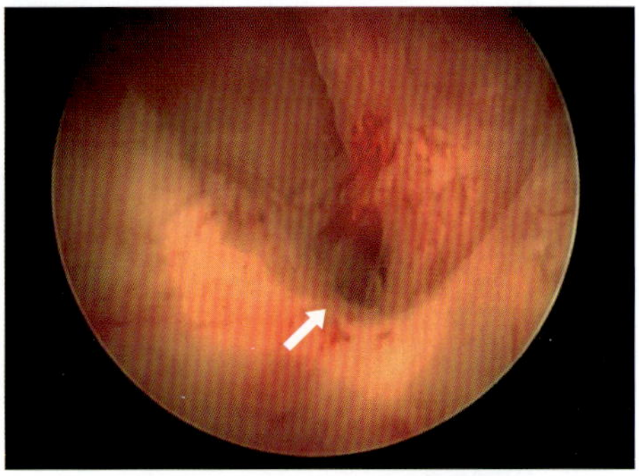

图 3-9-11 膀胱直肠瘘

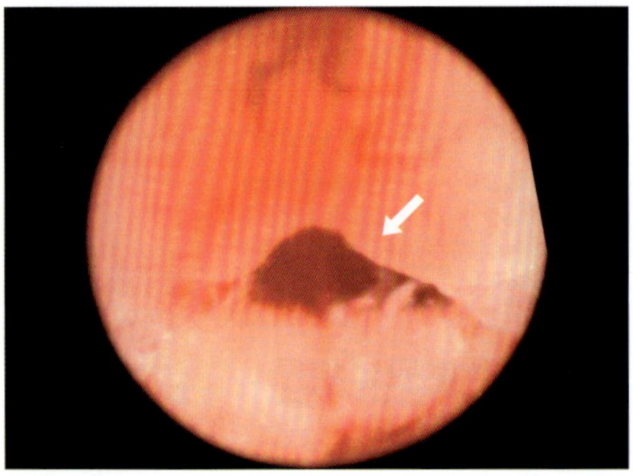

图 3-9-12 膀胱阴道瘘

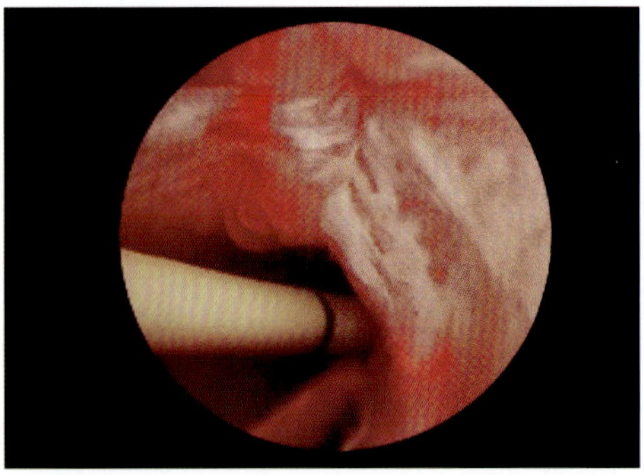

图 3-9-13 膀胱直肠瘘（输尿管导管从膀胱插入直肠）

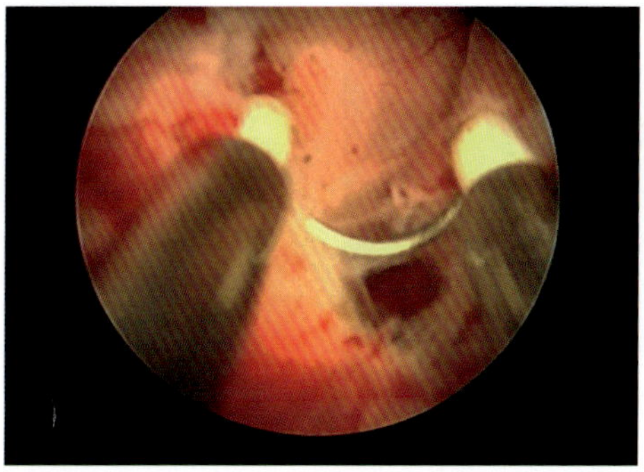

图 3-9-14 膀胱直肠瘘

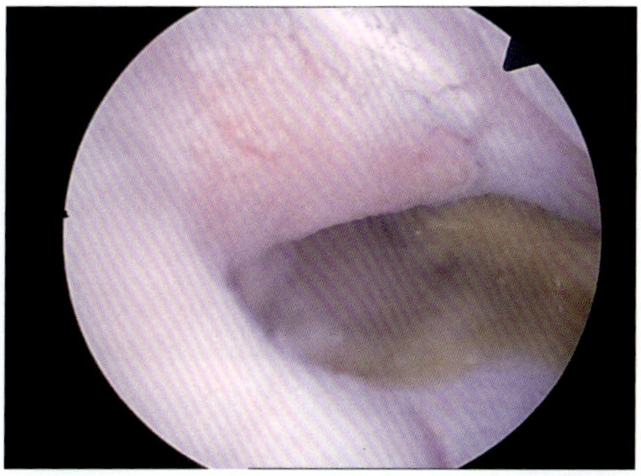

图 3-9-15 膀胱直肠瘘（粪便进入膀胱）

【术后处理】

（1）取出异物后应使用抗生素 2 ～ 3d。

（2）必要时可留置导尿管数日。

（经　浩　刘定益）

第十节　经皮骶神经电刺激术

【概述】

骶神经调控术（sacral neuromodulation， SNM）是治疗多种盆底功能障碍性疾病的有效方法。1997 年，美国食品药品管理局（Food and Drug Administration，FDA）批准了 SNM 用于治疗急迫性尿失禁，1999 年又批准用于治疗尿频 - 尿急综合征和非梗阻性尿潴留。在过去十几年中，SNM 经历了巨大的技术革新，包括倒刺电极、术中 X 线透视技术、小型化刺激器的应用等。

在我国，SNM 的临床探索和应用起始于 21 世纪初。最初只有很少数专家对 SNM 疗法进行了尝试，直到 2011 年自固定电极系统开始应用于临床，我国 SNM 疗法才进入较为快速的发展阶段。2015 年，由中华医学会泌尿外科分会尿控学组发起并组织成立了中国骶神经调控专家联盟，为我国 SNM 疗法的探索、推广起到了积极作用。2016 年，我国首个骶神经刺激系统在中华人民共和国科学技术部（“十三五”）重点研发计划项目的支持下开始临床试验。2018 年，我国专家在泛亚太地区率先发表了有关 SNM 临床应用的多中心回顾性文章，标志着我国 SNM 疗法在该地区的领先地位。近年来，超声引导穿刺技术、3D 打印辅助电极植入技术、远程程控技术以及变频电刺激模式等探索性研究在我国不断开展。在新产品上，我国自主研发的多种 SNM 新产品和国外最新产品陆续应用于临床，为我国 SNM 疗法的快速发展提供了新的机遇，同时也对如何科学、合理地应用 SNM 提出了新的挑战。截至目前，在我国成功植入 SNM 的患者例数已达 6200 余例。

【器械设备】

穿刺针和骶神经电刺激电极（图 3-10-1）、常规手术器械、双极电凝、C 臂机或 DSA 显影机。

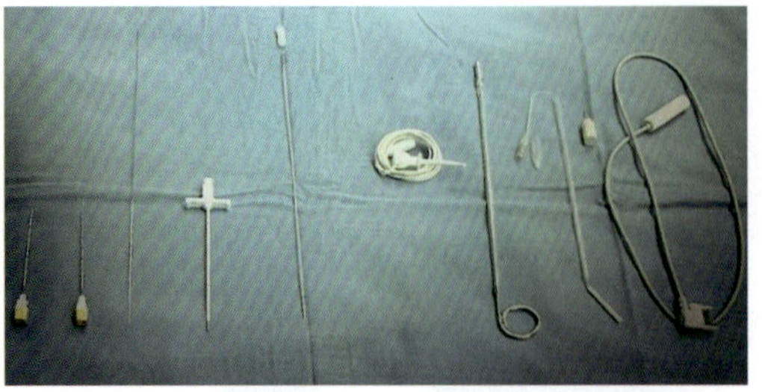

图 3-10-1　穿刺针和骶神经电刺激电极

【适应证】

SNM 的适应证是难治性膀胱过度活动症（overactive bladder，OAB）、非梗阻性尿潴留（non obstructive urinary retention，NOR）和排便失禁。我国专家还将 SNM 探索性应用于神经源性下尿路功能障碍（neurogenic lower urinary tract dysfunction，NLUTD）、间质性膀胱炎 / 膀胱疼痛综合征（interstitial cystitis/bladder pain syndrome，IC/ BPS）及其他排便功能障碍。

【禁忌证】

SNM 的绝对禁忌证：对治疗试验的临床反应不足、在缺乏可以提供帮助的支持性护理人员的情况下无法操作该装置，以及妊娠患者。

SNM 的相对禁忌证：患有严重或快速进展的神经系统疾病，以及已确诊的完全性脊柱外伤的患者。

【术前准备】

建议常规行骶尾部 X 线正侧位检查，必要时行骶骨 CT 三维重建以明确患者骶骨形态及有无异常；术前可适度应用泻药以获得术中更清晰的 X 线影像；应充分告知患者手术获益的概率、相关风险、经济费用及术后注意事项等；同时建立患者合理的期望值十分必要。

【麻醉和体位】

局部麻醉。俯卧位。

【手术步骤】

1. S_3 骶孔定位法

内上缘定位法：前后位透视下，识别并在皮肤上标记双侧骶孔内侧缘（图 3-10-2）。侧位透视下，定位 S_3 神经孔的骨融合面，即骶髂阴影与骶前表面交汇处下方的第 1 个小丘所对应的向体表延伸的阴影线（图 3-10-2）。S_3 小丘头侧 1 cm 处设为穿刺针的“靶点”。手持金属丝状物或穿刺针在已标记的内侧缘上寻找皮肤穿刺点，使尖端在侧位透视下的显影与靶点的连线平行 S_3 骨融合面（图 3-10-2）。标记这个皮肤穿刺点，完成定位。穿刺针尖端应尽量紧贴骶孔内侧缘上方进入。

2. 标准手术步骤

（1）患者取俯卧位，下腹部垫高，使骶部后表面位于水平位。小腿稍垫高，使膝关节屈曲，保证足趾悬空。通过前述定位方法确定皮肤穿刺点，做皮肤标记。骶尾部术野常规消毒、铺巾，并暴露肛门区及足部。穿刺点局麻，注意避免将局麻药注入骶孔内。在 X 线辅助下尽可能紧贴 S_3 骶孔内上缘穿刺。穿刺针头刚好平齐骶骨前表面时连接临时刺激器，测试患者的运动应答和感觉应答，以进一步确定穿刺部位是否正确。

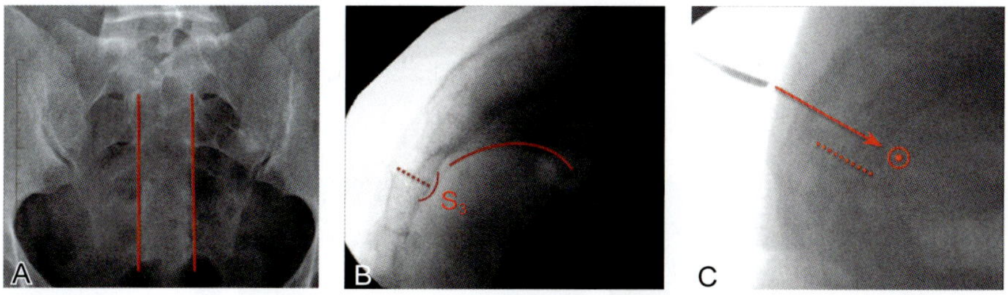

图 3-10-2　骶孔内上缘定位法

A. 骶椎正位片中骶孔内侧缘的位置；B. 骶椎侧位片中 S_3 骶孔位置；C. 骶椎侧位片中骶孔上缘的位置

（2）确定穿刺针位置正确后，拔除针芯，插入深度指示针，将内含扩张器的电极传送鞘管沿深度指示针置入 S_3 骶神经孔中，X 线侧位透视确定鞘管深度标记点位于骶孔层面 1/2 厚度处，拔除传送鞘管及深度指示针，仅留置扩张器（图 3-10-3）。

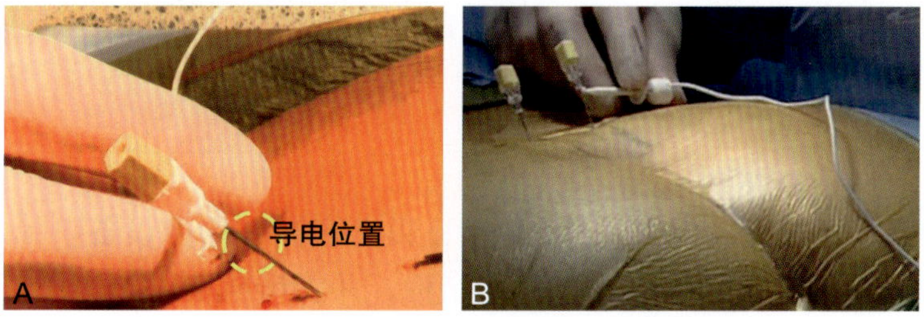

图 3-10-3　测试患者的运动及感觉应答

A. 穿刺针导电位置示意图；B. 手术中进行电刺激评估电极位置

（3）可使用弯头导丝将永久倒刺电极塑形，弯头朝向外侧置入传送鞘管中。术中测试各个触点的运动应答及感觉应答，尽量获得低于 2V 的刺激阈值。保持倒刺电极不动，拔除鞘管，固定电极（图 3-10-4）。

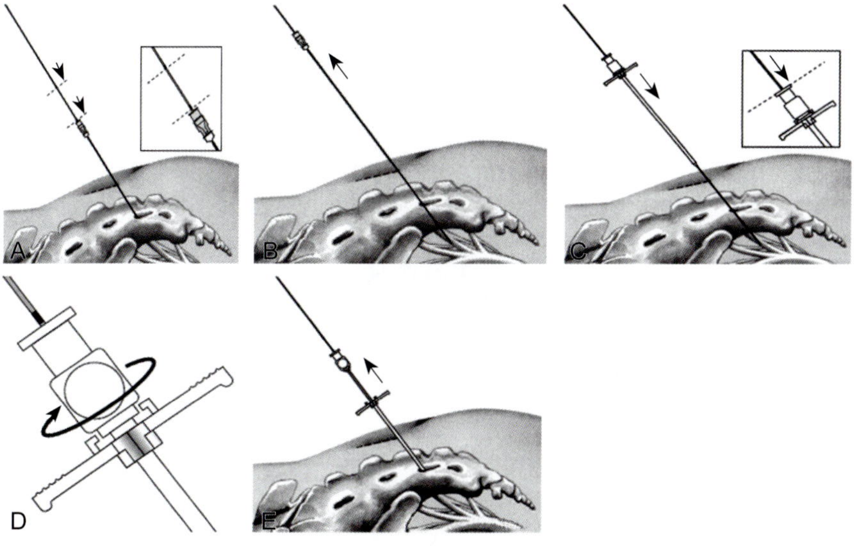

图 3-10-4　确定穿刺针位置后，置入扩张器的流程

A. 深度指示针置入穿刺针；B. 退出穿刺针；C. 含扩张器的电极传送鞘管沿深度指示针置入骶 3 骶孔；D. 旋转电极传送鞘管；E. 在扩张器到位后，拔除电极传送鞘管及深度指示针

（4）在电极同侧臀部外上方拟植入永久刺激器处做3cm切口，用皮下隧道器将倒刺电极尾端引出，连接经皮延伸导线，将经皮延伸导线经皮下隧道引至对侧臀部皮肤外。测试各触点反应，关闭臀部切口（图3-10-5）。

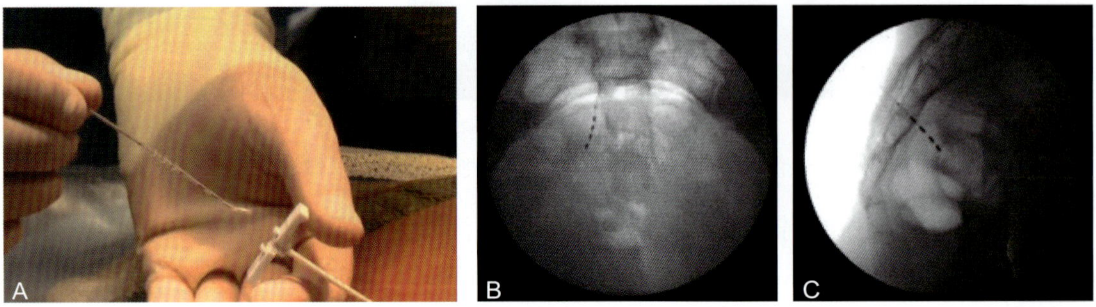

图3-10-5 置入及固定倒刺电极

A. 使用弯头导丝将永久倒刺电极塑形，弯头朝向外侧置入传送鞘管中；B. 骶椎正位片中电极的位置；C. 骶椎侧位片中电极的位置

【手术要领】

（1）能够熟悉并掌握C臂机或DSA数字显影机等X线影像设备。

（2）能够熟练识别骶骨在X线下的解剖结构，并能精准定位。

（3）能够熟练使用弯头导丝调整电极角度及位置，使刺激电极能更贴近目标神经。

【术后处理】

术后短期静脉使用抗生素预防感染。

【并发症与处理】

（1）术后感染 若出现电极感染，经积极抗感染治疗无效者，需拔除电极。刺激器植入后，根据感染发生的时间可分为早期感染和晚期感染，早期感染需用抗生素治疗，必要时手术干预；晚期感染往往需要移除刺激器或整套装置。

（2）设备相关并发症 如发生设备疗效丧失、电极移位/断裂等情况，应调整参数，X线摄片了解电极情况，必要时更换电极及刺激器。

视频16 经皮骶神经电刺激术

（吕坚伟）

第四章　输尿管疾病的内镜手术

第一节　输尿管的外科解剖

输尿管位于腹膜后间隙，左、右各一，成人输尿管全长为 20 ～ 30cm。输尿管由黏膜、平滑肌和结缔组织外膜三层组成，输尿管壁比较薄，输尿管黏膜为移行上皮，约有 6 条纵行的皱襞，当尿液通过时皱襞消失。尿液通过输尿管有节律地、由上而下地蠕动进入膀胱。输尿管蠕动频率为每分钟 2 ～ 10 次，每次收缩时间是 2 ～ 3s，蠕动速度约为 3cm/s。输尿管管径粗细不同，通常管径为 0.4 ～ 1.0cm。

X 线片把输尿管分为上、中、下 3 段：上段为肾盂输尿管连接部到骶髂关节上缘；中段是骶髂关节上下缘之间；下段是骶髂关节下缘到输尿管膀胱开口处。在输尿管镜下可将输尿管分为上段、下段和壁内段：输尿管上段与下段以髂血管为界，上段包括肾盂输尿管连接部至跨越髂血管处，沿腰大肌前方斜向下行；下段从髂血管交叉处到膀胱壁；壁内段指从膀胱后壁斜行经膀胱到输尿管开口，长约 2.5cm。

输尿管有 3 个生理性狭窄和 3 个生理性弯曲。3 个生理性狭窄分别是肾盂输尿管连接部、输尿管跨越髂血管处和输尿管膀胱壁内段，生理性狭窄长 0.2 ～ 0.3cm，是输尿管镜相对难以通过的地方。3 个生理性弯曲分别是肾曲、界曲和骨盆曲：肾曲位于肾盂和输尿管交界处，是凸向上外侧的弯曲；界曲位于输尿管跨越髂血管处，呈“S”形；骨盆曲是输尿管在骨盆内斜向内下方的弯曲（图 4-1-1）。了解输尿管的这些生理性狭窄和弯曲可以减少或避免输尿管镜操作时对输尿管的损伤。

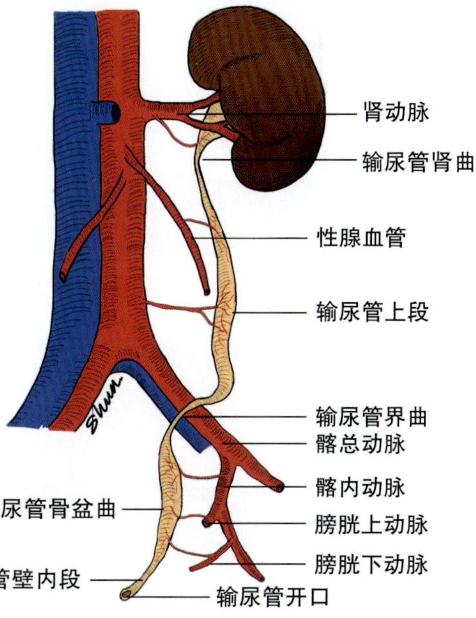

图 4-1-1　输尿管的生理性狭窄、弯曲和血供

上 1/3 段输尿管血液主要由肾动脉分支供应；中 1/3 段由腹主动脉、髂总动脉、髂内动脉、精索内动脉或卵巢动脉供应；下 1/3 输尿管由膀胱上、下动脉分支或子宫动脉分支供应（女）。动脉进入输尿管浆膜下后形成广泛的动脉交通网（图 4-1-1），因此，只要不广泛剥离输尿管结缔组织外膜，就不会引起输尿管坏死。输尿管静脉与动脉伴行。

（刘定益　俞家顺）

第二节 输尿管镜及辅助器械

一、输尿管镜

1. 输尿管硬镜

1912年，Young报道用9.5Fr小儿膀胱镜完成了一位出生后3个月尿道瓣膜婴儿的检查，同时成功观察到婴儿严重扩张的输尿管和肾盂。1977 年，Goodman 和 Lyon 报道用输尿管扩张器扩张输尿管开口到 16Fr 后，应用 13Fr 标准长度的膀胱镜成功进行了输尿管内观察。1980 年，Perez-Castro 等与 Karl Storz 合作制造了输尿管硬镜。目前常用的输尿管硬镜有国产输尿管硬镜、Olympus输尿管硬镜、Richard Wolf输尿管硬镜、Karl Storz输尿管硬镜等，电子输尿管硬镜采用芯片技术，图像更清晰。输尿管硬镜视角为 0° ～ 12° 。目前常用的是输尿管硬镜（8/9.8Fr、6.5 ～ 7.5Fr）和超细输尿管硬镜（4.0/4.5Fr、4.5/6.5Fr），具有完整的观察、冲洗和手术操作功能。通常用的输尿管硬镜的头端直径为 8/9.8Fr，从输尿管镜的头端到目镜端，镜体的直径逐步增大到 9.8Fr ，这样的设计有助于操作时对输尿管逐渐扩张。输尿管硬镜具有多通道，以保证手术器械通过和液体灌注（可同时满足放入安全导丝或阻石器械、500μm 钬激光光纤和液体灌注的需要）。超细输尿管硬镜又称为精囊镜，可用于儿童和输尿管径细的成人输尿管、精囊疾病的诊断和治疗，由于管腔小，操作时只能放入导丝或 200μm 钬激光光纤，也可放入细活检钳进行活检（图 4-2-1 ～图 4-2-4）。

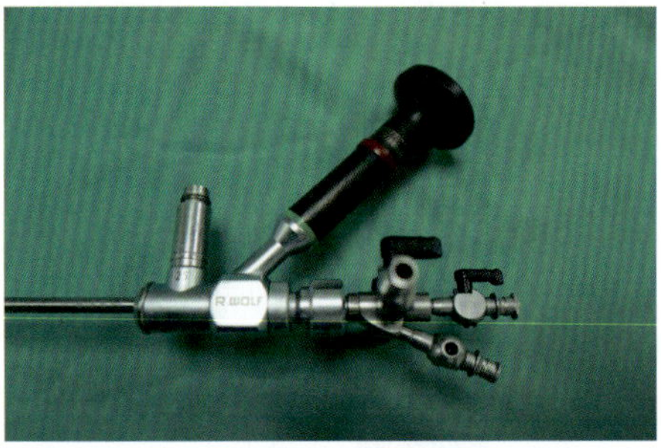

图 4-2-1 输尿管硬镜操作端（8/9.8Fr）

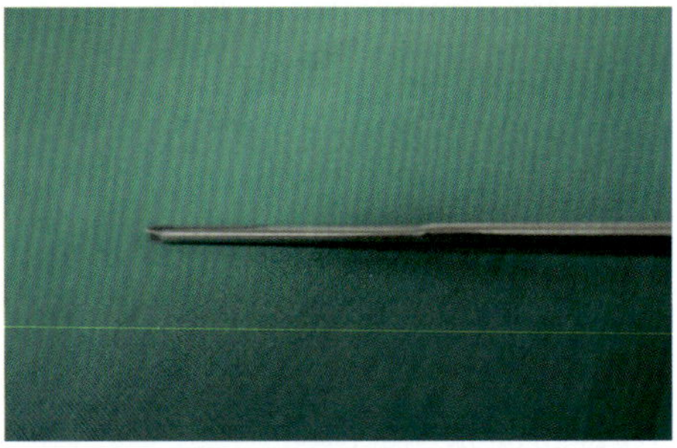

图 4-2-2 输尿管硬镜头端（8/9.8Fr）

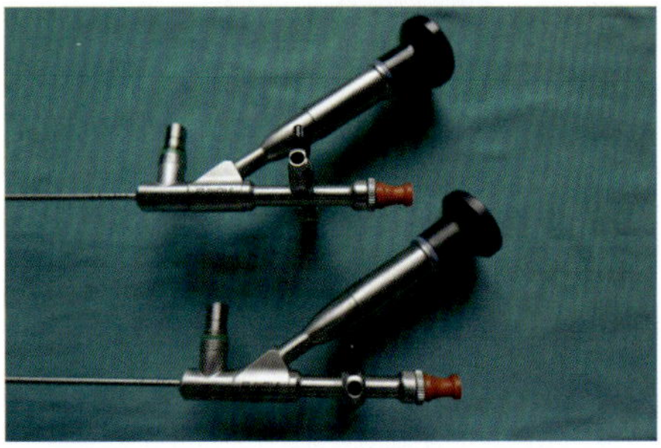

图 4-2-3 超细输尿管硬镜操作端（4.0/4.5Fr、4.5/6.5Fr）

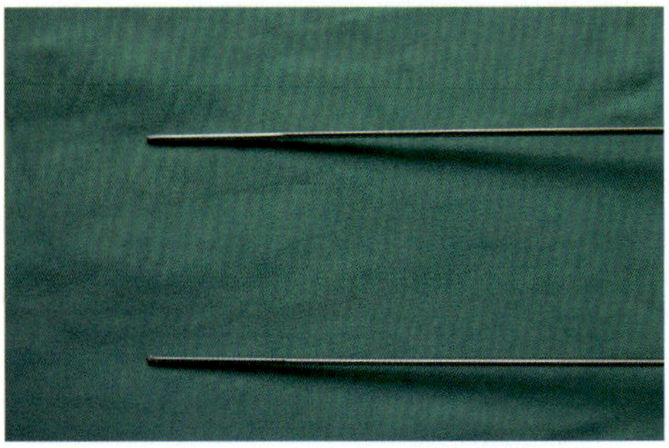

图 4-2-4 超细输尿管硬镜头端（4.0/4.5Fr、4.5/6.5Fr）

2. 软性输尿管镜

1964 年，Marshal 首次将输尿管软镜应用于泌尿外科。1971 年，Takagi 等报道成功应用无灌洗装置可弯曲 2mm 外径的输尿管软镜对肾盂进行了检查。软性输尿管镜头端具有弯曲功能，外径为 8.5 ～ 11.9Fr。根据成像方式不同分为纤维镜和电子镜，按能否可拆卸分为一体式软性输尿管镜（图 5-7-1 ～图 5-7-5）和可拆卸软性输尿管镜（图 4-2-5 ～图 4-2-8）。根据镜体和末段弯曲性能分为全软镜和末段可弯曲镜（图 4-2-9，图 4-2-10）。电子软性输尿管镜图像较纤维软性输尿管镜更清晰，且克服了纤维软镜光纤容易损坏的缺点。可拆卸输尿管镜较一体式输尿管软镜耐用，但管径较一体式输尿管软镜粗，操作比较复杂。软性输尿管镜镜体最大弯曲度可达 270°，长度为 65 ～ 86cm，视角为 52° ～ 75°，具有观察、冲洗和腔内手术的功能。软性输尿管镜主要用于输尿管上段和肾盂病变的诊断和治疗。国产孙氏输尿管镜除了具备输尿管硬镜、软性输尿管镜的功能之外，最大特点是应用过程中无需输尿管扩张鞘的帮助（图 4-2-9，图 4-2-10）。国产一次性输尿管软镜价廉物美、图像清晰、操作方便，是一种很有发展前景的软镜（图 5-7-2）。

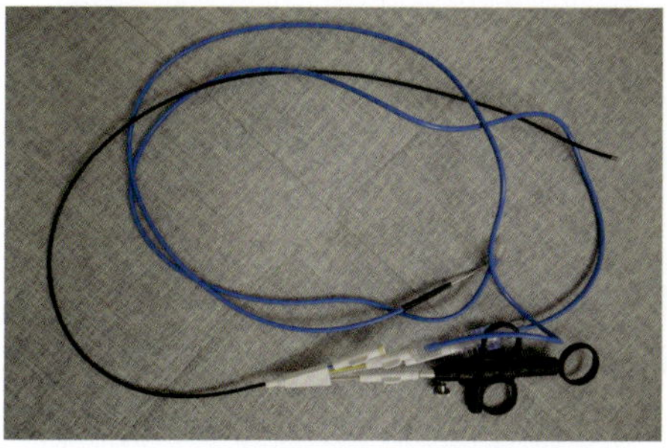

图 4-2-5　德国铂力可拆卸软镜配件

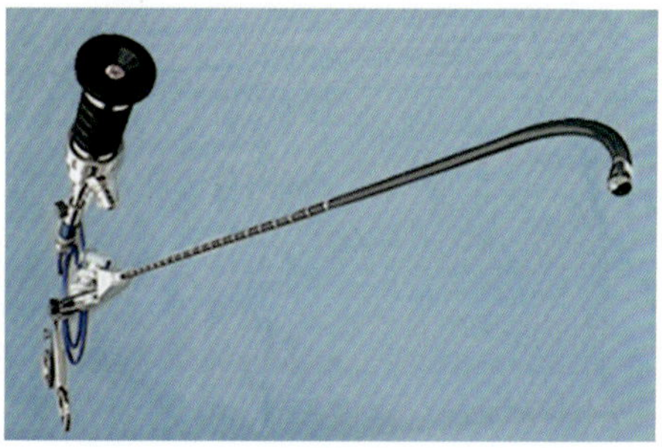

图 4-2-6　德国铂力可拆卸软镜

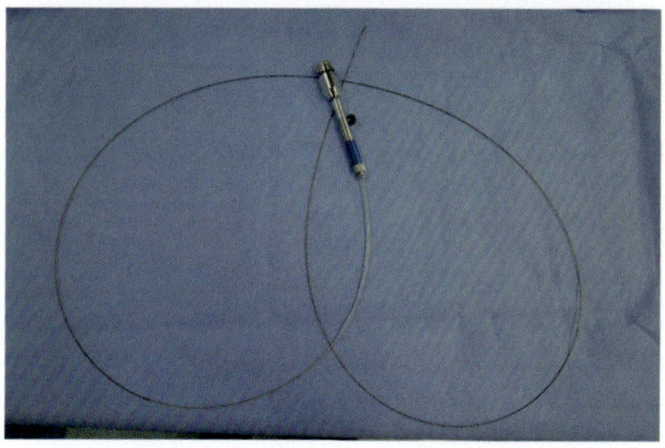

图 4-2-7　德国铂力可拆卸软镜内芯

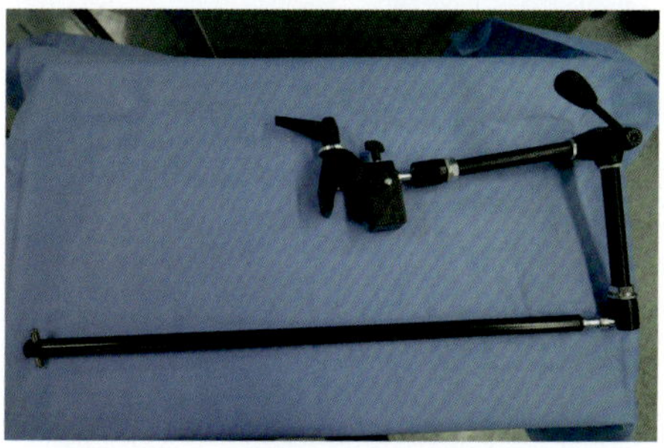

图 4-2-8　德国铂力可拆卸软镜支架

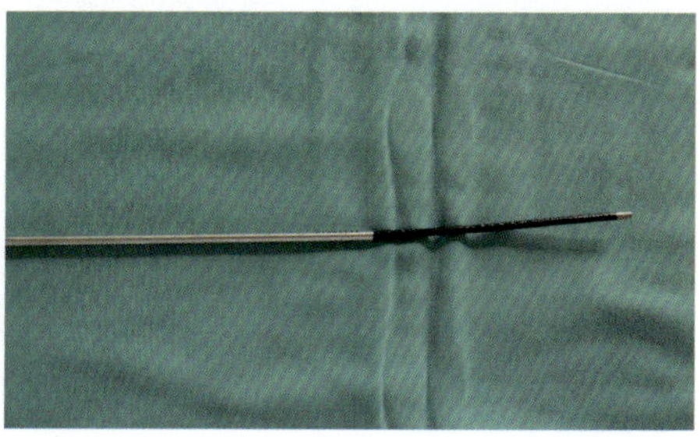

图 4-2-9　孙氏输尿管镜可弯曲头端

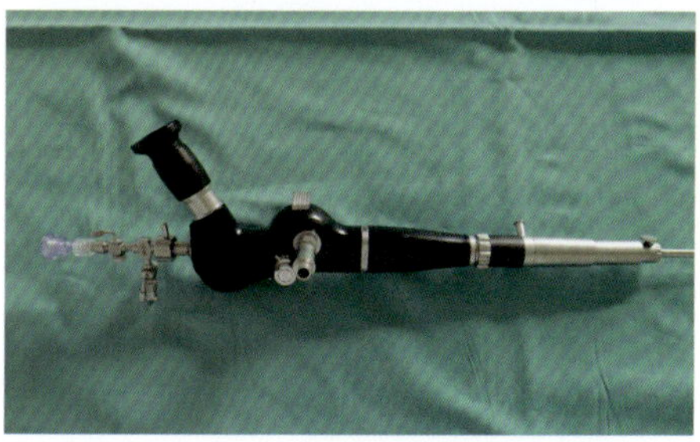

图 4-2-10　孙氏输尿管镜操作端

二、输尿管镜辅助器械

1. 输尿管扩张管和输尿管导入鞘

输尿管扩张管用于扩张输尿管开口，包括锥形头的Teflon或聚乙烯扩张管、橄榄头状金属扩张管、拉杆套叠式金属扩张管和不同管径的输尿管扩张球囊导管等（图4-2-11，图4-2-12）。

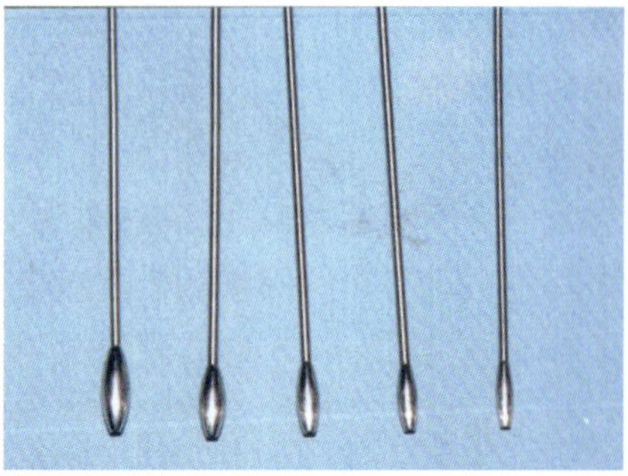

图4-2-11 橄榄头状金属扩张管

输尿管导入鞘（ureteral access sheath，UAS）用于输尿管软镜，由聚乙烯材料制成，可以方便输尿管软镜置入肾盂，减少输尿管壁对输尿管软镜的旋转阻力，延长输尿管软镜的使用寿命和降低手术操作时肾盂内的压力（图4-2-13，图4-2-14）。

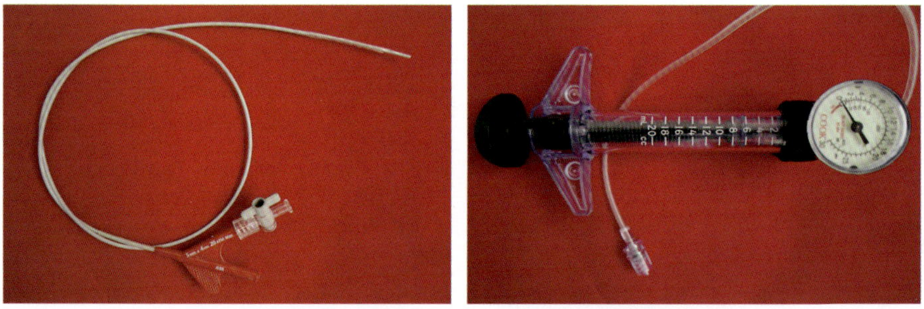

图4-2-12 COOK扩张球囊导管（左）和压力表（右）

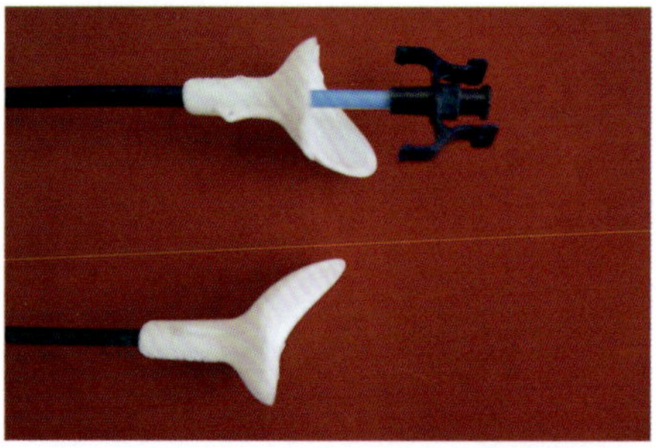

图4-2-13 Flexor UAS尾端

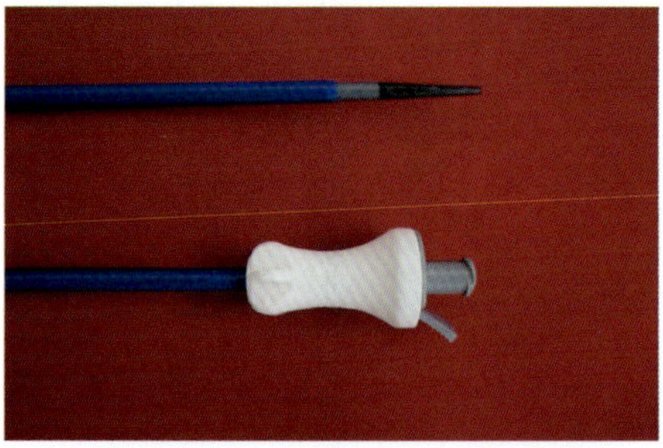

图4-2-14 UAS头端、尾端

2. 灌注泵

灌注泵用于输尿管镜操作过程中的注水（图4-2-15），可控制输尿管腔内手术时的灌注压力和流量。如无灌注泵也可人为通过大容量注射器均匀推注灌注液。

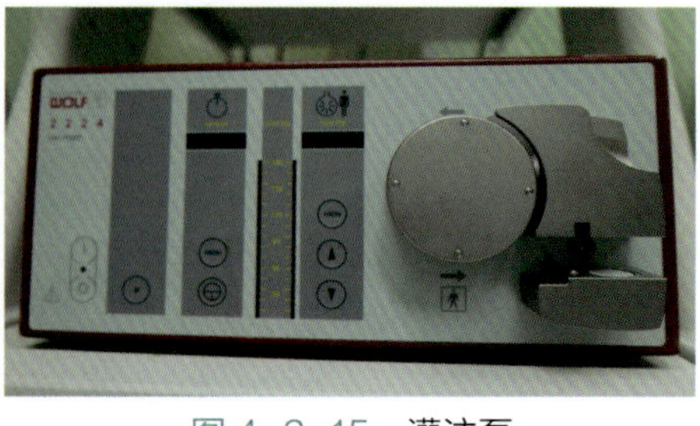

图4-2-15 灌注泵

3. 导丝、输尿管支架

导丝为软头金属导丝，长145cm，直径为2.7Fr或2.9Fr，外层包有聚四氟乙烯涂层和亲水聚合物

（图 4-2-16），用于输尿管镜手术中引导方向。输尿管支架有 4.5 ～ 8Fr 的不同外径，由复合材料做成，内添加不透 X 线的金属盐，外表有亲水涂层，具有输尿管引流和支架作用。输尿管支架两头呈“J”形或膀胱端呈网篮状，称双 J 管（图 4-2-17）。输尿管支架除了可以克服输尿管腔内梗阻，具有腔外压迫引流尿液的作用之外，还能被动扩张输尿管，可帮助修复输尿管，减少输尿管狭窄。普通输尿管支架体内留置时间少于 3 个月，镍钛合金输尿管支架可留置 1 年，而输尿管 Resonance 金属支架、Allium 覆膜金属支架和 Memokath 热膨胀金属支架可更长时间留置于体内（详见本章第六节“输尿管狭窄长效支架置入术”）。

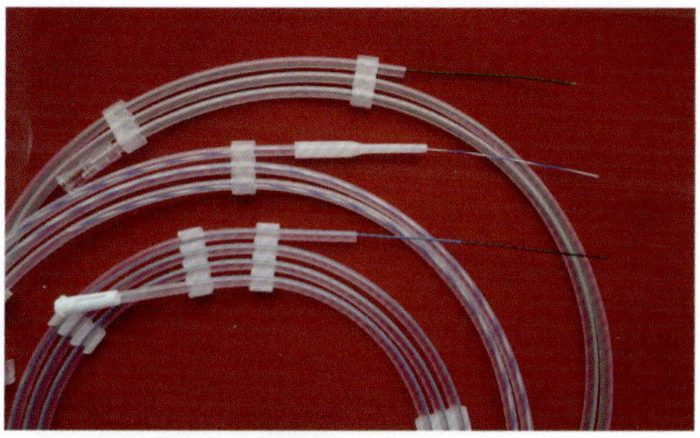

图 4-2-16 各种导丝

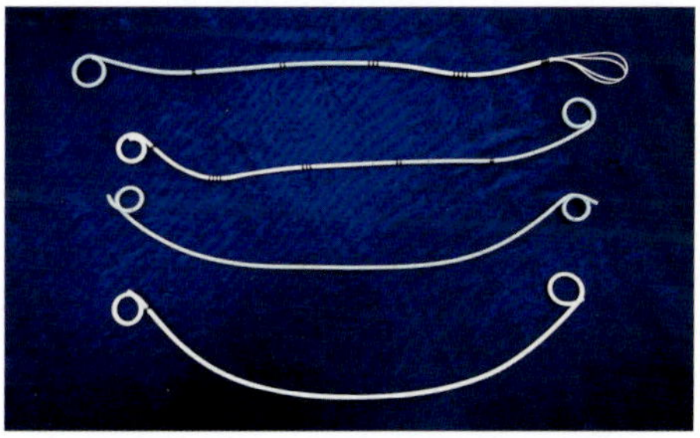

图 4-2-17 不同类型的双 J 管

三、输尿管镜辅助手术器械

1. 手术器械

不同型号和大小的异物钳（图 4-2-18，图 4-2-19）、活检钳（图 4-2-20 ～图 4-2-22）、三爪钳和各种形状的套石篮（图 4-2-23，图 4-2-24）等设备，可完成取异物、活检、套石或阻挡输尿管结石移动等操作。

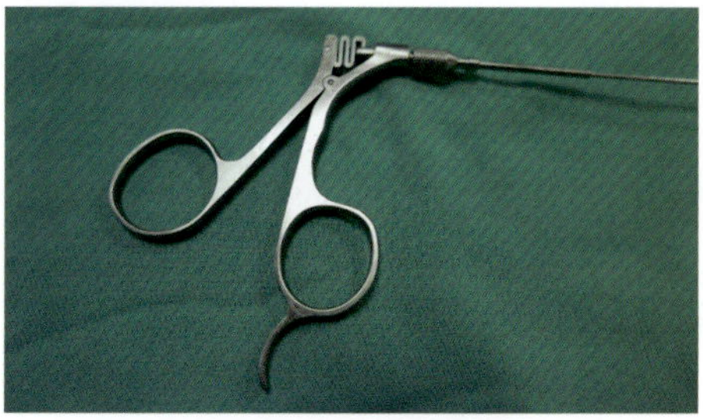

图 4-2-18 异物钳手柄

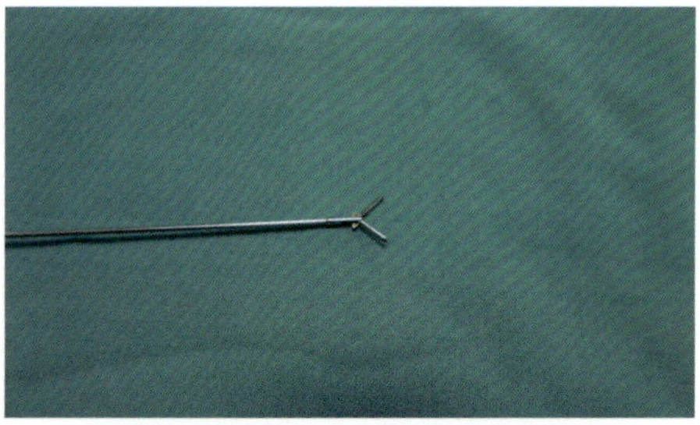

图 4-2-19 异物钳头端

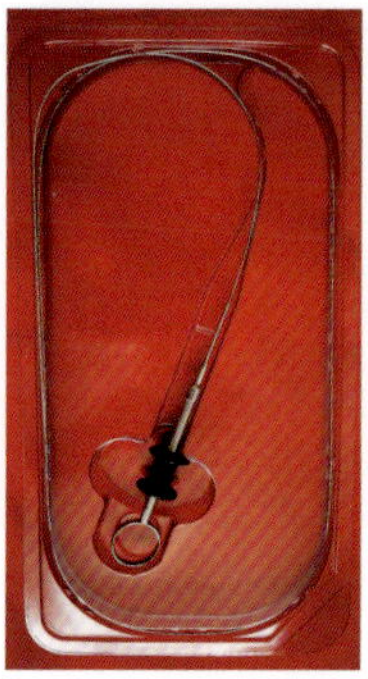

图 4-2-20 活检钳

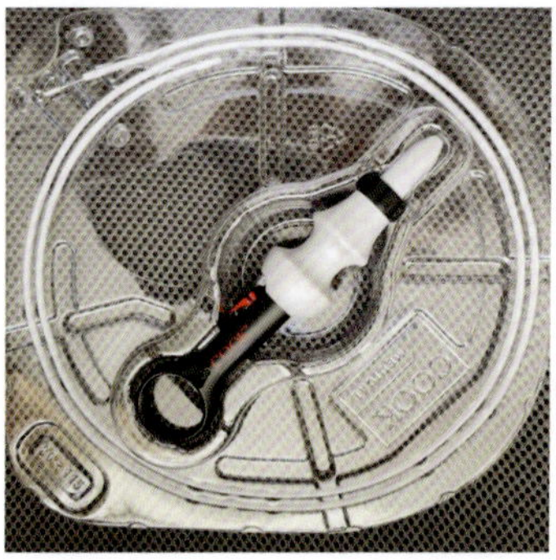

图 4-2-21 可拆卸活检钳

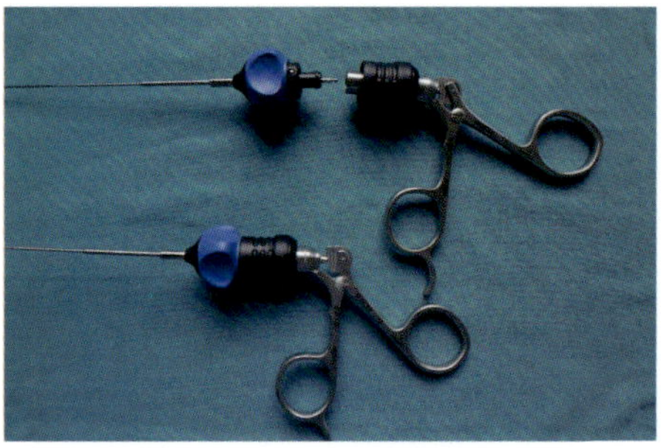

图 4-2-22　可拆卸活检钳手柄

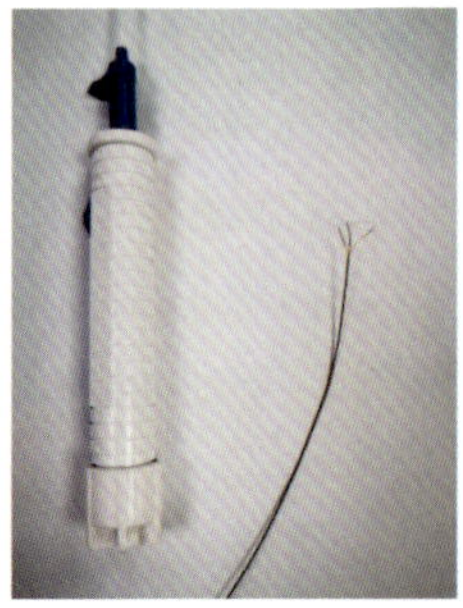

图 4-2-23　不同类型套石篮的头、尾端

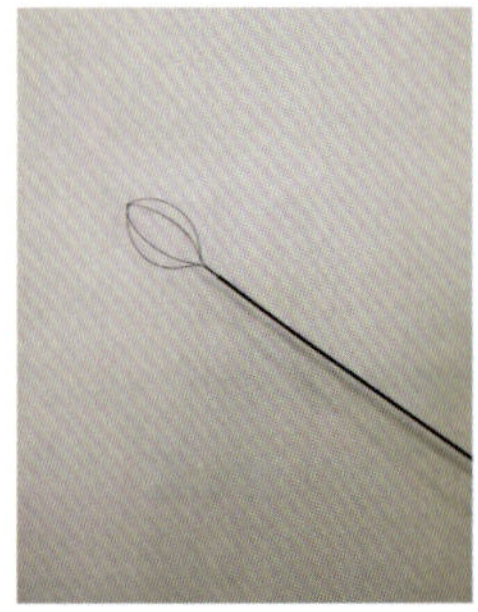

图 4-2-24　不同类型套石篮头端

2. 腔内碎石器

腔内碎石器有超声碎石器、液电碎石器、气压弹道碎石器、气压弹道超声联合动力碎石清石系统和钬激光碎石器等。

（1）气压弹道碎石器　优点是使用安全，碎石的效力是超声碎石的 20 ～ 30 倍，有较好的性价比；缺点是碎石过程中结石或碎片易向尿路近端移位，从而降低结石的清除率。

（2）超声碎石器　优点是有负压泵，可以不断灌洗及抽吸，视野比较清晰；缺点是能量相对比气压弹道小。气压弹道超声联合动力碎石清石系统兼具气压弹道碎石器和超声碎石器的功能（图 4-2-25）。

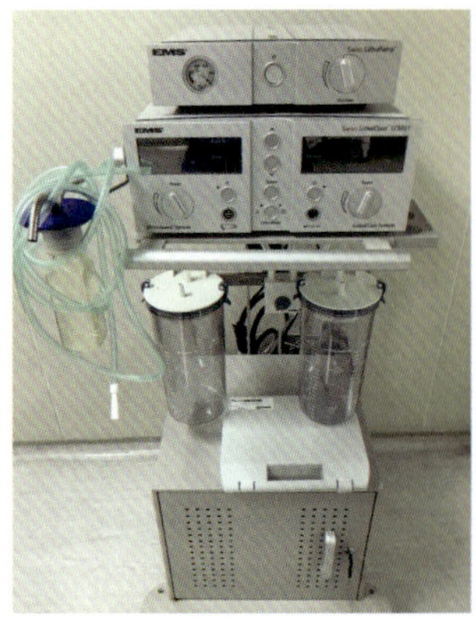

图 4-2-25　EMS-LCM21 混合动力碎石清石系统

（3）钬激光碎石器　碎石时形成颗粒小，不易引起结石移位。钬激光的光纤有多种外径，可弯曲，用于硬性和软性输尿管镜的治疗（图 2-8-1）。

（4）阻石器械　阻石器械有拦截网篮、结石锥形导丝、多层折叠阻塞膜等。①拦截网篮（N-trap）：当网篮张开时呈曲棍球杆样弯曲的网兜，直径为 8mm，可阻止结石上移和帮助取出小结石（图 4-2-26）；②结石锥形导丝（Stone cone）：当前部导丝超过结石 1 ～ 2cm 时，向前推内导丝，导丝可在结石近端张开呈锥形或盘状，以此阻止结石上移（图 4-2-27）；③多层折叠阻塞膜（Percsys Accordion）：可形成多层折叠状膜，直径为 7mm，能阻止结石上移（图 4-2-28，图 4-2-29）。

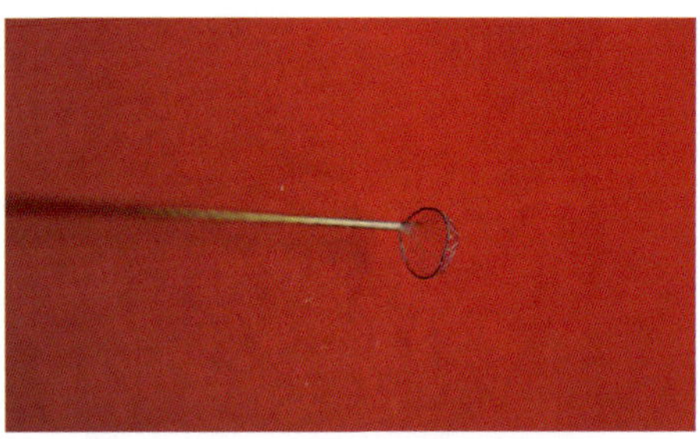

图 4-2-26　N-trap 拦截网篮

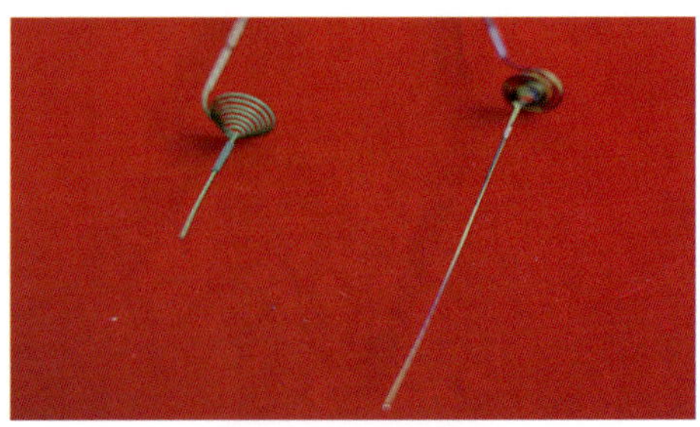

图 4-2-27　结石锥形导丝前端

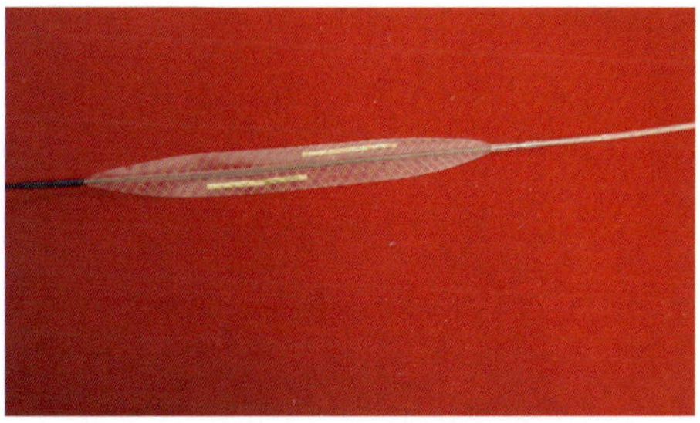

图 4-2-28 多层折叠阻塞膜

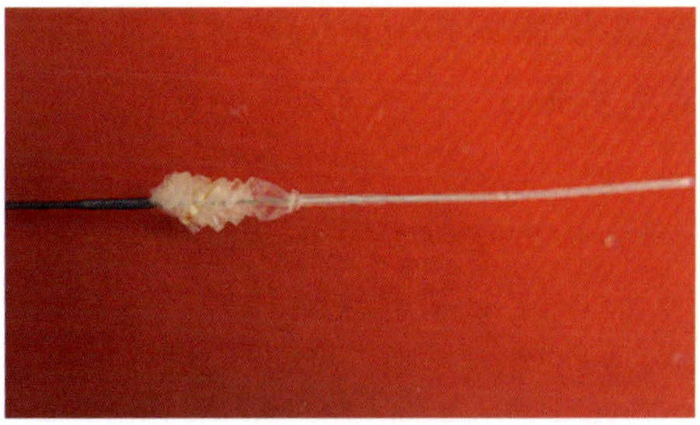

图 4-2-29 多层折叠阻塞膜（收缩状态）

（刘定益）

第三节 经尿道输尿管镜检查术

【概述】

输尿管镜检查技术是膀胱镜技术在上尿路应用的延伸。1980 年，Perez-Castro 等与 Karl Storz 公司合作研制出了输尿管硬镜，此后输尿管镜技术在欧美国家开始广泛应用。吴开俊教授在我国积极开展和推广该项技术，1992 年吴开俊报道应用输尿管镜治疗输尿管结石 2986 例，取石成功率达到 98% 以上。随着现代科技的发展，输尿管硬镜、软镜的外径更小，清晰度更高，加上超声碎石器、液电碎石器、气压弹道碎石器、气压弹道超声混合动力碎石清石系统和钬激光碎石等设备的出现，使得输尿管镜的适应证范围进一步扩大，手术效果进一步提高，手术并发症也逐步减少。输尿管镜技术除了常规用于输尿管检查和碎石外，目前已广泛应用于输尿管梗阻等病变的治疗。

【适应证】

（1）原因不明的上尿路血尿。

（2）上尿路尿液脱落细胞阳性，而影像学检查阴性者。

（3）影像学提示上尿路充盈缺损或梗阻。

（4）腔内手术治疗上尿路肿瘤的随访。

【禁忌证】

（1）严重出血性疾病。

（2）不能耐受手术或麻醉者。

（3）急性尿路感染。

（4）膀胱容量＜ 50ml 者。

【术前准备】

（1）术前常规检查，了解患者全身情况，判断其能否耐受输尿管检查手术。

（2）IVP 或 CTU 了解肾、输尿管和膀胱情况和患肾功能。

（3）术前控制好尿路感染。

【麻醉和体位】

蛛网膜下腔阻滞麻醉、硬膜外阻滞麻醉或全身麻醉。手术体位通常采用截石位，也可采用健侧下肢抬高、患侧下肢放低的改良截石位，骨盆向患侧倾斜，可使输尿管开口与输尿管镜的角度由锐角变成钝角，导丝和输尿管镜相对容易插入输尿管。

【手术步骤】

（1）选用适当口径的输尿管硬镜，头端涂润滑油后，经尿道进入膀胱，沿输尿管间嵴找到患侧输尿管开口（图 4-3-1）。

（2）输尿管镜靠近输尿管开口，由工作通道向输尿管口内置入导丝（图 4-3-2）。

（3）旋转镜体 180° ，头端斜面向上，挑起导丝，拉长输尿管开口（图 4-3-3），在持续灌注下输尿管口会张开，输尿管镜可进入输尿管壁内段（图 4-3-4），此时术者有一定程度的紧束感。

（4）通过输尿管口后，由于输尿管镜镜面紧贴输尿管黏膜，会出现视野不清，此时可增加灌注压力，输尿管镜再进入 1.5 ～ 2cm，可见宽敞、光滑的输尿管腔，这是通过输尿管壁内段的重要标志。

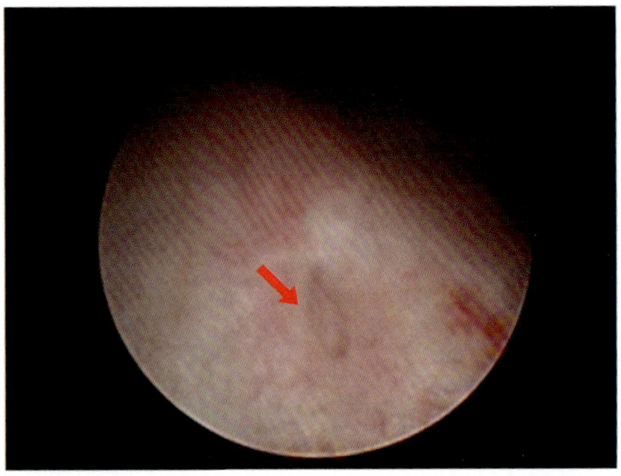

图 4-3-1 输尿管开口

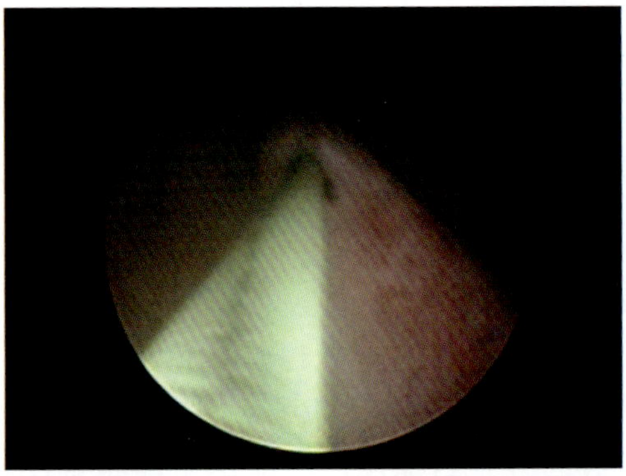

图 4-3-2 导丝插入输尿管口

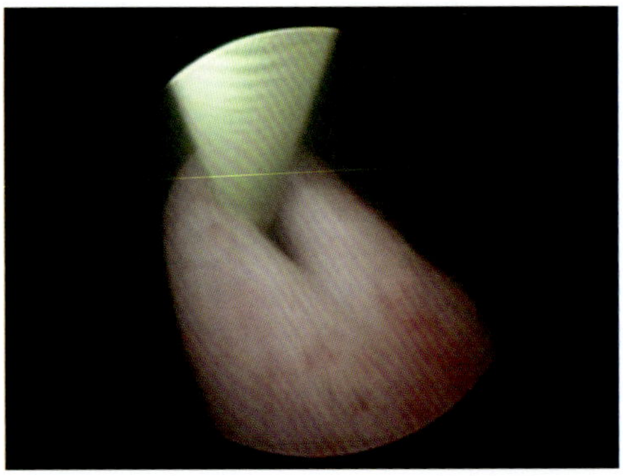

图 4-3-3 挑起导丝，拉长输尿管开口

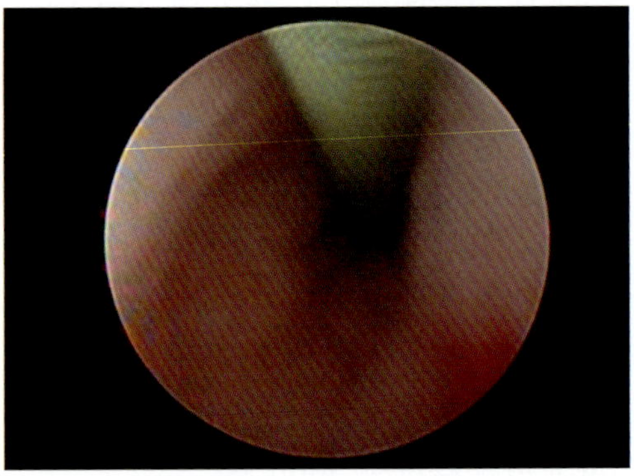

图 4-3-4 输尿管壁内段

（5）进入输尿管骨盆曲，管腔比较大（图 4-3-5），可降低灌注流量，始终保持输尿管腔在视野中，逐渐推进输尿管硬镜，当看到输尿管后壁有脉冲式搏动时，即是到达输尿管界曲的标志（图 4-3-6），此时下压输尿管镜操作端，使输尿管镜头端抬高，即可看清输尿管界曲管腔。

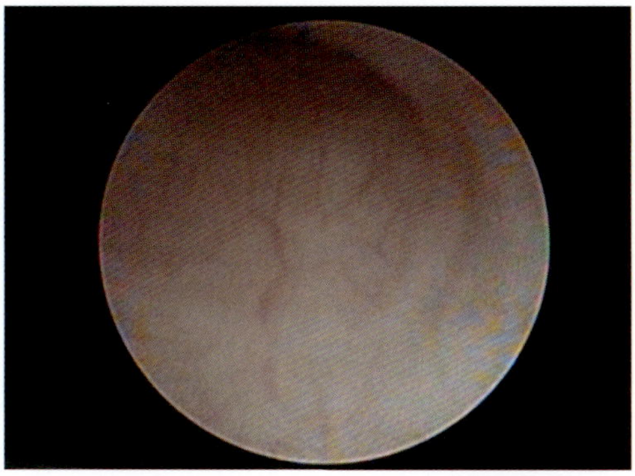

图 4-3-5 输尿管骨盆曲管腔

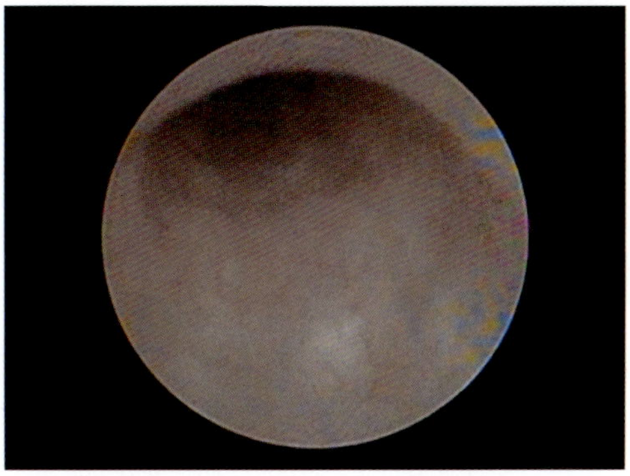

图 4-3-6 输尿管界曲管腔

（6）越过界曲，进入输尿管上段，在近肾曲处可以观察到输尿管随着呼吸移动，吸气时输尿管随肾脏下移而成角，呼气时输尿管伸直。此时，应加压灌注液或放低患者上半身，使肾脏向头侧移动再显输尿管管腔。有时在输尿管镜前进时，可见输尿管黏膜呈不同程度、不同外观的环状隆起并弯曲，形成环形缩窄，这是输尿管肾曲的标志（图 4-3-7～图 4-3-9）。

（7）肾曲处输尿管镜一般难以进入，可采用头低位，沿导丝推进，肾曲会环抱导丝，推进输尿管有阻力，如不能进入肾盂，可插入二根导丝（图 4-3-10～图 4-3-13），肾曲处会出现管腔间隙（图 4-3-14），此时输尿管镜沿导丝推进，可安全进入肾盂。

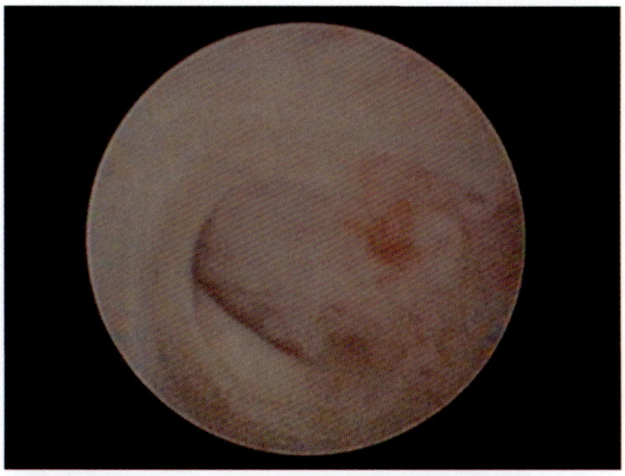

图 4-3-7 输尿管肾曲管腔（1）

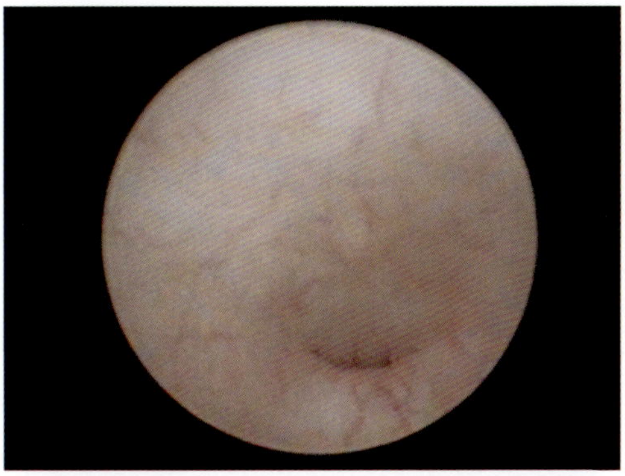

图 4-3-8 输尿管肾曲管腔（2）

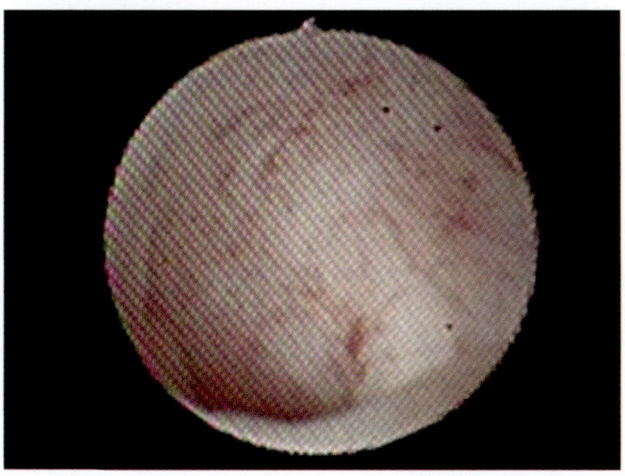

图 4-3-9 输尿管肾曲管腔（3）

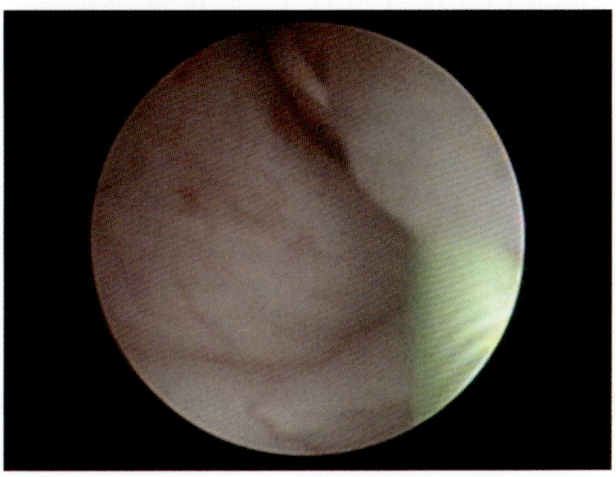

图 4-3-10 一根导丝通过肾曲

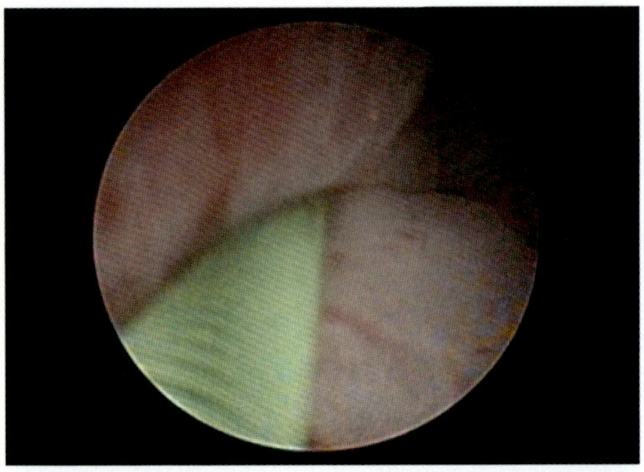

图 4-3-11　肾曲环抱导丝

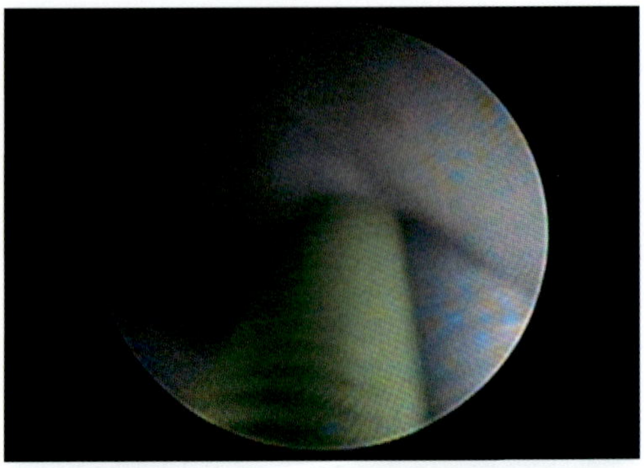

图 4-3-12　二根导丝通过肾曲

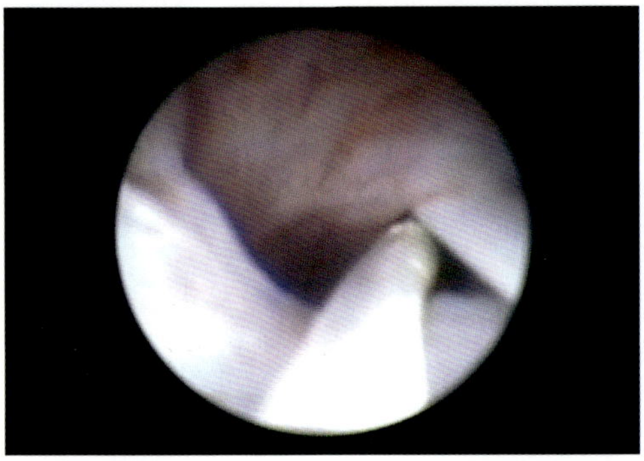

图 4-3-13　肾曲处通过二根输尿管导管

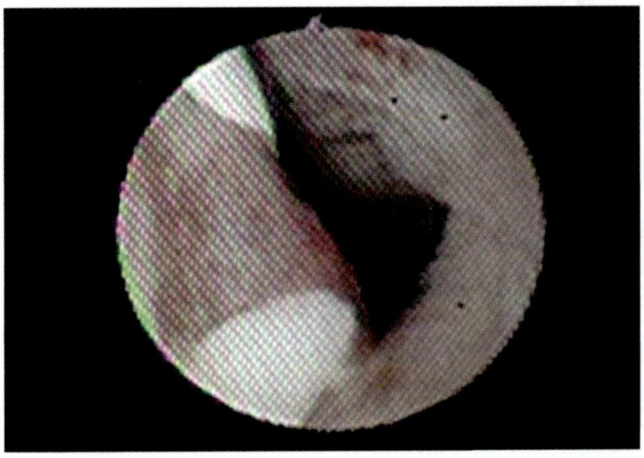

图 4-3-14　肾曲处通过二根导管后扩大腔隙

（8）超越肾曲即进入肾盂，进入肾盂后可以观察到大部分肾盂和肾上盏（图 4-3-15）。

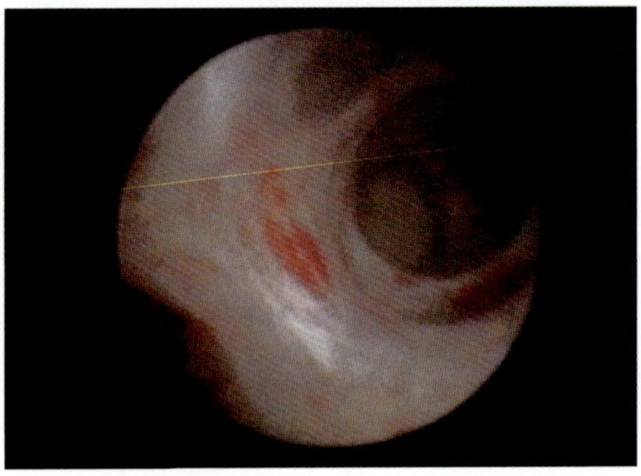

图 4-3-15　肾上盏

【手术要领】

（1）输尿管是比较脆弱的组织，操作者应熟悉输尿管的解剖。输尿管镜进入输尿管腔后，推进过程中始终要保持输尿管腔或部分管腔处于视野中。

（2）如输尿管开口较细，进镜困难，可用输尿管扩张管或用输尿管扩张鞘的内芯沿导丝直接扩张输尿管开口（图 4-3-16）。如果直接扩张输尿管开口无效，可留置双 J 管 1 ～ 2 周，进行输尿管被动扩张，择日再进行输尿管内检查或手术操作。对特别小的输尿管开口或输尿管壁内段狭窄者也可采用超细输尿管镜（4.5/6.5Fr）。

（3）对输尿管局部狭窄者，可通过置入导丝后用输尿管镜扩张，如输尿管镜无法超越狭窄，可采用气囊扩张或输尿管狭窄内切开后进镜，对严重、长段输尿管狭窄或输尿管壁僵化的患者应终止输尿管镜检查和手术（图 4-3-17，图 4-3-18），若强行推进输尿管镜会引起输尿管黏膜撕裂、穿孔、假道、撕脱或离断等意外（图 4-3-19 ～图 4-3-25）。

（4）遇输尿管镜视野不清，大多数是光源或镜体的问题，如输尿管镜头端紧贴输尿管壁、输尿管扭曲等，输尿管黏膜出血也会导致视野不清，通过调节光源、更换输尿管镜、增加灌注压力、调节体位或插入导丝、取出血块等方法多能解决问题。

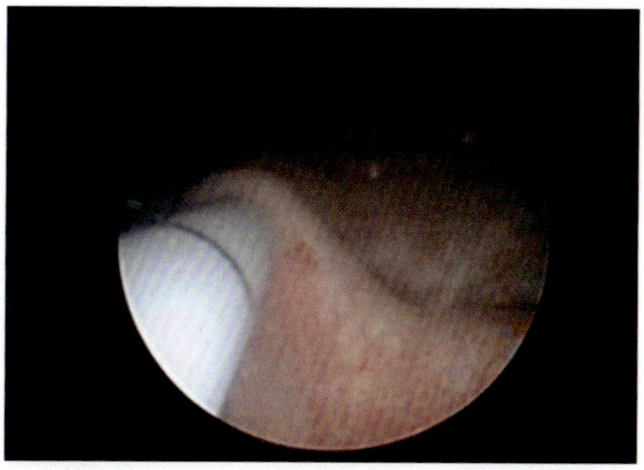

图 4-3-16　扩张管扩张输尿管开口

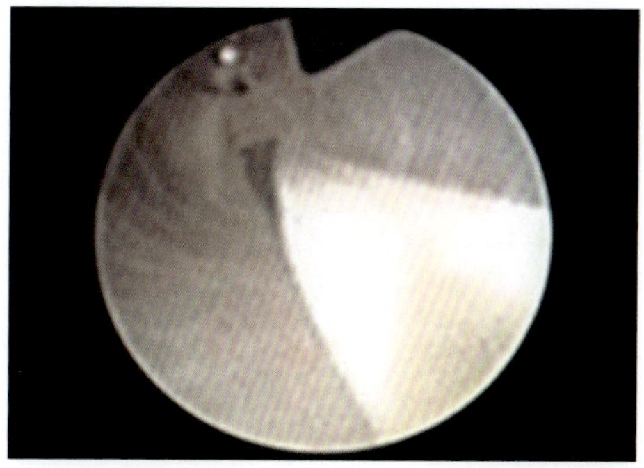

图 4-3-17　输尿管狭窄、黏膜苍白、僵硬（内有导管）

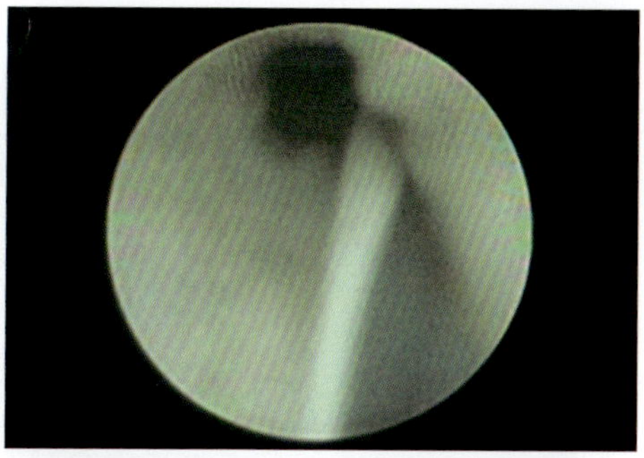

图 4-3-18　输尿管黏膜苍白、僵硬（内有导丝）

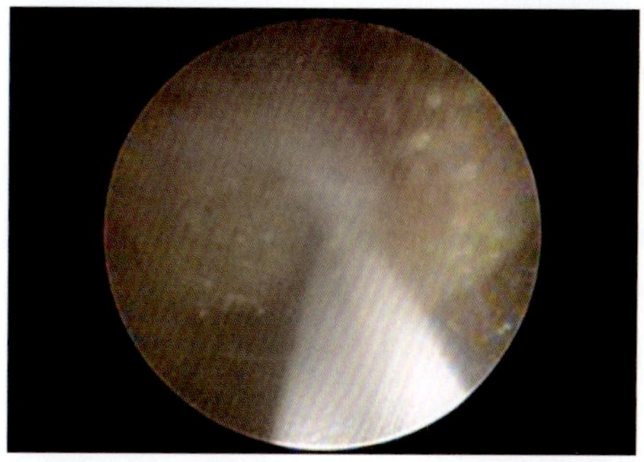

图 4-3-19　输尿管穿孔，看见输尿管腔外脂肪（内有导丝）

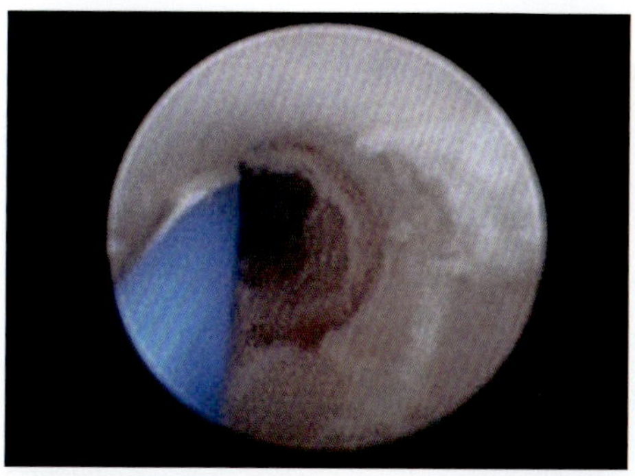

图 4-3-20　输尿管狭窄，部分黏膜环形撕脱（内有导丝）

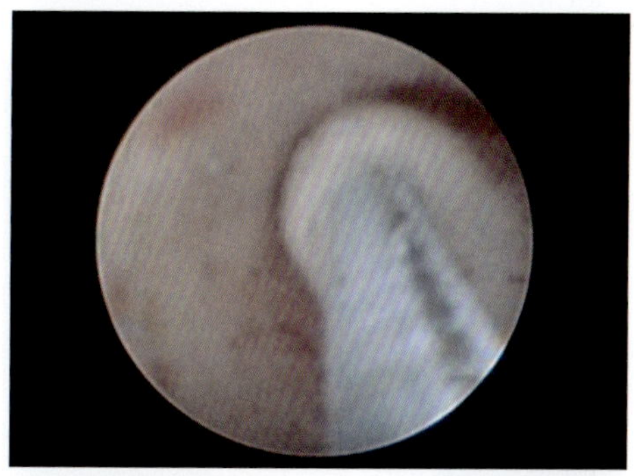

图 4-3-21　膀胱输尿管连接处完全断裂（内为导丝）

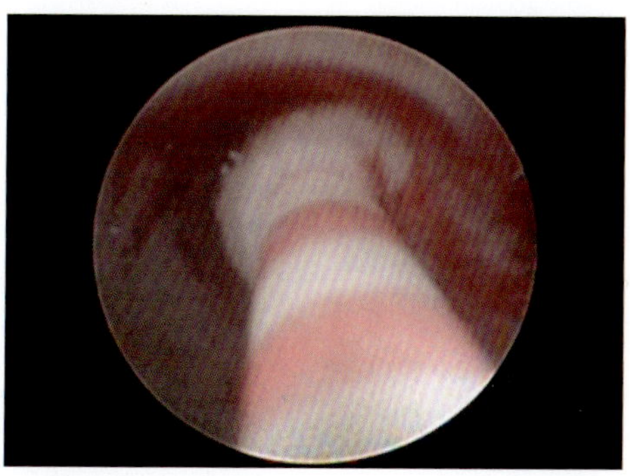

图 4-3-22　膀胱输尿管连接处完全断裂（内为输尿管导管）

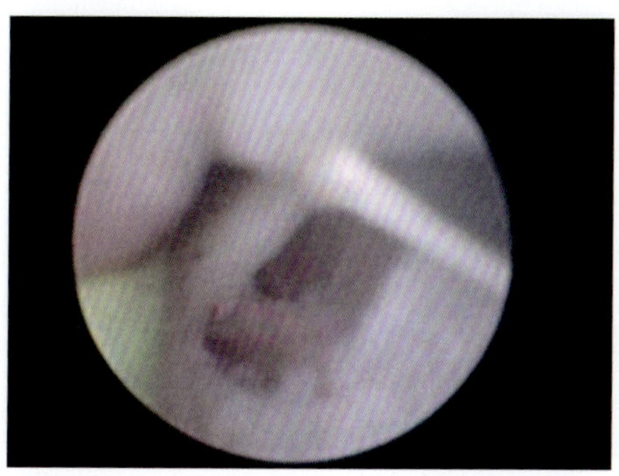

图 4-3-23　输尿管穿孔（二根导丝下方）

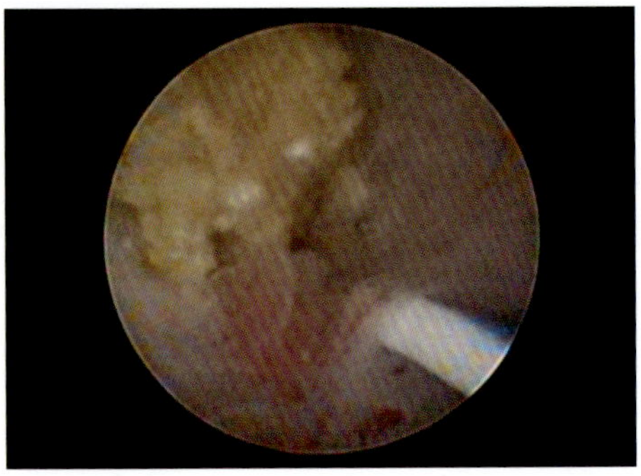

图 4-3-24 导丝进入输尿管结石下方的黏膜下假道

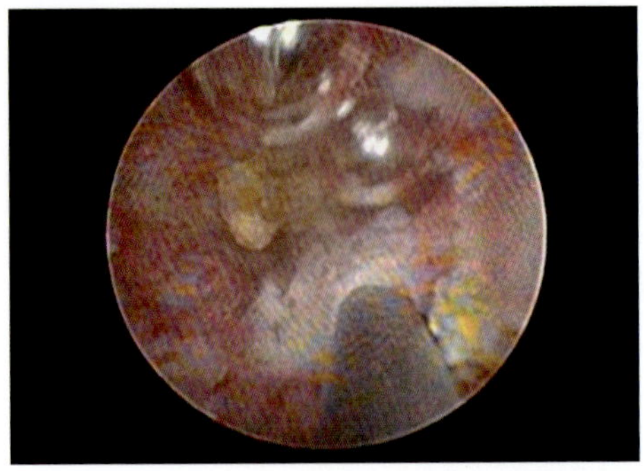

图 4-3-25 N-trap 进入输尿管黏膜下假道

（5）进行输尿管镜检查前应该仔细了解患者病史，阅读患者的 CTU 或 IVP，确认患者是否有输尿管畸形，是否存在输尿管数目、位置、开口和结构异常，有时会发现特殊的或病变的输尿管开口（图 4-3-26 ～图 4-3-28），甚至输尿管开口在膀胱憩室内（图 4-3-29）。有些输尿管病变要根据影像学检查决定，输尿管开口可能正常，而输尿管或肾则存在畸形（图 4-3-30 ～图 4-3-34）。

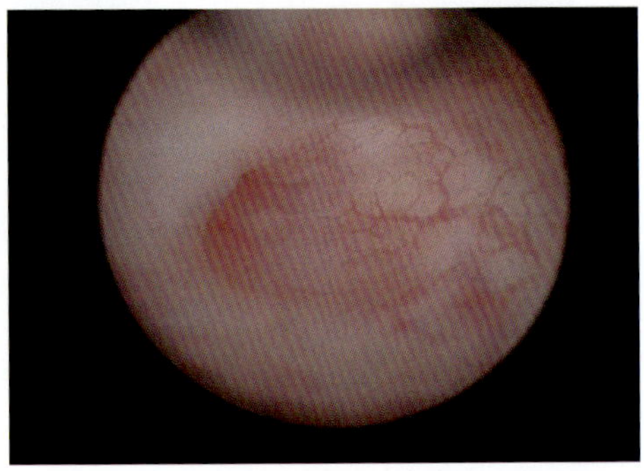

图 4-3-26 输尿管结核，高尔夫球状开口（1）

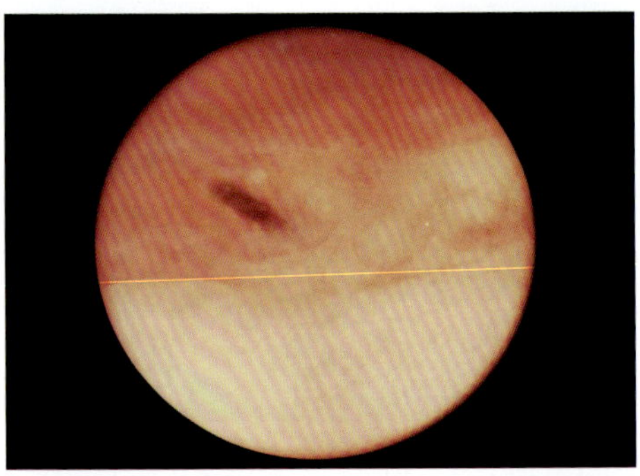

图 4-3-27 输尿管结核，高尔夫球状开口（2）

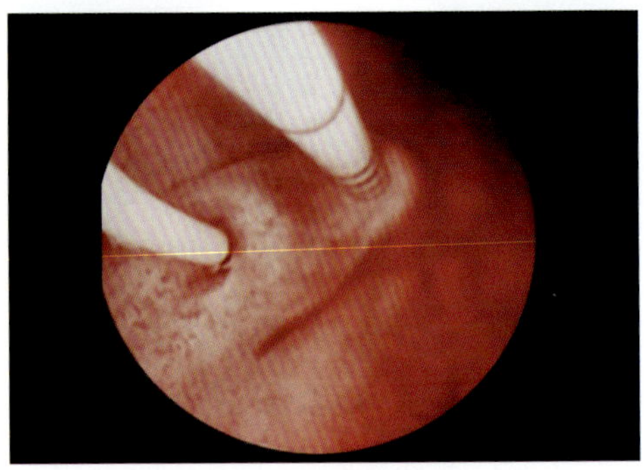

图 4-3-28 左侧重复输尿管开口

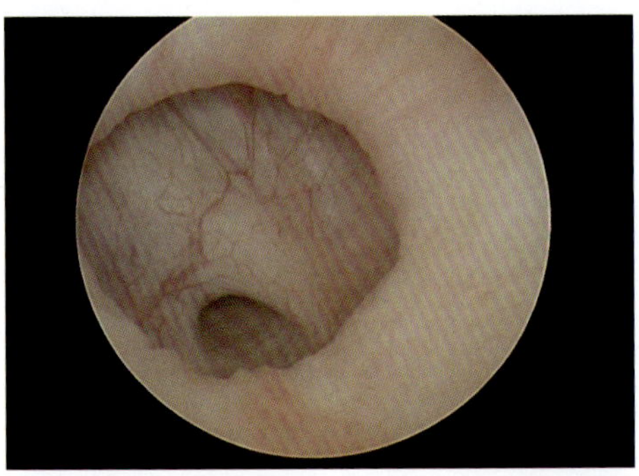

图 4-3-29 输尿管开口位于膀胱憩室内

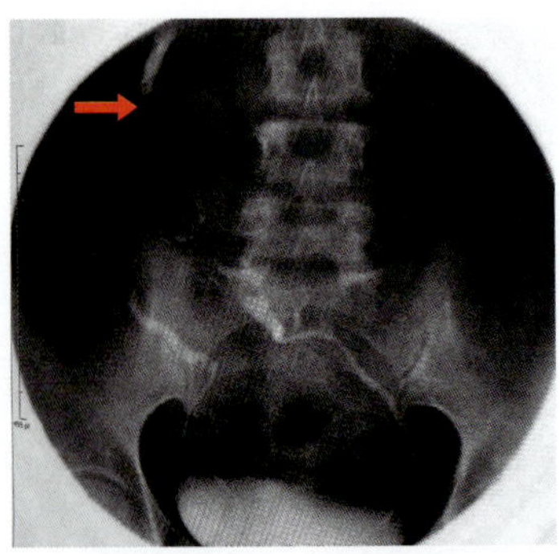

图 4-3-30 融合肾，但输尿管开口正常

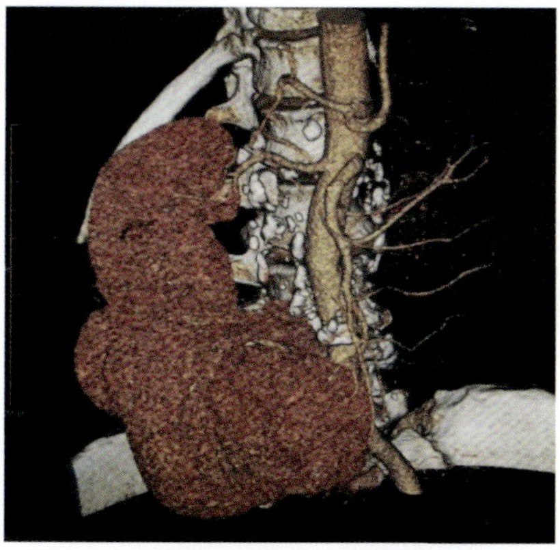

图 4-3-31 图 4-2-30 融合肾

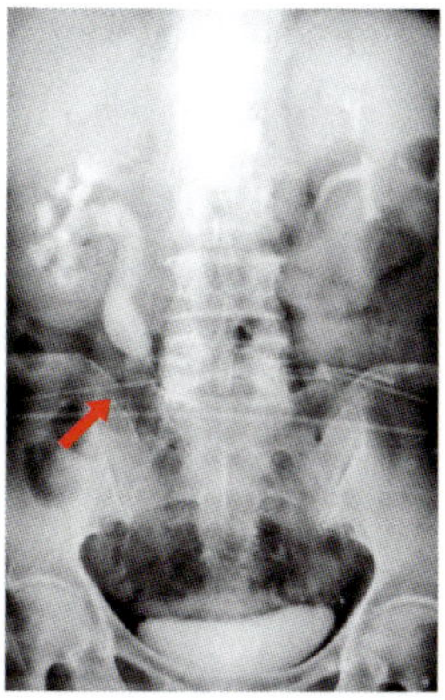

图 4-3-32 右侧腔静脉后输尿管

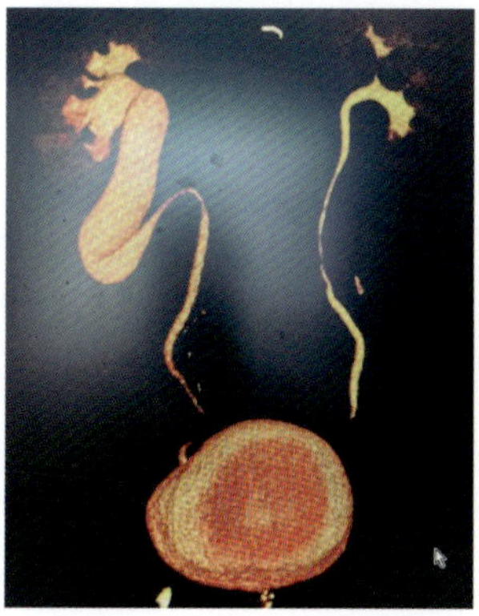

图 4-3-33 右侧腔静脉后输尿管

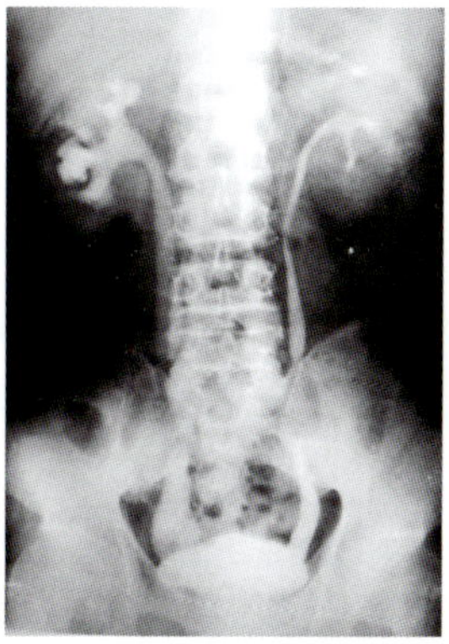

图 4-3-34 双侧巨输尿管

【术后处理】

（1）输尿管镜检查后会引起输尿管水肿，为了尿液的引流通畅，避免术后感染，在输尿管镜手术后通常要留置双 J 管 3 ～ 7d。

（2）保留导尿 1 ～ 2d。

（3）常规应用抗生素预防感染。

【并发症和防治】

1. 输尿管黏膜撕脱

输尿管黏膜撕脱主要由暴力操作所致，部分或短段黏膜撕脱可以置入双 J 管观察，长段输尿管黏膜撕脱需要开放手术或腹腔镜手术治疗。

2. 输尿管穿孔

小的输尿管穿孔可放置双 J 管引流，给予观察，如严重输尿管穿孔又无法安全置入双 J 管者，应进行开放手术或腹腔镜手术修补。

3. 感染性休克

检查前控制尿路感染，术中应该避免高压灌洗，术中发现输尿管中流出浑浊、黄色的尿液时应停止检查，及时放置双 J 管引流，等待择期手术。

4. 输尿管狭窄

术中应尽量避免医源性输尿管损伤，如有损伤应放置双 J 管，尽可能减少输尿管狭窄的发生。

视频 17 输尿管镜检查技术

（刘定益 经 浩）

第四节 输尿管结石的内镜手术

【概述】

输尿管结石的治疗原则是去除结石，恢复输尿管腔的通畅，缓解肾绞痛，控制尿路感染，保护肾功能。98% 直径小于 5mm 的结石可以自行排出，直径为 5 ～ 10mm 的输尿管结石可以药物排石或体外冲击波碎石治疗，直径大于 10mm 的输尿管结石或保守治疗无效的输尿管结石患者通常需要采用输尿管镜碎石术或体外冲击波碎石术(ESWL)等方法治疗。输尿管镜进入输尿管后，应仔细检查，发现问题及时处理。在输尿管镜行进过程中，如遇血块，可用异物钳取出。操作过程中有时可见输尿管黏膜苍白、僵硬、狭窄，如病变范围小，可采用输尿管扩张或切开后继续进行操作，当前述病变范围大时应终止手术，放入双 J 管，待择期手术或改换其他手术方式。

【适应证】

（1）结石大小＞ 10mm。

（2）输尿管结石伴肾盂积水，保守治疗无效。

（3）ESWL 治疗失败或石街形成。

【禁忌证、术前准备、麻醉和体位】

参考本章第三节“经尿道输尿管镜检查术”。

【手术步骤】

1. 输尿管中、下段结石的碎石

（1）边缘蚕食碎石法 蚕食碎石法是沿结石边缘开始逐步碎石。①经尿道插入输尿管镜到膀胱，找到输尿管开口后插入导丝（图 4-3-2 ～图 4-3-4）；②输尿管镜沿导丝上行寻找结石，了解结石的数目、大小、位置和结石旁输尿管壁的情况；③小心旋转移动导丝，设法把导丝超越结石（作为安全导丝）（图 4-4-1，图 4-4-2）；④将钬激光光纤头露在输尿管镜外并靠近结石，控制灌注速度，减小灌注压力，避免结石上移；⑤碎石时光纤轻轻接触结石，看清后再发射激光碎石，避免盲目碎石损伤输尿管，造成穿孔；⑥轻柔操作，防止折断光纤，先用小功率钬激光从结石边缘开始逐步碎石，尽可能把结石碎成粉末状，以利碎石排出（图 4-4-3 ～图 4-4-10）；⑦若发现脓性尿液，应停止手术，留置双 J 管，等待感染控制后再择期手术。

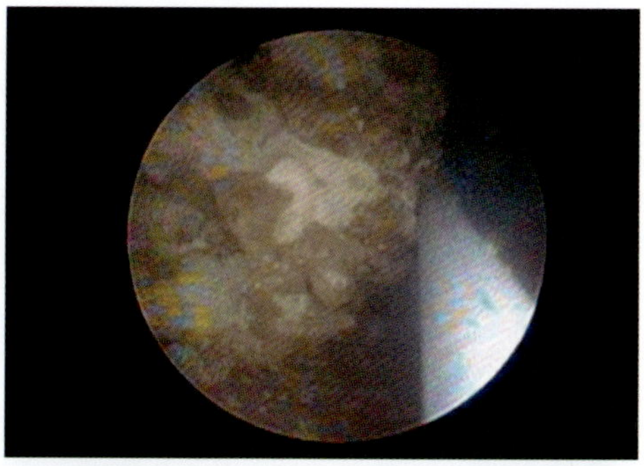

图 4-4-1　导丝从结石旁通过

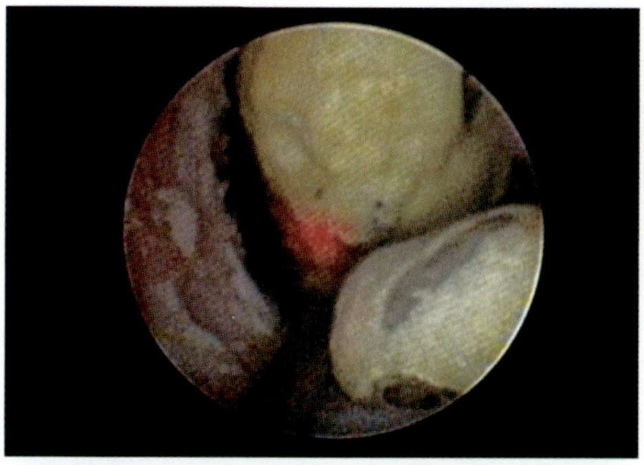

图 4-4-2　导丝超越二枚结石

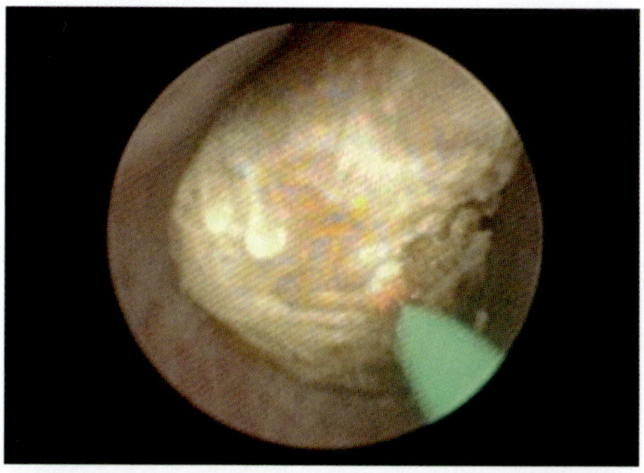

图 4-4-3　从结石右侧边缘开始碎石

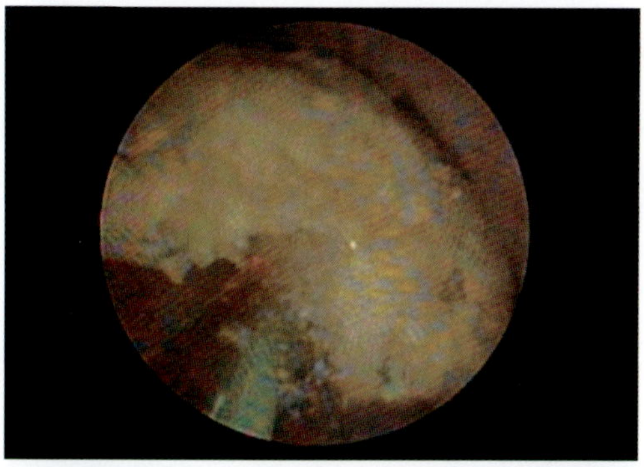

图 4-4-4　从结石下方边缘开始碎石

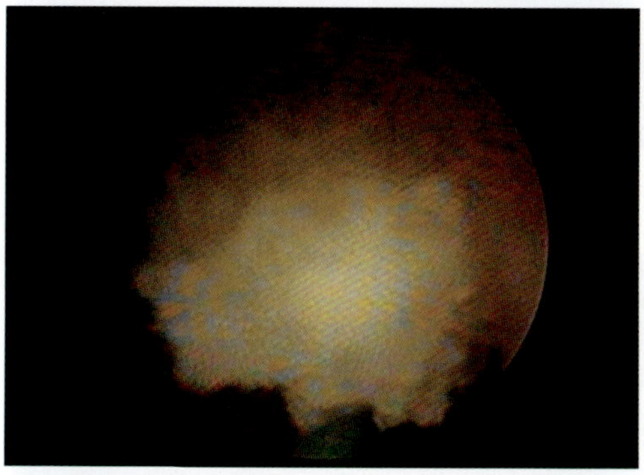

图 4-4-5　进一步从结石边缘碎石

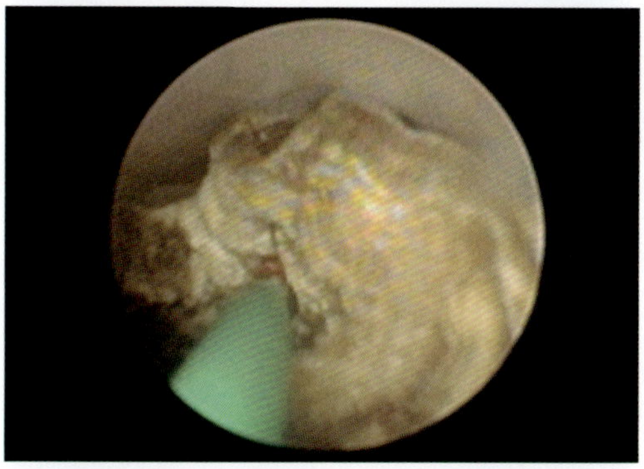

图 4-4-6　继续从结石边缘碎石（1）

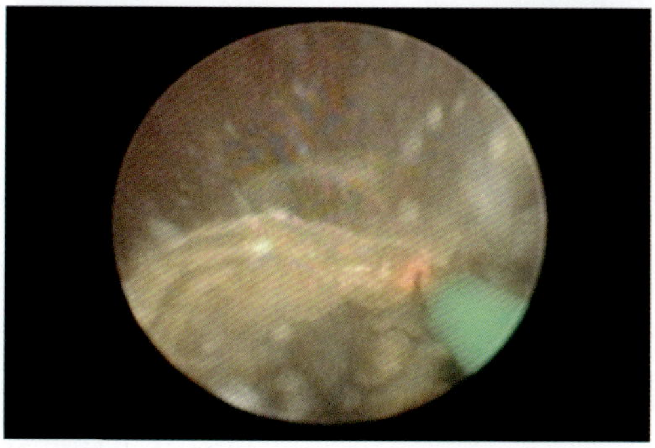

图 4-4-7　继续从结石边缘碎石（2）

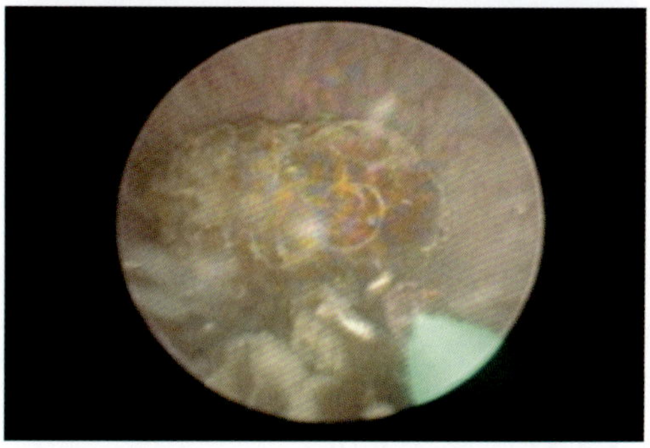

图 4-4-8　进一步碎石（1）

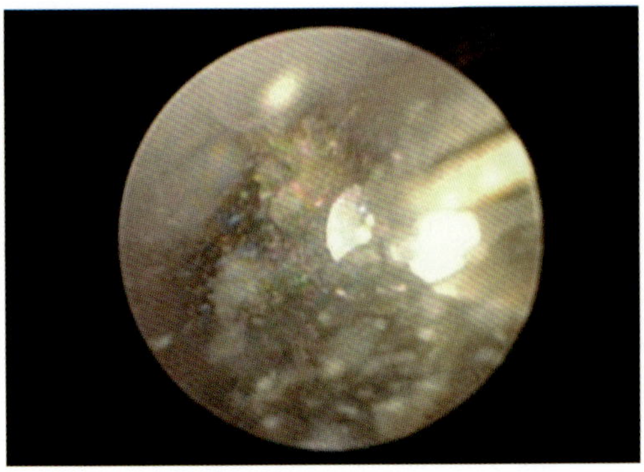

图 4-4-9　进一步碎石（2）

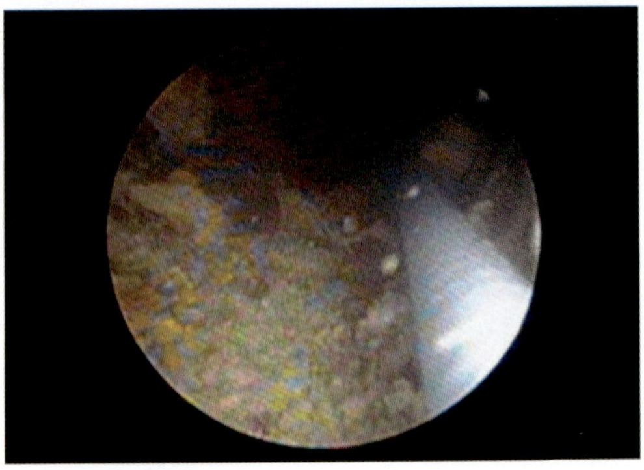

图 4-4-10　粉末样碎石

（2）中央钻洞碎石法　中央钻洞碎石法是先用钬激光在结石中央钻一小洞，逐步向周边碎石（图 4-4-11 ～图 4-4-14）。优点是操作方便，碎石快；缺点是在操作过程中结石碎块容易向上漂移，造成结石残留。通常是在结石上方安置网篮的情况下采用该方法。

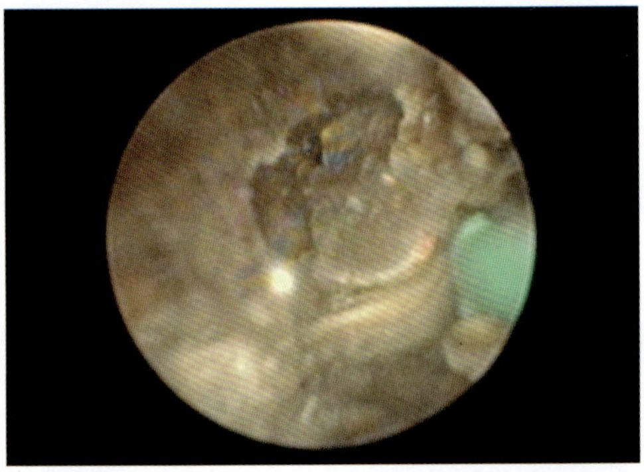

图 4-4-11　从结石中央开始碎石

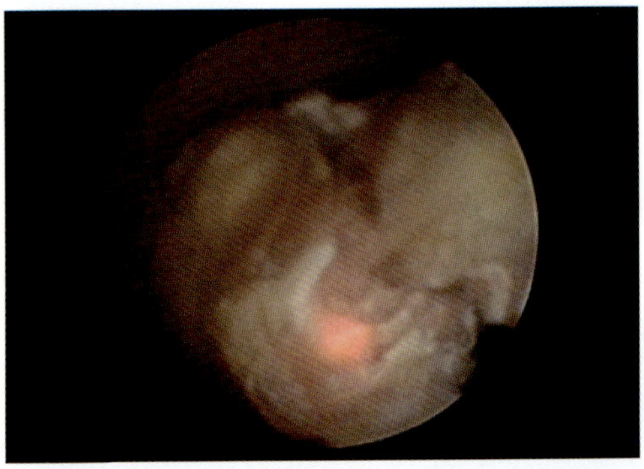

图 4-4-12　结石从中心裂开（1）

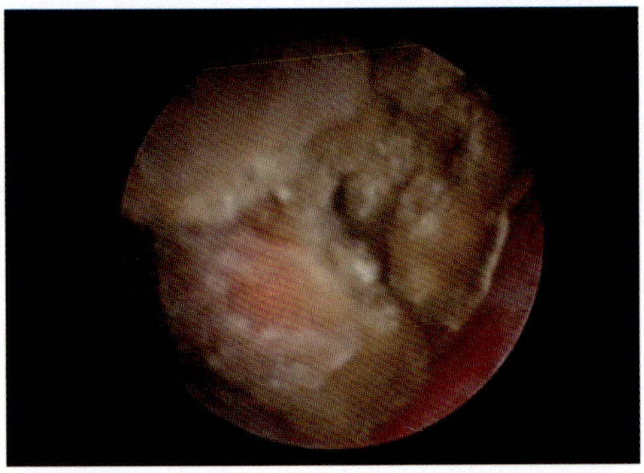

图 4-4-13　结石从中心裂开（2）

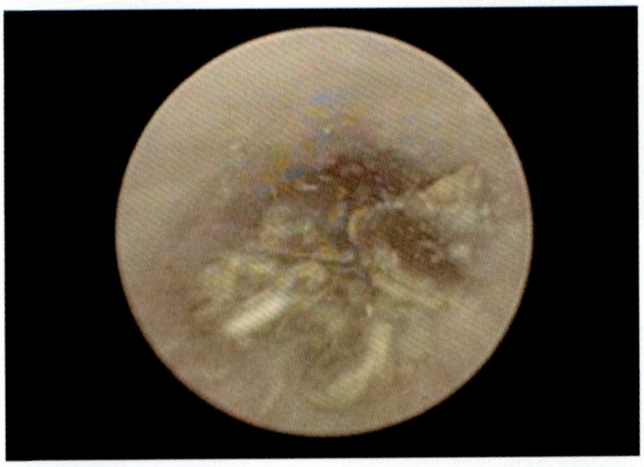

图 4-4-14　结石被粉碎

（3）侧面开凿碎石法　一般用在输尿管结石伴有息肉的情况下，由于结石被输尿管息肉掩盖，导丝或网篮难以从结石边缘通过，此时应该先在结石侧面切除部分息肉，暴露结石，粉碎部分结石后通过结石边缘隧道放入网篮或导丝，再伸入光纤从结石边缘碎石（图 4-4-15 ～图 4-4-18）。

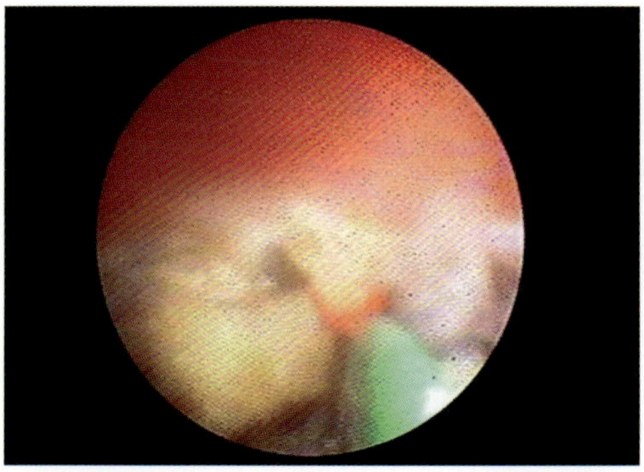

图 4-4-15　切除部分息肉，暴露结石

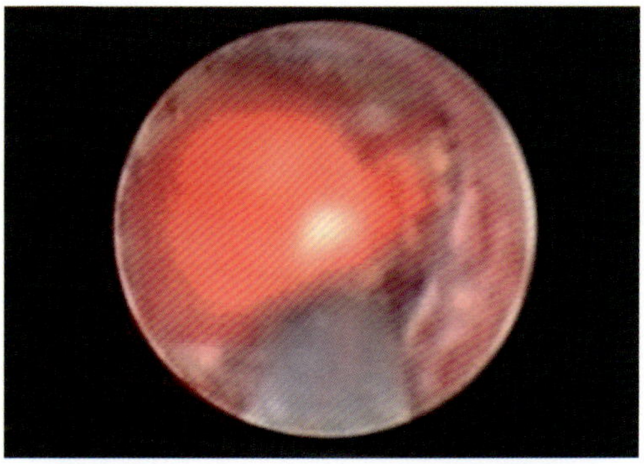

图 4-4-16　从息肉边缘尝试插导丝

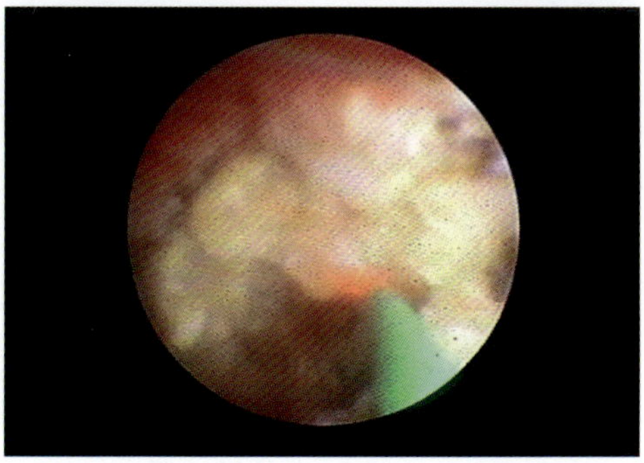

图 4-4-17　从暴露结石处碎石

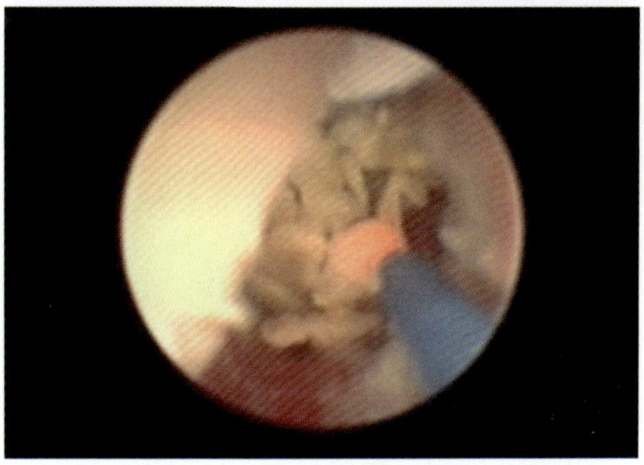

图 4-4-18　伸入输尿管腔碎石

（4）切开输尿管壁碎石法　有时会遇到输尿管壁内段结石，因结石长时间嵌顿，造成输尿管开口处水肿或开口方向改变，无法看清输尿管开口和窥见结石；有时输尿管开口处结石仅暴露出一点，无法观察结石全貌（图 4-4-19 ～图 4-4-21）。若盲目用导丝试插或开凿隧道，会导致输尿管口、膀胱黏膜的损伤、出血，使视野更加模糊，难以碎石。遇此情况，可应用电切镜的钩状电极、电切环或钬激光，在输尿管壁内段最隆起处向输尿管开口下行方向切开部分输尿管膀胱壁（图 4-4-22），显露部分结石后再逐步伸入输尿管碎石（图 4-4-23），只有完全显露结石，才能完全粉碎结石。术毕，妥善放置双 J 管（图 4-4-24），保留双 J 管 6 周，以利于切口的黏膜愈合，减少输尿管开口处的狭窄。

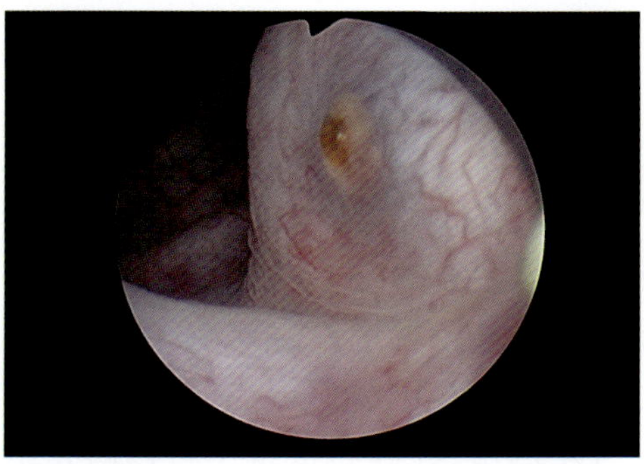

图 4-4-19　左侧输尿管口结石（1）

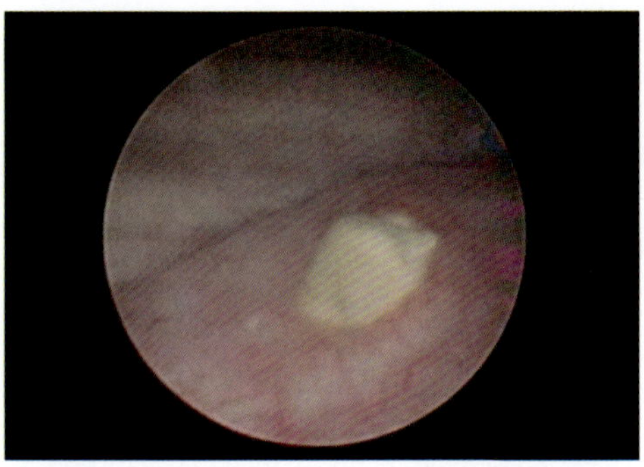

图 4-4-20　左侧输尿管口结石（2）

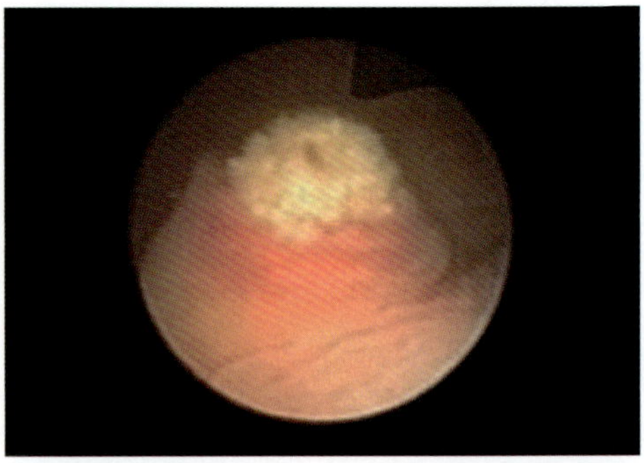

图 4-4-21 输尿管口嵌顿结石

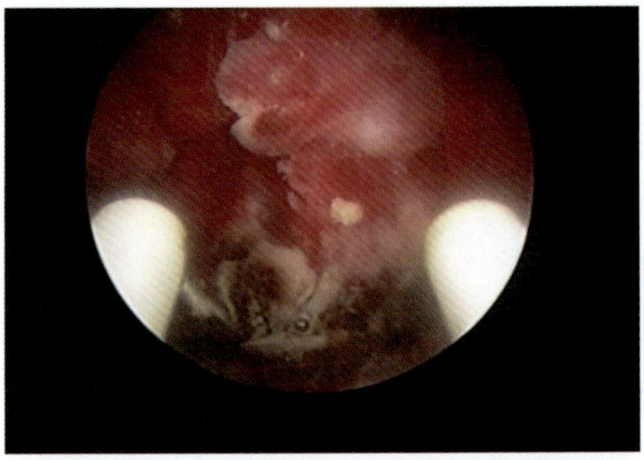

图 4-4-22 切开部分输尿管膀胱壁

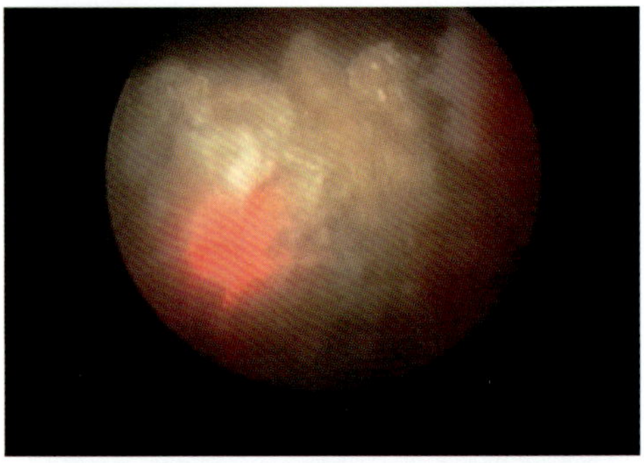

图 4-4-23 显露结石，钬激光碎石

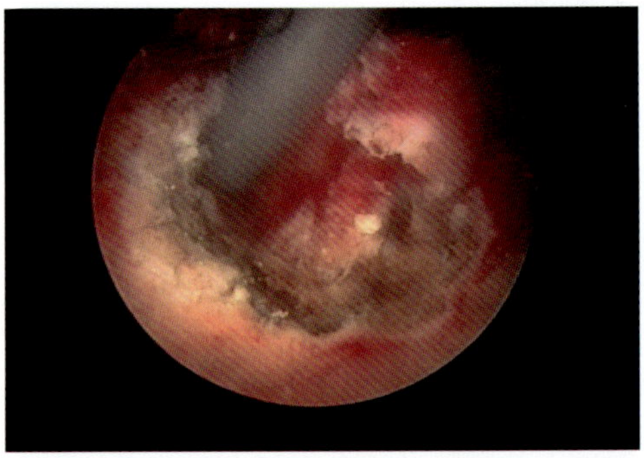

图 4-4-24 放置双 J 管

2. 输尿管上段结石的碎石

在输尿管硬镜碎石治疗输尿管上段结石中，最常见的困扰是结石向肾盂漂移。结石向上漂移的程度取决于术中灌注压力、结石梗阻上端的输尿管扩张程度、碎石设备能量大小、结石嵌顿位置和程度等因素。液电碎石与弹道碎石导致结石上移的可能性明显大于钬激光碎石和超声碎石。结石越小、结石越近肾盂、输尿管越扩张，则结石越容易向肾盂漂移。

应用阻石器械能起到良好的封堵或阻止结石、碎石向肾盂漂移的作用。当遇到输尿管重度扩张，阻石器械不能完全封闭输尿管时，可采用头高臀低位，减低灌注压力，先处理露在阻石器械外的部分结石，以减少结石或大的碎石漂移到肾盂的机会，一旦结石或大碎石漂移入肾盂，可同期应用输尿管软镜进一步碎石或放入双 J 管，等待二期软性输尿管镜碎石或 ESWL 治疗。

（1）多层折叠阻塞膜的应用　在输尿管内发现结石后，从结石边缘伸入多层折叠阻塞膜，当多层折叠阻塞膜通过结石有困难时，可设法用导丝超越结石后，再沿导丝的边缘放入多层折叠阻塞膜。当多层折叠阻塞膜完全超越结石后，在结石的上方收紧多层折叠阻塞膜，可以在碎石过程中起到封堵结石或防止碎石漂移的作用（图 4-4-25 ～图 4-4-28）。

（2）锥形导丝的应用　找到结石后把伸直的锥形导丝头部越过结石，然后松开锥形导丝，导丝头端呈蚊香状或锥形在结石的上方（图 4-4-29），在碎石过程中可以防止结石或碎石漂移到肾盂（图 4-4-30 ～图 4-4-32）。

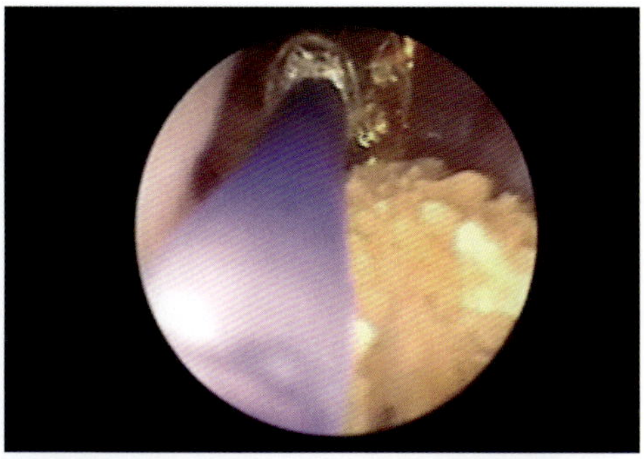

图 4-4-25　从结石上方伸入后，收紧多层折叠阻塞膜，封堵结石

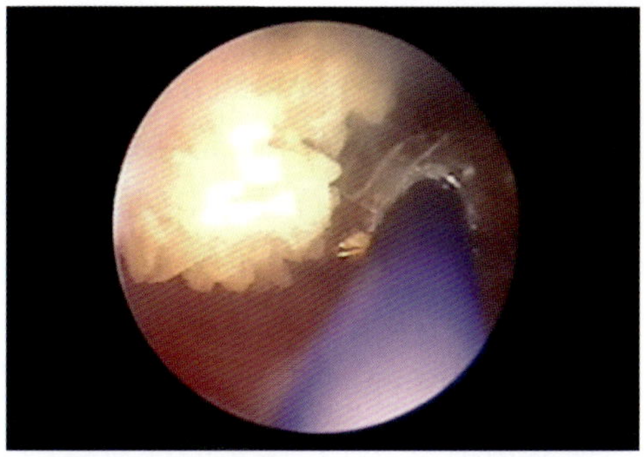

图 4-4-26　从结石下方伸入后，收紧多层折叠阻塞膜，封堵结石

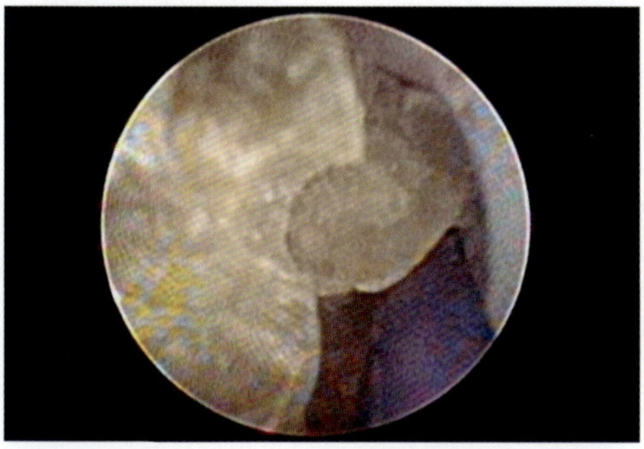

图 4-4-27　多层折叠阻塞膜下碎石

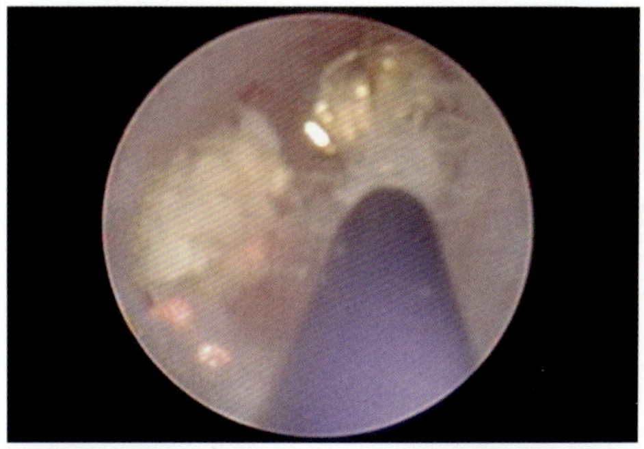

图 4-4-28　进一步碎石

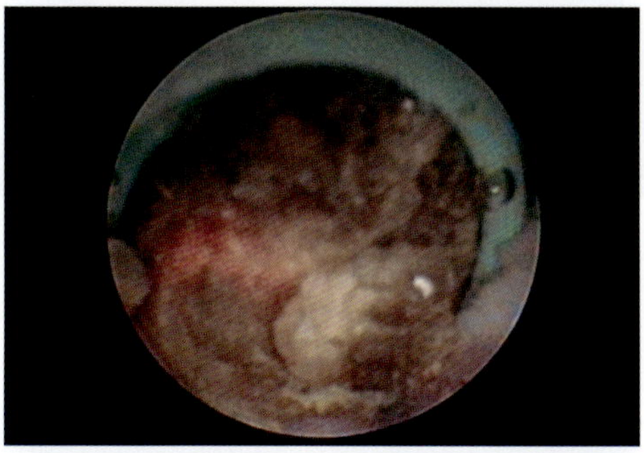

图 4-4-29　锥形导丝超越并封堵结石

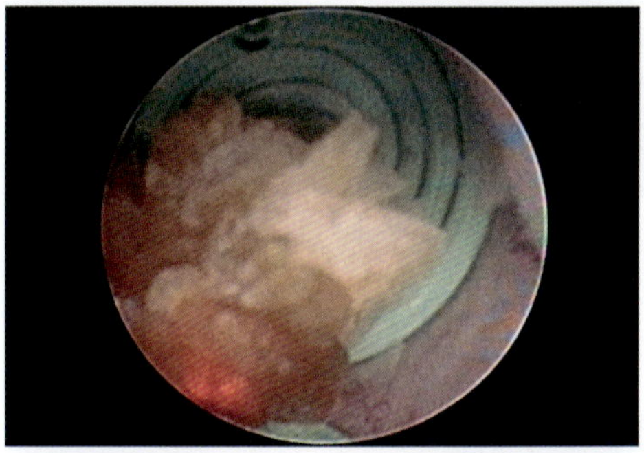

图 4-4-30　钬激光碎石

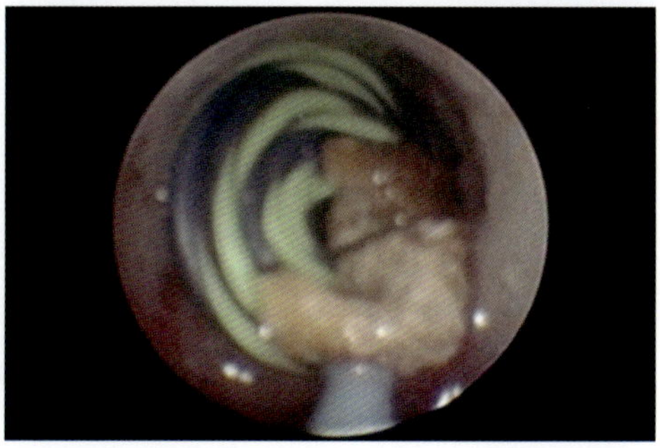

图 4-4-31　钬激光进一步碎石

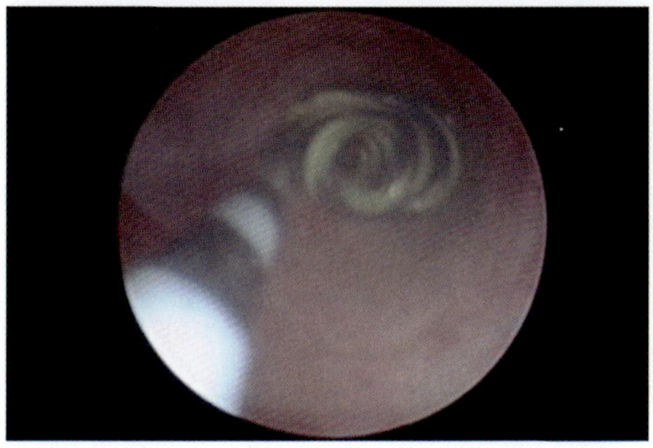

图 4-4-32　结石完全去除

（3）拦截网篮（N-trap）的应用

①采用直接推进或旋转的方法把 N-trap 的头端超越输尿管结石，当 N-trap 超越结石后即可松开 N-trap 网篮，以防止碎石过程中结石或碎石向上漂移（图 4-4-33 ～图 4-4-35）；②用钬激光光纤对准并接触结石碎石，碎石时保持与N-trap的一定距离，避免钬激光对 N-trap 的损伤，直到结石碎至 2mm 左右，即可收紧 N-trap，把小的碎石连同 N-trap 一同拉出体外（图 4-4-36 ～图 4-4-41）。即使 N-trap 受到钬激光的损伤，造成 N-trap 的网丝或网篮边缘断裂，最多影响部分阻挡碎石漂移的作用，牵拉 N-trap 时不会造成输尿管的损伤。

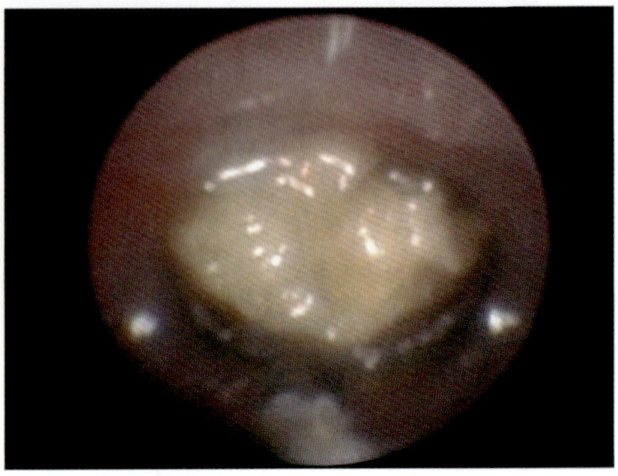

图 4-4-33　N-trap 拦截网篮内的结石

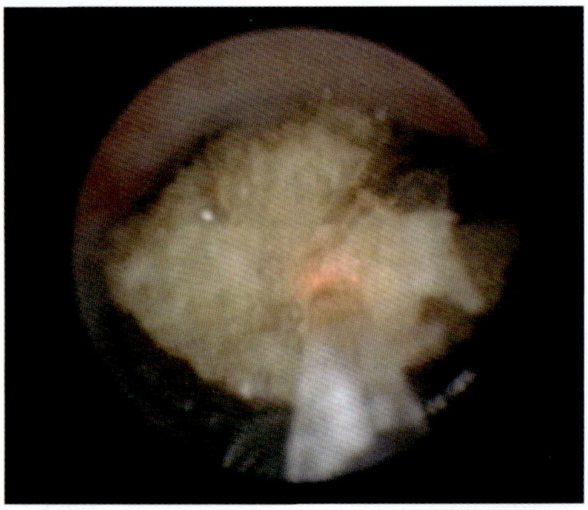

图 4-4-34　钬激光光纤接触 N-trap 拦截网篮内的结石

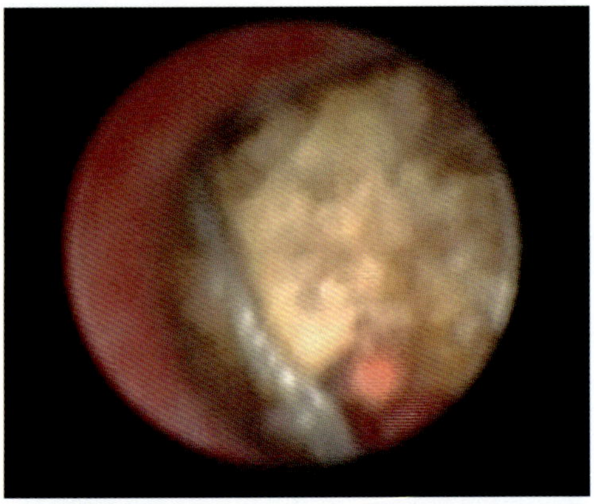

图 4-4-35　准备钬激光碎石

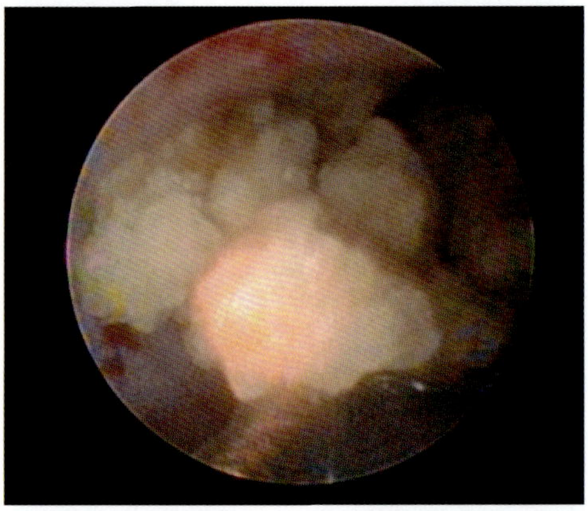

图 4-4-36　钬激光碎石

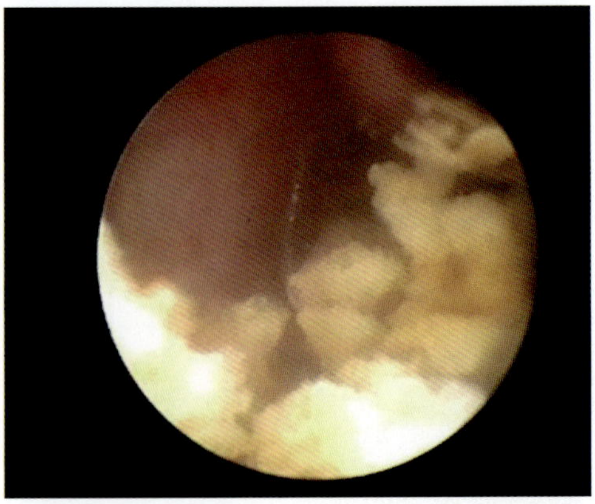

图 4-4-37　继续钬激光碎石

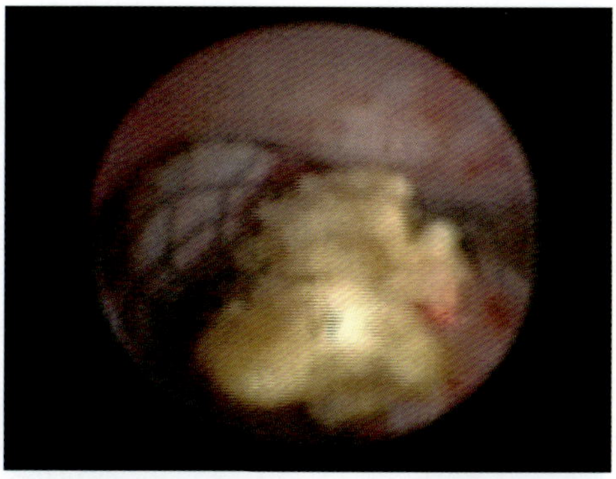

图 4-4-38 进一步钬激光碎石

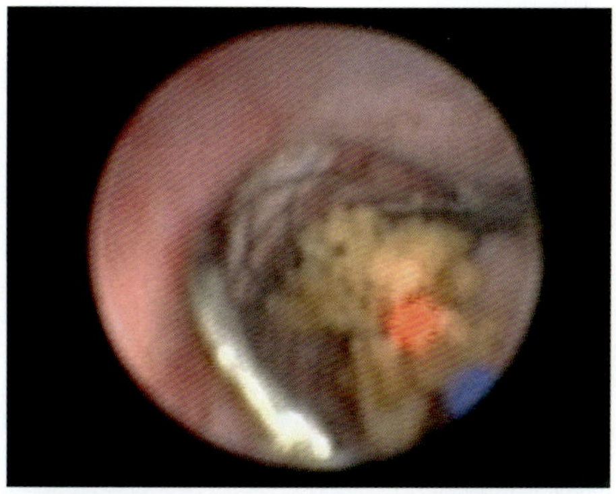

图 4-4-39 碎石体积逐渐变小

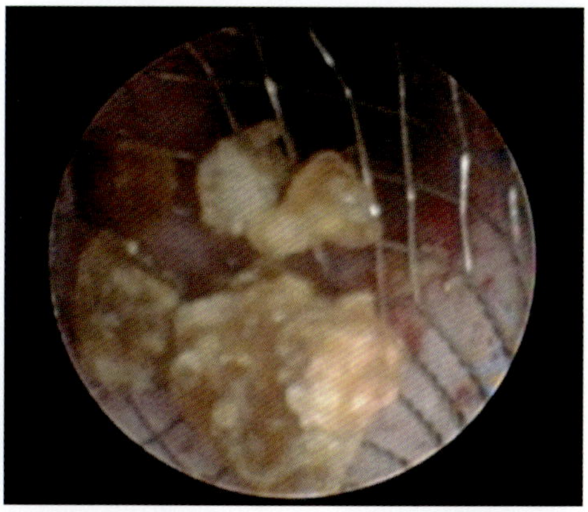

图 4-4-40 N-trap 内的小碎石

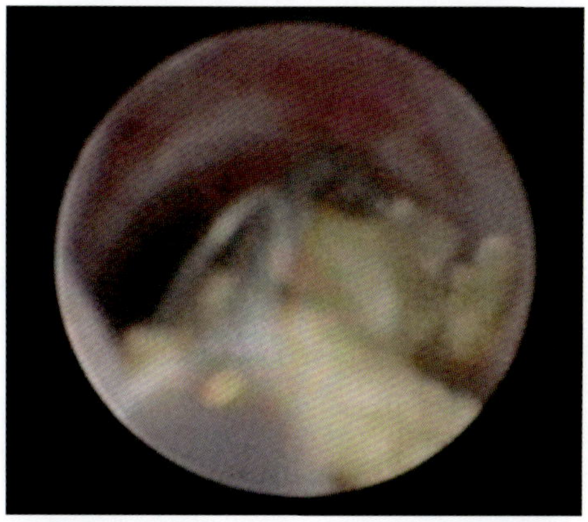

图 4-4-41 收紧 N-trap，取出碎石

3. 异物钳或套石篮取石

将异物钳或套石篮通过输尿管镜放入输尿管取出碎石，也是输尿管镜碎石术中清除碎石的方法之一。在输尿管镜碎石术中，异物钳可以进一步钳碎小的碎石或帮助取出小的输尿管结石（图 4-4-42 ～图 4-4-46）。对输尿管多发结石中的小结石或碎石，可应用不同类型的网篮套石后取出（图 4-4-47 ～图 4-4-49），缩短碎石时间。但目前套石篮耗材费用较高。

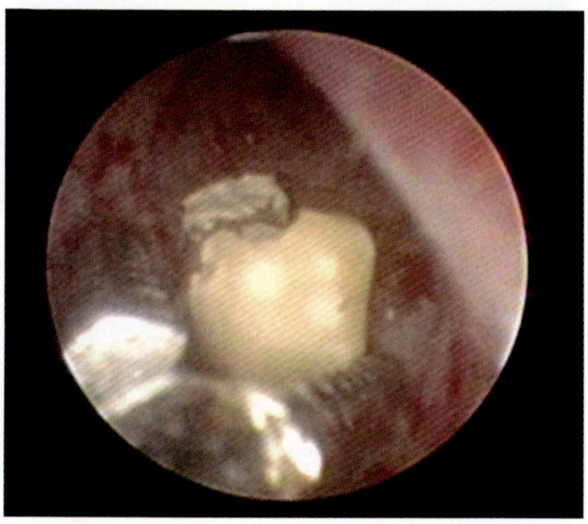

图 4-4-42 异物钳取出输尿管内碎石

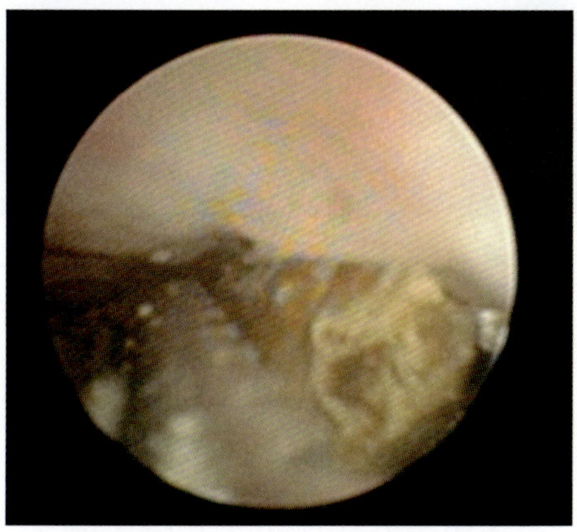

图 4-4-43 异物钳钳夹小结石

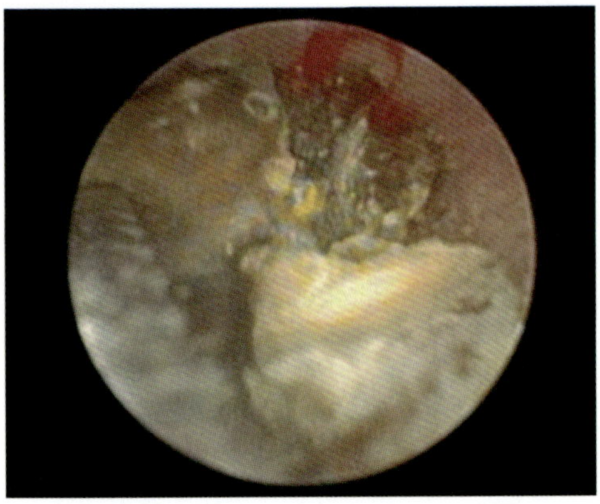

图 4-4-44　异物钳钳碎小结石

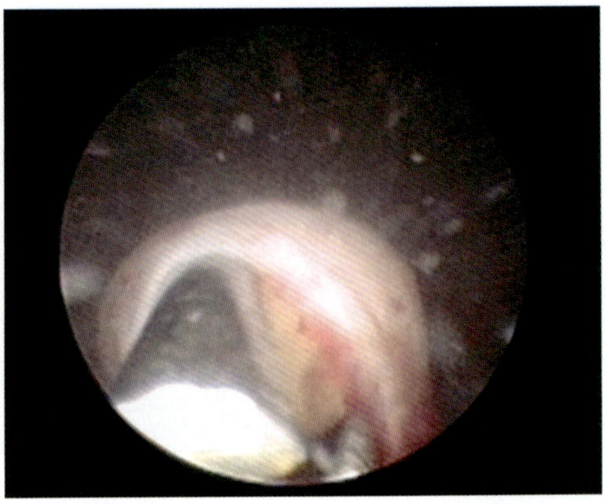

图 4-4-45　异物钳钳住输尿管开口的结石

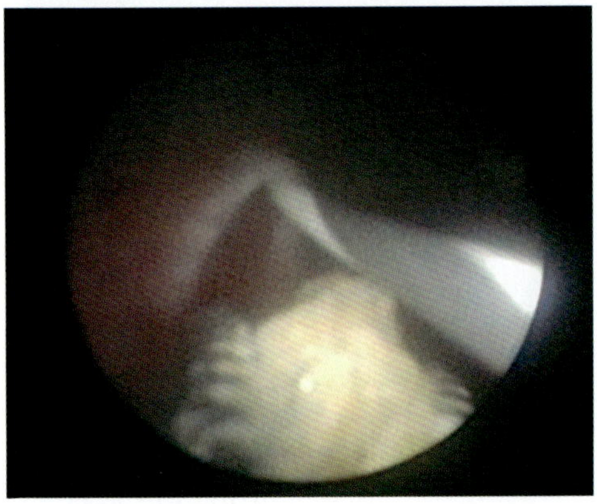

图 4-4-46　取出输尿管开口的结石

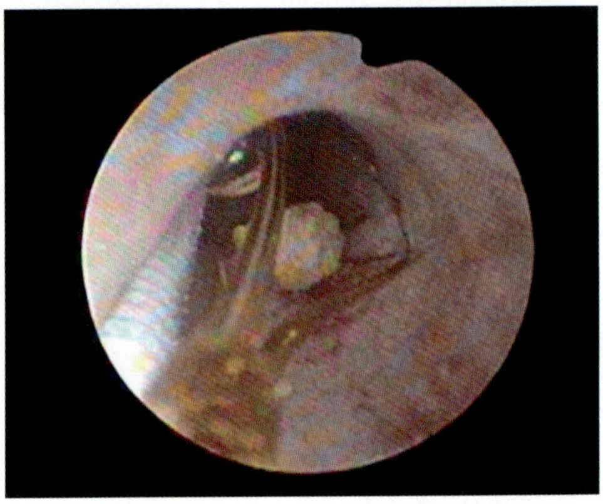

图 4-4-47　网篮准备套石

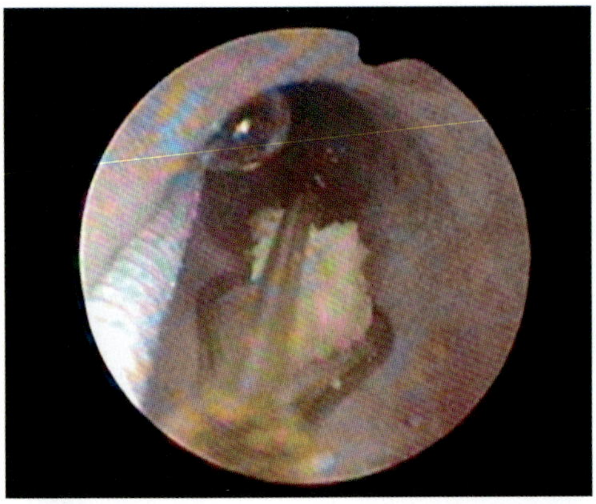

图 4-4-48　收紧网篮套住结石

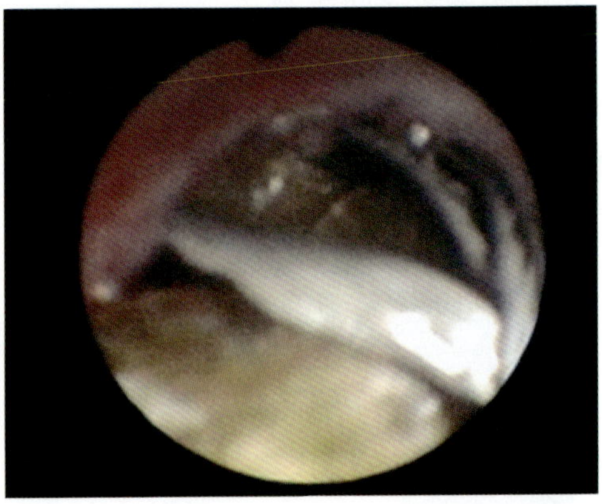

图 4-4-49　N-trap 网篮套住结石

【手术要领】

（1）在经尿道输尿管镜碎石术中，应术前仔细阅读相关资料，有时可见输尿管畸形（图 4-3-28 ～图 4-3-33、图 4-4-50），碎石时一定要看清方向，确认在有结石的输尿管腔内进行碎石（图 4-4-51 ～图 4-4-55），避免进入歧途。

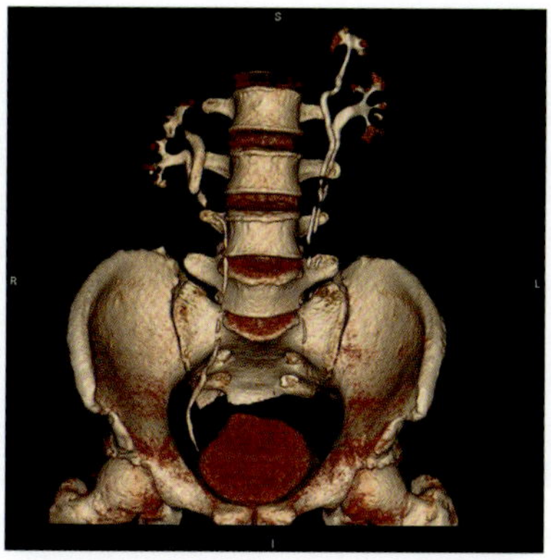
图 4-4-50 双肾盂、双输尿管畸形

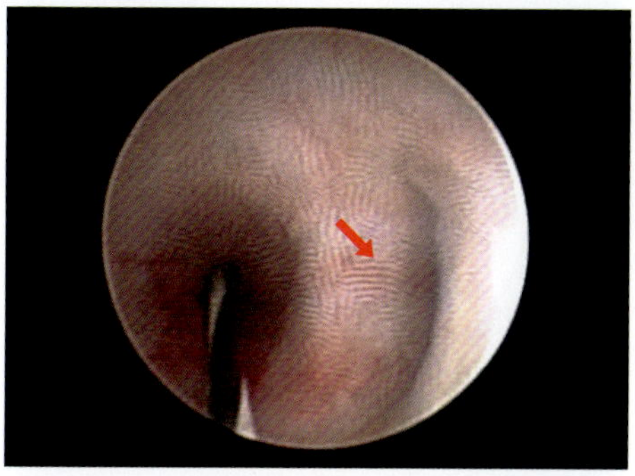
图 4-4-51 双输尿管开口（内侧放入导丝）

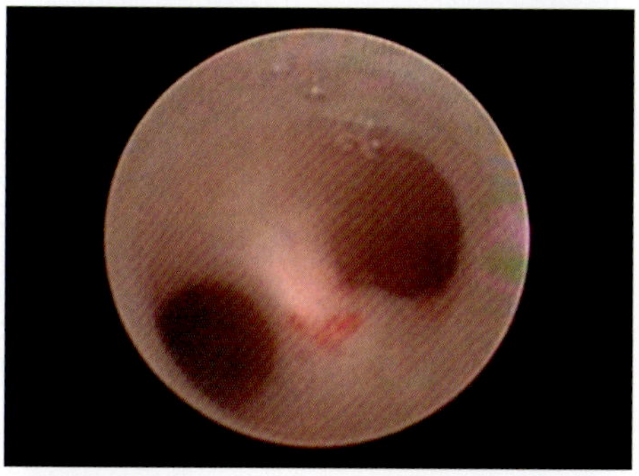
图 4-4-52 双输尿管开口

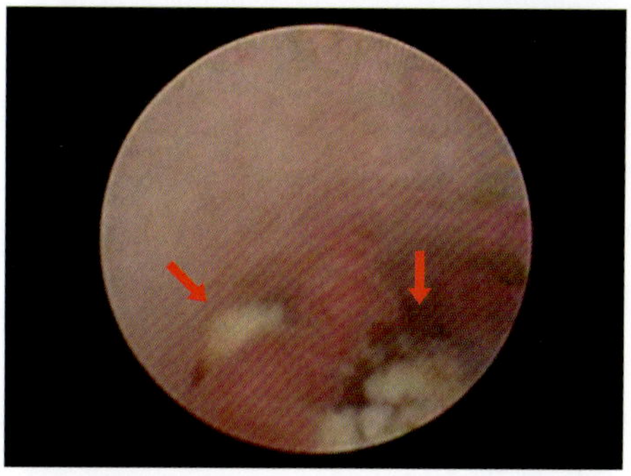
图 4-4-53 双输尿管开口结石

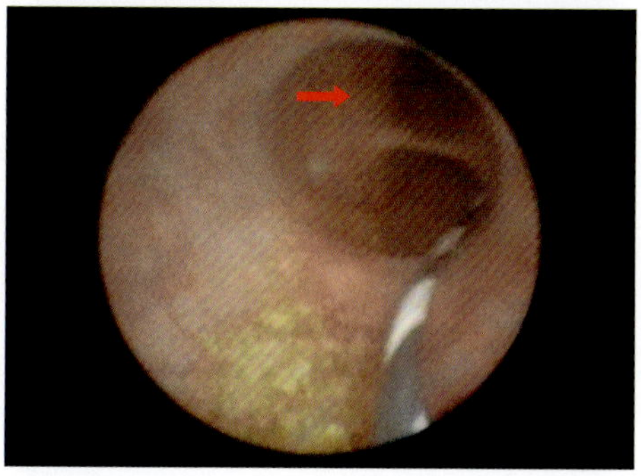
图 4-4-54 碎石后的双输尿管开口（1）

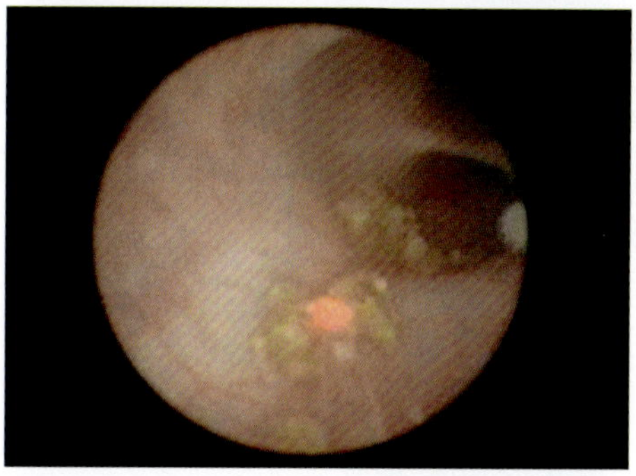
图 4-4-55 碎石后的双输尿管开口（2）

（2）在输尿管内碎石时一定要在视野清晰的状态下进行，避免损伤输尿管，以减少并发症。

（3）减少输尿管上段结石漂移最好的方法是应用阻石器械。

（4）遇到输尿管黏膜苍白、狭窄（图 4-3-17，图 4-3-18，图 4-3-20），不要强行上镜，可以尝试使用更细的输尿管镜，如仍然上镜困难，应该停止手术，放入双 J 管，分期手术或改用其他手术方式，强行上镜会引起输尿管黏膜穿孔、撕脱或断裂（图 4-3-21 ～图 4-3-23，图 4-4-56 ～图 4-4-58）。

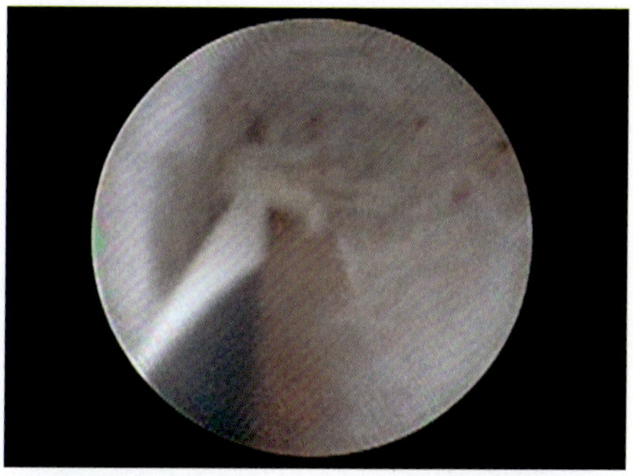
图 4-4-56 导丝旁输尿管黏膜撕脱

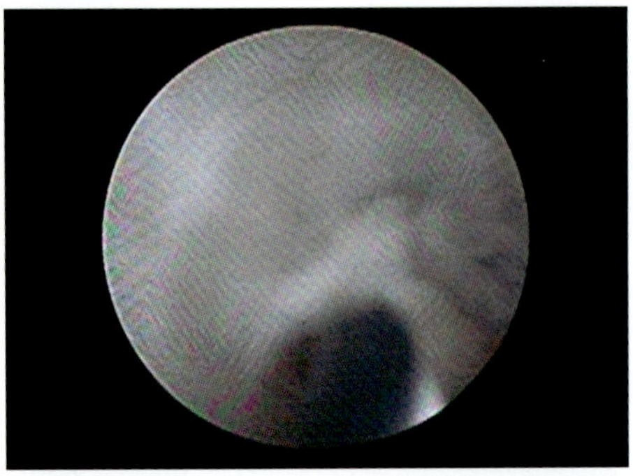

图 4-4-57 导丝周围输尿管黏膜撕脱

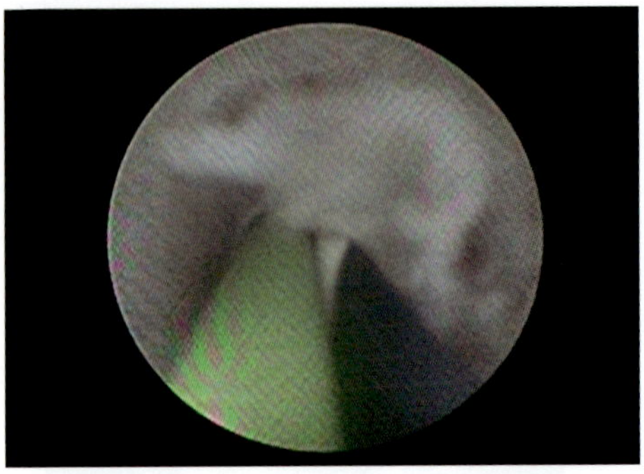

图 4-4-58 输尿管黏膜撕脱（内有两根导丝）

（5）输尿管镜观察输尿管病变直接、准确，但有些输尿管病变的诊断要结合影像学检查（图 4-3-30 ～图 4-3-33，图 4-4-50）。

（6）在操作阻石器械时由于阻石器械的头端没有导丝头端光滑和柔软，有时难以越过嵌顿性输尿管结石，可先用导丝超越结石，再沿导丝的边缘空隙旋转推入阻石器械头端；如不成功，可采用两根斑马导丝交替旋转推进，待其中一根超越结石，再沿越过结石的导丝边缘空隙放入阻石器；如果仍然不成功，可采用结石中央钻洞法或结石侧面开凿碎石的方法，在结石中央或边缘形成一隧道，即可放入阻石器。目前常用拦截网篮（N-trap）、锥型导丝或多层折叠阻塞膜来防止或减少结石或碎石的漂移（图 4-2-26 ～图 4-2-29）。

【术后处理】

（1）用输尿管镜进行手术操作后会引起输尿管的水肿，为了尿液的引流通畅，在输尿管镜手术后通常要留置双 J 管 1 ～ 2 周。术后留置双 J 管超过 2 周的指征：①术中发现输尿管穿孔；②切除输尿管结石继发性息肉后；③合并输尿管炎性狭窄；④残留结石直径＞0.5cm；⑤合并尿路感染。置入双 J 管的远端应卷曲于患侧输尿管开口旁，以双 J 管环暴露在输尿管口外为最合适。

（2）保留导尿 1 ～ 2d。

（3）常规应用抗生素。

【并发症和防治】

1. 输尿管黏膜撕脱

输尿管黏膜撕脱多由暴力操作所致。部分或短段黏膜撕脱可以置入双 J 管观察；长段输尿管黏膜撕脱需要行开放手术或腹腔镜手术治疗。

2. 输尿管穿孔

小的输尿管穿孔可放置双 J 管引流，给予观察，如严重输尿管穿孔又无法安全置入双 J 管者，应进行开放手术或腹腔镜手术修补。

3. 感染性休克

术前控制尿路感染，术中应该避免高压灌洗，手术中发现输尿管中流出浑浊、黄色的尿液时应停止手术，及时放置双 J 管引流，等待择期手术。

4. 输尿管狭窄

减少输尿管碎石后狭窄发生的措施：①碎石时光纤保持在视野范围内，避免激光直接接触输尿管壁；②尽可能减少碎石的操作时间，由于 40W 钬激光在 1min 内间隔激发可使水温升高到 50℃，高温水会引起输尿管黏膜的损伤，因此保持流动水，可以减少激光的热效应；③对结石合并明显息肉的，只处理明显外突出部分的息肉，不要对息肉基底部进行广泛的切除；④尽量避免医源性输尿管损伤，如有损伤应放置双 J 管。如术后发生短的输尿管狭窄可行球囊扩张、内切开或开放手术治疗（见本章第五节“输尿管狭窄的内镜手术”）。

5. 肾内血肿、肾周积液、肾周血肿

输尿管镜碎石术可能引起肾内血肿、肾周积液、肾周血肿，发生率为 0.1% ～ 0.6%，可通过 CT 检查诊断（图 4-4-59 ～图 4-4-65）。原因可能与结石比较大、结石梗阻时间长、梗阻比较严重、肾盂内灌注压力过高、手术操作时间过长、患者肾脏存在病变或凝血机制异常导致的肾损伤有关。主要表现是患者术后出现腰部胀痛，损伤严重者会出现面色苍白、脉率加快、血压下降及低血容量性休克的出血临床表现，合并严重感染者可能出现感染性休克。应给予抗感染、抗休克治疗，严重感染者需要穿刺或切开引流。肾周血肿不是很大，血压、脉搏平稳者可给予观察，通常经过 6 周至 6 个月肾周血肿会自行吸收。比较大的血肿伴尿外渗时，通常要 1 年左右才能吸收。

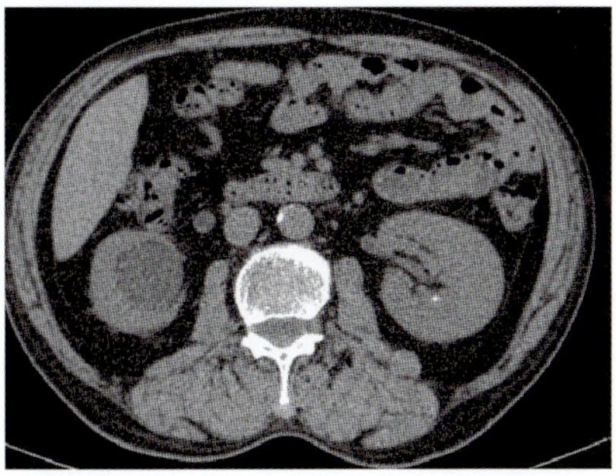

图 4-4-59 右侧输尿管结石伴肾盂积水（术前横切面）

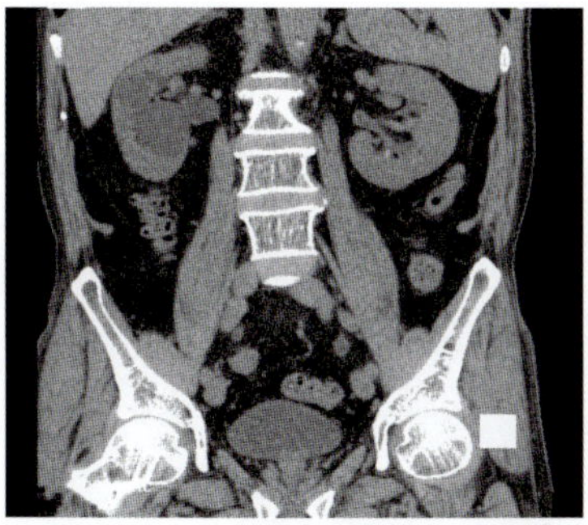

图 4-4-60 右侧输尿管结石伴肾盂积水（术前冠状面）（肾上部为肾囊肿）

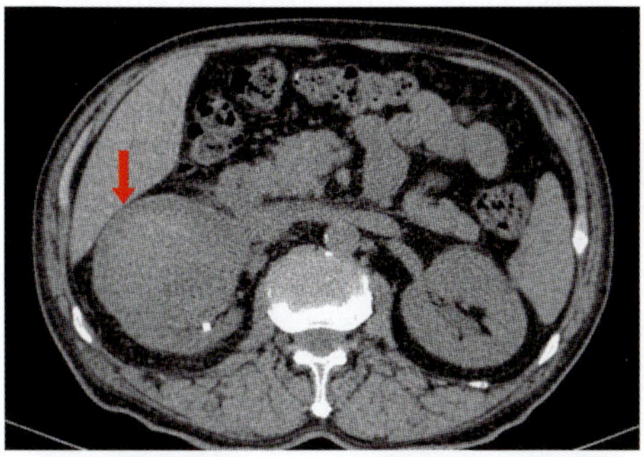

图 4-4-61 右侧输尿管碎石术后肾周血肿（CT 平扫）

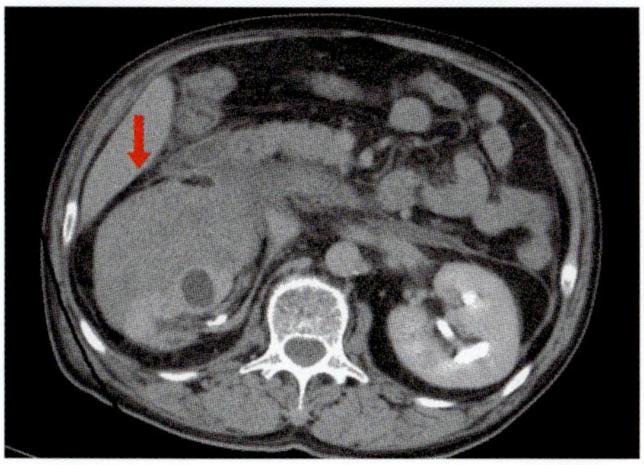

图 4-4-62 右侧输尿管碎石术后肾周血肿（肾内有囊肿）（CT 增强）

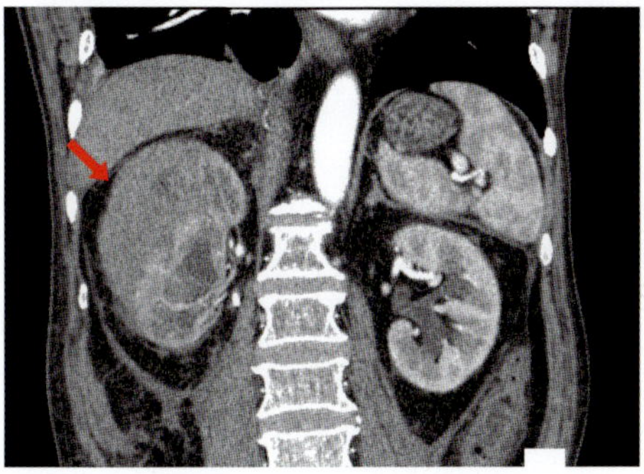

图 4-4-63 右侧输尿管碎石术后肾周血肿（冠状面）

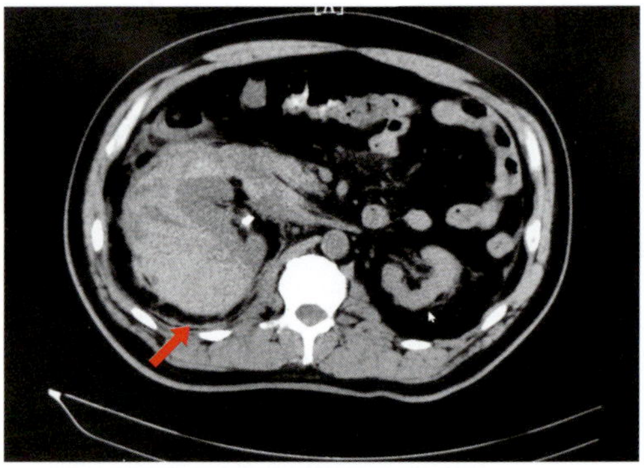

图 4-4-64　右侧输尿管碎石术后肾周血肿（横切面）

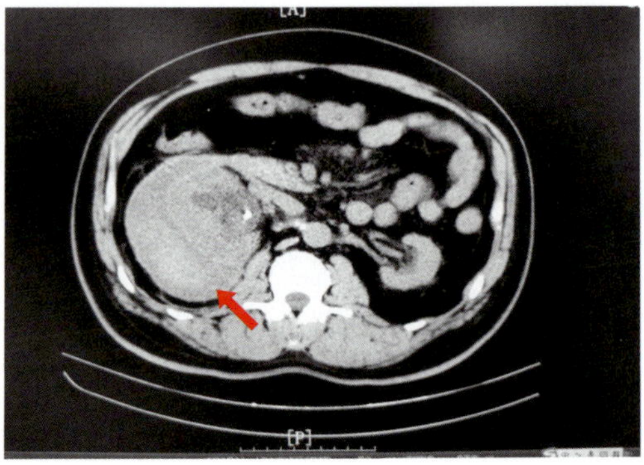

图 4-4-65　图 4-4-64 术后 1.5 个月

6. 深静脉血栓形成或肺栓塞

高龄、长期卧床、缺少肢体活动、血液高凝状态和静脉淤滞是形成深静脉血栓的主要因素。血栓脱落堵塞血管可发生肺栓塞、脑梗死、心源性休克。肺栓塞的临床表现有很大差别，轻者可表现为呼吸障碍、胸痛，立即进行抗凝血药治疗而获得治愈，严重肺栓塞往往来不及抢救即死亡。

在笔者经历的 3000 余例输尿管碎石术中，有 2 例术后并发肺栓塞，均为老年女性，分别发生在经尿道输尿管镜碎石术后 1d 和术后 5d。患者表现为突然发作的呼吸困难、胸痛和胸闷，经 CT 证实（图 4-4-66，图 4-4-67），给予吸氧和抗凝治疗而获得治愈。深静脉血栓形成或肺栓塞的发病机制和处理可参考第二章第十三节“经尿道内镜前列腺手术并发症的预防及处理”。

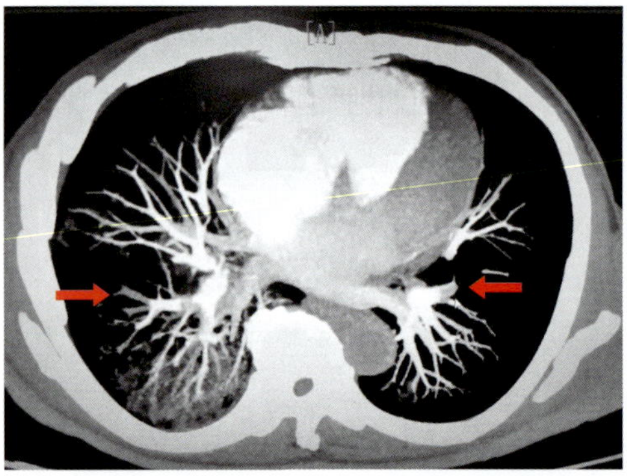

图 4-4-66　第 1 例肺栓塞（箭头处）

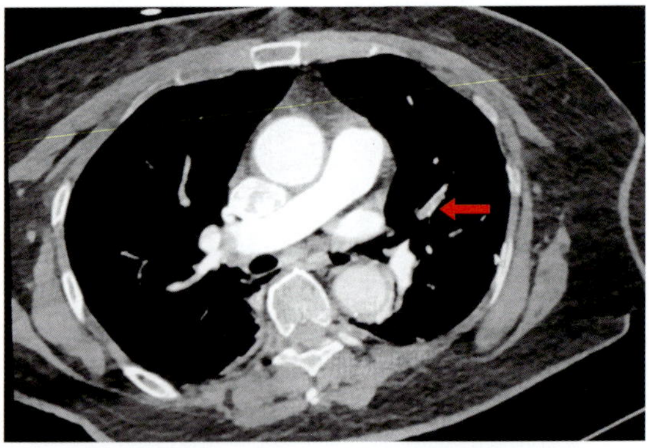

图 4-4-67　第 2 例肺栓塞（箭头处）

7. 双 J 管滑脱

输尿管碎石术后应该把双 J 管两头的固定环分别放置在肾盂和膀胱内，如双 J 管安置欠妥，尤其在严重肾盂积水的情况下，双 J 管膀胱端会滑入输尿管内，不仅达不到引流效果，还引起肾盂感染（图 4-4-68 ～图 4-4-70），因此必须把双 J 管一个头端拉入膀胱。另外要告知患者拔出双 J 管的时间，同时在出院小结内注明拔双 J 管的时间，避免双 J 管长期滞留，导致术后反复感染和继发结石的发生（图 4-4-71）。

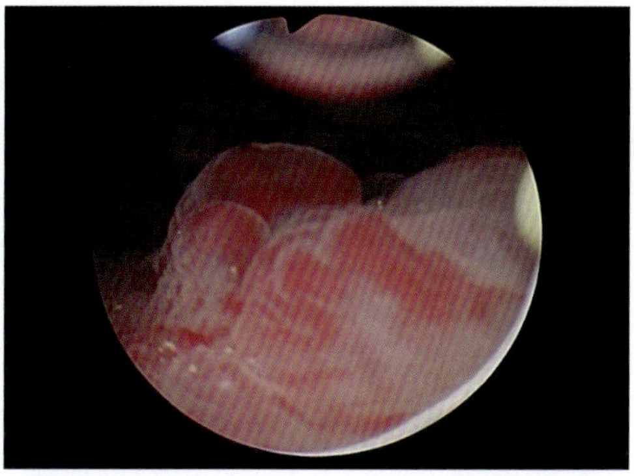

图 4-4-68　左侧输尿管开口水肿，双 J 管滑入输尿管

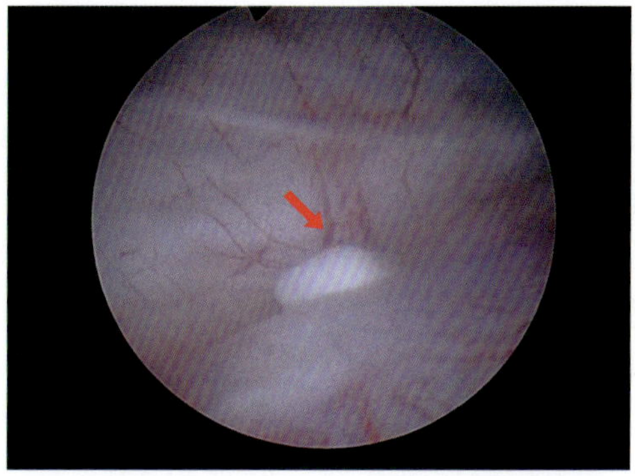

图 4-4-69　双 J 管滑入输尿管引起管内脓性分泌物

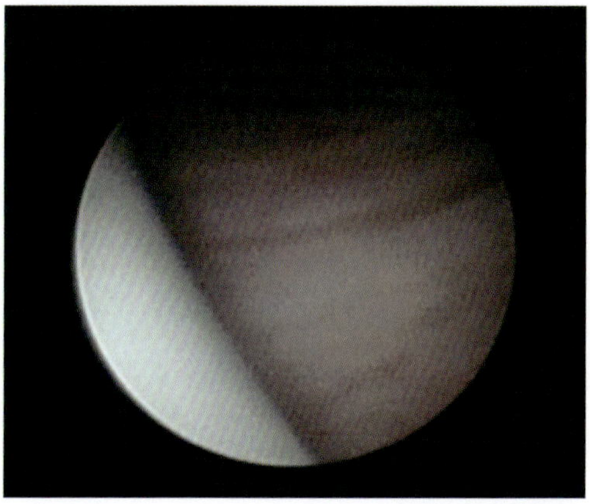

图 4-4-70　滑入输尿管内的双 J 管导致输尿管扩张

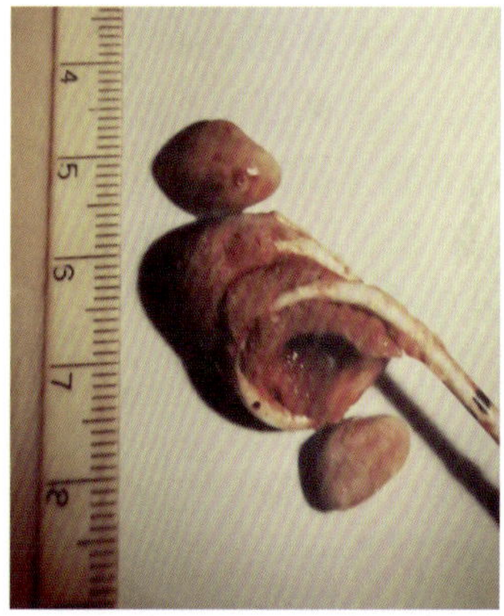

图 4-4-71　双 J 管滞留继发结石

视频 18　输尿管镜碎石技术

（刘定益）

第五节　输尿管狭窄的内镜手术

【概述】

输尿管狭窄分为先天性输尿管狭窄和继发性输尿管狭窄。先天性输尿管狭窄包括肾盂输尿管连接部梗阻、输尿管口膨出、输尿管瓣膜等先天性输尿管疾病；继发性输尿管狭窄主要由输尿管损伤、炎症、肿瘤引起，其中炎症多继发于结石、慢性炎症、放射和腹腔炎症，输尿管损伤中以输尿管手术、输尿管镜检查、输尿管镜碎石、输尿管插管及体外冲击波碎石等因素引起比较常见。

1980 年，Pingoud 等首先报道了应用球囊导管扩张治疗输尿管狭窄。1984 年，

Finnerty 报道了采用气囊扩张成功治疗 5 例输尿管狭窄患者；1986 年，Inglis 与 Tolley 报道了应用输尿管镜下电刀成功治疗 2 例肾盂输尿管连接部梗阻（ureteropelvic junction obstruction，UPJO）的体会，此后该方法开始应用于输尿管狭窄的治疗。目前治疗输尿管狭窄的常用工具是输尿管镜扩张、冷刀、气囊导管扩张、钬激光内切开和电刀内切开等。冷刀内切开总体成功率是 62% ～ 80%，虽然冷刀无热损伤，但无止血效果，且需要使用比较粗的 10 ～ 11Fr 输尿管镜。单纯电刀切开术的成功率约为 70%。钬激光穿透深度浅，汽化切割性能好，可以很好地汽化切割瘢痕组织，而且创面修复快，不容易复发，还可同期治疗输尿管结石。钬激光治疗输尿管狭窄的成功率为 76.5% ～ 83%。Gnessin 等报道用钬激光治疗输尿管狭窄，经平均 27 个月随访，总有效率达 82.0%。Xu 等用气囊导管扩张法治疗输尿管狭窄，经平均 24 个月随访，总有效率为 71.0%；刘毅报道腹腔镜下输尿管成形术与输尿管镜下球囊扩张术治疗良性输尿管狭窄均具有良好的近期效果，术后并发症少，而输尿管镜下球囊扩张术治疗比腹腔镜下输尿管成形术手术治疗的手术时间更短，术后康复更快。通常微创手术治疗输尿管狭窄的成功率与输尿管狭窄的长度相关，在球囊扩张术中输尿管狭窄段长度≤ 0.5cm 时，成功率为 93.3%；狭窄段长度＞ 1.0cm 时，成功率仅为 27.3%；狭窄段长度＞ 1.5cm 时球囊扩张术成功率低。对严重输尿管狭窄需要行腹腔镜手术或开放手术进行输尿管狭窄段的重建。

【适应证】

（1）输尿管良性狭窄。

（2）输尿管狭窄段长度＜ 2cm。

【禁忌证】

（1）输尿管狭窄段长度＞ 2cm 或完全闭塞。

（2）输尿管腔外因素引起的输尿管狭窄。

（3）输尿管狭窄侧肾的肾小球滤过率＜ 10%。

【术前准备】

（1）了解患者全身情况，评估能否耐受手术。

（2）进行 IVP、CTU、逆行肾盂输尿管造影、肾盂顺行造影或逆行肾盂输尿管联合肾盂顺行造影，了解输尿管狭窄的部位、长度、程度、范围和患肾功能。

【麻醉和体位】

可参考本章第三节“经尿道输尿管镜检查术”。

【手术步骤】

1. 输尿管硬镜镜体扩张法

（1）在输尿管硬镜窥视下，用导丝通过输尿管狭窄段，进入肾盂。

（2）输尿管硬镜沿导丝上行至狭窄处，输尿管硬镜头端缓慢沿导丝向前推进，让镜体超过狭窄段，并且在狭窄处保留 5min 后退出输尿管镜，观察狭窄段输尿管的裂开程度。

（3）如扩张满意，沿导丝安放 7 ～ 8Fr 双 J 管，保留 4 ～ 6 周。

该方法适用于输尿管狭窄程度较轻和狭窄段比较短的患者。有报道，对输尿管狭窄段小于 1cm 的扩张成功率为 97.1%，狭窄长度为 1 ～ 1.5cm 的扩张成功率是 79.6%。

2. 输尿管狭窄切开术

（1）钬激光输尿管狭窄切开术

① 在输尿管镜窥视下用导丝通过输尿管狭窄段作为安全导丝（图 4-5-1）；

② 把钬激光光纤头端沿导丝由浅入深逐步切开狭窄段外侧缘（图 4-5-2，图 4-5-3），切开深度以看到输尿管周围疏松组织或脂肪组织为止（图 4-5-4）；

③ 输尿管硬镜可无阻力通过狭窄段，把输尿管镜退到切开狭窄段下方，退出导丝，观察输尿管切开的程度，不满意可重复再切（图 4-5-5）；

④ 把导丝通过输尿管切开处放入肾盂，输尿管镜沿导丝伸入到肾盂，了解狭窄处以上段输尿管有无病变（图 4-5-6）；

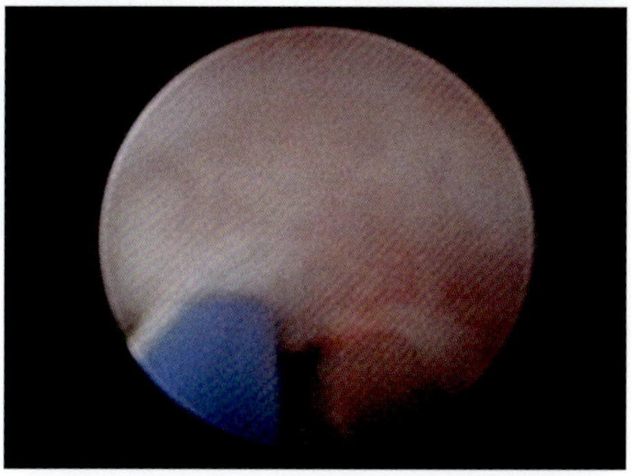

图 4-5-1　导丝通过狭窄段

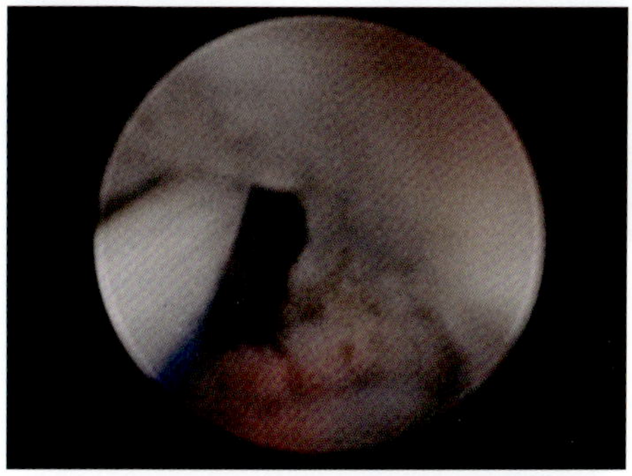

图 4-5-2　沿导丝切开狭窄段

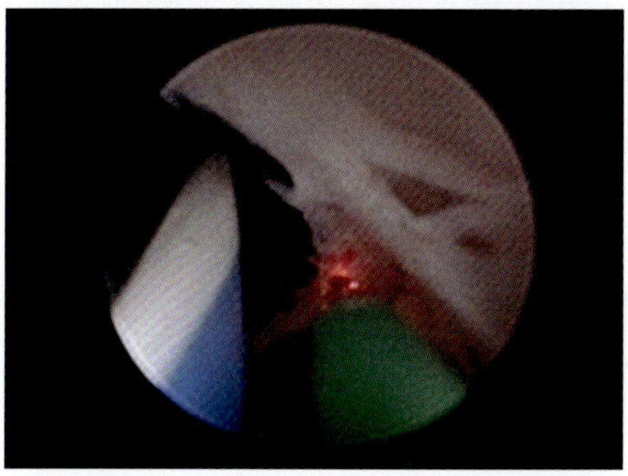

图 4-5-3　进一步切割狭窄段

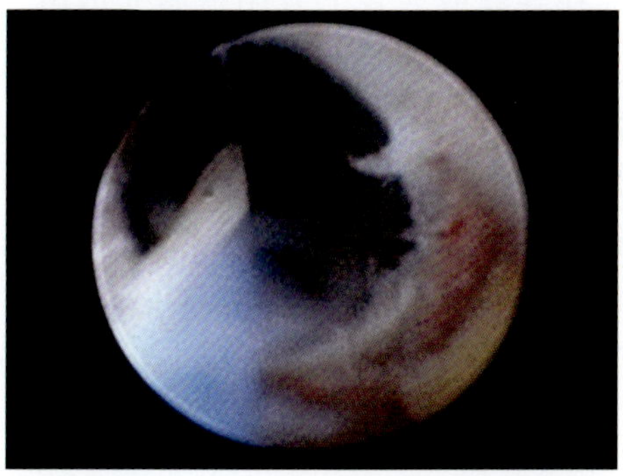

图 4-5-4　切割到狭窄段外脂肪

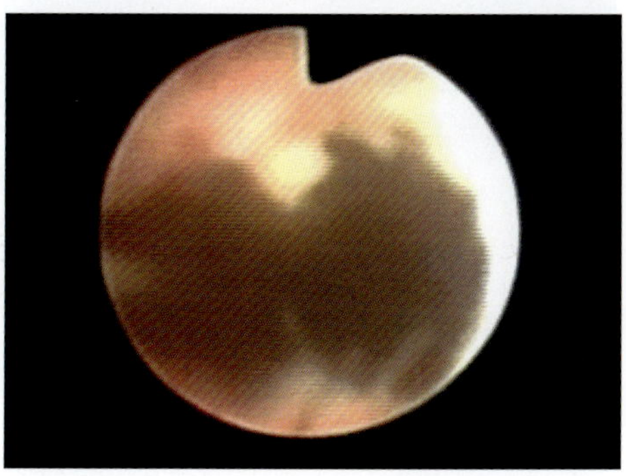

图 4-5-5　切开后宽敞的管腔

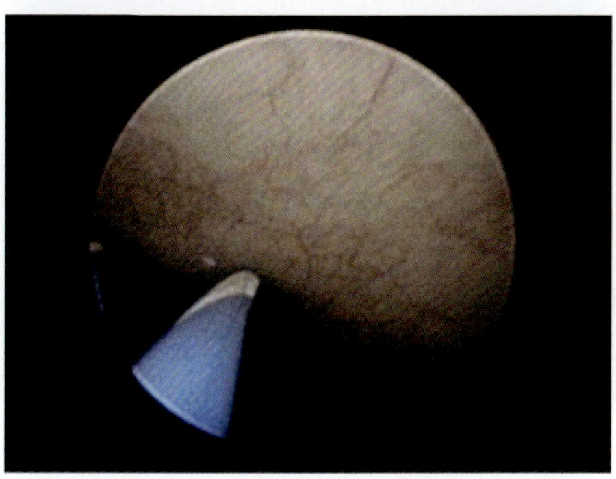

图 4-5-6　肾盂黏膜

⑤ 仔细止血；

⑥ 把第二根导丝通过切开狭窄段后宽敞的管腔送入肾盂（图 4-5-7），体外固定导丝，用推进管把 2 根 5Fr 双 J 管沿导丝推入输尿管，通过切开段达到肾盂内，双 J 管在输尿管内安放位置合适的标准是双 J 管膀胱端 2 个环正好外露在输尿管开口（图 4-5-8）。

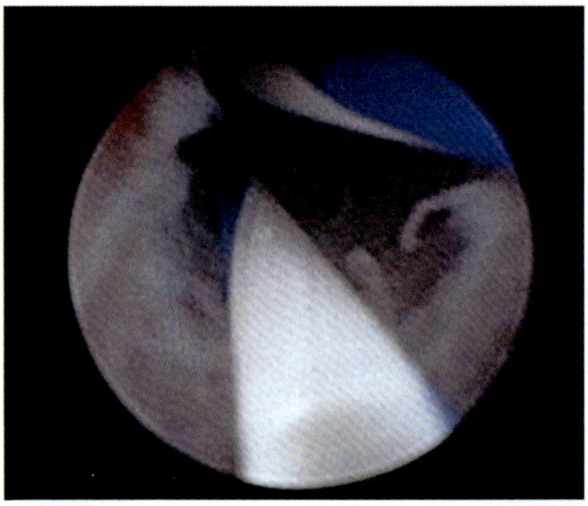

图 4-5-7　2 根导丝通过狭窄段

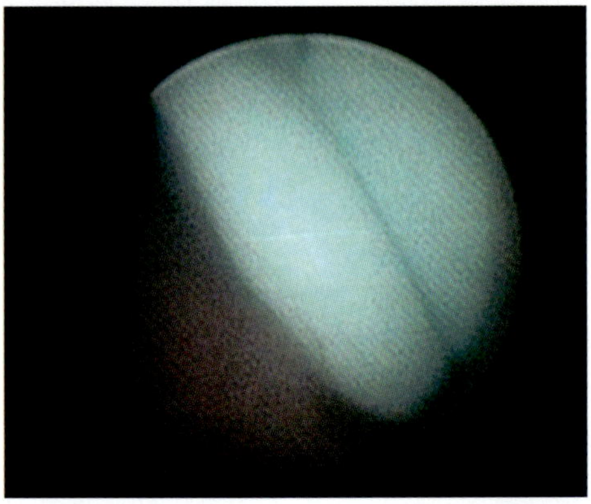

图 4-5-8　可见 2 根双 J 管

（2）输尿管壁内段狭窄切开术

① 用导丝或 5Fr 输尿管导管在膀胱内通过狭窄的输尿管壁内段（图 4-5-9，图 4-5-11，图 4-5-13）；

② 在导丝或导管上方用钬激光或电刀按输尿管行走方向切开膀胱上侧壁的膀胱全层 1 ～ 1.5cm，可解除输尿管壁内段狭窄（图 4-5-10，图 4-5-12，图 4-5-14）；

③ 狭窄的壁内段切开后，如仍然不能解决梗阻，可沿导丝通过切开的狭窄口，在窥视下放入输尿管扩张鞘或扩张球囊导管进一步扩张，当输尿管镜在输尿管内无阻力通过时，说明输尿管梗阻已解除，可放入第 2 根导丝；

④ 分别沿两根导丝先后或同时留置 2 根 5Fr 双 J 管 6 ～ 8 周，有利于切除部分输尿管膀胱开口处正常黏膜的生长（图 4-5-8），安置双 J 管于合适位置的标志是看到外露在输尿管开口处双 J 管的 2 个环。

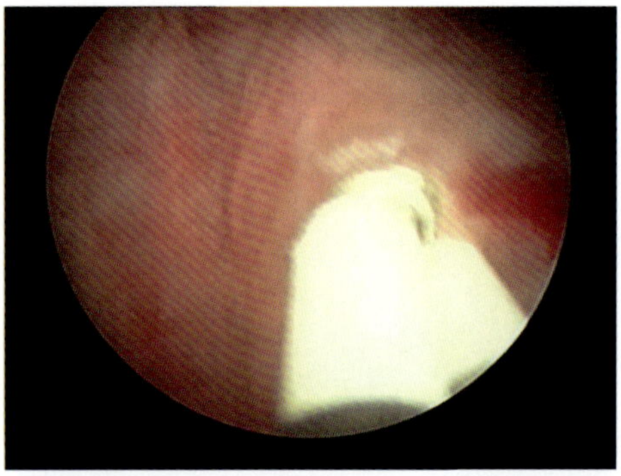

图 4-5-9　输尿管导管通过狭窄段

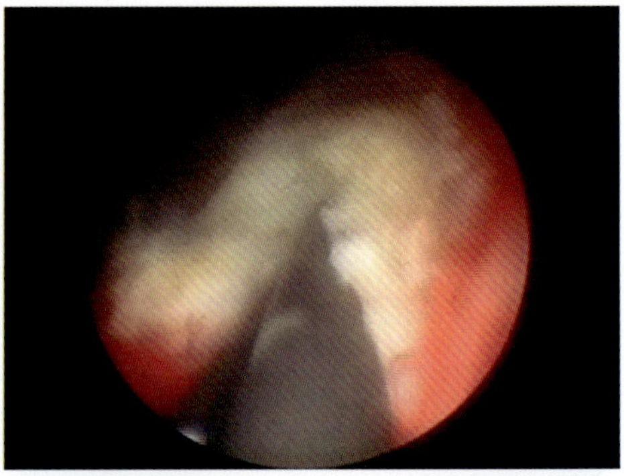

图 4-5-10　钬激光切开狭窄段（内含双 J 管、导丝各 1 根）

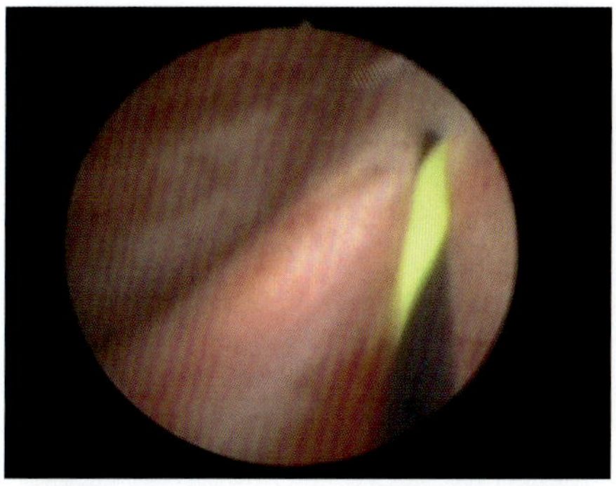

图 4-5-11 导丝通过输尿管开口狭窄段

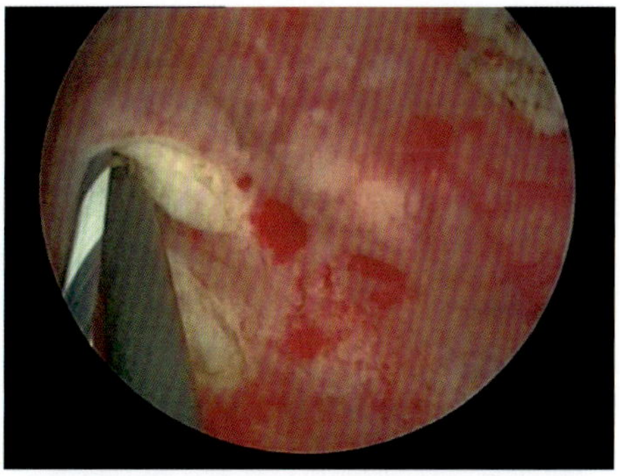

图 4-5-12 电刀切开狭窄段（内含双 J 管和导丝各 1 根）

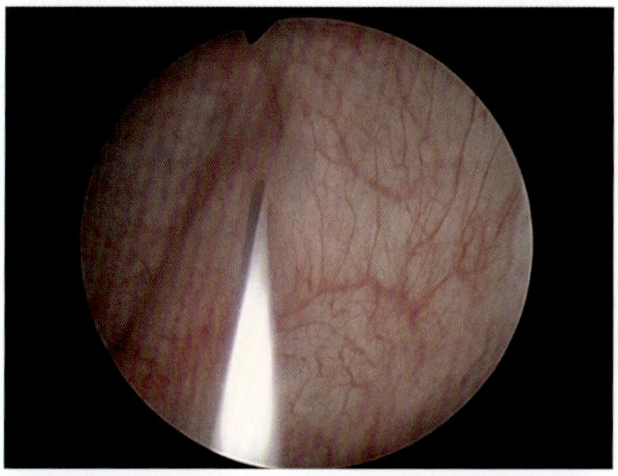

图 4-5-13 导丝通过左侧输尿管开口狭窄段

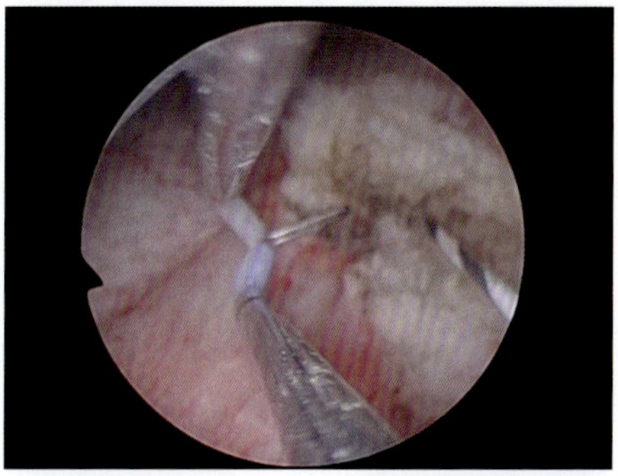

图 4-5-14 钩状电刀切开输尿管开口狭窄段（导丝一根进入输尿管）

（3）输尿管膀胱吻合口假道的处理　对输尿管膀胱吻合口存在假道导致输尿管狭窄的患者，可通过正常输尿管开口与假道口分别放入一根导丝和一根输尿管导管，用钩状电刀在导丝与输尿管导管之间切开输尿管膀胱吻合口内假道的膜状组织（图 4-5-15，图 4-5-16），然后分别沿两根导丝留置 2 根 5Fr 双 J 管，术后 2 个月拔出双 J 管。

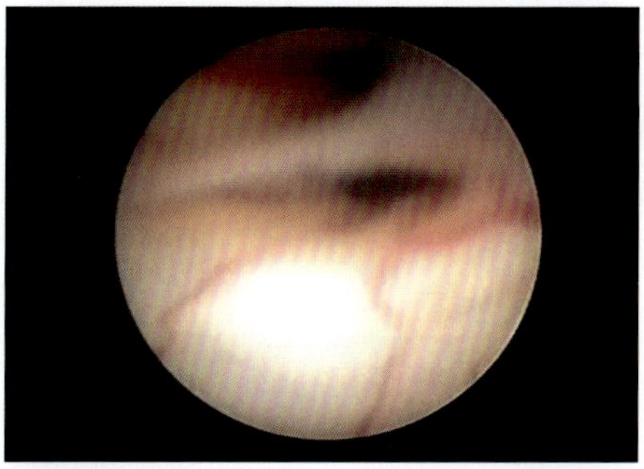

图 4-5-15 输尿管膀胱吻合口假道

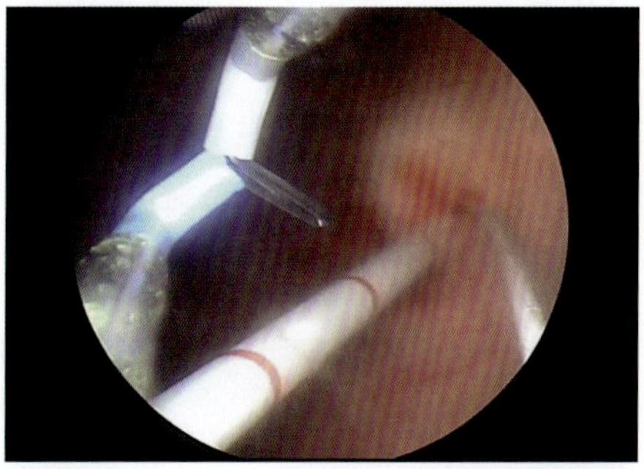

图 4-5-16 在导管和导丝之间切开假道

3. 经尿道输尿管镜窥视下气囊导管扩张术

气囊导管扩张对输尿管狭窄具有损伤小、术后康复快、不造成输尿管周围血管损伤等优点。Bard 球囊扩张套件由输尿管球囊扩张导管和压力表组成，球囊扩张导管长 75cm，管径粗 2mm，扩张球囊长度为 6cm，球囊扩张外径为 7mm，球囊两端有不透 X 射线的标记（图 4-5-17，图 4-5-18）。

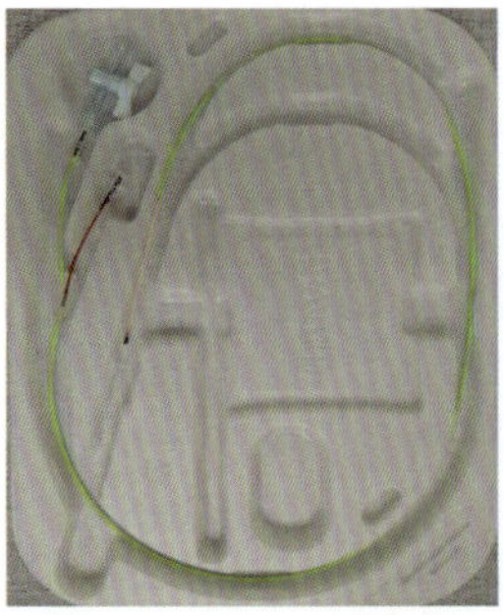

图 4-5-17 输尿管镜球囊扩张导管

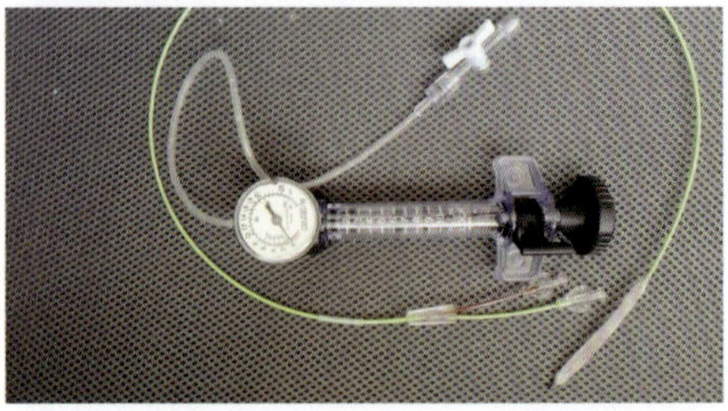

图 4-5-18 Bard 压力表和球囊扩张套件

（1）用 Wolf 9.8Fr 输尿管硬镜经尿道置入膀胱，窥视下逆行插入斑马导丝并通过输尿管狭窄段进入肾盂（图 4-5-19，图 4-5-20）。

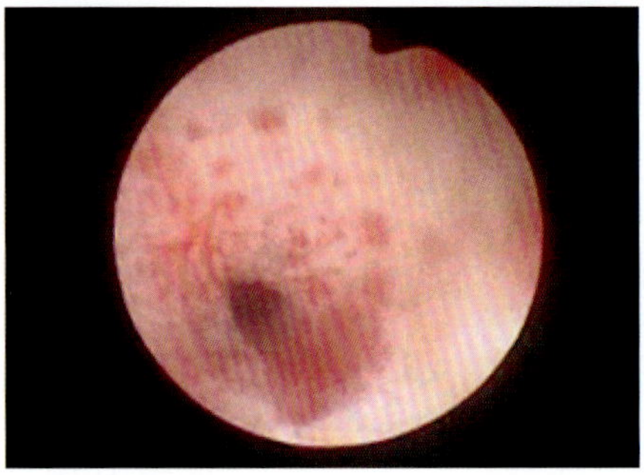

图 4-5-19 输尿管上段狭窄

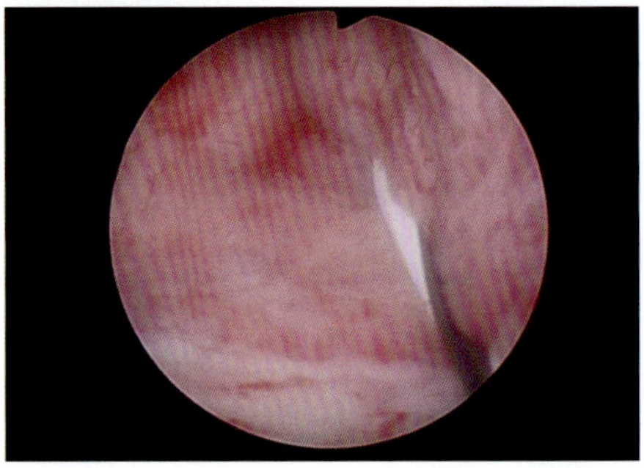

图 4-5-20 斑马导丝通过输尿管狭窄段

（2）原位留置斑马导丝，退出输尿管镜。

（3）输尿管镜再次经尿道置入膀胱，经输尿管口沿斑马导丝边缘进入输尿管，上行到狭窄处，在输尿管镜窥视下沿导丝把输尿管球囊扩张管的球囊通过狭窄段，球囊至少超过狭窄段两端 5mm，使得狭窄段位于球囊的正中，如果沿导丝伸入扩张球囊导管有困难，可沿导丝用钬激光切开部分输尿管狭窄后再推入气囊导管（图 4-5-21）。

（4）连接压力表进行扩张，向气囊内注入生理盐水，通常采用扩张压力为 12 ～ 15atm，持续时间 3 ～ 5min 后抽出生理盐水、排空气囊，如果输尿管镜可以无阻力通过狭窄段，说明扩张成功，否则间隔 5min 之后可用同样步骤进行气囊反复扩张，通常扩张不超过 3 次（图 4-5-22 ～图 4-5-24）。

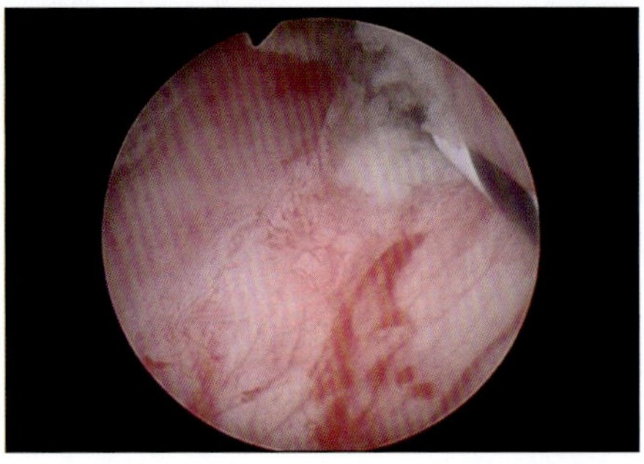

图 4-5-21 钬激光切开狭窄段外侧壁

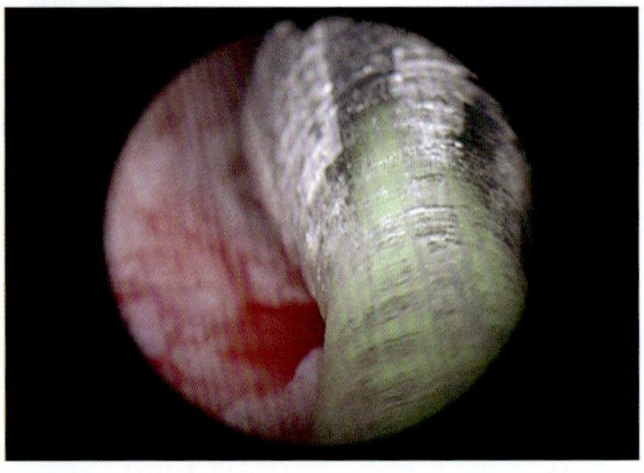

图 4-5-22 气囊扩张输尿管狭窄段

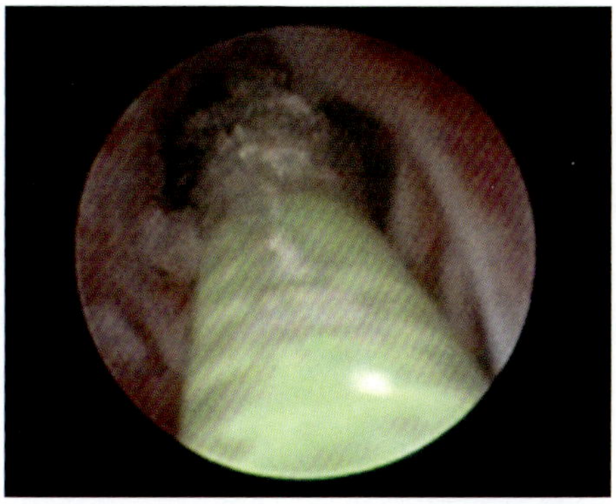

图 4-5-23 再次气囊扩张输尿管狭窄段

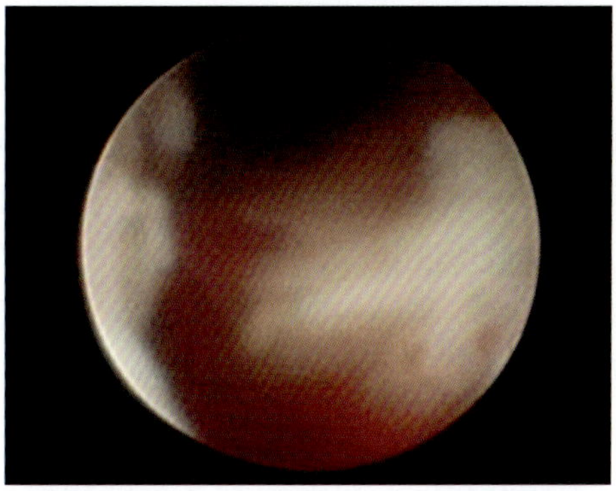

图 4-5-24 完全裂开的输尿管狭窄段

（5）安放 1 根 8Fr 或 2 根 5Fr 双 J 管，保留 6 ～ 12 周。

（6）如为输尿管末端或输尿管开口狭窄，可以按照上述步骤操作，在膀胱内窥视下扩张输尿管（图 4-5-25，图 4-5-26）。

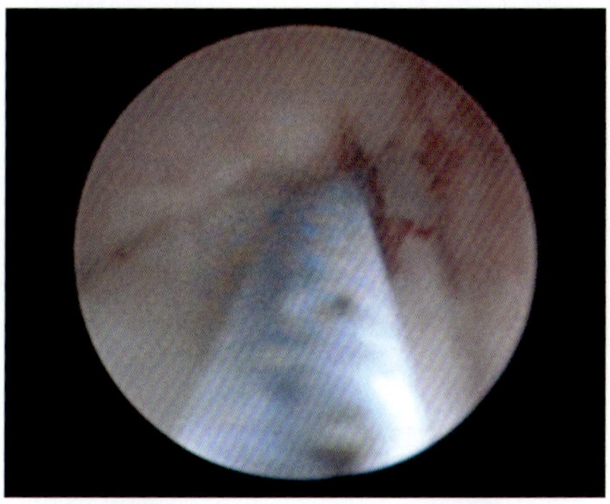

图 4-5-25 输尿管末端狭窄（内插入 2 根导丝）

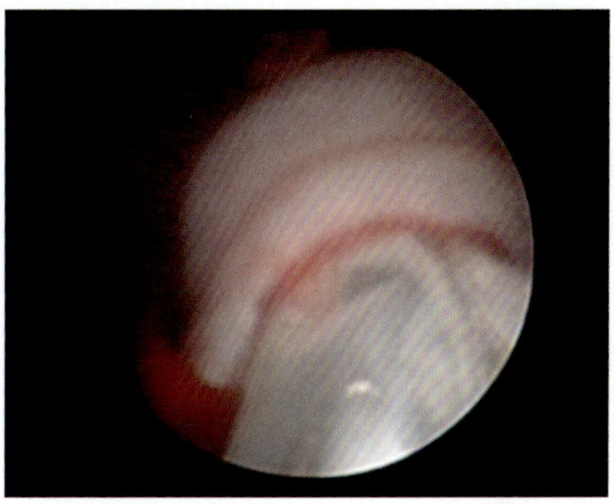

图 4-5-26 气囊扩张输尿管

【手术要领】

（1）了解输尿管镜碎石术引起狭窄的相关危险因素：①病程超过 3 个月、结石直径超过 1cm、多发结石和结石嵌顿；②碎石过程产生的热量与释放；③输尿管黏膜损伤、输尿管穿孔是碎石术后输尿管狭窄最重要的因素和直接原因，其相关性可达 90% ～ 95%。对具有输尿管镜碎石相关危险因素的患者，应在碎石术后密切随访、追踪，一旦发现肾积水加重应该及早处理，避免造成不可逆的肾损害。据文献报道，虽然钬激光可缩短手术时间、增加早期结石的清除率，但其引起输尿管狭窄的概率高于气压弹道碎石，与腹腔镜下输尿管切口取石引起的输尿管狭窄风险相似。直肠癌根治术、子宫切除术损伤输尿管形成继发性狭窄也是常见因素之一。

（2）输尿管狭窄重在预防：①建议对大小≥ 2cm 的输尿管结石推荐行经皮肾镜取石术（PCNL）治疗。②钬激光碎石应首先从低功率开始，通常不超过 20W，其中高频低能模式比高能低频模式的热效应更显著，而在清石率上高能低频设置与高频低能设置相似，因此在输尿管碎石中应该尽量避免采用相对高频模式碎石，以减少碎石术后输尿管狭窄的发生。③对长期嵌顿的输尿管结石，由于输尿管黏膜与结石贴合紧密，输尿管黏膜水肿严重，甚至存在黏膜下结石，采用“钻孔法”从结石中部开始碎石比“周边蚕食法”更安全。④双 J 管放置是避免输尿管狭窄的保护因素，对术中损伤的输尿管放置两根双 J 管可以减少尿外渗和降低输尿管瘢痕的发生率。对输尿管黏膜明显损伤的患者建议双 J 管留置时间 3 ～ 6 个月，可以有效降低碎石术后输尿管狭窄的风险。

（3）切开深度：输尿管狭窄必须彻底切开或完全扩张开狭窄段，其标志为可见输尿管外的疏松组织或脂肪组织，输尿管镜可无阻力通过狭窄段。如输尿管狭窄内切开不满意可以辅助气囊扩张，当气囊导管无法通过狭窄段时可先行切开部分狭窄段后再扩张，可以有效避免狭窄段周围的血管损伤。

（4）切开长度：对输尿管狭窄的切口应该超过狭窄近端与远端 1cm。

（5）术前了解输尿管狭窄长度非常重要。国外学者一项为期 4 年的随访报告证实，对输尿管狭窄＞ 1.5cm 的患者，球囊扩张有效率为 42%，而狭窄段＞ 2cm 时有效率仅为 25%。

（6）术后留置支架管的管径与手术成功率也密切相关，术后留置≥ 7 ～ 8Fr 的双 J 管发生再狭窄的概率低。

（7）单纯输尿管内切开治疗输尿管狭窄的效果低于输尿管内切开联合气囊扩张。

（8）根据输尿管狭窄的不同长度，术后保留双 J 管 3 ～ 6 个月，拔出双 J 管后 1、3、6 和 12 个月定期复查。

（9）对长段输尿管狭窄、多次内镜手术治疗输尿管狭窄失败、难以去除腔外因素引起的输尿管狭窄或晚期肿瘤引起的输尿管狭窄可以考虑应用长效 Resonance 金属支架、Allium 覆膜金属支架或 Memokath（梅莫凯斯）热膨胀金属支架（图 4-5-27，图 4-5-28）（参考本章第六节“输尿管狭窄长效支架置入术”）。

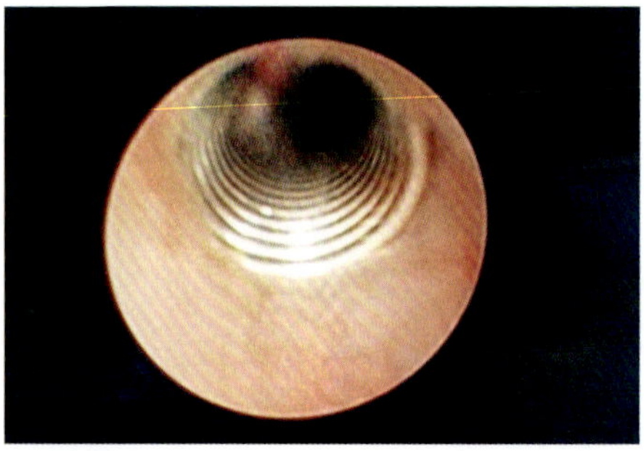

图 4-5-27 输尿管腔内的 Memokath 输尿管支架

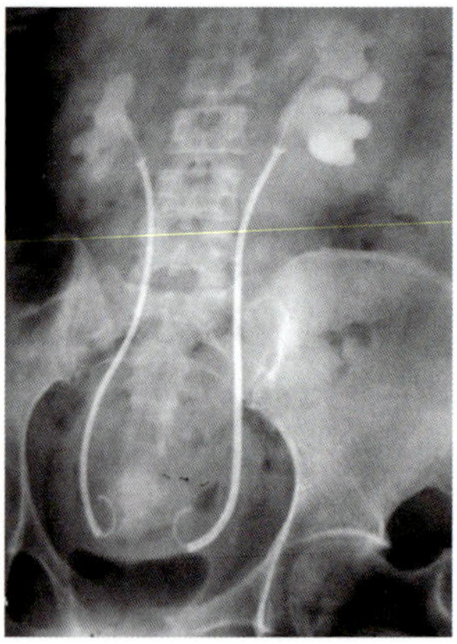

图 4-5-28 宫颈癌放射治疗后双侧长段输尿管狭窄，内置双侧 Memokath 支架

【术后处理】

（1）术后保留导尿 1 ～ 2d。

（2）术后应用敏感抗生素。

（3）术后查肾、输尿管及膀胱平片（KUB）了解双 J 管位置。

（4）根据输尿管狭窄段的长短，术后 1 ～ 3 个月拔出双 J 管，复查 IVP 或 CTU，了

解输尿管狭窄的治疗效果。

【并发症和防治】

1. 血管损伤

为防止手术时输尿管外周血管的损伤，应注意在不同输尿管狭窄段的切开方向有所不同：①在输尿管肾盂输尿管交界处（肾曲）狭窄或上段输尿管，应切开输尿管外侧壁。②在输尿管曲界处狭窄，应切开搏动输尿管的外上方，以避开损伤输尿管下方的髂血管；③在盆段髂血管以下的狭窄，切开后外侧；在壁内段应该选择切开截石位 6 点处。最好术前行血管造影，以了解输尿管狭窄周围血管的走向。术毕安放一根 8Fr 双 J 管或二根 5Fr 双 J 管，根据狭窄的程度和范围保留双 J 管 3 ～ 6 个月。

2. 假道形成

对输尿管狭窄内切开时应注意假道形成，导丝或输尿管导管通过输尿管狭窄段时如遇到阻力可采用旋转导丝或导管的方法，如强行应用导管或质地较硬的导丝会出现假道，误将双 J 管通过假道放入输尿管，仍然不能解决输尿管的梗阻。图 4-5-15、图 4-5-16 系一位输尿管膀胱吻合术后吻合口狭窄导致肾盂积水、反复感染的女性患者，曾经进行经尿道输尿管镜钬激光切开和气囊扩张治疗，治疗后 6 个月，肾盂积水加重，同时出现腰胀和面部水肿，主要因未发现吻合口狭窄系假道梗阻引起，后经输尿管镜检查确诊，经电刀切开假道，去除引起梗阻、狭窄的假道膜状组织，置入二根 5Fr 双 J 管，术后 6 周拔出双 J 管后痊愈。

3. 其他

输尿管狭窄内镜手术治疗的其余并发症和防治可参考本章第四节“输尿管结石的内镜手术”。

视频 19　气囊导管扩张治疗输尿管壁间段狭窄

视频 20　钬激光治疗输尿管狭窄

（刘定益）

第六节　输尿管狭窄长效支架置入术

【概述】

对于因输尿管长段狭窄、恶性肿瘤侵犯、放化疗后继发后腹膜纤维化以及手术治疗失败或者无手术条件等因素造成的输尿管梗阻，传统的处理策略是放置双 J 管并定期更换。目前临床上使用的双 J 管多为聚合物材料，该类支架的优点是相对柔软、顺应性强，放置操作也比较简单，但其同时也存在留置时间短、抗压性能较弱、容易阻塞、滑脱，以及可能引发感染和尿路刺激症状等缺点。随着材料技术的不断发展，以金属为主体材料的各种长期支架被越来越多地应用于临床，相较普通双 J 管，金属支架的优点是引流作用肯定、抗压性更强，并且可以留存较长时间。对于各种需要长期留置支架的患者，尤其是肿瘤压迫、侵犯及后腹膜纤维化等原因引起的输尿管狭窄梗阻，是理想的治疗手段。目前临床上比较常用的输尿管长期支架有 Resonance 金属支架、Allium 覆膜金属支架和 Memokath 热膨胀金属支架等。

【适应证】

（1）输尿管狭窄需长期留置并定期更换双 J 管。

（2）输尿管吻合口狭窄多次手术后失败。

（3）反复重建手术或腔内手术术后继发狭窄。

（4）直肠癌、宫颈癌放疗后导致的输尿管狭窄。

（5）盆腹腔肿瘤、腹腔转移肿瘤挤压导致的输尿管狭窄。

（6）输尿管多发性息肉。

（7）盆腔脂肪增多症。

【禁忌证】

（1）活动性尿路感染。

（2）出血性疾病。

（3）输尿管内结石梗阻。

（4）小儿患者。

（5）无法耐受手术、麻醉。

（6）体位受限。

【术前准备】

术前准备与本章第五节“输尿管狭窄的内镜手术”相同。

【手术步骤】

1. 输尿管 Resonance 支架置入术

Resonance 支架是一种由惰性金属制成的输尿管全程支架（图 4-6-1），外径为 6Fr，具有磁共振安全性，其两端为封闭的螺旋形金属排列（图 4-6-2），特别针对外部压迫而设计，有很强的抗压能力，尤其适合输尿管外存在压迫导致的梗阻，放置操作相对简单，并可以放置 12 个月。

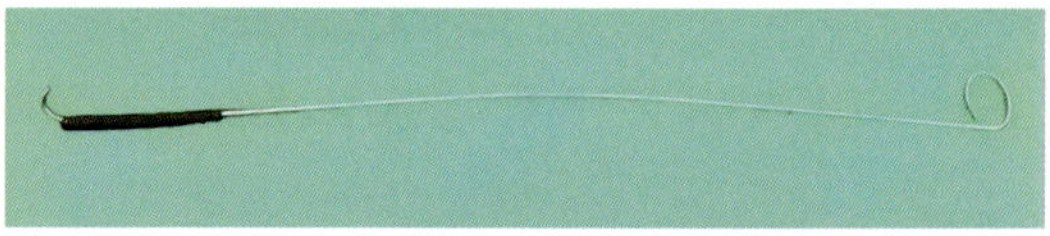

图 4-6-1 Resonance 支架

（1）在膀胱镜或者输尿管镜下将导丝通过输尿管直至肾盂，透视确定导丝在位后，顺导丝置入金属支架外鞘（图 4-6-3）直至肾盂。

（2）移除导丝向外鞘内注入造影剂后透视观察肾盂形态，并调整外鞘位置，使外鞘肾盂端标记点位于 UPJO 处（图 4-6-4）。

（3）抽出内芯，将 Resonance 金属支架送入外鞘内，然后再用内芯推动支架置入输尿管内，透视下可以看到支架肾盂端在肾盂伸出并卷成一圈（图 4-6-5）。

（4）当支架尾端距离输尿管开口一个圈的距离时，固定内芯不动，缓慢退出外鞘直到支架完全释放（图 4-6-6）。

（5）透视确认支架位置是否满意。

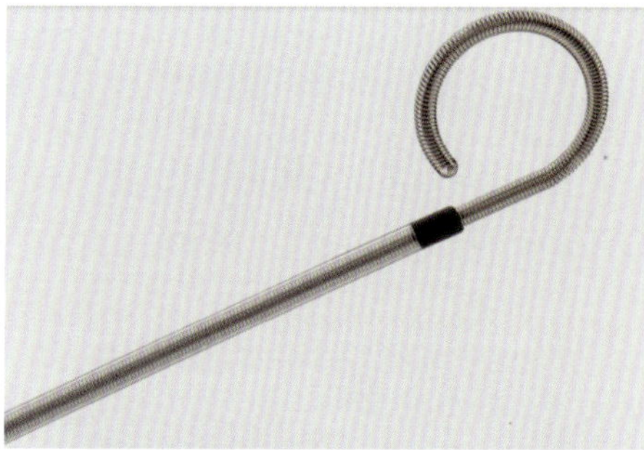

图 4-6-2　两端封闭的螺旋形金属排列

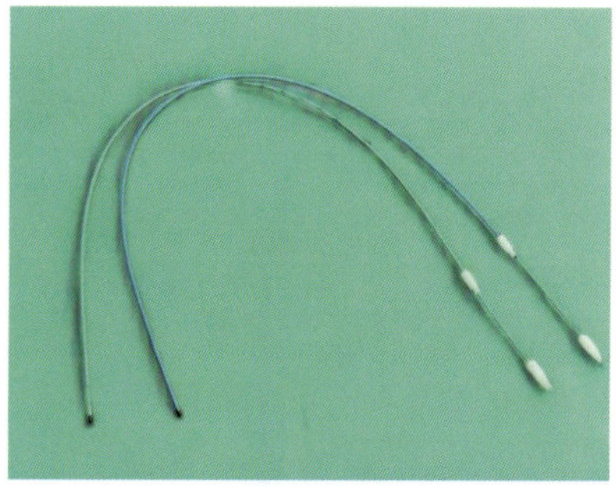

图 4-6-3　金属支架外鞘及推进杆

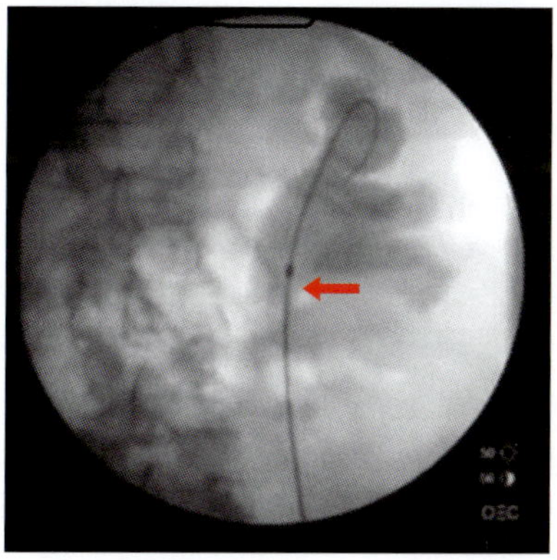

图 4-6-4　外鞘肾盂端标记点位于 UPJO 处

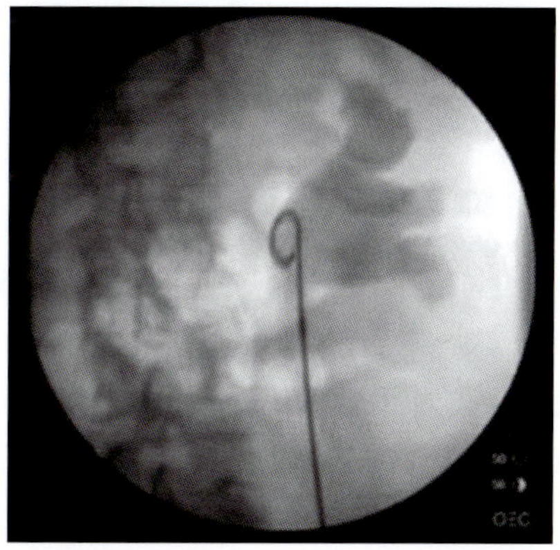

图 4-6-5　支架肾盂端在肾盂卷成一圈

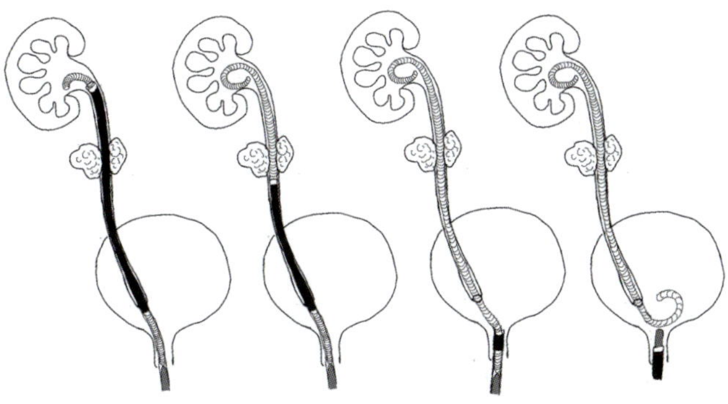

图 4-6-6　放置支架示意图

2. 输尿管 Memokath 热膨胀金属支架置入术

Memokath 支架是一种镍钛合金支架（图 4-6-7），内径为 8.1Fr，外径为 10.5Fr，引流通畅。最大特点为温控属性，近端遇热水可呈漏斗状膨胀起到固定作用，注入冰水后收缩便于取出。该支架可以长期放置，减少了反复更换的不便，但价格昂贵，操作难度相对较高。

（1）在膀胱镜或者输尿管镜下将导丝通过输尿管直至肾盂，X 线透视确定导丝在位后，顺导丝置入输尿管导管并行逆行肾盂造影（图 4-6-8），标记狭窄段位置。

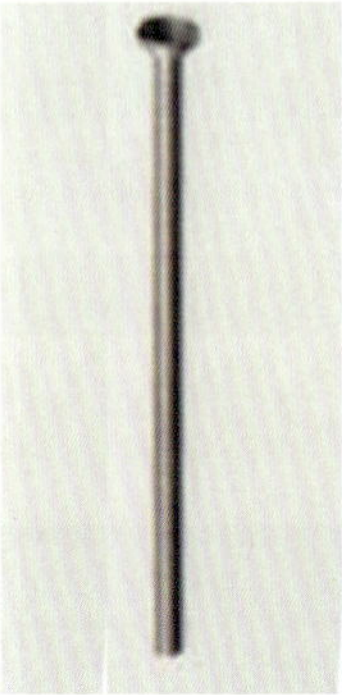

图 4-6-7　Memokath 支架

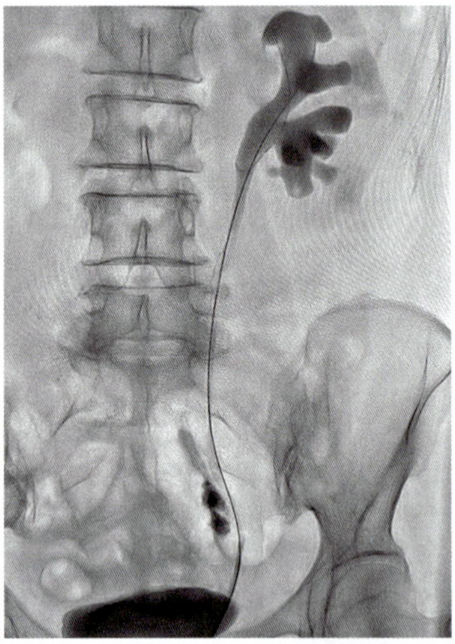

图 4-6-8　逆行肾盂造影

（2）根据狭窄段情况选择能够覆盖狭窄段长度的支架。重新置入导丝并撤出造影用输尿管导管，顺导丝置入 12/14Fr 软镜鞘，再次透视保证软镜鞘完全通过狭窄段，如置鞘困难则用 15Fr 或者 18Fr 球囊进行分段扩张后再行置鞘。

（3）退出软镜鞘，顺导丝置入 Memokath 热膨胀金属支架的输送鞘，透视下保证输送鞘头端超过输尿管狭窄段的近端（图 4-6-9）。

（4）退出鞘内芯和导丝，将装有支架的推进杆缓慢推入输送鞘中并反复透视调整至可以完全覆盖狭窄段的理想位置（图 4-6-10）。

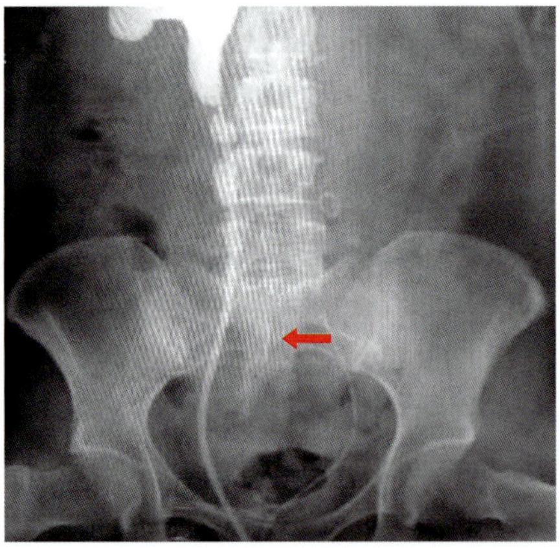

图 4-6-9　透视下确定输送鞘头端超过输尿管狭窄段

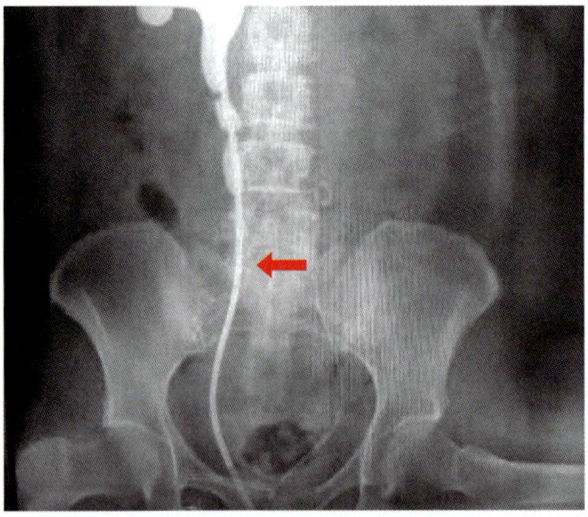

图 4-6-10　支架达到理想位置

（5）固定支架推进杆，缓慢退出输送鞘将支架从鞘内释放出来，再次透视确认支架位置满意后抽出位于推送杆内的支架安全导丝。

（6）向推送杆尾端的注水接口内快速注入 60 ～ 65℃的生理盐水 20ml，透视观察支架近端呈漏斗状膨胀开（图 4-6-11）。

（7）分别缓慢退出推进杆内芯和外鞘，完成支架留置（图 4-6-12）。

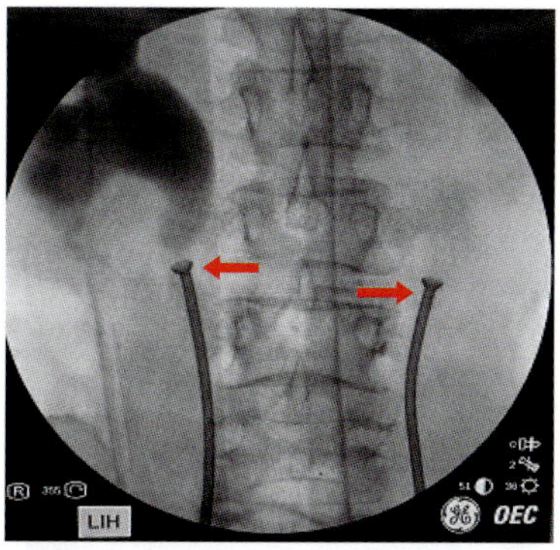

图 4-6-11　双侧支架近端呈漏斗状膨胀

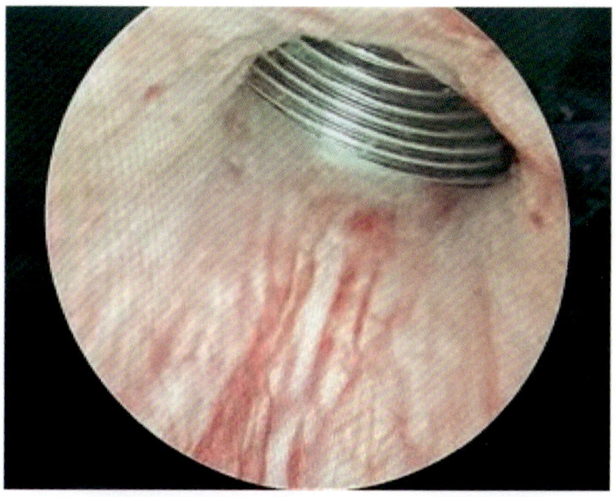

图 4-6-12　内镜窥视下放置支架

3. 输尿管 Allium 支架置入术

Allium 支架是一种镍钛记忆合金编制成螺旋波网状结构的支架（图 4-6-13），具有自膨胀性，能较好地顺应输尿管，其表面的多层光滑覆膜（图 4-6-14）可避免组织长入，亦减少了内壁结石、结垢、感染的可能性，同时管径较大，引流较为通畅，拆除时可以解构成线状取出（图 4-6-15），缺点是价格昂贵。

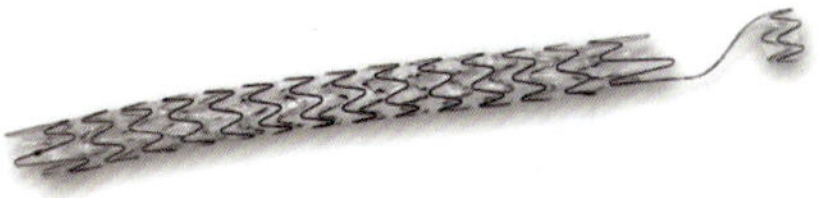

图 4-6-13　Allium 支架

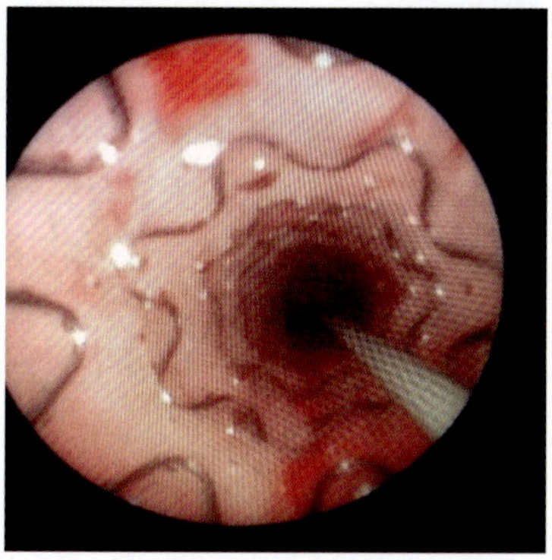

图 4-6-14　Allium 支架表面的多层光滑覆膜

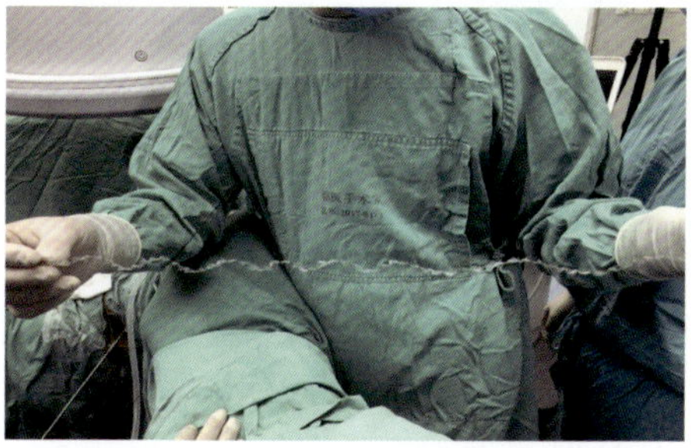

图 4-6-15　Allium 支架解构成线状

（1）在膀胱镜或者输尿管镜下将导丝通过输尿管直至肾盂，透视确定导丝在位后，顺导丝置入输尿管导管并行逆行造影，标记狭窄段位置（图 4-6-16）。

（2）顺导丝置入 18Fr 或 21Fr 扩张球囊，以 20 ～ 25atm 扩张狭窄段输尿管 3 ～ 5min（图 4-6-17）。

（3）退出扩张球囊后，向 Allium 支架注水口注入 20ml 生理盐水直到支架前端有水流出，然后顺导丝推入支架系统（图 4-6-18）。

（4）透视观察支架两端的标记点，确定覆盖狭窄段后，固定支架内芯，旋开旋钮缓慢向外退出支架外鞘，期间必须保持内芯不动并反复透视随时调整确保释放过程支架无移位，直到外鞘完全退出，支架完全释放。有条件时亦可以在膀胱镜或者输尿管镜直视下完成支架释放（图 4-6-19）。

（5）轻轻退出支架推送系统和导丝，透视观察支架最终位置满意后，操作完成。

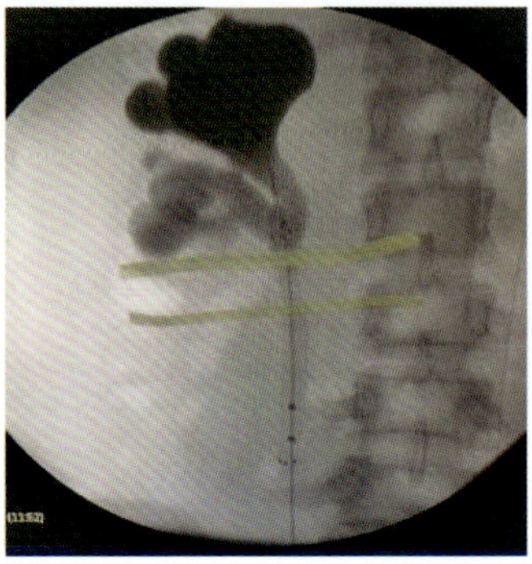

图 4-6-16 逆行造影，标记狭窄段

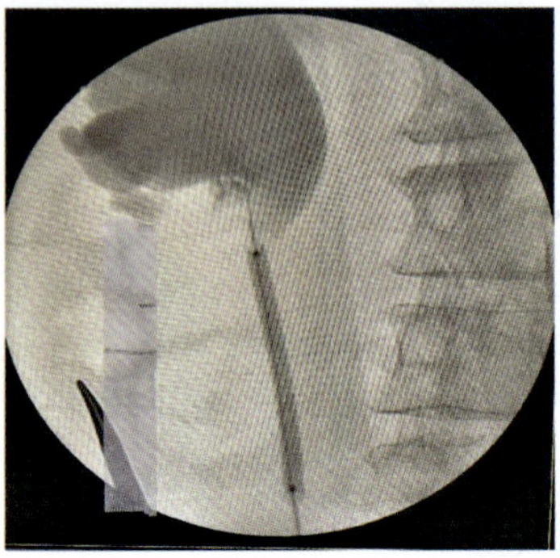

图 4-6-17 扩张球囊，扩张狭窄段

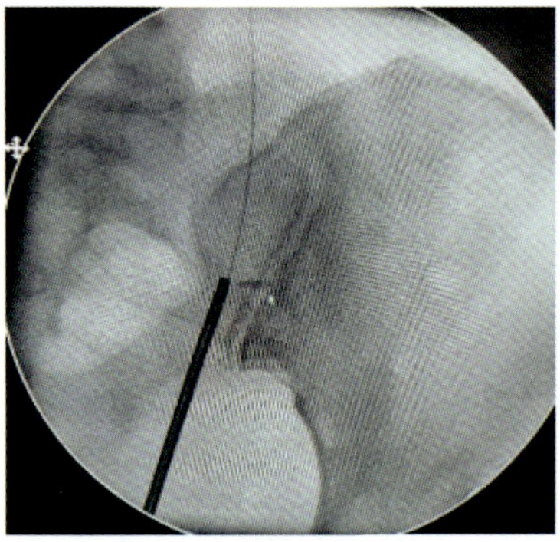

图 4-6-18 顺导丝推入支架系统

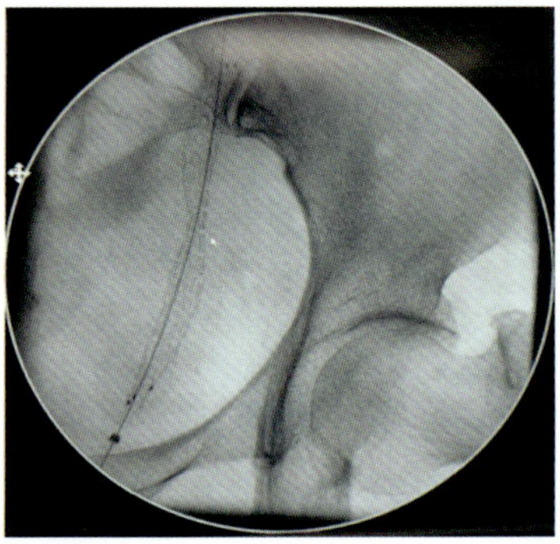

图 4-6-19 支架完全释放

【手术要领】

1. 输尿管 Resonance 支架置入术

（1）选择合适长短的金属支架，女性患者及身材较矮小的男性患者通常选择 24cm 支架，身高较高的男性多用 26cm 支架。

（2）外鞘的外径为 8.3Fr，如置入困难可酌情顺导丝应用输尿管镜、输尿管软镜鞘的内芯或者扩张球囊进行扩张。

（3）推荐在 X 线透视下放置，如无透视条件单纯内镜下放置，术者可根据外鞘刻度和内芯长度估算进入输尿管的深度，保证外鞘的肾盂端位于肾盂内，抽出内芯可见尿液流出。

（4）推送支架和拔出外鞘尽可能由一人操作，可以让助手扶镜观察，分别通过固定外鞘推动顶杆或者整体向外拔出外鞘顶杆调整支架深浅。

（5）如透视提示放置位置不理想可用抓钳直接取出重新放置。

2. 输尿管 Memokath 热膨胀金属支架置入术

（1）选择合适长度的支架。Memokath 热膨胀金属型号齐全，比较常用的有 10cm、15cm、20cm 支架，同时有经肾盂顺行放置的型号，术者可以根据实际狭窄段的长度或者手术方式来选择合适的支架。

（2）术中逆行造影非常重要，造影后正确标记狭窄段的位置关系到支架选择、放置的位置，直接影响手术效果。通常可以在保持透视设备不移动的情况下在屏幕上进行标记或者在患者皮肤上放置针头等金属器械进行标记。

（3）支架输送鞘外径为 14Fr，在放置输送鞘前先尝试置入 12/14Fr 软镜鞘尽管并非必需步骤，但是由于支架价格昂贵，一旦输送鞘无法顺利置入则导致支架浪费，因此建议使用同样口径的软镜鞘进行尝试，置入成功再行拆开支架，可以在很大程度上避免操作失败的风险。

（4）退出支架输送鞘的过程应缓慢进行，并在透视下反复确认位置防止移位，对于覆盖中下段的支架也可以在内镜直视下进行释放（图 4-6-12），输送鞘完全退出后，在推送杆内的支架安全导丝拔出之前，置入的支架仍可以小幅度上下调整，直到透视下确定位置满意。

（5）注入热水后如支架膨胀不满意，可以重复操作，如肾盂内大量积水可导致水温下降过快，可以从注水口抽出积水再行注水。

（6）支架置入完成后，通常用输尿管镜查看支架远端并向支架内置入导丝，再沿导丝留置 5Fr 输尿管导管或者 5Fr 双 J 管 1 ～ 2 周，起到临时引流作用，防止扩张或者热损伤导致的输尿管水肿、梗阻。如患者本身有肾造瘘管，则不必放置临时引流。

（7）放置输尿管中下段的支架时，如支架外口超出输尿管开口过长，可以用钬激光在合适位置打断多余支架后以抓钳取出。

（8）取出支架操作时将输尿管镜置于支架远端，从镜体内注入 4℃冰水，见支架缩小后可用抓钳轻松取出。

3. 输尿管 Allium 支架置入术

（1）常用的 Allium 支架长度有 10cm、12cm、20cm 等，其两端 1 ～ 2cm 为弱支撑，中段主体部分为强支撑，因此在选择型号时要保证支架中段强支撑部分能够覆盖狭窄段。

（2）术中逆行造影及狭窄标记非常重要，放置支架之前需要用球囊扩张狭窄段，如狭窄段大于球囊工作长度，则可以分段扩张，通常会在球囊内用造影剂进行扩张，可以在透视下很清楚地看到扩张范围及扩张效果。扩张应缓慢进行逐渐加压，透视下看见“蜂腰征”消失提示扩张满意。

（3）放置支架前向 Allium 支架注水口注水是为了使支架外鞘和支架分离，从而更易释放，注水量以看到支架前端有水流出为准。

（4）退出外鞘的过程应缓慢并在透视下反复确认位置，防止移位，如果释放后支架位置不满意，或者术后支架移位，可以尝试在支架中置入导丝，顺导丝置入 18Fr 或 21Fr 球囊，将球囊置于支架中间，逐渐增加球囊压力，并在透视下尝试轻轻推动或者拉动球囊来调整支架位置，但该操作有一定的危险性，必须由有经验的医师进行，切忌盲目增加球囊压力以及暴力推拉；如支架上移，亦可以在输尿管镜下用抓钳尝试轻轻下拉支架，需注意切勿抓取支架的锚定点，以防支架解构。

（5）取出支架操作时将输尿管镜置于支架远端抓取支架的锚定装置，即可让支架解构成线状后取出。

（6）根据术中情况决定是否留置输尿管导管或者 5Fr 双 J 管。

【术后处理】

（1）术后预防性应用抗生素。

（2）术中保留导尿管在 1 ～ 2d 拔除。

（3）临时引流的输尿管导管可在 1 ～ 3d 拔除，双 J 管可在 1 ～ 2 周拔除。

（4）复查 CT 了解输尿管支架位置以及评估支架的治疗效果。

【并发症与防治】

1. 输尿管损伤

通常该类患者的输尿管条件较差，容易出现输尿管假道形成、穿孔、撕脱，甚至断裂等情况，因此要求术者在操作过程中要利用透视图像确保导丝在位，动作轻柔，尤其在进行扩张操作时要循序渐进，如遇输尿管闭锁，在通道丢失或者确实无法顺利扩张到理想口径的情况下应及时终止操作。

2. 尿源性脓毒血症

术前控制尿路感染。活动期尿路感染是手术禁忌，术中尽量避免高压灌注，可以在造影、注水等操作前、后用注射器通过输尿管导管抽吸出肾盂内积液，以降低肾盂压力，必要时可以用稀释后的黏膜碘灌洗肾盂。术后密切观察患者的生命体征、感染指标等，一旦发现脓毒血症前兆应及时处置。

3. 支架移位

术中确保支架放置位置满意，术后嘱患者避免剧烈活动，尤其术后 2 天应尽量卧床休息，如支架发生移位，Resonance 金属支架可以用抓钳取出重新放置，Allium 支架可以用抓钳或者球囊尝试调整，Memokath 支架很难调整位置，但如部分脱出而支架仍有支撑效果时可以用钬激光打断多余部分。

视频 21 输尿管 Allium 支架置入术

（俞家顺）

第七节 输尿管口膨出整形术

【概述】

输尿管口膨出又称为输尿管囊肿，是指输尿管末端呈囊状突入膀胱。原因不明，可能是先天性输尿管口狭窄或输尿管管壁发育不全，引起输尿管的膀胱壁内段囊状突起。囊肿外层为膀胱黏膜，中层为肌层及结缔组织，内层为输尿管黏膜。输尿管口膨出在女性多见，男女比为 1 ∶ 4，10% ～ 15% 为双侧膨出，有时伴有重复肾及双侧输尿管畸形，囊肿的大小可从小于 1cm 到充满膀胱。CTU 或 IVP 可以发现膨出的输尿管开口（图 4-7-1 ～图 4-7-3），

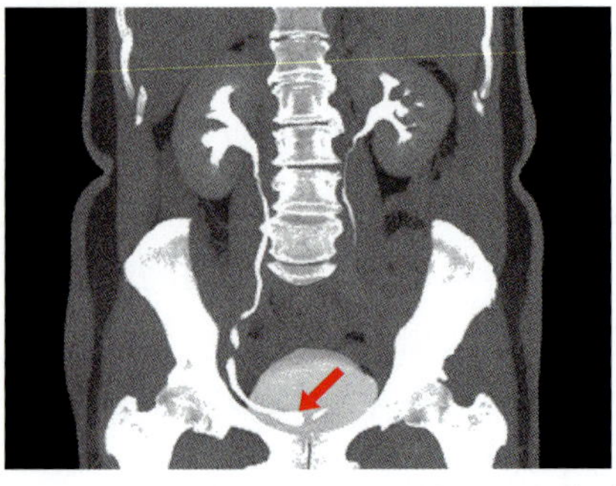

图 4-7-1 造影示右侧输尿管口膨出（1）

在膀胱镜或电切镜下可以发现膀胱内相当于输尿管开口处有气球状物或囊状物突入膀胱（图 4-7-4 ～图 4-7-6），膨出表面有时可见细小的开口，间断有尿液喷出，喷尿后气球状物或囊状物会塌陷（图 4-7-7）。

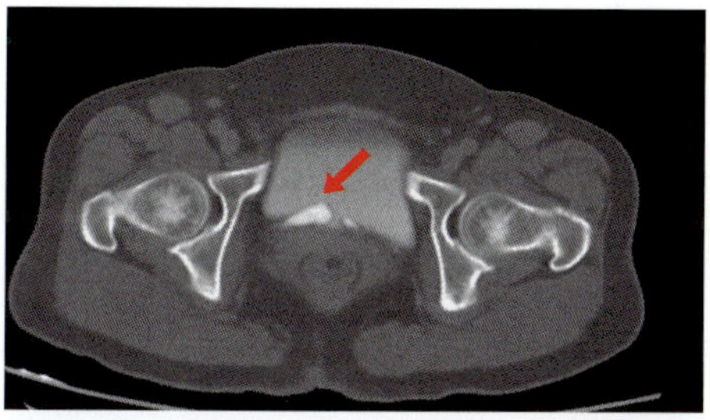

图 4-7-2　造影示右侧输尿管口膨出（2）

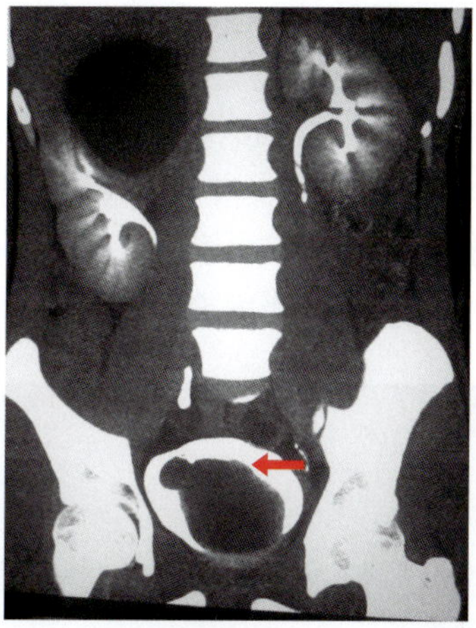

图 4-7-3　左侧输尿管口膨出合并右肾上部囊肿

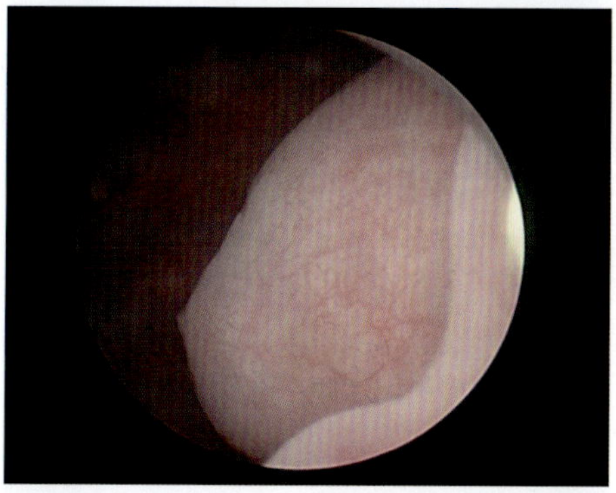

图 4-7-4　左侧输尿管口膨出（1）

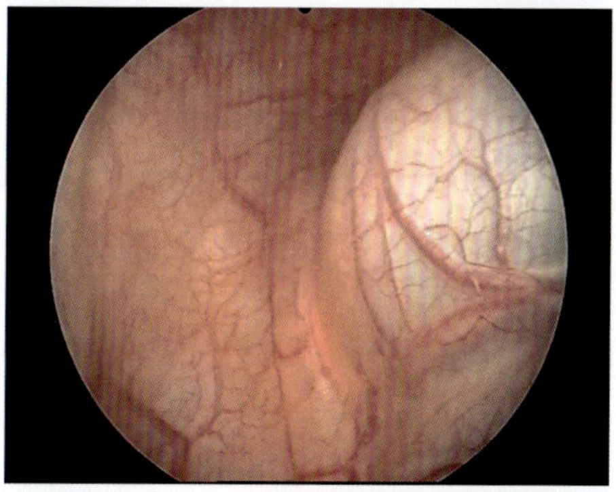

图 4-7-5　左侧输尿管口膨出（2）

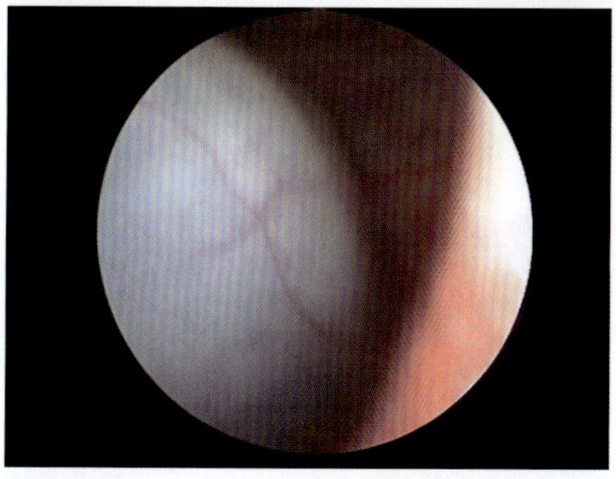

图 4-7-6　右侧输尿管口膨出

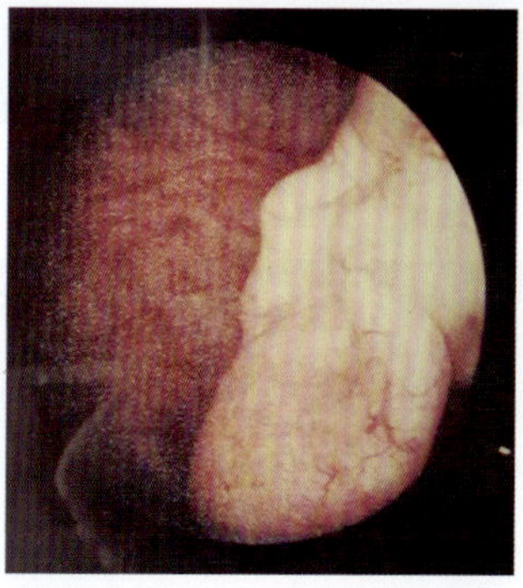

图 4-7-7　排尿后囊肿塌陷

对输尿管口膨出的治疗应该选择个性化的治疗方法，如无明显上尿路梗阻可给予观察，如输尿管口膨出引起上尿路梗阻、反复感染或并发结石应给予手术治疗，治疗原则是解除梗阻，防止反流。经尿道内镜治疗输尿管口膨出安全、有效，创伤小，康复快。

【适应证、禁忌证和术前准备】

参考本章第三节“经尿道输尿管镜检查术”。

【手术步骤】

（1）全面观察尿道、膀胱后用钩形电极伸入囊肿的开口，逐步、彻底地切开囊壁（图 4-7-8 ～图 4-7-11）。

（2）彻底切除囊肿下方的囊壁，保留部分上方的囊肿壁（图 4-7-12，图 4-7-13，图 4-7-15 ～图 4-7-20），上方部分囊壁可起到防止输尿管反流的作用。

（3）术毕可放置双 J 管（图 4-7-14）。

（4）如输尿管口膨出合并结石，可在囊肿壁切开后同时进行碎石或取石（图 4-7-21）。

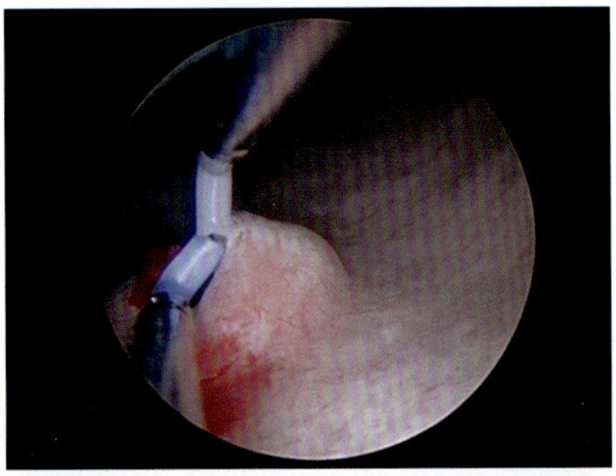

图 4-7-8　准备切开囊肿左侧壁

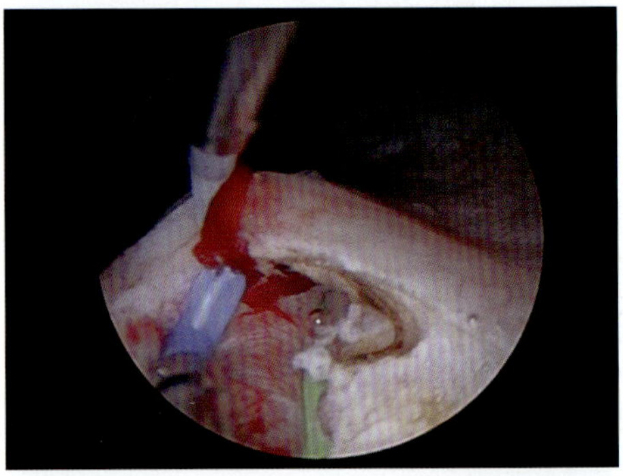

图 4-7-9　切开囊肿左侧壁

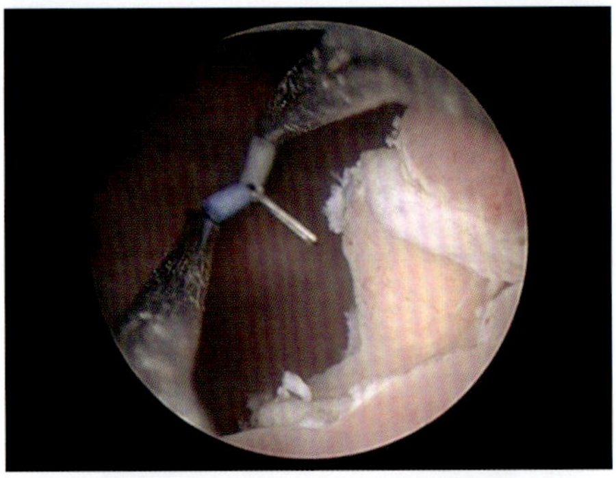

图 4-7-10　逐步切开对侧囊肿壁

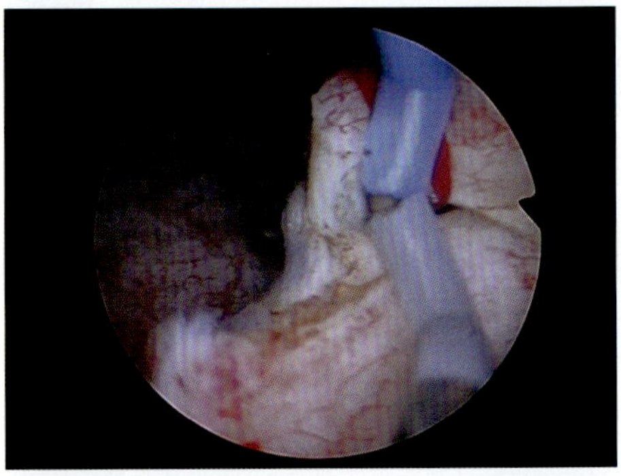

图 4-7-11　完全切开囊肿壁

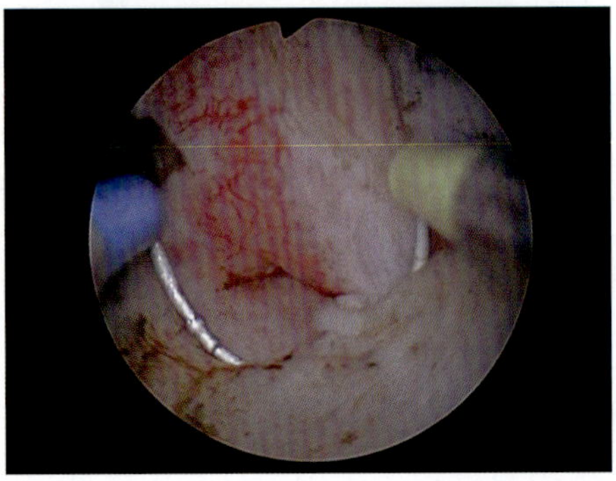

图 4-7-12　切除囊肿下方的囊壁

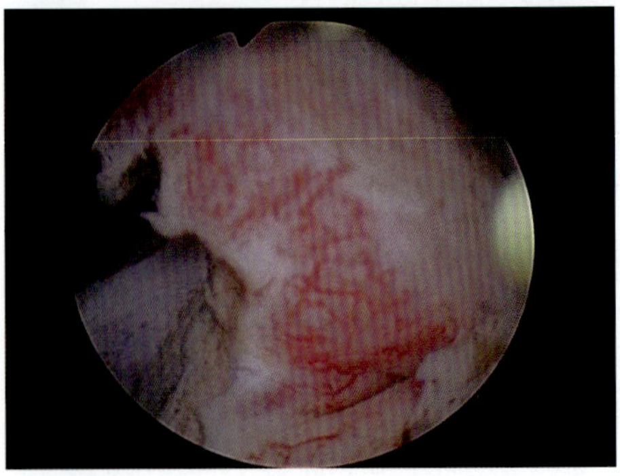

图 4-7-13　保留囊肿上方的部分囊壁

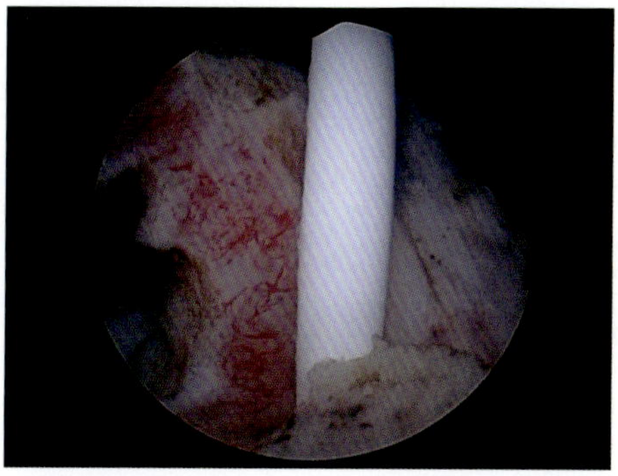

图 4-7-14　安置双 J 管

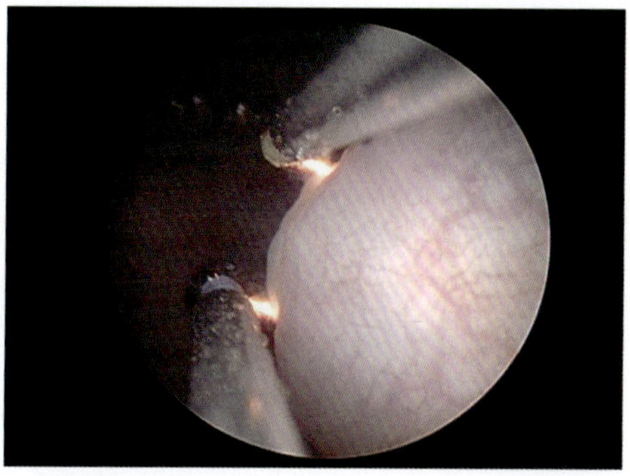

图 4-7-15　环状电极准备切除囊肿壁

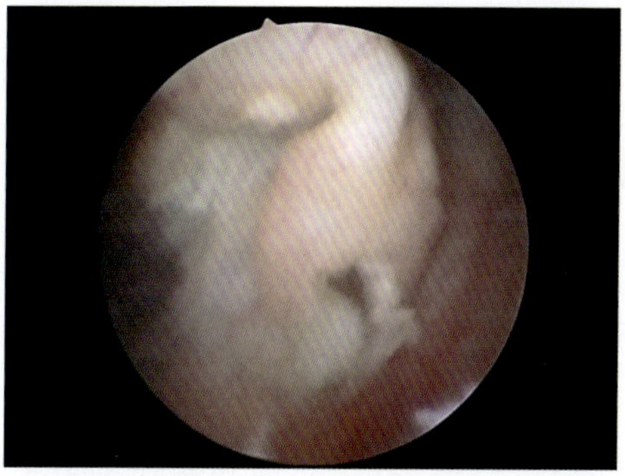

图 4-7-16　囊肿塌陷

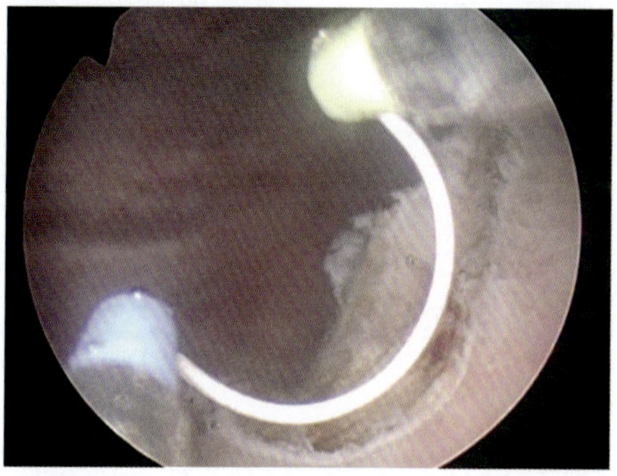

图 4-7-17　切除下部残存囊壁

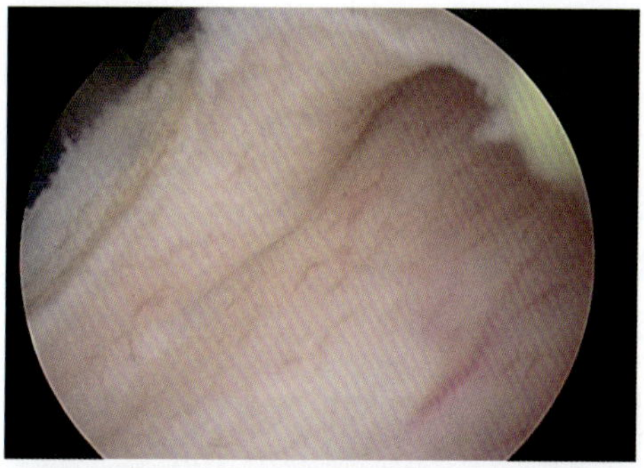

图 4-7-18　切除囊肿壁的下部分

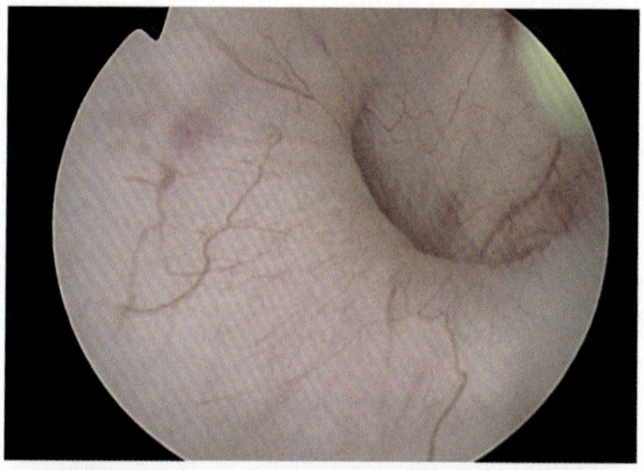

图 4-7-19　伸入囊肿观察输尿管腔

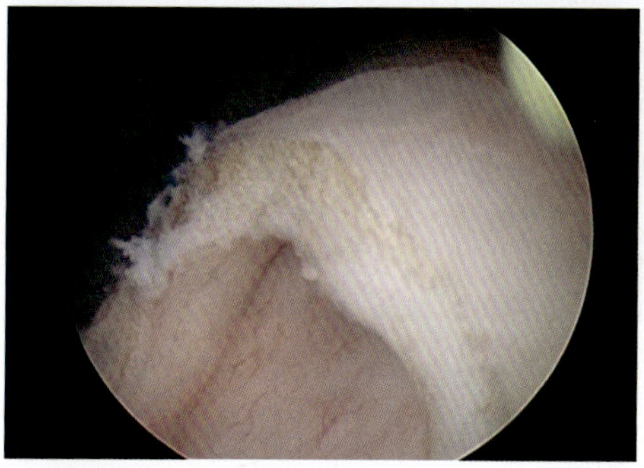

图 4-7-20　保留部分上方的囊肿壁

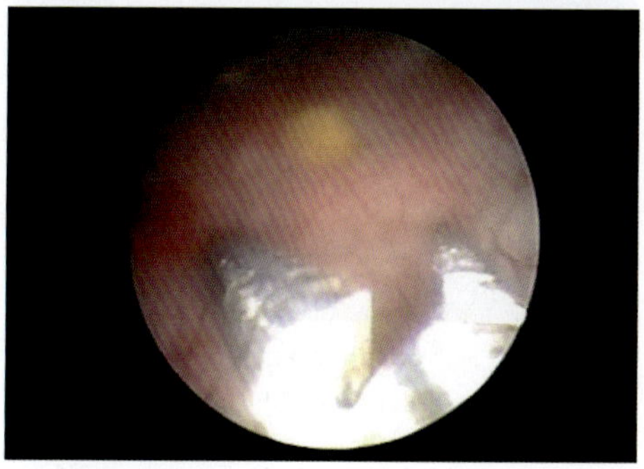

图 4-7-21　进入囊腔内取石

【手术要领】

（1）切除输尿管开口膨出囊壁的下部分，保留上部分囊壁，可以起到抗尿液反流的作用。

（2）注意手术切缘的止血。

【术后处理】

（1）术后应用适当抗生素预防感染。

（2）术后留置双 J 管，2 周后拔除双 J 管。

（3）保留导尿 1 ～ 3d。

【并发症和防治】

参考第三章第三节“经尿道等离子膀胱肿瘤切除术”。

（刘定益）

第八节　输尿管肿瘤的内镜手术

一、输尿管良性肿瘤的内镜治疗

【概述】

输尿管良性肿瘤包括多种类型，如输尿管原发性息肉、乳头状瘤和囊肿（图 4-8-1 ～图 4-8-4）、输尿管纤维上皮息肉（图 4-8-5，图 4-8-6）和输尿管炎性息肉等。输尿管炎性息肉往往外形不规则，呈淡红色，有菊花瓣状、分支状，长短不一，有粗细不等的蒂（图 4-8-7 ～图 4-8-13），其形成可能与慢性刺激、炎症、损伤等因素有关。输尿管纤维上皮息肉最长可达 20cm。子宫内膜异位症可以发生在女性体内许多部位，在泌尿系统主要发生在膀胱和输尿管（图 4-8-14）。输尿管良性肿瘤早期确诊可以通过内镜切除或腹腔镜、开放手术行局部切除，输尿管端端吻合或输尿管膀胱吻合，肿瘤造成的梗阻进展到后期会造成不可逆的严重肾功能损害，应行肾输尿管切除术（图 4-8-15，图 4-8-16）。

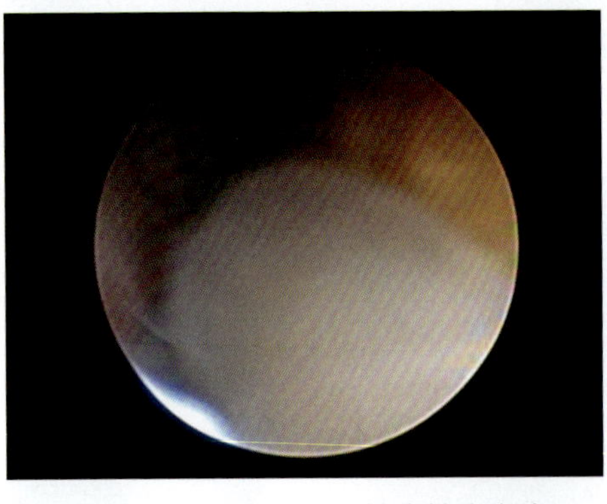

图 4-8-1　输尿管原发性囊性大息肉

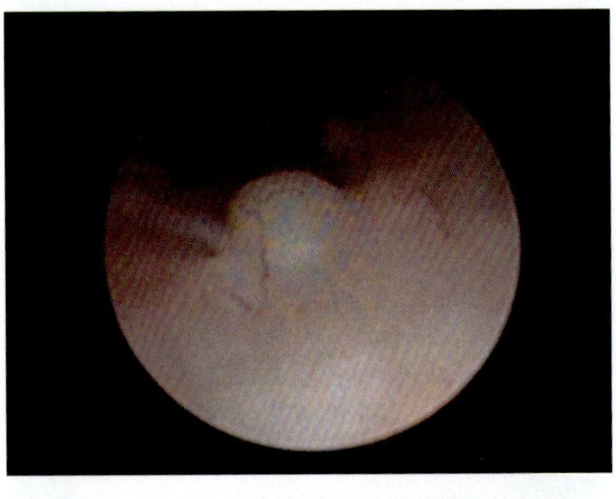

图 4-8-2　输尿管原发性囊性小息肉

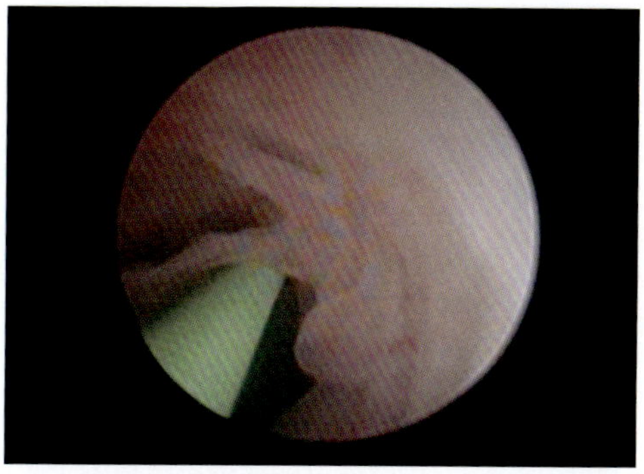

图 4-8-3　输尿管原发性分支状息肉（内有导丝）

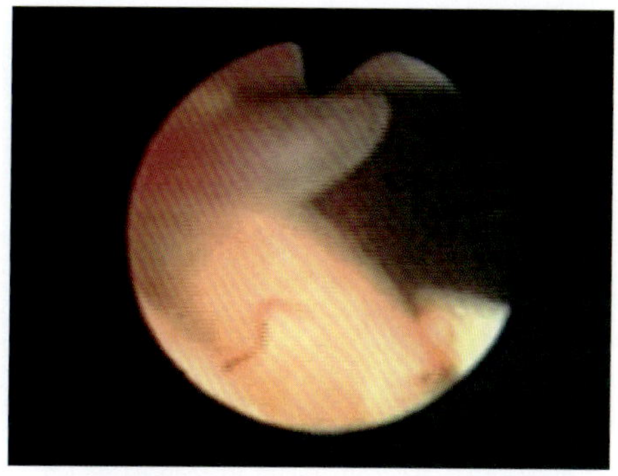

图 4-8-4　输尿管原发性息肉

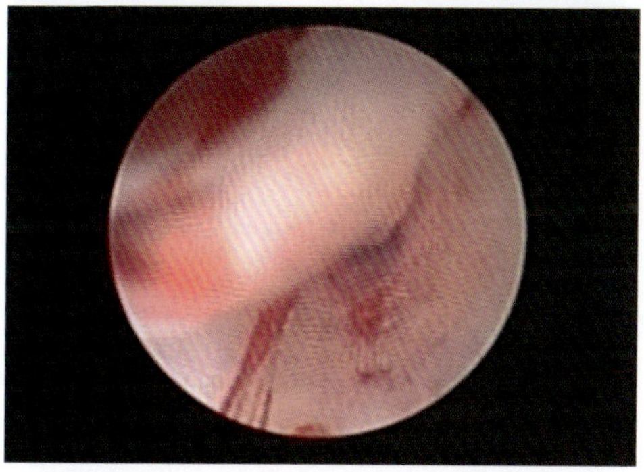

图 4-8-5　输尿管纤维上皮息肉

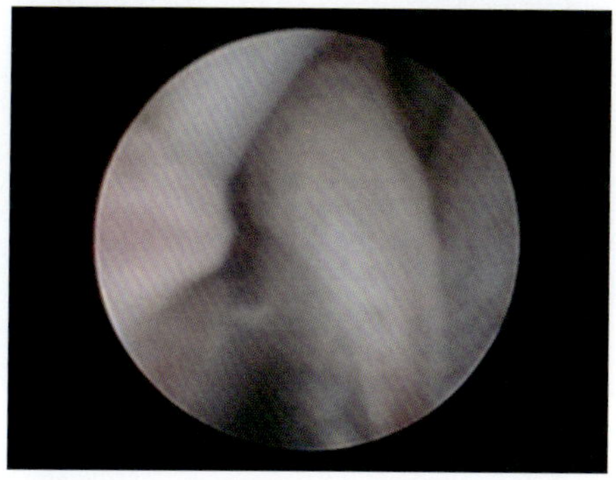

图 4-8-6　输尿管纤维上皮息肉（活检）

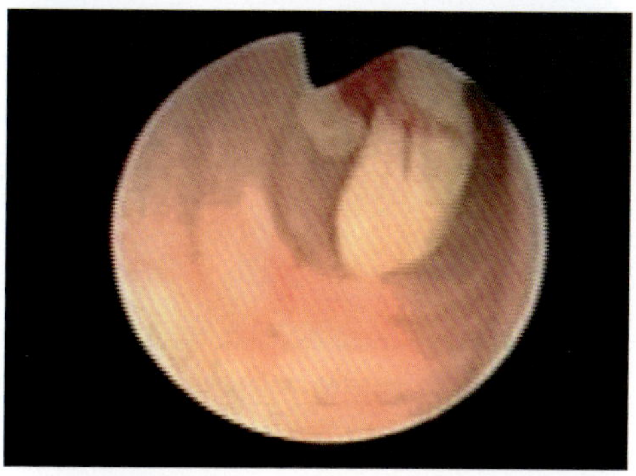

图 4-8-7　输尿管炎性息肉

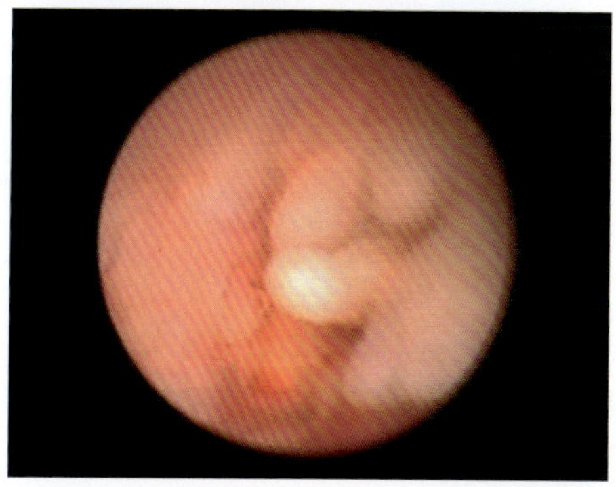

图 4-8-8　几乎闭塞输尿管管腔的输尿管炎性息肉

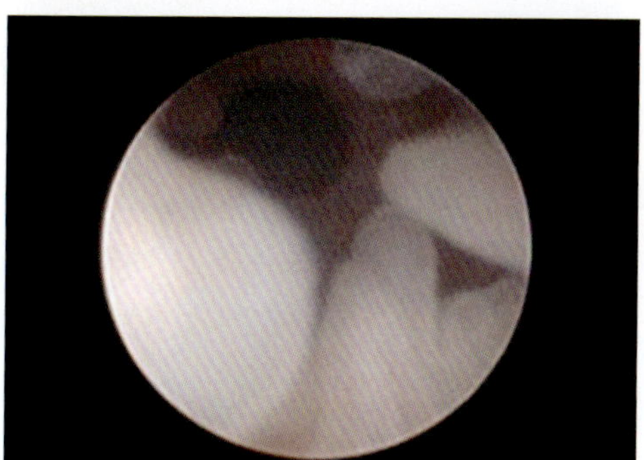

图 4-8-9　多发输尿管炎性息肉

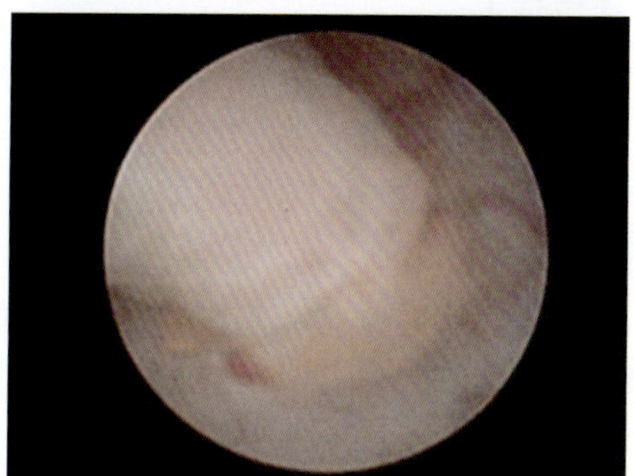

图 4-8-10　巨大输尿管炎性息肉

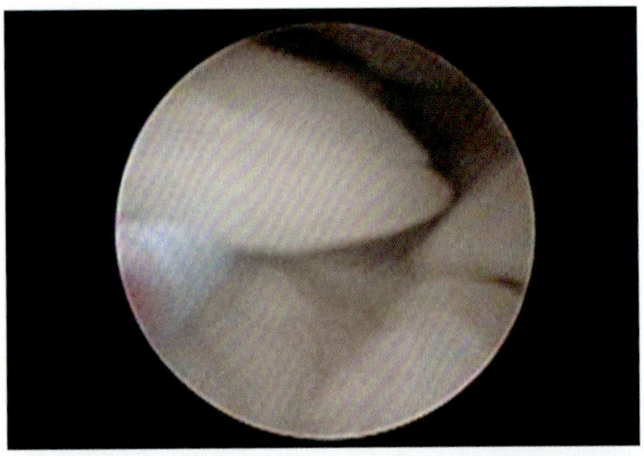

图 4-8-11　导丝通过输尿管炎性息肉（1）

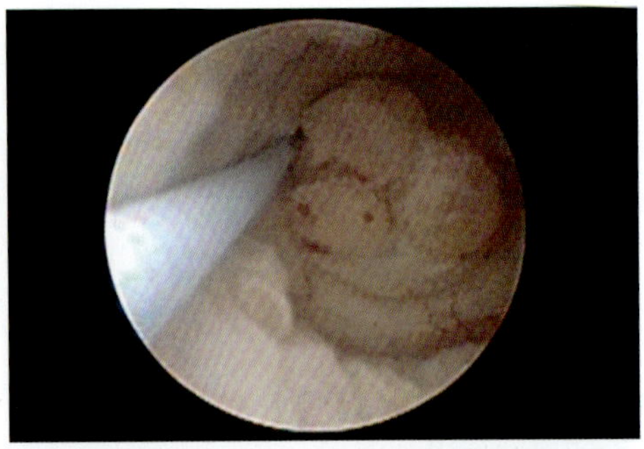

图 4-8-12　导丝通过输尿管炎性息肉（2）

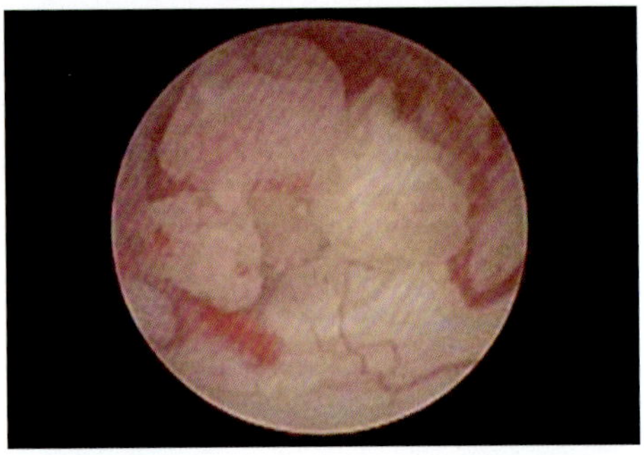

图 4-8-13　输尿管炎性息肉伴出血

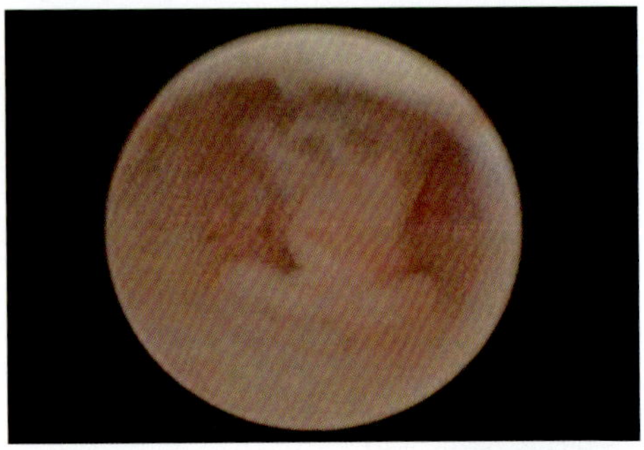

图 4-8-14　输尿管子宫内膜异位症

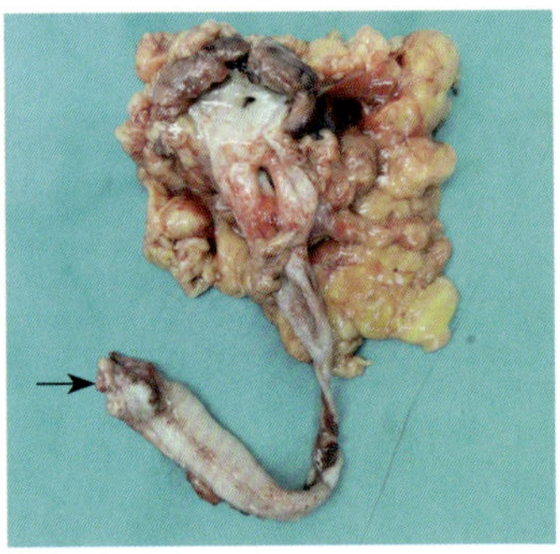

图 4-8-15　输尿管子宫内膜异位症导致肾无功能的肾输尿管标本（箭头示子宫内膜异位症病变处）

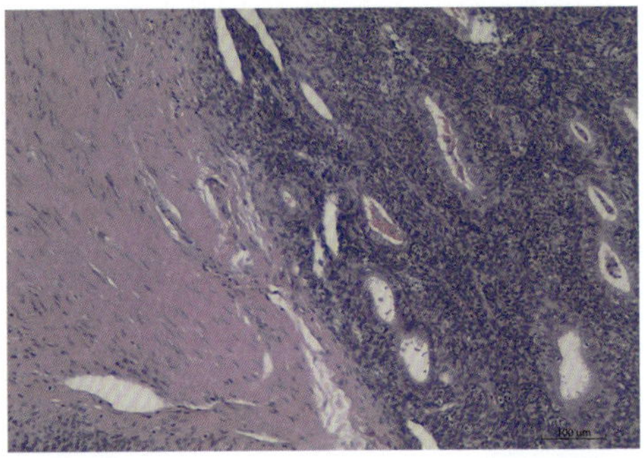

图 4-8-16　输尿管子宫内膜异位症病理（HE10×）

【适应证】

（1）输尿管内原发性或继发性息肉、囊肿、纤维上皮息肉和乳头状瘤等良性肿瘤。

（2）早期低级别的输尿管肿瘤。

（3）开放或腹腔镜手术禁忌证的输尿管癌患者，可以通过内镜手术来达到止血和改善梗阻的目的。

【禁忌证、术前准备、麻醉方法和体位、术后处理】

参考本章第三节“经尿道输尿管镜检查术”。

【手术步骤】

1. 原发性息肉的内镜手术

（1）找到患侧输尿管开口，放入导丝作为安全导丝（图 4-8-17）。

（2）生理盐水灌注下用输尿管镜沿导丝进入输尿管，寻找输尿管息肉，息肉一般有蒂（图 4-8-3 ～图 4-8-5），先取息肉标本用于病理检查（图 4-8-18，图 4-8-19）。

（3）用钬激光光纤沿息肉蒂周黏膜平行输尿管长轴进行浅表切割和止血，逐步深入，直到完全切除息肉（图 4-8-20 ～图 4-8-22）。

（4）再次对创面复查，如无息肉残留或出血（图 4-8-23），退出输尿管镜。

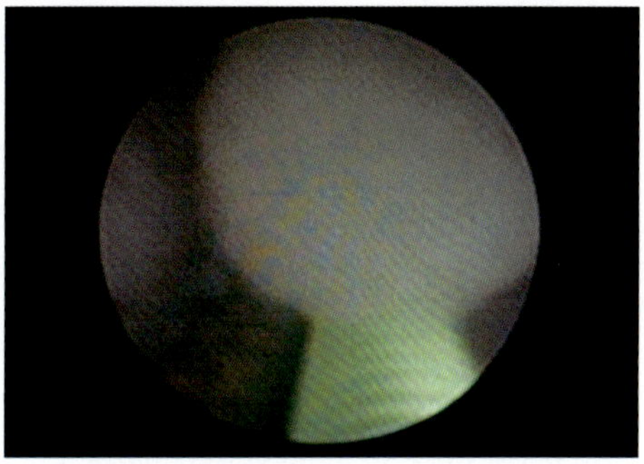

图 4-8-17　息肉下放置安全导丝

（5）沿导丝放入双 J 管，保留导尿 2 ～ 3d，4 ～ 6 周后拔出双 J 管。

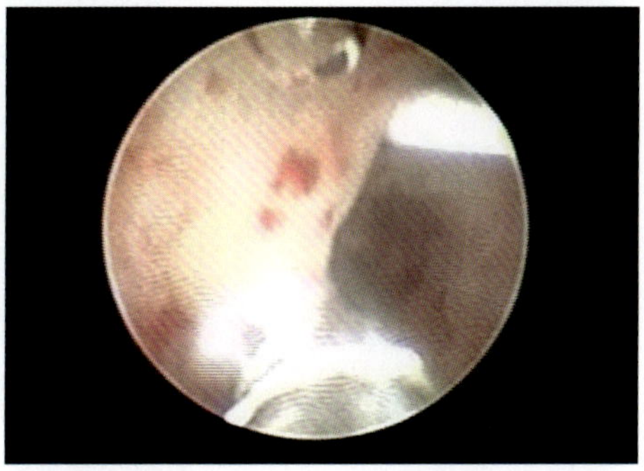

图 4-8-18　输尿管息肉活检（1）

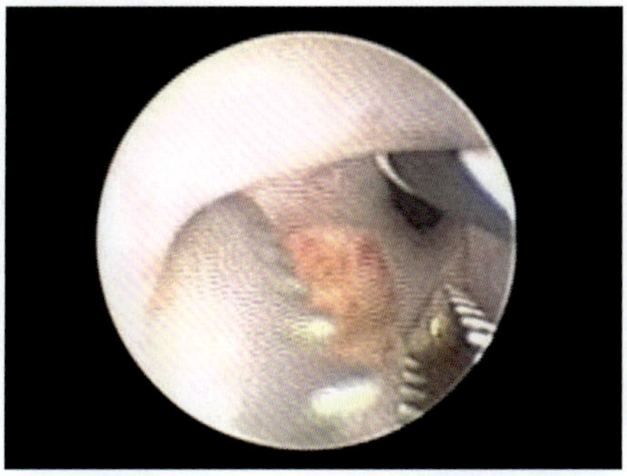

图 4-8-19　输尿管息肉活检（2）

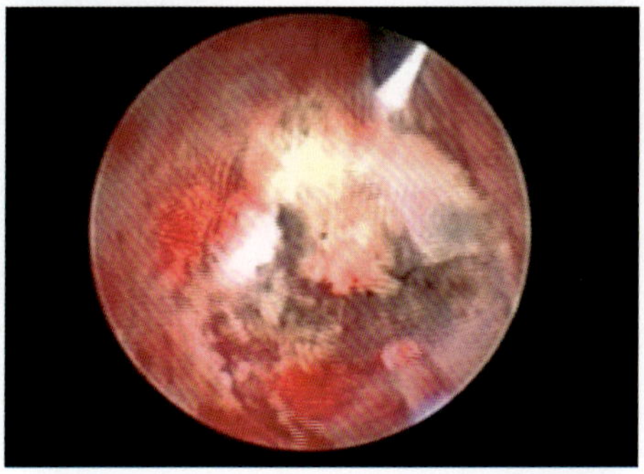

图 4-8-20　钬激光切割输尿管息肉

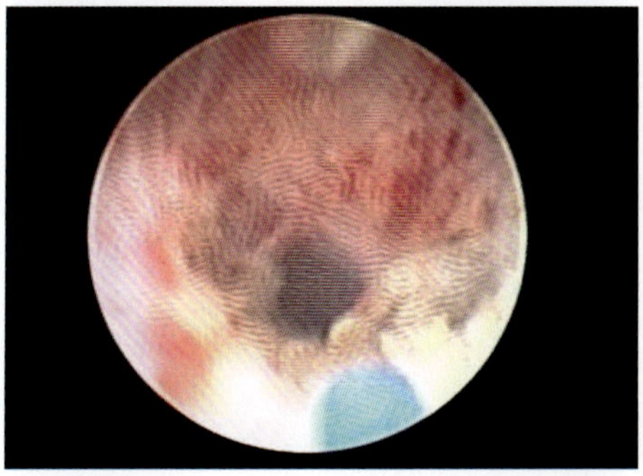

图 4-8-21　钬激光切割输尿管息肉蒂

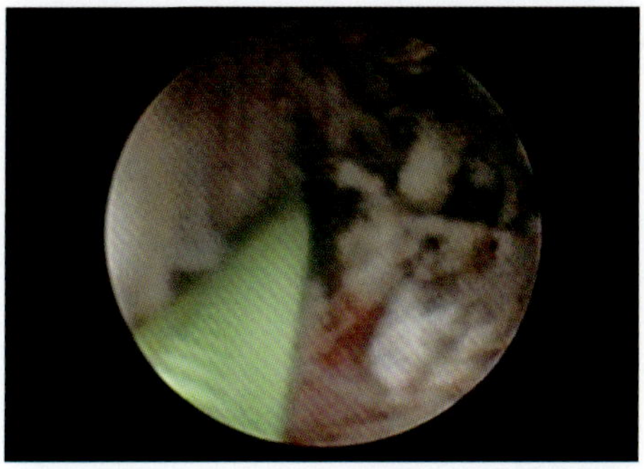

图 4-8-22　钬激光从黏膜面下切除息肉

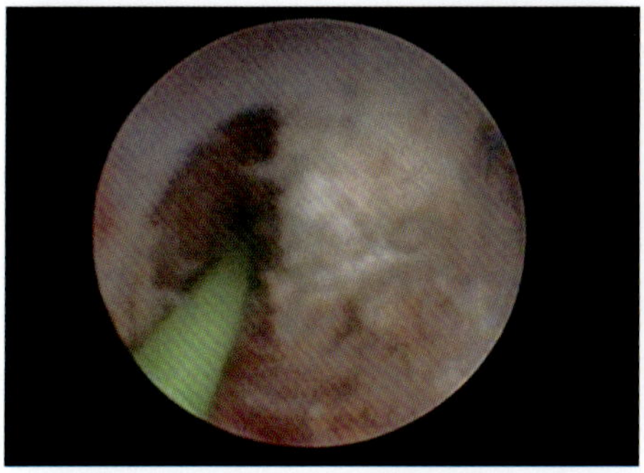

图 4-8-23　创面无活动性出血

2. 输尿管纤维上皮息肉的内镜切除术

（1）经病理证实为输尿管纤维上皮息肉后，通过患侧输尿管开口放入导丝作为安全导丝，在生理盐水灌注下用输尿管镜沿导丝进入输尿管，寻找输尿管肿瘤（图 4-8-24）。

（2）沿输尿管纤维上皮息肉上行，在输尿管腔的上方清晰地显示息肉蒂（图 4-8-25）。

（3）用钬激光光纤沿息肉蒂周 3mm 平行输尿管方向切开输尿管黏膜（图 4-8-26）。

（4）在输尿管黏膜下进行逐步切割和止血，直到纤维上皮息肉蒂完全离断（图 4-8-27 ～图 4-8-29），用活检钳取出息肉后送病理检查（图 4-8-30，图 4-8-31）。

（5）再次对创面复查，如无息肉残留或出血，退出输尿管镜。沿导丝放入双 J 管。

（6）保留导尿 2 ～ 3d。6 周后拔出双 J 管。

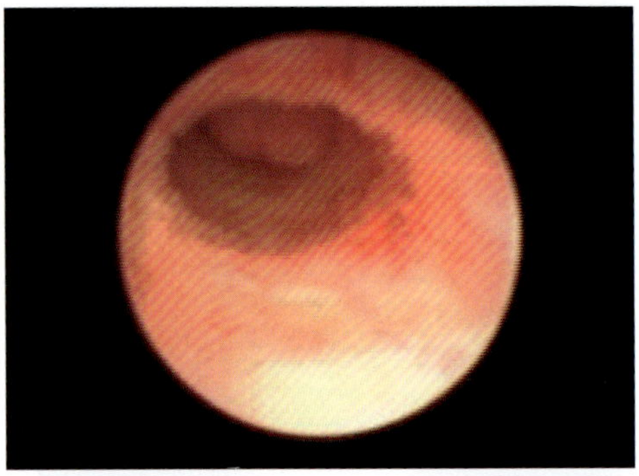

图 4-8-24　纤维上皮息肉头端

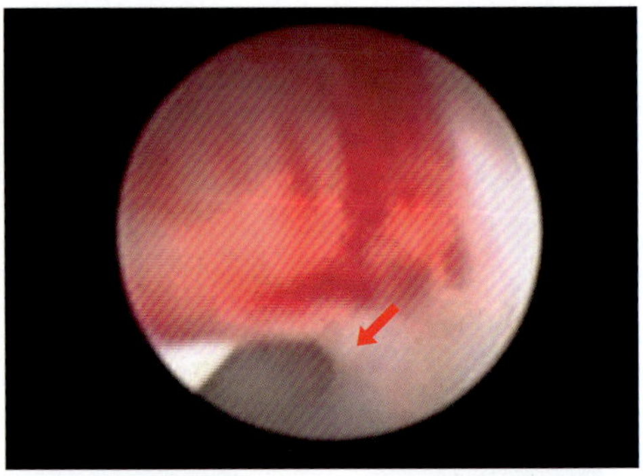

图 4-8-25　输尿管腔上方纤维上皮息肉蒂（箭头处）

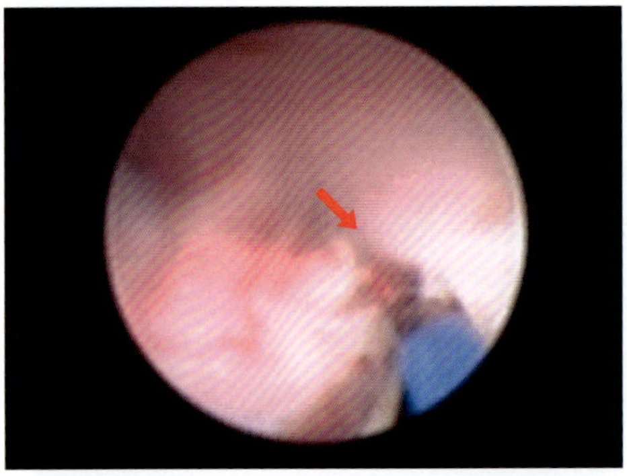

图 4-8-26　距蒂 3mm 切割黏膜

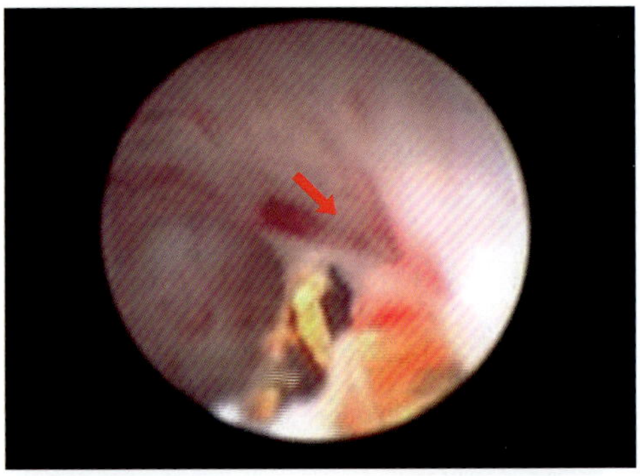

图 4-8-27　部分黏膜被钬激光切开

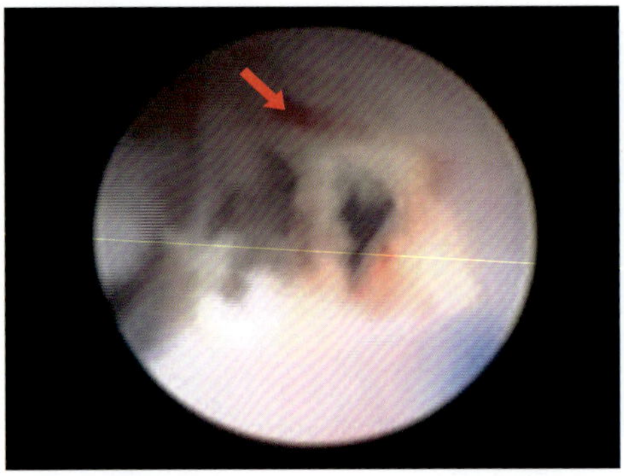

图 4-8-28　切开蒂上方黏膜

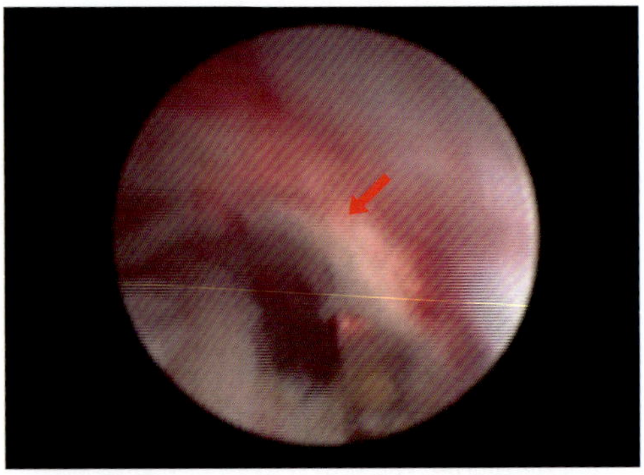

图 4-8-29　钬激光完全离断息肉蒂

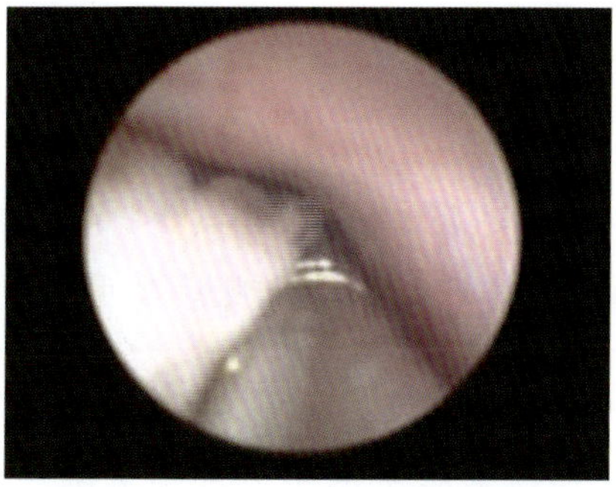

图 4-8-30 活检钳取息肉

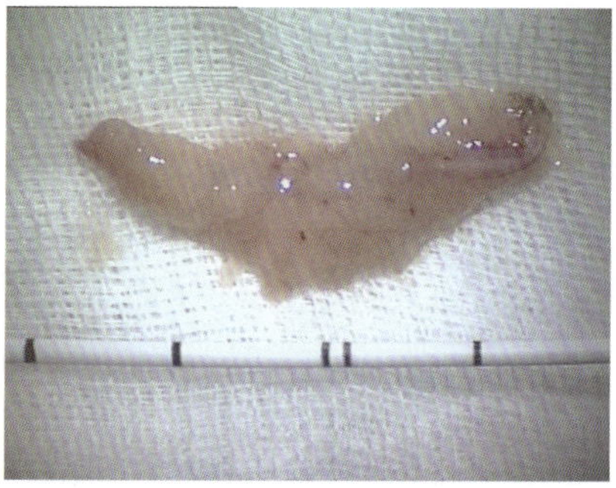

图 4-8-31 纤维上皮息肉长 4cm

3. 继发性息肉的治疗

继发性息肉通常继发于输尿管结石，由于结石的长期嵌顿，会刺激输尿管黏膜反应增生，形成息肉。此类息肉一般发生在结石的下方，且绝大部分继发性息肉发生在输尿管上段。息肉的大小、数量和范围变化比较大。对继发于结石的小息肉可以不用处理，待结石去除后大部分小息肉会自行消失或萎缩，但大的继发性息肉在碎石时必须同期处理，否则不但会影响碎石的排出，还会导致结石的复发。通常在息肉不影响碎石的情况下，先碎结石，后处理息肉。当息肉影响观察结石或妨碍阻石网篮安放时（图 4-8-32，图 4-8-34），可以先处理部分息肉，待完成碎石后再处理残留的息肉。如果先完全切除息肉后碎石则有两个不利因素：①先处理息肉会引起出血，造成视野模糊，而影响下一步的碎石；②在切割息肉的过程中可能引起结石漂移，导致碎石的失败。应该先切除向输尿管管腔内突入的息肉，不要对息肉基底部进行过深的切割（图 4-8-33，图 4-8-35），处理息肉时不要追求输尿管壁的过分平整，否则切除过度会引起输尿管瘢痕的形成，后期导致输尿管狭窄。切除输尿管息肉术后安置双 J 管。根据切除息肉的大小、范围，可保留双 J 管 4 ～ 6 周。

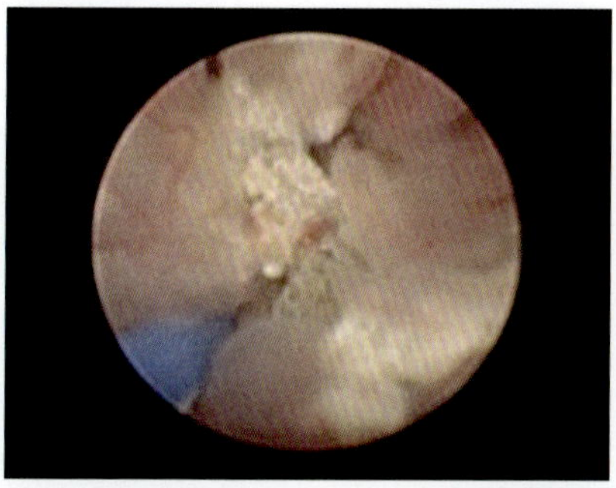

图 4-8-32 息肉包裹结石（导丝通过结石）

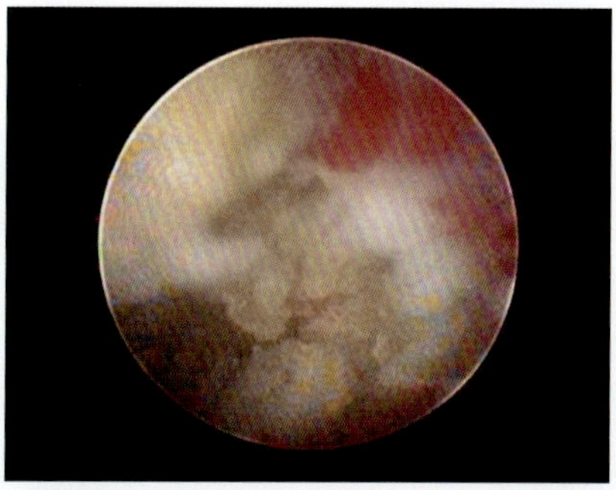

图 4-8-33 钬激光切除部分息肉后显露更多结石

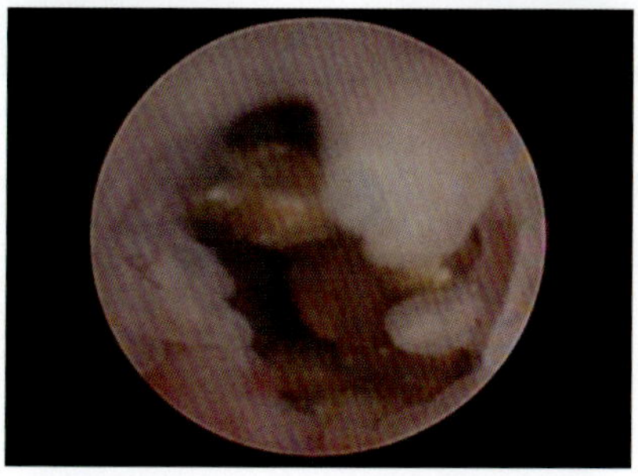

图 4-8-34 息肉包裹多发结石

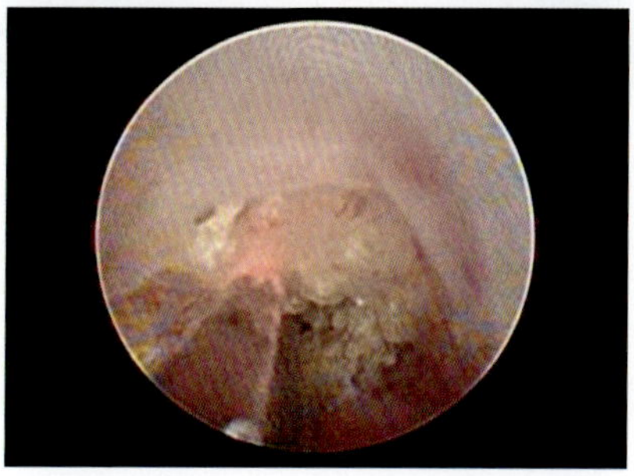

图 4-8-35 钬激光切除部分息肉

二、输尿管尿路上皮细胞癌的内镜手术治疗

【概述】

输尿管癌比较少见，50% ～ 73% 发生在输尿管全长的下 1/3。输尿管癌大多是尿路上皮癌，约占全部原发性输尿管尿路上皮肿瘤的 90%，鳞状细胞癌和腺癌少见。近 20 年来输尿管尿路上皮细胞癌的发病率有上升的趋势。

输尿管尿路上皮细胞癌的临床表现主要是无痛性肉眼全程血尿，IVP 或 CTU 显示输尿管充盈缺损（图 4-8-47），在输尿管镜窥视下输尿管恶性肿瘤表面外观毛糙，蒂宽，容易出血（图 4-8-36 ～图 4-8-46，图 4-8-48 ～图 4-8-52，图 4-8-55），但确定诊断要靠输尿管镜活检病理检查（图 4-8-53，图 4-8-54）。对输尿管恶性肿瘤传统的治疗方法是肾、输尿管和部分膀胱切除术。随着输尿管镜制造技术的改进和相应配套设备的完善、经尿道内镜手术水平的提高，对部分不适合肾、输尿管和部分膀胱切除术的患者，可以应用输尿管镜完成输尿管尿路上皮细胞癌的手术治疗。

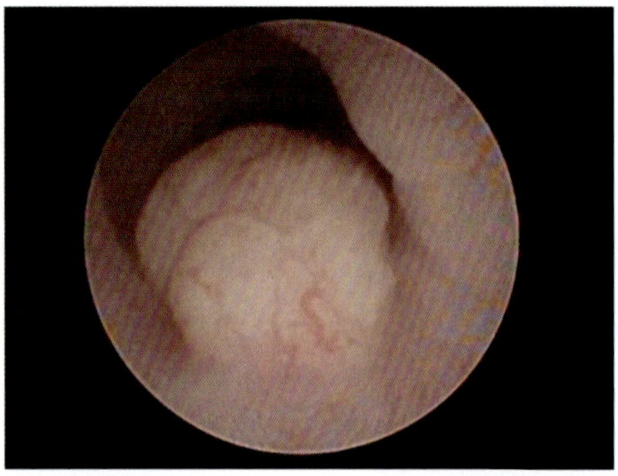

图 4-8-36　输尿管上段尿路上皮细胞癌

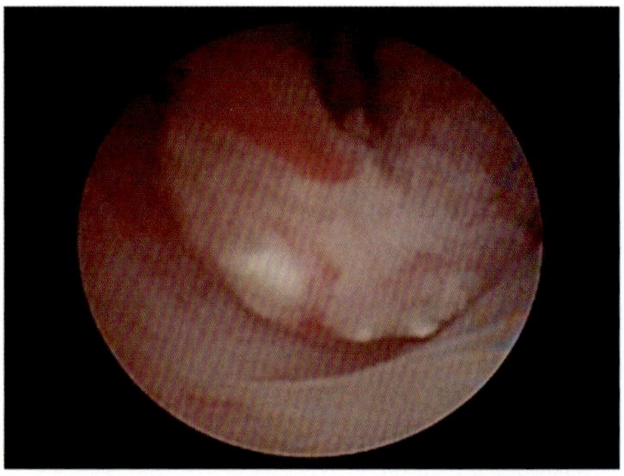

图 4-8-37　输尿管下段尿路上皮细胞癌

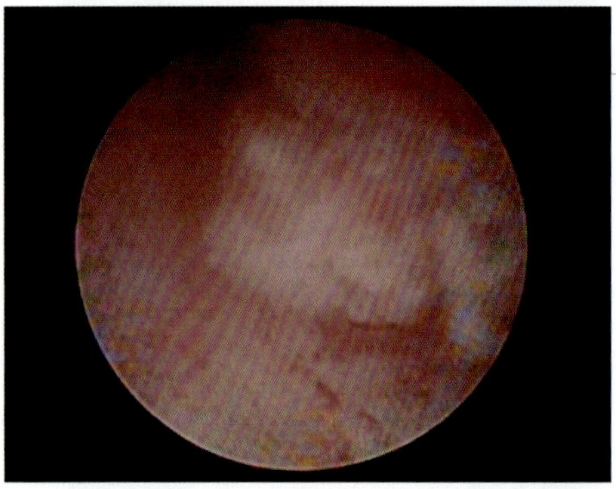

图 4-8-38　输尿管尿路上皮细胞癌闭塞输尿管管腔

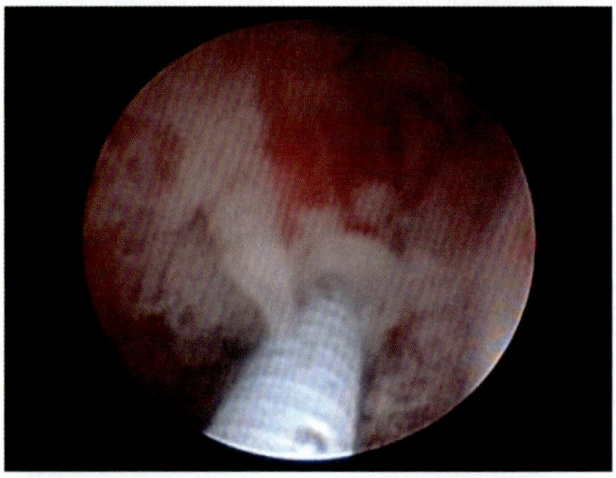

图 4-8-39　输尿管尿路上皮细胞癌（下方导丝）

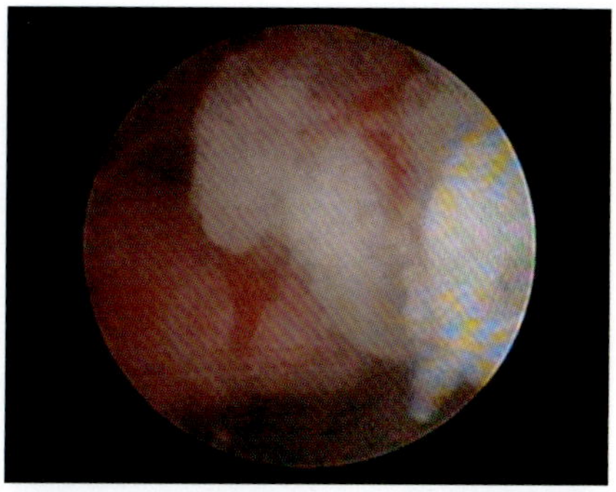

图 4-8-40　输尿管左上方多发尿路上皮细胞癌

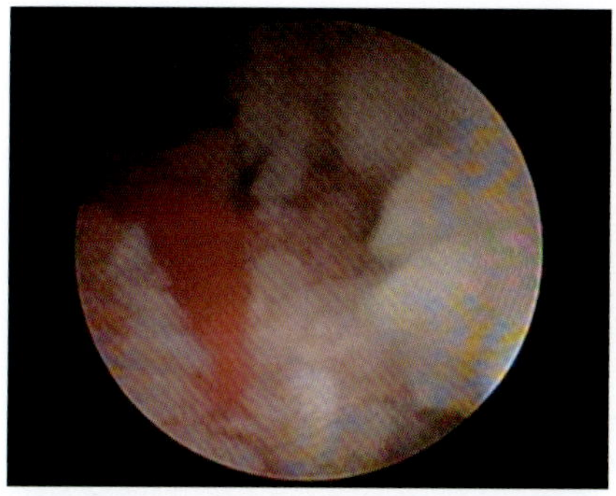

图 4-8-41　广泛输尿管尿路上皮细胞癌伴出血

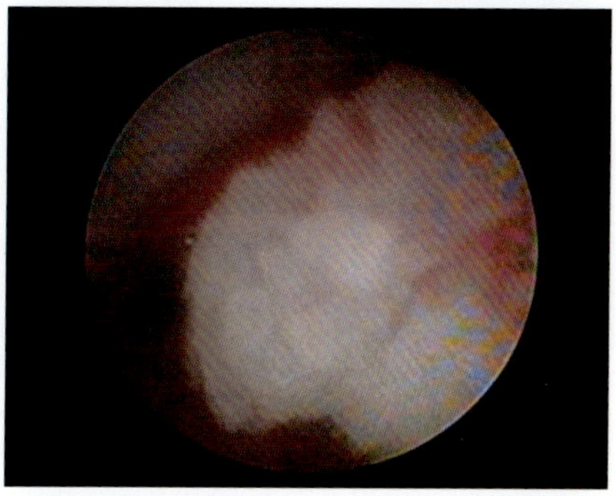

图 4-8-42　输尿管左侧壁尿路上皮细胞癌

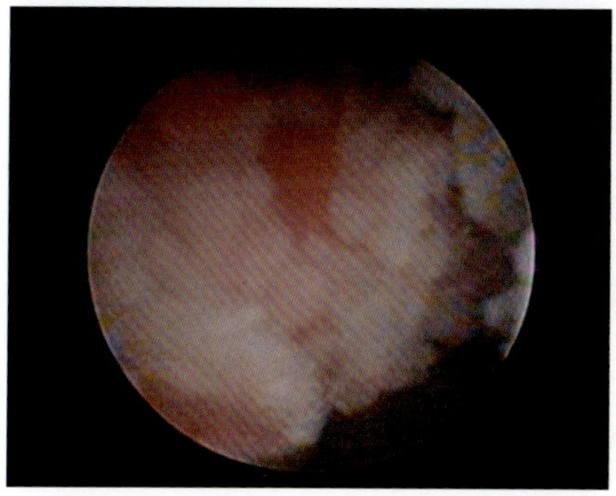

图 4-8-43　输尿管右侧壁尿路上皮细胞癌

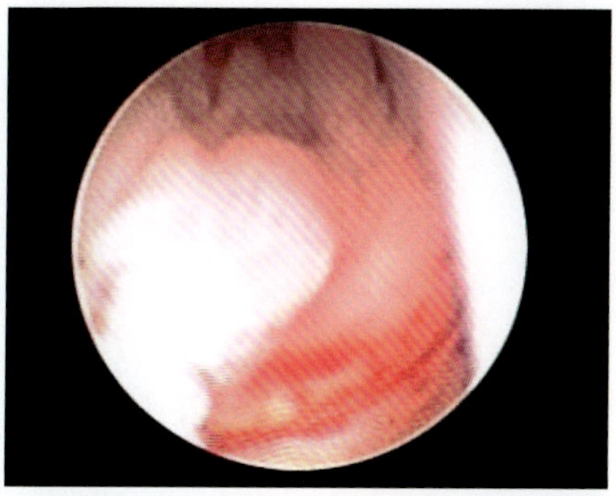

图 4-8-44　输尿管下方尿路上皮细胞癌

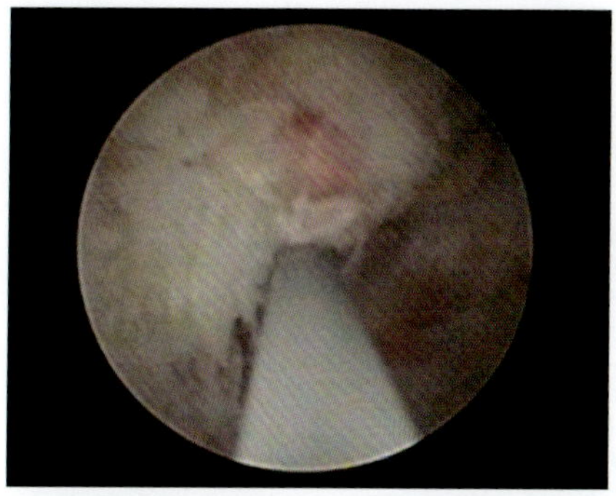

图 4-8-45　输尿管癌完全阻塞管腔（腔内导丝）

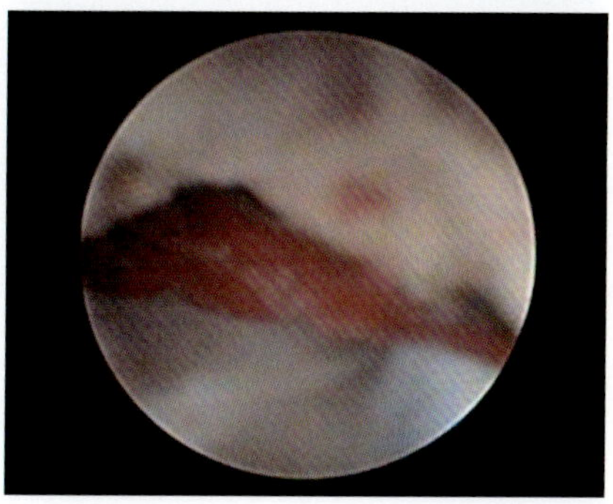

图 4-8-46　输尿管尿路上皮细胞癌下血块

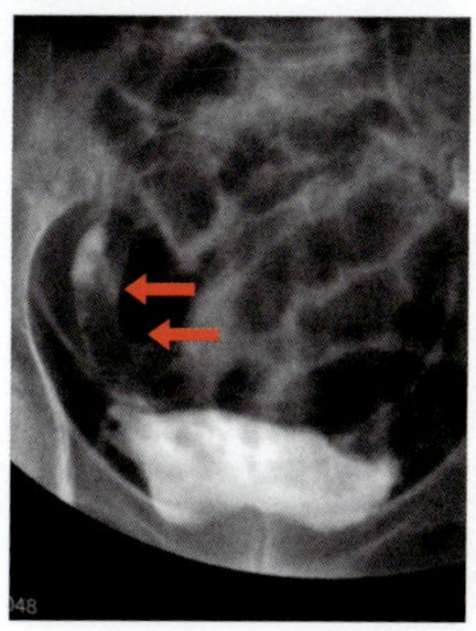

图 4-8-47　右侧输尿管下段充盈缺损

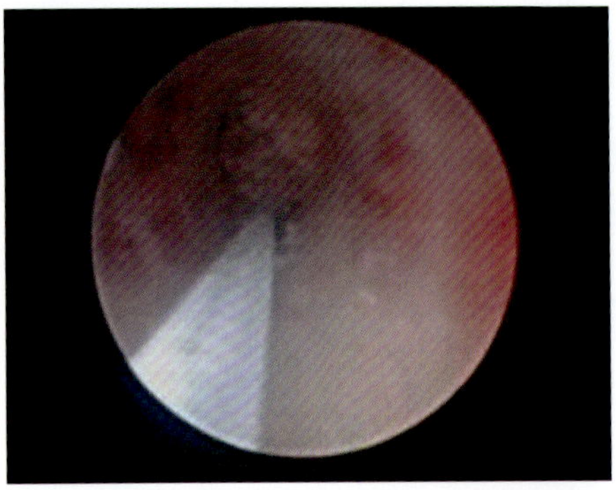

图 4-8-48　导丝通过输尿管尿路上皮细胞癌

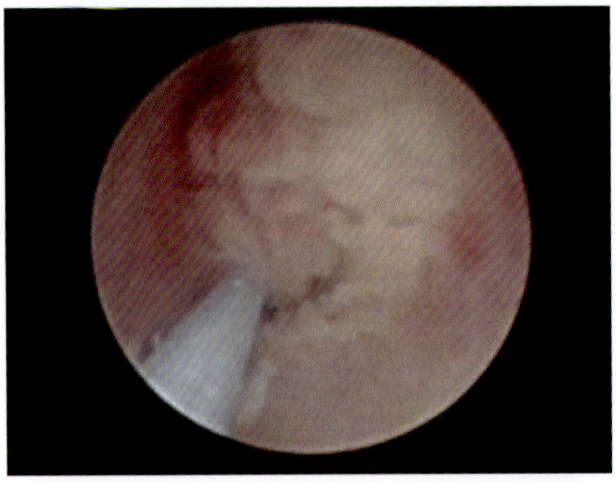

图 4-8-49　广泛基底的输尿管尿路上皮细胞癌

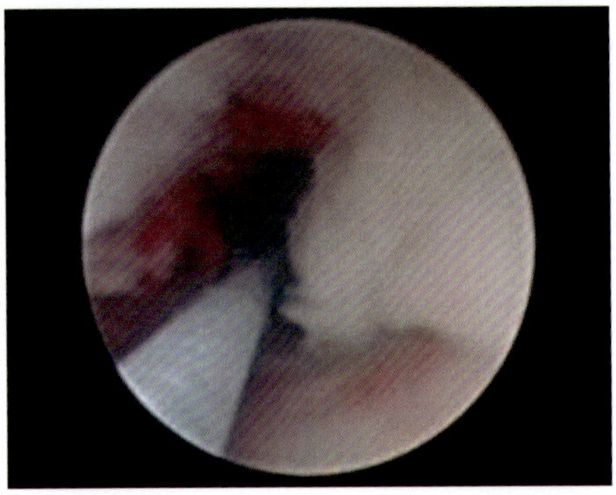

图 4-8-50　散发的输尿管尿路上皮细胞癌

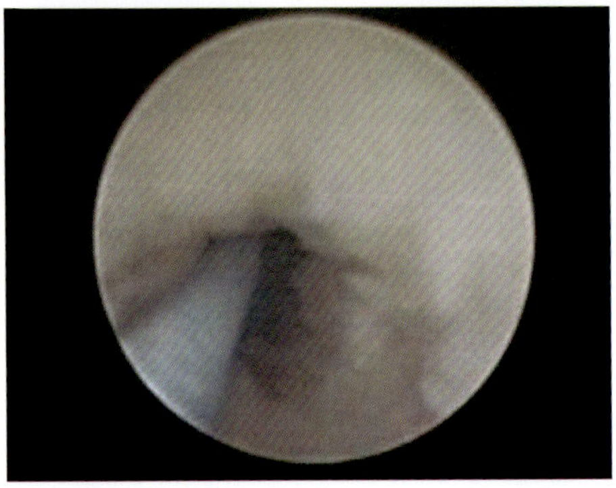

图 4-8-51　环形生长的输尿管尿路上皮细胞癌

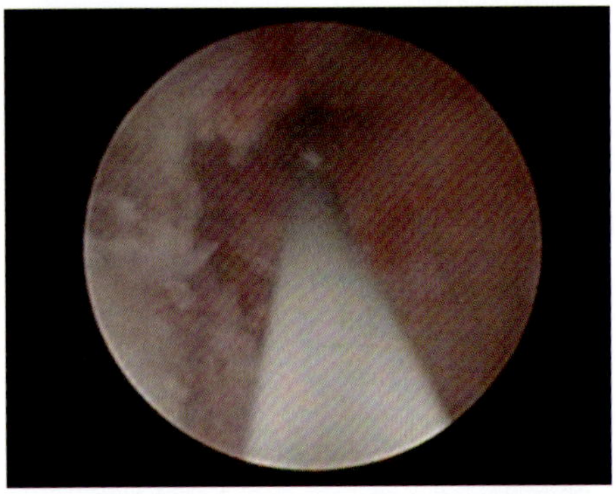

图 4-8-52　广泛的输尿管尿路上皮细胞癌

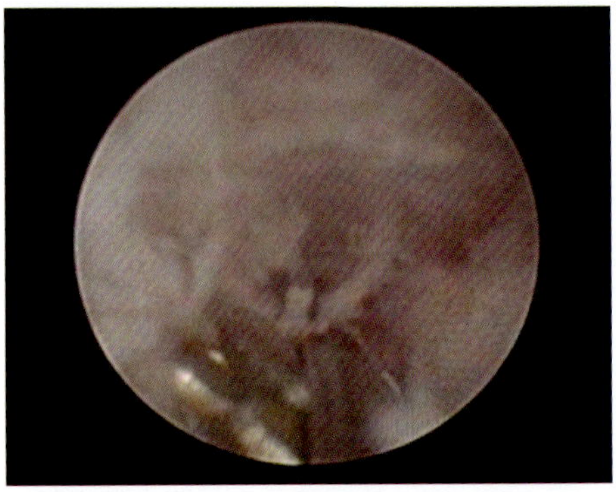

图 4-8-53　准备输尿管癌活检

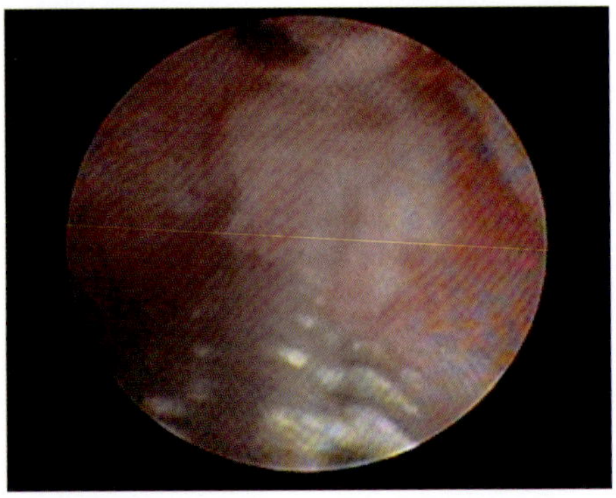

图 4-8-54　取出输尿管癌组织

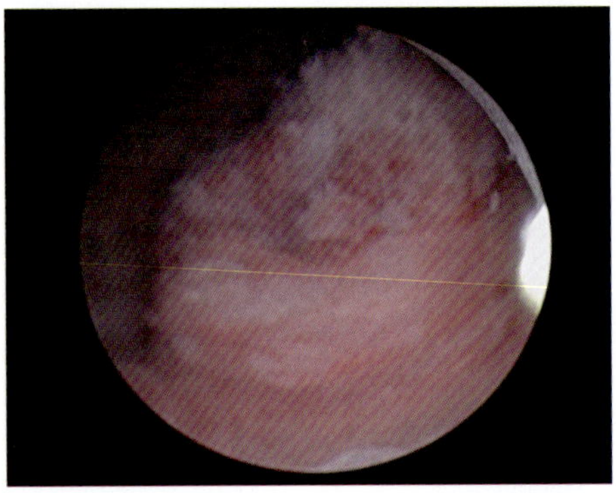

图 4-8-55　输尿管开口尿路上皮细胞癌

【适应证】

（1）孤立肾或对侧肾功能损害。

（2）双侧输尿管尿路上皮细胞癌。

（3）乳头状瘤；分化较好、分期低的尿路上皮癌（$G_{1\sim2}$ 级，$T_a\sim T_1$ 期）。

（4）患者身体情况无法耐受大手术。

【禁忌证】

（1）双侧肾功能严重受损。

（2）全身情况差，无法耐受麻醉和内镜手术。

（3）无法控制的凝血功能障碍。

【术前准备】

（1）静脉尿路造影或增强 CTU 检查，了解双侧上尿路情况。

（2）术前输尿管镜检查，对肿瘤活检，了解肿瘤病理。

【麻醉和体位、并发症和防治】

参考本章第四节“输尿管结石的内镜手术”。

【手术步骤】

1. 输尿管尿路上皮细胞癌的内镜手术

（1）为减少反流可能引起的肿瘤种植，治疗时应采用压力小于 40cm H_2O 的低压灌注，灌注液用蒸馏水，同时应用利尿药物以减少灌注液对肾静脉、肾淋巴管和肾小管的反流。

（2）切除肿瘤：可采用电灼、电切或激光切除输尿管肿瘤。用输尿管硬镜沿肿瘤寻找肿瘤基底部（图 4-8-56，图 4-8-57），将输尿管镜头端固定在肿瘤基底部下方，伸出钬激光光纤，用钬激光光纤头距离肿瘤基底部 2mm 按输尿管长轴方向平行切开肿瘤基底部黏膜，切除深度要达到肌层。因为输尿管壁比较薄，切割过程中应注意避免输尿管穿孔。用绿激光汽化切除输尿管尿路上皮细胞癌的方法与钬激光输尿管肿瘤切除术相类似，绿激光的直出光纤汽化切除，输尿管肿瘤在切除过程中几乎不出血（图 4-8-58，图 4-8-59）。

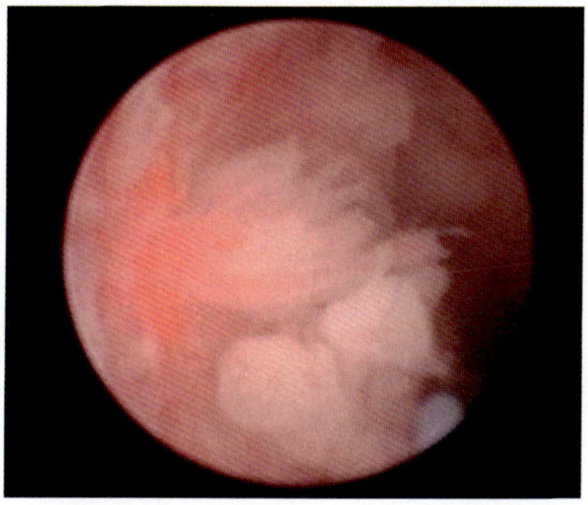

图 4-8-56 输尿管尿路上皮细胞癌

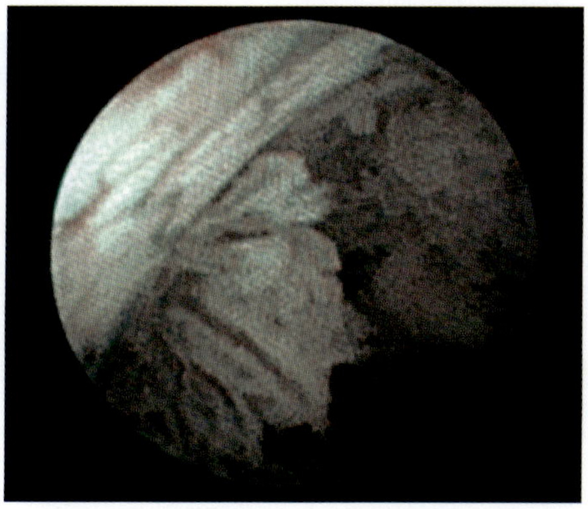

图 4-8-57 窄带光下的输尿管尿路上皮细胞癌

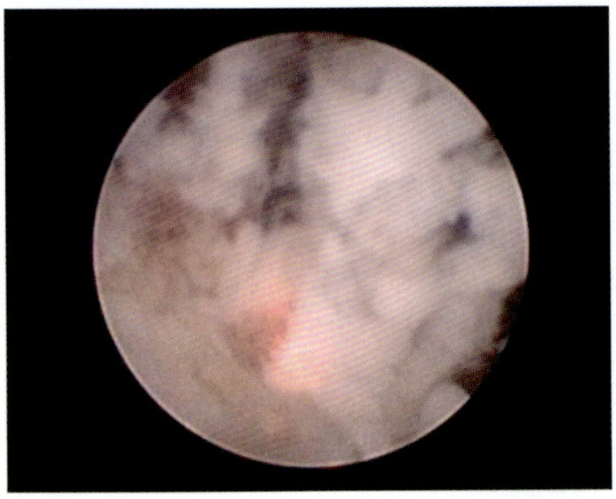

图 4-8-58 直出绿激光汽化输尿管上皮细胞癌基底部

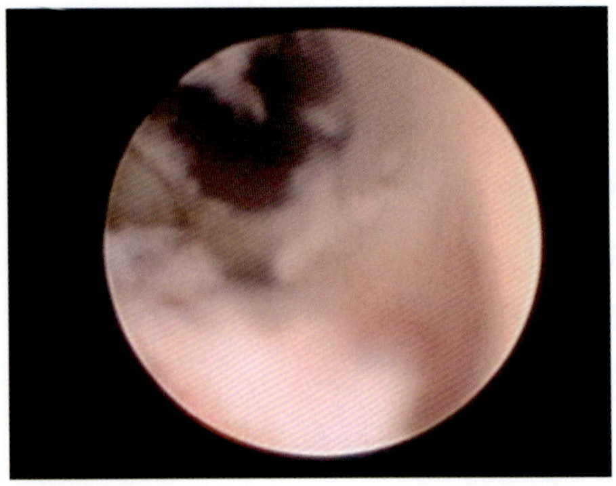

图 4-8-59 输尿管上皮细胞癌术后的创面

2. 内镜手术切除输尿管口尿路上皮细胞癌

（1）仔细观察输尿管开口处肿瘤，在电切环的辅助下了解肿瘤的大小、肿瘤蒂的长度。

（2）术前尽可能在输尿管口尿路上皮癌旁安放输尿管导管或导丝。

（3）用电刀头端推开肿瘤，找到肿瘤蒂部（图 4-8-60，图 4-8-61）。

（4）采用逆行切除结合顺行切除的手法，用电刀完整切除肿瘤和部分输尿管（图 4-8-62）。

（5）安置双 J 管（图 4-8-63）。

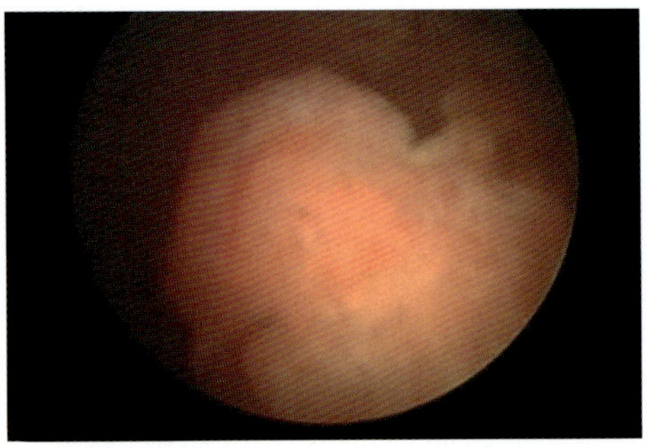

图 4-8-60 输尿管口处肿瘤

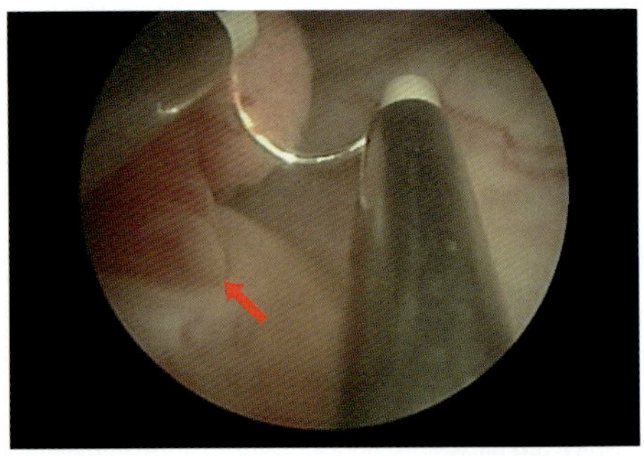

图 4-8-61 推开肿瘤，显示肿瘤蒂来源于输尿管口

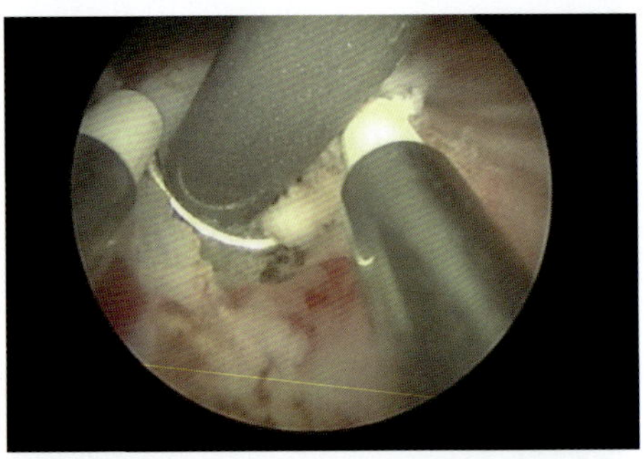

图 4-8-62 插入双 J 管后切除肿瘤

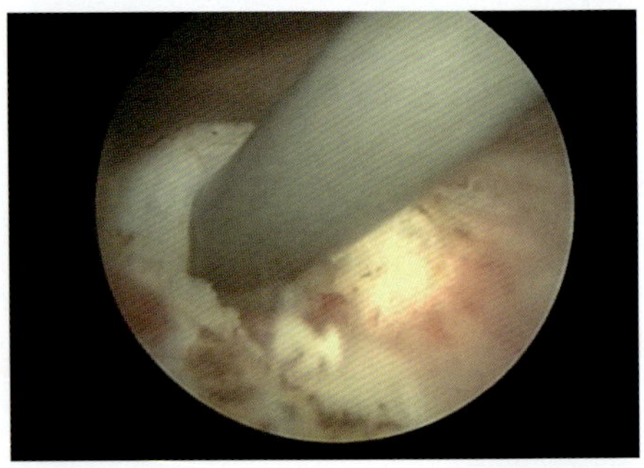

图 4-8-63 完全切除肿瘤后保留双 J 管

3. 输尿管残端癌的内镜治疗

在进行输尿管癌或肾盂癌根治性切除时，有时因切除范围不够，残留于输尿管末端的

会有肿瘤复发（图 4-8-64 ～图 4-8-66）。通过输尿管镜发现和活检病理证实后，可通过内镜手术完成输尿管残端癌的切除。

（1）先用绿激光封闭输尿管末端，距离输尿管开口 1.5cm 做标记（图 4-8-67）。

（2）用直出绿激光结合钝性分离，沿输尿管开口标记分别切开输尿管癌下方、左侧方、右侧方和上方的膀胱壁，切断输尿管周围的粘连组织（图 4-8-68 ～图 4-8-73），可以见到输尿管周围的脂肪组织（图 4-8-70，图 4-8-71）。

（3）彻底游离和离断输尿管残存端（图 4-8-73）。

（4）异物钳取出输尿管标本（图 4-8-74）。

（5）对手术创面彻底止血（图 4-8-75）。

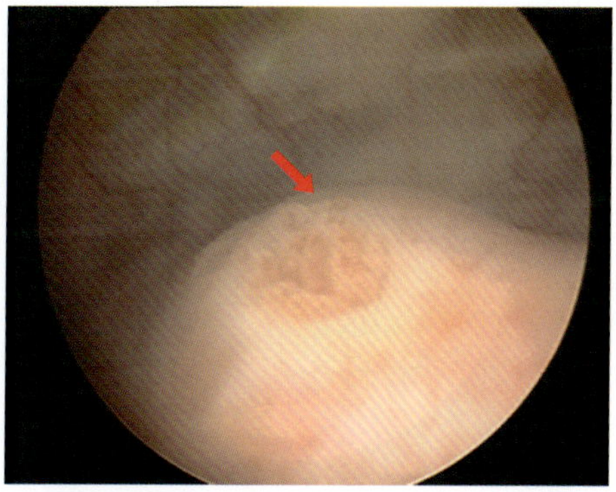

图 4-8-64　输尿管残端癌（1）

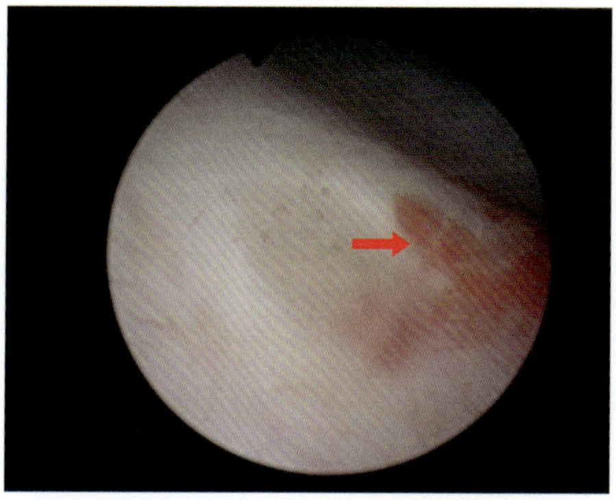

图 4-8-65　输尿管残端癌（2）

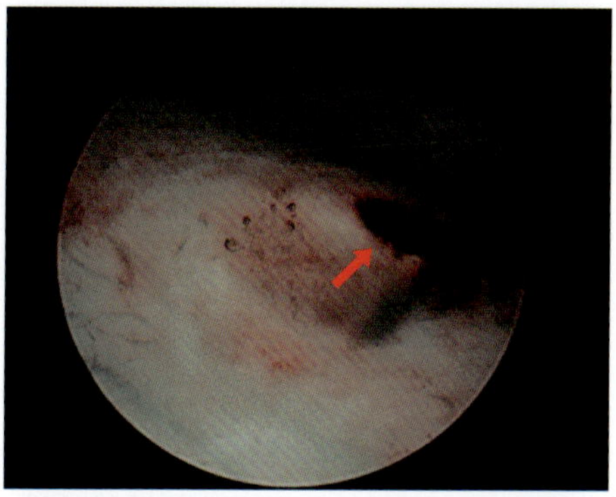

图 4-8-66　窄带光成像下的输尿管残端癌

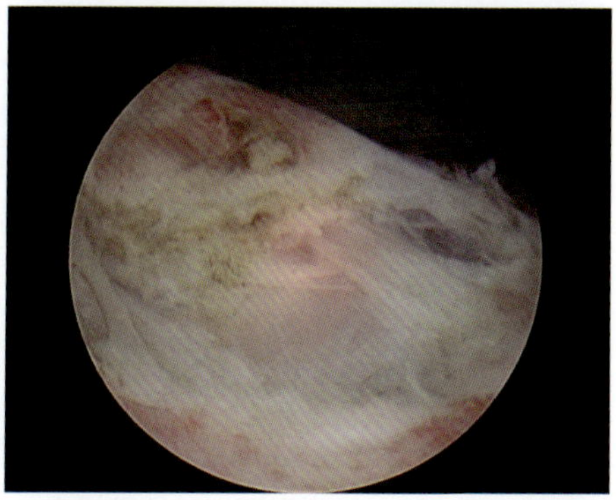

图 4-8-67　输尿管开口旁 1.5cm 做标记

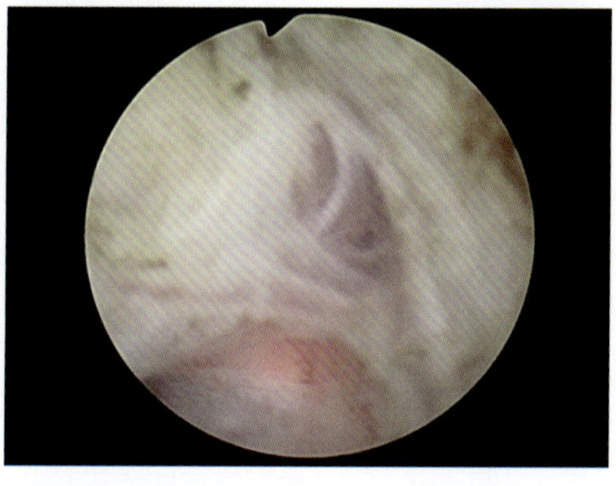

图 4-8-68　沿标记切开膀胱壁

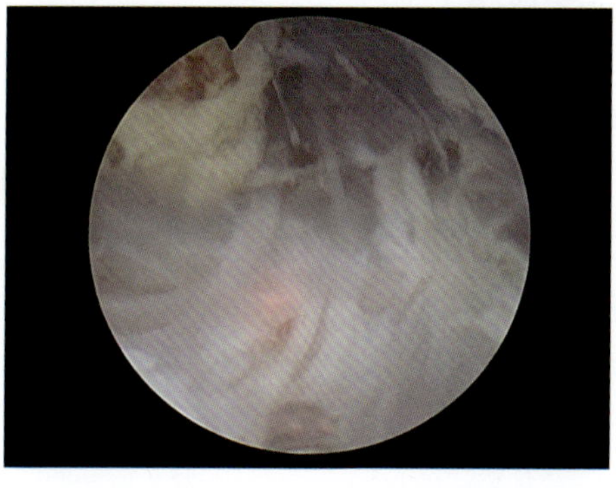

图 4-8-69　在输尿管下方钝性分离

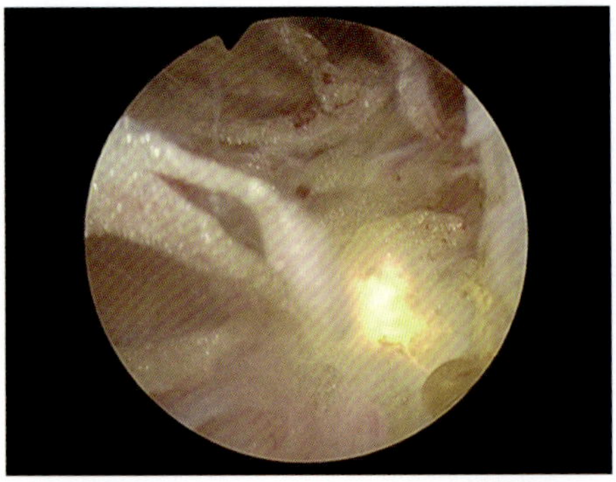

图 4-8-70 钝性分离输尿管（可见脂肪）

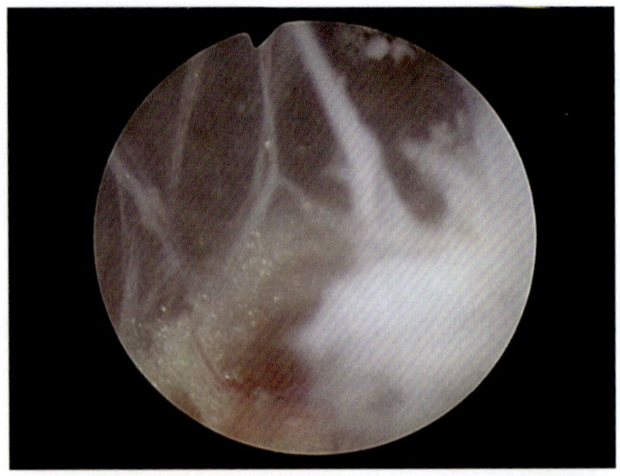

图 4-8-71 进一步钝性分离输尿管（可见脂肪）

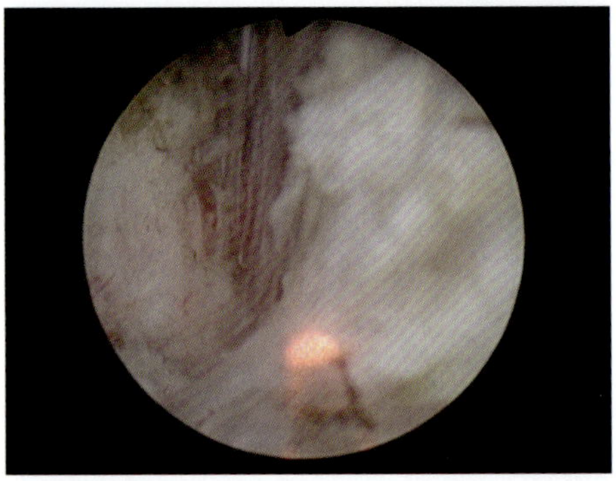

图 4-8-72 绿激光切断输尿管周围的粘连组织

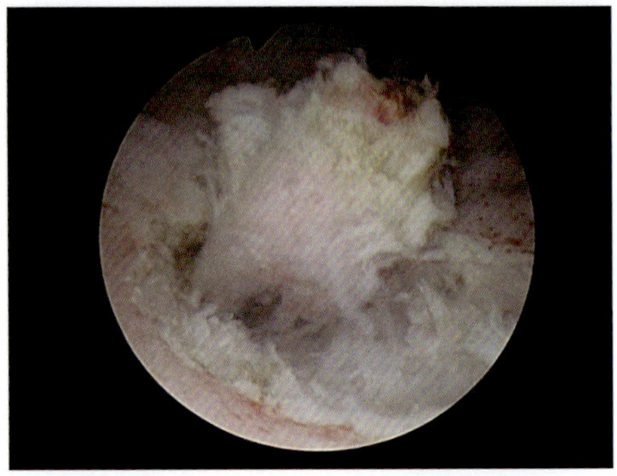

图 4-8-73 完全游离的输尿管残端

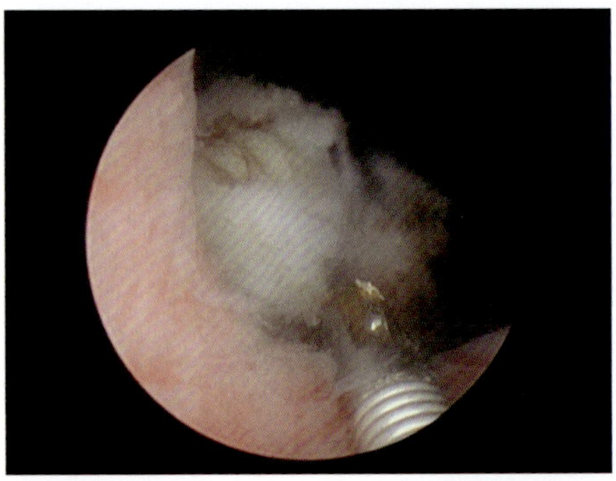

图 4-8-74 异物钳取出输尿管标本

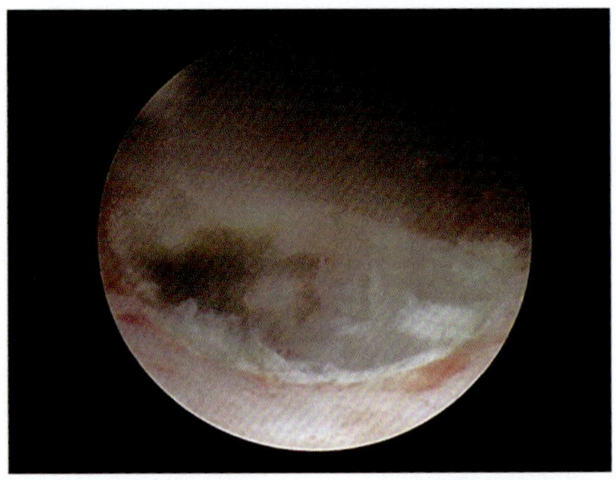

图 4-8-75 切除输尿管残端癌的膀胱创面

【手术要领】

（1）术前应结合病史、体征、检验和活检排除输尿管结核或慢性炎症等非肿瘤病变（图 4-8-76 ～图 4-8-78）。

（2）在切除输尿管肿瘤中，通常用激光光纤头距离输尿管肿瘤基底部 2mm，按输尿管长轴方向平行切开肿瘤基底部黏膜、肌层，尽可能避免切穿管壁。

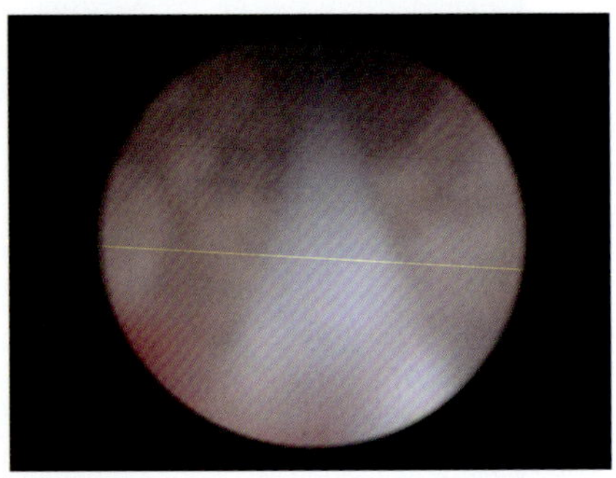

图 4-8-76 输尿管结核结节（内有导丝）

（3）切除输尿管肿瘤前安放导丝比较安全，即使术中发生输尿管穿孔，也很容易沿导丝安置双 J 管。

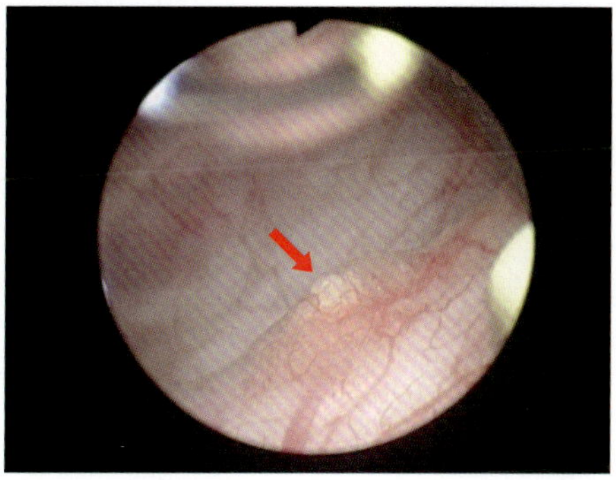

图 4-8-77　输尿管口慢性炎症伴钙化

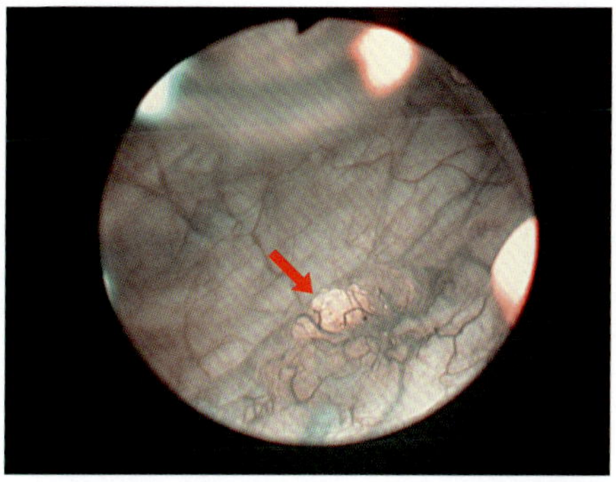

图 4-8-78　窄光下的输尿管口慢性炎症伴钙化

（4）在输尿管残端癌的内镜治疗中，如果同时应用异物钳向外牵引输尿管残存端，更有利于输尿管残存端的切除。

（5）输尿管肿瘤术后复发率比较高，平均每位患者复发 3 ～ 4 次，总复发率为 27%。因此，对术后患者要进行终身影像学和内镜随访。

【术后处理】

（1）保留导尿 1 周，输尿管残端癌术后保留导尿 2 周，不用膀胱冲洗（避免冲洗液外渗）。

（2）留置双 J 管 4 ～ 8 周。

（3）术后通过膀胱镜插入输尿管导管，按膀胱肿瘤术后常规膀胱内灌注方法进行化疗。

（4）术后 3 个月复查 IVP 或 CTU。

（5）每 3 个月复查 1 次膀胱镜或输尿管镜（图 4-8-79）。

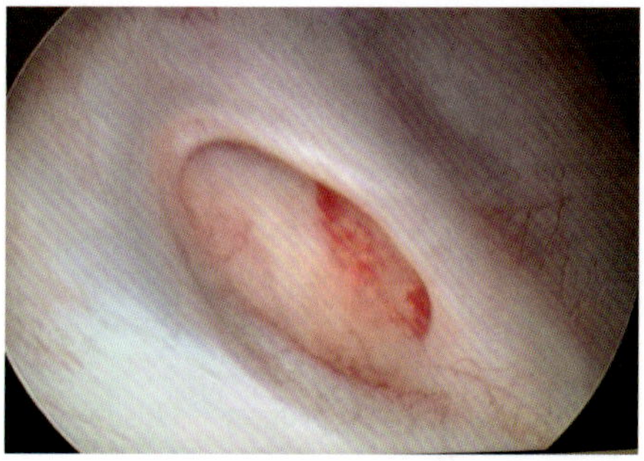

图 4-8-79　术后 3 个月膀胱镜创面复查

视频 22　经尿道绿激光输尿管残端癌切除术

（刘定益）

第五章 肾盂病变的内镜手术

第一节 肾盂病变的内镜手术相关解剖

一、肾脏的形态和毗邻

肾脏是一个高度血管化的器官，在微创经皮肾镜手术治疗过程中容易发生血管损伤，因此，详细了解肾脏的体表投影位置、肾盏的立体解剖和血管结构，对于选择适当的肾穿刺路径、降低严重出血并发症有重要意义。肾脏位于腹膜后脊柱的两侧，左、右各一，呈外“八”字排列，左侧肾脏位置稍高，包绕在肾周筋膜内。肾脏位置不是固定的，可随呼吸运动略有上下移动，一般不超过 1 个椎体的高度，由平卧位转为侧卧位时，肾的位置和轴向也会有相应改变，从而影响肾前、后组肾盏的方向。左肾上极平第 11 胸椎体下缘，下极平第 2 腰椎体下缘；右肾上极平第 12 胸椎体上缘，下极平第 3 腰椎体上缘。

肾脏的毗邻器官左、右侧不同，肾脏的上方通过疏松结缔组织与肾上腺相邻，肾上腺左、右各一，与肾共同包绕在肾周筋膜内。两侧肾脏的后方均贴近腰方肌、腰大肌。右肾自上而下与肝右叶、结肠肝曲、十二指肠相邻；左肾自上而下与胃、胰尾、空肠和结肠脾曲相邻。

二、肾脏的血管供应

肾动脉由腹主动脉发出，经肾门入肾。右肾动脉走行于下腔静脉和肾静脉的后方，左肾动脉位于左肾静脉的后上方。肾动脉分前、后两支进入肾窦，后支于肾盂后方经过，供应肾后段；前支于肾盂和肾静脉间走行，分支供应肾上、中、下段。肾的动脉间无明显的交通支，每支肾动脉分布到特定的肾实质区域，称为肾段。肾的节段动脉在肾乳头附近分支为叶间动脉，在肾皮质、髓质交界处形成弓状动脉，进入皮质后成为小叶间动脉。肾静脉从肾门开始，由 3 ～ 5 支集合而成的粗短静脉干，经肾动脉前方横行向内，注入下腔静脉。弓形静脉、叶间静脉、节段静脉之间均有丰富的交通支，即使一处受到损伤，也不会引起回流障碍（图 5-1-1）。

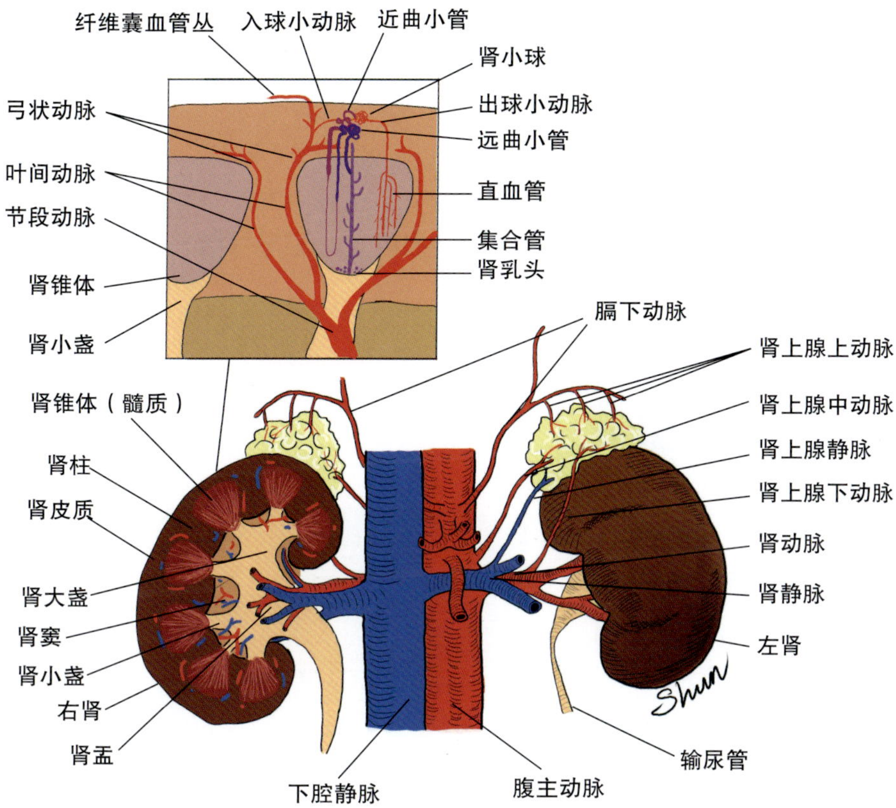

图 5-1-1 肾与肾上腺血供

第二节 经皮肾镜及辅助器械

一、肾镜

传统的肾镜多为大口径，为 26 ～ 30Fr，工作通道相对较大，可以直接应用取石钳取出直径近 1cm 的结石碎片，由于需要建立较大口径的皮肾通道，损伤及出血风险大，现在很少推荐应用。目前临床上应用较多的是 20Fr 标准肾镜（图 5-2-1）和微创肾镜（李逊镜，12Fr），大多数临床医师也习惯于以输尿管镜来作为肾镜应用于经皮肾镜碎石取石术（percutaneous nephrolithotomy，PCNL）。近年来，随着器械的不断发展和改进，已陆续出现了应用于微通道 PCNL（super minimal invasive percutaneous nephrolithotripsy，SMP、ultra minimal invasive percutaneous nephrolithotripsy，UMP）的可视肾镜和超细 Mini 肾镜。

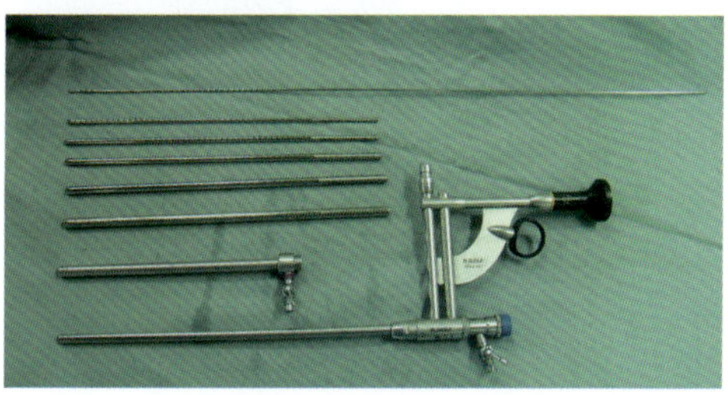

图 5-2-1 标准肾镜和套叠式金属扩张器

二、经皮肾镜手术相关的辅助器械

1. 建立皮肾通道的辅助器械

包括：带外鞘的穿刺针、金属导丝、不同口径的筋膜扩张器、剥皮鞘、肾造瘘管；套叠式金属扩张器（类似拉杆天线，含一套 8Fr、10Fr、12Fr、14Fr、16Fr、18Fr、20Fr、24Fr 的筋膜扩张器）、相应肾镜外鞘；Ampltaz 筋膜扩张器等（图 5-2-2）。

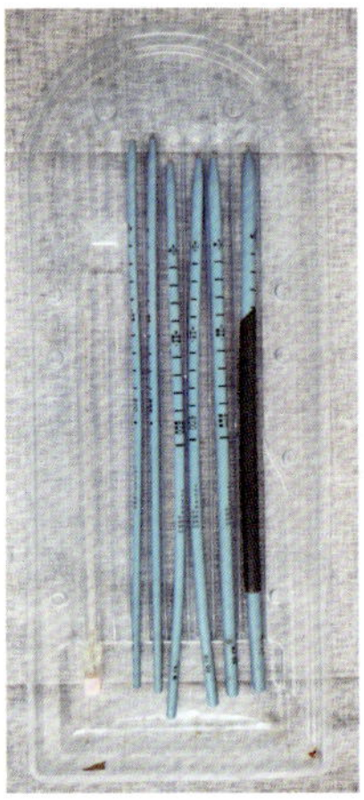

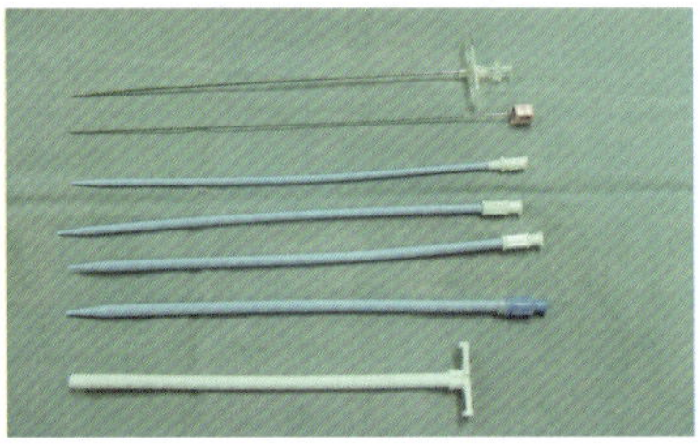

图 5-2-2 穿刺针（左）、不同口径的筋膜扩张器和 Ampltaz 筋膜扩张器（右）

2. 碎石设备及器械

常用的有 20 ～ 60W 钬激光、EMS 超声弹道碎石清石系统、气压弹道碎石设备（图 3-6-1，图 5-2-3，图 5-2-4）。

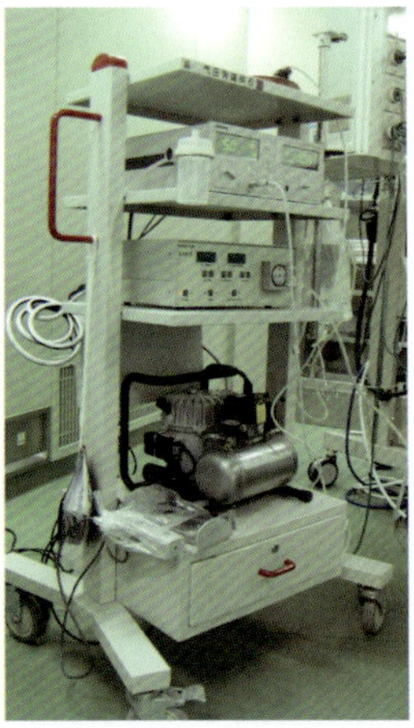

图 5-2-3 气压弹道联合超声碎石清石系统

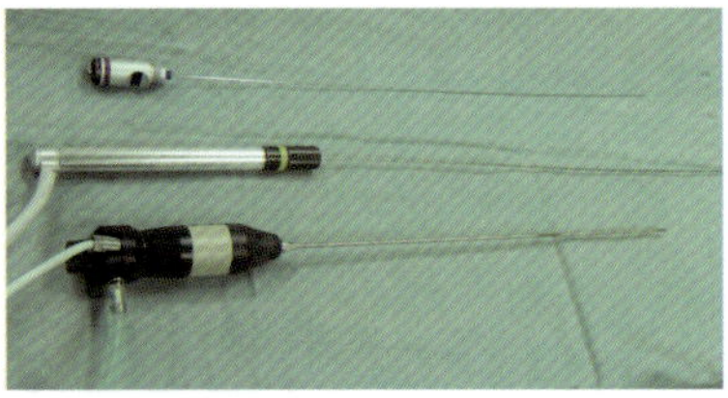

图 5-2-4 超声、弹道碎石手柄

3. 电视监视系统

包括摄像系统、视频转换系统、监视器（图 2-5-1）。

4. 其他

包括腔内灌注泵、取石钳和套石网篮（图 4-2-15，图 4-2-18 ～图 4-2-22），以及肾穿刺定位引导用 B 超系统和便携 B 超（图 5-2-5）等。

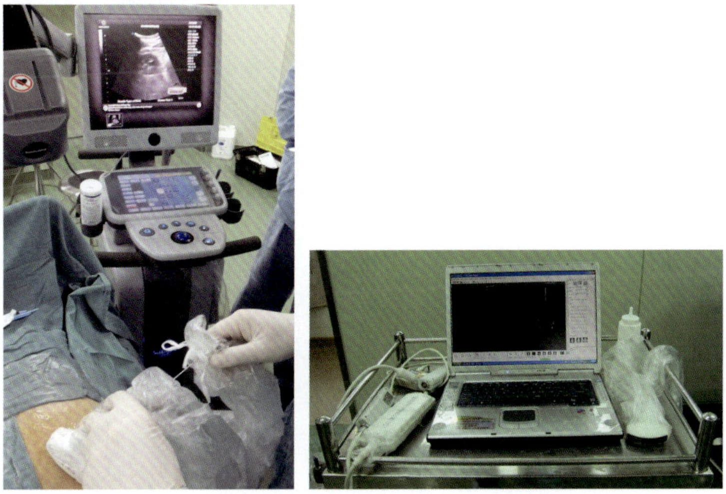

图 5-2-5 带 GPS 导航的 B 超系统（左）和便携 B 超（右）

第三节 经皮肾镜碎石取石术

【概述】

经皮肾镜碎石取石术是泌尿系统结石微创治疗的一个里程碑，也是微创泌尿外科的重要组成部分。该手术通过影像学定位引导，经皮穿刺进入肾集合系统，通过扩张建立皮肾通道，导入气压弹道、激光、超声等碎石工具在肾内进行碎石、取石。早在 1941 年，Rupol 和 Brown 已成功尝试从肾造瘘口取出手术残留结石。1955 年，Goodwin 最先报道了用经皮肾穿刺的方法治疗梗阻性肾积水。1976 年，Fernstrom 和 Johannson 报道成功应用经皮肾穿刺技术取出肾结石，1981 年，Wickbam 与 Kollet 将该技术称为经皮肾镜碎石取石术（PCNL）。1982 年，经皮肾镜技术率先在我国广州、北京、上海等地开展。但由于早期经验不足和皮肾通道口径较大（一般在 24Fr 和 30Fr），术中和术后引起严重出血、损伤、尿外渗及严重感染等并发症的发生率较高，该技术未能在临床上得到很好的应用和普及。1992 年，吴开俊、李逊教授提出了应用小口径输尿管镜替代传统肾镜的经皮肾微造瘘输尿管镜碎石术，创新性地提出了微通道（16Fr）经皮肾镜技术。2001 年，Laham Bichler 把 14 ～ 16Fr 小通道经皮肾镜碎石取石术称为微创经皮肾镜碎石取石术（minimally invasion percutaneous nephrolithotomy，MPCNL），使一期 PCNL 的并发症发生率大为降低，为国内经皮肾镜技术的广泛开展奠定了基础。在 MPCNL 的基础上，近年来又有学者提出了超微通道的 PCNL（SMP、UMP）处理肾下盏或输尿管软镜难以处理的结石。

经皮肾通道的建立是 PCNL 手术的关键，早期大多数临床医师都借鉴国外经验，习惯于应用X线定位来引导进行肾穿刺，但手术中需要长时间的放射性暴露，后来陆续有国内学者开始倡导使用B超定位来帮助建立皮肾通道，很快在临床上得到广泛推广。B超定位具有操作简便、精准、安全的特点，可以实时观察肾脏和邻近器官，防止周围器官损伤，采用彩色多普勒技术可以明确血管位置，防止肾脏较大血管的损伤，对特殊患者无体位要求，无放射性损伤。

近年来，又有学者提出应用球囊扩张的“一步法”建立皮肾通道和“两步法”建立标准皮肾通道，使得皮肾通道的建立更加简单、安全和快捷。“两步法”即穿刺成功后，首先逐级扩张建立14Fr或16Fr微造瘘通道，在此基础上应用输尿管镜观察通道的位置并进行调整，将微造瘘通道镜鞘调整到目标肾盏的恰当位置，然后继续扩张至所需标准通道。对于需要建立大通道来处理大体积肾结石的患者，“两步法”在建立标准通道过程中增加了一次通道位置的调整机会，避免了在位置不合适的情况下盲目扩张，提高了手术的安全性。现在随着微创器械的不断改进，初学者也可以采用可视穿刺肾镜进行穿刺，以确定安全导丝置入集合系统，确保后续经皮肾通道的安全建立。

【适应证】

（1）完全鹿角形结石和部分鹿角形结石。

（2）直径＞2.0cm的肾结石和肾多发结石。

（3）直径＞1.5cm的输尿管上段结石合并严重肾积水（第4腰椎中部以上）。

（4）ESWL或输尿管软镜碎石术（F-URL）治疗失败的输尿管上段结石或肾下盏结石。

（5）输尿管结石合并肾结石或输尿管上段梗阻，需要经皮肾造瘘术一并处理。

【禁忌证】

（1）未经纠正的尿路感染。

（2）未经纠正的全身出血性疾病或未控制的严重糖尿病、高血压。

（3）严重的心、肺功能不全，无法耐受麻醉、手术者。

（4）同侧肾脏并发肿瘤。

（5）极度肥胖、严重脊柱畸形影响经皮肾穿刺。

（6）活动性肾结核。

【术前准备】

（1）术前常规检查，全面评估患者的全身状况及重要器官功能。接受抗凝血药治疗的患者，术前需停药10～14d（可采用肝素替代）。

（2）完善KUB、IVP和CTU（图5-3-1）检查，了解结石形状、大小、数目、位置分布、集合系统的形态以及肾脏周围器官的解剖关系，为设计手术方式、穿刺通道的选择提供依据。

（3）术前常规进行尿液常规及中段尿培养检查，并选择敏感抗生素控制感染，降低尿源性脓毒败血症的发生机会。

（4）对术前严重感染诊断为肾积脓或者严重梗阻导致肾功能不全的患者，可先行肾穿刺造瘘引流，待感染控制或者肾功能改善之后，再行二期PCNL治疗。

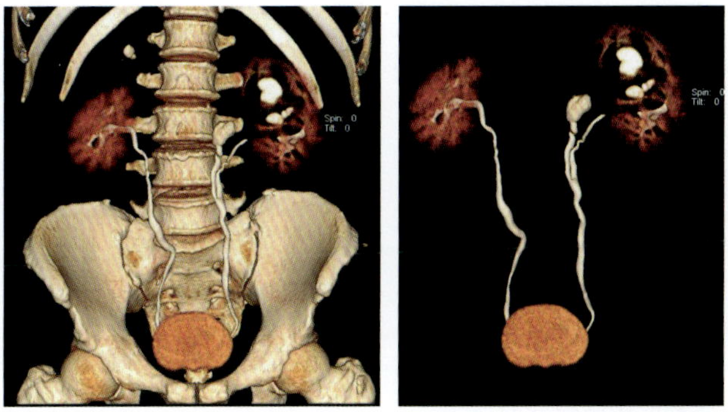

图 5-3-1　CTU 检查了解结石位置分布（左）以及集合系统形态（右）

【麻醉和体位】

全麻或连续硬膜外麻醉。俯卧位为最常用的体位，软枕适当垫高腹部，以减少肾脏的活动度。也可采用斜卧位：患侧垫高 30°，可使后组肾盏更接近垂直线，穿刺针与手术床垂直方向进针即可穿入后组肾盏。其他体位如侧卧位、斜仰卧位等，对呼吸和循环系统影响较小，适用于部分不能俯卧或需要联合应用输尿管软镜同期碎石的患者，不作为常规手术体位。

【手术步骤】

1. B 超定位肾穿刺方法

（1）先取截石位，在膀胱镜或输尿管镜下向患侧逆行插入 5Fr 或 6Fr 输尿管导管至肾盂（图 5-3-13）或结石梗阻部位，对于积水少的患者，可以逆行注入生理盐水，制造人工肾积水，以便于肾穿刺；对于重度积水，顺行肾镜寻找输尿管困难时，可通过输尿管导管推注亚甲蓝，作为寻找输尿管口的标示；碎石过程中，须防止大碎石落入输尿管。

（2）改俯卧位，在 X 线或者超声定位的引导下（图 5-3-2，图 5-3-3），经皮穿刺至目标肾盏，穿刺点一般选择在第 12 肋下或第 11 肋间进针，可以在 B 超实时监测下调整穿刺针的方向和深度（也可以在 B 超穿刺引导线指示下进行穿刺），根据手术医师的习惯，从超声探头的侧方穿刺进针，也可以从探头的端侧进针。拔出针芯见有尿液流出即说明穿刺成功（图 5-3-4）。

（3）经针鞘将导丝置入目标肾盏，拔出针鞘，沿导丝作皮肤小切口（图 5-3-5），可先测量针鞘穿入的深度（有些穿刺针鞘和筋膜扩张器表面标明长度刻度），可以作为穿刺和扩张深度的参照。

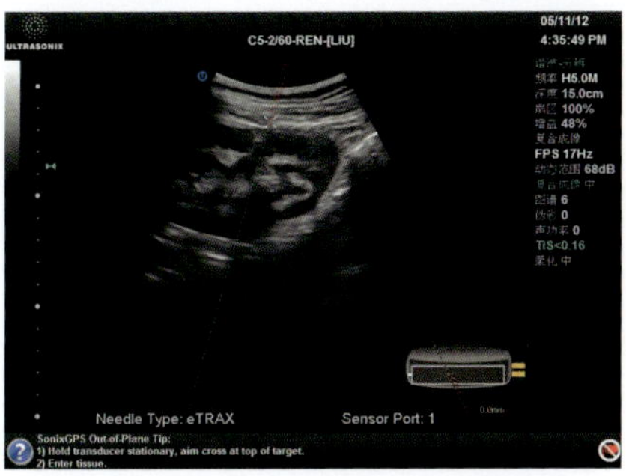

图 5-3-2　超声定位引导穿刺

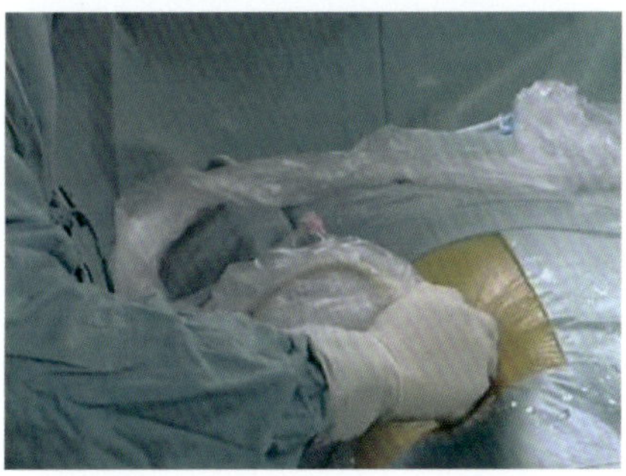

图 5-3-3　超声引导下穿刺

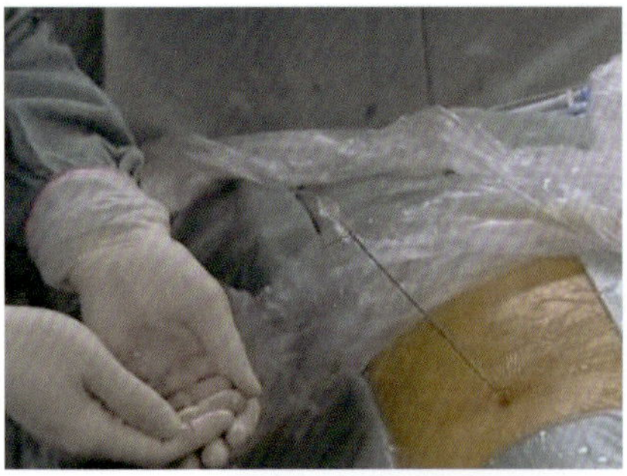

图 5-3-4　穿刺成功后有尿液流出

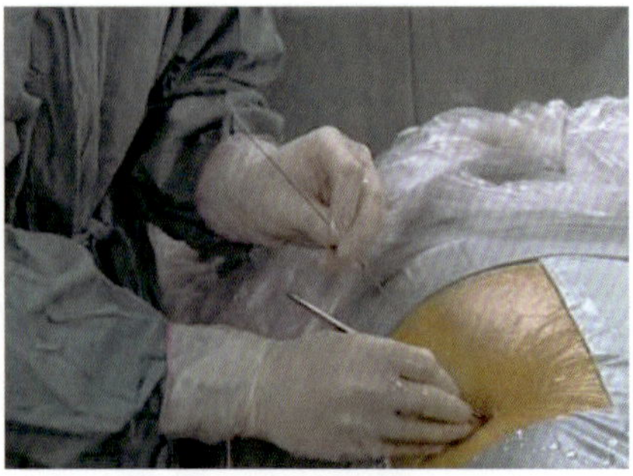

图 5-3-5　留置导丝并作皮肤切口

（4）沿导丝，用筋膜扩张器逐级扩张经皮肾通道至所需大小口径（图 5-3-6，图 5-3-7），可以在筋膜扩张到16Fr时更换金属叠套式扩张器进一步扩张到24Fr（图 5-3-8），退出扩张管，并保留 Peel-away 外鞘或金属外鞘作为工作通道（图 5-3-9，图 5-3-10）。

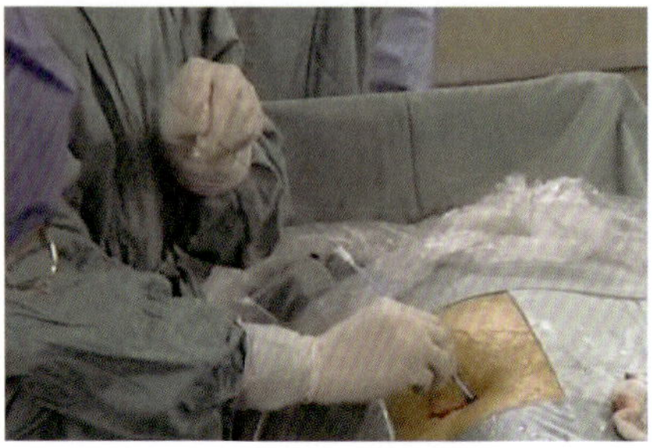

图 5-3-6　先用小口径筋膜扩张器扩张

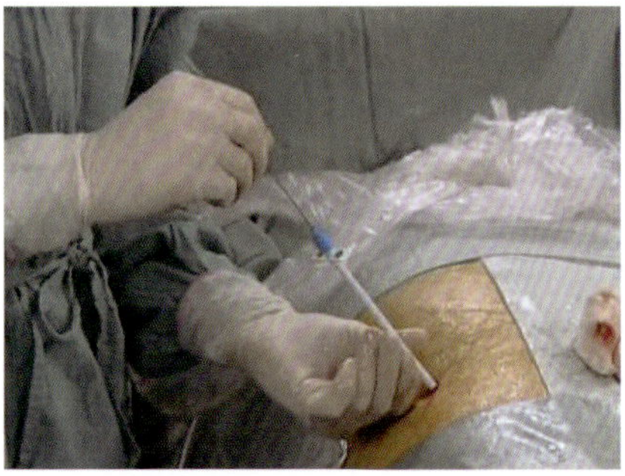

图 5-3-7　筋膜扩张器逐级扩张至所需大小口径

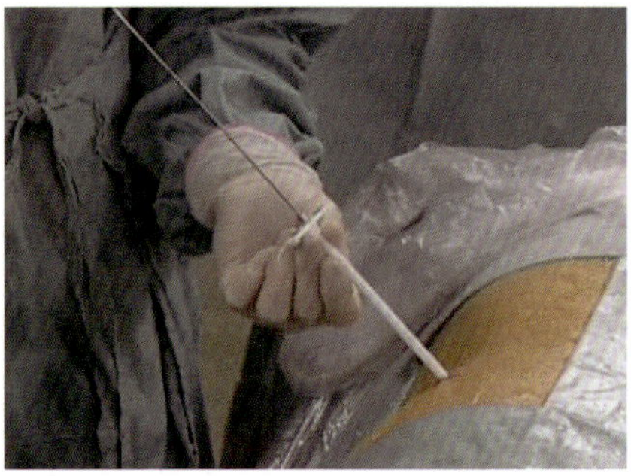

图 5-3-8　置入叠套式扩张器进一步扩张

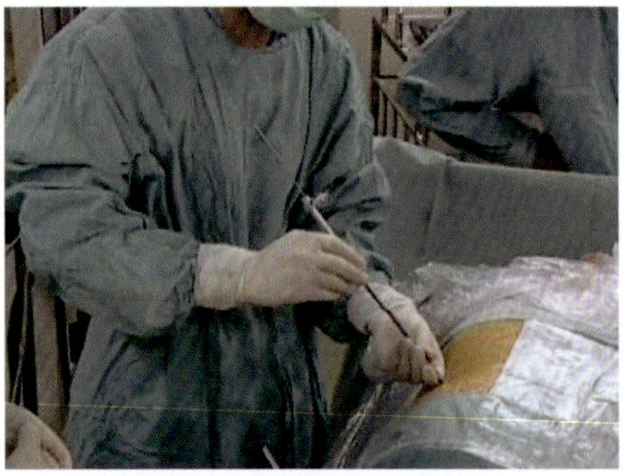

图 5-3-9　拔出叠套式扩张器内鞘

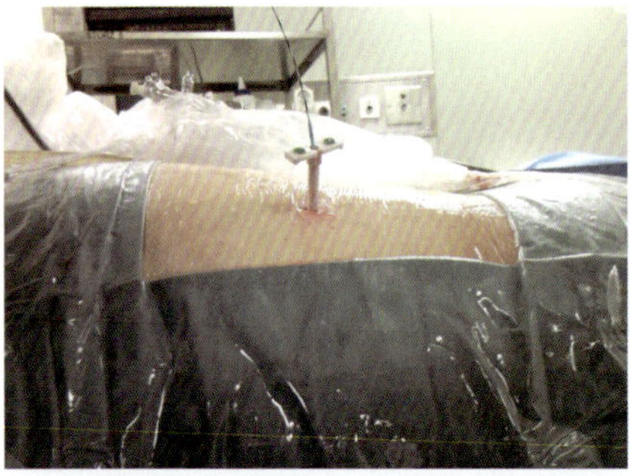

图 5-3-10　皮肾通道建立（留置 Peel-away 外鞘）

（5）经工作通道输尿管镜钬激光治疗肾盂结石（图 5-3-11，图 5-3-12），注意灌注速度，在保证视野清晰的情况下，保持灌注液的进出量平衡。检查肾盂和各个肾盏，观察肾盂、各肾盏、肾乳头和肾盂输尿管交界处（图 5-3-13 ～图 5-3-18），寻找结石，了解结石的大小、数目和所在位置（图 5-3-19 ～图 5-3-24）。

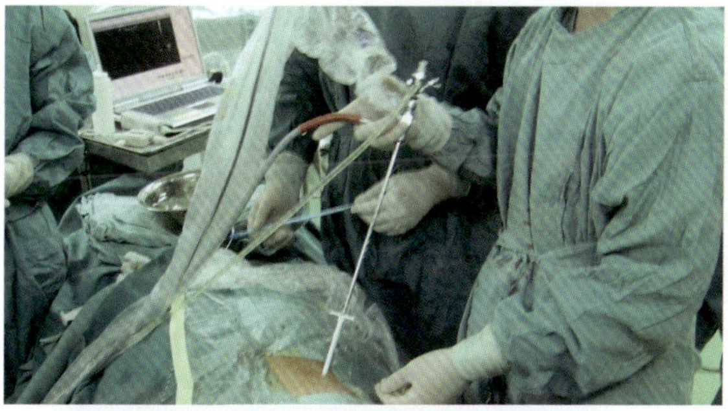

图 5-3-11 输尿管镜 MPCNL

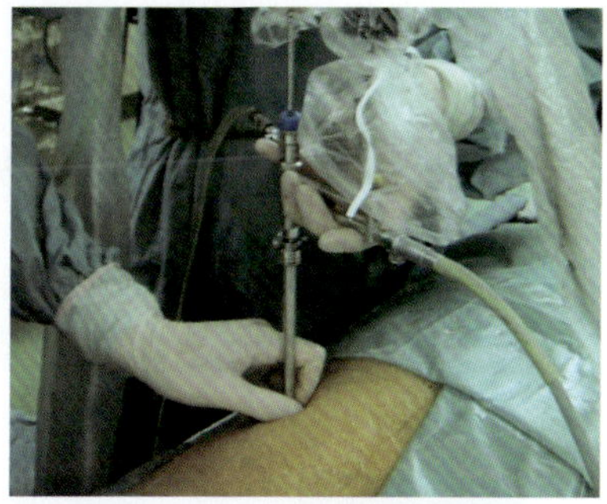

图 5-3-12 标准肾镜 PCNL

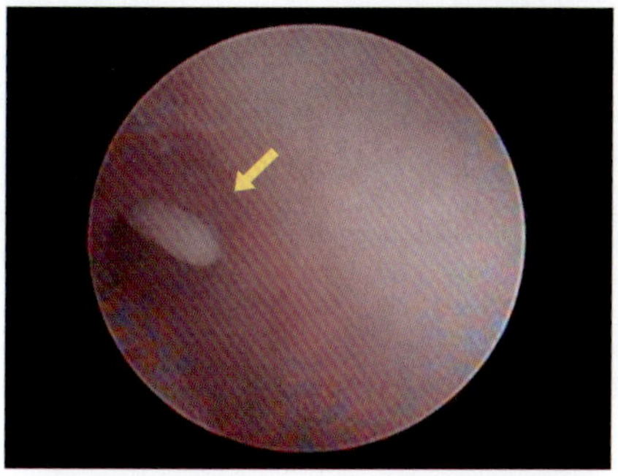

图 5-3-13 逆行插入 6Fr 输尿管导管至肾盂

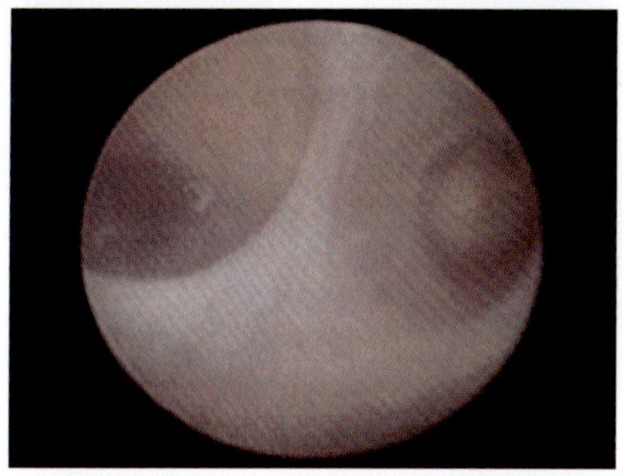

图 5-3-14 视野内 2 个肾盏

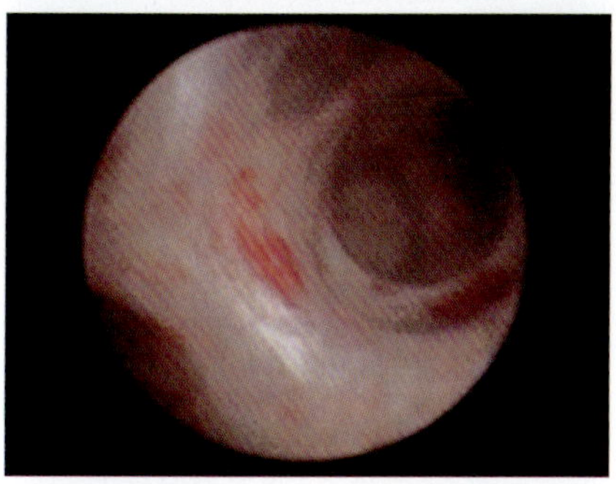

图 5-3-15 近距离观察肾盏

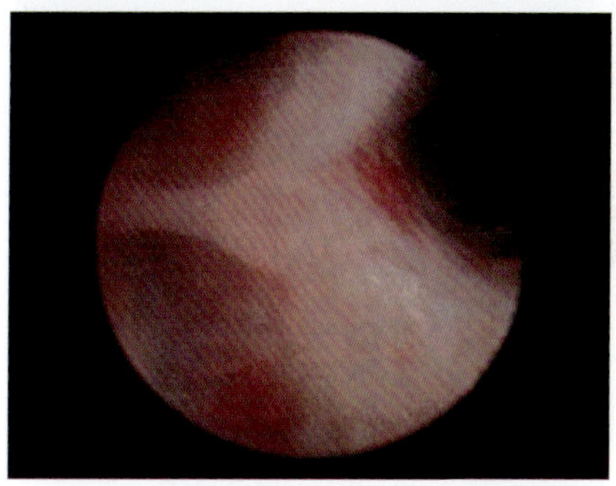

图 5-3-16 视野内 3 个肾盏

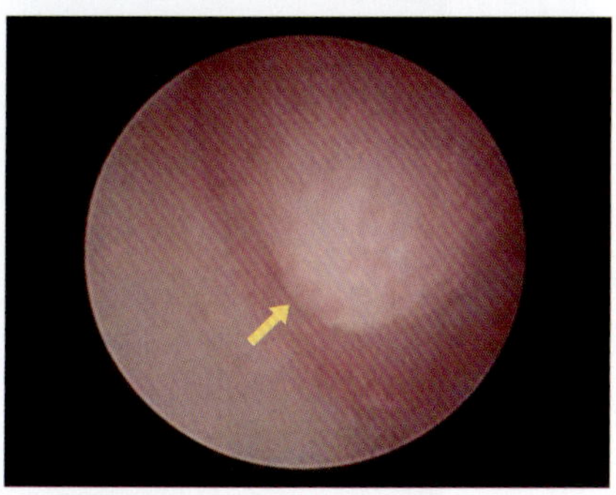

图 5-3-17 不同形状的肾乳头（1）

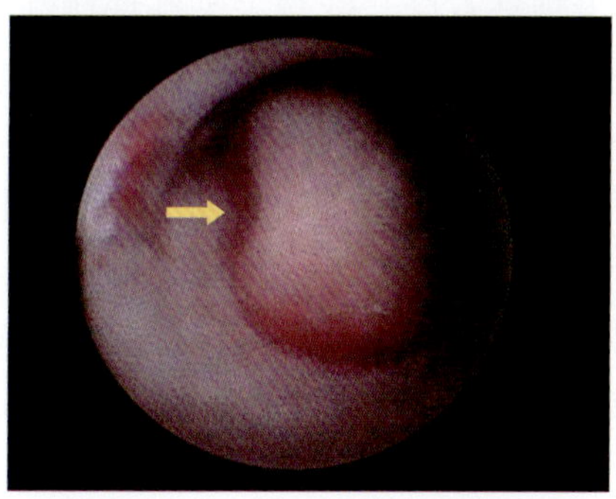

图 5-3-18 不同形状的肾乳头（2）

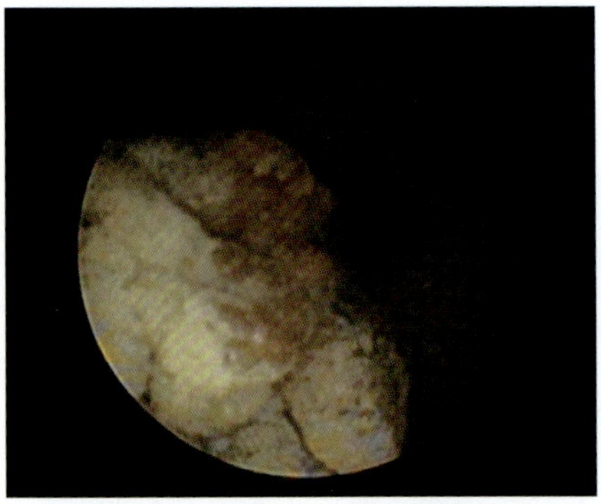

图 5-3-19　不同形状的肾盂结石（1）

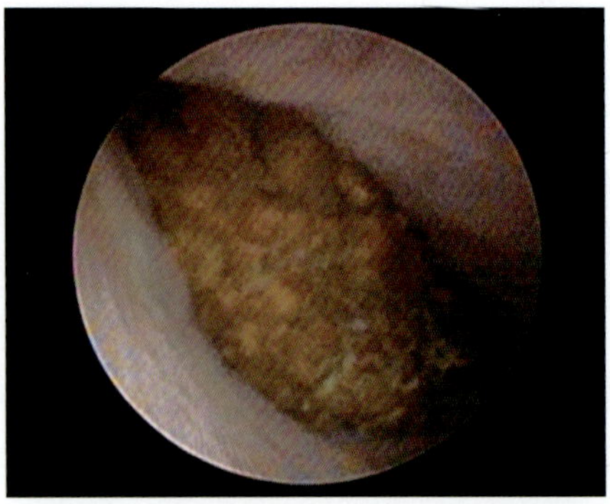

图 5-3-20　不同形状的肾盂结石（2）

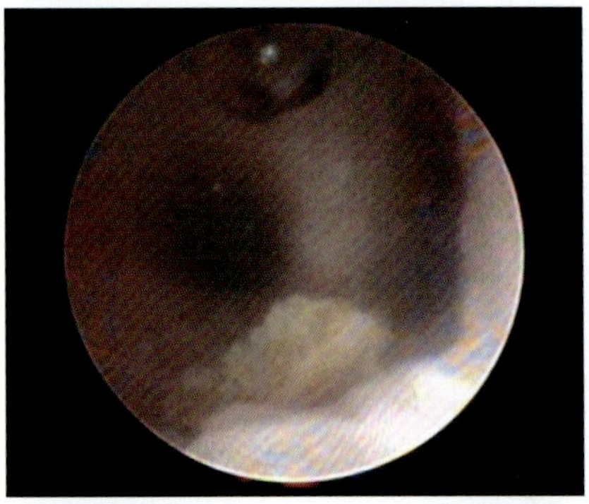

图 5-3-21　肾盂内小结石

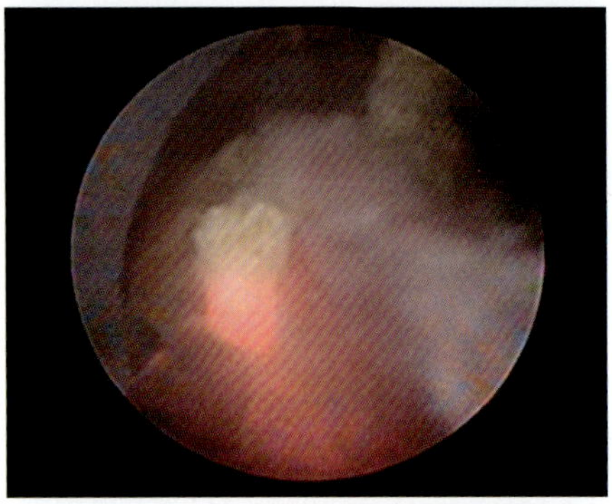

图 5-3-22　覆盖息肉的肾盂结石

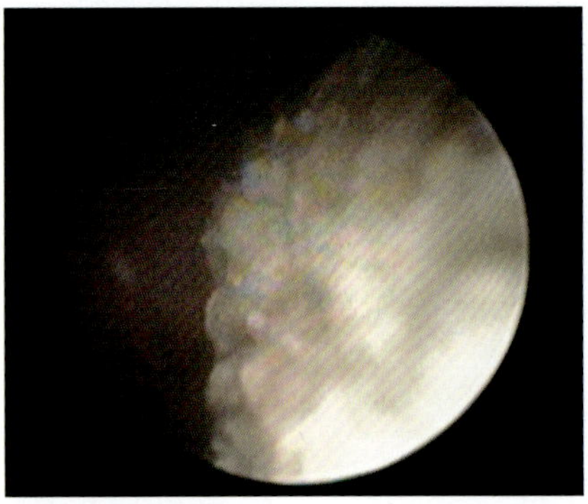

图 5-3-23　肾盂结石

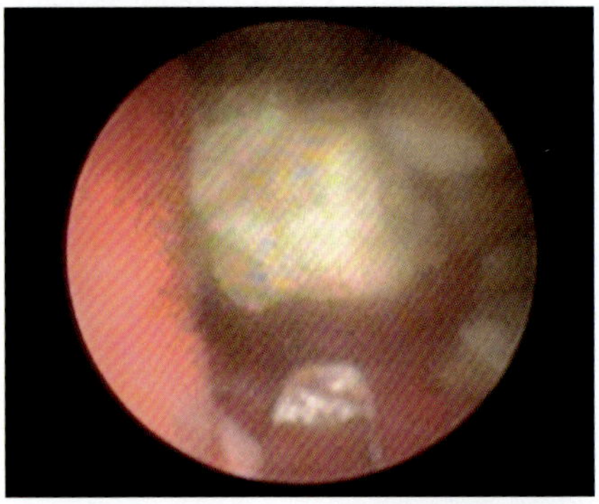

图 5-3-24　肾盂多发结石

（6）发现结石后，钬激光光纤抵住结石，从结石边缘开始向结石中心采用钬激光小功率逐步碎石，直至泥沙样（图 5-3-25 ～图 5-3-30）。也可从结石中心开始钬激光小功率逐步碎石（图 5-3-31 ～图 5-3-36）。在碎石过程中可采用小功率钬激光逐渐把结石碎成泥沙样，同时采用患者头低足高位，以减少碎石漂入下肾盏，减少寻找碎石的时间。可以通过 Peel-away 外鞘将结石碎片经工作通道冲出或用取石钳、套石篮取出（图 5-3-37）。检查确认肾盂、肾盏及输尿管上段

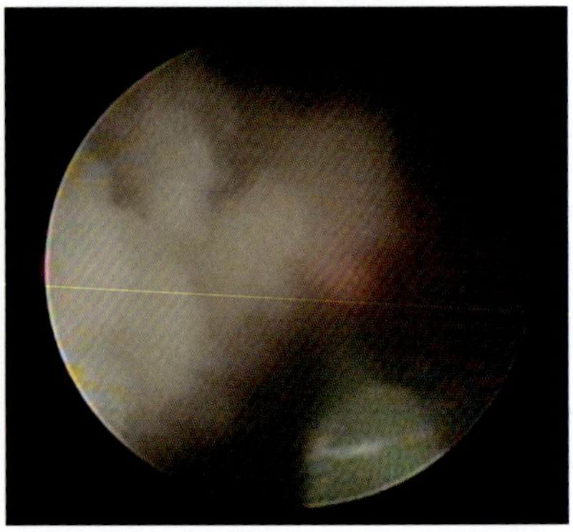

图 5-3-25　从结石边缘开始钬激光碎石

无＞ 4mm 碎石。

（7）拔出输尿管导管，将斑马导丝顺行插入输尿管至膀胱，顺行置入双 J 管至膀胱（图 5-3-38，图 5-3-39）。

（8）退出斑马导丝，沿 Peel-away 外鞘置入适当外径的肾造瘘管至肾盂。

（9）拔出外鞘，固定肾造瘘管。

（10）保留导尿管。

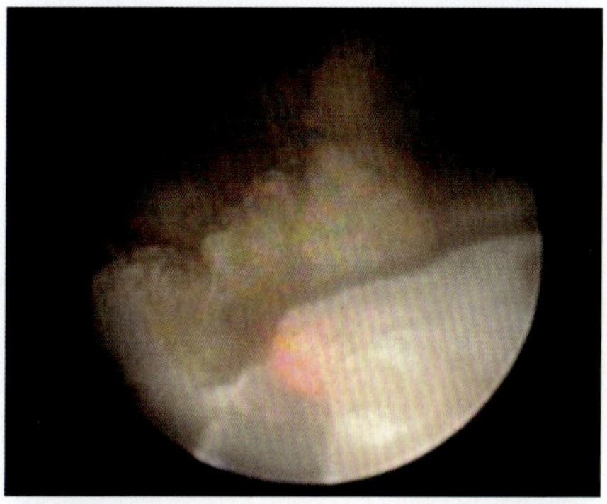

图 5-3-26　肾盂内钬激光碎石

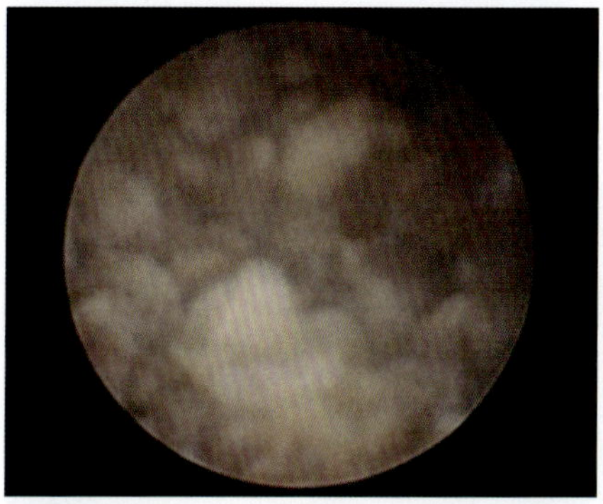

图 5-3-27　继续肾盂内钬激光碎石

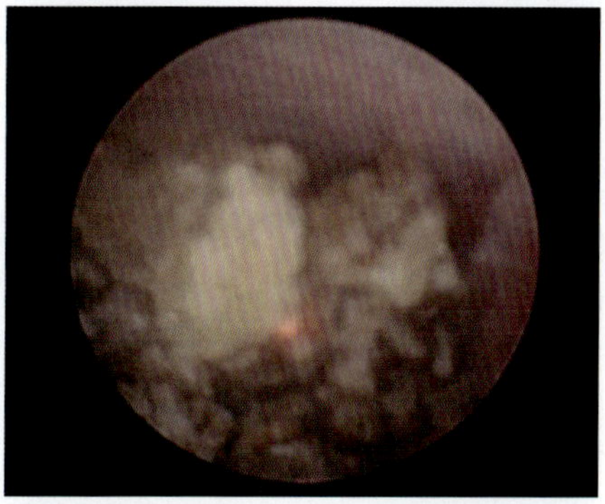

图 5-3-28　肾盂内结石逐渐变小（1）

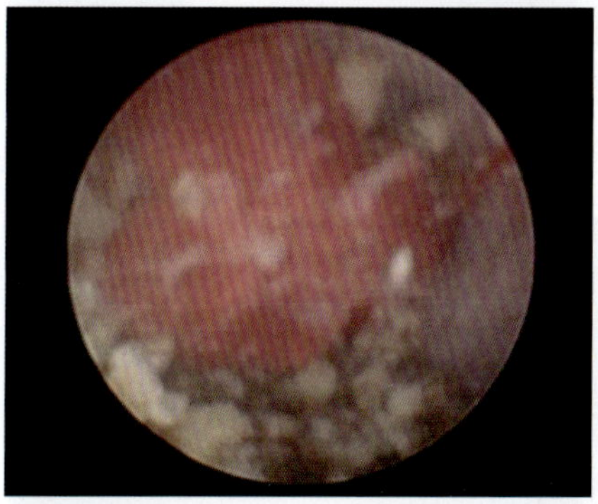

图 5-3-29　肾盂内结石逐渐变小（2）

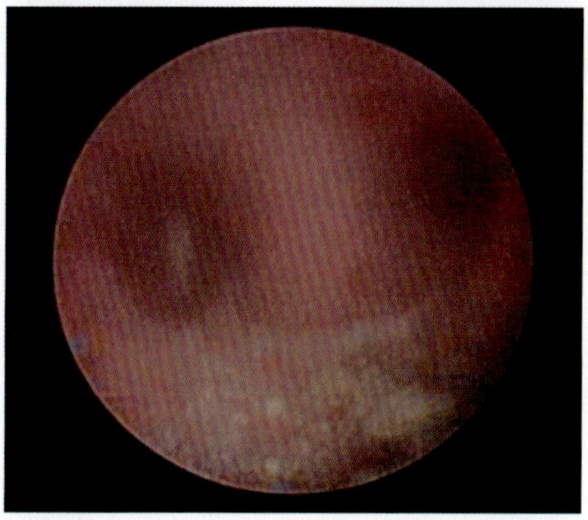

图 5-3-30　肾盂内结石呈粉末状

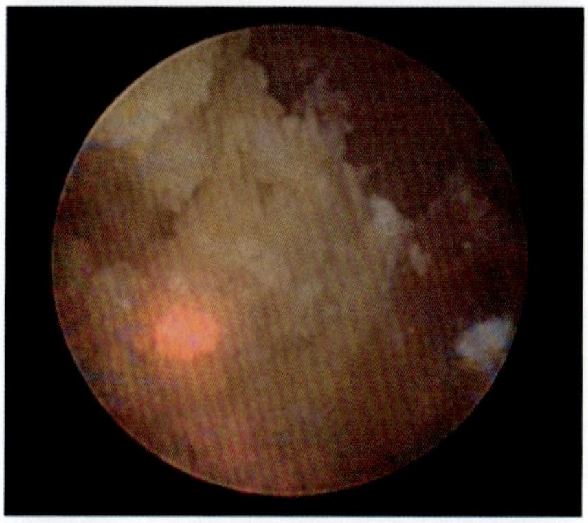

图 5-3-31　肾盂内钬激光从结石中央碎石

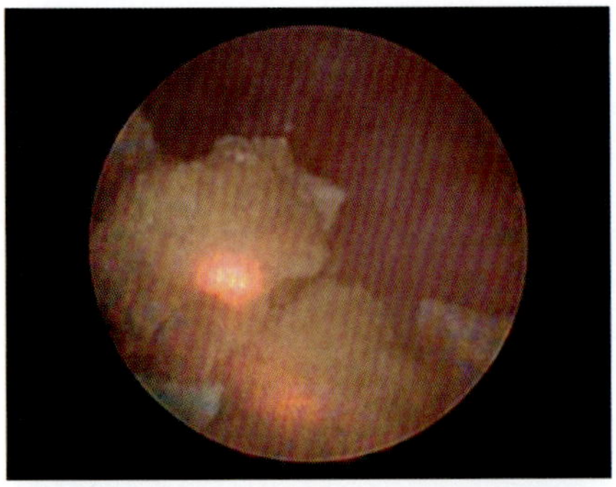

图 5-3-32　肾盂内结石被碎裂

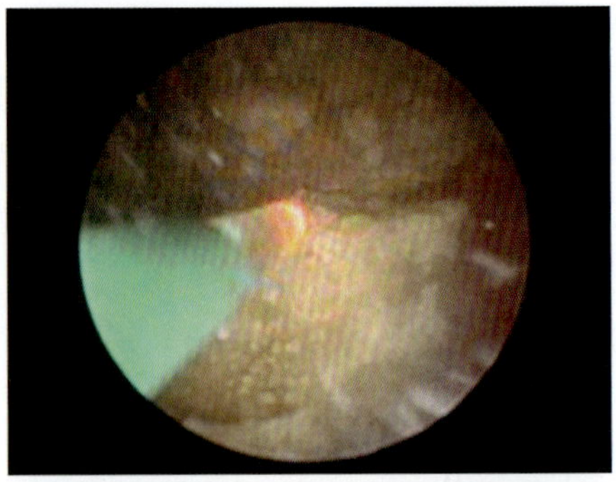

图 5-3-33　钬激光进一步碎石

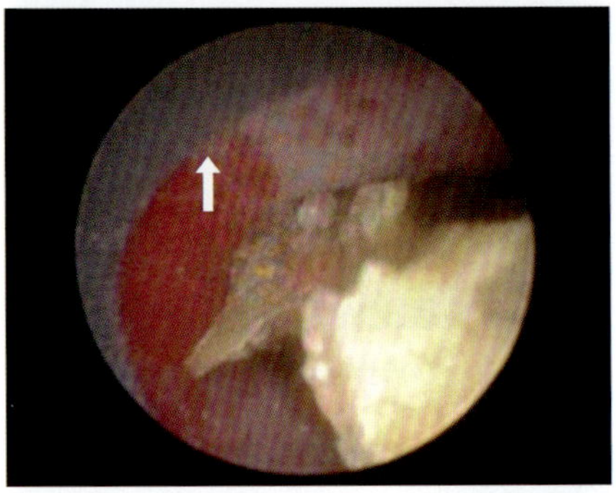

图 5-3-34　钬激光进一步碎石（箭头示 Peel-away 外鞘）

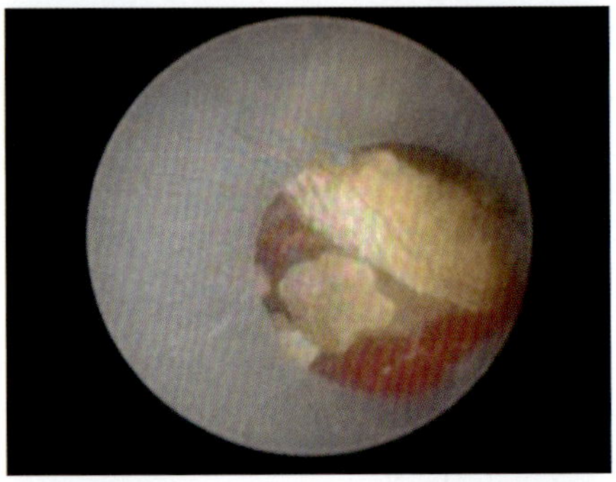

图 5-3-35　Peel-away 外鞘下碎石

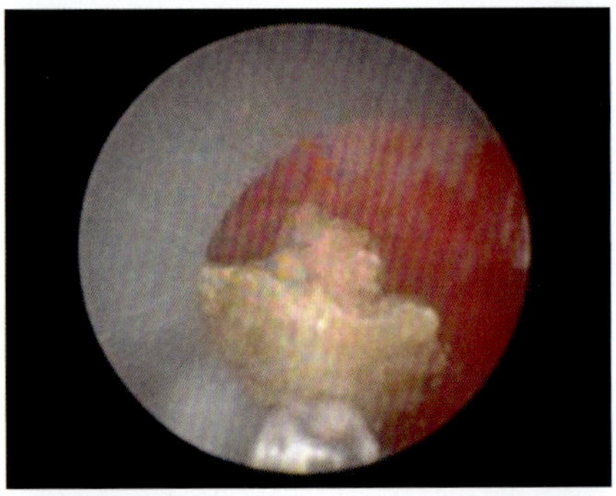

图 5-3-36　Peel-away 外鞘下进一步碎石

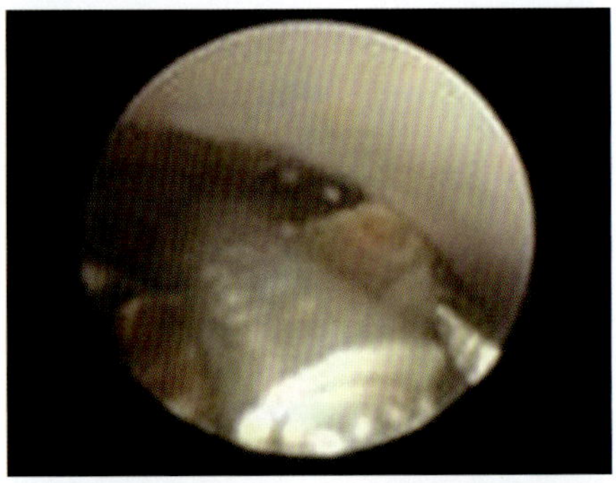

图 5-3-37　取石钳取出碎石

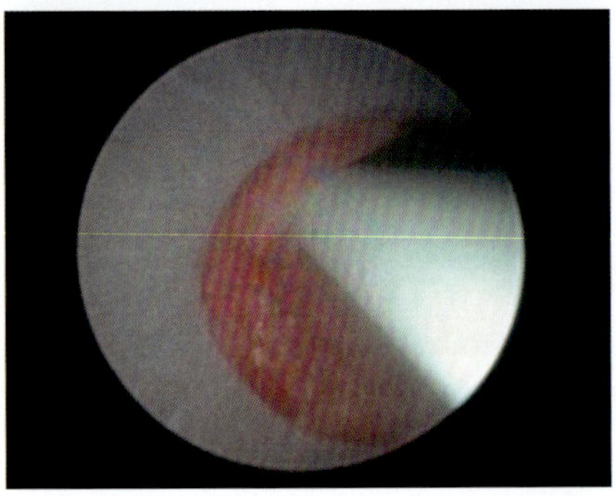

图 5-3-38　从肾盂顺行置入双 J 管至膀胱

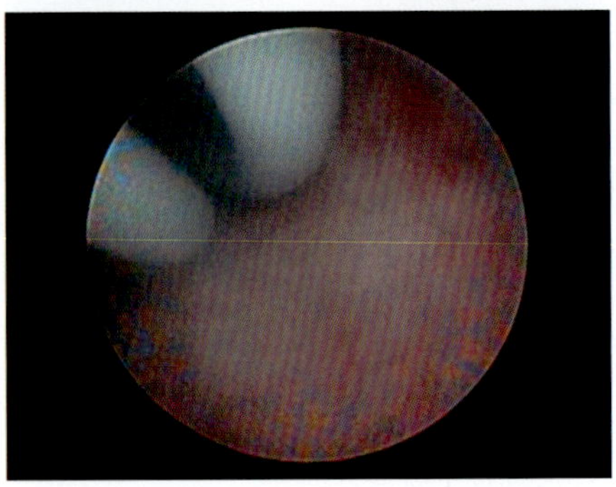

图 5-3-39　双 J 管双环在肾盂内

2. X 线定位肾穿刺方法

（1）取截石位，在膀胱镜或输尿管镜窥视下向患侧逆行插入 5Fr 或 6Fr 输尿管导管至肾盂或结石梗阻部位，注入造影剂，在 C 臂 X 线监视定位下观察肾结石、完成经皮肾穿刺，向肾盂置入安全导丝。

（2）在 C 臂 X 线监视下沿导丝用筋膜扩张器逐级扩张经皮肾通道至所需大小口径（图 5-3-40，图 5-3-41），经工作通道置入肾镜，把导丝经输尿管插入膀胱，保留安全导丝，经工作通道置入肾镜或输尿管镜，采用上述 B 超定位肾穿刺相同方法进行碎石。

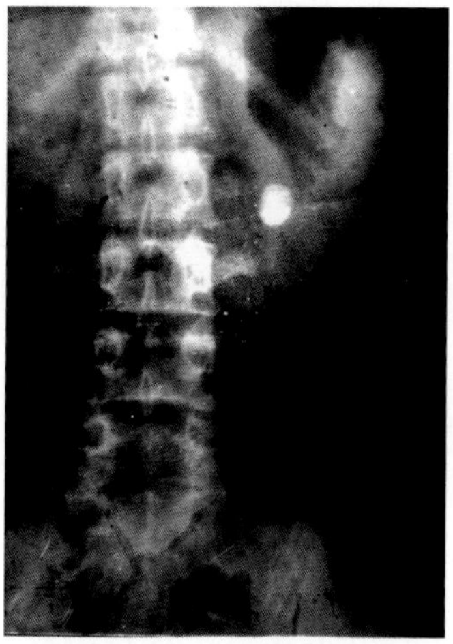

图 5-3-40 左侧肾盂结石

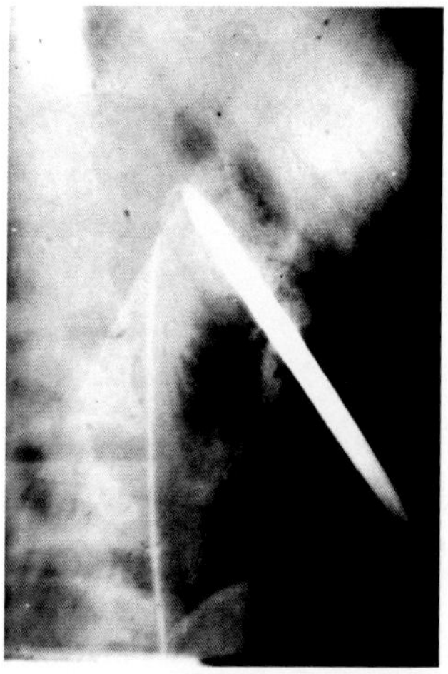

图 5-3-41 沿导丝扩张经皮肾通道

（3）检查确认肾盂、肾盏及输尿管上段无 4mm 以上的碎石。

（4）经尿道拔出输尿管导管。经 Peel-away 外鞘放入导丝经肾盂到膀胱，沿导丝顺行插入双 J 管至膀胱后退出导丝（图 5-3-42）。

（5）经 Peel-away 外鞘置入适当外径的肾造瘘管至肾盂，拔出外鞘，固定肾造瘘管。

（6）保留导尿管。

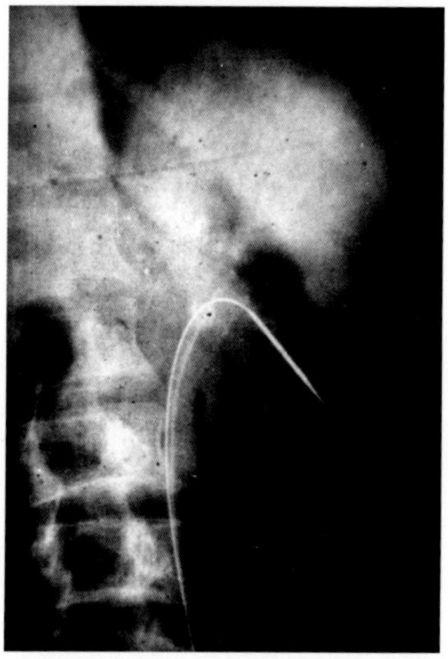

图 5-3-42 完全碎石后沿导丝置入双 J 管

【手术要领】

（1）助手一定要固定好在集合系统内的导丝。

（2）在逐级扩张经皮肾通道时应宁浅勿深，慢慢转动推进，送入集合系统后避免筋膜扩张鞘脱出，一旦滑出，应立即沿导丝放入扩张器，把筋膜扩张鞘送入集合系统。

（3）如肾盂内未见结石，应依次对逐个肾盏进行检查，一旦发现肾盏结石，立即把筋膜扩张鞘推入肾盏颈部，封闭肾盏颈部，避免碎石滑入肾盂或其他肾盏。

（4）遇到术中出血，可用筋膜扩张鞘压迫止血 5 ～ 10min，通常能达到止血目的。如严重出血，则等待二期手术。

【术后处理】

（1）术后肾造瘘管常规夹闭 2 ～ 4h（合并肾积脓者除外）。

（2）手术当天卧床，禁止下床活动。

（3）复查血常规、肾功能、电解质，结石碎片送检进行成分分析。

（4）若肾造瘘管与导尿管引流未发现活动性出血，则可在术后 2 ～ 3d 拍 KUB 平片。

（5）一般留置肾造瘘管 5 ～ 7d，视引流液颜色而定。若发现引流液突然转为持续鲜红色，须立即将肾造瘘管夹闭，建立静脉补液通道，留置三腔气囊导尿管，生理盐水持续冲洗膀胱，密切观察冲洗液的颜色变化，急查血常规、凝血时间，交叉配血，嘱患者绝对卧床，加强扩容、止血治疗。若加快膀胱冲洗速度后，冲出液仍为持续鲜红色，应在备血后立即送放射介入科行肾血管造影检查，必要时进行超选择性肾动脉栓塞术止血。

（6）拔除肾造瘘管前先夹闭 12 ～ 24h，观察有无不适。拔除时先开放肾造瘘管，慢慢旋转拔出，若发现引流液转为鲜红色，须立即将造瘘管插回，并及时向上级医师报告。拔出后若闻及气体声，或患者出现胸闷、气促，须立即用凡士林纱布填塞造瘘口，取半卧位、吸氧，拍床旁 X 线胸片了解有无气胸。

（7）出院时必须填写出院确认书（一式二份），确认是否有内支架管（注明口径、数目）及回院拔管时间。

【并发症和防治】

1. 胸膜损伤并引起液、气胸

经皮肾镜取石手术出现胸膜损伤并引起液、气胸的并发症发生率相对较低，主要与胸膜的解剖结构和肺的呼吸运动影响有关。理论上在第 12 肋缘上或第 12 肋下进行经皮肾穿刺术，出现胸膜损伤的机会比较少的；第 10 肋间（第 11 肋上缘）的经皮肾穿刺则不可避免地要经过胸膜腔，如进一步扩张容易发生胸膜或肺的损伤。经皮肾镜取石术中如患者出现明显胸痛、胸闷、气促、呼吸困难等症状，应该及时停止手术，留置适当口径的肾造瘘管，防止冲洗液的进一步外渗，加重液、气胸。经床边 X 线胸片检查明确诊断后，可放置胸腔闭式引流，及时使用抗生素预防胸膜腔感染。如术中未能及时发现并处理，术后 24 h 内可能出现胸部疼痛向肩部放射、胸闷、呼吸困难等液、气胸表现，可伴有高热。也有患者发生胸膜的损伤裂口不大，恰好被术中留置的外鞘封堵，并未引起液、气胸，而在术后 1 周拔除肾造瘘管时出现明显的进出气声，如封堵不当可出现皮下气肿和气胸的表现。拔除肾造瘘管时出现气胸者，应即刻用无菌多层凡士林纱布压迫封堵封闭肾造瘘口。

对于 PCNL 术中、术后液、气胸的预防措施，主要是尽量避免选择第 10 肋间穿刺建立皮肾取石通道，在第 12 肋上径路穿刺也应注意胸膜损伤的可能，特别是肾上盏径路穿刺，术中穿刺定位一定要准确，有条件的话一般采用 B 超实时定位下穿刺，这样可以清楚地观察到胸膜的移动位置，在穿刺中、上组肾盏时，应在患者呼气末闭气后进针，以减少胸膜损伤的机会，避免反复穿刺进针。

2. 肠道损伤

PCNL 术中出现肠道损伤较为少见，如穿刺点选择在腋后线且过于偏腹侧，或在有解剖异常的肾后位结肠患者穿刺，穿刺扩张过程都容易损伤结肠。此外，一些肾脏先天畸形，如马蹄肾、异位肾患者和既往有肾脏开放手术史者，由于患肾与邻近结肠解剖关系的变异，在PCNL穿刺过程中也容易出现结肠损伤。PCNL术中冲洗液发现有肠液或粪水样液体流出，则提示有肠道损伤。

PCNL术后若出现腹痛、腹胀、恶心、呕吐、肠鸣音减弱等不完全性肠梗阻表现，应考虑肠道损伤的可能，站立位腹部平片检查肠腔可出现液、气平面和膈下游离气体的存在。确诊需行经肾造瘘管注入造影剂检查或结肠造影检查，如出现造影剂自肾造瘘管外溢至肠腔内，或结肠造影检查中造影剂外溢至肾内均提示合并结肠损伤。

PCNL术中发现小的结肠穿孔、损伤的，一般可行保守处理治愈。出现较大的结肠损伤时应立即留置输尿管内支架管保证患侧肾脏尿液引流通畅，并将肾造瘘管置于肠腔内引流肠液，给予禁食，静脉给予广谱抗生素、生长抑素和全胃肠外营养，3～5d后再行肠道造影，若发现肠内壁瘘口已愈合，则可将造瘘管拔出至结肠外，其后每天向外拔出一点，使瘘道由里向外慢慢愈合，至最后痊愈2～3d后再拔除造瘘管。感染是导致结肠外瘘患者保守治疗失败的主要原因，若不能有效控制感染，腹膜炎加重，则需开放手术探查。高位结肠穿孔若发现时穿孔时间短、创口污染较轻、穿孔局部组织水肿轻，可考虑一期肠修补，而绝大部分患者都应行结肠外置造口引流，3个月后再行肠吻合。

PCNL术前应尽量完善必要的影像学检查，为了尽可能避免结肠的损伤，推荐采用B超实时定位下穿刺，控制扩张深度。术中注意观察患者的全身情况、腹部和呼吸情况，及早发现和处理结肠损伤并发症。

3. 肾集合系统穿孔和撕裂伤

在PCNL手术中，穿刺通道扩张或碎石过程中都可能损伤穿透肾集合系统。有时在肾穿刺成功导丝置入时就已经穿透了集合系统，这时顺导丝扩张往往穿透集合系统；此外使用叠套式金属扩张器扩张时，力量过大、深度掌握不当也容易穿破对侧肾盂壁；在腔内碎石过程中，超声碎石探针不是轻触结石而是用较大力量将结石抵向肾盂壁，结石粉碎过程中金属的超声探针也可穿破肾盂或输尿管而造成穿孔损伤。目前使用较为普遍的气压弹道碎石，碎石探杆不能弯曲，同一个位置连续撞击碎石容易引起集合系统穿孔、损伤。激光碎石光纤较细，如使用不当，也容易刺破或切割肾盂壁引起穿孔损伤。肾集合系统出现较小的穿孔，如果手术时间短，出血和尿外渗程度较轻，患者可无明显不适；较大的集合系统穿孔或撕裂伤，大量的出血和冲洗液外渗，可以出现发热、患侧腰背胀痛、腹胀、恶心、呕吐等后腹膜刺激的症状。一旦PCNL术中出现集合系统穿孔或撕裂伤，应避免高压灌注冲洗，并尽快终止手术，首先要保证充分引流，留置双J管支架和肾造瘘管保持肾盂内低压和肾内尿液引流通畅。小的肾盂穿孔，保守治疗后一般可以自行愈合。如果集合系统损伤较大，出血明显，应及时终止手术，更不能为了保持视野清晰而用大量、高压冲洗液持续灌洗，应尽快放置好输尿管内支架管及肾造瘘管持续开放引流，术后加强止血和抗感染治疗，待二期取石手术。PCNL手术合并集合系统穿孔、损伤重在预防，手术操作要轻柔，穿刺扩张和术中碎石都不要使用暴力。

4. 尿外渗

在PCNL手术中，尿液或冲洗液可经穿刺扩张的皮肾通道渗至肾周，多半与冲洗液引流不通畅致肾盂内高压有关，也可因术中留置的外鞘脱出肾外致冲洗液直接冲至肾周。PCNL术后尿外渗可以通过术后B超或CT检查明确诊断，轻度的尿外渗一般不用处理，可自行吸收。如肾周发现大量的液性暗区，须作肾周穿刺抽液或置管引流。PCNL术后需常规留置输尿管内双J管，可明显减少尿外渗的发生。肾积水严重的病例，如术后拔除造瘘管时间太早，可因肾皮质较薄失去收缩功能，瘘口不易闭合而致尿外渗，一般在7～10d后拔管。术中B超动态检查可以了解尿外渗的程度，如尿外渗不严重，可小心操作，尽量缩短手术时间，继续完成取石手术。

5. 术中大出血和术后迟发性出血

PCNL术中大出血多半是由于术中通道扩张或碎石过程中肾镜摆动、碎石探针作用等引起肾实质的损伤出血。术后突然的较大量出血称为继发性或迟发性出血，可在200～500ml以上，有时也发生在术后拔除肾造瘘管时。

术中的大出血，手术视野受出血的影响而无法清楚地观察和碎石，最好的处理方法是马上终止手术，经肾镜外鞘插入相应口径的造瘘管，夹闭30～60min，同时密切观察患者的生命体征、腹部情况，经止血治疗等对症处理后，出血一般可自行停止，一般可待5～7d后行二期取石手术。

PCNL术后大出血指突发或反复的肾造瘘管大出血，常见的原因为假性动脉瘤和动静脉瘘，出血量在十几毫升到百余毫升，可表现为造瘘管持续流出深红色尿液，或夹闭肾造瘘管后导尿管持续流出深红色尿液，药物止血效果不明显，血红蛋白和红细胞压积进行性下降，患者可出现血压的波动。如果迟发性出血发生在术后拔除肾造瘘管时，一般在移出肾造瘘管后即出现肾造瘘通道出血或大量的血尿，严重的病例可以表现为肾造瘘通道喷鲜血。

术后轻微的出血，经适当的抗炎、止血处理可缓解。PCNL术后大出血和术后迟发性出血，在经夹闭肾造瘘管压迫止血（一般切忌肾造瘘管冲洗）、肾造瘘管向外牵拉以压迫止血等对症止血处理仍难以见效的情况下，可以尽早行介入超选择性肾动脉栓塞术止血处理（图5-3-43～图5-3-48）。

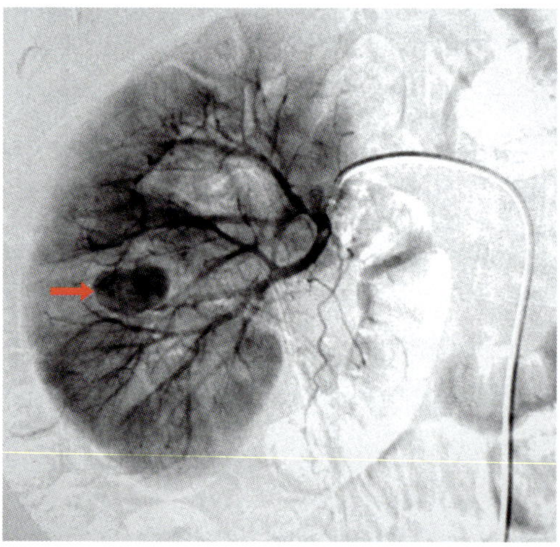

图5-3-43 假性肾动脉瘤形成

肾动脉3～4级分支血管出血，肾实质局部造影剂外溢

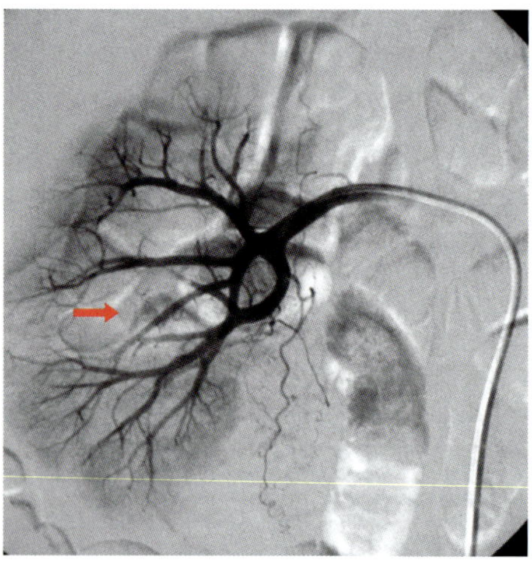

图5-3-44 假性肾动脉瘤超选择性栓塞后肾动脉造影

肾动脉分支血管显影清晰，造影剂外溢消失

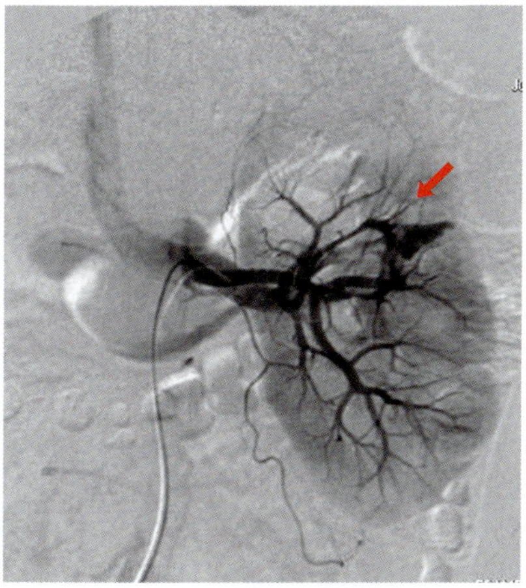

图 5-3-45 肾动静脉瘘形成
肾动脉 3 ～ 4 级分支血管出血，造影剂外溢

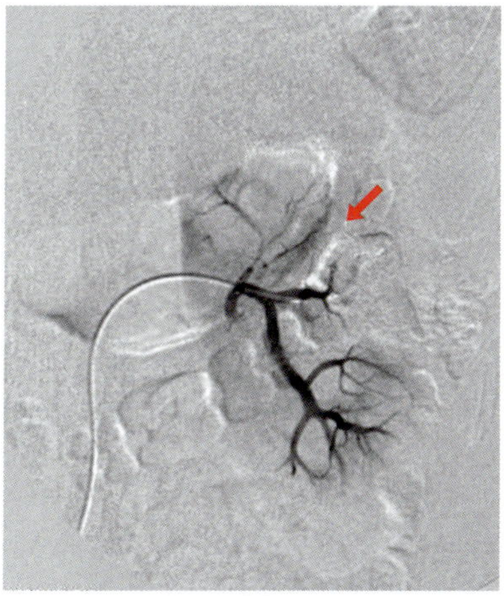

图 5-3-46 肾动静脉瘘超选择性栓塞后肾动脉造影
造影剂外溢消失

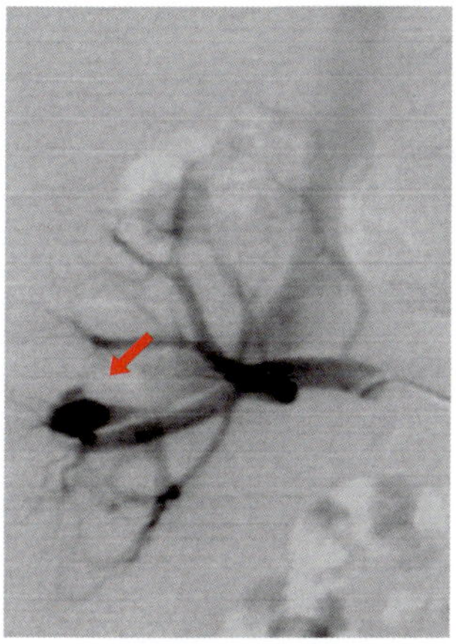

图 5-3-47 肾动静脉瘘栓塞前造影剂外溢

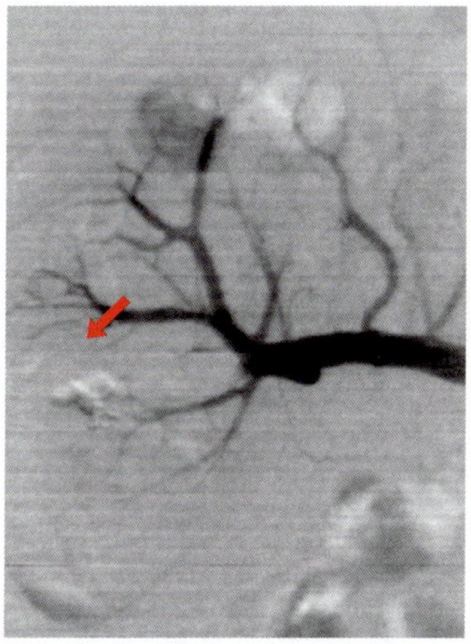

图 5-3-48 肾动静脉瘘栓塞后造影剂外溢消失的同时腔静脉显影

预防术中、术后严重出血：在术前应该了解患者的凝血功能、控制尿路感染、控制糖尿病的病情、对有血管病变的患者术前进行详细评估；术前完善 CTU 检查，了解患肾集合系统的解剖情况和结石的分布，帮助制订恰当的取石径路，提高穿刺成功率；术中尽量选择经后组中盏，在肾外侧缘相对少血管区进行穿刺，尽量在超声实时引导下一次穿刺成功，避免在同一区域做反复的穿刺；对有糖尿病、血管病变的老年患者，尽量选择小通道取石（扩张至 14 ～ 16Fr），以减少肾实质的损伤及大出血的发生。

6. *术后发热、感染*

发热是经皮肾镜取石术后最常见的并发症之一，发生率高达 25% ～ 27%。PCNL 碎石过程中，为保持清晰的手术视野持续灌注，可致肾盂内压增高，导致冲洗液大量吸收入血，从而引发术后高热。另外，长时间的灌注冲洗，大量的冲洗液外渗吸收，也是引发术后感染的主要原因。

PCNL 术后低于 38.5℃的发热主要考虑为手术反应热，一般无需特殊处理，给予常规抗生素预防感染和对症支持治疗即可。如术后的高热超过 38.5℃，应进行仔细的、有针对性的体格检查和必要的辅助检查，如血和尿常规检查、尿培养、B 超、KUB、X 线胸片等检查，如体温超过 39℃，还应行血培养检查。如果 PCNL 手术时间较长，术后应常规给予呋塞米 20mg、泼尼松 5 ～ 10mg 静脉注射，利尿、促进外渗液的吸收，可以明显减少术后发热和感染的机会。术前常规行中段尿培养和药敏试验，对于穿刺后尿液浑浊的患者，还需行肾盂尿的培养和药敏试验，这样即便患者在术后出现持续发热，也可以帮助医师选择有针对性的抗生素。结石合并感染的患者，虽然在应用抗生素后尿中白细胞消失，但结石中的细菌或菌体成分仍可能有残留，容易导致尿路感染的反复发作，因此围手术期常规使用抗生素预防感染显得尤为重要。对于术前已有尿路感染的患者，应在尿路感染控制后再考虑行 PCNL。对于合并有糖尿病、肾功能不全、全身情况差的患者，术前给予积极纠正，可以提高患者的手术耐受力。手术中应控制好灌注泵的压力与流量，保持肾盂内低压和皮肾通道通畅，并尽可能地缩短手术时间，以减少冲洗液的外渗和吸收。

视频 23　经皮肾镜钬激光碎石术

（刘建河　刘定益）

第四节　经皮输尿管镜钬激光治疗输尿管结石

【概述】

经皮输尿管镜钬激光治疗输尿管结石比较适合输尿管第 4 腰椎以上较大的结石，尤其适合息肉包裹、输尿管迂曲、输尿管镜碎石失败和 ESWL 治疗无效的患者。

【适应证、禁忌证、术前准备、麻醉和体位】

参考本章第三节“经皮肾镜碎石取石术”。

【手术步骤】

（1）完成经皮肾穿刺通道后进入肾盂，观察肾盂、肾盏后寻找肾盂输尿管开口处（图 5-3-10 ～图 5-3-15）。

（2）进入输尿管用钬激光碎石，为防止输尿管碎石漂入肾盂，增加寻找碎石的时间，可以把 Peel-away 外鞘沿输尿管镜推入输尿管，直达结石上方（图 5-4-1）。

（3）从结石中央开始逐步碎石（图 5-4-2，图 5-4-3），小的碎石会随着灌注液冲出体外（图 5-4-5），也可用取石钳把稍大点的碎石从 Peel-away 外鞘内取出（图 5-4-4）。

（4）确认输尿管结石粉碎后，顺行放入导丝，沿导丝放入双 J 管，注意把双 J 管的一端单环留在肾盂内（图 5-4-6，图 5-4-7）。

（5）对明显外凸的输尿管腔内的继发息肉（图 5-4-8）可用钬激光切除，以去除输尿管结石复发的因素。

（6）拔出肾盂内安全导丝，置入适当外径的肾造瘘管至肾盂。

（7）放入肾造瘘管后，拔出外鞘，固定肾造瘘管。

（8）保留导尿管。

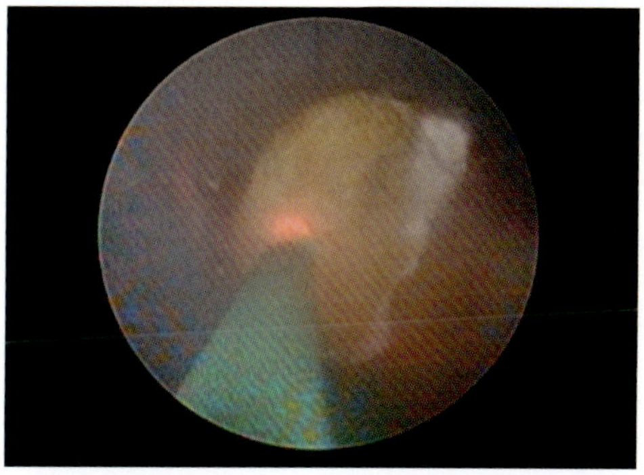

图 5-4-1　Peel-away 外鞘直达输尿管结石上方

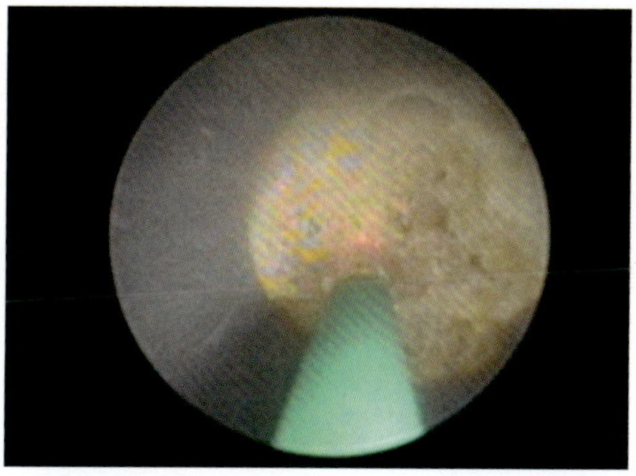

图 5-4-2　从输尿管结石中央开始碎石

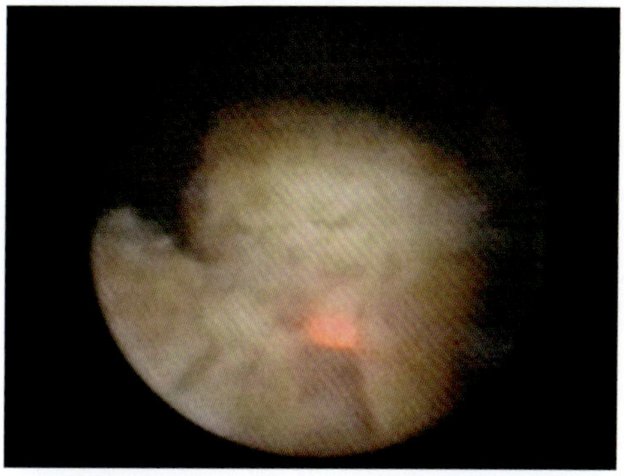

图 5-4-3　逐步碎石

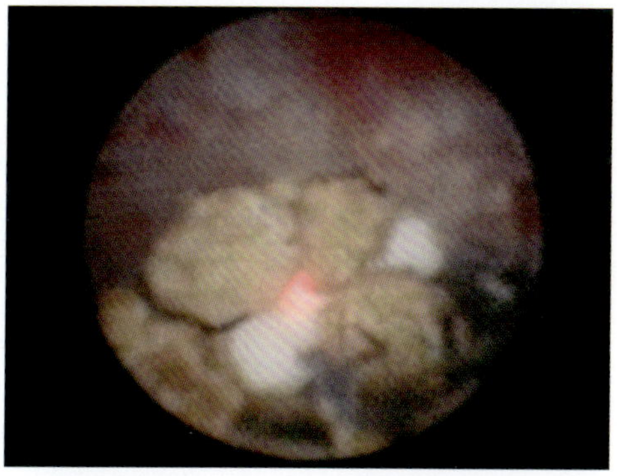

图 5-4-4　异物钳取输尿管内碎石

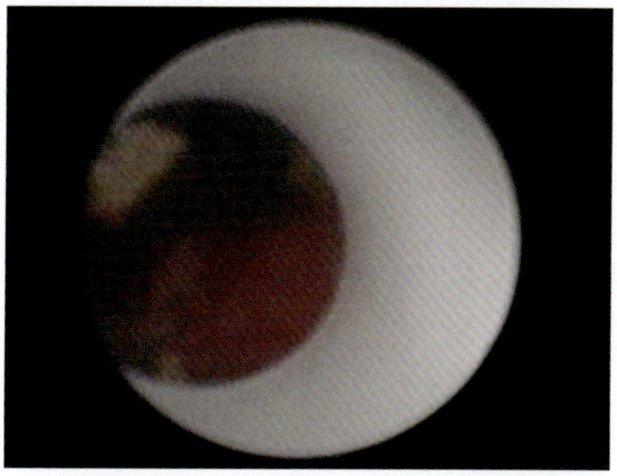

图 5-4-5　扩张鞘下的输尿管碎石

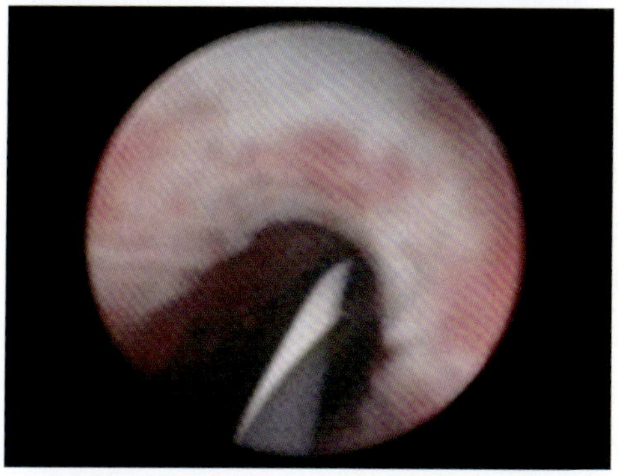

图 5-4-6　顺行向输尿管放入导丝

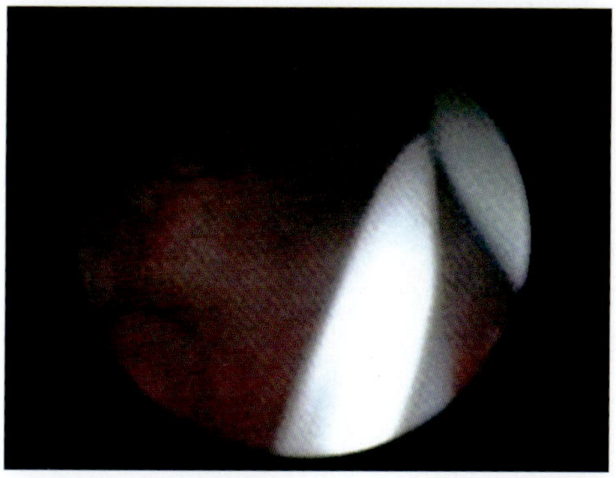

图 5-4-7　沿导丝顺行向输尿管放入双 J 管

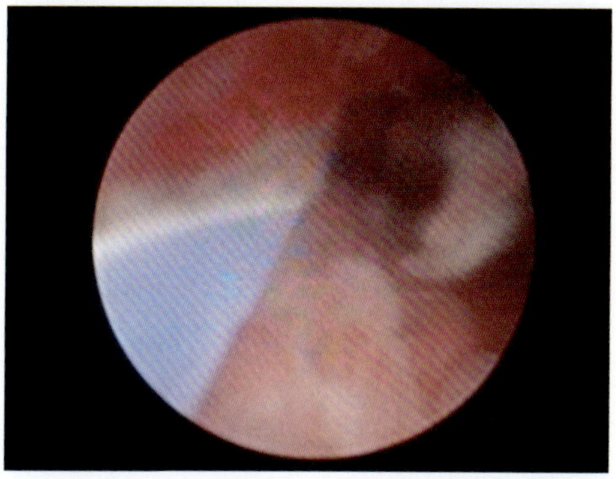

图 5-4-8　明显凸出输尿管腔的息肉

【手术要领】

对输尿管上段结石，应选择肾中上盏穿刺入路，以便把扩张鞘推入输尿管上段，抵住结石后碎石，减少碎石滑入肾盂的机会。

【术后处理、并发症和防治】

参考本章第三节“经皮肾镜碎石取石术”。

（刘建河）

第五节 经皮肾镜气压弹道联合超声碎石清石系统碎石

【概述】

气压弹道碎石的工作原理是通过气体压缩机压缩气体所产生的能量来驱动碎石机手柄内气压弹道，气压弹道再冲击碎石探针，探针冲击力作用于结石而将结石击碎。气压弹道碎石没有热效应，对组织仅为轻微机械性损伤，但气压弹道碎石无清除碎石作用，必须靠术者取石或患者自己排石。超声碎石原理是超声发生器连续产生 24 ～ 26kHz 频率的超声波，在转换器内产生机械振动能量，驱动超声探针形成纵向振动冲击结石。由于探针头端振幅为 30 ～ 100μm，会产生热能，为避免热损伤，探针设计成中空，把灌注液从中空的探针中吸出体外而起到冷却的作用，同时把碎石也吸出体外，又能保持肾收集系统处于低压状态，降低了碎石过程中对毒素和致热原的吸收，减少了尿外渗。尽管超声碎石具备碎石和清除碎石的功能，但对质地比较硬的结石碎石效果差。瑞士 EMS 公司开发了一种将气压弹道碎石系统与超声碎石系统相结合的设备，术者可以根据需要分别使用或在数秒之内交替使用二种能源系统，可明显提高碎石和清石作用。

【适应证、禁忌证、术前准备、麻醉和体位、术后处理、并发症和防治】

参考本章第三节“经皮肾镜碎石取石术”。

【手术步骤】

（1）完成经皮肾穿刺通道后进入肾盂，观察肾盂、肾盏和结石（图 5-3-10 ～图 5-3-21）。

（2）通常先采用气压弹道碎石，把大的结石碎成 0.5 ～ 1cm 的小结石，再换为超声碎石，把小结石进一步粉碎并吸出到收集器内。

（3）对肾盂内多发结石，可分别进行碎石（图 5-5-1 ～图 5-5-10），其碎石方法类同经工作通道输尿管镜钬激光治疗肾盂结石，对大的肾盂结石碎石效果明显（图 5-5-11，图 5-5-12）。

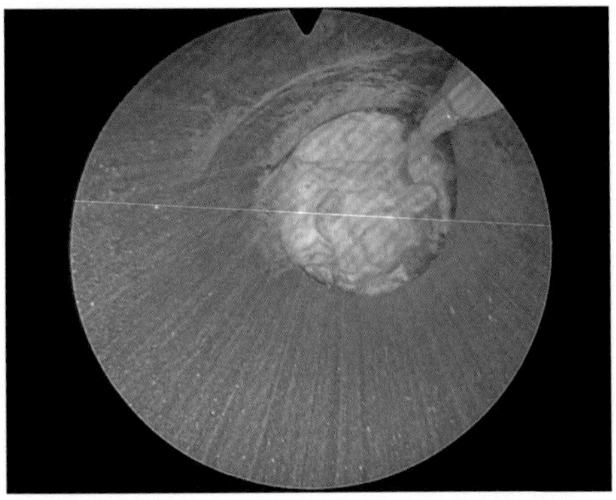

图 5-5-1 扩张鞘紧贴肾盂结石（鞘内有导丝）

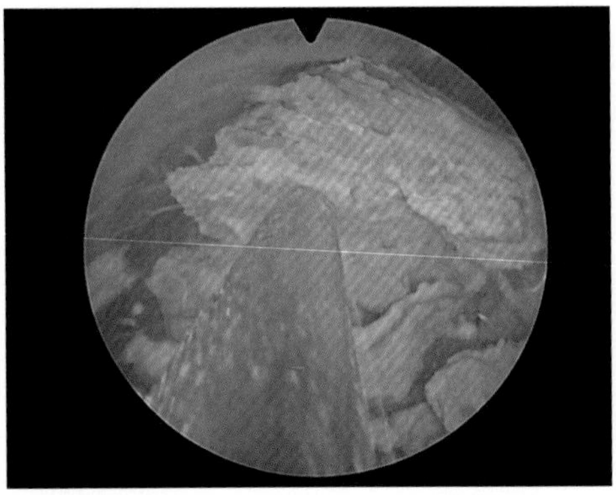

图 5-5-2 气压弹道肾盂内碎石

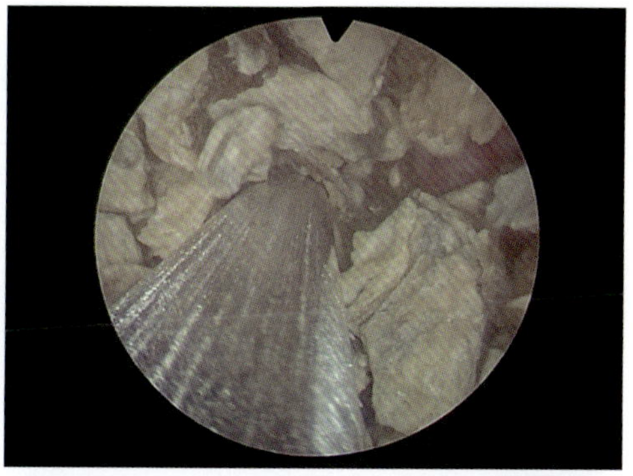

图 5-5-3　气压弹道肾盂内进一步碎石

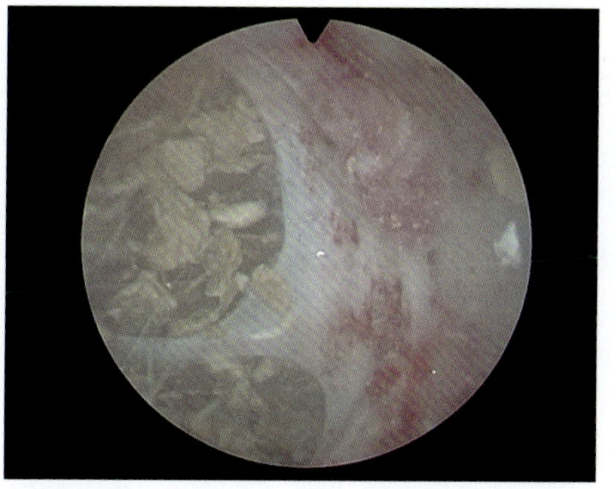

图 5-5-4　碎石进入肾盏

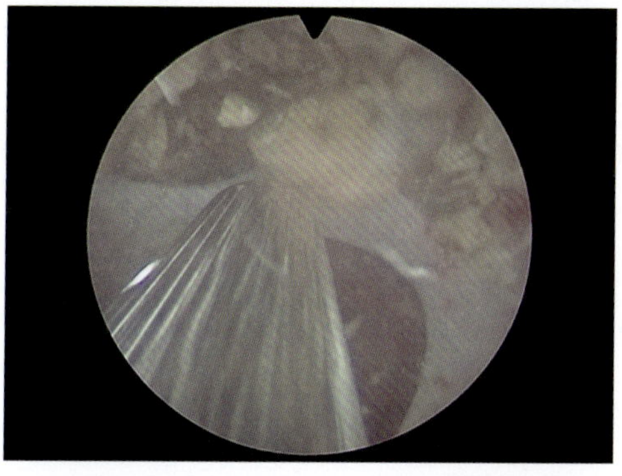

图 5-5-5　部分碎石进入扩张鞘内

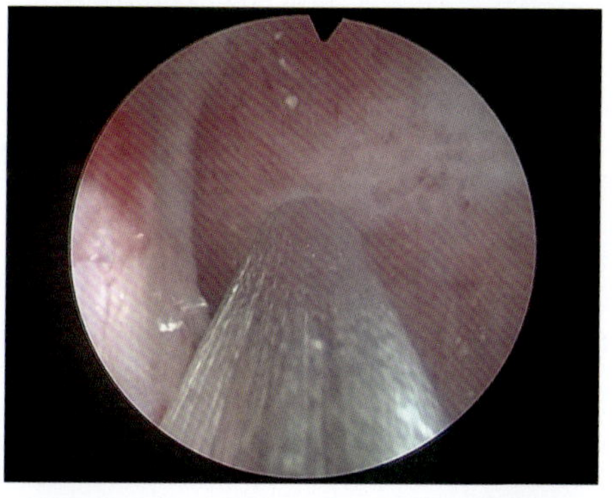

图 5-5-6　超声碎石吸出肾盏小碎石

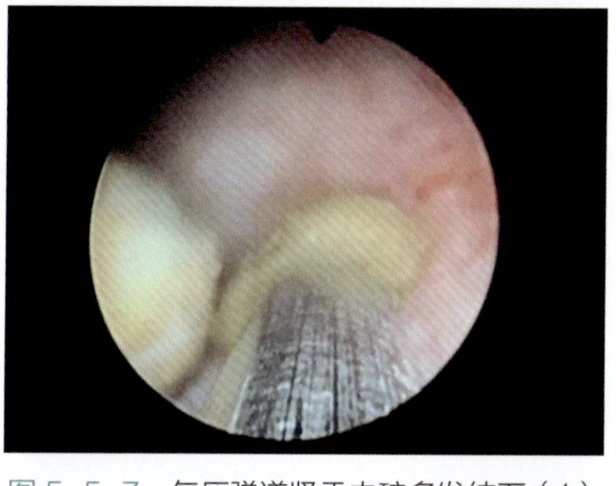

图 5-5-7　气压弹道肾盂内碎多发结石（1）

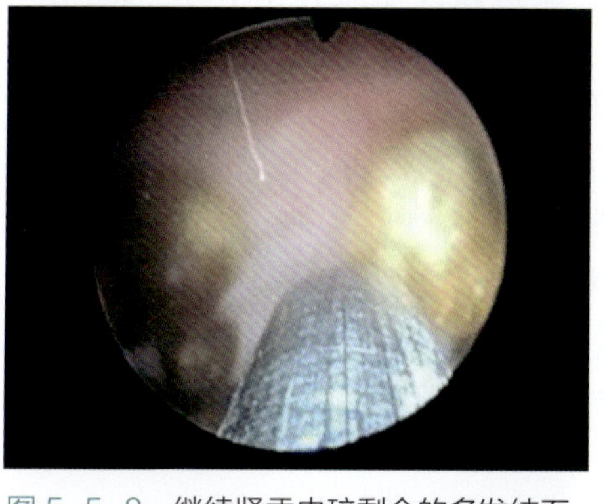

图 5-5-8　继续肾盂内碎剩余的多发结石

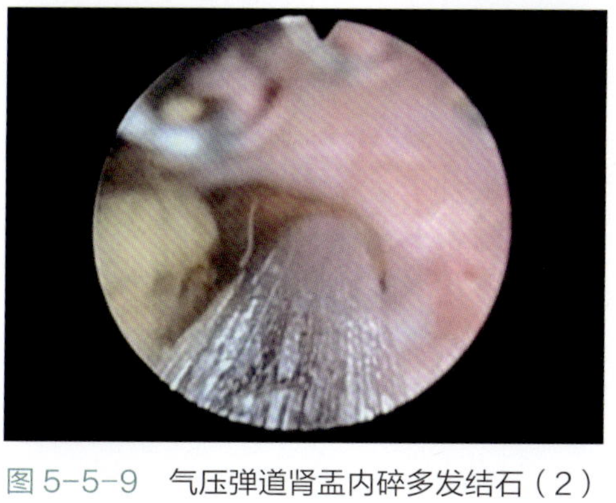

图 5-5-9　气压弹道肾盂内碎多发结石（2）

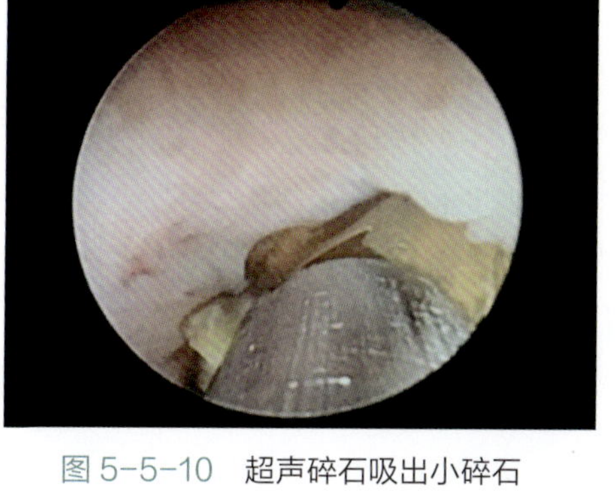

图 5-5-10　超声碎石吸出小碎石

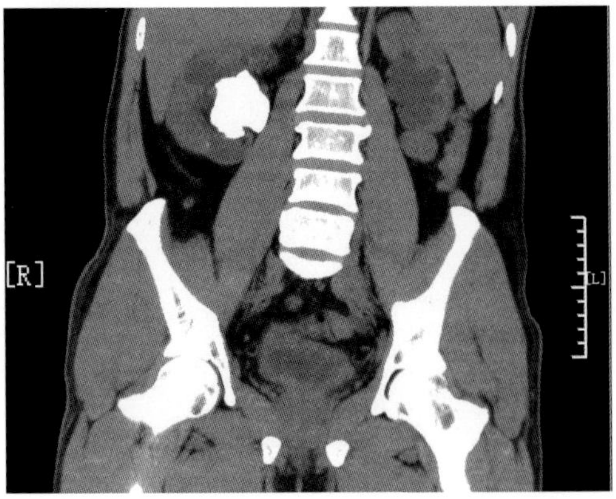

图 5-5-11 碎石前右侧肾盂大结石

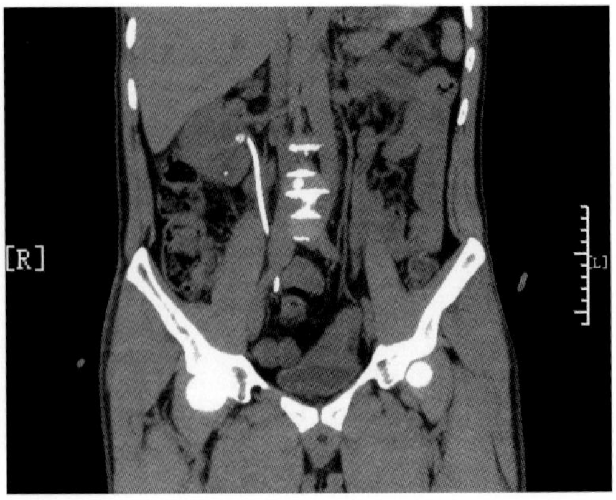

图 5-5-12 碎石后（输尿管内置入双 J 管）

（刘建河）

第六节 输尿管硬镜治疗肾盂结石

【概述】

自 Chaussy 首先报道体外冲击波碎石术（ESWL）以来，ESWL 已广泛应用于尿路结石的治疗。但对直径＞ 2cm 的肾结石，ESWL 的清除率仅为 33% ～ 65%，且对肾功能有一定的影响。目前，经皮肾镜碎石取石术已成为治疗直径＞ 2cm 肾结石的首选方法，但因其并发症较多，尤其是严重的肾大出血和邻近器官的损伤，在一定程度限制了经皮肾镜碎石的应用。

经尿道软性输尿管镜治疗（fURS）上尿路结石安全可靠，肾结石清除率达 71% ～ 92%，该技术的效果与肾结石大小呈负相关，随着肾结石的增大，操作风险也会增加。输尿管硬镜操作相对简单，对于一些特殊类型的肾盂结石，可结合导丝或套石篮辅助钬激光治疗，效果满意；如术后有直径≥ 0.4cm 的碎石落入中或下肾盏者，也可同期结合软性输尿管镜或择期辅以 ESWL 治疗，同样可以取得满意的治疗效果。对于超过轻度的肾盂积水，由于输尿管硬镜视角的限制，难以窥视肾盂结石，无法进行碎石。

【适应证】

（1）直径≤ 2cm 的单发肾盂结石。

（2）肾上盏结石。

（3）轻度肾盂积水。

【禁忌证】

（1）肾盂畸形。

（2）尿道或输尿管严重狭窄。

（3）中、重度肾积水。

（4）严重心、肺功能障碍。

（5）截石位困难者。

【麻醉和体位、术前处理】

参考第四章第三节“经尿道输尿管镜检查术”，体位可采用头低臀高位，同时抬高身体的肾结石侧，把整个手术床向健侧肾倾斜。

【手术步骤】

1. 导丝或拦截网篮辅助碎石

（1）输尿管硬镜沿斑马导丝放入肾盂。进入肾盂困难者，可沿二根导丝之间的腔隙放入肾盂（图 4-3-10 ～图 4-3-14）。

（2）观察肾盂、肾盏，并寻找结石（图 5-6-1 ～图 5-6-3）。

（3）见到结石后调整导丝或拦截网篮（N-trap）的头端，使导丝头端盘旋或松开 N-trap 头端在肾盏与结石之间，以防止碎石过程中大的碎石落入中、下肾盏而无法进一步碎石（图 5-6-4，图 5-6-6，图 5-6-7）。

（4）钬激光功率设定为 0.6 ～ 1.2J/8 ～ 12Hz，从结石内侧缘（肾盂侧）开始碎石（图 5-6-5）。

（5）调整导丝或 N-trap 的位置，保持被碎结石始终在视野中（图 5-6-6，图 5-6-7）。

（6）由于取头低臀高位，大部分残留结石会落入肾上盏（图 5-6-2）。进一步碎肾上盏残留结石，直到结石完全粉碎为止（图 5-6-9，图 5-6-10）。

（7）在钬激光碎石期间，可配合异物钳或套石篮取碎石（图 5-6-8）。

（8）术后常规安放双 J 管。

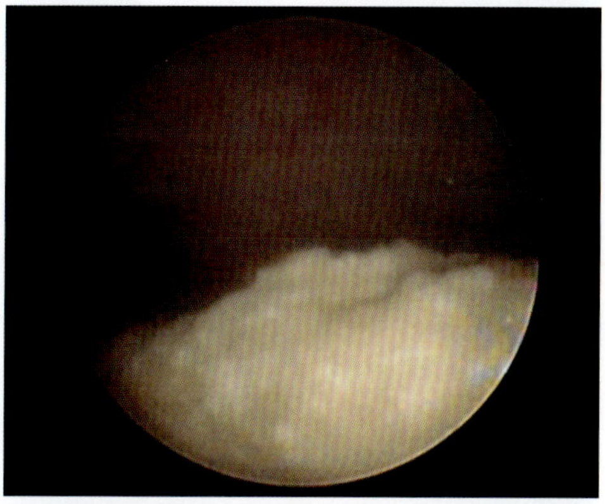

图 5-6-1　观察到部分肾盂结石

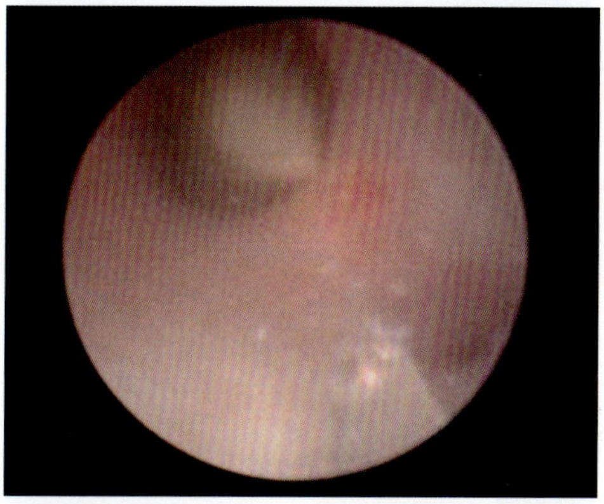

图 5-6-2　肾上盏结石

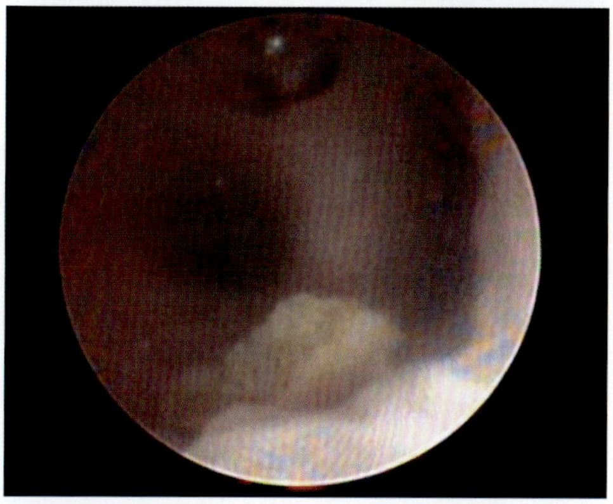

图 5-6-3　输尿管硬镜观察肾盂结石

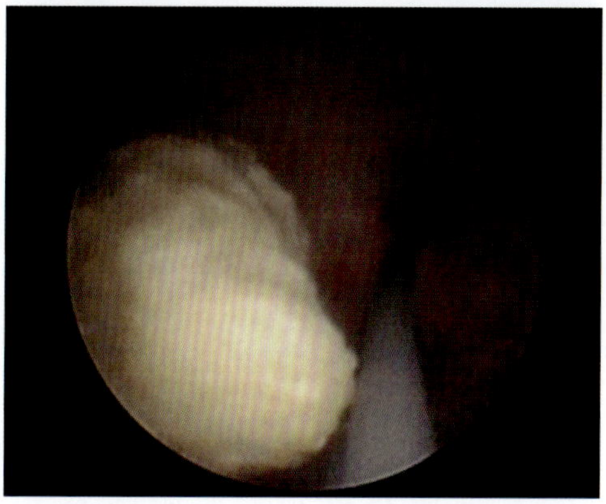

图 5-6-4　导丝阻挡结石进入肾盏

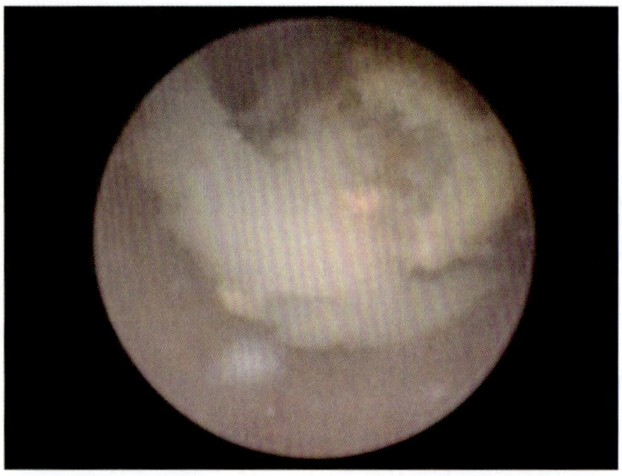

图 5-6-5　钬激光碎石

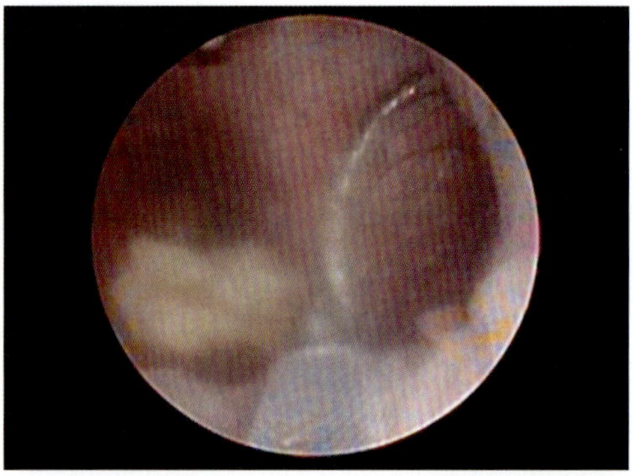

图 5-6-6　N-trap 网篮阻挡碎石移动（1）

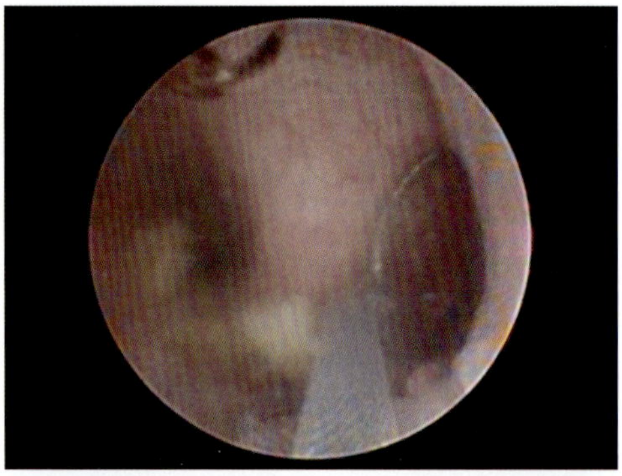

图 5-6-7　N-trap 网篮阻挡碎石移动（2）

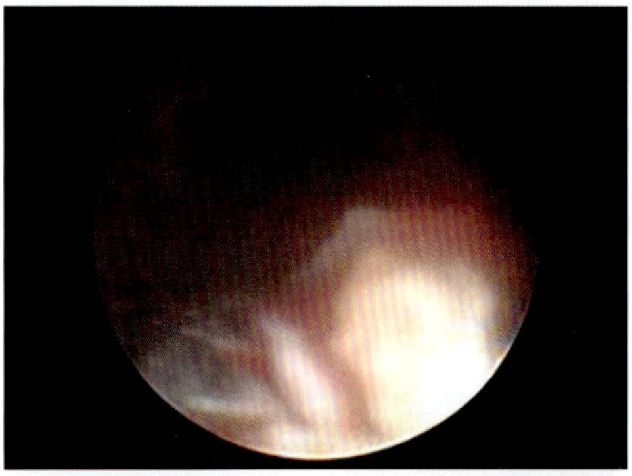

图 5-6-8　异物钳取碎石

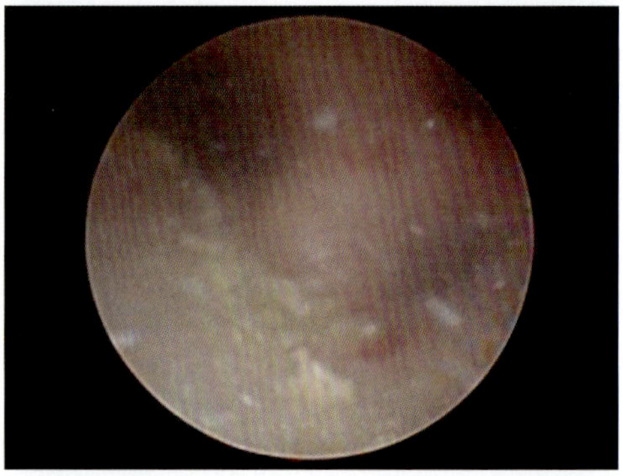

图 5-6-9　成功碎石（1）

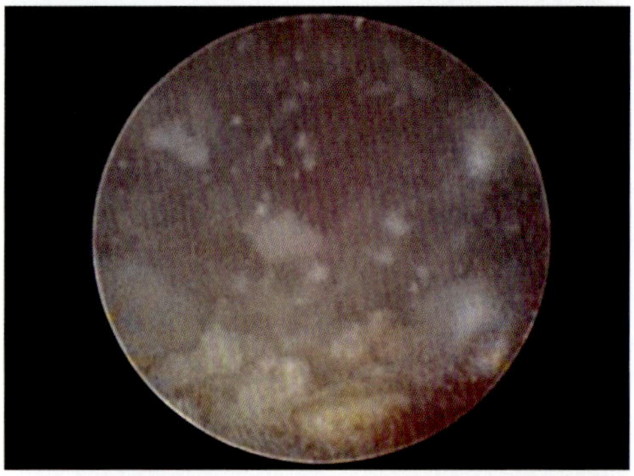

图 5-6-10　成功碎石（2）

2. 套石篮辅助输尿管硬镜治疗肾盂结石

（1）输尿管硬镜沿导丝放入肾盂。

（2）观察肾盂、肾盏情况，并寻找结石（图 5-6-11）。

（3）见到结石后松开套石篮，调整和旋转套石篮，使套石篮紧紧套住结石（图 5-6-12 ～图 5-6-14），此时结石可按照碎石需要跟随套石篮转动或移动。

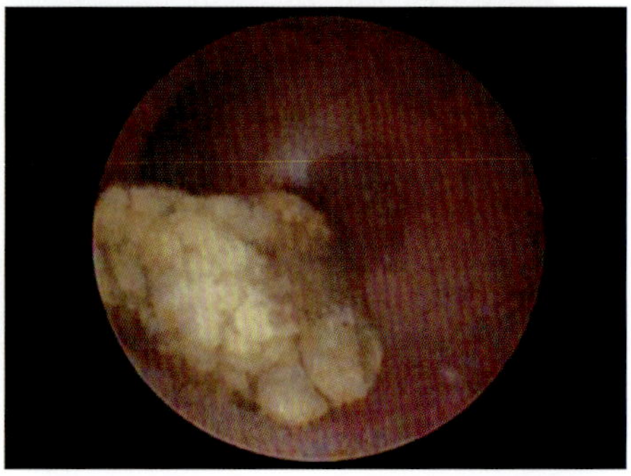

图 5-6-11　输尿管硬镜寻找肾盂结石

（4）钬激光功率设定为 0.6 ～ 1.2J/8 ～ 12Hz，从结石内侧缘（肾盂侧）开始逐步碎石（图 5-6-15 ～图 5-6-17）。

（5）尽可能避免钬激光打断套石篮，如打断套石篮，可进一步收紧套石篮，防止残石滑脱，离断的网篮在退出输尿管过程中对泌尿腔道并无影响。

（6）结石粉碎后，在套石篮中心的碎石可随输尿管硬镜同时退出到体外，可用作结石成分分析（图 5-6-18）。

（7）术后常规安放双 J 管（图 5-6-19）。

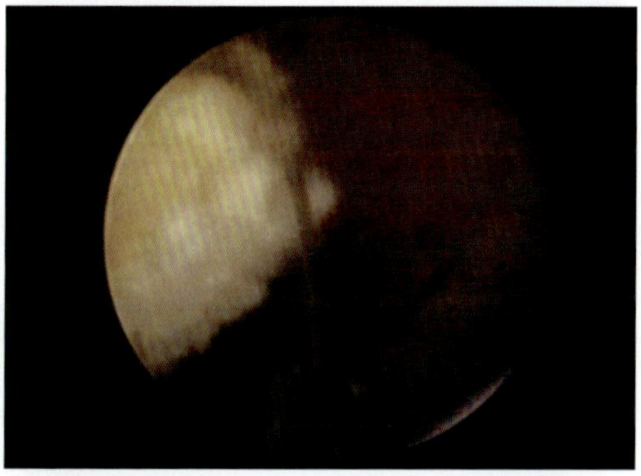

图 5-6-12　肾盂结石右下方的套石篮

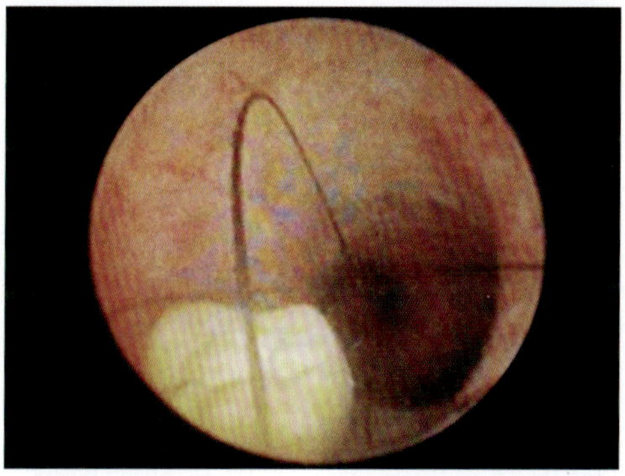

图 5-6-13　张开网篮

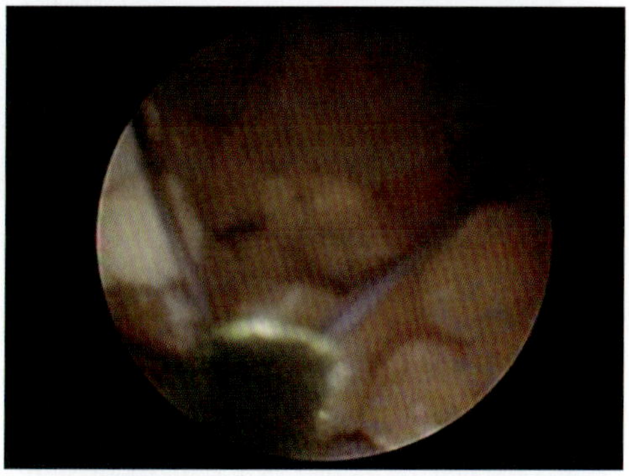

图 5-6-14　结石被套石篮套住

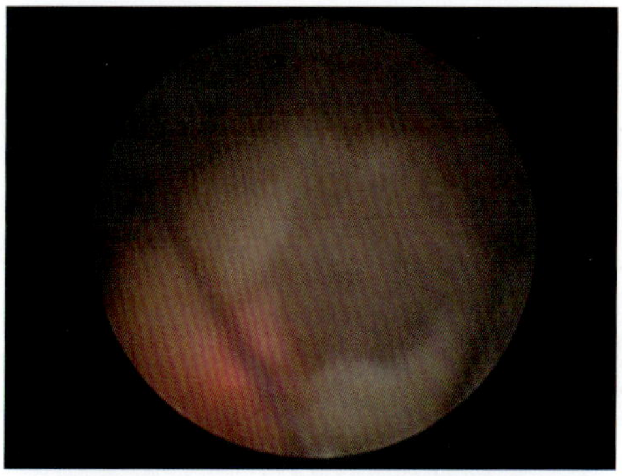

图 5-6-15　钬激光从边缘碎石

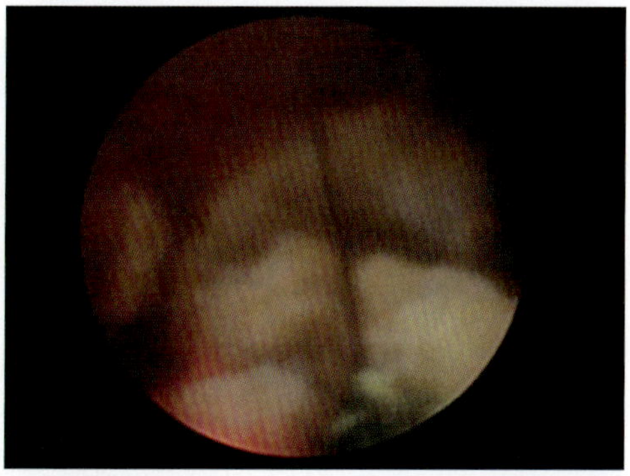

图 5-6-16　套石篮旁结石逐渐碎裂

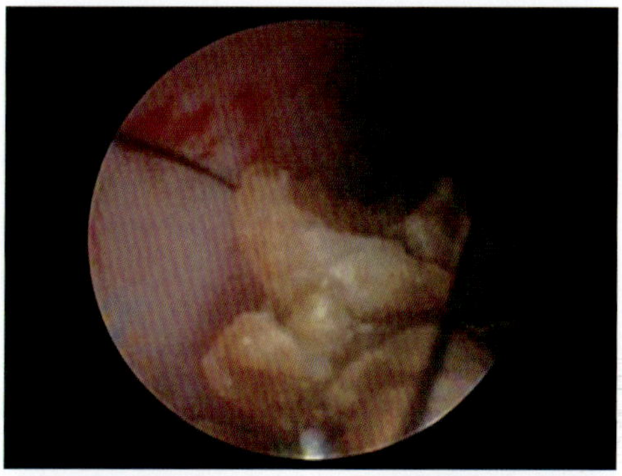

图 5-6-17　逐步碎石

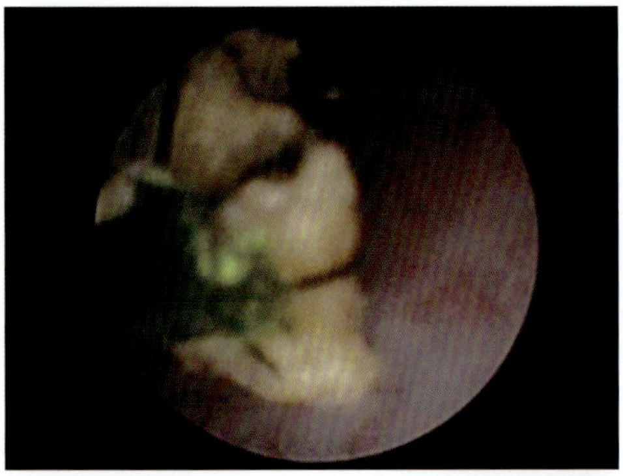

图 5-6-18 套石篮中的小碎石随输尿管硬镜退出

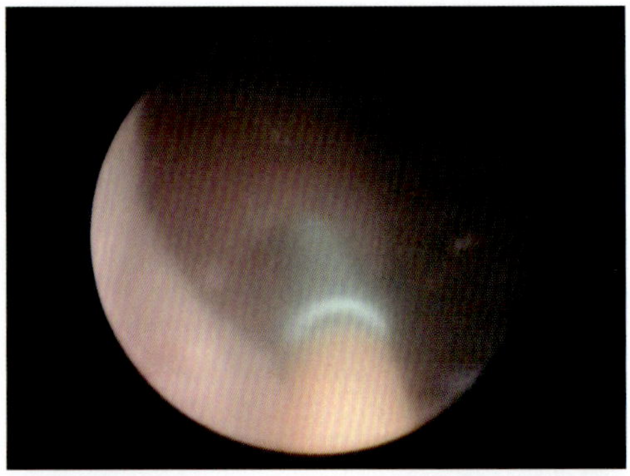

图 5-6-19 双 J 管和推进管在膀胱颈部

【手术要领】

（1）输尿管硬镜治疗肾盂结石的先决条件是在肾盂内能够看到肾盂结石的全部或部分结石（患者经过 CT、CTU 或 IVP 检查，只有在无明显肾盂积水或轻度肾盂积水的情况下，输尿管硬镜才能在肾盂内发现肾盂结石，由于受到输尿管硬镜视角的限制，无法看到中度或中度以上肾盂积水内的结石）。

（2）进入肾盂困难者，可沿二根导丝之间的腔隙把输尿管硬镜放入肾盂(图4-3-10～图4-3-14)，最好是碎石前安置双 J 管 1 ～ 2 周，以被动扩张输尿管内径，避免输尿管损伤（图 5-6-20）。

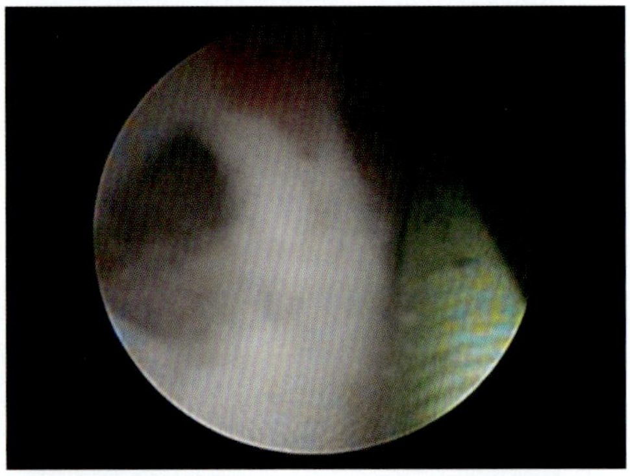

图 5-6-20 管壁小穿孔（穿孔内侧有导丝）

（3）对比较大的碎石应在视野消失前应用套石篮套住碎石。

（4）怀疑有大的碎石进入肾中、下肾盏时，可用输尿管软镜进一步检查和治疗或术后 ESWL 补充治疗，可提高碎石效果。

（5）术前仔细阅读 CT 片，对髓质海绵肾结石可不必进行处理，以避免肾乳头的损伤（图 5-6-21 ～图 5-6-24）。

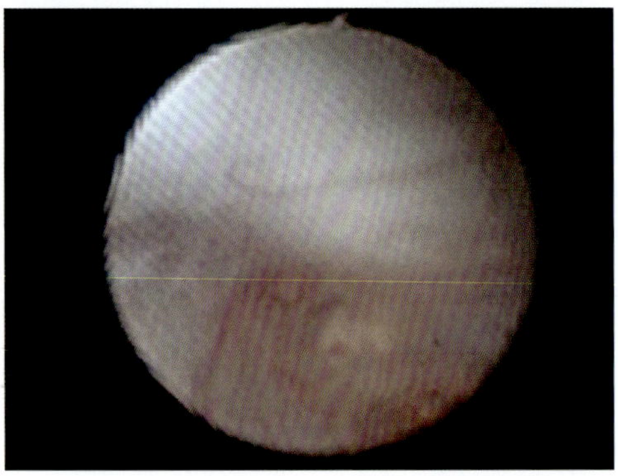

图 5-6-21 成堆的髓质海绵肾结石

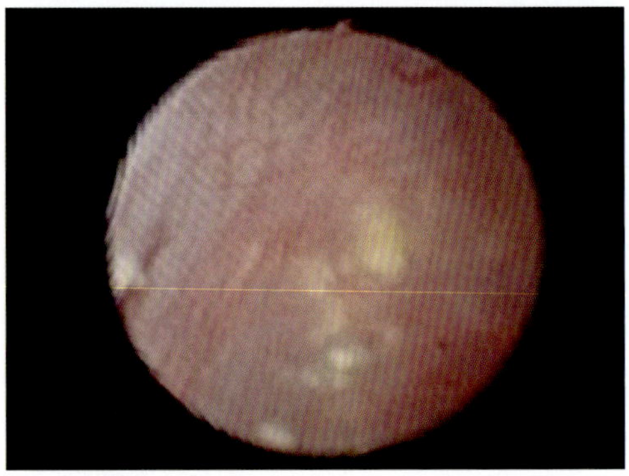

图 5-6-22 散在的海绵肾结石

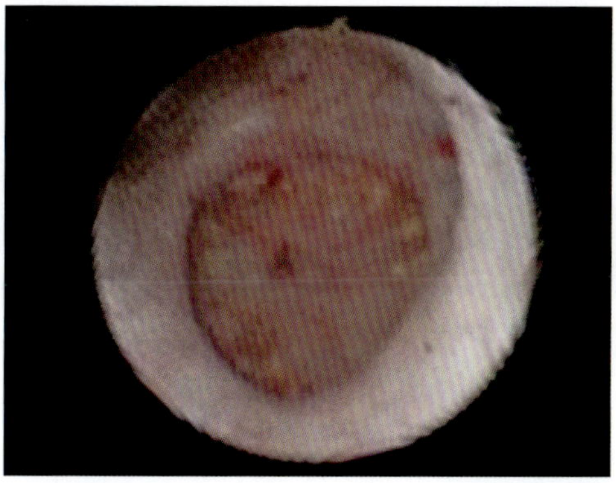

图 5-6-23　肾乳头散在海绵肾结石

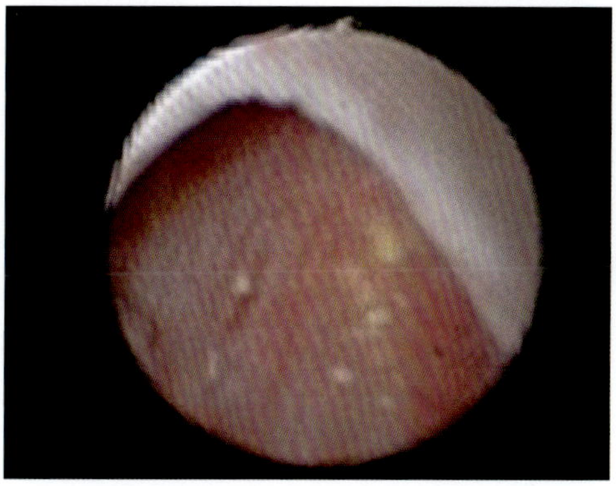

图 5-6-24　沙砾样海绵肾结石

【手术后处理】

（1）输尿管镜碎石术后留置双 J 管。

（2）术后适当应用抗生素。

（3）保留导尿 1 ～ 2d。

（4）术后 CT 或腹部 X 线检查，了解双 J 管的位置和碎石情况，如有比较大的碎石，可 1 周后行 ESWL 碎石。

（5）如手术过程顺利，手术时间短，无术中并发症，在碎石后 1 ～ 2 周可拔出双 J 管。

【并发症和防治】

参考第四章第四节“输尿管结石的内镜手术”。

视频 24　输尿管硬镜肾盂碎石术

（刘定益）

第七节　输尿管软镜肾盂结石碎石手术

【概述】

尿路结石的传统治疗方法主要包括体外冲击波碎石、输尿管镜、经皮肾镜、腹腔镜及开放取石手术等。近年来，随着手术器械的发展及手术技术的提高，输尿管软镜下碎石处理肾内结石以较高的安全性和有效性在临床上得到了广泛应用。

1964 年，Marshal 首次将输尿管软镜应用于泌尿外科，利用 9Fr 输尿管软镜成功插入输尿管并发现了输尿管内结石。1966 年，Tagaki 把软镜从输尿管造瘘口插入肾盂内观察到肾盏系统和肾乳头结构。近年来输尿管软镜成像质量、视野范围均大幅提高，电子软镜的出现使视野更宽阔、更清晰（图 5-7-1 ～图 5-7-4）。超细钬激光光纤、套石网篮（图 5-7-5）、活检钳和异物钳的应用，使输尿管软镜治疗上尿路疾病的适应证逐渐扩大。

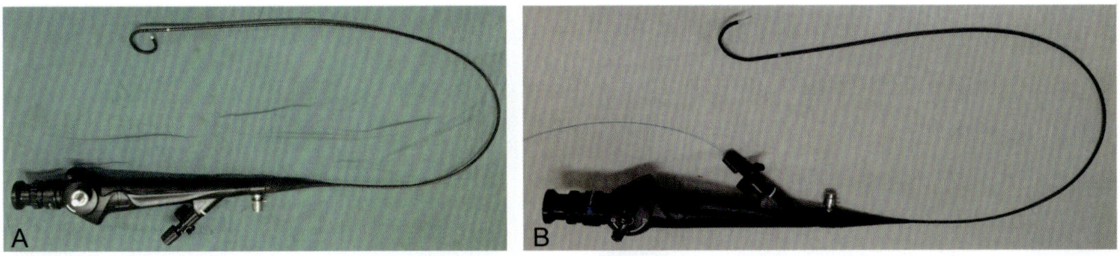

图 5-7-1　钬激光光纤置入输尿管软镜前、后头端角度的变化

A. 置入前；B. 置入后

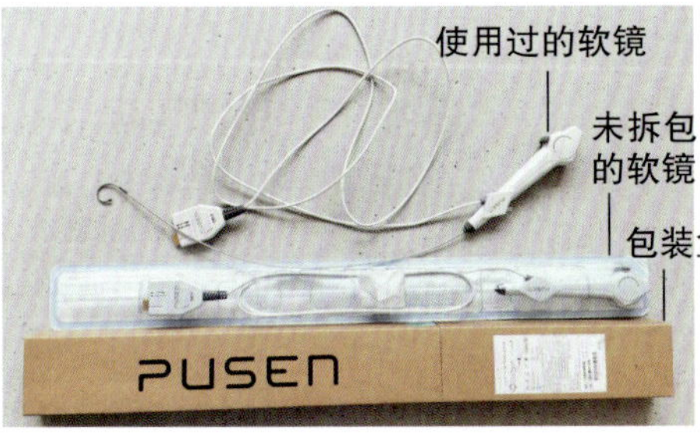

图 5-7-2　国产一次性输尿管软镜

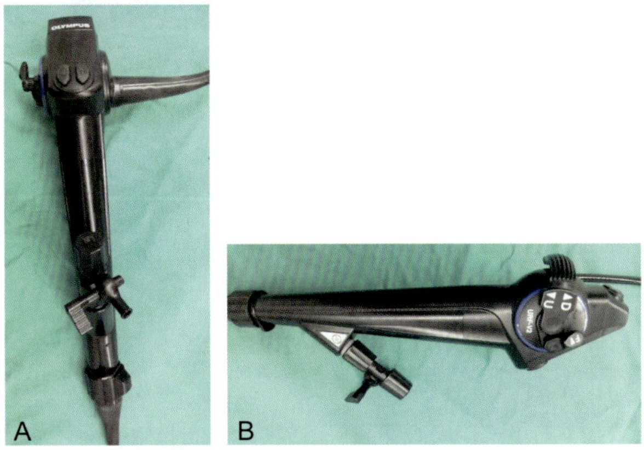

图 5-7-3　Olympus 电子软镜操作手柄

A. 正面；B. 侧面

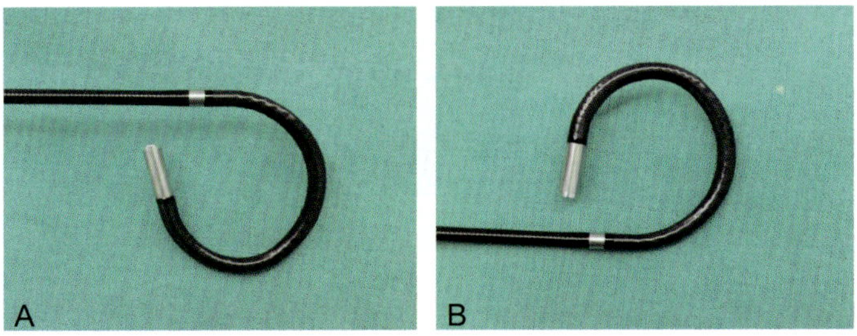

图 5-7-4　Olympus 电子软镜头端

A. 头端向下弯曲；B. 头端向上弯曲

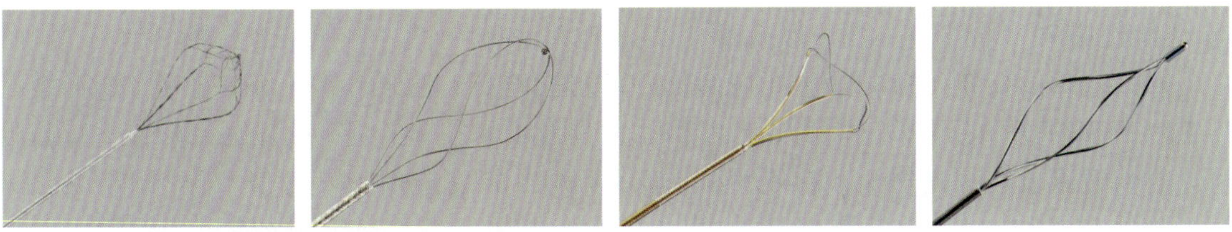

图 5-7-5　4 种类型的套石网篮

【适应证】

（1）输尿管走行迂曲，硬镜无法到达结石部位者。

（2）大小在 2cm 及以下的肾盂结石或肾下盏结石。

（3）肾盏憩室结石。

（4）ESWL 治疗失败或 PCNL 术后残留的肾结石。

（5）严重肥胖、脊柱畸形或出血性疾病等不适合 PCNL 的肾结石。

（6）肾解剖异常，如马蹄肾、异位肾、多囊肾、重复肾、髓质海绵肾等合并结石者。

【禁忌证】

（1）未控制的尿路感染。

（2）严重尿道狭窄，无法置入观察镜者。

（3）严重心、肺功能障碍，无法耐受手术者。

（4）凝血功能障碍及未纠正的全身出血性疾病。

（5）严重骨盆、髋关节畸形，无法完成截石位者。

【术前准备】

（1）实验室检查

① 完善血常规、尿常规、血生化、凝血功能及传染病筛查；

② 中段尿培养、药物敏感试验。若尿液培养存在感染，应该选择敏感抗生素治疗。

（2）影像学检查

① 泌尿系统超声检查：通常可发现 2mm 以上的阴性结石及阳性结石，同时可以了解上尿路扩张的程度；

② IVP 或 CTU 检查：可帮助确定结石的位置、大小及与集合系统的解剖关系；

③ 胸部 X 线片、心电图，必要时做超声心动图，评估心、肺功能；

④ 必要时做肾动态显像了解分肾功能情况。

【麻醉和体位】

全麻或连续硬膜外麻醉。手术采用截石位，如需联合 PCNL，可采用斜仰卧截石位。

【手术步骤】

（1）窥视下经尿道置入输尿管硬镜（图 5-7-6），在导丝引导下进入患侧输尿管，主动扩张输尿管并全程探查输尿管，发现输尿管内有结石、息肉、狭窄等可酌情处理。

（2）留置导丝，沿导丝置入软镜输送鞘（图 5-7-7）。

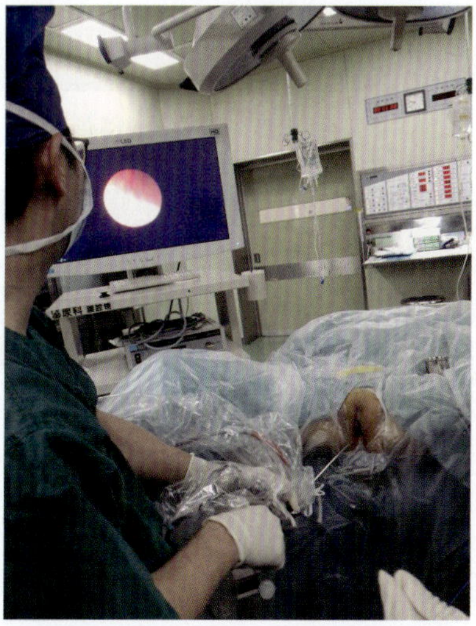

图 5-7-6　输尿管硬镜观察输尿管

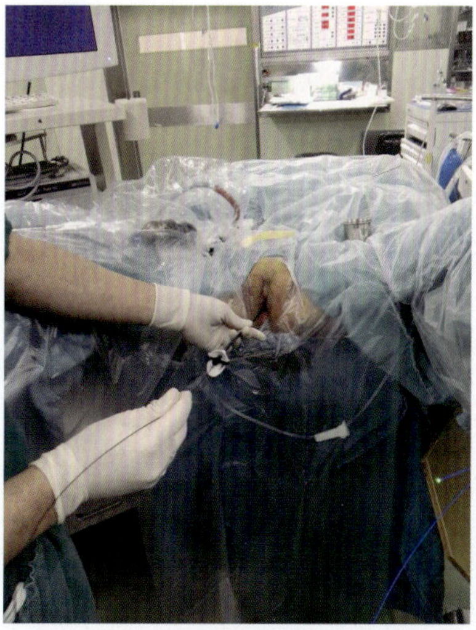

图 5-7-7　沿导丝置入软镜输送鞘

（3）在恒压灌注泵 200 ～ 300mmHg 压力下或手推注射器灌注下，沿输送鞘缓慢置入输尿管软镜，进入肾盂后观察肾盂及各个肾盏，寻找结石（图 5-7-8）。

（4）参照患者 CTU 和 CT 平扫照片（图 5-7-9，图 5-7-10），伸直软镜镜头，从操作孔置入 200μm 铥激光光纤并超出软镜头，在肾盂内找到结石后（图 5-7-11），用铥激光光纤顶住结石（可避免铥激光光纤损伤肾盂或肾盏），调整好激光频率和能量，进行逐步碎石，直到结石呈沙砾样或粉末状（图 5-7-12 ～图 5-7-16）。术后 KUB 平片显示双 J 管位置良好，已无大的碎石（图 5-7-17）。

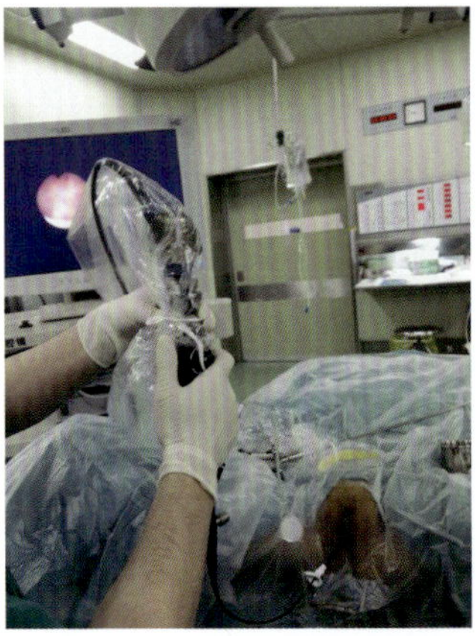

图 5-7-8 输尿管软镜寻找肾盂结石

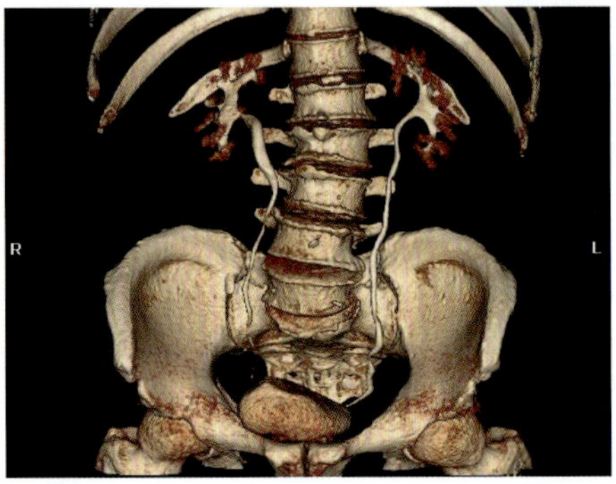

图 5-7-9 右侧多发肾结石（CTU）

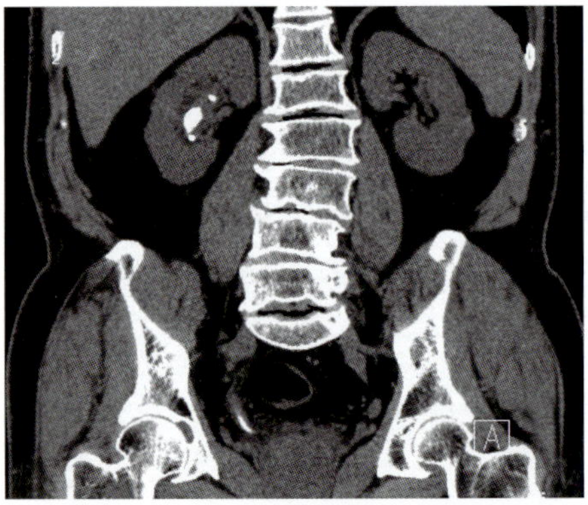

图 5-7-10 右侧多发肾结石（CT 平扫）

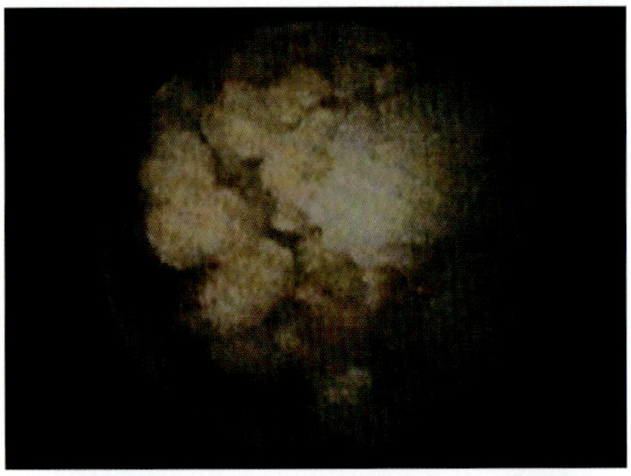

图 5-7-11 肾结石软镜外貌

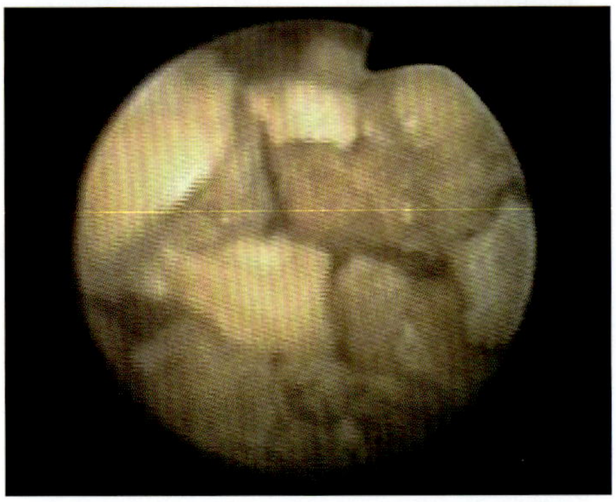

图 5-7-12 软镜铥激光击碎肾结石

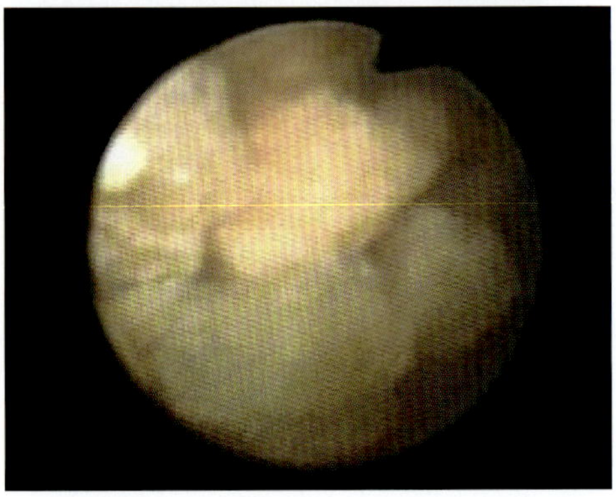

图 5-7-13 铥激光逐步碎石

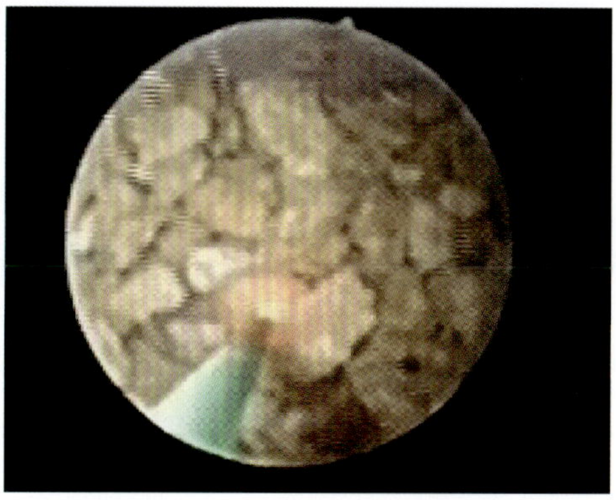

图 5-7-14 碎石逐步变小

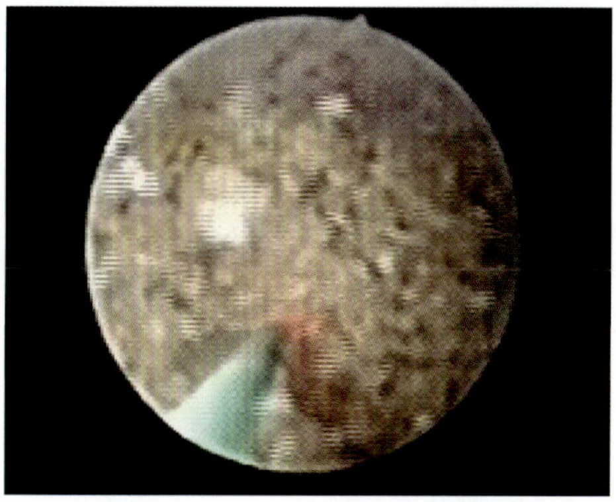

图 5-7-15 碎石呈沙砾样

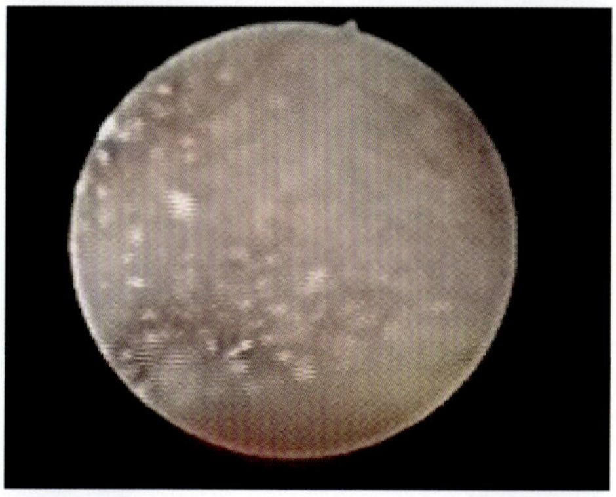

图 5-7-16 碎石呈粉末状

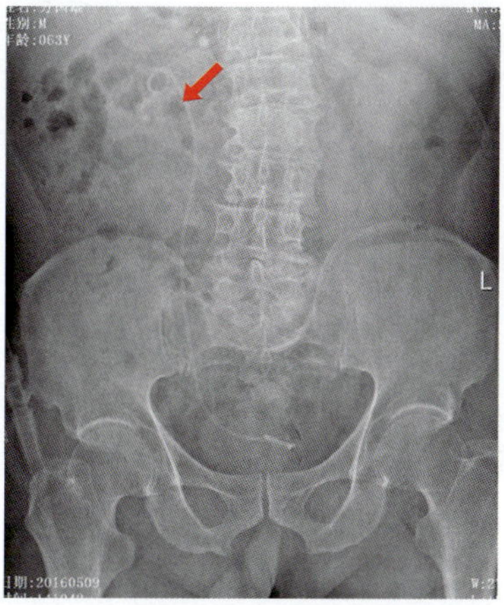

图 5-7-17 肾结石完全粉碎、双 J 管位置良好

（5）根据肾盂间隙和结石的大小采用不同方法碎石，包括：周边削切碎石法；中心钻孔碎石法；横扫碎石法和吸附碎石法。通常钬激光碎石是采用从结石边缘开始逐步碎石，碎石的同时取头低足高位，以避免大的碎石漂入肾下盏。完成肾盂碎石后，如软镜发现肾中盏结石，应给予相同方法处理（图 5-7-18 ～图 5-7-20），部分碎石可通过网篮或异物钳取出（图 5-7-21）。如有肾下盏结石（图 5-7-22，图 5-7-24）或较大碎石落入肾下盏，而钬激光光纤又无法触及结石或碎石时，可应用套石网篮伸入肾下盏，把肾盏内的结石或大的碎石套住，拉到肾盂内（图 5-7-23，图 5-7-25），再按常规方法碎石（图 5-7-26，图 5-7-27）。

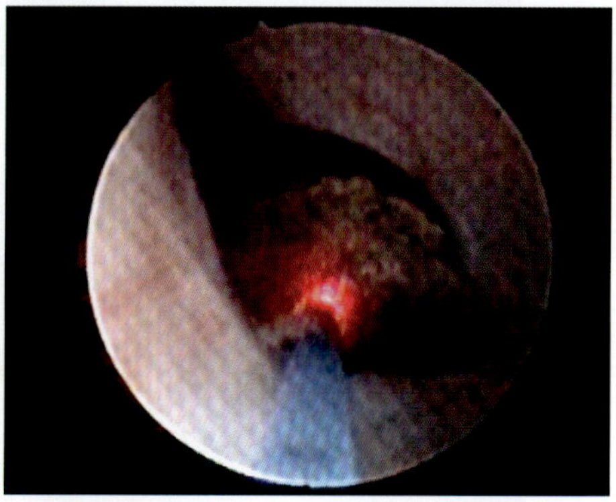

图 5-7-18 肾中盏结石

（6）把结石碎成沙砾样后，有时为缩短手术时间或获取结石标本，可用套石篮取出较大块的结石碎片，部分碎石可从扩张鞘内冲出或用套石篮取出，冲出或套出的碎石做结石分析（图 5-7-28 ～图 5-7-34）。

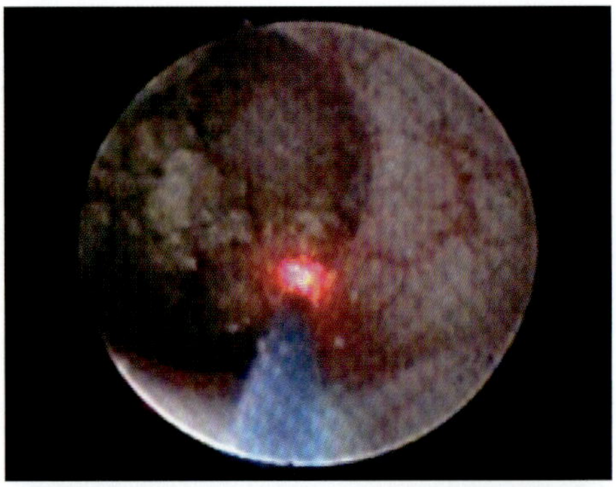

图 5-7-19　钬激光碎肾中盏结石

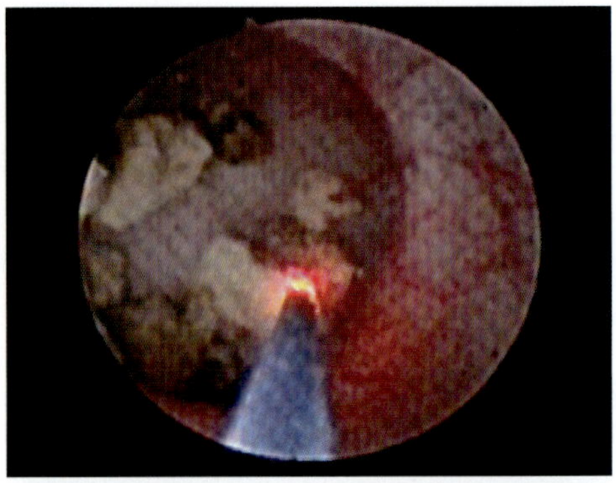

图 5-7-20　把肾盏结石碎成沙砾样

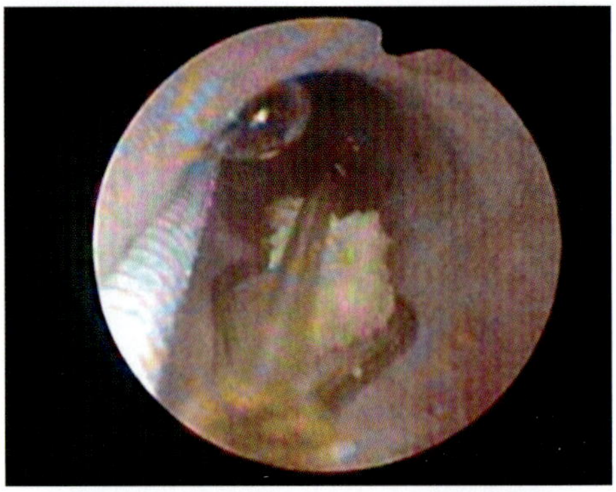

图 5-7-21　异物钳取碎石从输尿管拉出

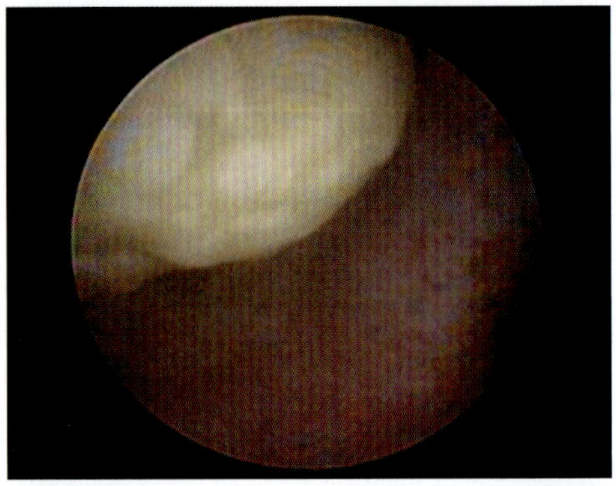

图 5-7-22　肾下盏结石

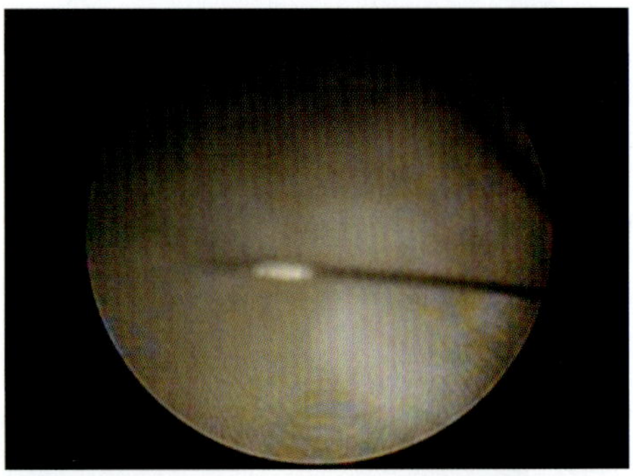

图 5-7-23　软镜窥视下用网篮拉出肾下盏结石到肾盂

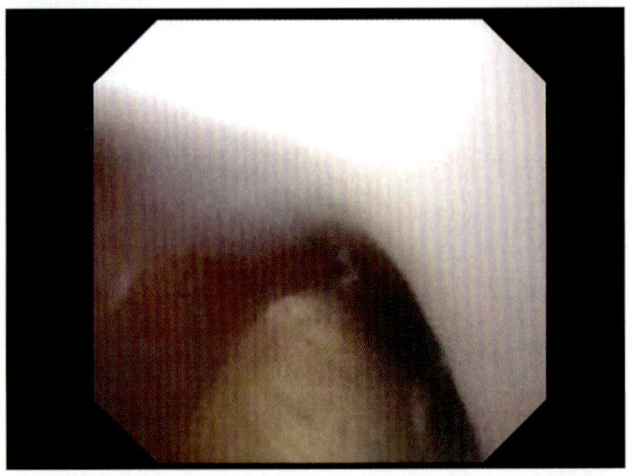

图 5-7-24　另一处肾下盏结石

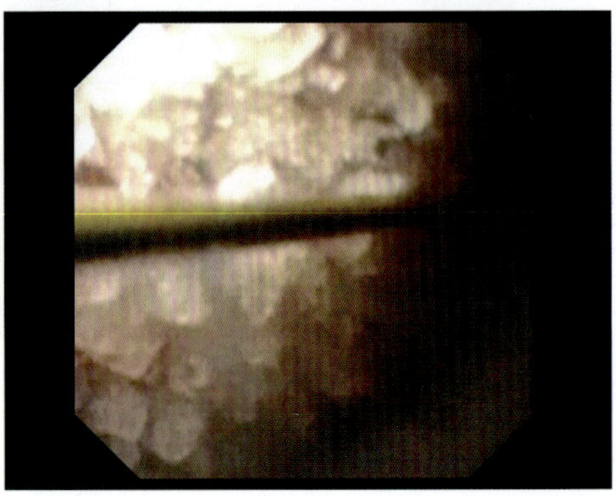

图 5-7-25　软镜窥视下用网篮拉出肾下盏结石到肾盂

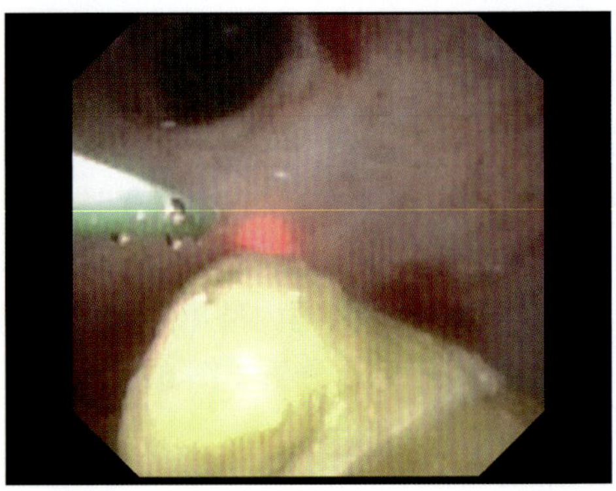

图 5-7-26　从结石边缘开始碎石

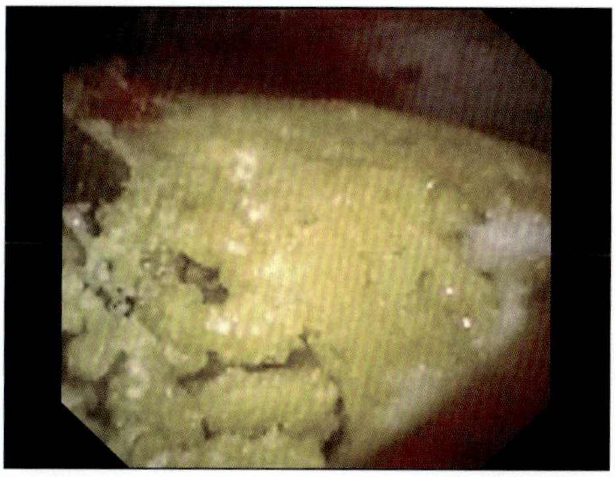

图 5-7-27　钬激光粉碎部分结石

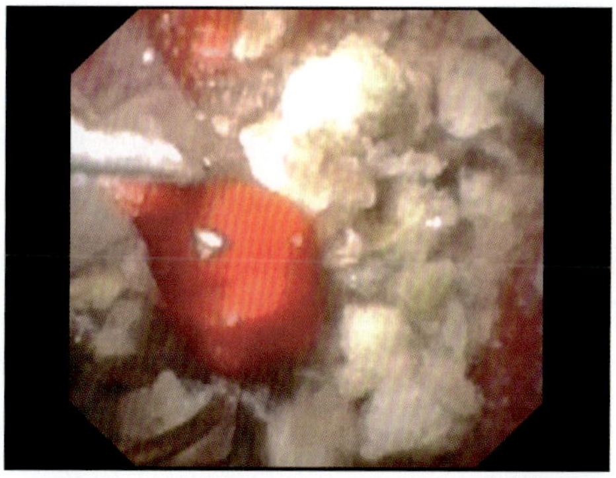

图 5-7-28　用异物钳取肾盂内碎石（内有血块）

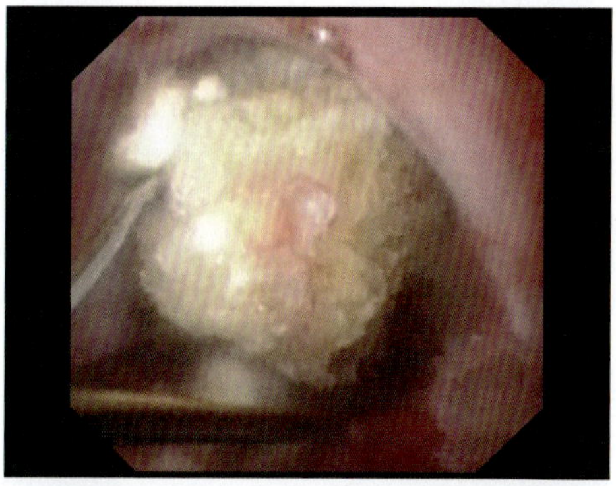

图 5-7-29　用套石篮取肾盂内碎石

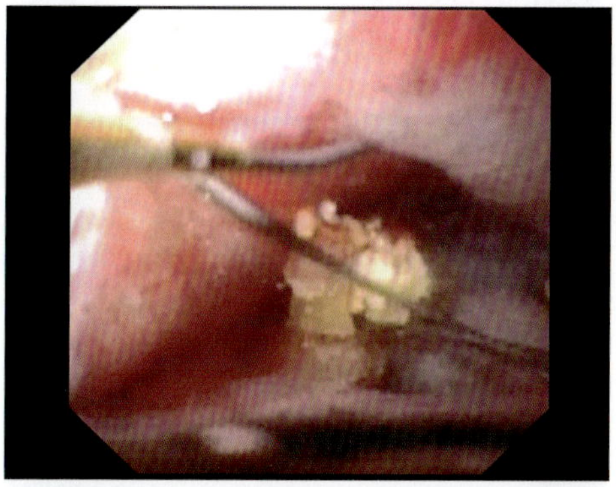

图 5-7-30　套石篮网取肾盂内碎石

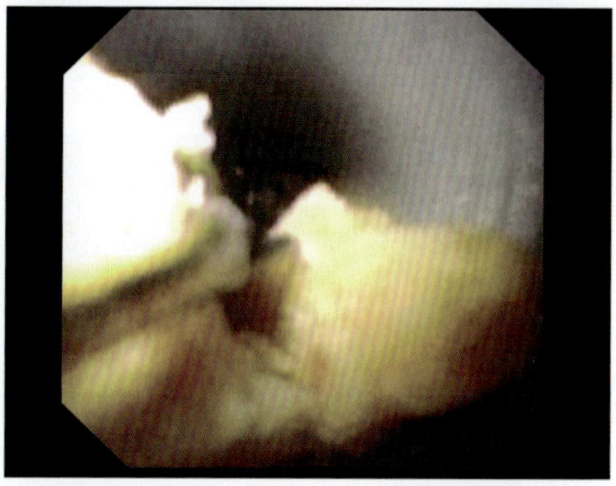

图 5-7-31　碎石从软镜输送鞘内冲出

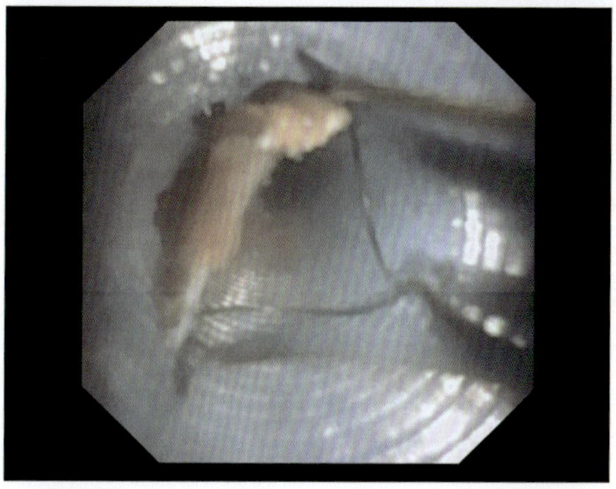

图 5-7-32　输送鞘内展开套石篮套石

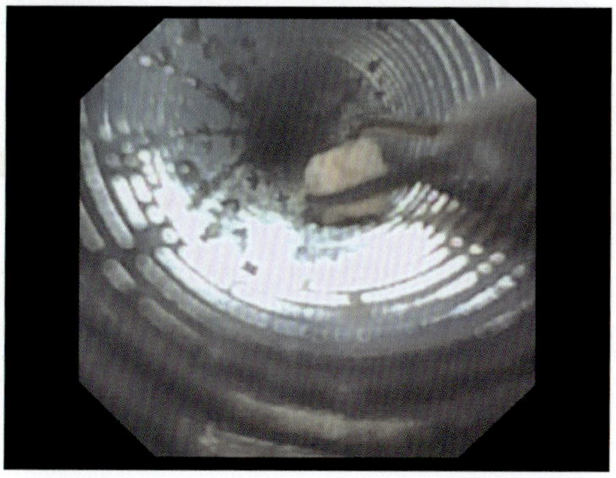

图 5-7-33　输送鞘内收紧套石篮取石

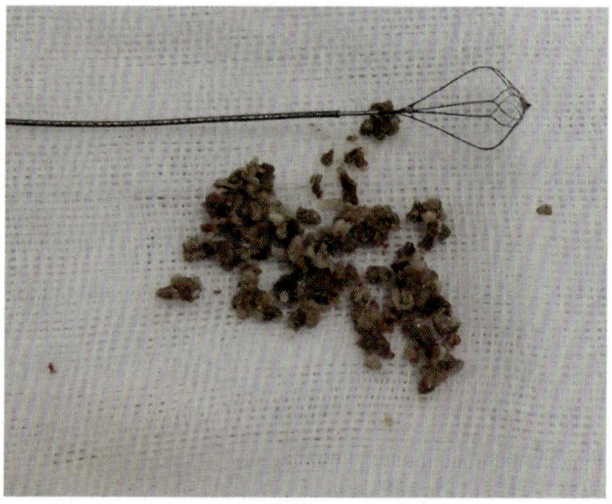

图 5-7-34　从输送鞘内拉出或冲出的碎石

（7）完成肾盂结石碎石后把输尿管软镜伸入各肾盏进一步复查，如有大的结石或碎石则需要进行碎石处理。

（8）碎石结束后，伸直软镜镜头端，撤出光纤，经软镜输送鞘置入导丝，退出软镜和软镜输送鞘，沿导丝置入双J管。

（9）留置导尿管。

【手术要领】

（1）应用输尿管软镜碎肾盂结石前最好先预置双J管2周，使输尿管被动扩张，有利于术中输尿管扩张鞘的安置。输尿管扩张鞘头端安置在肾盂输尿管交界处，有利于保持肾盂低压、视野清晰和减少输尿管的损伤。

（2）术前仔细阅读CTU或IVP片，术中仔细观察肾盂、肾盏、肾乳头和肾结石的关系。术中注意辨别特殊的肾乳头（图5-7-35，图5-7-36）和特殊类型的结石。

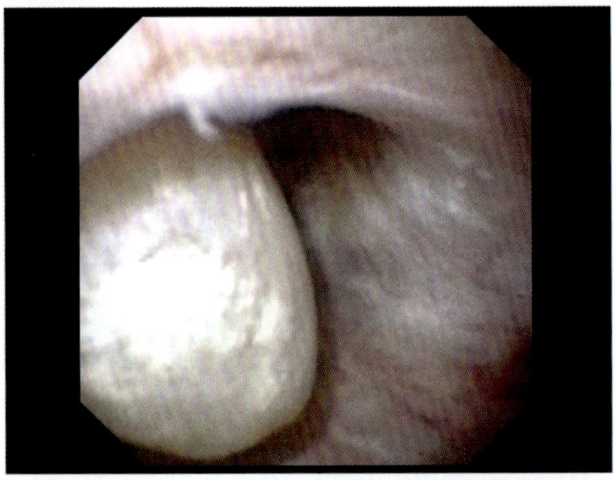

图5-7-35 特殊形状的肾乳头

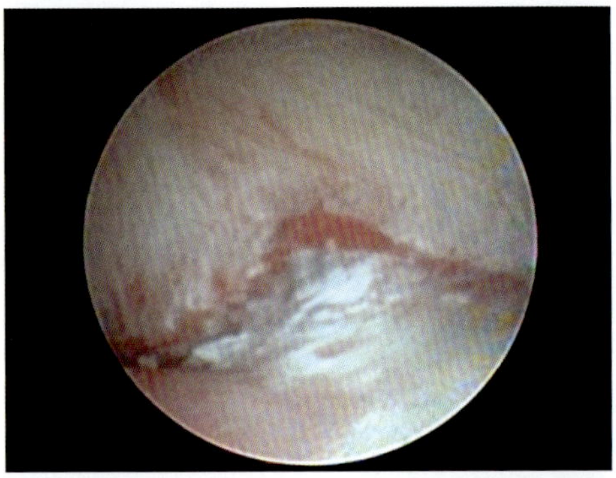

图5-7-36 肾盂结石合并乳糜尿漏的肾乳头

（3）对肾盂内多发结石，应该完全碎石一枚后再碎另一枚（图5-7-37），最终把结石碎到2～3mm以下。

（4）对直径＞2cm的肾盂结石最好分次碎石，否则一次激光完全碎石后容易在输尿管内形成石街（图5-7-38，图5-7-39）。

（5）对感染结石应该尽量缩短手术时间和减少灌注压力。

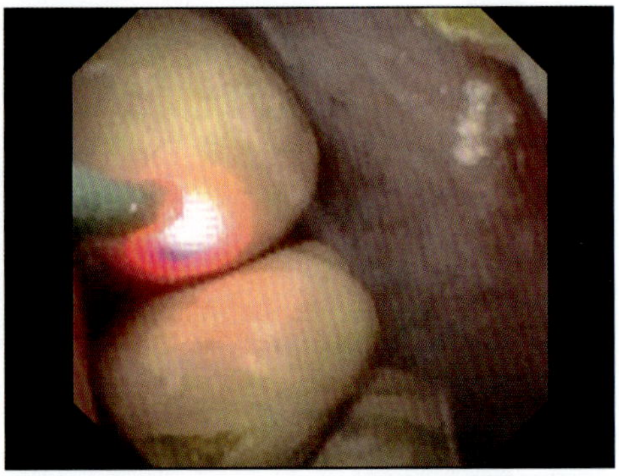

图5-7-37 肾盂多发结石

（6）可弯曲负压清石鞘的应用：通常12Fr/14Fr可弯曲负压清石鞘配8.4Fr/9.0Fr一次性电子软镜，10Fr/12Fr可弯曲负压清石鞘配7.5Fr一次性电子软镜，灌注流量为50～100ml/min，负压为20～30kPa。可弯曲负压清石鞘可应用于直径＞2cm的肾盂结石，在负压吸引下，快速的水循环可以把碎石及时吸出，以保证手术视野清晰，保持肾盂和肾盏低压，提高碎石效果，缩短手术时间，降低肾热损伤和感染的发生率。

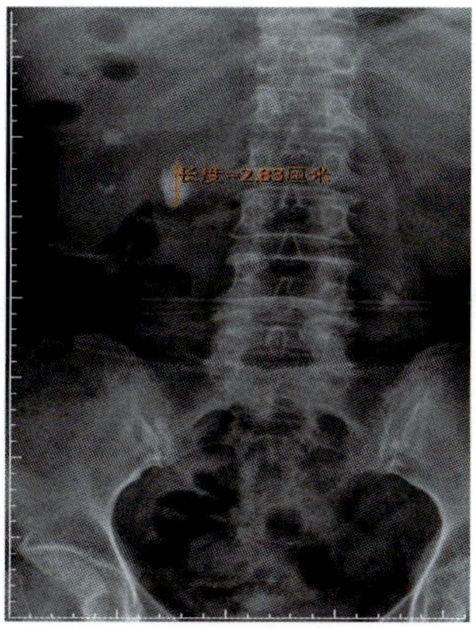

图 5-7-38　左肾直径 3cm 的结石

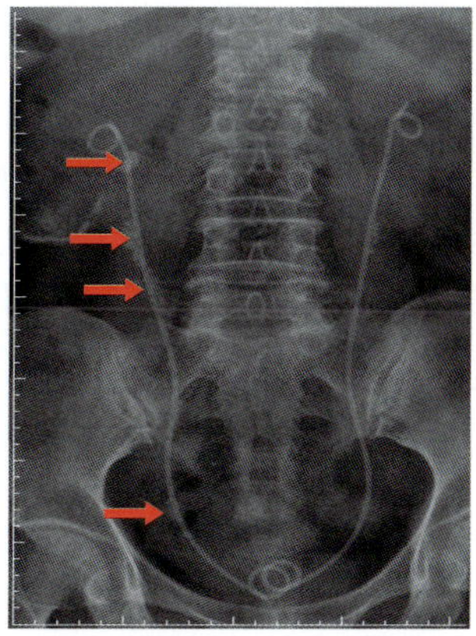

图 5-7-39　图 5-7-38 肾结石经软镜碎石后输尿管石街形成

【术后处理】

（1）预防性应用抗生素预防感染。

（2）术后第 1 天复查 KUB，了解结石粉碎情况及双 J 管位置。

（3）术后第 1 ～ 2 天即可出院，术后 1 个月复查 KUB，了解残留结石碎片情况。

（4）择期拔除双 J 管。

【并发症和防治】

1. 输尿管损伤

由于输尿管狭小、部分输尿管走行迂曲成角，如果在放置输尿管输送鞘或钬激光碎石过程中操作不当，都可能引起输尿管的损伤。单纯的输尿管黏膜损伤、穿孔（图 5-6-20），术后留置双 J 管 1 ～ 2 个月，保证引流通畅即可；严重的输尿管损伤，如输尿管断裂、撕脱，条件许可的情况下可以行开放手术或腹腔镜手术，无法一期吻合修补者则需要行经皮肾造瘘术。因此，术者术中操作应尽量轻柔，如输尿管狭窄置镜困难，一定要避免暴力操作，可以预先留置双 J 管扩张 2 周后再行输尿管软镜手术。

2. 尿源性脓毒血症

输尿管软镜手术过程中，手术时间过长或输送鞘引流不通畅致肾盂内压力升高，都可以导致术中灌注液吸收，尤其在感染性结石或结石合并感染的患者，术中由于灌注压力过高可以导致尿液内细菌直接吸收入血，患者可表现为发热、血常规白细胞升高或降低等，严重者由于短时间内大量细菌进入血液循环并释放毒素，可出现寒战、高热等脓毒血症的表现，如病情发展迅速甚至出现血压下降等感染性休克的表现。对于感染性结石或结石合并感染的患者，术前应合理应用抗生素控制感染，术中尽量保持灌注冲洗通畅并控制好手术时间，较大结石负荷患者可以分期手术处理。一旦出现尿源性脓毒血症，应尽快给予抗生素治疗，并积极抗休克治疗。

3. 输尿管石街

软镜在较大体积的肾盂结石碎石时，术后结石碎片较多，术后残留的结石碎片排出过程中容易形成输尿管石街（图 5-7-38，图 5-7-39）。可采用输尿管扩张药物结合排石药物保守治疗，石街末端有较大体积碎片梗阻的患者也可以考虑体外冲击波碎石。对于保守治疗 3 ～ 4 周仍然没有改善的患者，因局部黏膜的水肿常致结石碎片更难以自行排除，可以尽早应用输尿管镜碎石、取石来处理。软镜手术中尽量应用套石网篮等取石工具取出较大的结石碎片或尽量粉末化碎石以预防术后输尿管石街形成。

4. 输尿管狭窄

软镜钬激光碎石过程中激光操作不当极易引起输尿管壁的损伤，拔除双 J 管术后出现输尿管狭窄，严重时可导致输尿管腔闭锁。治疗方法为长度＜ 2cm 的输尿管狭窄行输尿管镜内切开、球囊扩张；对长度≥ 2cm 的输尿管狭窄行狭窄段切除再吻合等。

视频 25　输尿管软镜钬激光碎石术

（刘建河　刘定益）

第八节　肾盂输尿管交界部梗阻的内镜手术

【概述】

肾盂输尿管连接部梗阻（ureteropelvic junction obstruction， UPJO）是泌尿外科常见的疾病之一，是多种原因引起的肾盂与输尿管连接部狭窄，尿液引流不畅，导致患者出现相应症状、体征以及肾脏功能改变。治疗方法较多，外科手术的目的主要是切除病变部位、解除梗阻、缓解症状、保护肾功能。随着微创泌尿外科技术的发展，UPJO 的外科治疗已经发生了巨大的变化，相比传统的开放手术，内镜手术治疗具有微创的优势。

UPJO 的内镜治疗包括输尿管镜下球囊扩张、输尿管镜下狭窄内切开及经皮肾镜下狭窄内切开。临床上输尿管狭窄内切开术包括冷刀、电刀和钬激光内切开术。文献报道，内镜手术治疗的成功率为 55% ～ 88%，输尿管镜下冷刀内切开无热损伤，可避免继发瘢痕和纤维化形成，但需要特殊的内切开手术器械，且术中无法同时止血，手术风险大。电刀和钬激光均可在切割的同时凝固小血管止血，因钬激光为非接触式切割，而电刀为接触式切割，故钬激光较电刀在操作上更方便。输尿管球囊扩张术安全性高、损伤小、易操作、可重复治疗，但手术远期效果较差，狭窄容易复发，单纯气囊扩张有时无法扩开局部的狭窄环，术后狭窄复发率高达 30%。所以大多数临床医师建议联合应用内切开和球囊扩张来处理 UPJO，既可以有效切开狭窄环全层，也可以将 UPJO 扩张至足够的宽度。UPJO 段长度是影响狭窄腔内治疗效果的关键，狭窄段长度小于 2cm 时，采用输尿管镜内切开效果更佳，而狭窄段长度大于 2cm 者采用腹腔镜离断性肾盂成形术更恰当。在内切开入径上，顺行与逆行入径的成功率无明显区别，顺行内切开的优点是可以同时处理肾内病变，而逆行内切开的优点是创伤小、可避免肾造瘘。肾盂积水程度也是决定术式选择的要素，轻中度肾积水者，采用输尿管镜内切开效果更佳；重度肾积水、纤维化明显者以及连接部狭窄由占位病变压迫或异位血管压迫引起者选择开放或腹腔镜肾盂成形术更恰当。

【适应证】

（1）肾盂扩张积水，利尿性肾动态显像提示输尿管机械性梗阻。

（2）随访过程中患肾功能进行性下降。

（3）随访过程中肾积水进行性增大。

（4）有症状性肾积水（反复尿路感染、发热、腰痛、血尿等）。

（5）继发肾结石。

（6）UPJO 术后再次梗阻患者。

【禁忌证】

（1）心、脑、肺等器官功能严重异常。

（2）患者不能耐受麻醉和手术。

（3）合并严重的尿路感染。

（4）不能克服的凝血功能障碍。

（5）狭窄段长度＞ 2cm 的患者。

（6）重度肾积水患者。

（7）占位病变压迫或异位血管造成 UPJO 的患者。

【术前准备】

1. 实验室检查

（1）完善血常规、尿常规、血生化、凝血功能及传染病筛查。

（2）中段尿培养、药物敏感试验。若尿液培养阳性，应该选择敏感抗生素治疗；若尿液培养阴性，也应术前选用广谱抗生素预防感染。

（3）尿脱落细胞检查及尿中找结核分枝杆菌，排除肿瘤及结核性疾病。

2. 影像学检查和评估

（1）术前进行胸部 X 线片、心电图检查，必要时做超声心动图检查，对全身状况进行全面评估，了解心、肺、肝、肾等重要器官功能情况，明确有无合并其他器官相关畸形及手术禁忌证。

（2）常规影像学检查，包括肾脏 B 超和 CTU，以了解肾积水程度、明确梗阻部位，结合三维重建影像可明确输尿管狭窄的位置及输尿管周围组织情况，并进行狭窄段长度的测量和肾积水程度的评估。

（3）利尿性肾动态显像可评估双肾分肾功能情况。

3. 充分的术前告知

所有腔内手术前都需做好中转开腹的准备，术前应向患者及家属说明中转开放手术的可能性。

【麻醉和体位】

参考本章第七节“输尿管软镜肾盂结石碎石手术”。

【手术步骤】

1. 经尿道输尿管镜钬激光内切开治疗肾盂输尿管连接部梗阻

（1）经尿道置入输尿管镜，在斑马导丝引导下达梗阻部位，观察狭窄段情况，导丝通过狭窄段，进入肾盂（图 5-8-1）。

（2）从操作孔置钬激光光纤，设置好钬激光的能量和频率，在斑马导丝引导下，用钬激光对狭窄段外下方将 UPJO 全层逐步切开（图 5-8-2，图 5-8-3），直至见到输尿管周围的脂肪组织，切开范围稍超出狭窄输尿管的上、下边缘，输尿管镜可以无阻力进入正常的输尿管和肾盂（图 5-8-4）。

（3）术毕常规留置 8Fr 双 J 管（也可以留置两根 5Fr 双 J 管）。

（4）患者于术后 10 ～ 12 周拔除双 J 管，术后每 3 个月复查尿常规、肾功能，B 超了解肾盂积水变化，IVP 或 CTU 观察肾盂积水和肾功能情况。

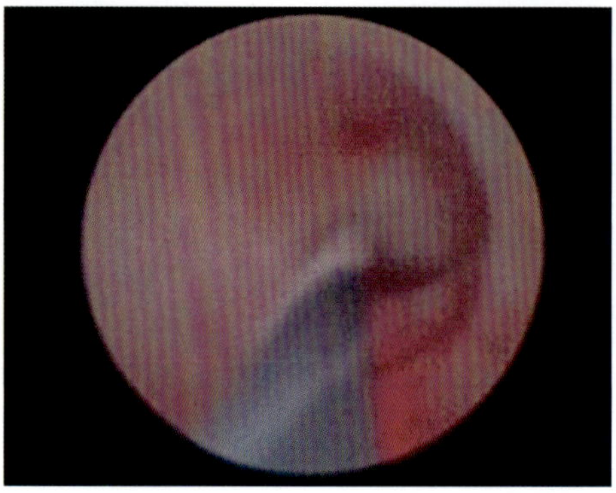

图 5-8-1　导丝通过 UPJO

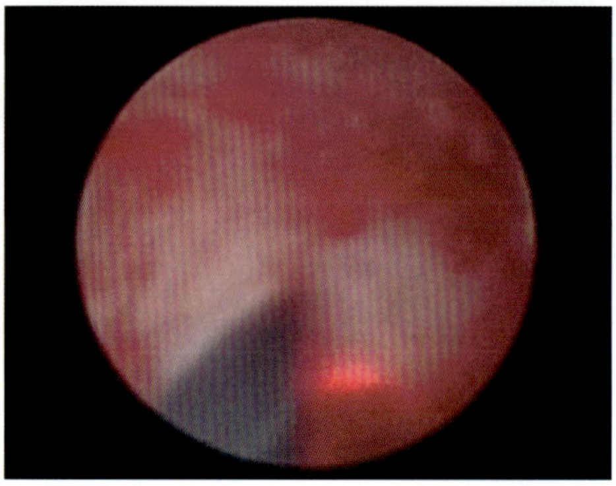

图 5-8-2　钬激光切开 UPJO 外下方

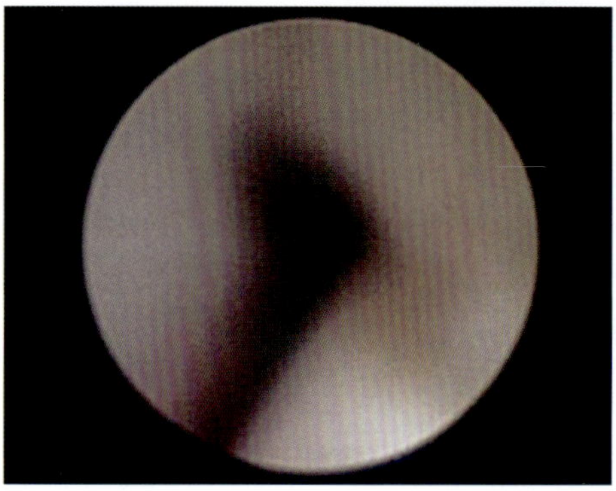

图 5-8-3　继续切开 UPJO

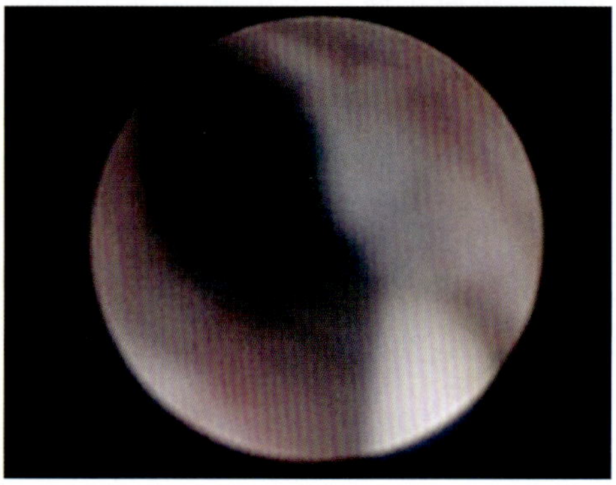

图 5-8-4　输尿管镜通过狭窄段

2. 经皮气囊扩张治疗肾盂输尿管连接部梗阻

输尿管球囊扩张术治疗长度＞ 2.5cm UPJO 的成功率明显低于肾盂输尿管成形术，对狭窄段＞ 1.5cm 的球囊扩张有效率是 42%，当狭窄段＞ 2cm 时球囊扩张有效率仅为 25%。

（1）在输尿管镜窥视下向患侧输尿管逆行置入 5Fr 输尿管导管，输注生理盐水，制造人工肾积水以利于穿刺。

（2）改俯卧位，彩色多普勒超声定位引导下穿刺目标肾盏，逐级扩张皮肾通道，建立 16 ～ 18Fr 皮肾通道，使用微创肾镜或输尿管镜操作，对于合并肾结石的患者，先应用钬激光彻底清除结石，然后沿先前留置的输尿管导管向输尿管顺行置入导丝。

（3）在肾镜外鞘内沿导丝顺行置入输尿管球囊扩张导管，将球囊部置于狭窄处，加压器加压至 12 ～ 15atm，球囊充分扩张并保持 3 ～ 5 min（图 5-8-5，图 5-8-6）。

（4）沿导丝顺行留置一根 8Fr 双 J 管或者两根 5Fr 双 J 管。

（5）皮肾通道留置 14Fr 气囊肾造瘘管 5 ～ 7d，输尿管支架管保留 3 个月后拔除。

（6）拔输尿管支架管后 1 个月复查泌尿系超声或 CTU，之后每 3 个月进行随访一次。

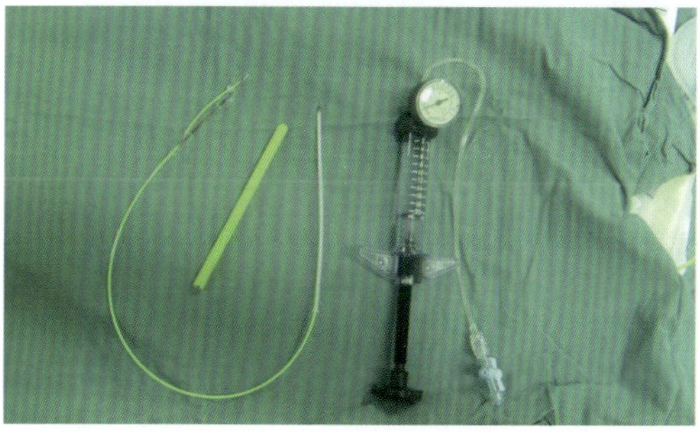

图 5-8-5　输尿管气囊扩张设备

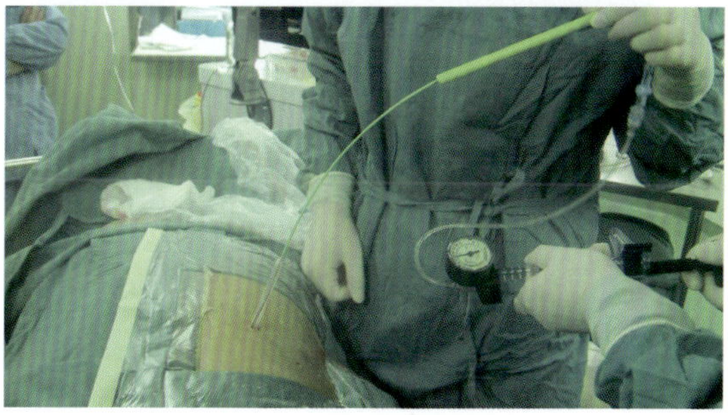

图 5-8-6　气囊扩张处理 UPJO

3. 经尿道输尿管镜钬激光内切开联合气囊扩张治疗 UPJO

（1）经尿道输尿管镜钬激光沿导丝内切开 UPJO 的外侧下方（图 5-8-1 ～图 5-8-3，图 5-8-7，图 5-8-8）。

（2）沿导丝放入输尿管气囊扩张导管，在输尿管镜窥视下移动输尿管气囊扩张导管，使 UPJO 位于气囊两端的中间（图 5-8-9）。

（3）按经皮气囊扩张治疗 UPJO 的方法操作，进一步扩张已切开的 UPJO（图 5-8-10，图 5-8-11）。

（4）留置 2 根 5Fr 双 J 管（图 5-8-12）。

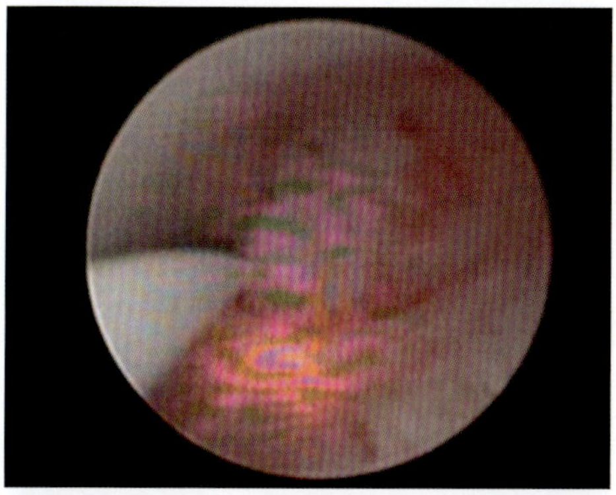

图 5-8-7　导丝通过 UPJO

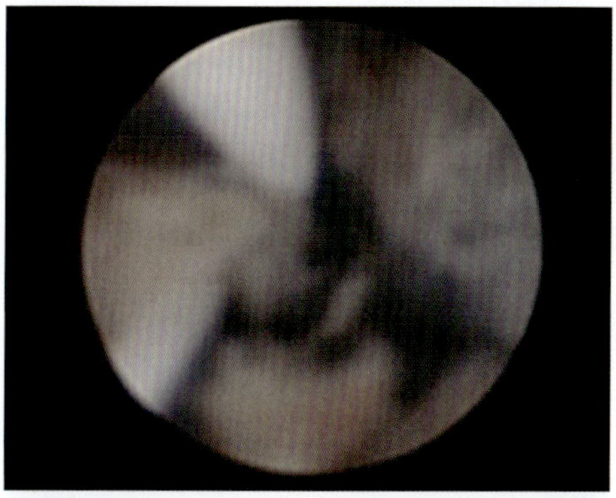

图 5-8-8　钬激光全层切开 UPJO 5 点处

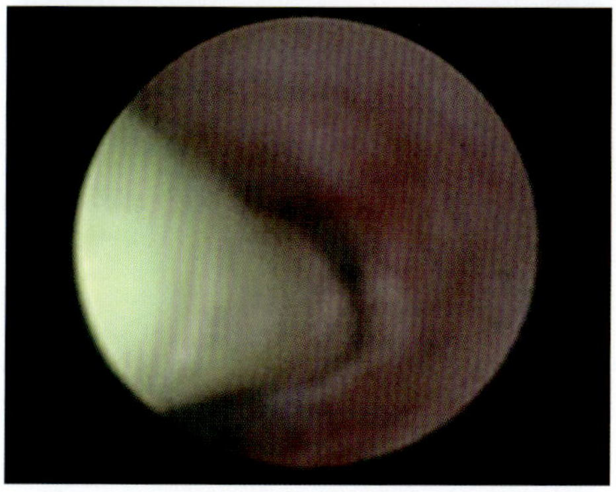

图 5-8-9　气囊扩张管沿导丝通过切开的 UPJO

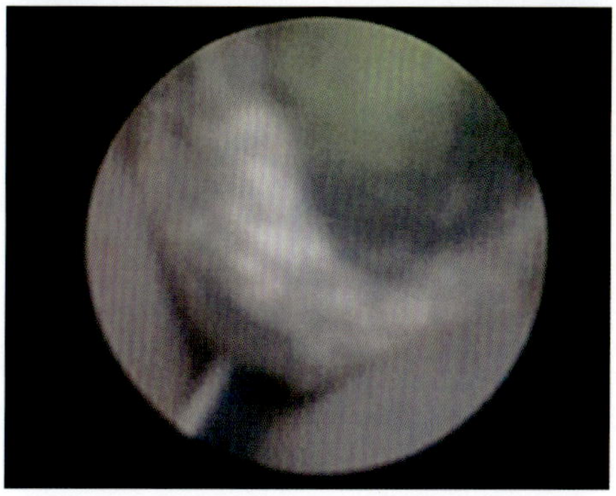

图 5-8-10　窥视下气囊扩张切开的 UPJO

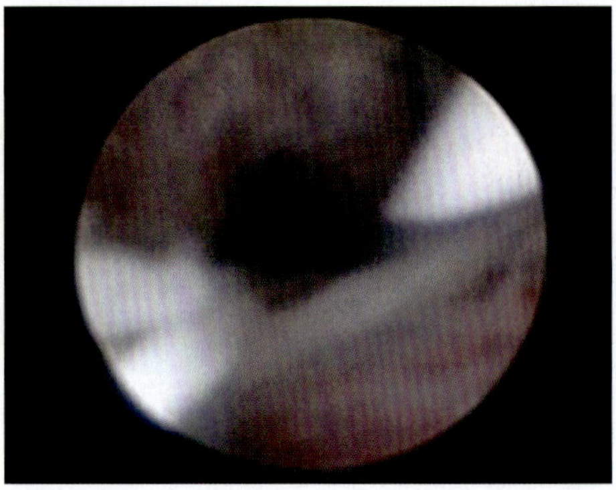

图 5-8-11 扩张后的 UPJO（内有 2 根导丝）

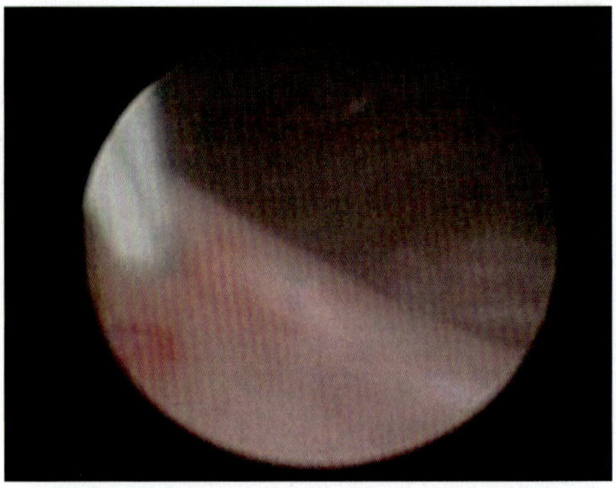

图 5-8-12 放置两根双 J 管

4. 经皮肾镜下内切开肾盂输尿管连接部梗阻

（1）输尿管镜下向患侧输尿管逆行置入 5Fr 输尿管导管通过肾盂输尿管连接处，以便注射液体充盈肾盂。

（2）改俯卧位，彩色多普勒超声定位引导下穿刺目标肾盏，逐级扩张经皮肾通道，建立 24Fr 皮肾通道，对于合并肾结石的患者，应先用钬激光彻底清除结石，然后向输尿管顺行置入导丝或输尿管导管（图 5-4-6，图 5-8-13）。

（3）用钩状输尿管内切开刀沿导丝或输尿管导管伸入肾盂输尿管交界处，通过狭窄段输尿管，采用回抽动作切开狭窄段的后外侧壁，可以反复进行类似切割动作，直到切开肾盂输尿管连接处全层，看到管壁外脂肪组织为止（图 5-8-14）。

（4）在肾盂镜窥视下沿导丝顺行放入一根 8Fr 双 J 管或者 2 根 5Fr 双 J 管。

（5）留置肾盂造瘘管和导尿管。

（6）术后 5 ~ 6d 顺行肾盂造影，如无造影剂外渗，可拔出肾盂造瘘管。

（7）术后 7 ~ 8d 拔除导尿管。

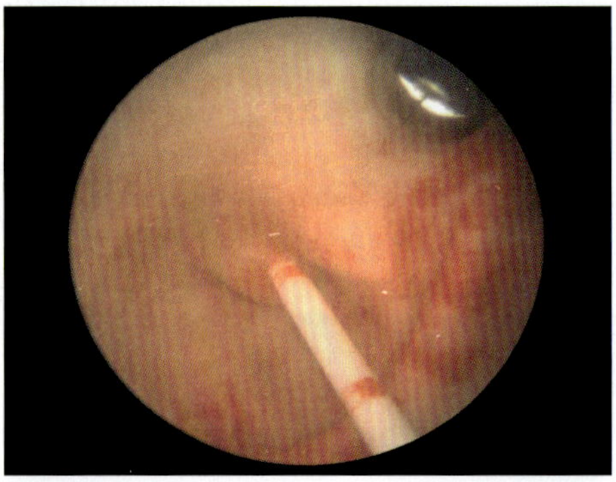

图 5-8-13 输尿管导管顺行通过 UPJO

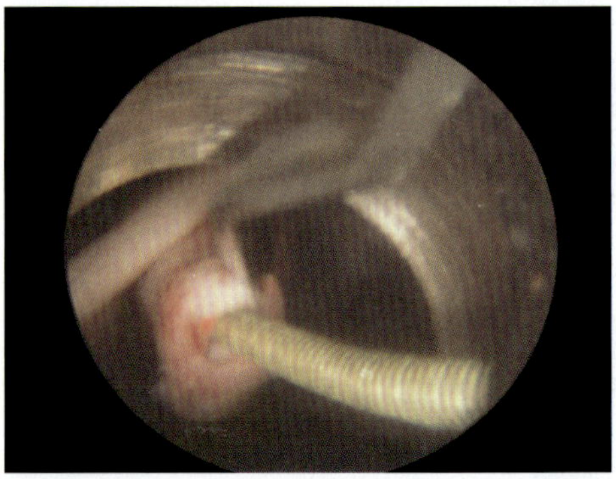

图 5-8-14 冷刀切开 UPJO 后外侧全层

【手术要领】

（1）临床上，采用在输尿管镜窥视下钬激光切开 UPJO 段后进行球囊扩张效果比单纯钬激光切开 UPJO 或单纯球囊扩张 UPJO 效果好，且无需 X 线监视，可以在输尿管镜下直接观察 UPJO 的切开和扩张情况。

（2）内镜治疗 UPJO 后置入 2 根双 J 管比单根双 J 管效果好。

（3）电刀和钬激光内切开术损伤大血管引起术中大出血是最严重的并发症，也是中转开放手术的主要原因。少数 UPJO 由肾蒂异常血管压迫肾盂输尿管连接处引起的，属于内镜治疗 UPJO 的禁忌证，术前进行计算机体层血管成像（CTA）检查可以了解肾蒂的异常血管情况。

（4）内切开方向应选择朝向输尿管外下方，切开深度应贯穿输尿管管壁全层，避免多点切开，尽量减少局部瘢痕形成。

（5）一部分原发性 UPJO 患者肾盂输尿管连接部管腔无明显狭窄，主要由于连接部肌层组织发育不良或被纤维组织所替代，输尿管蠕动传递在此受阻所引起，遇此情况时腔内治疗效果比较差，术后再狭窄的发生率会比较高。

（6）经皮气囊扩张治疗肾盂输尿管连接部梗阻的注意事项：①扩张之前在 X 线下确定狭窄处位于气囊中部；②扩张成功的标志是明确“蜂腰征”消失。

【术后处理】

（1）术后密切观察生命体征、尿量及引流情况，确保导尿管及肾造瘘管通畅，观察导尿管和肾造瘘管的尿色情况，导尿管保留 2 ～ 3d 后拔除，肾造瘘管一般于 5 ～ 7d 后拔除（拔除肾造瘘管前先夹闭肾造瘘管 24h，如患者无发热、患侧腰痛加重、切口渗尿等情况，可拔除肾造瘘管）。

（2）狭窄切开处尿外渗可引起患侧腰部不适、发热，要及时行 B 超或 CT 检查了解 UPJO 周围有无尿外渗及血肿情况。合并尿路感染时，可根据尿液培养药敏试验结果及时应用敏感抗生素。

（3）双 J 管留置 10 ～ 12 周后经膀胱镜取出。术后 3 个月进行 B 超、IVP 或 CTU 检查以了解手术效果。

【并发症和防治】

1. 术后血尿

大多数术后血尿由肾盂输尿管连接部球囊扩开、电钩或钬激光内切后局部输尿管壁或黏膜损伤所致。一般给予充分补液、多饮水、少活动等保守观察治疗。如出血较多应考虑输尿管壁外迷走血管的损伤出血，可适当给予止血药物处理。对肉眼血尿较重者，可以行膀胱持续冲洗保持导尿管引流通畅，同时密切监测血红蛋白的变化情况，必要时给予输血或再次手术探查出血原因。

2. 腰痛和尿路刺激征

一般与体内输尿管支架管刺激或引流不畅有关，可应用解痉药物缓解症状，术后 10 ～ 12 周后拔除双 J 管后症状可自行缓解。

3. 感染和发热

术前合并尿路感染的患者如未能彻底控制感染，尿液中的细菌和毒素可经内切开的伤口直接入血引起术后高热，严重者可导致败血症和感染性休克。术后输尿管内支架管反流或堵塞，也会增加感染的风险。对于术前合并尿路感染的患者，应在积极控制感染后再行手术治疗。一旦发生术后感染和发热，应积极行抗感染治疗，同时查找原因，根据尿液及血培养结果选择敏感抗生素，保持尿管引流通畅和膀胱低压状态。

4. 尿外渗和肾周积液

肾盂输尿管连接部经球囊扩开或内切开后，在局部输尿管伤口完全愈合之前，尤其在输尿管支架管引流不畅的情况下，容易出现尿液外渗至输尿管或肾周。少量的外渗可以经后腹膜吸收；若大量尿液外渗持续存在，可能会引起感染，并影响伤口愈合。一般保持留置导尿管和输尿管支架管引流通畅，膀胱低压，防止输尿管反流可减少尿外渗的发生。如保守观察治疗后症状改善不明显，可给予 B 超引导下肾周穿刺引流。

5. 肾盂输尿管连接部再狭窄

肾盂输尿管连接部再狭窄的原因：①钬激光产生切割作用的同时对输尿管壁以及周围组织产生的热损伤可能加重术后局部瘢痕形成和输尿管周围组织纤维化，是 UPJO 内切开术后再狭窄的主要原因；②术后引流不畅引起肾盂输尿管连接部的尿外渗及输尿管周围反复的感染、炎性增生，以及伤口的水肿、缺血、瘢痕增生都可以引起连接部再狭窄；③内切开手术中连接部的狭窄段过长、狭窄环未完全切断，亦可引起术后再次梗阻。在狭窄段切开后联合应用球囊扩张可以提高疗效，特别是对于狭窄段较长的患者，单纯的电刀和钬激光内切开并不能完全保证狭窄段全长充分切开，联合狭窄球囊扩张术不仅可以避免因切割过深、范围过宽而致大出血和尿外渗，而且可减少电钩或钬激光对连接部管腔过多的热损伤，降低术后再狭窄的复发率。

视频 26　经尿道肾盂输尿管连接部狭窄腔内切开、扩张成形术

（刘建河　经　浩　刘定益）

第九节　肾盂旁囊肿的内镜手术

【概述】

肾脏囊性疾病是一类以肾脏出现囊性病变为特征的疾病，包括肾盂旁囊肿、单纯性肾囊肿、多囊肾和髓质海绵肾等。肾脏囊性疾病的发病率随着年龄逐渐增加，大部分患者没有临床症状，无需治疗，但如症状明显或囊肿体积较大，影响到肾脏，造成肾盂或肾实质的压迫，出现梗阻等影像学改变时，则需要手术治疗。手术治疗的目的是切除囊肿，引流囊液，去除囊肿对正常肾组织的压迫。

对肾盂旁囊肿，传统的治疗方法有 B 超引导下经皮肾囊肿穿刺加硬化剂注入术、开放肾囊肿去顶术、腹腔镜肾囊肿去顶术，前两种方法因复发率高、创伤大，目前临床上已较少应用。腹腔镜肾囊肿去顶术的治愈率为 60% ～ 90%，但其并发症发生率为 15% ～ 37%，包括血尿、尿外渗、胸膜损伤、肠道损伤、感染和切口疝等，且少数肾盂旁囊肿不突出于肾表面，若行腹腔镜肾囊肿去顶术，去除囊肿的范围有限，复发的可能性比较大，术后一旦囊肿复发，由于手术周围组织广泛粘连，再次手术的难度会明显增加。2011 年，Basiri 等首先报道了应用半硬性输尿管镜行肾盂旁囊肿内切开引流，成功治愈 1 例肾盂旁囊肿患者，且无手术并发症，随访 3 个月，患者肾盂旁囊肿和症状消失。Luo 等 2014 年报道，应用输尿管软镜成功治疗 15 例肾盂旁囊肿患者，手术中囊肿开窗直径为 2 ～ 4cm，术后

随访 6 个月，13 例囊肿消失，2 例囊肿缩小 50%，无严重并发症。应用输尿管镜内切开引流术治疗肾盂旁囊肿的短期疗效明显，具有损伤小、相对安全、康复快、并发症少和复发率低的优点，但该方法的长期疗效还有待更长时间的随访研究来进一步验证。

【适应证】

（1）伴有与肾盂旁囊肿密切相关的症状。

（2）肾盂旁囊肿＞ 4cm，从影像学观察对肾盂或肾有明显压迫改变，且紧邻肾盂。

【禁忌证】

（1）不能排除肾盂旁囊肿恶变的患者。

（2）有输尿管镜检查禁忌证的患者。

【术前准备、麻醉和体位】

参考本章第七节“输尿管软镜肾盂结石碎石手术”。术前 2 周预置双 J 管。

【手术步骤】

（1）术前仔细阅读患者资料（图 5-9-1，图 5-9-2）。

（2）由患侧输尿管开口置入导丝到肾盂作为安全导丝。

（3）输尿管硬镜沿导丝上行，经输尿管腔进入肾盂进一步观察，可以发现肾盂旁囊肿为一少血管纹理黏膜或略呈淡蓝色的囊性隆起，尤其在窄光下囊肿最薄处可显示明显的蓝色。如囊肿壁比较厚，有时无法看出淡蓝色，但可以看到明显凸起的囊肿壁（图 5-9-3 ～图 5-9-6）。

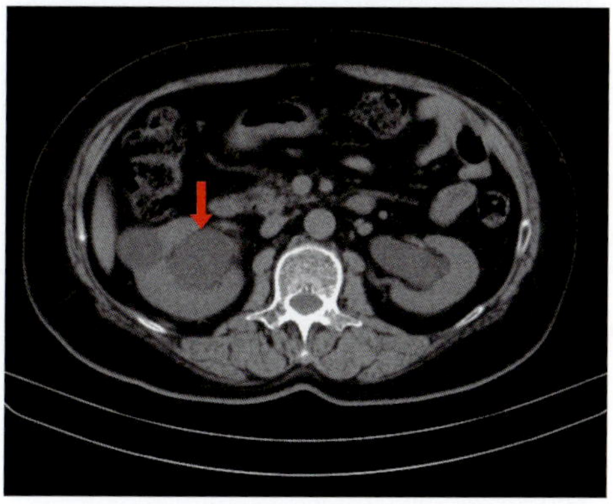

图 5-9-1　右侧肾盂旁囊肿和肾囊肿（左侧肾盂积水）

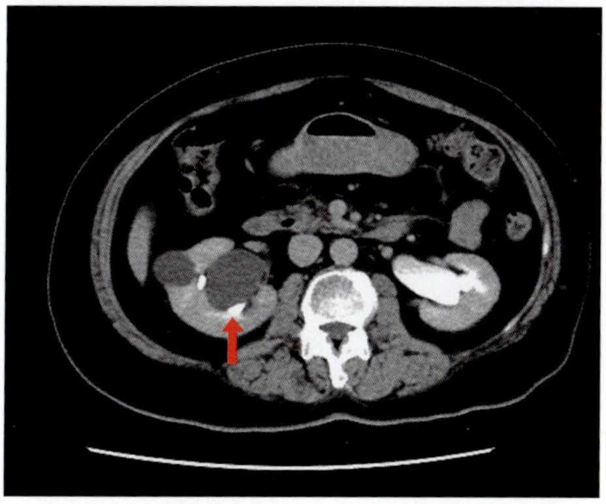

图 5-9-2　增强 CTU，右侧肾盂明显受压（左侧肾盂积水）

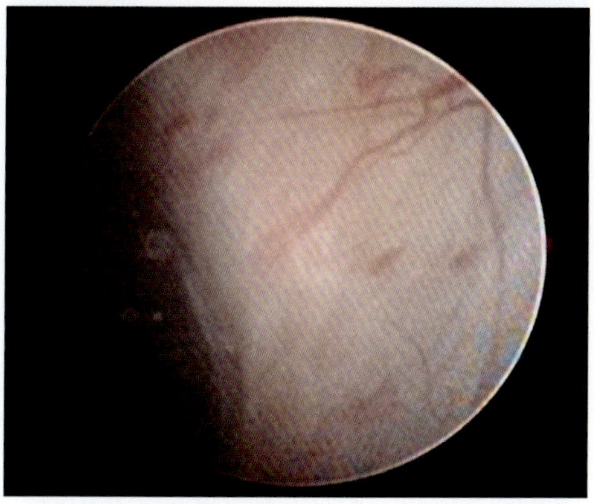

图 5-9-3　囊肿壁明显凸起，表面少血管

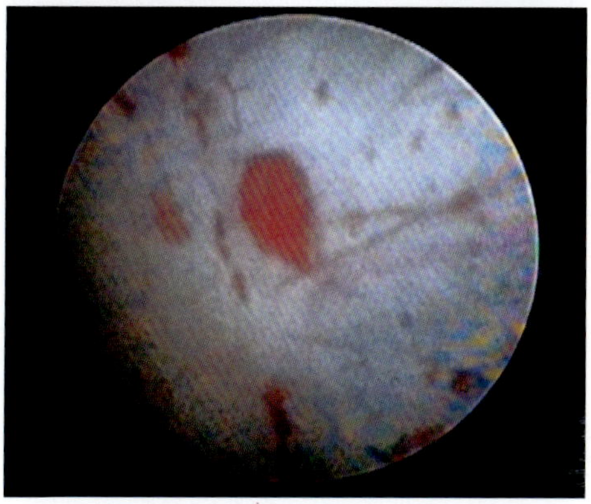

图 5-9-4　薄的囊肿壁部分呈浅蓝色

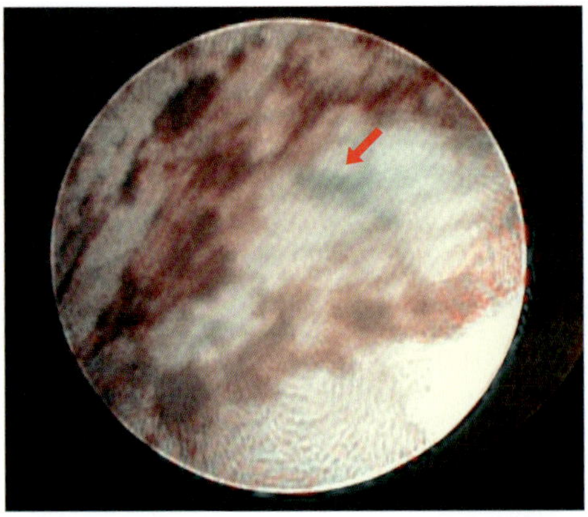

图 5-9-5　窄光下囊肿壁最薄处呈蓝色

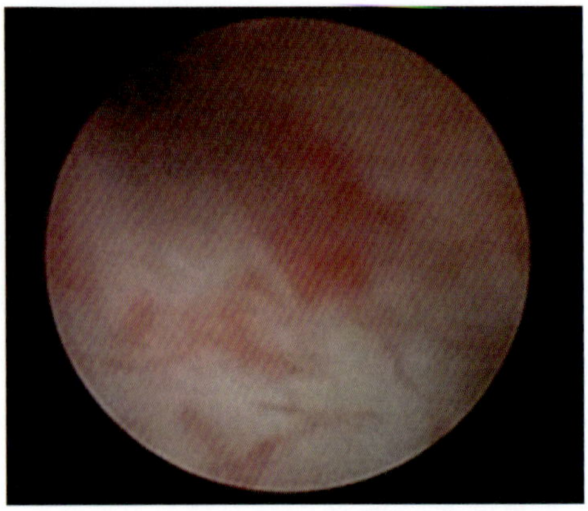

图 5-9-6　右下方肾盂旁囊肿壁呈浅蓝色

（4）用 100W 钬激光，设定参数为 0.8J/25 ～ 35Hz，先用 500μm 光纤对准肾盂最突出的囊肿壁或呈明显淡蓝色的囊肿壁打一个小洞（图 5-9-7），证实是囊肿壁后，用钬激光光纤“十”字形切开囊肿壁，环形切除囊肿壁或用钬激光沿囊肿壁洞口切割，进一步扩大切口达 2 ～ 3cm，使囊肿与集合系统充分相通，对切开的囊肿壁出血处进行止血（图 5-9-8 ～图 5-9-12）。

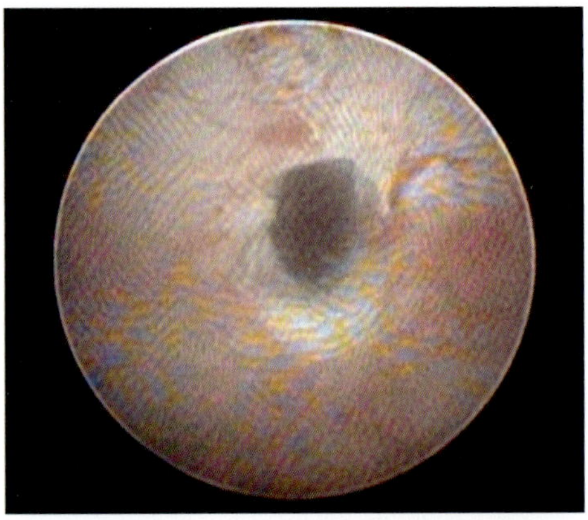

图 5-9-7　在肾盂最薄处黏膜打洞

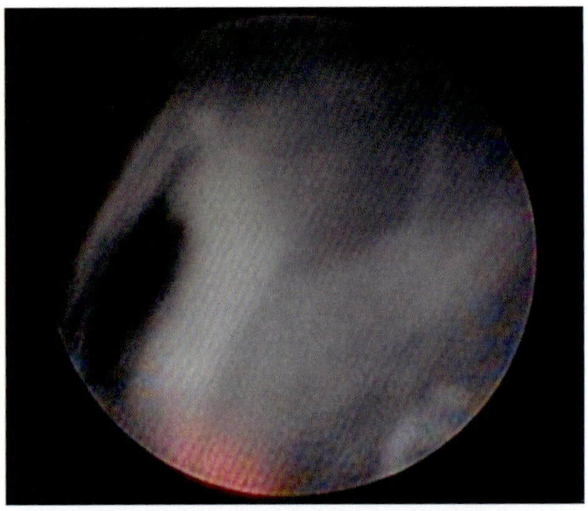

图 5-9-8　切开囊肿壁纤维膜

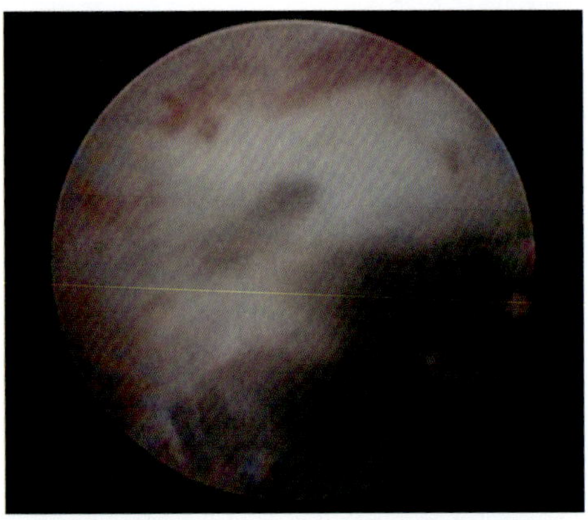

图 5-9-9　进一步切除囊肿壁

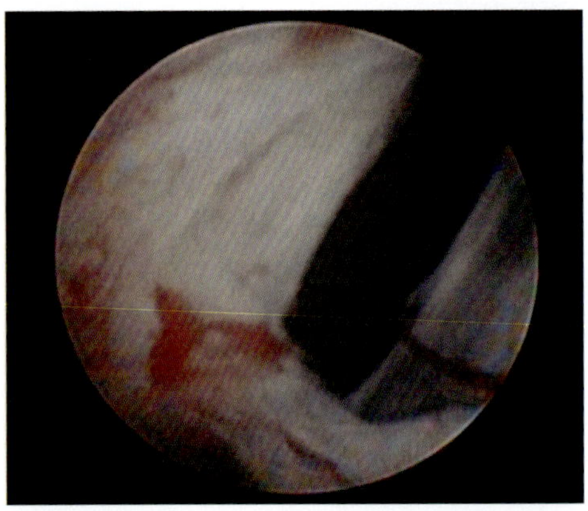

图 5-9-10　切开的囊肿壁 7 点处出血

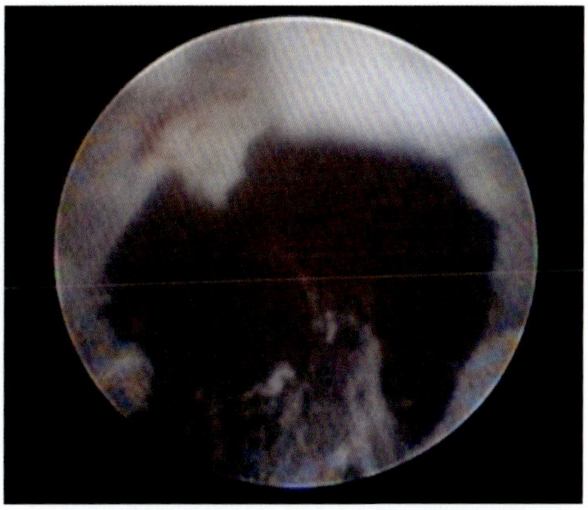

图 5-9-11　扩大囊肿切口

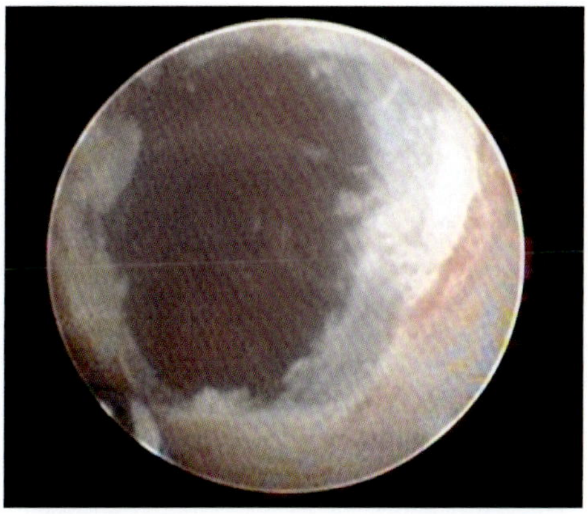

图 5-9-12　进一步扩大的囊肿切口

（5）输尿管硬镜进一步伸入囊肿内探查，了解囊肿内是否合并其他病变（图 5-9-13 ～图 5-9-17）。

（6）切开的囊壁足够大，观察无活动性出血时，可通过输尿管镜把导丝送入囊肿腔内（图 5-9-18），沿导丝把双 J 管头端经输尿管腔送入囊腔内（图 5-9-19），最好设法将两根 5Fr 的双 J 管放入囊腔，然后在膀胱内调节双 J 管位置（图 5-9-20）。

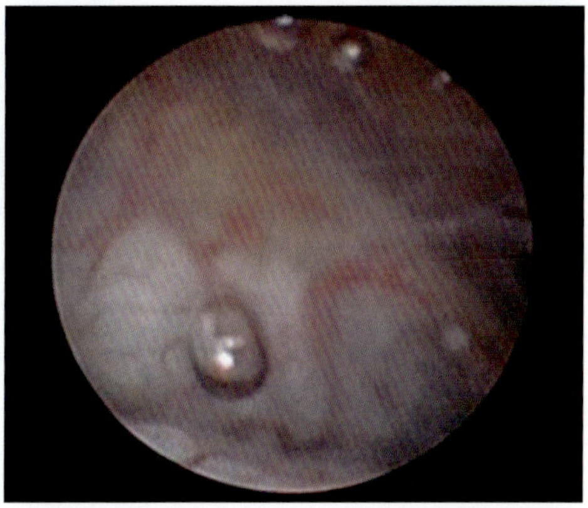

图 5-9-13　进入囊肿内观察囊肿内壁（1）

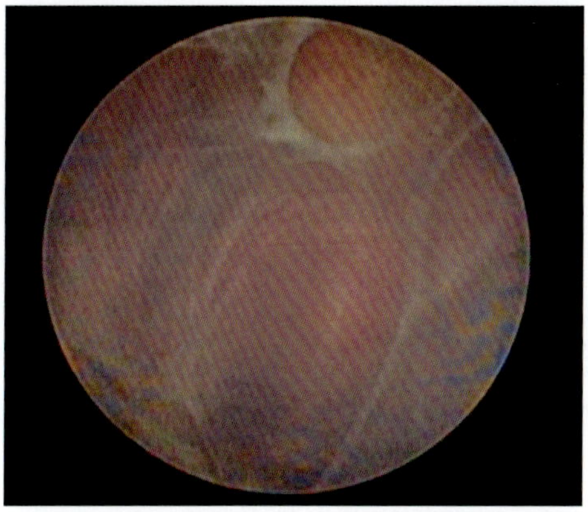

图 5-9-14　进入囊肿内观察囊肿内壁（2）

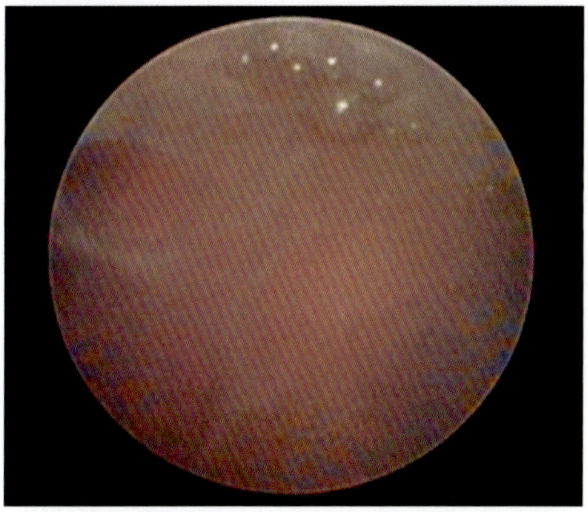

图 5-9-15　囊肿内顶部气泡

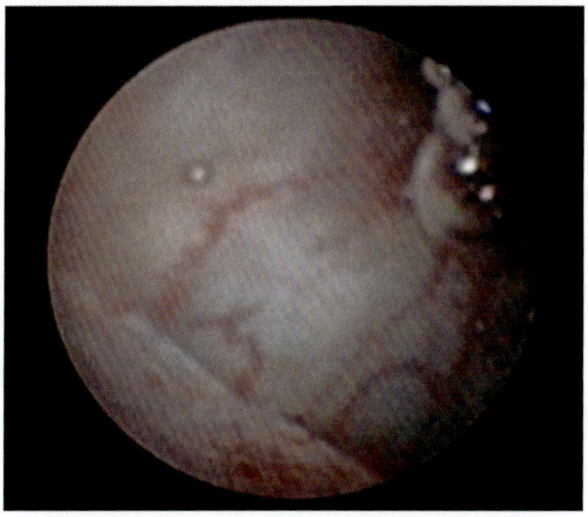

图 5-9-16　囊肿内左顶部气泡

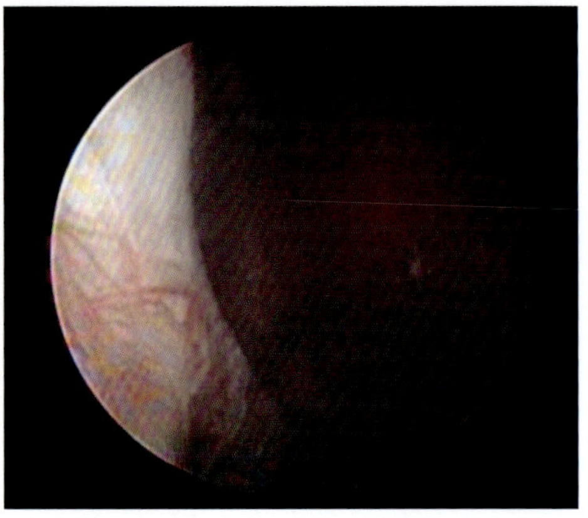

图 5-9-17 囊肿内侧壁

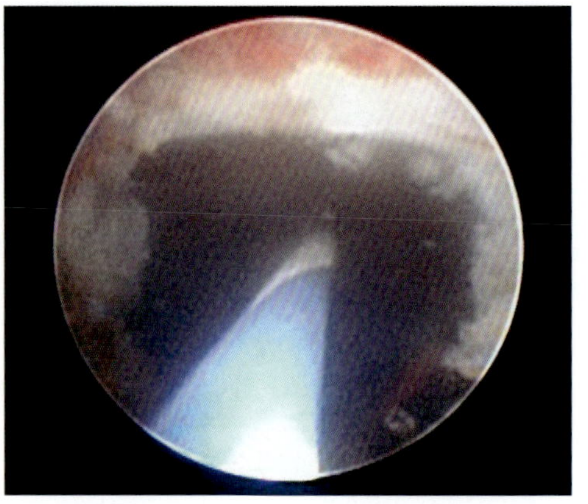

图 5-9-18 导丝置入囊肿腔内

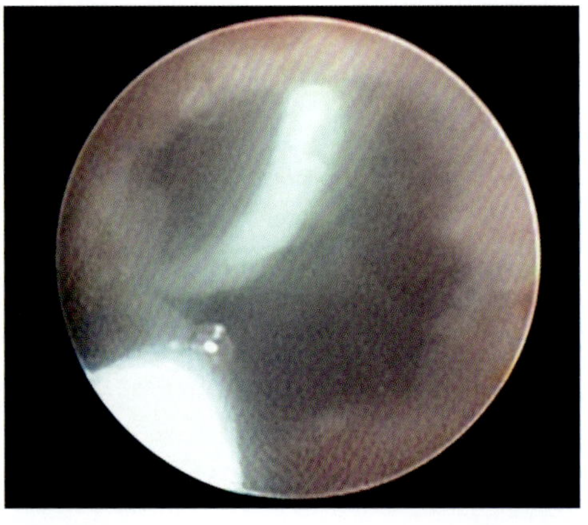

图 5-9-19 双 J 管头端置入囊腔

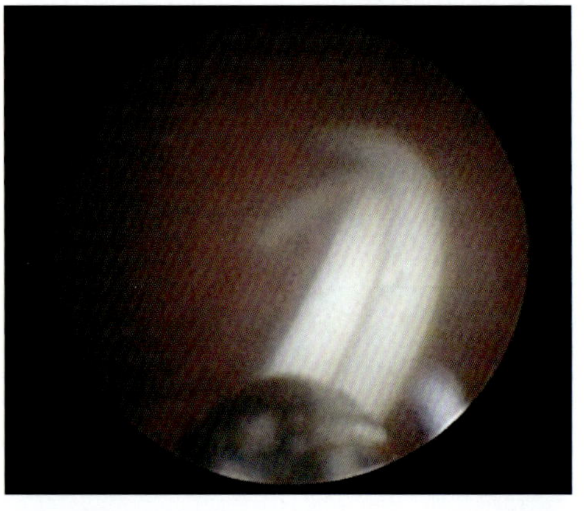

图 5-9-20 调节膀胱内两根双 J 管头端位置

【手术要领】

（1）最好于术前 2 周在肾盂旁囊肿侧输尿管安置双 J 管，以被动扩张输尿管。应用输尿管硬镜通常可以完成肾盂旁囊肿的切除术。术中应用输尿管软镜进行手术，比输尿管硬镜在肾盂内观察和操作的范围更大。

（2）如遇到比较厚壁的肾盂旁囊肿，术前可在 CT 或 B 超引导下向囊腔内注射亚甲蓝，以便术中更容易发现肾盂旁囊肿的薄弱位置。

（3）应用窄光下寻找囊肿最薄处，可选择在无血管的囊壁处切开（图 5-9-23 ～图 5-9-29）。

（4）尽可能把开窗做大，注意避免在肾盏颈部或有血管搏动处切开，以免造成大出血。

（5）双 J 管头端应该置入囊肿内，最好置入 2 根双 J 管，而且保留 2 个月以上，一方面便于囊肿内引流，另一方面有利于开窗边缘的黏膜化，以减少开窗边缘的再闭合。

【术后处理】

（1）保留导尿 1 ～ 2d。

（2）适当应用抗生素。

（3）留置双 J 管 2 ～ 3 个月。

（4）拔出双 J 管后 2 ～ 3 个月复查 CTU（图 5-9-21，图 5-9-22）。

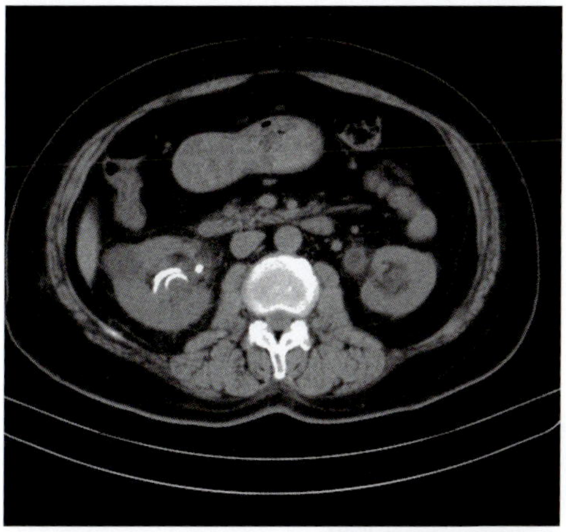

图 5-9-21　图 5-9-1 患者，术后 1 月余，双 J 管头端于肾盂旁囊肿内

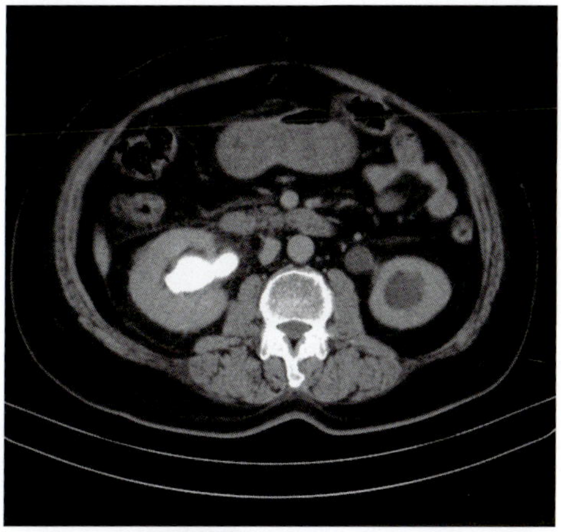

图 5-9-22　术后 3 个月，CTU 显示肾盂旁囊肿消失（左侧肾盂积水）

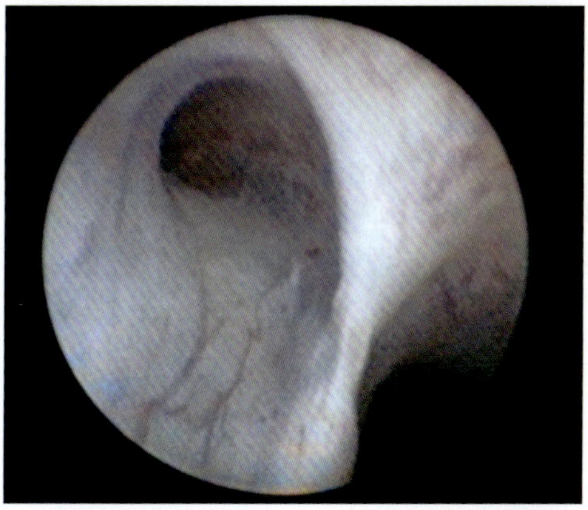

图 5-9-23　普通光源下肾上盏下方的肾盂旁囊肿

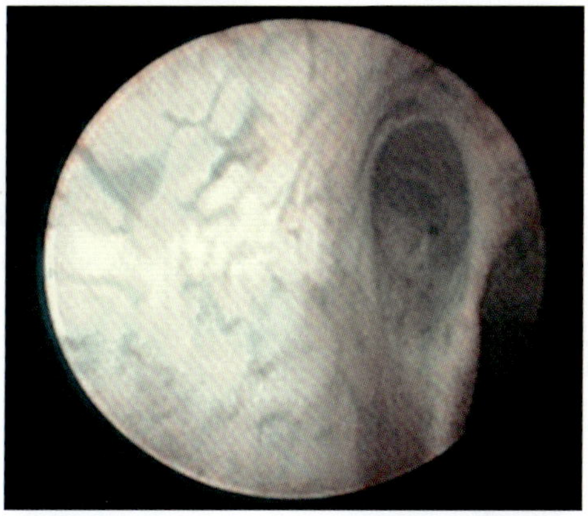

图 5-9-24　窄光下肾盂旁囊肿壁的网状血管

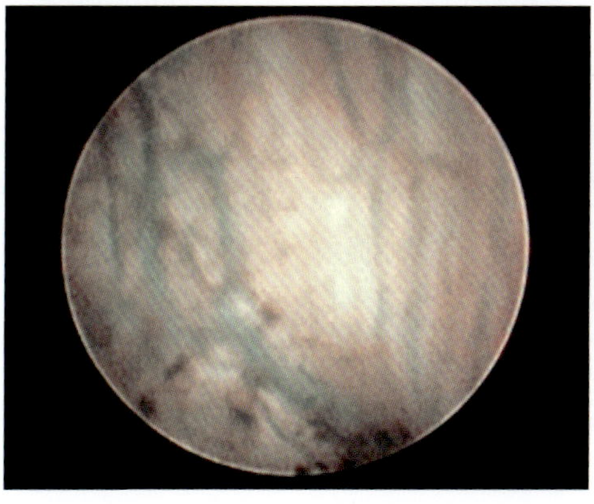

图 5-9-25　窄光下的肾盂旁囊肿壁血管间的无血管区

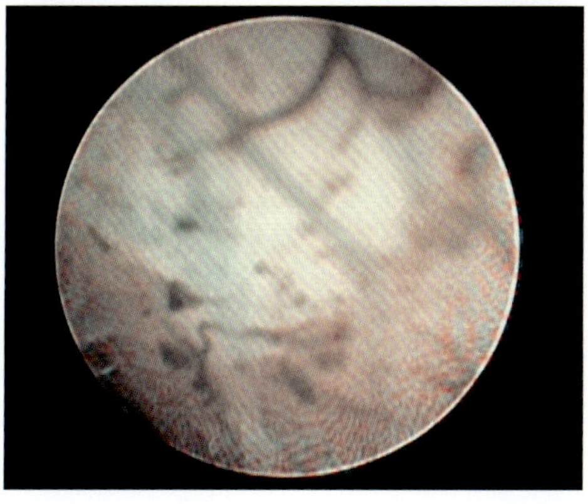

图 5-9-26　窄光下的肾盂旁囊肿壁分散的血管

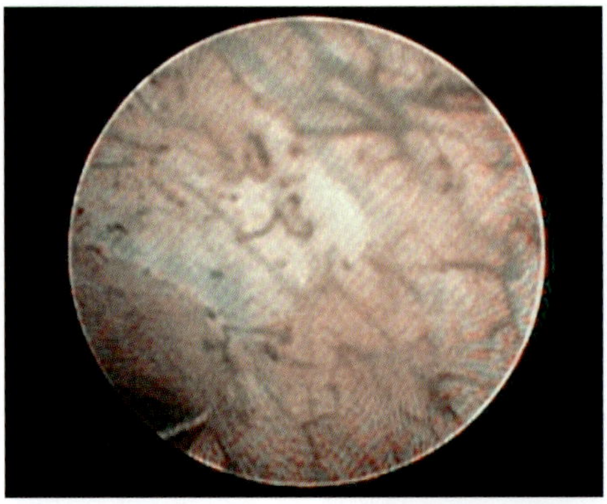

图 5-9-27 窄光下肾盂旁囊肿壁密集的血管

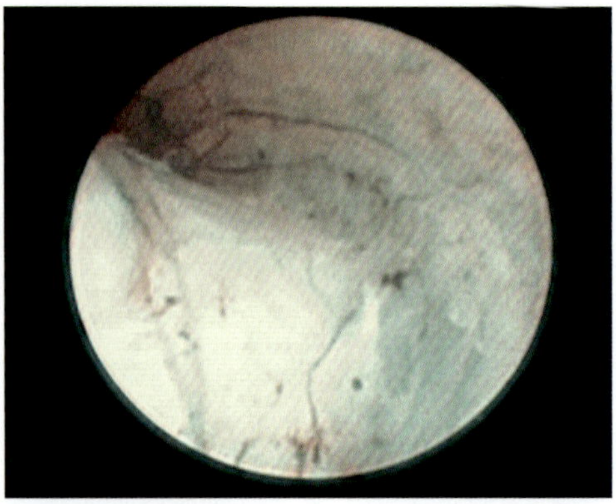

图 5-9-28 窄光下肾盂旁囊肿壁细而稀疏的血管

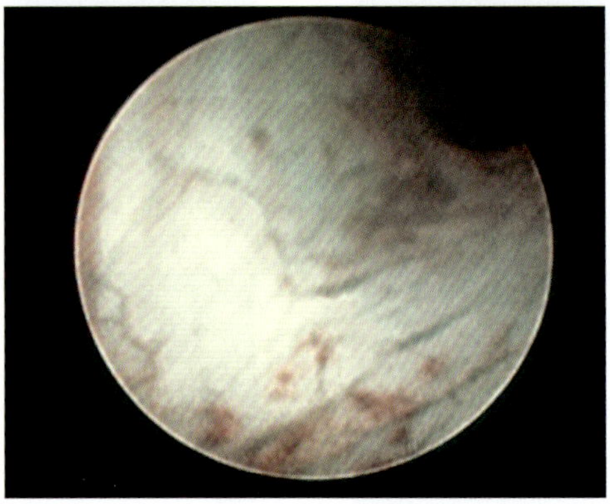

图 5-9-29 窄光下的肾盂旁囊肿壁平行血管

【并发症和防治】

参考第四章第四节“输尿管结石的内镜手术”。

（刘定益）

第十节 肾盂肿瘤的内镜手术

【概述】

上尿路的上皮细胞癌约占所有尿路上皮细胞癌的 5% ～ 10%，发病年龄段多为 70 ～ 90 岁，男性发病率是女性的 3 倍，其中肾盂癌的发病率约为输尿管癌的 2 倍。约 17% 的患者初诊时合并膀胱癌，手术后 22% ～ 47% 的患者会继发膀胱癌，2% ～ 6% 的患者会出现对侧上尿路上皮细胞癌。肾盂肿瘤以尿路上皮癌为主，鳞状细胞癌和腺癌少见，偶尔可见良性肿瘤（图 5-10-1）。尿路上皮癌大多数是多灶性，往往在膀胱镜检查时患侧输尿管开口有暗红色尿液流出（图 5-10-2），20% 以上的患者在确诊时已有多处病变（图 5-10-3 ～图 5-10-8）。上尿路上皮细胞癌分为高危和低危 2 类，低危尿路上皮癌为单发病灶、肿瘤＜ 2cm、尿脱落细胞学显示为低级别尿路上皮癌、计算机体层成像尿路造影（CTU）表现为非浸润性肿瘤；高危尿路上皮癌为多发病灶、肿瘤＞ 2cm、尿路上皮癌合并肾积水、尿脱落细胞学显示为高级别尿路上皮癌或输尿管镜活检或 CTU 提示为侵袭性肿瘤。

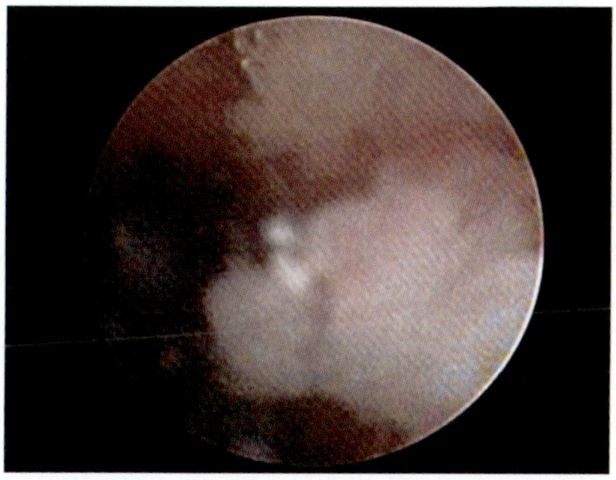

图 5-10-1　肾盂原发性息肉

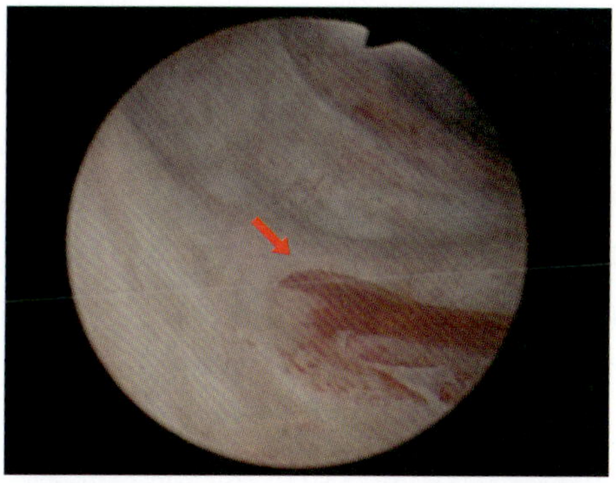

图 5-10-2　右侧输尿管开口流出暗红色尿液

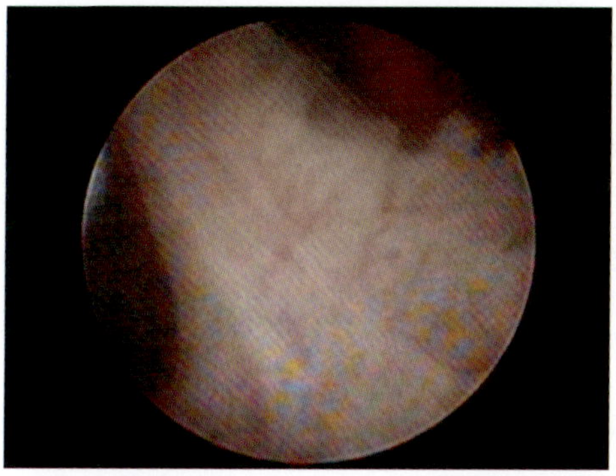

图 5-10-3　肾盏尿路上皮癌

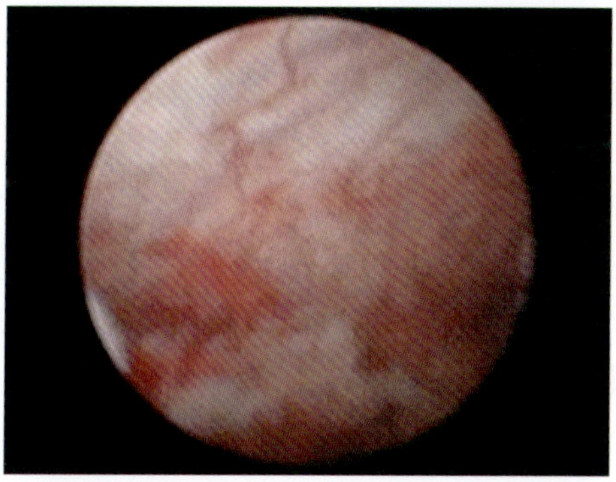

图 5-10-4　珊瑚状肾盂尿路上皮癌

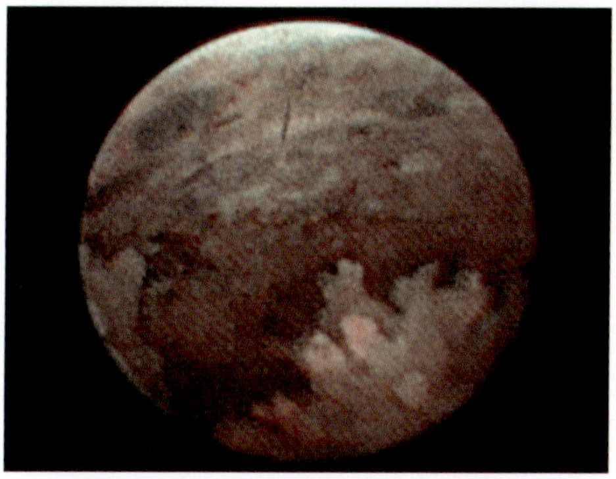

图 5-10-5　窄光显示多发病灶

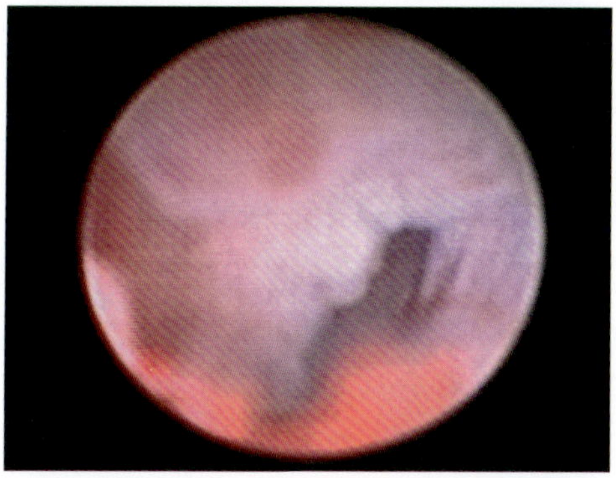

图 5-10-6　悬挂在肾盂上方的肾盂尿路上皮癌

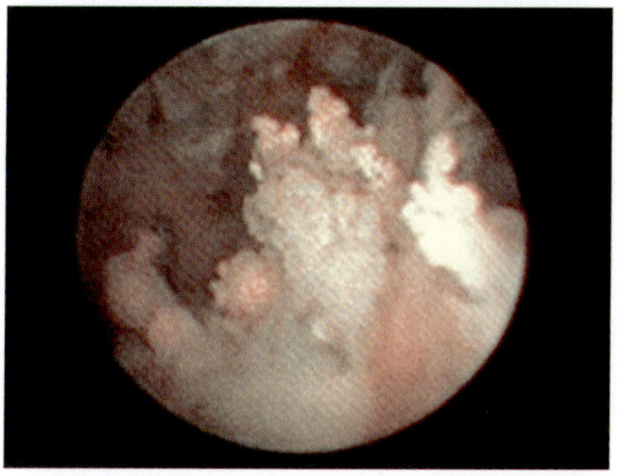

图 5-10-7　窄光下的肾盂多发尿路上皮癌

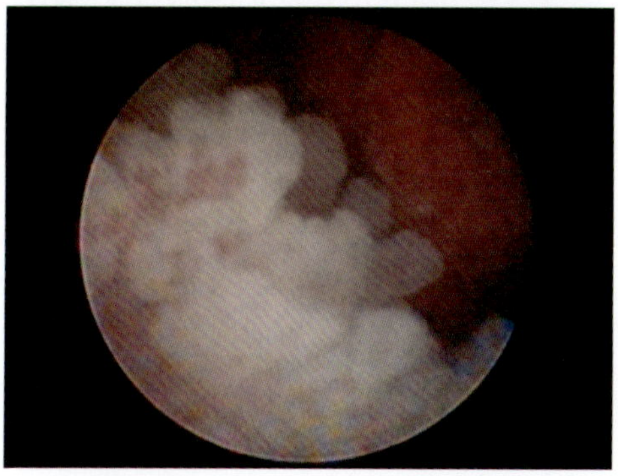

图 5-10-8　广蒂肾盂尿路上皮癌

根治性肾输尿管膀胱袖状切除术是传统的治疗金标准，而对孤立肾或功能性孤立肾、双侧肾盂尿路上皮癌或手术耐受性差的患者，通常采用姑息性肿瘤切除。文献报道，低级别尿路上皮癌采用根治性肾输尿管膀胱袖状切除术与泌尿内镜治疗的肿瘤特异性生存率和无肿瘤存活率无显著性差异。Hugh Hampton Young 在 1912 年首先报道了上尿路的内镜检查。随着内镜技术和激光技术的发展，经皮肾镜技术和输尿管镜技术开始用于上尿路上皮细胞癌的腔内手术治疗。1982 年，Tomera 首先报道了经皮肾盂镜肾盂肿瘤切除术；2004 年，Palou 报道了经皮肾盂镜手术治疗上尿路尿路上皮癌 34 例的长期随访结果，经过平均 51 个月的随访，病灶切除率为 41.2%，平均 24 个月复发，其中因肿瘤复发死亡 2 例。国内一项研究对 19 例经尿道输尿管镜治疗的上尿路上皮癌患者进行了随访，随访时间 9 ～ 66 个月，有 8 例共 11 例次复发，平均复发时间为 15.5 个月，总体复发率为 42.1%，其中低级别肿瘤复发率为 30%（3/10），高级别肿瘤复发率为 55.6%（5/9）。Cornu 等随访了一期输尿管软镜治疗的上尿路上皮癌 35 例，平均随访 30 个月（12 ～ 66 个月），肿瘤复发率达 60%，平均无复发时间是 10 个月。Cutrees 分别分析对比了 70 例腹腔镜肾输尿管全长切除与 59 例内镜治疗上尿路上皮细胞癌的患者 5 年肿瘤特异性生存率，对 Fuhrman 分级 G_1 级患者，腹腔镜与内镜治疗效果均为 100%；对 G_2 级患者，腹腔镜手术 5 年肿瘤特异性生存率显著高于内镜下治疗；对 G_3 级患者，腹腔镜手术治疗的 5 年肿瘤特异性生存率也显著高于内镜下治疗。

总而言之，经皮肾镜或输尿管镜可作为部分替代肾输尿管全长切除治疗上尿路肿瘤的方法，尤其是对低级别非浸润性尿路上皮细胞癌的患者，可取得比较好的治疗效果，但此两种方法有肿瘤切除不完全和皮肾通道肿瘤种植等不足，肿瘤容易复发，术后需要终身影像学和内镜检查随访。由于该方面的文献数量和在体实验比较少，因此，肾盂肿瘤内镜手术的作用仍然需要更多的研究和长期随访。

【器械设备】

不同型号的输尿管硬镜、输尿管软镜、经皮肾镜。能量设备可选用钬激光（组织穿透深度为 0.4mm）、钕激光（组织穿透深度为 4 ～ 6mm）、1470 半导体激光（组织穿透深度为 2mm）、铥激光（组织穿透深度为 0.1 ～ 0.2mm）等。钕激光无切割功能，但止血效果好，通常与钬激光联合应用；1470 半导体激光有良好的组织汽化和止血功能；钬激光与铥激光具有组织切割和止血功能。

【适应证】

（1）CTU 和病理提示非浸润性、局限性、低级别尿路上皮癌。

（2）孤立肾或功能性孤立肾。

（3）双侧肾盂尿路上皮癌。

（4）对侧肾功能损害。

（5）姑息性肿瘤切除术。

（6）不能耐受肾输尿管全长切除术的患者。

【禁忌证】

（1）患肾无功能。

（2）难以治疗的凝血功能障碍。

（3）高危尿路上皮癌。

（4）合并下尿路无法切除的尿路上皮癌。

（5）肿瘤直径＞2cm 或多发肿瘤。

（6）肿瘤远处转移。

【术前准备】

（1）术前应行 IVP 或增强 CTU 检查。

（2）双肾发射型计算机断层显像（emission computed tomography，ECT）检查，了解双侧肾功能。

（3）输尿管镜检查和活检（图 5-10-9，图 5-10-10），输尿管镜检查完毕，置入双 J 管 1～2 周。

（4）结合影像学、镜检和病理资料判断肾盂肿瘤的性质、大小、数目、范围及浸润程度，决定治疗方法。

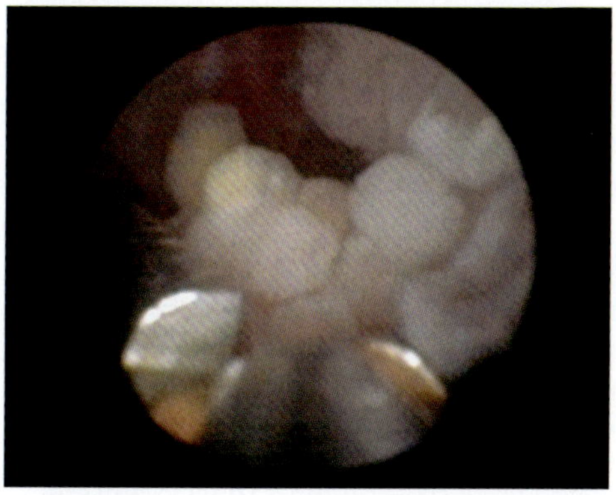

图 5-10-9　准备肾盂癌活检

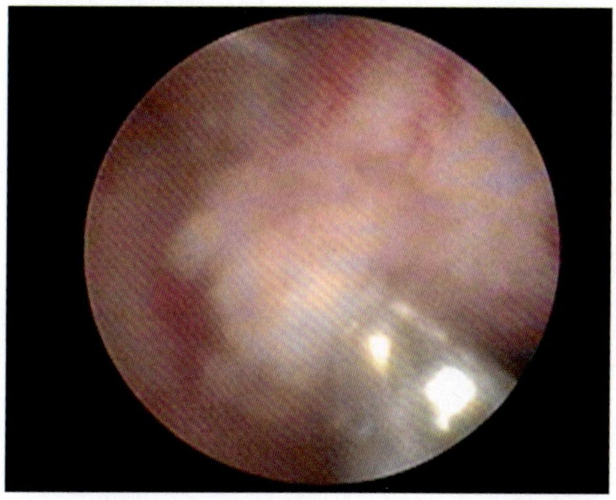

图 5-10-10　取出肾盂尿路上皮癌活检组织

【麻醉和体位】

参考本章第三节“经皮肾镜碎石取石术”。

【手术步骤】

1. 经皮肾镜肾盂肿瘤切除术

（1）经皮肾盂镜穿刺点的选择：经皮肾盂镜穿刺点应该选择在尽可能远离肿瘤的部位，以提供比较好的手术视野。通过影像学和输尿管镜了解肿瘤位置，肿瘤位于肾盂、肾下盏者，应选择肾中盏穿刺；肿瘤位于肾上、中盏者，应选择肾下盏穿刺。

（2）细针穿刺肾盏成功后，沿导丝扩张并且建立经皮肾通道。

（3）用蒸馏水灌注肾盂，灌注压力控制在 40cmH_2O 以内，经皮肾通道置入肾盂镜后寻找肾盂肿瘤，了解肾盂肿瘤的位置、数目和大小。

（4）切除肿瘤的范围应包括肿瘤及肿瘤边缘 0.5cm 的正常肾盂黏膜。对有蒂的肾盂肿瘤可直接用异物钳去除肿瘤（图 5-10-11，图 5-10-12），然后用钬激光或绿激光进行汽化切除和止血。如肾盂肿瘤蒂较宽，最好用电切镜切除肿瘤或用钬激光、绿激光汽化切除肿瘤。用电切镜切除肾盂肿瘤时，应注意肾盂壁比较薄，切除肿瘤时如切割过深会切穿肾盂，引起穿孔，造成冲洗液体的外渗。此外，要注意在切除肾盂肿瘤时避免切伤肾的动脉血管。

如遇见瘤体较大、多发肿瘤或术中出血影响视野，以及怀疑肿瘤组织未完全切除时，可采用二次分期手术。

（5）肿瘤切除完毕后，经皮肾通道顺行在输尿管安放双 J 管和肾盂引流管。

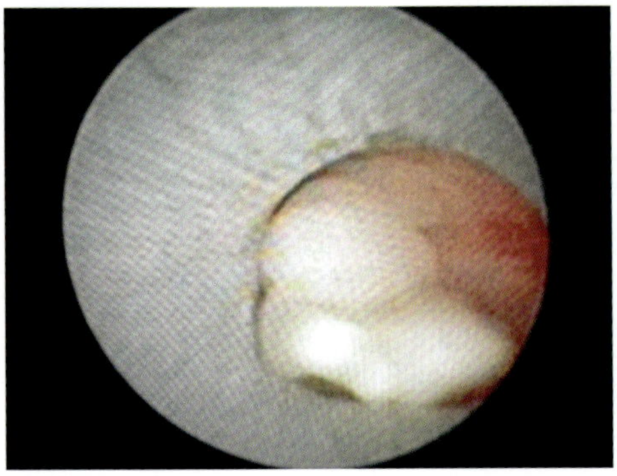

图 5-10-11　有蒂的肾盂肿瘤

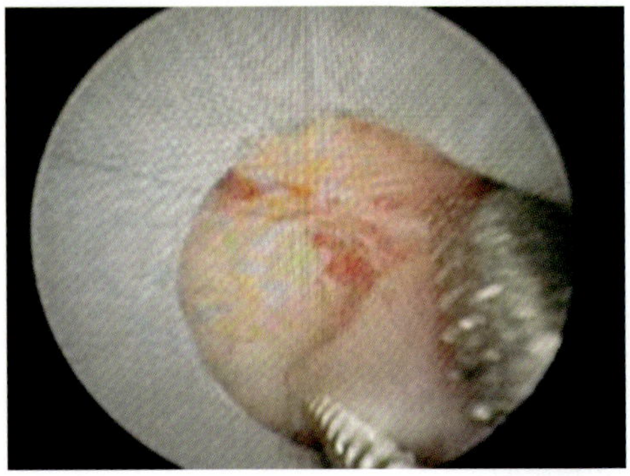

图 5-10-12　异物钳去除图 5-10-11 的肾盂肿瘤

2. 经尿道输尿管镜肾盂肿瘤切除术

（1）截石位。

（2）经尿道用输尿管镜向患侧输尿管置入导丝，沿导丝放入输尿管导入鞘。如不能放入输尿管导入鞘，可沿导丝放入双 J 管 1 ～ 2 周再行手术。

（3）用蒸馏水行肾盂灌注，从输尿管导入鞘放入软性输尿管镜，寻找肾盂肿瘤，了解肾盂肿瘤的位置、数目和大小。

（4）对小肿瘤，用钬激光沿肾盂面完整切割肿瘤（图 5-10-13，图 5-10-14）。如肿瘤体积比较大，可分片切除或用套石篮套住肿瘤，尽可能显示肿瘤蒂再切割。如肿瘤为多发或切割过程中明显出血影响观察时，可采用二次分期手术。

（5）用异物钳或套石篮取出肿瘤。

（6）术后留置双 J 管。

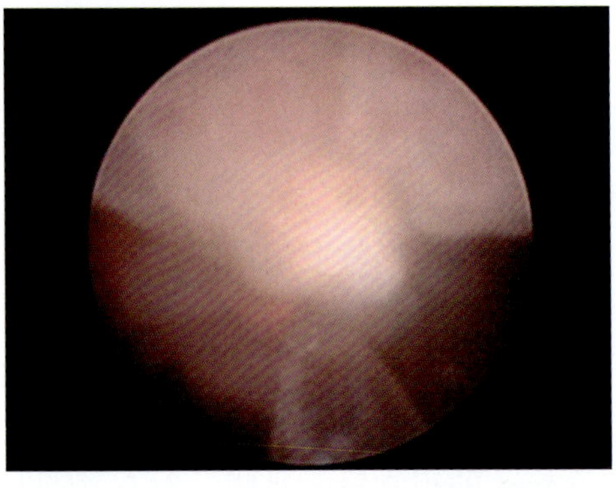

图 5-10-13　钬激光沿肾盂肿瘤边缘切割

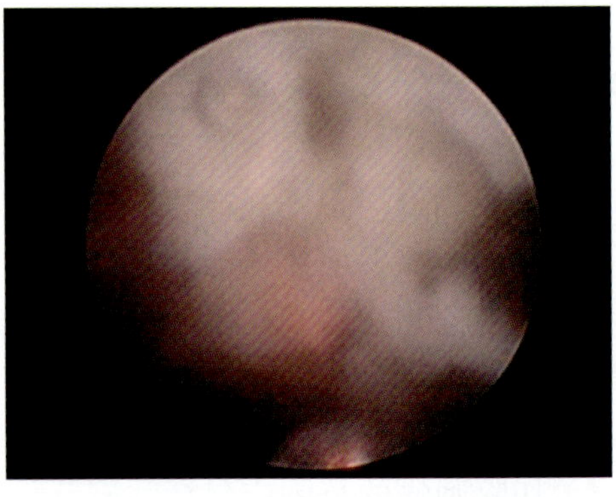

图 5-10-14　钬激光切割肾盂肿瘤

3. 经尿道输尿管壁内段切除术

在传统肾盂癌根治术中通常采用下腹部开放手术，切除远端输尿管和部分膀胱壁，用同一切口可以把全部标本取出，该手术方式在术后输尿管壁间段肿瘤残留的发生率是

50%，仍然有 30% ～ 64% 的患者出现输尿管残端肿瘤复发。在行腹腔镜肾盂癌根治性切除术前，可采用经尿道输尿管壁内段切除术以协助肾盂肿瘤，避免下腹部另外做切口。

（1）截石位，经尿道置入电切镜。

（2）通过输尿管开口逆行插入双 J 管（图 5-10-15）。

（3）用绿激光或电切环距离患侧输尿管口约 1cm，分别切开输尿管周围的膀胱黏膜、肌层，直到膀胱壁外见脂肪组织（图 5-10-16 ～图 5-10-19）。

（4）尽可能向上游离输尿管壁间段，使输尿管壁间段与膀胱完全分离，用电切镜把输尿管壁间段推到膀胱外（便于腹腔镜手术取出输尿管末端）（图 5-10-20）。

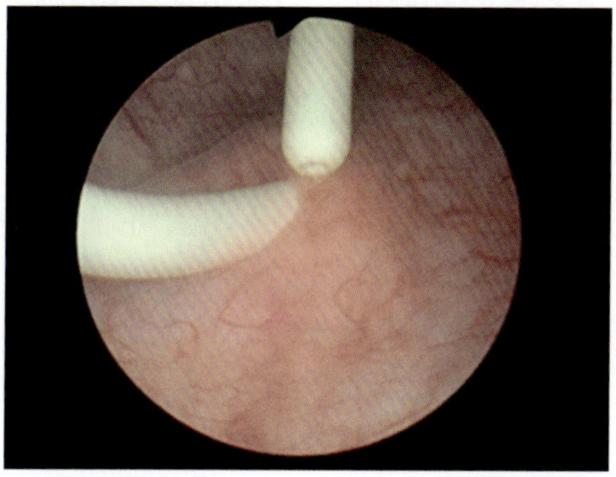

图 5-10-15　安置双 J 管

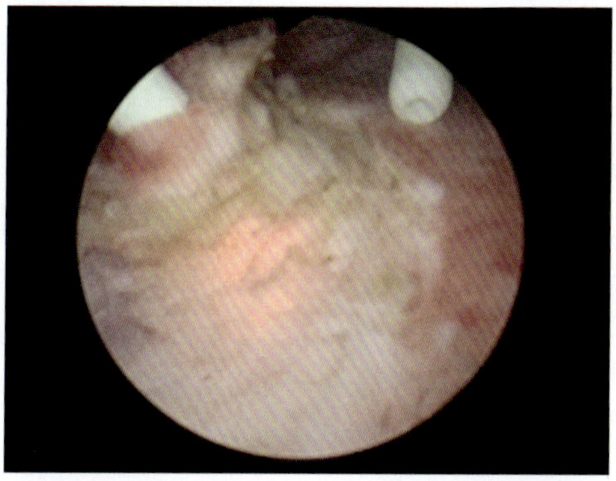

图 5-10-16　输尿管开口旁 1cm 切开膀胱

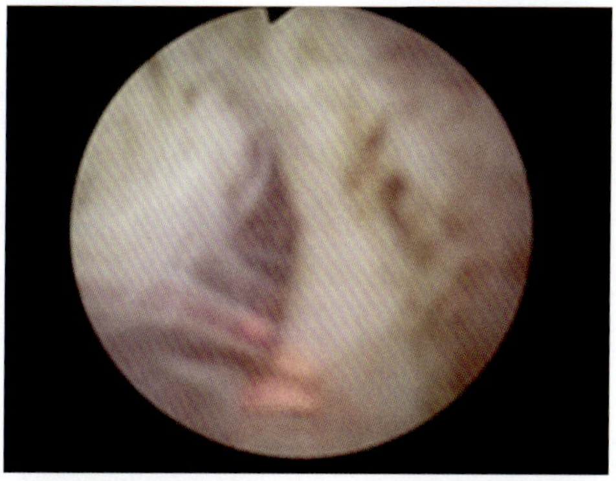

图 5-10-17　切开输尿管右侧膀胱壁

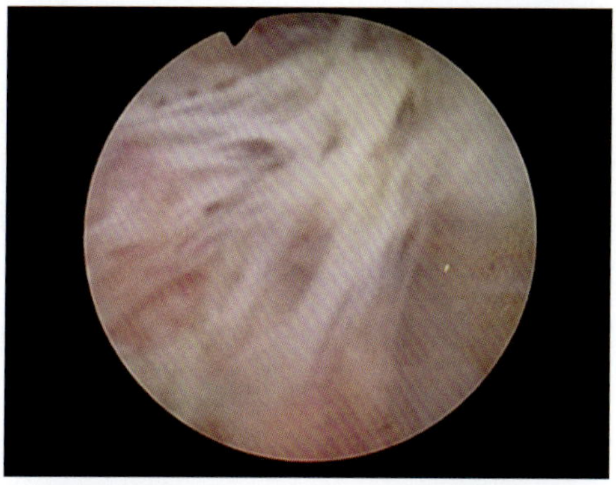

图 5-10-18　切开输尿管左侧膀胱壁

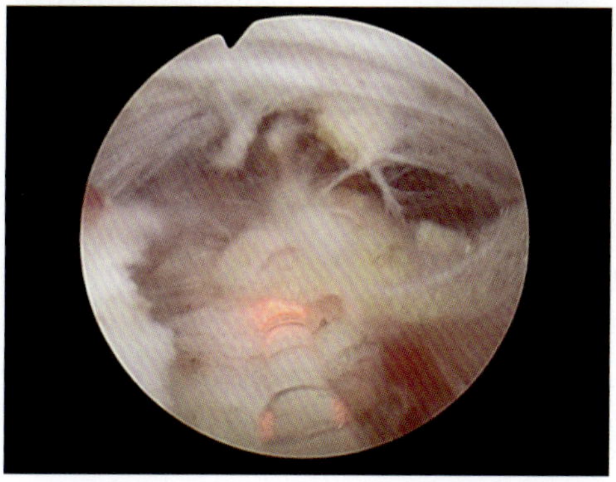

图 5-10-19　切开输尿管前侧膀胱壁

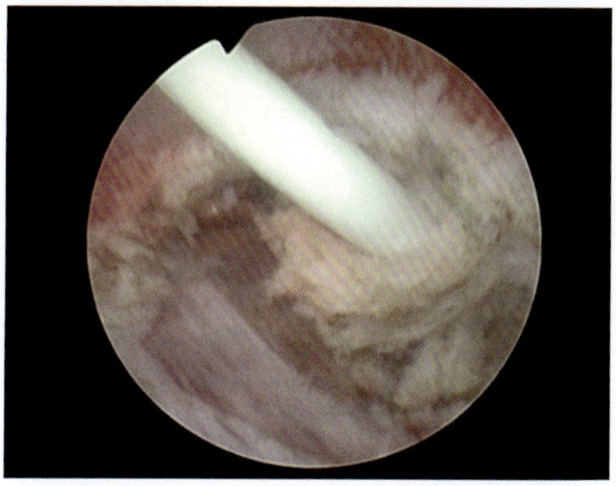

图 5-10-20　把游离的输尿管推向膀胱外

（5）退出电切镜。

（6）保留 22Fr 双腔导尿管。

（7）行常规腹腔镜肾盂癌根治性切除术。

【手术要领】

输尿管开口离断后沿输尿管走行方向切割。

【术后处理】

（1）经皮肾盂镜切除肾盂肿瘤术后处理与 PCNL 类同。

（2）术后 4 ～ 14d，通过原经皮肾通道进行二期肾盂镜或输尿管镜复查。如有残留肿瘤，可再次电灼、钬激光或绿激光治疗；如无残留肿瘤，可行切除肿瘤边缘组织活检。在二期复查后 2 ～ 4d，拔除肾造瘘管，换入 8Fr 肾盂引流管，作为手术后期肾盂内灌注化疗之用。

（3）滴注化疗可从手术后 1 周开始，通过肾盂引流管滴注化疗药物，滴注压力＜ 25cmH_2O，每周 1 次，共 6 次。用表柔比星 30 ～ 50mg 加入蒸馏水 100ml，持续滴注 1h，或丝裂霉素 40mg 加蒸馏水 100ml，持续滴注 1h。经尿道输尿管镜手术患者可通过逆行输尿管插管化疗。

（4）术后 1 个月输尿管软镜复查，如有残留肿瘤行第二次手术治疗。术后第 1 年每 3 个月复查 1 次 IVP 或 CTU，此后每年复查 1 次。如有血尿可随时进行 IVP 或 CTU、膀胱镜或输尿管镜检查。

（5）腹腔镜肾盂癌根治术患者在经尿道输尿管壁内段切除术后 2 周常规进行膀胱内化疗。

【并发症和防治】

经皮肾盂镜手术治疗肾盂肿瘤的并发症与 PCNL 相同，经尿道输尿管镜治疗肾盂肿瘤的并发症与经尿道输尿管镜碎石术相同。滴注化疗最常见的并发症是菌血症，每次滴注化疗前应评估患者是否存在活动性感染，同时应注意低压滴注，同时注意滴注化疗药物相关的反应。此外，肾盂肿瘤的内镜手术还存在经皮肾通道肿瘤种植和血运播散的可能，术中应用蒸馏水低压灌注，可以减少肿瘤种植和血运播散的机会。术后肾盂内应用化疗药物灌注可以减少向输尿管或膀胱种植的机会。

由于腹腔镜肾盂癌根治术患者经尿道输尿管壁内段切除术的生理盐水灌注，如手术操作时间长，会引起腹膜后水肿，但术后有腹膜后引流管和保留导尿，因而对患者无明显影响。

（刘定益）

第十一节 急性肾出血性疾病的介入治疗

【概述】

急性肾出血性疾病的介入治疗方法是肾肿瘤动脉栓塞治疗的发展。1969 年 Lalli 开始进行肾肿瘤动脉栓塞的治疗，1971 年 Lang 报道用放射性金粒成功栓塞了 20 例肾癌，1973 年 Almgard 用自体肌肉组织栓塞成功治疗肾肿瘤。此后，该方法广泛用于治疗急性肾脏出血性疾病。急性肾脏出血性疾病属于泌尿系统比较常见的疾病，一般致病原因为医源性操作、肿瘤破裂、外伤等导致的肾动脉损伤，可伴有假性动脉瘤或者肾动静脉瘘形成。

近年来，随着不少新技术引入了泌尿系统疾病的治疗，因医源操作导致的急性肾出血性疾病较为高发，其中包括经皮肾镜取石、腹腔镜下肾肿瘤切除、肾组织穿刺活检和肾造瘘术等。外伤性及肿瘤破裂性导致的肾脏大出血，常伴有肾周血肿和腹膜后血肿。

人体的肾脏组织较为脆弱且血供丰富，一旦出现损伤，失血量较大。传统保守治疗在止血方面效果有限，而外科手术处理也较为困难。急性肾出血外科手术常采用手术修补或肾部分切除术，手术创伤大，术后并发症多。有时术中难以判定出血动脉，而只能采取单侧肾切除，对患者肾功能的影响极大。因此，如何快速止血及保留肾脏，是医患双方共同追求的目标。

近些年来，随着介入设备、器械和技术的不断成熟，肾动脉造影超选择性肾动脉栓塞术在控制肾脏出血性疾病方面的优势逐渐显现出来，该技术具有创伤小、止血成功率高、并发症发生率低等优点，尤其是能最大限度地保留肾脏功能，在实际临床工作中已经取代了传统的保守治疗和外科手术，目前已经成为治疗急性肾出血性疾病的首选治疗方式。

【器械设备】

介入器材：5Fr 动脉鞘、5Fr 猪尾巴导管、5Fr 蛇管、0.035inch 亲水膜导丝、2.6Fr 微导管及微导丝、聚乙烯醇（polyvinyl alcohol，PVA）颗粒、微弹簧圈和组织胶。

【适应证】

（1）保守治疗无效的医源性肾出血。

（2）保守治疗无效的单纯性肾挫伤或裂伤。

（3）不能明确肾出血的类型和程度，抗休克治疗无效。

（4）保守治疗无效的外伤性或医源性肾动静脉瘘。

（5）保守治疗无效的肾肿瘤或血管性病变出血。

【禁忌证】

（1）严重肾损伤，处于休克状态。

（2）合并其他器官损伤，需外科探查者。

（3）严重肝、肾功能损害。

（4）合并感染者。

（5）肾外伤，同时导致集合系统损伤并大量尿外渗者。

（6）肾蒂断裂。

【术前准备】

（1）急诊进行血常规、肝肾功能、电解质及出、凝血时间检查，并视情况行心电图、CT 增强扫描检查。了解传染病史。

（2）出血严重者术前给予升压药、代血浆和输血等治疗，以稳定患者的生命体征。

（3）选择合适的栓塞材料是介入治疗的关键之一。常用的栓塞材料有吸收性明胶海绵颗粒、PVA 颗粒、微弹簧圈、组织胶。使用率较高的栓塞材料有 PVA 颗粒和微弹簧圈。近年来组织胶的使用有增多的趋势，治疗效果也得到肯定。通常微小末梢血管出血多选择吸收性明胶海绵颗粒或 PVA 颗粒栓塞，较大分支出血选择微弹簧圈或组织胶栓塞。需要注意的是，合并肾动静脉瘘的患者不建议选择颗粒栓塞材料进行栓塞，其容易在动脉血流的冲击下越过瘘口进入肺动脉导致异位栓塞，一般选择微弹簧圈进行栓塞，也可选择组织胶进行栓塞。由于肾脏为单血供供血器官，无论选择何种栓塞材料进行栓塞均能达到永久性栓塞，几乎不存在再通的现象。

【麻醉和体位】

患者取平卧位，双侧腹股沟区消毒、铺巾。2% 利多卡因局部麻醉。

【手术步骤】

（1）采用改良 Seldinger 技术穿刺右侧股动脉，成功后置入 5Fr 动脉鞘，经鞘管引入 5Fr 猪尾巴导管至腹主动脉，双肾动脉造影，明确肾动脉起源和有无副肾动脉存在，而后将 5Fr 蛇管引入肾动脉，行 DSA 造影，以判定出血源血管。不同病变具有不同的血管造影表现：

① 对比剂外溢：外溢的对比剂呈点片状充盈聚集，实质期更加明显，并持续到静脉期（图 5-11-1，图 5-11-2）。

② 血肿形成：实质内血肿可见动脉期肾动脉和分支被推移，无新生血管，实质期充盈缺损，肾包膜动脉不移位；包膜下血肿可见血肿下肾脏表面平直，肾动脉被推移，呈丛状聚拢，包膜动脉可有轻度移位，但仍紧邻包膜；肾周血肿可见肾轮廓模糊不清，包膜动脉明显移位（图 5-11-1 ～图 5-11-6）。

③ 肿瘤征象：良性肿瘤征象为肾动脉分支迂曲增粗，呈螺旋状，多发的微血管瘤，可呈袋状或葡萄串状；恶性肿瘤可见排列紊乱、形态不规则的肿瘤血管，血管僵硬而不规则，可见肿瘤染色。

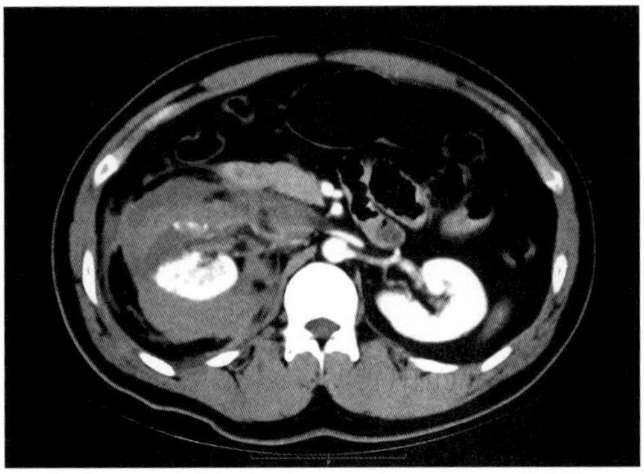

图 5-11-1　右肾错构瘤自发性破裂，动脉期肾实质受压变形，造影剂外渗，肾周血肿形成

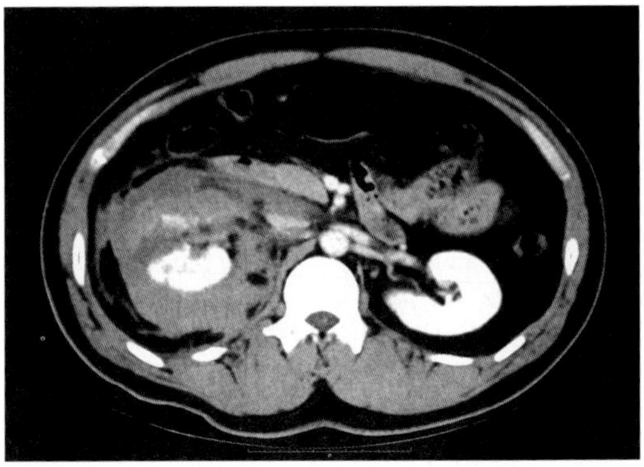

图 5-11-2　增强 CT 同一横断面静脉期图像

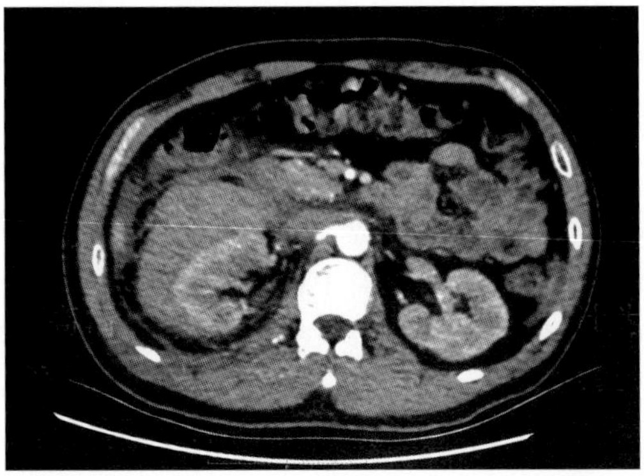

图 5-11-3　自发性右肾包膜下出血（动脉期）

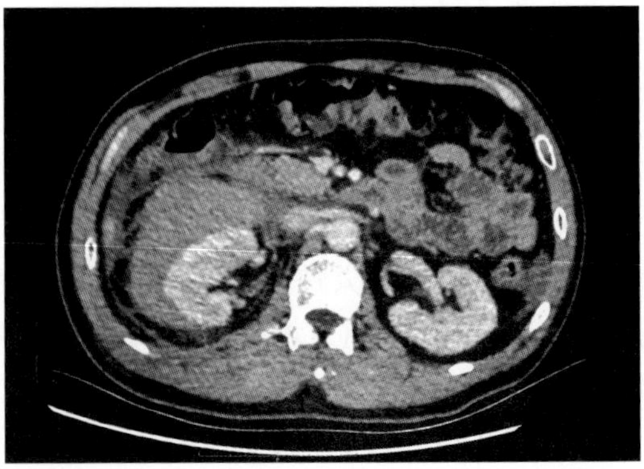

图 5-11-4　自发性右肾包膜下出血（静脉期）

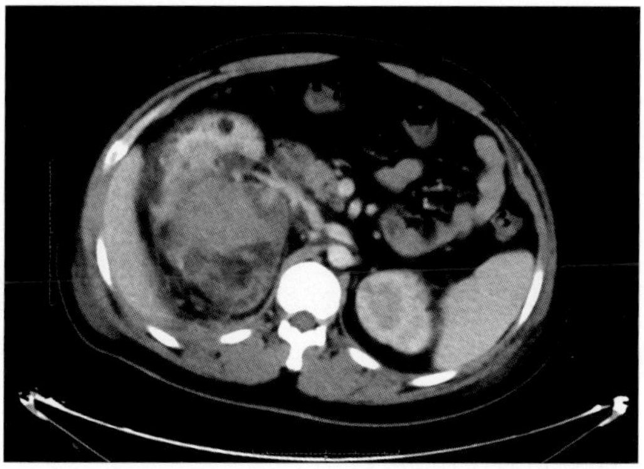

图 5-11-5 右肾错构瘤自发性破裂（动脉期）

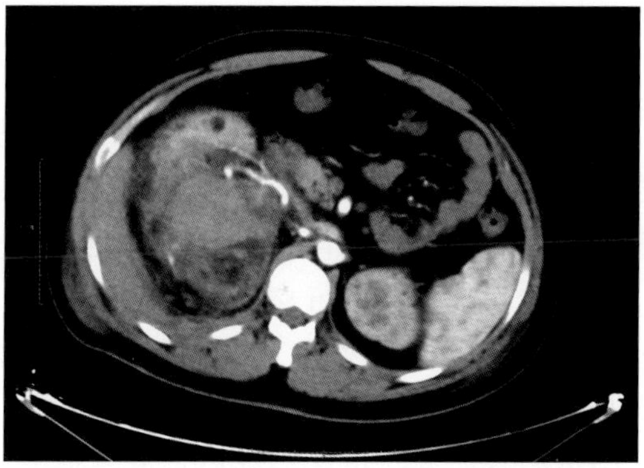

图 5-11-6 右肾错构瘤自发性破裂（静脉期）

（2）明确病变和出血源血管后，经导管引入微导管及微导丝，并经造影证实。根据病变动脉管腔大小选择不同的栓塞材料进行栓塞。栓塞完毕后，再次进行动脉造影，判断栓塞效果。需要注意的是，肾脏及其包膜动脉变异较多，造影时应仔细寻找所有血管，避免漏栓导致手术失败。

（3）撤出导管及动脉鞘管，局部加压包扎，结束手术。

【术后处理】

（1）手术完成后监测患者生命体征变化，同时观察患者尿液、引流液的颜色变化，一般成功手术后症状会明显好转。如果患者症状并未改善或加重，应尽快安排再次介入手术，寻找遗漏的出血源血管，并进行栓塞。

（2）术后常规对术侧下肢制动，避免穿刺部位出血或血肿形成。

（3）根据患者情况给予抗感染、补液、输血等对症处理。

（4）出院后需要对患者进行随访。

【并发症及处理】

1. 异位栓塞

发生率极低，多发生于合并较大动静脉瘘者，选择稍大直径弹簧圈及精细操作多可避免。

2. 栓塞后综合征

栓塞范围较广者栓塞侧腰背部可有轻、中度疼痛，可伴有发热，一般持续 3 ～ 5d，对症处理即可。

3. 血压升高

肾血管性高血压主要发生于栓塞范围较大的患者，其起因为栓塞所导致的肾实质缺血，继发性肾素分泌增多，激活血管紧张素，使血管收缩，引起血压升高。患者血压多可恢复正常，常无需特殊处理，血压过高者可短期内服用抗高血压药物。

4. 肾脏脓肿

肾脏脓肿多由肾脏既往感染或者操作消毒不严导致，栓塞后应常规应用抗生素，必要时行置管脓肿引流。

5. 肾功能不全

肾功能不全发生率低，多见于原有肾功能不良者，超选择栓塞是避免肾功能不全的有效方式。

【病例介绍】

病例 1　患者，男性，66 岁。以“体检发现左侧肾脏占位 1 周”为主诉入院。术前增强 CT 显示左肾占位，血供丰富，符合“肾透明细胞癌”特征（图 5-11-7，图 5-11-8）。影像学检查提示为“左肾癌”，行“左肾部分切除术”，术后病理证实为“肾透明细胞癌”。

治疗：腹腔镜下行左肾部分切除术，术后引流管持续出血，呈鲜红色，提示左肾术后出血，保守治疗无效而行“左肾动脉造影并超选择性肾动脉栓塞”，左肾动脉 DSA 造影显示肾上极动脉多处对比剂外溢（图 5-11-9），确定出血源血管。使用微导管分别超选择后，使用组织胶栓塞，再次造影显示异常血管消失（图 5-11-10），栓塞成功。

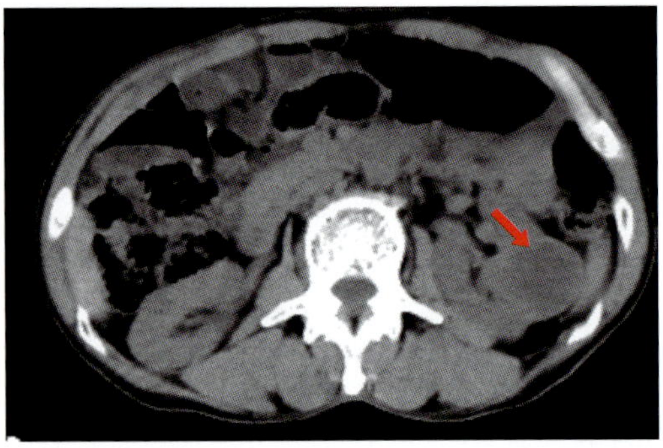

图 5-11-7　左肾占位（平扫）

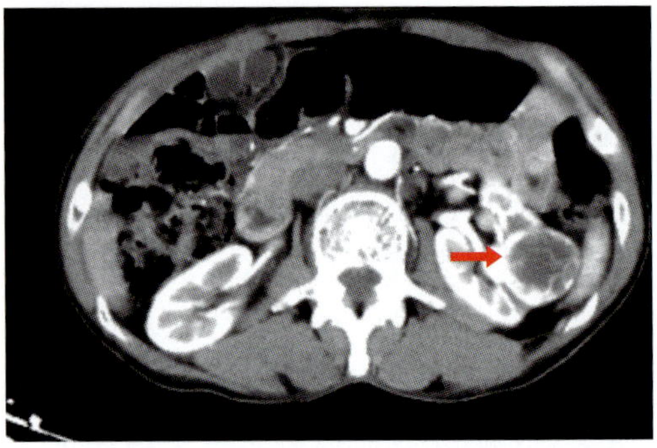

图 5-11-8　左肾占位（增强）

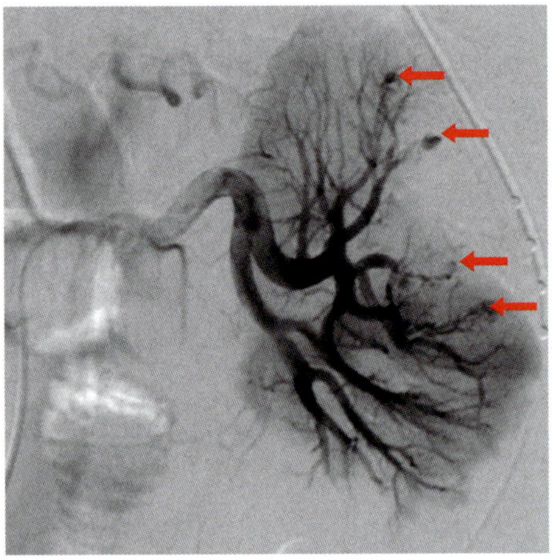

图 5-11-9　肾上极、中极动脉多处对比剂外溢

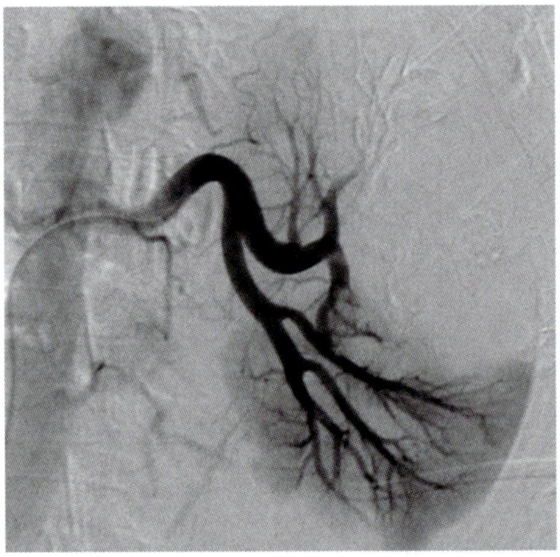

图 5-11-10　栓塞后外溢对比剂消失

病例 2　患者，男性，48 岁。因影像学检查发现为“双侧肾盂结石”入院（图 5-11-11），行“右肾经皮肾镜取石术”，术后发生肾周出血。术后 CT 平扫图像显示肾周高密度影，提示肾出血（图 5-11-12），术后血压下降，经保守治疗无效。

治疗：行“右肾动脉造影并超选择性肾动脉栓塞”，右肾动脉 DSA 造影显示右肾下极动脉分支假性动脉瘤形成，确定出血源血管（图 5-11-13）。使用微导管分别超选择后，使用弹簧圈和组织胶栓塞，再次造影显示异常血管消失，栓塞彻底（图 5-11-14），术后出血停止。

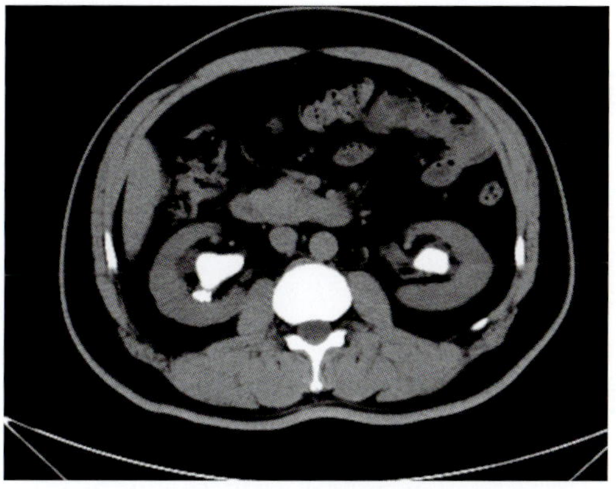

图 5-11-11　双侧肾盂结石

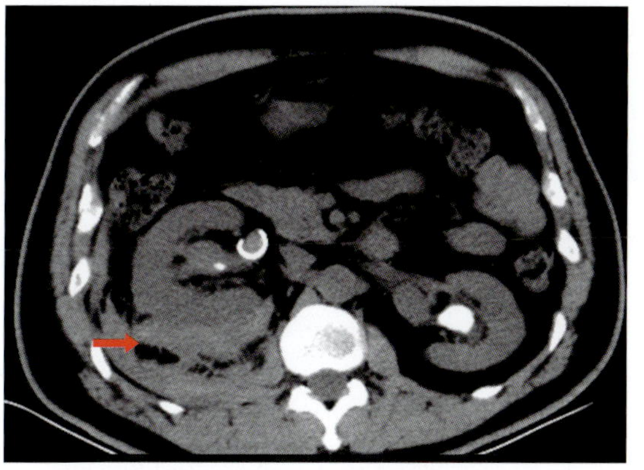

图 5-11-12　右侧肾周出血

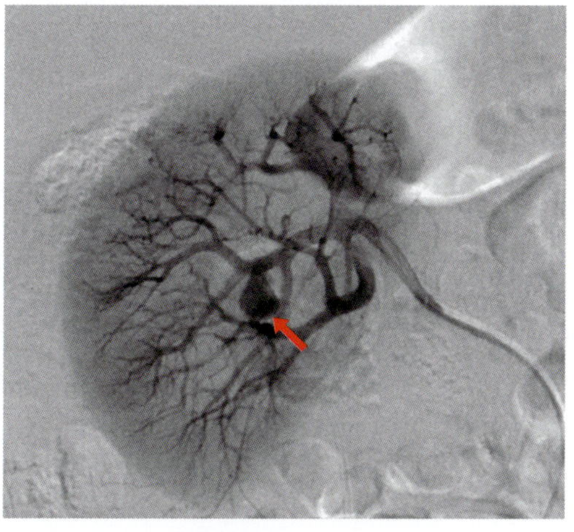

图 5-11-13　右肾下极动脉分支假性动脉瘤

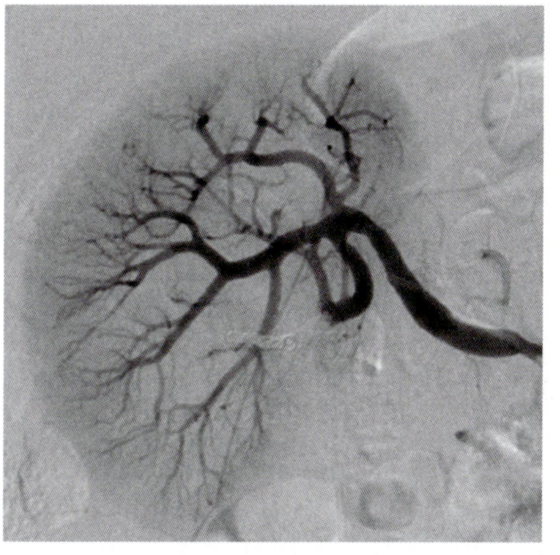

图 5-11-14　假性动脉瘤消失

视频 27　急性肾出血性疾病的介入治疗

（丁鹏绪）

第六章　腹腔镜及辅助设备

第一节　气腹设备

气腹机是向腹腔内充气的机械装置，是建立和维持气腹必不可少的设备（图 6-1-1）。二氧化碳（CO_2）气腹形成系统由气腹机、CO_2 钢瓶、气体输出管道和穿刺器械组成。最初的气腹机多为半自动，流量低，对于诊断性操作已经足够，但是腹腔镜手术操作时有多个工作通道，且需不断更换器械，或行术野冲洗、吸引等，使 CO_2 泄漏较快，若不能及时补充，会影响手术野的显露，加大手术难度和风险。全自动气腹机根据预设的腹内压力和充气速度，能自动向腹腔内充气，当达到预设腹内压力时，充气停止，手术中气腹压力下降时，能自动向腹腔内充气至预设压力。目前使用的全自动气腹机充气速度多达到 15L/min 以上，最高达到 40L/min，有助于保持气腹压力。有些全自动气腹机还有气体加温功能，从而减少腹腔镜镜头气雾的形成，保持术野清晰。另有气腹机可同时实现自动循环滤除烟雾和实时监测气腹压力，不仅使手术视野清晰，还保证了气腹压力恒定；另配有过滤器，可杜绝烟雾排放到手术室，保证医护人员的健康。

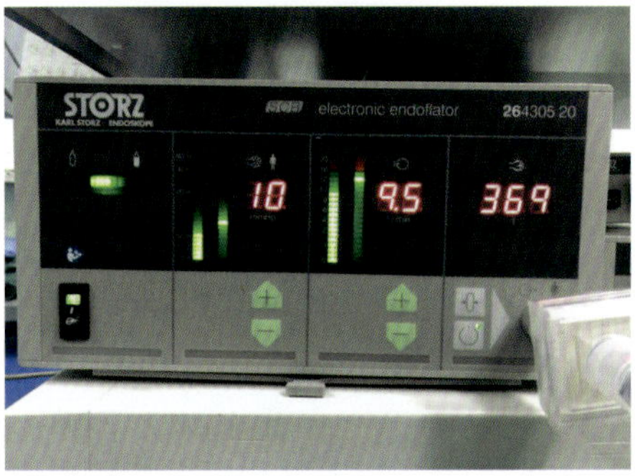

图 6-1-1　Storz 气腹机

第二节　腹腔镜摄像系统

一、腹腔镜

电子腹腔镜光源与摄像头一体。光学腹腔镜是硬质的光学透镜，前端有物镜，尾端侧方接光源提供照明，目镜与摄像头相连，可传递手术图像以供术者观察。常用的腹腔镜直径有 10mm 和 5mm 两种，10mm 腹腔镜传递的光线强度比 5mm 腹腔镜强 5 倍，能提供较大的视野和更好的放大倍数，适合开展较复杂的手术，临床上最为常用的 5mm 腹腔镜视野相对较小、光线偏暗，但更具微创特点，适合诊断或简单手术。腹腔镜的放大倍数与镜头和目标物体间距离成反比，距离 1 ～ 2cm 时放大 4 ～ 6 倍，距离 3 ～ 4cm 时放大 2 ～ 3 倍。

腹腔镜因其前端斜面不同而使视野的中心与镜身的长轴形成不同的夹角，即视角。视角以内的区域为镜下的手术野，视角以外的区域是视野的盲区。根据需要可使用不同口径和视角的腹腔镜。0° 镜视野小、方向固定，操作时无须旋转镜身，适合初学者应用；

30° 镜为前斜视镜，视野大，其视野不在镜头的正前方，而与镜身长轴有一定的角度，可通过旋转镜身改变视野方向，减少盲区，有助于术者形成立体印象，减少器械的碰撞，适合经验丰富的操作者开展比较复杂的腹腔镜手术。

二、监视器

医师通过观察监视器图像进行手术操作。一般监视器的分辨率为 450 ～ 900 线，高分辨率监视器超过可 750 线，监视器大小为 36 ～ 54cm。监视器放置高度与术者水平目视高度平行为宜。目前的高清显示器一般能输出 1080p 的高清图像，16 ∶ 9 模式，分辨率可达到 1920×1080 像素，是普通摄像的 6 倍，能为术者带来更多的图像细节（图 6-2-1）。

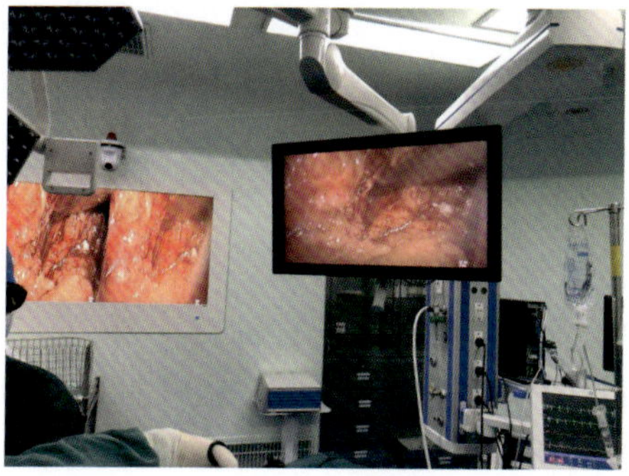

图 6-2-1 监视器

三、摄像机

摄像机由摄像头、摄像电缆及信号转换器组成。摄像头与腹腔镜目镜相接，根据光学原理将光学图像转换成电信号，摄像头产生的电信号经摄像电缆传至信号转换器。信号转换器将摄像头传入的电信号转换为视频信号，以术野图像的形式输出到监视器或录像机上。信号转换器配有色彩调谐和增强功能，预先应进行白平衡调节（图 6-2-2）。三晶片数码彩色摄像头分辨率可满足不同腹腔镜的手术要求。

四、光源

腹腔镜外科手术的先决条件是清晰、明亮的腹内照明，光源可为手术视野提供照明。光源现均为冷光源，其基本设备包括冷光源机和冷光源线。常用的冷光源有 4 种：氙气灯、金属卤灯、卤素灯及低温弧光冷光源。氙灯光源因其亮度高、使用寿命长、光线更接近自然光，是比较理想的光源，300W 氙气灯泡已成为多数腹腔镜手术用的标准光源，可为获得腹腔内解剖结构的最佳成像质量和精确的图像色彩提供最佳的照明。导光束通常有玻璃纤维和液态水晶两种类型。腹腔镜手术通常使用的 4.8mm 导光束由上万根可弯曲具有全反射特性的光导纤维组成，当光线自冷光源发出，由导光束的一端射入时，经过反复的全反射，光线由纤维的另一端射出，光不至于泄漏。每种导光束适用的冷光源与腹腔镜不同，需配套使用，且所有的连接处均应妥善固定，防止光线泄漏及滑脱，导光束要轻拿轻放，粗暴操作可使光导纤维断裂，影响光线传输（图 6-2-3）。

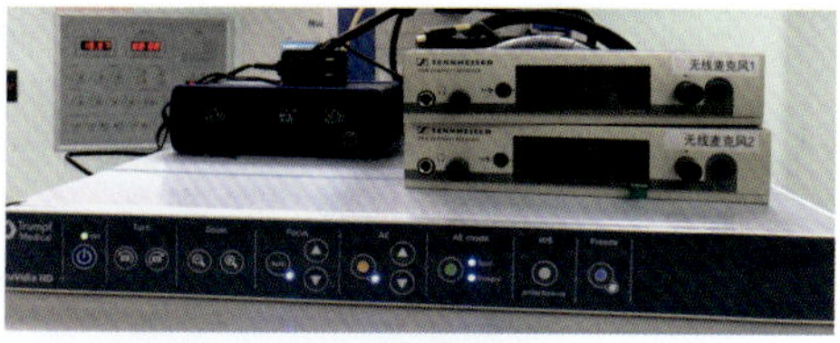

图 6-2-2 摄像机、信号转换器

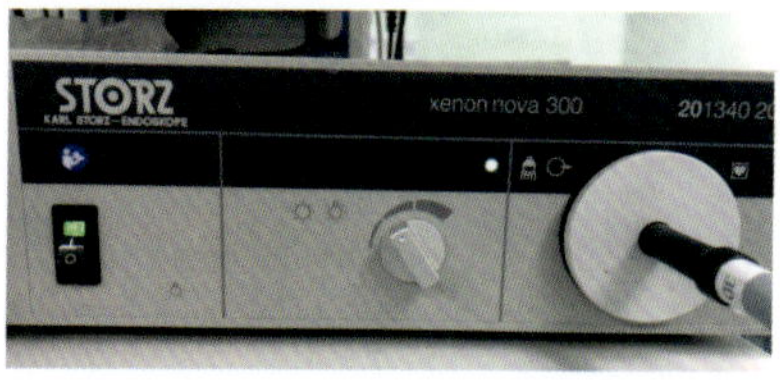

图 6-2-3 Storz 光源设备

第三节 切割止血系统

一、电凝器

高频电流发生器产生的电流不刺激肌肉及神经，不引起心室颤动，但可使组织升温、炭化，甚至汽化，产生凝固及切开的效果。切割部分有单纯切割电流及切割加电凝混合输出电流，电凝部分有单极电凝和双极电凝两种功能。单极电凝的原理是单极电流在电流集中处（通常是手术野内接触的组织）产生热量，而负极板与人体接触时因接触面积大、电流分散，热效率很低，是目前手术中最为广泛应用的一种形式。在单极电流回路中，有效电极位于手术部位，回路电极连接接地衬垫，因此，电流通过患者的躯体形成回路；电流的波形可以设置为连续或间断（电切或电凝）的高电压低电流，当电流通过人体组织时，由于电阻大，可产生 100 ～ 200℃高温，使组织细胞瞬间发生变性—坏死—干燥皱缩—汽化—炭化—组织焦痂的变化，从而达到止血或者切割组织的目的；电切模式有单纯切割电流或切割加电凝混合输出电流；最常用的单极电刀为电凝钩，也可在分离或剪刀上通电进行电操作。双极电凝通过双极镊子的两个尖端向机体组织提供高频电能，使双极镊子两端之间的血管脱水而凝固，达到止血的效果（图 6-3-1），其作用范围只限于镊子两端之间，在最大程度上降低了由于弥散的能量而造成副损伤的风险，其止血效果优于单极电凝，能封闭直径＜ 4mm 的小血管，对肿瘤表面、骨盆壁及前列腺表面的出血疗效最佳。

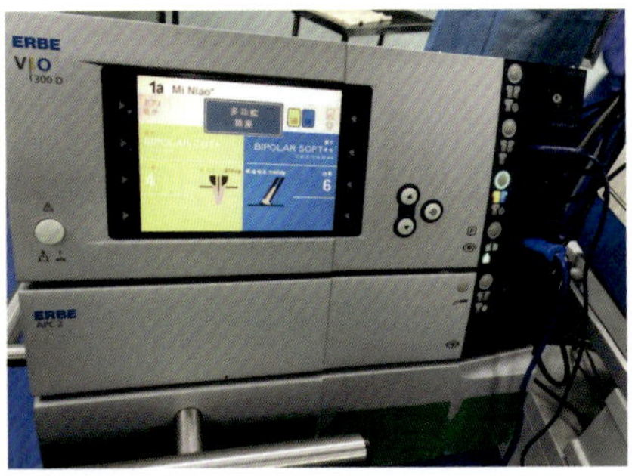

图 6-3-1 单、双极能量平台

高频电切及电凝系统使用时需注意以下几点：①负极板要紧贴患者肌肉丰富处，妥善固定，保证与皮肤间导电性好。②在做一般的切割分离时，尽量不使用单纯电凝，避免焦痂包裹电凝头而致绝缘性增加，有焦痂包裹时应及时剔除。③腹腔镜手术时必须在直视下使用，通电时间不宜过长，电刀头不能接触其他金属器械和夹闭在血管及其他组织上的金属钛夹。重要组织器官的附近或明确的大血管附近慎用或禁用电刀。④器械绝缘层要完好，以免损伤其他组织。操作时要拿稳器械，接触好待处理的组织后再通电，以免带电器械在腹内移动时损伤其他组织。⑤工作电极接触的组织不能太多，标准单极电凝闭合的血管以直径小于 3mm 为宜，有些双极电凝能闭合直径为 7mm 及以下的血管。

二、超声刀

超声刀的工作原理是通过超声发生器使金属刀头以 55.5kHz 的超声频率进行机械振荡，使与刀头接触的组织内的水分子汽化、蛋白质氢键断裂、细胞崩解、组织被凝固后切开、血管闭合，达到切割组织和止血的目的（图 6-3-2），其工作温度为 50 ～ 100℃，热损伤深度在

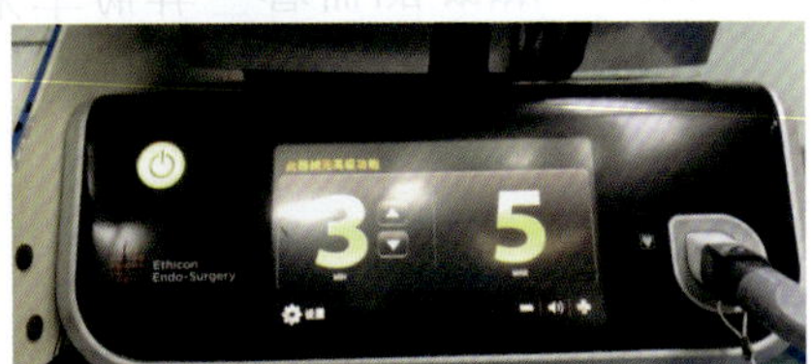

图 6-3-2 超声刀平台

0.3mm，侧向热损伤 1 ～ 2mm，均远低于电刀，组织不会被烧焦或炭化，视野清晰。超声刀能够切割除骨组织以外的任何人体组织，且其凝血效果比较好，可以安全凝固 3mm 以下的血管，技巧得当可以凝固粗至 5 ～ 7mm 的静脉（将血管完全游离，近心端和远心端用慢挡凝固至血管变黄，中间用慢挡切断）。和电刀相比，超声刀在腹腔镜外科手术中的应用具有明显的优点；其精确的切割作用，使它可安全地在重要的器官和大血管旁边进行分离切割；少烟、少焦痂使腹腔镜手术视野更清晰，可缩短手术时间；无电流通过人体，使手术更安全，减少了并发症的发生。

三、结扎血管闭合系统

结扎血管闭合系统（ligasure vessel sealing system，LigaSure 系统）是由美国 Valleylab 公司在 1999 年推出的一种新型止血设备（图 6-3-3）。在腹腔镜手术中常用的有 5mm 和 10mm 两种，文献报告可以封闭直径小于 7mm 的血管与组织束（但作者不推荐用于直径大于 3mm 的动脉），形成的闭合带可以承受 3 倍于正常动脉收缩压的冲击。发生器设备可产生持续的低电压低电流，形成脉冲式电能传导至被器械钳夹的组织。主机可以自动识别组织阻抗，调整输出的电压与时间，并自动识别血管闭合是否结束，以决定何时停止能量的输出。血管壁的胶原与弹性蛋白融合形成永久性的闭塞，从而使管腔消失。操作者待听到凝结完毕的信号后，按压弹出刀片可切断组织（或用剪刀剪断）。LigaSure 系统在处理大血管方面有明显的优越性，术时无须结扎，减少了操作，节省了手术时间。但因其作用时间较长，闭合一个血管大约需要 20s，而超声刀只需 4 ～ 8s，故无法完成精细的解剖。

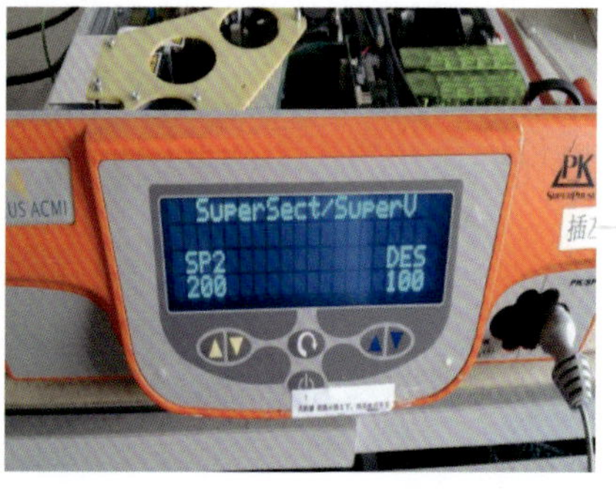

图 6-3-3　LigaSure 血管闭合系统

四、超脉冲等离子电刀

超脉冲等离子电刀是新一代的外科手术器械，采用超脉冲等离子输出系统，这种脉冲电流可以减少热损伤，使组织和器械不易粘连，所产生的烟雾很少，而且手术器械凝、切功能为一体化的设计，可适合不同手术的需求。此外，主机可同时连接两把器械同时操作，减少了器械的更换次数，节约了手术时间。腹腔镜手术热损伤＜ 2mm；开腹手术热损伤＜ 1mm；腔内电切热损伤＜ 0.5mm。腹腔镜手术器械可以闭合、切割 0 ～ 7mm 的血管，开放手术器械可以闭合、切割 0 ～ 10mm 的血管（图 6-3-4）。

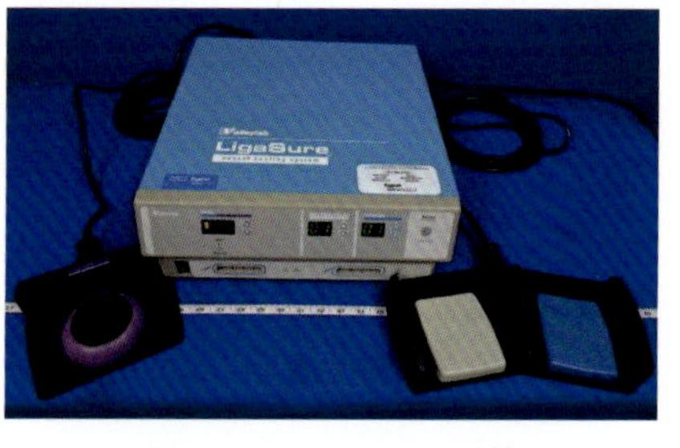

图 6-3-4　PK 刀系统

第四节　冲洗及吸引系统

腹腔镜手术必须配备良好的冲洗吸引设备，以保证术野清晰。冲洗吸引系统包括冲洗吸引装置和冲洗吸引管。冲洗系统有的与全自动气腹机结合，有的则用普通输液瓶或采用加压包装的密闭式输液瓶来进行。单纯依靠流体的重力作用其压力是不够的，一般冲洗压力应达到 250 ～ 700mHg，才能将血凝块冲起，故可采用血压计加压袖带和特殊设计的加压冲洗袋来提高冲洗系统的压力。在手术中，冲洗液通常使用生理盐水，也有使用 5000U/L 肝素盐水以阻止术野血凝块形成，也有术者在冲洗液中加入广谱抗生素。

冲洗、吸引与外科手术结合在一起的冲洗吸引系统，操作开关均设置在操作手柄上，由术者控制，操作方便。冲洗吸引系统除了其冲洗与吸引作用外，还可帮助术者显露手术野，进行钝性分离，但吸引过程中也可吸出大量气体，降低腹压以致影响手术野的显露，增加 CO_2 用量，所以吸引应准确，且间歇进行。冲洗吸引管也经常用来进行钝性分离（图 6-4-1）。

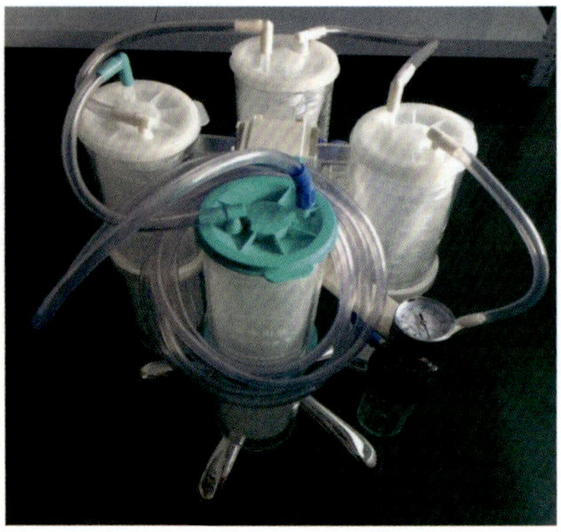

图 6-4-1　冲洗及吸引系统

第五节　腹腔镜手术常用器械

一、气腹针

1938 年匈牙利肺科医师 Veress 设计了一种胸腔穿刺针（图 6-5-1），能刺破胸壁而不损伤肺组织，随后演变成了现代腹腔镜外科手术制备气腹所用的气腹针。气腹针外径为 2mm，针芯前端圆钝、中空、有侧孔，可以通过针芯注水、注气和抽吸，针芯的尾部有弹簧保护装置，穿刺腹壁时，针芯遇阻力回缩针鞘内，针鞘刺入腹腔后阻力消失，针芯因弹簧作用再弹入腹腔，圆钝针芯有助于避免损伤腹腔内脏器。

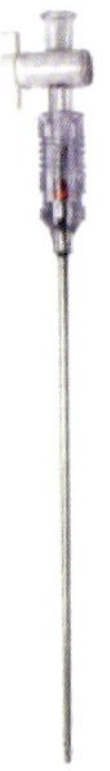

图 6-5-1　Veress 气腹针

二、分离钳

分离钳有直头与弯头两种（图 6-5-2）。钳杆及柄绝缘，尖头及尾端导电，不通电时作组织分离用，通电时可用作电凝止血。分离钳外径为 5mm 或 10mm，一般可 360° 旋转，便于操作。分离钳主要用于分离、止血、牵引及缝合打结。10mm 直角分离钳有助于分离大血管，如肾动、静脉。

三、穿刺器与转换帽

穿刺器包括穿刺锥和套管，按材料不同分为两类：一种为金属穿刺器，可反复使用；

另一种为一次性使用塑料穿刺器。套管鞘的前端有平头和斜头两种，手术中套管鞘不慎脱出时，斜头套管容易重新插入腹腔或后腹腔。穿刺锥有圆锥型和多刃型，各有优缺点：前者穿刺时不易损伤腹壁血管，但较钝，穿刺时较费力；后者穿刺时省力，但对腹壁损伤较大，可伤及肌肉和血管。穿刺器尾端有自行关闭的阀门防止漏气。穿刺器尾端侧面有带开关的接口，可连通气腹管进气或术中放气。穿刺器内径为 3 ～ 33mm，腹腔镜外科最常用的有 5mm、10mm 和 12mm 三种。转换帽与穿刺器尾端相接，可在不同外径之间变换，容纳不同外径的手术器械通过（图 6-5-3）。

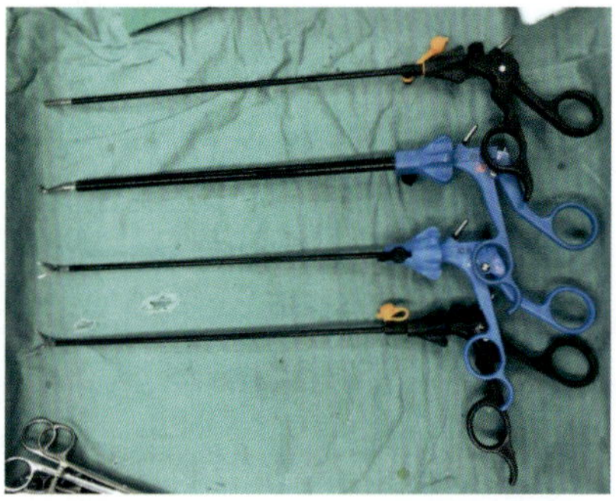

图 6-5-2　直头与弯头分离钳

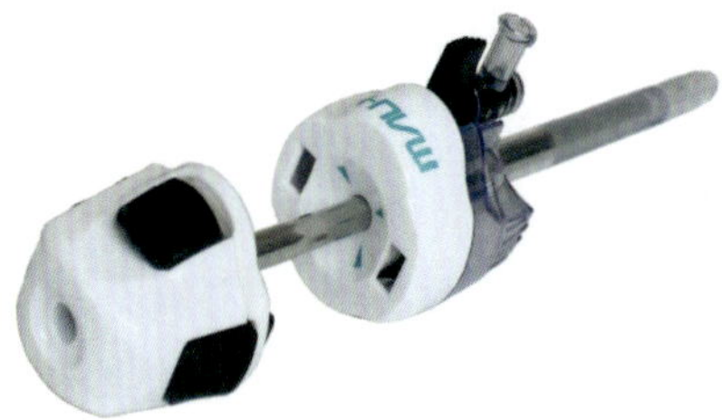

图 6-5-3　穿刺器

四、抓钳

抓钳根据对组织抓持损伤程度分有创和无创两类，杆柄可无绝缘层，常用的有锯齿形抓钳、鼠齿形抓钳、匙形咬口抓钳（图 6-5-4）。前端中空的无损伤抓钳方便抓持输尿管，保护输尿管及其血运。抓钳外径有 5mm 和 10mm 两种，长度为 320mm，器械手柄处常有棘轮结构状锁扣，有助于减轻手术时手控疲劳。抓钳用于对组织的钳夹、牵引及固定，可拆卸，便于清洗和消毒。

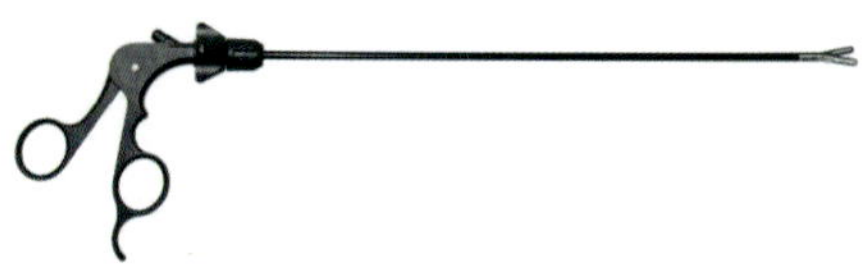

图 6-5-4　腹腔镜抓钳

五、持针器

持针器分直头和弯头两种，一般外径为 5mm，长度为 450mm，不带绝缘层，夹持面有螺纹。手柄也分为直把和弯把，常为弹簧结构或棘轮锁扣结构。弯头针持器不遮挡视野，更为常用（图 6-5-5）。

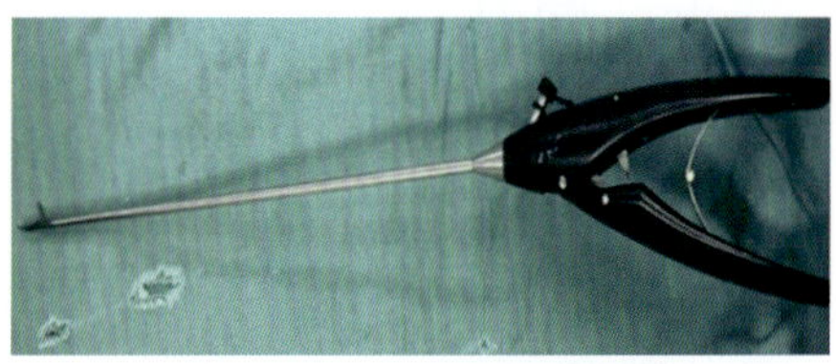

图 6-5-5　腹腔镜持针器

六、电凝钩

电凝钩是腹腔镜手术常用而重要的器械，可用于解剖、分离、电切和电凝止血，有“L”形和直角形两种。电凝钩是一种消耗性器械，使用时间久后绝缘层易磨损，应注意定期检查（图 6-5-6）。

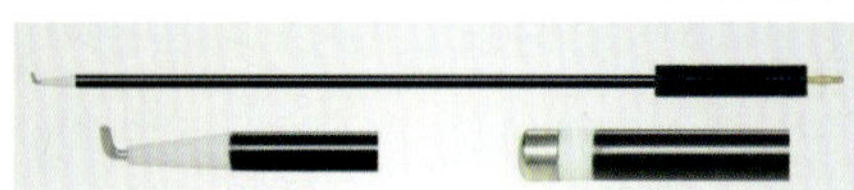

图 6-5-6　电凝钩

七、标本袋

腹腔镜手术标本取出时装进标本袋（图 6-5-7），可以避免污染术野和减少切口长度，便于取出。理想的标本袋应结实、不透水。市面上有不同型号的一次性标本袋，有时也可根据手术标本大小用安全套、塑胶手套、一次性尿袋、普通塑料胶袋等自制。笔者在临床上应用的是自制标本袋，内侧和外侧颜色不同，开口为缩口设计，牵拉绳索可收紧袋口，可根据需要制成各种尺寸。

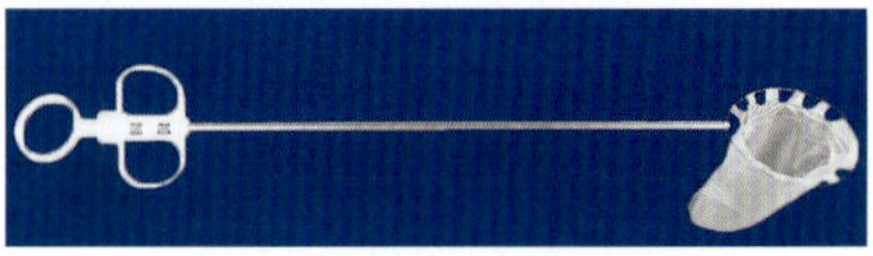

图 6-5-7　标本袋

八、施夹器与血管夹

腹腔镜手术的血管、输尿管等可用血管夹夹闭后离断，以替代结扎。常用的血管夹有钛金属夹、连发钛金属夹、带锁的塑料夹（Hem-o-lock）等，有不同型号，可根据组织的宽度灵活选用。可吸收夹由聚二氧杂环己酮（polydioxanone）制成，180d 内可在体内分解、吸收。Hem-o-lock 夹由不可吸收的多聚合物材料制成，具有夹持界面防滑设计，远端带有锁扣样结构，不易脱落；组织相容性好，可透射线，影像学检查干扰小。常用的为 M、ML、L 和 XL 等规格，分别对应不同颜色的施夹器。施夹器带有镇扣装置，夹闭时可以感觉到或听到声音以确定施夹成功，夹闭血管时要看到夹子的锁扣再施夹，以确认将血管完全夹闭且镇扣中未包含其他组织。常用 Hem-o-lock 施夹器外径为 11mm，也有外径为 5mm 的施夹器，方便经不同大小的穿刺器进入，在不打结的肾部分切除术中固定缝线。钛夹的施夹器外径为 10mm。一次性使用的施夹器内装多个钛夹，可连续使用，减少了漏气的机会，可缩短手术时间，特别是对于动脉出血，可以在明确出血部位后抓住机会连续钳夹几次，从而达到有效止血的目的（图 6-5-8）。

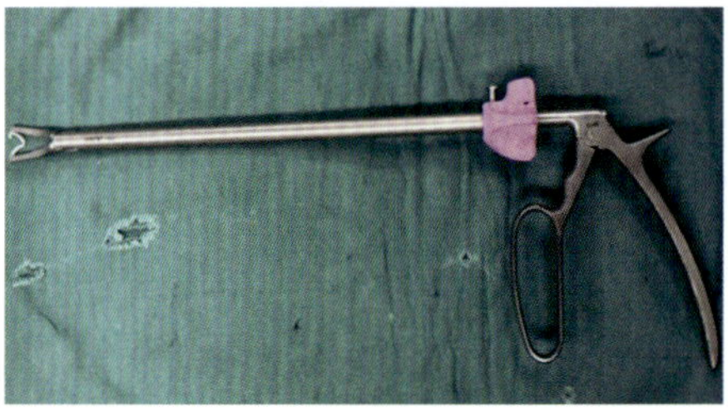

图 6-5-8　单发钛夹的施夹器

九、剪刀

根据剪刀头部形状、大小及长度而有所不同。手术剪外径有 5mm 和 10mm 两种，头端剪切面长 16mm，最大张开范围达 8mm。常用 5mm 剪，一般都带有绝缘层和电极头，可同时止血。常见的有直头剪、弯头剪、钩形剪，弯头剪有左弯剪、右弯剪，大多可 360° 旋转（图 6-5-9）。

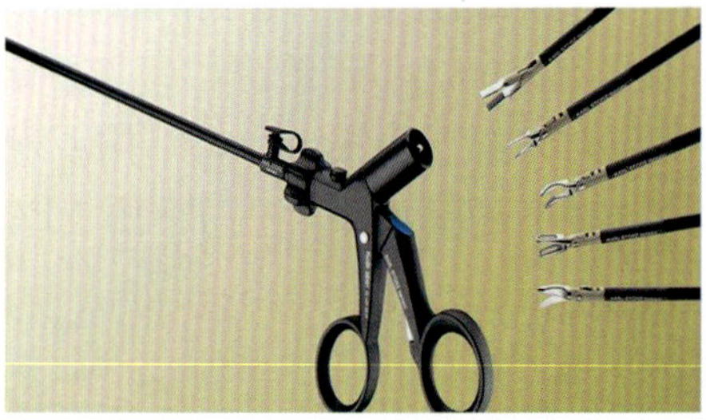

图 6-5-9　腹腔镜剪刀

十、腹腔镜直线型切割吻合器

腹腔镜直线型切割吻合器（Endo-GIA）是腹腔镜手术的重要工具，可应用于切割大的血管（如肾动、静脉）、行吻合手术等（图 6-5-10），可打出相互咬合成排的钉子，每侧三排互相错开，在钉合后中间的刀片同时将组织切断。钉合时须看到刀头前端的安全线，确认要切断的组织都在安全线之内，且其中未包含其他组织，以防因漏钉而出血，或误伤周围组织。钉子的高度为 2.0 ～ 4.8mm，钉仓的长度有 35mm、45mm、60mm，可根据组织的厚度与宽度灵活选用。部分直线型切割吻合器前端可弯曲，方便经特殊角度使用。

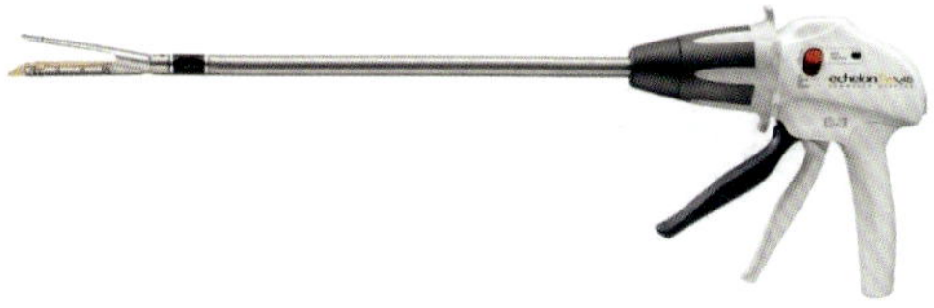

图 6-5-10　直线切割器

十一、牵开器与腹腔镜拉钩

在施行腹腔镜手术时，有些组织、器官会影响手术野的显露，给手术带来困难，因此需使用各种类型的牵开器。在很多情况下，抓钳可用作牵开器，最简单的牵开器为带有无损伤头的金属杆，可用来推挡肠及肝缘。更复杂的为扇形牵开器，有三叶、五叶及多叶等不同的类型。一次性扇形牵开器的五叶扁平、圆钝，不易引起组织损伤，且其扇形叶部分可通过手柄上的旋钮偏转 45° ，更有利于显露手术野。在应用扇形牵开器时，当扇叶部分还在套管内，不要拧手柄上的开启旋钮；同时，当取出牵开器时，一定要注意扇形叶之间是否夹有组织，以免引起损伤。现在有用于盆腔淋巴结清扫的髂外静脉牵开器，以及其他如钩形和杠杆式牵开器。有时常用带锁扣抓钳夹持于腹壁上以牵开肝、脾，也可将组织用线缝至腹壁上以牵开组织。

（李文智）

第七章　腹腔镜前列腺癌根治术

第一节　前列腺癌腹腔镜手术的相关解剖

一、前列腺的基础解剖

（一）前列腺的形态、位置、毗邻和结构

切除的前列腺、输精管和精囊形态类似小章鱼（图 7-1-1）。前列腺上端宽大称为前列腺底，邻接膀胱颈，其前部有尿道穿入，后部则有双侧射精管向前下穿入；下端尖细，称为前列腺尖部，位于尿生殖膈上，两侧有前列腺提肌绕过，尿道从尖穿出。前列腺底与前列腺尖部之间的部分为前列腺体，分为前面、后面和两外侧面。前面有耻骨前列腺韧带，使前列腺与耻骨后面相连。体的后面平坦，中间有一纵行浅沟，称前列腺中央沟，直肠指诊可扪及此沟，当前列腺增生时，此沟消失。后面借直肠膀胱隔与直肠壶腹相隔。直肠指检可触及前列腺大小、硬度及前列腺沟的状态，以协助疾病诊断。

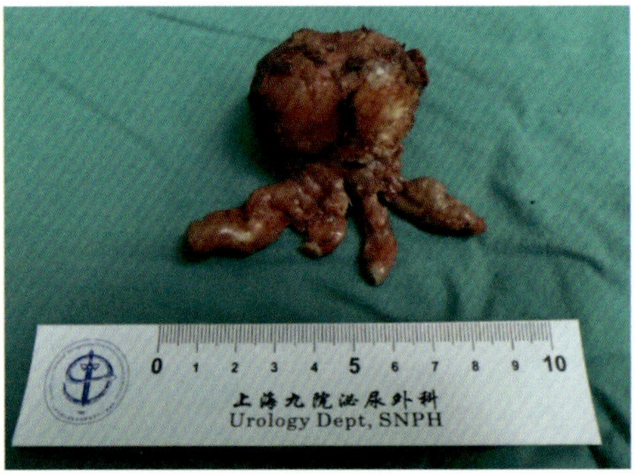

图 7-1-1　前列腺的解剖形态

前列腺分为 5 叶：前叶、中叶、后叶和两侧叶（图 2-1-1）。前叶很小，缺乏腺体组织，位于尿道前方，左、右侧叶之间。中叶呈楔形，位于尿道前列腺部、射精管和两侧叶之间，又称前列腺峡。左、右侧叶位于后叶前方，前叶、尿道前列腺部和中叶的两侧紧贴尿道壁。中叶和侧叶为老年人前列腺增生的好发部位，因压迫尿道，从而造成排尿困难，甚至尿潴留。后叶位于中叶和左、右二侧叶的后下面，射精管的后下方是前列腺肿瘤的易发部位。

McNeal 的研究指出，前列腺包膜内的结构并非全部由腺体组织构成，而是由腺体和纤维、肌肉、基质两部分组成。前列腺分区：①基质区：主要位于前列腺的腹侧，主要由平滑肌纤维组成，不含腺体组织。虽然对前列腺功能与疾病没有直接影响，但它的存在对于前列腺的整体结构和功能非常重要。②外周区：占腺体部分的 70%，组成前列腺外侧、后侧或背侧部分，形似漏斗，其尖端组成前列腺的尖部，而且与楔形的中央区远端邻接，外周区的腺导管开口于尿道前列腺部的远端。③中央区：占腺体部分的 25%，形状类似楔形并包绕射精管，其楔形尖部位于精阜处，底部位于膀胱颈之下，中央区的远端被外周区包绕，中央区亦呈漏斗状包绕尿道前列腺部的近端。此区导管开口于精阜外的尿道前列腺部。④移行区：最小，占腺体组织不到 5%，生理作用很小。前列腺中央区及外周区总体积占前列腺腺体的 95%，因此，前列腺有功能的腺体组织的全部导管均起于精阜的基底部

及其远侧（图 7-1-2）。

（二）尿道前列腺部

尿道前列腺部是前列腺解剖学上的一个重要部位，从膀胱颈延伸至尿生殖膈，平均长度 3cm，是男性尿道最宽大的部分。在尿道前列腺部的冠状切面上，其后壁正中有一纵长的隆起，称为尿道嵴，尿道嵴中部膨大为精阜。嵴的后端达尿道膜部时减小或消失。精阜基底部位于尿道前列腺部的中点，在前列腺尖部与膀胱颈中间。以前列腺尖部和膀胱颈间距离的中点为分界线，靠近膀胱颈的一侧为近尿道部，远离膀胱颈的一侧为远尿道部。在精阜底的后缘处，有一对射精管穿入前列腺，斜向前下方，开口于尿道前列腺部后壁的精阜上。精阜长 2 ～ 4mm，其中央约在膀胱颈平面下方 1.6cm 处，中央有圆形或细长的纵列状小孔，为前列腺小囊的开口。前列腺小囊由开口处向后上方伸入前列腺中叶后方，深 4 ～ 6mm，是副中肾管（输卵管、米勒管）下部融合端的遗留物。精阜从基底向远侧逐渐缩小，约占这一段尿道长度的 1/2，射精管的开口以及前列腺中心区与外周区导管的分泌物均排入这一段，称之为尿道前列腺部（图 1-1-1 ～图 1-1-9，图 2-16-5，图 2-16-6）。

（三）前列腺的筋膜结构

在前列腺侧面，前列腺筋膜由内向外分别是前列腺包膜、前列腺筋膜和盆筋膜脏层（肛提肌筋膜）。在前列腺的后方，前列腺的筋膜由内向外分别是前列腺包膜、前列腺筋膜（posterior prostatic fascia and seminal vesicles fascia，前列腺后方筋膜 / 精囊筋膜）、狄氏筋膜（Denonvilliers fascia，DF）。前列腺包膜由前列腺表面的一层薄而致密的前列腺固有包膜构成，包膜外面尚有一层筋膜包绕，称为前列腺筋膜。前列腺前部被突向上的新月形横纹括约肌覆盖，前列腺筋膜和盆筋膜间有前列腺的供应动脉、前列腺静脉丛和支配神经，静脉丛接受来自阴茎背深静脉的血液（图 7-1-2 ～图 7-1-6）。

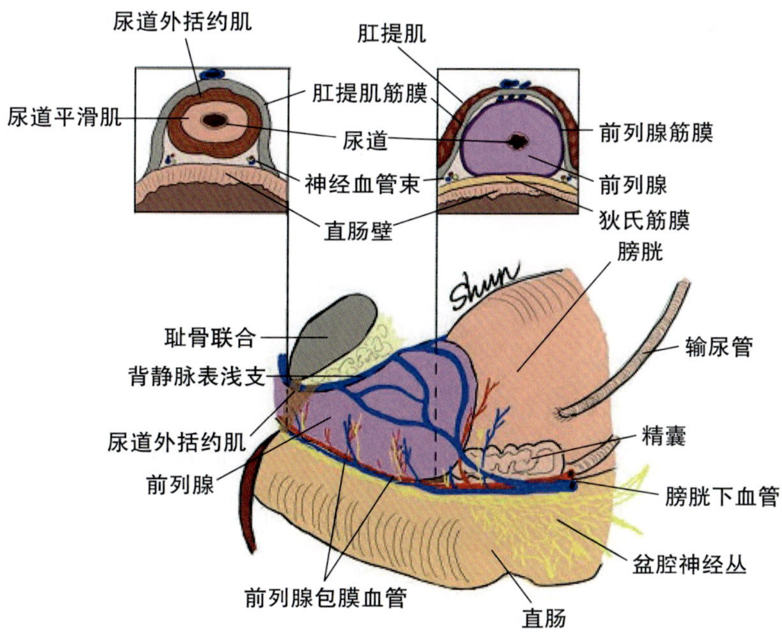

图 7-1-2　前列腺的膜性结构、血管、神经

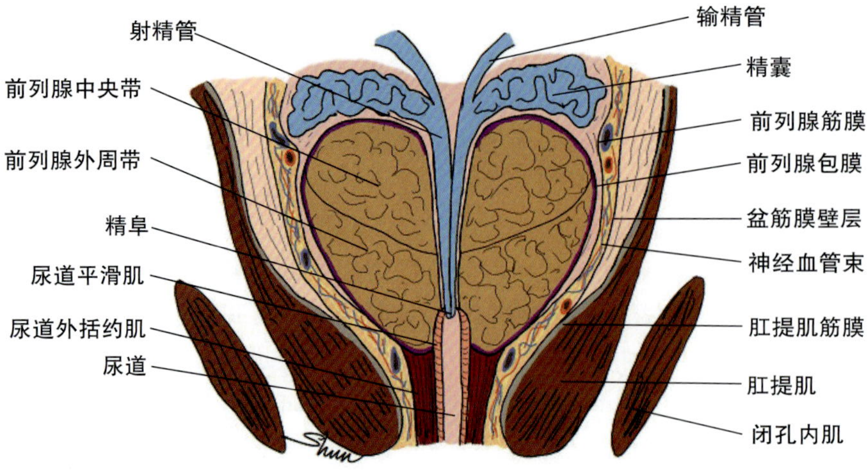

图 7-1-3 前列腺的膜性结构（冠状面）

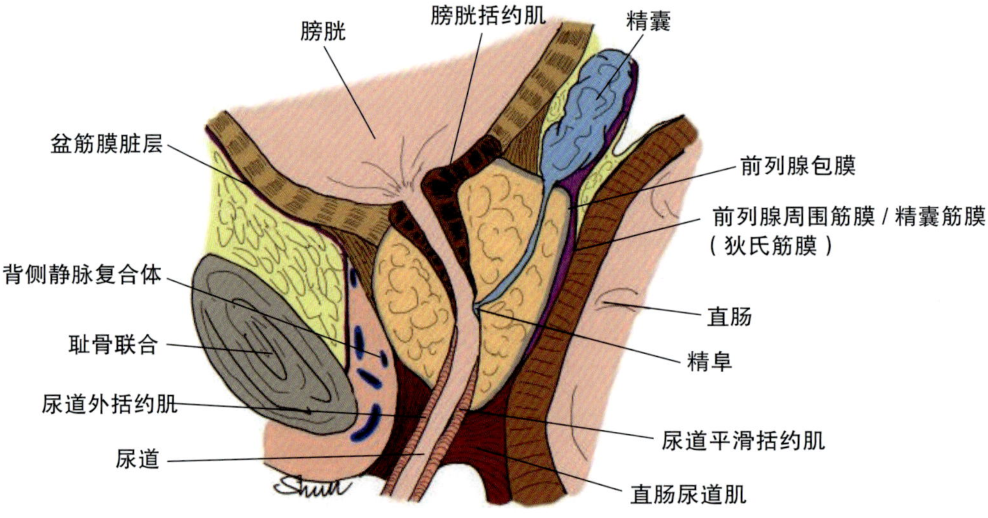

图 7-1-4 前列腺的膜性结构（矢状面）

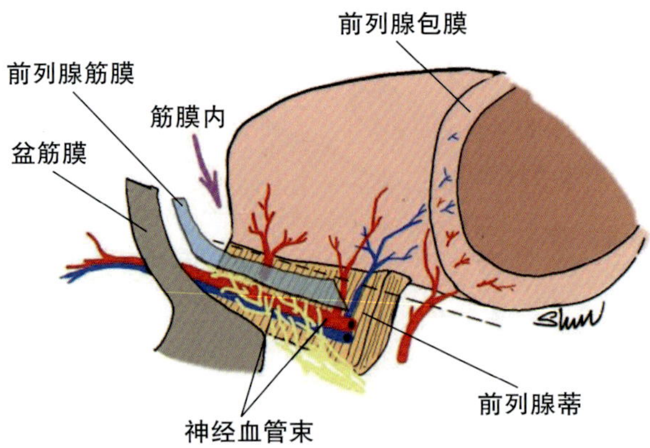

图 7-1-5 前列腺包膜与前列腺筋膜间进行分离方向（箭头方向，筋膜内游离）

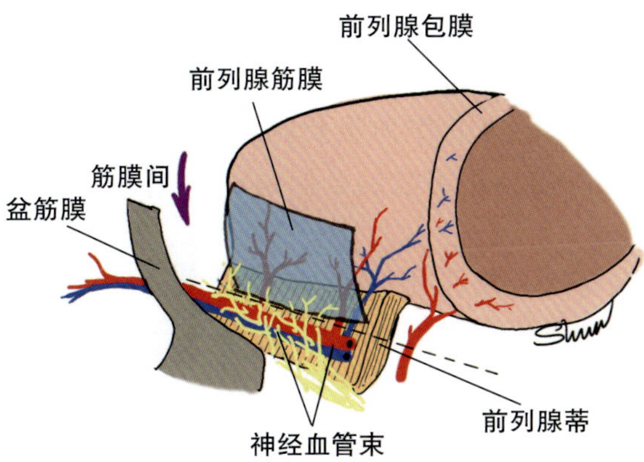

图 7-1-6　前列腺筋膜与盆筋膜间进行分离方向（箭头方向，筋膜间游离）

了解前列腺筋膜与神经解剖对保留神经的前列腺癌根治术有重要意义。根据手术对前列腺周围筋膜、神经血管束保留的程度和范围可分为筋膜内分离（intrafascial dissection）、筋膜间分离（interfascial dissection）和筋膜外分离（extrafascial dissection）。对于局限性前列腺癌患者，根据危险程度不同，根治性前列腺切除术可选择筋膜内、筋膜间和筋膜外技术。绝大部分的学者认为，前列腺筋膜和盆筋膜间的组织得以保留，既能在一定程度上保护勃起功能，又对术后尿控的改善有帮助。在临床上筋膜内技术应用较为广泛。筋膜内分离技术是在前列腺包膜与前列腺筋膜间进行游离，由前列腺侧方直到前列腺尖部（图 7-1-5，图 7-1-7，图 7-1-8）。完全按照筋膜内分离技术分离前列腺，标本上没有附着的脂肪组织，但对于中、高危的患者，可能会增高切缘阳性率。筋膜间分离技术是在前列腺筋膜与盆筋膜间进行游离（图 7-1-6）的，相对于筋膜内切除，理论上筋膜间分离肿瘤会更好，但对男性勃起功能的保护要差于筋膜内技术。筋膜外分离技术是在盆筋膜外和狄氏筋膜后方分离，进行不保留神经血管束的前列腺癌切除。

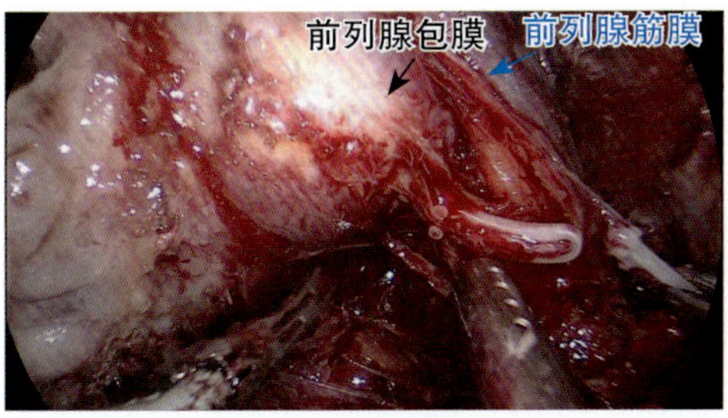

图 7-1-7　筋膜内切除

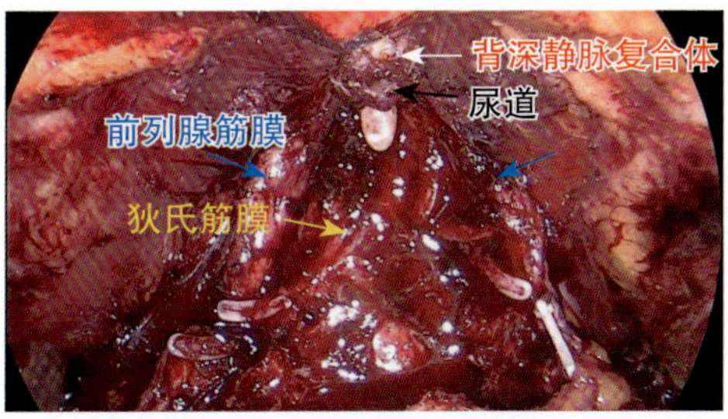

图 7-1-8　筋膜内切除后创面

狄氏筋膜（Denonvilliers fascia，DF）位于精囊和前列腺的后方（图 7-1-2，图 7-1-4），上部起自直肠膀胱陷凹的腹膜反折处。据 Uchimoto 等研究，DF 下层止于直肠尿道肌、腹膜外直肠固有筋膜的前方，在冠状位上几乎垂直地连接于直肠膀胱陷凹的腹膜反折和盆底之间，两侧终止于盆腔侧壁的神经血管束，把腹膜外盆腔器官分成了前、后两部分。DF 在前列腺的后表面，由胶原纤维和（或）肌肉纤维组成，是多层筋膜相交而成的肌束，其与前列腺包膜在前列腺后面正中融合，在前列腺后面两侧，DF 与前列腺包膜分离，留下纤维部分连接，中间充以脂肪组织。DF 在外科手术中具有十分重要的意义，特别是前列腺癌累及直肠或直肠癌累及前列腺的时候，DF 作为重要的解剖分界结构，侵及与否直接决定手术方法的选择（图 7-1-9）。

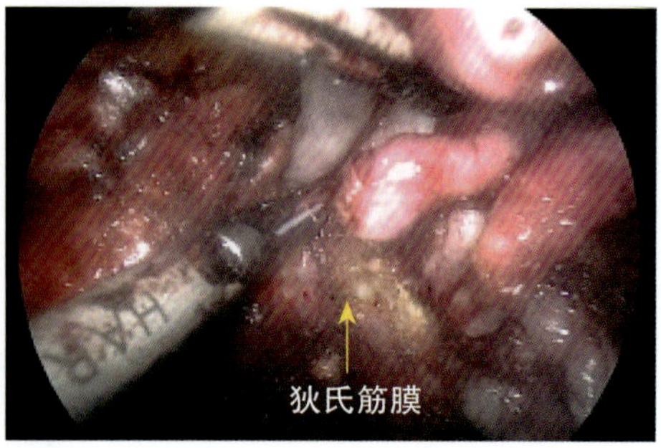

图 7-1-9　狄氏筋膜

耻骨前列腺韧带与耻骨联合筋膜相连接，对前列腺起固定作用，韧带的纤维呈扇形展开，附着于膀胱前列腺接合部的前外侧缘，外侧部的纤维与闭孔内肌筋膜融合。前列腺后面的筋膜与直肠膀胱筋膜相连接，两侧的筋膜与膀胱后韧带相连接。肛提肌的前部肌束附着耻骨后两侧，因部分肌组织紧邻前列腺尖部的侧面筋膜，又称为前列腺提肌，对前列腺亦起到固定作用。尿生殖膈亦与前列腺尖部相互融合，同时也是肛提肌的附着点之一，组织相互移行，具有重要的生理意义，肿瘤侵犯或者手术误伤该组织会导致患者出现尿失禁等症状，将对患者的生活造成极大困扰。

二、前列腺癌根治术控尿和性功能相关超微解剖及应用

前列腺癌根治术（radical prostatectomy，RP）是局限性前列腺癌的标准治疗方法，在切除肿瘤的同时，应尽可能地保护尿控功能及性功能。文献报道，RP 术后尿失禁的发生率达到 30% ～ 80%，其原因可能与尿道外括约肌损伤、膀胱颈部挛缩、神经血管束（neurovascular bundle，NVB）损伤及膀胱逼尿肌功能不稳定相关，患者年龄与术后尿失禁也具有相关性。只有熟练掌握相关解剖学知识，尤其是前列腺周围的多层筋膜结构，才能保证术中层次清楚地解剖性分离前列腺，在完整切除前列腺肿瘤的同时预防尿道外括约肌和神经的损伤，从而保护尿控功能。

（一）尿控功能方面解剖

1. 控尿相关神经

前列腺神经主要来源于盆腔神经丛，盆腔神经丛又称下腹下丛，在男性中，主要控制勃起、射精及控尿功能，来自骶交感神经节的节后纤维和第 2、3、4 骶神经的盆内脏神经，共同组成盆腔神经丛。盆腔神经丛伴随髂内动脉分支，组成许多副丛，分布到骨盆器官。副丛包括直肠丛、膀胱丛、前列腺丛、输精管丛、阴茎（阴蒂）海绵体丛和子宫阴道丛。盆腔神经丛的神经纤维以笼状结构主要围绕在膀胱颈、前列腺近端和精囊的外侧面（图 7-1-2，图 7-1-10），在这些器官的前面神经纤维相对较少，这些神经纤维仅在显微镜下可见，开放手术中很难发现，由于腹腔镜视野放大的作用，使 RP 中能更清楚地辨认这些神经结构。Costello 指出，盆丛中形成的海绵体神经和控制尿道外括约肌的神经纤维主要位于精囊的后外侧，与精囊蒂贴得很近，常与血管结构伴行，呈片状分布，因此称为神经血管束。这些神经与以下解剖标志的最短距离分别为：与精囊和前列腺基底部直接接触（0mm），距膀胱颈部 4mm，距肛提肌 2mm，距前列腺侧蒂 0 ～ 7mm。这些神经散在分布于前列腺的 1 点到 11 点位置，主要位于前列腺外侧，其中 2/3 的神经纤维分布在前列腺后外侧，剩余的 1/3 分布在前外侧。在前列腺尖部，水平分布于前列腺和尿道的后外侧，

在3～5点、7～9点方向穿出尿生殖膈，支配阴茎海绵体、前列腺、尿道内括约肌和外括约肌中的平滑肌，负责勃起、射精和控尿功能。在前列腺癌根治术中部分术者只注意保留前列腺后外侧的神经血管束，而忽略了保留前列腺外侧的神经血管束，容易导致术后患者的勃起功能障碍。

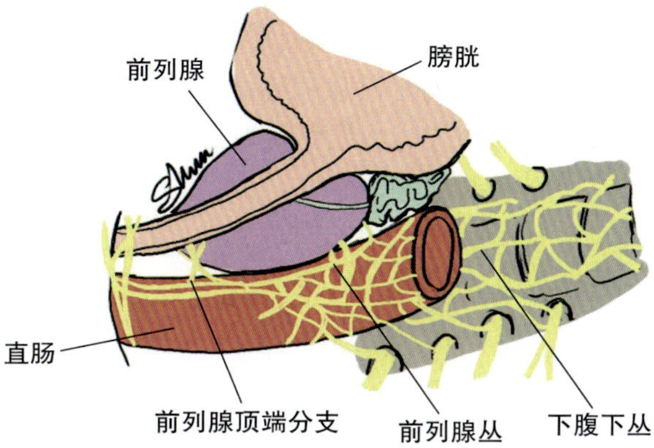

图 7-1-10　控尿相关神经

2. 盆底肌群（pelvic floor muscles）

前部盆壁的最内层肌肉结构是肛提肌，肛提肌及其筋膜组成上提平台（levator plate）或吊床（hammock），其前内侧与尿道外括约肌贴近的肌肉称为耻骨会阴肌，是肛提肌增厚的部分，犹如两条带状肌肉起始于耻骨，经双侧前列腺尿道连接部向后延伸与会阴中心体连接。耻骨直肠肌位于耻骨会阴肌的外侧，两者的主动收缩使尿道向前上提起，导致尿道的关闭和排尿的终止，与排尿时主动的快速终止机制相关，在维持尿控功能中起重要作用。

3. 尿道外括约肌

尿道外括约肌位于前列腺尖部的远端，它与耻骨会阴肌关系密切，但并不相连，是独立于盆壁的肌肉组织。外括约肌由横纹肌组成，在横断面上呈现马蹄形或“ω”形（图7-1-2，图7-1-11），插入前列腺尖部及前面，此肌肉纤维是慢收缩型，与耻骨会阴肌的快收缩型不同，在尿控功能中被动起效。尿道括约肌的内层完全环绕尿道，主要由平滑肌和弹性纤维构成。外括约肌的前面和前外侧肌肉较厚，而后外侧较薄，其后侧肌肉中断，由背侧中央腱脊替代，后者在尾侧与会阴中心体延续，在头侧与狄氏筋膜延续。目前观点认为，此背侧中央脊及其周围组织作为外括约肌收缩的支点，允许尿道向背侧及尾侧移动。外括约肌和耻骨会阴肌以双重机制控制尿道的关闭。

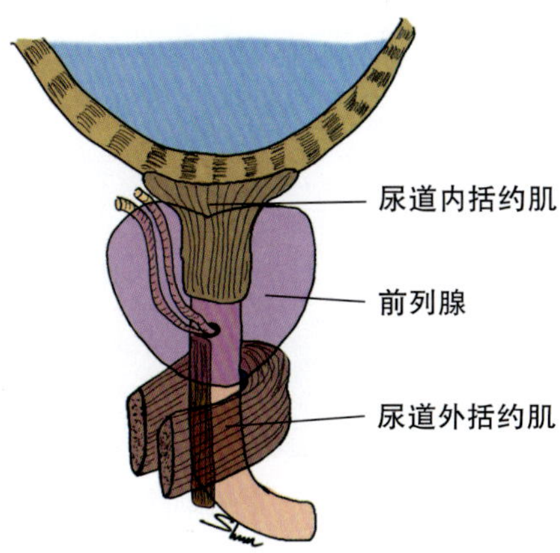

图 7-1-11　尿道前列腺部括约肌

4. 逼尿肌围裙

膀胱颈前列腺交界处前列腺近端腹侧由来源于膀胱外纵肌层的肌纤维(即逼尿肌围裙)覆盖，位于前列腺前方，几乎覆盖前列腺全长，呈倒三角形分布，在前列腺底部分布范围为10点至2点，在前列腺尖部分布范围为11点至1点。中间最厚，向两侧移行时逐渐变薄乃至消失。膀胱前列腺肌位于膀胱颈后侧、精囊与前列腺的连接处和输精管壶腹部之间，此结构包含两种组织，内层结构直接位于膀胱黏膜下方，由来源于膀胱外层纵行逼尿肌的平滑肌纤维构成，这些肌纤维纵行插入前列腺基底部，此层结构被认为是腹侧逼尿肌围裙的对称结构。膀胱前列腺肌的后层结构与内层结构紧密接触，由纤维脂肪组织构成，与膀胱外膜相延续。膀胱颈与前列腺底的接触面并非一个平面，而是一个中央向前列腺凹陷的曲面，术中一般从中间向两侧分离膀胱颈和前列腺底部，应注意该曲面关系，避免分离过程中触及前列腺，使切缘阳性率升高（图7-1-12）。

5. 耻骨前列腺韧带

耻骨前列腺韧带（puboprostatic ligament，PPL）为来源于盆筋膜脏层增厚的成对纤维束，连接耻骨后面远端1/3和尿道外括约肌，位于前列腺前方，连接前列腺和耻骨，左、右各一，大致位于10～11点和1～2点位置，中间有背侧静脉复合体（dorsal vein complex，DVC）通过，韧带两头宽，中间窄，耻骨端测得宽约7.5mm，中间宽约6mm，前列腺端宽约12mm，自耻骨端至前列腺端长约9mm，将前列腺、尿道、膀胱稳定于耻骨，形成双侧倒“V”字形的结构（图7-1-13），被认为是尿控机制中支持系统的重要部分。耻骨前列腺韧带并非单一的一条韧带，而是从耻骨端向前列腺及膜部尿道呈扇形发出的若干条韧带，以起到固定前列腺及尿道的作用。PPL仅连接前列腺两侧，与尿道之间并无明显的连接，而真正对尿道起到悬吊作用的是耻骨尿道韧带，此韧带连接耻骨下部与前列腺尖部，分离时保护耻骨尿道韧带才是手术的关键。可将连接前列腺的韧带剪断而保留连接膜部尿道的部分耻骨尿道韧带。

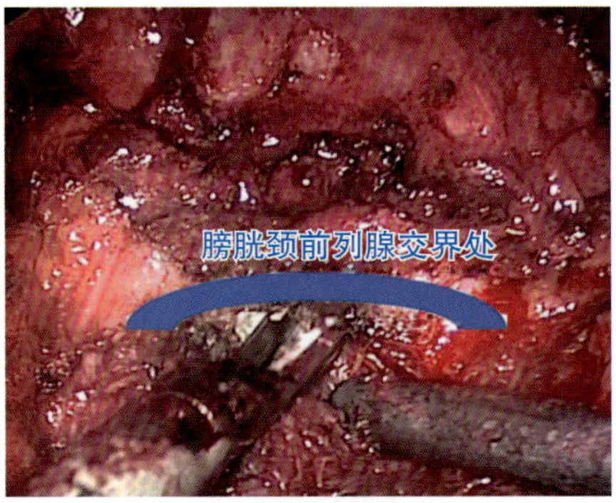

图7-1-12　膀胱颈前列腺交界处

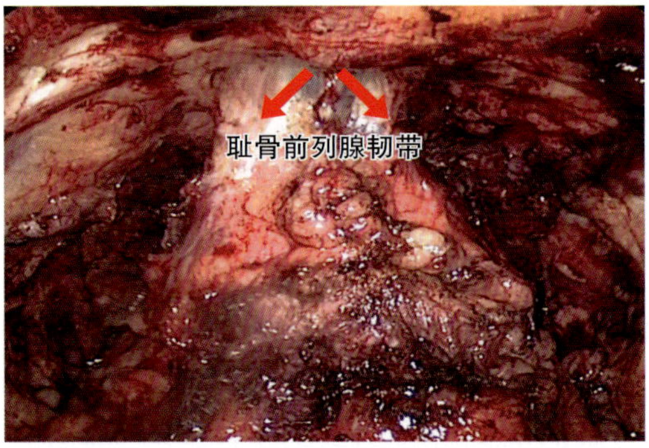

图7-1-13　耻骨前列腺韧带

6. 膜部尿道

腹腔镜前列腺癌根治术（laparoscopic radical prostatectomy，LRP）术后控尿功能依赖于膜部尿道（membranous urethra）。LRP术中在离断前列腺尖部时，膜部尿道会有不同程度的缩短，进而影响外括约肌功能（图7-1-14）。

7. 尿道两侧筋膜

位于膜部尿道括约肌的表面，两侧较为明显，背部因覆盖有 DVC，解剖中并未分离出明显的筋膜。

8. 膜部尿道出盆底的角度

膜部尿道出盆底的角度可用耻骨联合下端及阴茎球的连线与膜部尿道的交角表示，平均为 82°（70°～87°），膜部尿道出盆底的角度可能会影响到肛提肌及尿道括约肌收缩时膜部尿道的运动方向及位移，从而影响控尿。根治性前列腺切除后该角度亦可用来判断各解剖结构的相对位置是否发生变化，由此提示前悬吊的必要性。

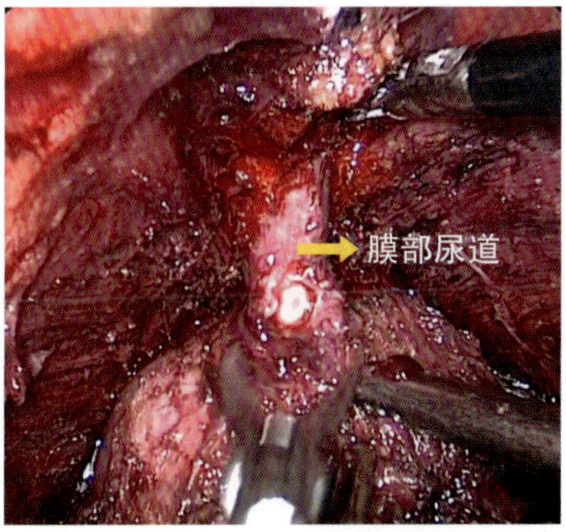

图 7-1-14　膜部尿道

9. 控尿技术的应用

在保证肿瘤切除的前提下应尽可能地保留和重建功能性的结构。①保留控尿神经；②保护盆底肌；③保留耻骨尿道韧带；④保留膀胱颈；⑤保留功能尿道长度；⑥保护尿道两侧的组织筋膜和尿道后壁；⑦膀胱颈口吻合重建；⑧前方悬吊重建：将膀胱前壁缝合到耻骨前列腺韧带以及腱弓上；⑨后方重建：将尿道直肠肌和肛提肌及膀胱颈部后方残留的狄氏筋膜等组织缝合在一起，重建一个新的肌肉筋膜“后方三角”，填补尿道外括约肌和膀胱颈部后方的空缺，增强弹性悬吊及支持机制。

10. LRP 术后尿失禁发生的其他影响因素

文献报道，年龄是影响 LRP 术后尿控的重要因素，在比较不同年龄组 LRP 术后尿失禁发生率的差异时发现，年轻患者可以获得更好的尿控率。同时，肥胖患者因手术操作较难而影响术后尿控的恢复，BMI > 30 和 < 30 的术后尿失禁率分别是 25.8% 和 8.7%（$P < 0.05$）。此外，在既往行 TURP 术的患者中发现，RP 术后 3 个月内尿控率比无 TURP 手术史的患者差，尿控率分别是 61% 和 91%，但远期疗效差异不大。

保留解剖结构的完整性，特别是尿道括约肌及其周围组织，是手术的关键步骤。通过解剖性分离前列腺膀胱，显露尿道并辨认外括约肌，可更好地保护尿道外括约肌的正常解剖，避免外括约肌损伤，同时保持膀胱颈口的解剖功能，减轻尿控功能损伤。缝合时采用单针连续缝合，先收紧后壁，可使吻合口基本达到解剖复位，避免吻合口松弛或狭窄，完整地保留血管神经束。术后移除导尿管后，患者可获得良好的控尿，并且减少尿路和 / 或膀胱颈的并发症。

（二）性功能方面解剖

1981 年，Patrick C. Walsh 和 Pieter J. Donker 发现支配阴茎勃起的阴茎海绵体神经起源于盆丛，走行于前列腺后外侧，与前列腺被膜血管共同组成神经血管束（NVB）。在此基础上，1982 年 4 月 26 日，Patrick C. Walsh 在俄亥俄州克利夫兰为一位 52 岁的心理学教授实施了第一例有目的的保留神经的前列腺根治性切除术，患者在 1 年内完全恢复了勃起功能。支配前列腺的神经自后方伴随射精管进入前列腺，一些神经轴突平均分布在前列腺的基底部支配中央带，另一些神经散在分布于前列腺被膜，还有一些神经伴随神经血管束分布在前列腺尖部。前列腺周围神经分布是可变的，在腹外侧和背侧位置，神经所占比例很高。由于神经离开神经血管束分支进入前列腺，前列腺周围神经的总表面积从基底部向顶部逐渐减小。前列腺接受的神经递质主要来源于交感神经和副交感神经，部分还来源于躯体神经。

术中分辨前列腺周围神经，避免术后尿失禁和勃起功能障碍有着重要意义。Durand M 的一项研究利用多光子显微镜（multiphoton microscopy，MPM）发现，不同组织、不同荧光在受到激光激发后发出不同光子，这一特性可以实时示踪体内的前列腺周围神经。将MPM整合至腹腔镜装置中，可为外科医师提供实时的组织学图像，帮助医师分辨组织(如神经和前列腺)，从而分辨手术切缘的前列腺组织，最终有助于减少切缘阳性率和保留神经，减少术后并发症。

三、血管

（一）动脉

前列腺的血供很丰富，主要由膀胱下动脉的前列腺分支和直肠中动脉的分支组成，其中膀胱下动脉是最主要的血供来源。膀胱下动脉的分支分别供应精囊的下后方、膀胱底部及前列腺。除营养精囊外，这些分支走行在膀胱的两个侧面，在进入前列腺前又分为两组：前列腺动脉尿道组和前列腺动脉包膜组（图 7-1-15）。前列腺尿道组血管于膀胱颈部后外侧 5 点和 7 点位置与前列腺底部相连接处进入腺体，之后在靠近尿道的前列腺组织中向下走行，供应深部前列腺和尿道周围的腺组织，还发出侧支供应膀胱颈部。前列腺包膜组血管则位于盆侧筋膜深面，沿盆壁下行，经前列腺的背外侧向下发出分支，供应前列腺外周部分腺体和前列腺被膜。此外，有 4% ～ 75% 的男性存在阴部副动脉（accessory pudendal arteries），阴部副动脉可能起源于髂内、髂外或闭孔动脉，位于盆膈上方，经耻骨后方，最终进入阴茎，阴茎海绵体的血供可能来源于此动脉。行前列腺切除时注意保留此动脉，可以避免阴茎动脉血供不足而导致勃起功能障碍。

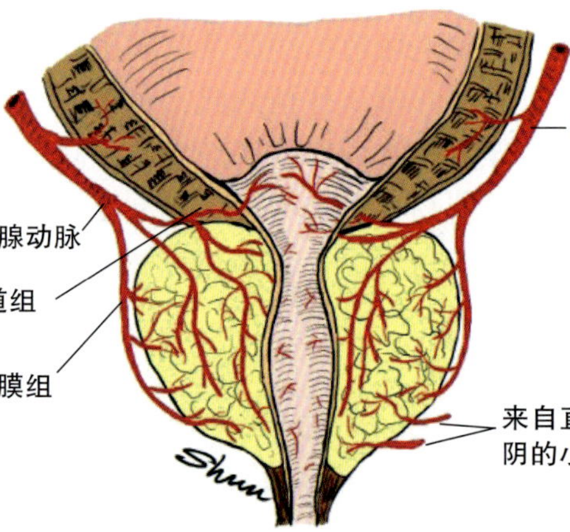

图 7-1-15　前列腺血供

（二）静脉

前列腺静脉的主要构成为前列腺静脉丛，起源于阴茎背深静脉，在前列腺周围筋膜和纤维肌性的被膜之间，穿过尿生殖膈后于耻骨弓状韧带下分为 3 个主要分支：浅表支及左、右静脉丛，后两者组成了前列腺静脉丛（prostatic venous plexus）或背侧静脉复合体（dorsal vein complex），引流阴茎静脉、尿道和盆腔侧静脉。浅表支走行于耻骨与前列腺之间的耻骨后间隙中，其汇入来自前列腺及膀胱中部的血液（图 7-1-2）。左、右静脉丛分别走行于两侧前列腺的背外侧，与阴部静脉、闭孔静脉和膀胱静脉丛有广泛的交通，任何意外损伤前列腺静脉丛均可能造成严重出血，手术时应小心谨慎。前列腺静脉与痔静脉丛的吻合，通过直肠上静脉引流到门静脉系，这是前列腺癌可引起肝转移的主要原因。前列腺静脉与椎内静脉及髂骨的静脉有许多交通，也是前列腺癌在骨转移时首先表现为骶骨、腰椎和髂骨转移的原因。

四、前列腺的淋巴引流

前列腺癌主要通过局部浸润、淋巴和血运转移。了解前列腺癌淋巴转移的特点，对决定淋巴结清扫范围非常重要。前列腺内的毛细淋巴管呈放射状走向前列腺包膜，并在前列腺包膜内吻合成淋巴管丛，汇合成集合淋巴管后经前列腺前部、侧部和后部引流到周围淋巴结。前列腺癌在盆腔淋巴结转移主要有 3 条径路：①从前列腺前部发出的集合淋巴管沿膀胱上动脉的分支注入膀胱前淋巴结，继而经膀胱外侧淋巴管注入髂内和髂外淋巴结，然后引流入髂总淋巴结；②前列腺外侧部的集合淋巴管沿膀胱外侧壁走向后上方，经直肠后上方引流到主动脉下淋巴结，或经骶前淋巴管到第 2 ～ 5 骶椎水平的淋巴结；③前列腺后部发出的集合淋巴管大部分与精囊集合淋巴管汇合，沿髂内动脉引流到髂外血管淋巴结组，这是前列腺最主要的淋巴引流途径。通过足背淋巴管造影（pedal lymphangraphy，PLG）可以显示前列腺淋巴引流的髂外、髂总和部分髂内淋巴结（图 7-1-16 ～图 7-1-18）；PLG 结合前列腺穿刺造影可以增加显示闭孔、部分髂内和骶前淋巴结（图 7-1-20，图 7-1-21）；从 PLG 中发现大的淋巴结充盈缺损，提示有前列腺癌淋巴结转移（图 7-1-19）。

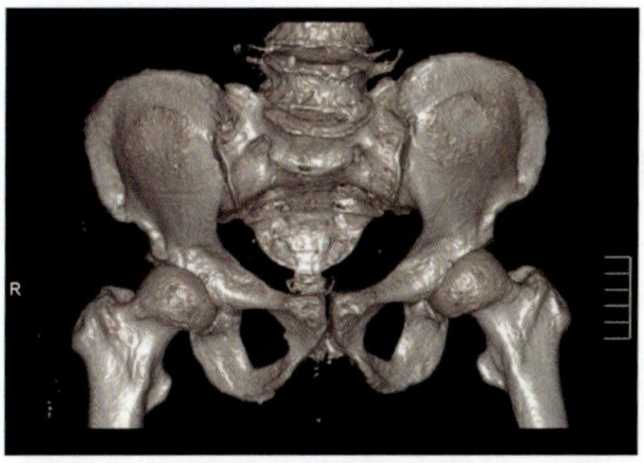

图 7-1-16　PLG 前骨盆 CT 平扫

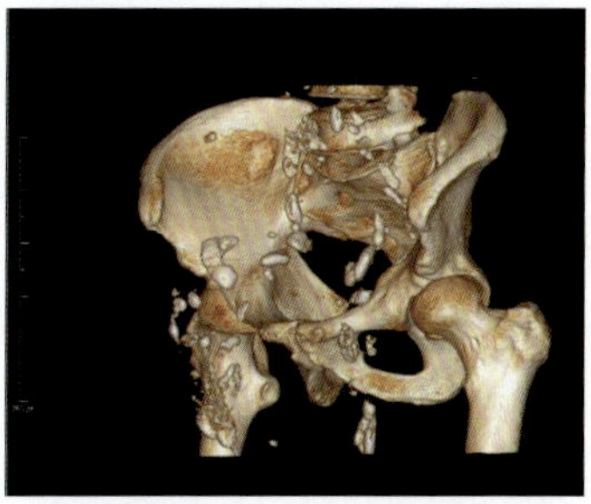

图 7-1-17　双侧 PLG 显示骨盆淋巴结（一）

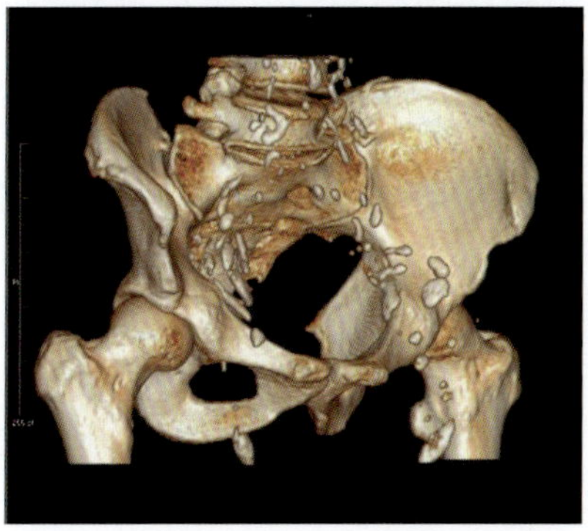

图 7-1-18　双侧 PLG 显示骨盆淋巴结（二）

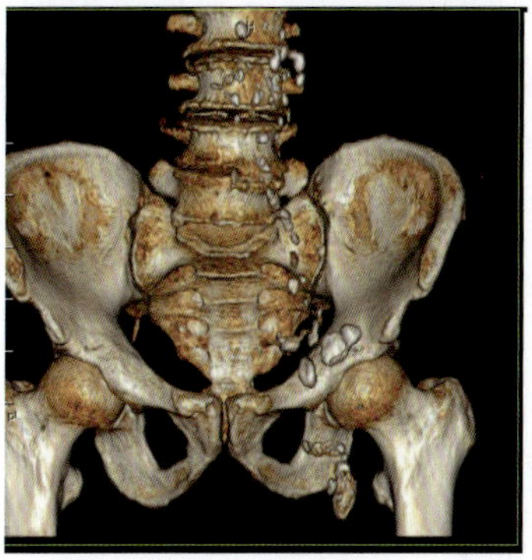

图 7-1-19　前列腺癌转移淋巴结（箭头处）

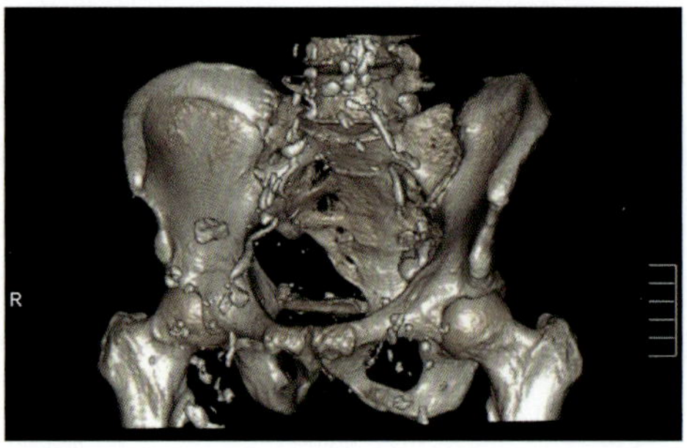

图 7-1-20 PLG 联合前列腺穿刺造影（一）

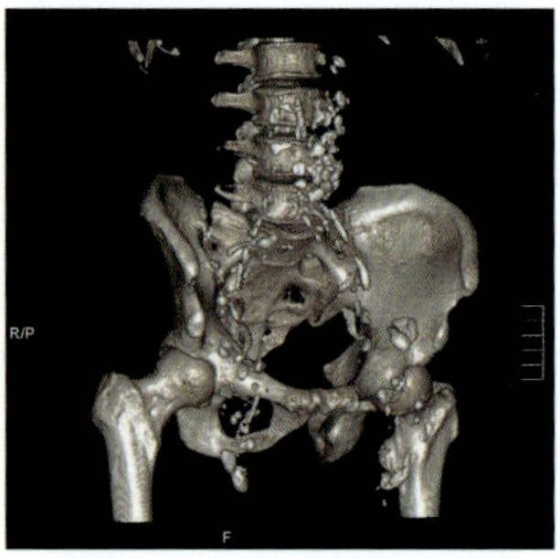

图 7-1-21 PLG 联合前列腺穿刺造影（二）

（李文智 何 威 俞家顺 刘定益）

第二节 经腹腹腔镜根治性前列腺切除术

【概述】

前列腺癌（prostate cancer，PCa）是泌尿外科临床最常见的肿瘤之一。近几十年，我国前列腺癌的发病率有了大幅升高，年龄标准化发病率（age-standardized incidence rate，ASIR）从 2002 年的 1.6/100 000 上升到了 2012 年的 5.3/100 000；同时年龄标准化死亡率（age-standardized mortality ratio，ASMR）也从 2002 年的 1.0/100 000 上升到了 2012 年的 2.5/100 000。

根治性前列腺切除术是局限性前列腺癌的标准治疗方案。1992 年，Schuessler 等报道了第 1 例腹腔镜根治性前列腺切除术（laparoscopic radical prostatectomy，LRP）。腹腔镜手术尤其适用于在盆腔狭小空间进行的手术，由于前列腺血供丰富、解剖关系复杂、需要进行精确的缝合技术重建尿道等原因，LRP 仍是泌尿科难度较大的手术。但是 LRP 具有切口小、手术视野清晰、术中出血少、能较好地保护器官功能、术后恢复快以及并发症少等优点。

腹腔镜根治性前列腺切除术包括经腹腔、 腹膜外两种途径，无论经腹腔 LRP 还是腹膜外 LRP，两者在围手术期并发症方面差异无统计学意义。经腹腔 LRP 的优点是：①该入路方式手术视野宽大，便于操作，解剖结构标准、清楚；②膀胱尿道吻合时两者间的张力较小，缝合较简单，更加便于行淋巴结清扫术；③经腹腔 LRP 时腹腔镜镜头可置于脐上，手术视野开阔，并且避免了经耻骨后 LRP 中损伤腹膜导致气腹后操作空间变小，使手术难度增加的风险。所以经腹腔 LRP 操作空间较腹膜外 LPR 有明显的优势，尤其在骨盆径普遍较小的亚洲人群，经腹腔的空间优势更加显著，良好的暴露使得解剖标志清楚，降低了淋巴结清扫的难度，手术并发症较少。目前欧美国家仍以经腹腔途径为主。

【腹腔镜专用器械】

10～12mm 穿刺套管（Trocar）3 套、5mm 穿刺套管（Trocar）2 套、光纤、气腹管、单极线、10mm 镜子、弯钳、平钳、针持、吸引器、气腹针、剪刀、百克钳、超声刀、开腹电刀、引流管等。

【适应证】

（1）临床分期：临床分期为 T_1～T_{2c} 的临床局限性前列腺癌，即可以通过手术达到彻底切除前列腺癌。对于放疗或者化疗后没有远处转移的患者，若发现局部复发，经过严格筛选，可以施行补救性的根治性前列腺切除术。

（2）年龄：随着年龄的增长，手术并发症的发生率会大幅升高。预期寿命在 10 年及以上的患者推荐选择根治性前列腺切除术。

（3）健康状况：患者需要具备一定的身体承受能力，即没有严重的合并疾病。

《2017 中国前列腺癌外科治疗专家共识》指出：中、低危前列腺癌、预期寿命≥ 10 年的患者可行 RP；术前有勃起功能、前列腺癌突出包膜风险较低的患者（T_{1c} 期、Gleason 评分＜ 7 分和 PSA ＜ 10μg/L）实施保留性神经的手术；中、高危前列腺癌患者采用多参数 MRI 决定是否保留性神经；高危局限性前列腺癌和预期寿命＞ 10 年的患者可行包括综合治疗在内的 RP；经高度选择的局部进展性前列腺癌 cT_{3a}、cT_{3b} ～ T_4N_0 或 T_xN_1 期和预期寿命＞ 10 年的患者可行包括综合治疗在内的 RP；RP 前不建议常规行新辅助内分泌治疗，对于局部进展、前列腺体积较大、手术难度较高的患者，新辅助内分泌治疗可以缩小前列腺体积，使肿瘤降期；pN_0 期患者无需新辅助内分泌治疗。

就解剖结构而言，前列腺体积太小（＜ 20g）或太大（＞ 80g）都会影响手术操作。太小则前列腺的解剖标志不明显；太大则游离前列腺两侧壁视野会较小，如果盆腔又深又窄，难度则更大，而且前列腺体积太大会有一部分突入到膀胱颈内，在切断膀胱颈时保留膀胱颈括约肌纤维的难度增加。另外，既往有腹腔手术、盆腔手术、前列腺手术、盆腔放疗史及肥胖的患者，手术操作的难度也会有所增加。新辅助内分泌治疗后会因使前列腺体积变小及前列腺同周围组织解剖结构不清而增加手术难度。

目前国内高清腹腔镜、3D 腹腔镜、达芬奇机器人辅助腹腔镜层出不穷，只要达到根治的目的，适应证已放宽。近年来，前列腺癌根治术患者的选择范围已从 T_{2c} 扩大到了 T_{3b}。对于寡转移前列腺癌，有选择性地进行腹腔镜根治性前列腺切除术也已逐渐开展。

【禁忌证】

（1）患有显著增加手术危险性的疾病，如严重的心血管疾病、肺功能不良等。

（2）患有严重出血倾向或凝血功能障碍。

（3）已有远处淋巴结转移（术前通过影像学检查或淋巴活检诊断）或多处骨转移或明显前列腺包膜外组织侵犯。

（4）预期寿命不足 10 年。

【术前准备】

（1）术前需进行全身和泌尿系统检查及评估，了解重要脏器（心、肺、肝、肾）功能、有无骨转移，肿瘤在其他局部或全身的转移情况。

（2）术前 3 天开始口服抗生素预防感染，术前晚上清洁灌肠，术晨灌肠 1 次。

（3）术前预防性静脉使用抗生素。

【麻醉和体位】

全麻。患者取 20° ～ 30° 角头低足高位（图 7-2-1），术者位于患者左侧，助手位于右侧，监视器置于患者足侧，并调整其屏幕高度与术者眼睛保持在同一水平面上。脐上缘 / 下缘正中 / 环脐切口常规制备气腹（开放切入或气腹针），保持压力在 12 ～ 14mmHg，放置 10 ～ 12mm Trocar 及 30° 观察镜。然后在右侧髂前上棘上内 2cm、左侧麦氏点与脐连线中点分别放置 5mm Trocar，左侧髂前上棘上内 2cm、右侧麦氏点与脐连线中点处放置 10mm Trocar（图 7-2-2）。

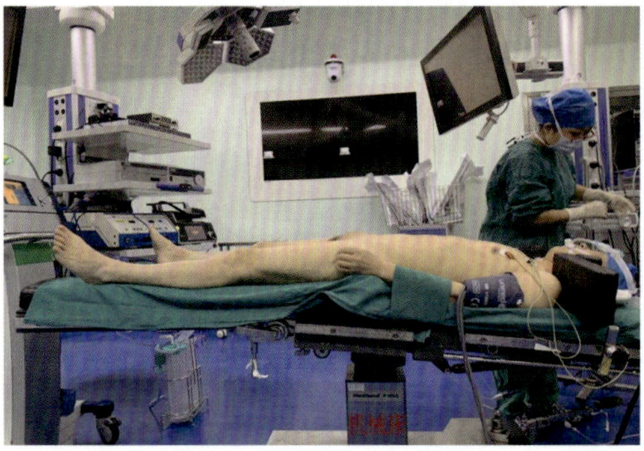

图 7-2-1 手术体位

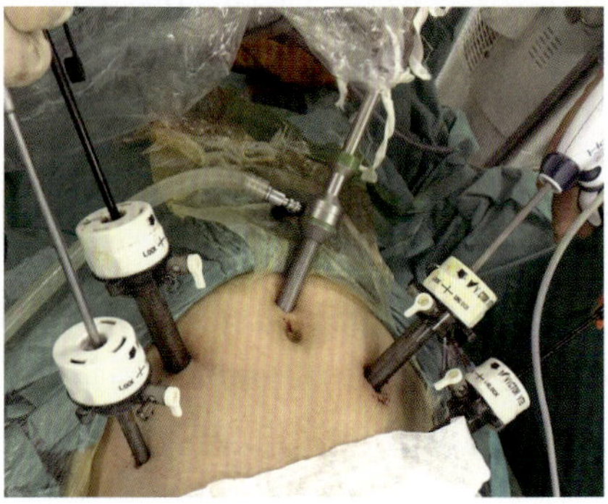

图 7-2-2 Trocar 位置分布

【手术步骤】

（1）首先行腹腔探查，了解有无 Trocar 损伤、出血、转移和粘连等病变。寻找如下解剖学标志：脐正中韧带、脐内侧韧带、膀胱内的尿管气囊和膀胱颈部的位置。如要行盆腔淋巴结清扫术，则在此时进行，根据患者的临床分期决定盆腔淋巴结的清扫范围（图 7-2-3，图 7-2-4）。淋巴结清扫术后腹膜切口不需缝合。

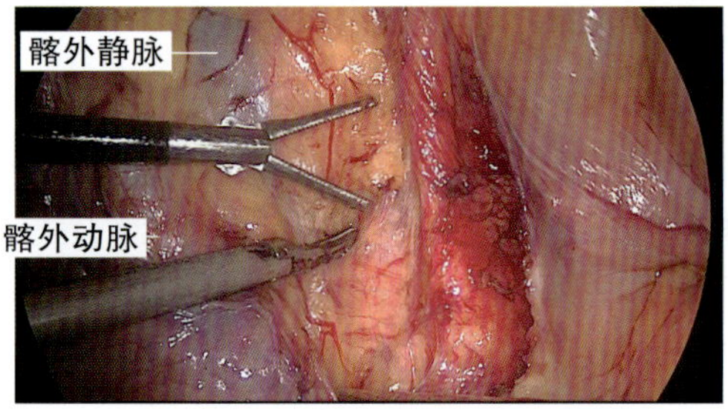

图 7-2-3 盆腔左侧淋巴结清扫

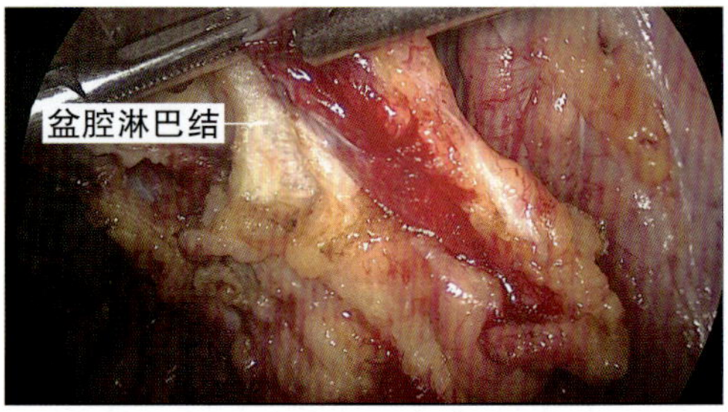

图 7-2-4 盆腔右侧淋巴结清扫

（2）于前腹膜正中横向打开前腹膜，向左、右游离，并转至前腹壁下，使膀胱区转至下方，沿该腔隙游离耻骨弓上缘周围组织。沿耻骨弓状韧带外侧缘打开两侧的盆底筋膜，沿前列腺包膜游离（图 7-2-5）。

（3）处理耻骨后背侧静脉复合体（DVC）：沿膀胱前间隙向远端游离至前列腺部，小心分离耻骨前列腺韧带，以超声刀在该处止血，接近阴茎背血管复合体；以 2-0 可吸收线（弯针将弧度拗大）从 DVC 一侧进针，另一侧出针，缝扎该处（缝扎时助手上提前列腺）（图 7-2-6）。

（4）离断膀胱颈部：牵引气囊导尿管，显露出膀胱与前列腺边界，分离出该平面后切开膀胱与前列腺连接处前壁，显露出导尿管后将导尿管夹起并向上提起，显露出尿道侧壁和后壁并切断，离断膀胱颈后壁膀胱前列腺肌，见到输精管和精囊，游离输精管后用超声刀切断，游离精囊（图 7-2-7，图 7-2-8）。

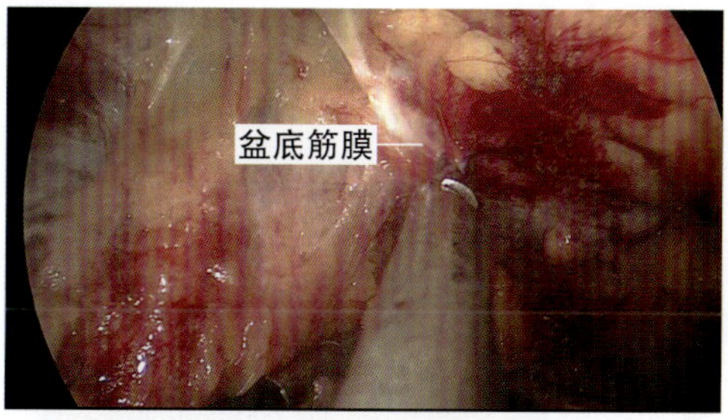

图 7-2-5　打开右侧盆底筋膜

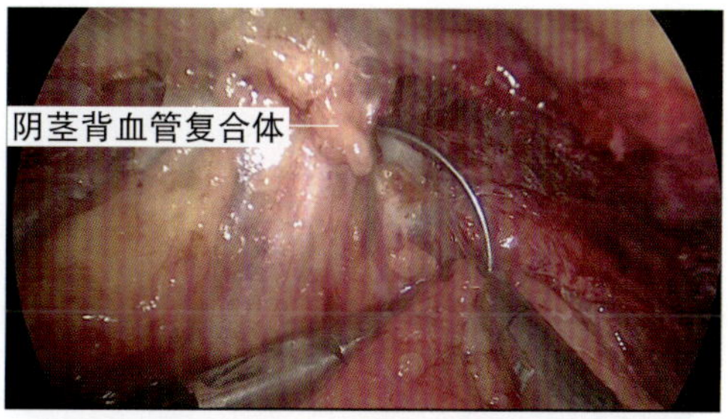

图 7-2-6　缝扎 DVC

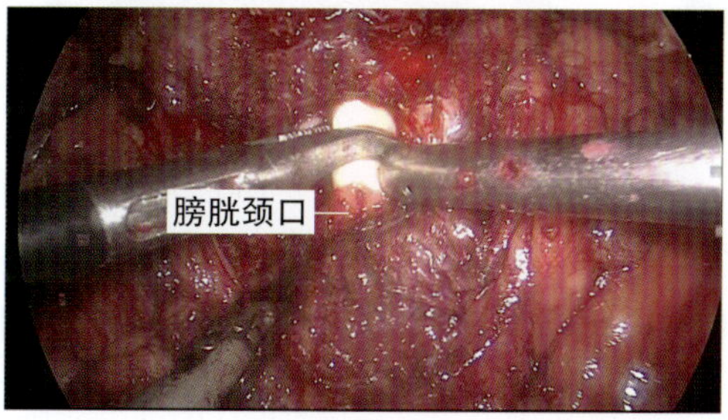

图 7-2-7　离断膀胱颈，拉出导尿管

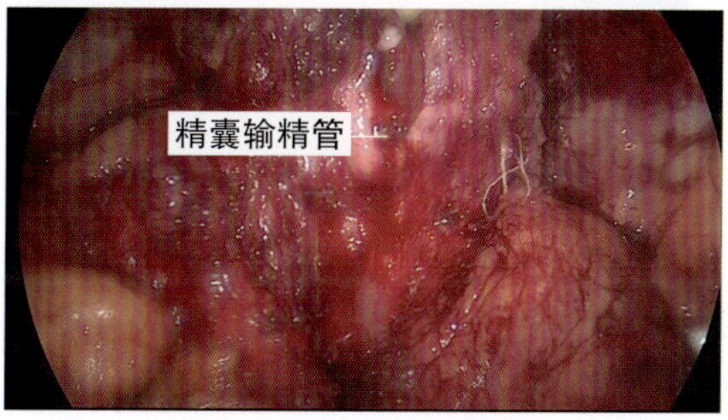

图 7-2-8　游离精囊

（5）分离前列腺：提起输精管与精囊，在精囊后方分离至狄氏筋膜，紧紧靠近输精管壶腹部和精囊横向切开狄氏筋膜，即可看到直肠前脂肪组织，在前列腺后方钝性分离，达到直肠尿道肌。用超声刀逐步离断两侧前列腺侧韧带，并以双极电凝止血。

（6）离断前列腺尖部：在已缝扎的 DVC 近端用弯剪刀剪开 DVC、尿道前壁，显露出尿道侧壁和后壁并切断，将前列腺组织切除，并取尿道切缘送病理活检（图 7-2-9）。

（7）膀胱尿道吻合：采用连续缝合，针尖由外向内，从膀胱 3 点处（膀胱截石位）开始在膀胱壁由外向内进针，在导尿管引导下由内向外缝合相对应的尿道，继续缝合膀胱、尿道后壁（经 6 点至 9 点），再逐渐转向前壁，缝合膀胱尿道前壁（如膀胱开口太大，可先将膀胱颈部两侧缝合，以缩小膀胱开口，然后再行膀胱尿道连续缝合）（图 7-2-10）。更换 20Fr 或 22Fr 三腔导尿管。

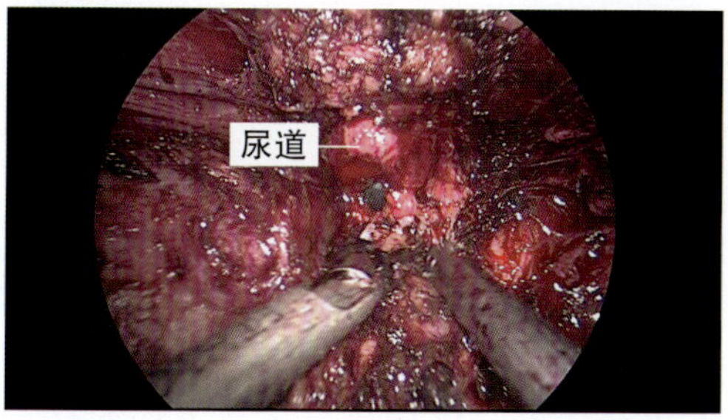

图 7-2-9　离断前列腺尖部

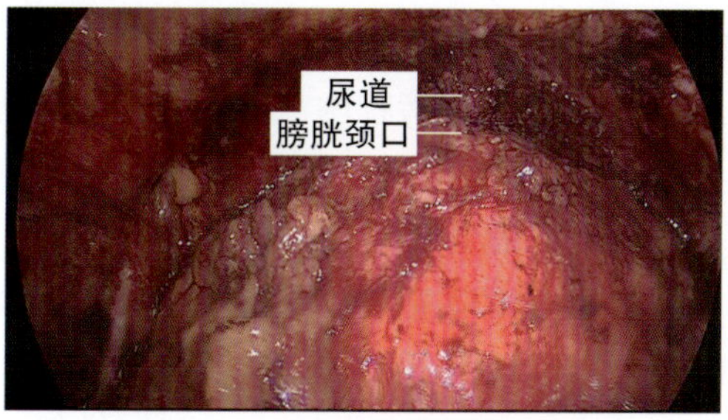

图 7-2-10　吻合好的尿道与膀胱

（8）检查无活动性出血后，在耻骨后留置负压球管一根（图 7-2-11），取出各点 Trocar，取出含精囊的前列腺，标本固定送病理检查（图 7-2-12），缝合各 Trocar 穿刺口腹膜、肌肉、皮下、皮肤。

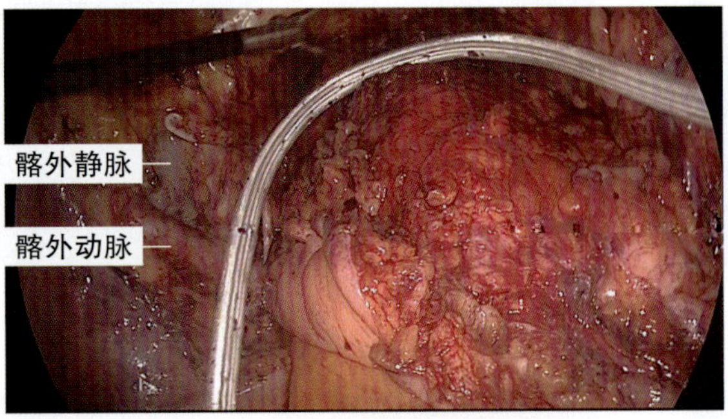

图 7-2-11 留置负压引流管

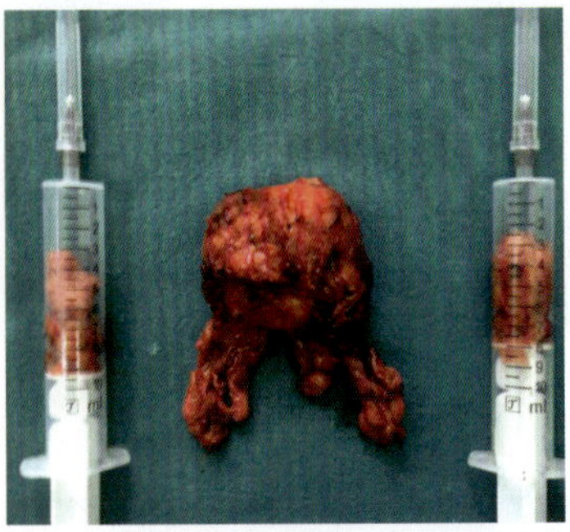

图 7-2-12 术后大体标本及盆腔淋巴结

【手术要领】

（1）切开盆筋膜时应避免损伤耻骨后 DVC。通常是在前列腺前壁与盆底肌交界处切开盆筋膜，沿前列腺边缘方向延长盆筋膜切口。如果切口的解剖位置不正确容易引起 DVC 的分支损伤，造成大出血。

（2）对体积＞ 80ml 的前列腺癌患者，耻骨后与前列腺之间的间隙很小，进针缝扎 DVC 比较困难，如果缝扎效果不理想，术中有比较多的出血时，可选择工作面较长的分离钳控制 DVC，待剪断前列腺尖部后再松开分离钳嘴，此时，出血会自动停止；如果仍然继续出血，可缝合或超声刀止血来获得清晰的手术视野。待前列腺切除后，特别要对离断的前列腺两侧神经血管束缘仔细止血，此处是前列腺去除后最容易出血或渗血的地方之一。

（3）术前插入导尿管，向气囊注入液体，术中向外间断牵拉与松弛导尿管，有利于显示膀胱前列腺交界处。

（4）术前应了解患者的阳性穿刺针数和病理分期，术中保持手术视野清晰，看清前列腺包膜，以降低切缘阳性率。

（5）切除前列腺后，膀胱开口边缘往往距离输尿管开口比较近，尤其是中叶比较大的前列腺癌患者。术中应仔细辨认输尿管开口，用 3-0 可吸收线连续缝合膀胱切口下缘，形成膀胱切缘的后唇，使输尿管开口后移，既可减轻膀胱尿道吻合口的张力，又可避免误扎输尿管开口。

（6）术毕，向膀胱内注入 100ml 生理盐水，了解膀胱尿道吻合是否紧密。

【术后处理】

（1）术后静脉补液，使用抗生素。

（2）注意观察患者的生命体征、腹部体征、盆腔引流量、尿管引流量等情况，保持引流通畅，避免尿漏的形成。

（3）术后 6h 可少量饮水，肛门排气后可进食流质饮食，排便后可给予半流质饮食并逐渐过渡到普食。

（4）根据引流量变化，通常术后 3 ～ 5d 拔除引流管，术后 7 ～ 14d 拔除导尿管。

（5）术后 1、3、6 个月随访 PSA，了解排尿情况。如病理证实前列腺边缘癌细胞阳性、精囊或前列腺外脂肪组织有癌细胞浸润或高危前列腺癌患者，应立即进行辅助内分泌治疗或放射治疗。

【并发症和防治】

1. 近期并发症

（1）术中出血：术中大出血是 LRP 最常见的并发症，也是转开放手术的最主要原因之一。术中处理好 DVC 是预防大出血的关键。此外，还需要警惕前列腺侧韧带内神经血管束分出的数支小动脉、膀胱下动脉的前列腺分支以及相应静脉、阴部内动脉分支、Trocar 在腹壁戳口损伤内面的腹部血管等引起的出血。少量出血，如形成血肿且无症状，可以先观察；大量出血时，如血压下降且保守治疗无效，应行手术探查。对于经耻骨后腹膜外途径腹腔镜根治性前列腺切除术后大的血肿，只要清除血肿，如无活动性出血，不用进行过细的全面探查，以免吻合口损伤，用油纱条填塞腹膜外间隙即可达到止血的目的，过 1 ～ 2d 可拔出填塞的油纱条。

（2）直肠损伤：直肠损伤在 LRP 中发病概率较小，在分离前列腺尖部和前列腺后壁与直肠之间粘连比较紧时容易发生。该并发症的治疗涉及肠道修复和转流等方面的问题。若出现直肠损伤并发症，应评估损伤的大小、严重程度、有无热损伤、是否可以进行一期的修补、是否需要做肠道的转流手术等，因此，术前要做好充分的肠道准备。如有直肠损伤（主要发生部位在精囊部及前列腺尖部），术中应仔细做好一期双层缝合，术后做好肠道减压的处置。直肠损伤防重于治，术前应充分评估肿瘤分期，直肠指诊检查了解直肠壁是否与前列腺固定，术中应严格遵循解剖层次，关键部位适当减慢速度，锐性与钝性分离相结合、精细解剖。

（3）吻合口瘘：其原因可能与吻合口张力、切缘阳性、术中吻合欠佳、患者自身血糖异常及营养状况有关。如术后引流液肌酐值明显高于正常值要引起注意，并且要注意与淋巴瘘相鉴别。吻合口瘘一旦发生，要确保患者的引流管通畅，引流液计量准确，引流管固定牢固，并且指导患者保护好引流管。

（4）输尿管损伤：输尿管下段与输精管交叉紧贴精囊进入膀胱壁，在处理前列腺膀胱交界部位（包括膀胱下动脉分支的前列腺侧韧带）时位置靠上或偏内，都可能损伤输尿管。如切除膀胱颈范围过大，还容易损伤膀胱三角区的输尿管开口。若术中证实输尿管损伤，应行输尿管膀胱再植，输尿管内留置双 J 管 4 ～ 6 周。

（5）血栓形成：血栓栓塞是盆腔大手术重要的并发症之一，主要表现为心肌梗死、肺栓塞和深静脉血栓形成，这主要是由于静脉血流滞缓和血液高凝状态所致。对于年老，肥胖及既往有血栓性静脉炎的患者，尤其应加强预防。在围手术期链激酶、尿激酶、低分子肝素、华法林应合理运用。如有血栓形成应卧床休息，抬高患肢。

（6）建立气腹造成的腹腔脏器及大血管损伤：腹腔镜入路损伤包括肠道、血管、肝脏、胃、膀胱及其他器官结构，多为肠道和大血管损伤。建立气腹或第一穿刺孔时最易发生损伤，大血管损伤是严重的并发症，是腹腔镜手术死亡的主要原因。因此，需要正确了解气腹针的穿刺方法及适应证，过胖或过瘦的患者及有腹部手术史者可以采用开放式置入法，从腹壁切一小口进入腹腔，窥视下将气腹针放入腹腔，此外还应熟悉解剖层次，注意控制穿刺力度。

（7）腹膜损伤：腹膜损伤是腹膜外入路的常见并发症，损伤后气体进入腹腔，不利于腹膜外间隙的显露，使手术操作空间变小，因此应尽量保持腹膜完整。在建立第一个通道时最容易损伤腹膜，应找准平面钝性分离，进入膀胱前间隙后扩张分离。如腹膜破口较大，可转成经腹入路手术。

（8）切缘阳性：切缘阳性主要与患者的PSA水平、前列腺体积的大小、Gleason评分、病理分期和手术医师的经验有关。在LRP中，前列腺尖部的处理是个难点，过于远离前列腺尖部切除会导致术后尿失禁，而过于靠近尖部切除会增加切缘阳性的概率。对于术后切缘阳性患者，需要辅助性内分泌治疗和辅助性放疗。

2. 远期并发症

（1）吻合口异物：主要表现为术后血尿、下尿路感染，甚至异物结石形成。常见原因是膀胱尿道吻合不严密，异物会经吻合口进入膀胱，最常见的异物是Hem-o-lok（图7-2-13，图7-2-14），通过膀胱镜检查可在膀胱颈部见到Hem-o-lok或包裹在Hem-o-lok外的膀胱结石（图7-2-15），可以通过钬激光碎石后取出Hem-o-lok（图7-2-16～图7-2-18）。

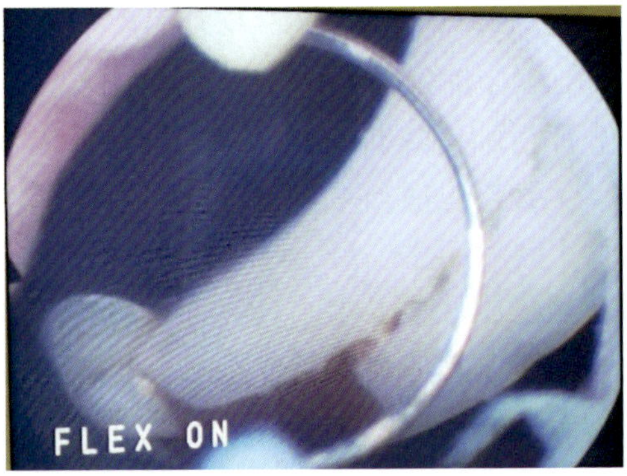

图7-2-13 电切镜观察膀胱颈部Hem-o-lok

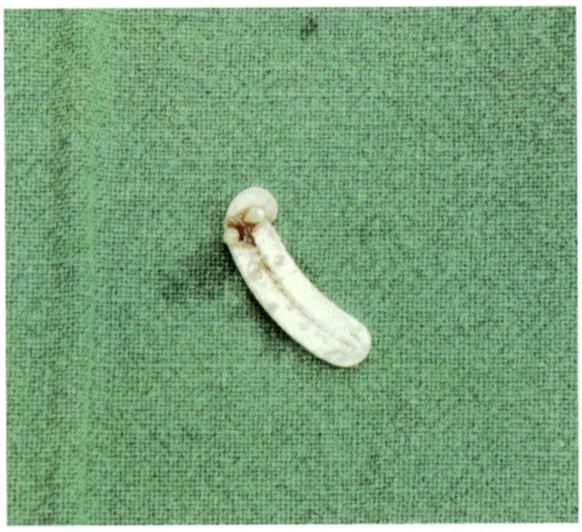
图7-2-14 取出异物Hem-o-lok

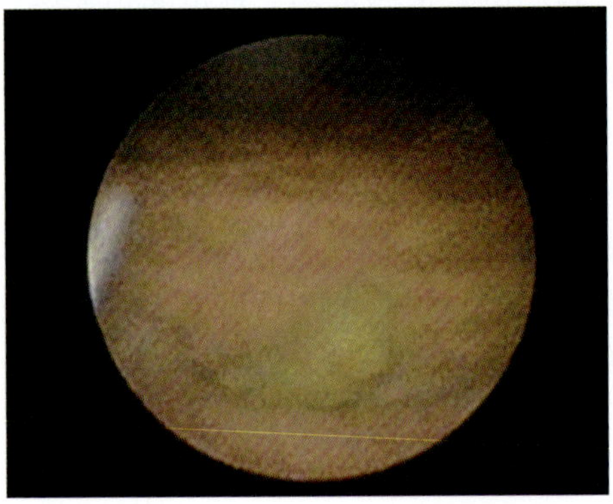
图7-2-15 LRP后膀胱颈部结石

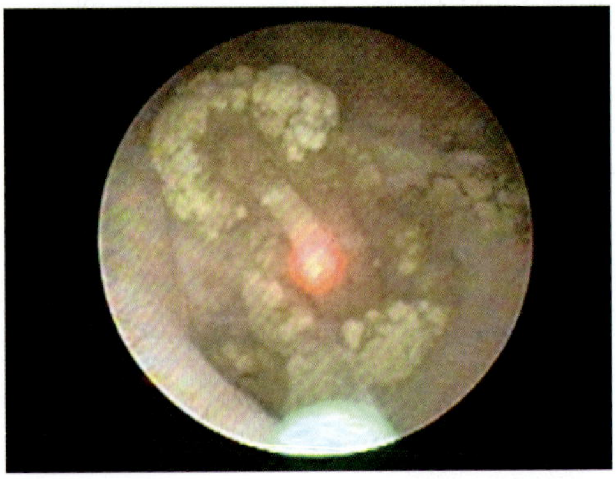
图7-2-16 钬激光碎石

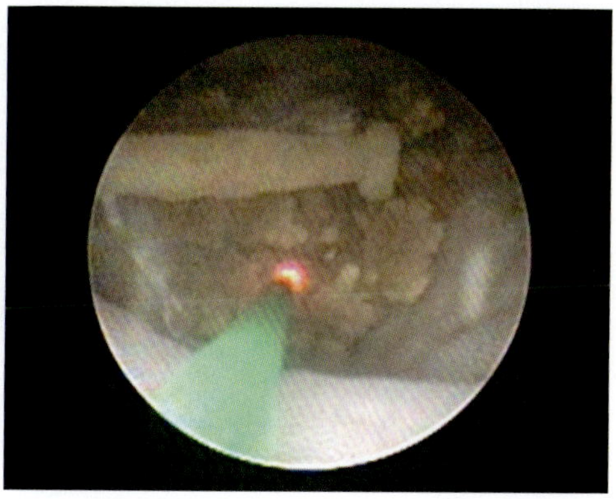

图 7-2-17　碎石后显露 Hem-o-lok

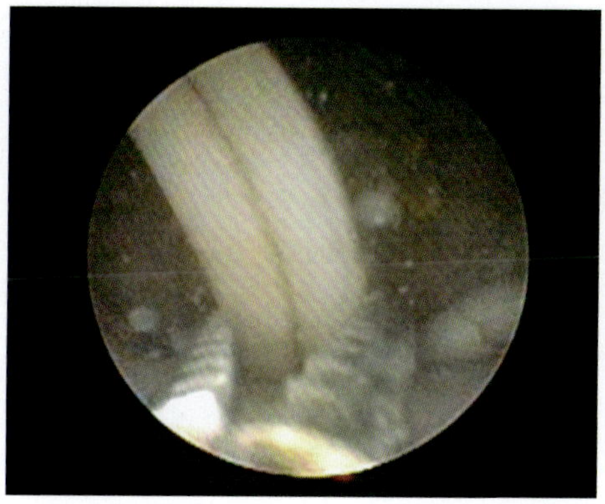

图 7-2-18　异物钳取 Hem-o-lok

（2）尿道狭窄：尿道狭窄包括膀胱尿道吻合口狭窄和膀胱颈部挛缩，其发生率为 0.48% ～ 32%，一般在术后 1 ～ 6 个月出现。①膀胱尿道吻合口狭窄和膀胱颈部挛缩与吻合欠佳、尿漏、吻合口处血肿密切相关，此外，吸烟及术前患有冠状血管病变、原发性高血压、糖尿病的患者狭窄发生率明显增加，其原因可能为这些因素可造成吻合口的微血管病变、局部缺血，使吻合口愈合过程中瘢痕形成。②耻骨后根治性前列腺切除术后膀胱颈部挛缩的发生率为 0.5% ～ 10%，70% 的膀胱颈部挛缩是在术后半年之内发生，几乎所有的膀胱颈部挛缩发生在术后 1 年之内。膀胱颈部挛缩的形成主要与膀胱尿道黏膜对合不完整、吻合时膀胱与尿道黏膜未充分靠拢、吻合口感染、炎性肉芽肿、尿外渗、血肿和瘢痕形成有关（图 7-2-19）。Hisasue 报道，TURP 后膀胱颈部会发生广泛的纤维化，建议对 TURP 后病理发现为前列腺癌的患者延长再次根治手术时间，以利于膀胱颈部血供增加和内皮的修复，从而减少耻骨后根治性前列腺切除术后膀胱尿道吻合口挛缩的发生。一旦耻骨后根治性前列腺切除术后膀胱颈部挛缩形成，可行膀胱颈部扩张、钬激光结合电切进行膀胱颈部挛缩段内切开、肉芽与瘢痕切除治疗（图 7-2-20 ～图 7-2-26），或行膀胱颈 Y-V 成形术，膀胱颈 Y-V 成形术应用在前列腺癌根治性前列腺切除术后的难治性膀胱颈部挛缩中的成功率可达 83.3%。

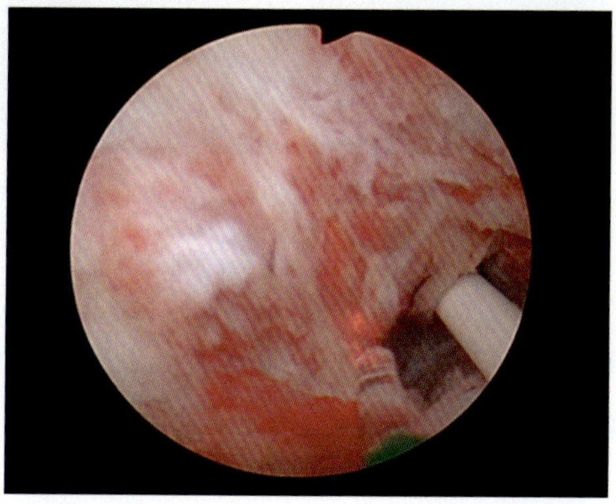

图 7-2-19　LRP 术后 3 年膀胱颈部挛缩

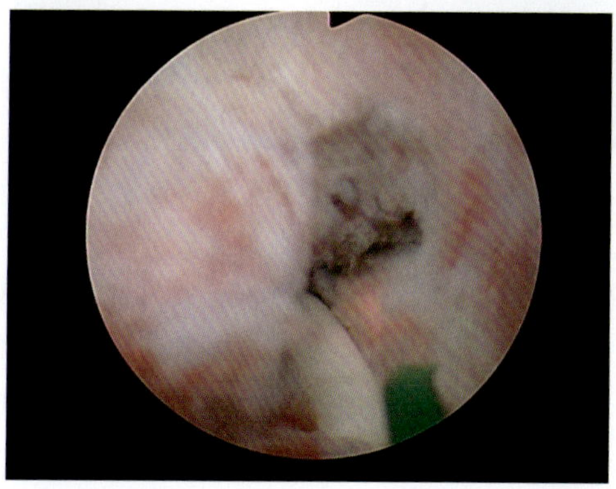

图 7-2-20　LRP 钬激光切开膀胱颈部挛缩

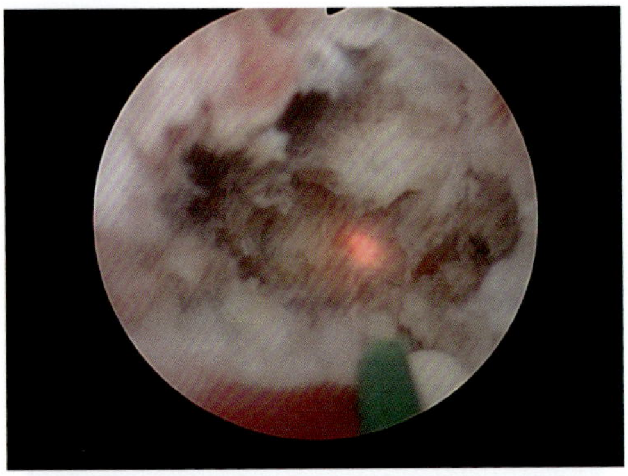

图 7-2-21　扩大切口

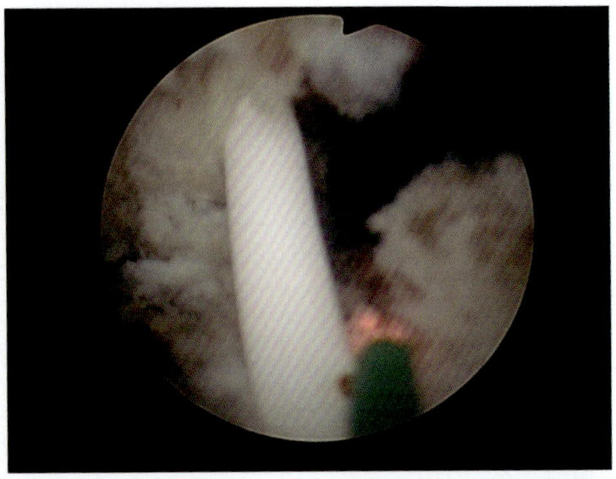

图 7-2-22　可见膀胱腔

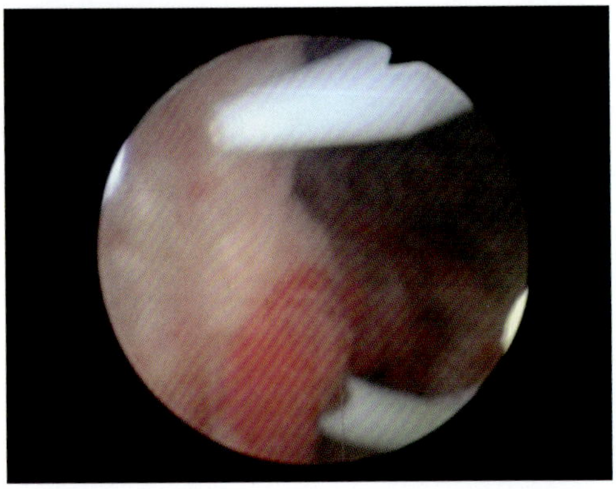

图 7-2-23　进入膀胱见膀胱造瘘管

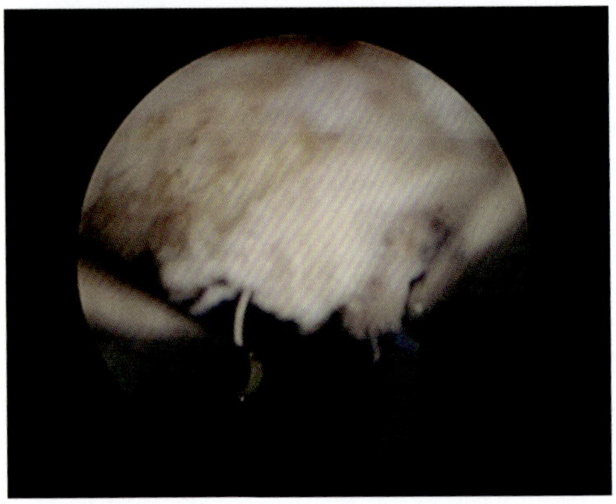

图 7-2-24　电切膀胱颈部瘢痕

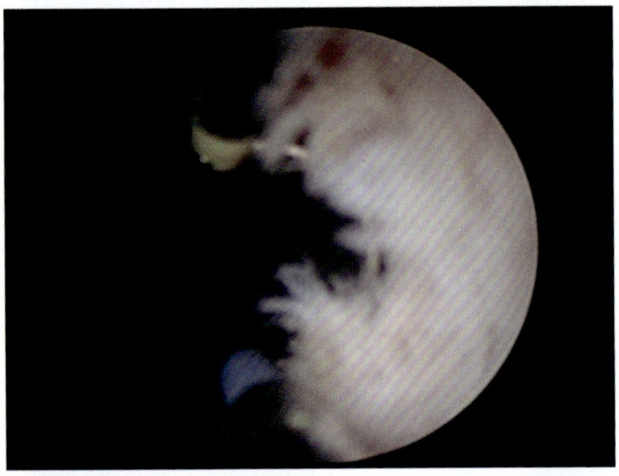

图 7-2-25　切除膀胱颈部瘢痕

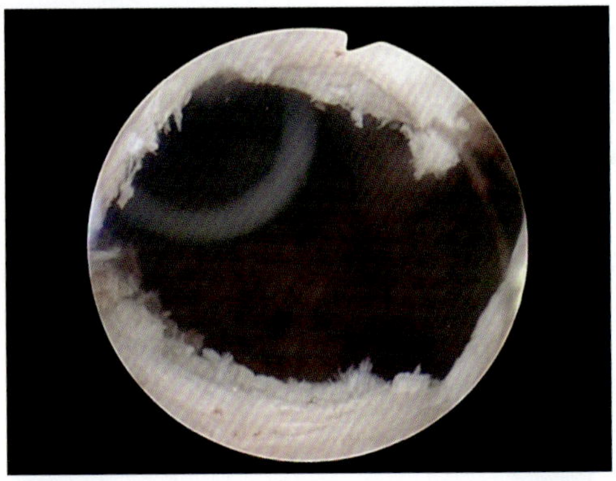

图 7-2-26　光滑的膀胱颈部（可见膀胱造瘘管）

（3）性功能障碍：尽管手术技术不断改进，性功能障碍（ED）仍然是根治术后主要的并发症之一。术前评估、术中保护、术后早期阴茎康复是治疗和预防 RP 术后 ED 的有效措施。影响术后勃起功能恢复的因素包括年龄、术前勃起功能情况及术中勃起神经是否保留等。腹腔镜手术改善术后勃起功能要优于开放手术，机器人辅助腹腔镜创伤虽小，但对性功能的保护并无明显优势。保留双侧 NVB 者术后勃起功能恢复通常优于 NVB 单侧保留或不保留者。PDE5-Is、负压吸引装置是目前公认的 RP 术后早期阴茎康复的一线治疗方法，阴茎假体植入是终极解决方案。

（4）尿失禁：LRP 术后尿失禁的发生率为 2% ～ 66%，不同文献报道差异较大，有些尿失禁患者程度较严重，长时间未改善将严重影响患者的生活质量及心理健康。多数患者在术后 6 个月内好转，大部分在 1 年内可恢复或部分恢复。术中应尽可能保证足够长的尿道，宜采用连续缝合的方法，进针时切忌过深而伤及括约肌，减少吻合口张力，可避免对外括约肌的损伤；离断前列腺膀胱连接部时，避免使用电钩，应用超声刀锐性、钝性结合离断，可以保留膀胱颈部肌肉，以保存部分近端括约肌功能。目前认为，在围手术期进行规范的盆底肌功能锻炼可以有效改善 RP 术后的尿失禁症状，另外还可用外收集器（如阴茎套、集尿器）、外控制器（阴茎夹、阴茎袖带）等方法暂时缓解尿失禁。术后 1 年以上尿失禁仍然较重者，可采用干细胞治疗或手术治疗，主要手术方法包括骶神经刺激、尿道悬吊术、人造尿道括约肌植入术等。

（5）切口疝：在肥胖患者中 LRP 术后切口疝的发生率显著增加，主要原因是患者腹壁厚度显著增加，难以全层缝合穿刺通道。

（徐　斌　于国鹏　王　忠）

第三节　经耻骨后腹膜外腹腔镜根治性前列腺切除术

【概述】

腹膜外经耻骨后 LRP 对腹腔干扰更小、患者术后肠道功能恢复更快的优势已得到了广泛认可。经腹膜外途径具有以下优点：可减少因经腹膜途径而导致的肠道损伤，即使有直肠损伤，肠瘘也发生在腹腔外，可避免术后肠梗阻以及由气腹引起的疼痛，患者术后可较早恢复正常饮食，如发生术后漏尿，亦可避免尿液漏入腹腔。

【适应证、禁忌证、腹腔镜专用器械、术前准备、术后处理、并发症和防治】

参考本章第二节“经腹腹腔镜根治性前列腺切除术”。

【麻醉和体位】

全麻。患者取 20° ～ 30° 角头低足高位，术者位于患者左侧，助手位于右侧，监视器置于患者足侧，并调整其屏幕高度与术者眼睛保持在同一平面上。脐下正中作 4 ～ 5cm 切口（A 点），切开皮肤、皮下至腹直肌后鞘，于腹膜外以手指向两侧钝性分离，建立出腹膜外腔操作腔隙；在 A 点右下方（腹直肌旁）处（B 点）切开皮肤 1.5cm，将手指从 A 点切口伸入至 B 点腹膜外间隙，在手指引导下将 12mm Trocar 从 B 点穿刺入腹膜后间隙内；在 A 点左下方（腹直肌旁）处与 B 点对称处（C 点）切开皮肤 1.5cm，同样将手指从 A 点切口伸入至 C 点后腹膜间隙，在手指引导下将 12mm Trocar 从 C 点穿刺入腹膜后间隙内；将 12mm Trocar 从 A 点穿刺入腹膜后间隙内，并缝合该处腱膜、皮肤；将腹腔镜沿 A 点穿刺套管伸入至腹膜后间隙，在腹腔镜直视下分别将分离钳和超声刀沿 B 点和 C 点穿刺套管伸入至腹膜后间隙；游离腹壁与膀胱前间隙，使操作腔隙扩大；再沿双侧髂前上棘内上方 2 ～ 3cm 处切开 1cm 皮肤（D 点和 E 点），分别穿入 5mm Trocar，主刀改为 C、E 点操作，助手使用 B、D 点；保持压力在 12 ～ 14mmHg，放置 10 ～ 12mm Trocar 及 30° 观察镜（图 7-3-1）。

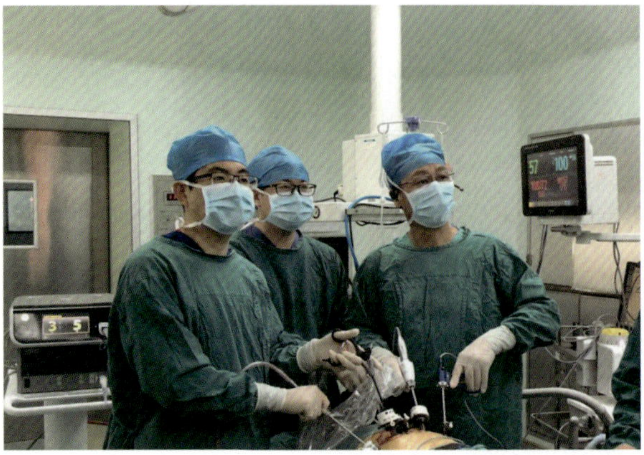

图 7-3-1　术者位置

【手术步骤】

（1）首先行腹膜外腔探查，了解有无 Trocar 损伤、出血、肿瘤转移和粘连等病变。如需局限性淋巴清扫，首先于左侧髂窝位置分离出髂血管，游离髂血管周围，沿闭孔神经旁行局限性淋巴清扫，将淋巴结送病理检查，同样再处理右侧闭孔区的淋巴组织。

（2）游离前列腺两侧，于前列腺外侧小心切开盆底筋膜，并给予超声刀止血（图 7-3-2）。

（3）处理耻骨后背侧静脉复合体：沿膀胱前间隙向远端游离至前列腺部，小心分离耻骨前列腺韧带，以超声刀在该处止血，接近阴茎背静脉复合体；以 2-0 可吸收线（弯针将弧度拗大）从阴茎背静脉复合体一侧进针，另一侧出针，缝扎该处（缝扎时助手上提前列腺），并将尿道残端悬吊于耻骨联合下方（图 7-3-3）。

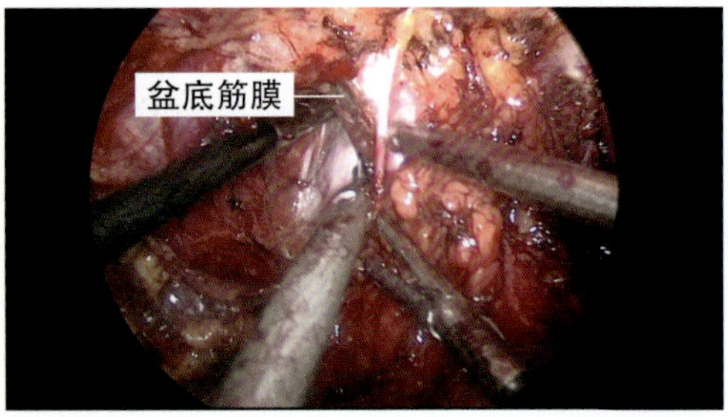

图 7-3-2　游离前列腺两侧，打开盆底筋膜

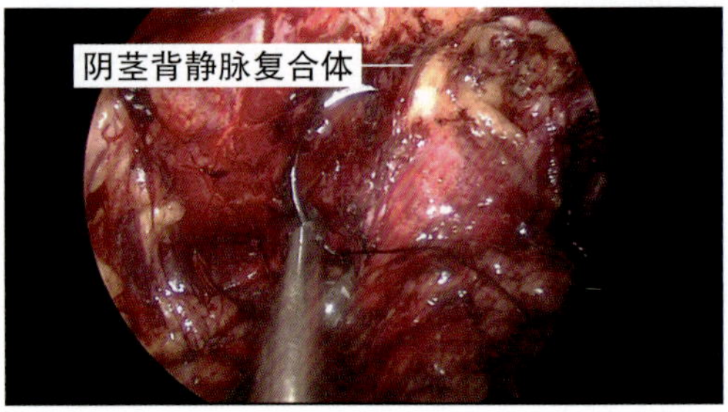

图 7-3-3　缝扎 DVC

（4）牵引气囊导尿管，帮助显露出膀胱与前列腺边界，分离出该平面后切开膀胱与前列腺连接处前壁（图 7-3-4），显露出导尿管后将导尿管夹起向上提起，显露出尿道侧壁和后壁并切断，离断膀胱颈后壁，见到两侧的输精管和精囊（图 7-3-5）。

（5）分离前列腺：以超声刀切断输精管（图 7-3-6），将两侧精囊游离（图 7-3-7），提起输精管与精囊，在精囊后方分离达狄氏筋膜，横向切开狄氏筋膜，在前列腺后方分离，尽量达前列腺尖部。逐步离断两侧前列腺侧韧带（可用 Hem-o-lok 多处结扎）（图 7-3-8），并以双极电凝止血。

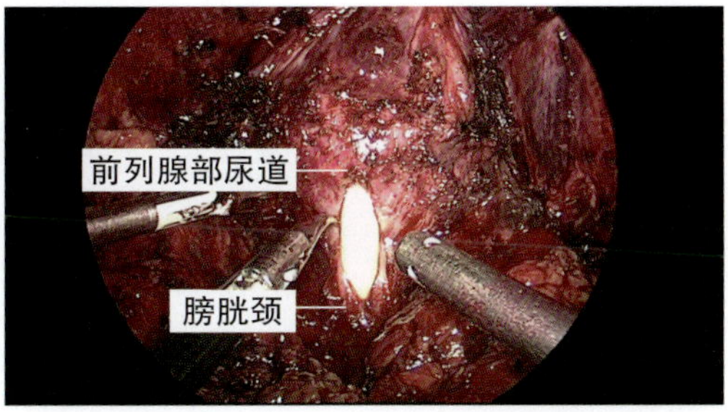

图 7-3-4　离断膀胱颈

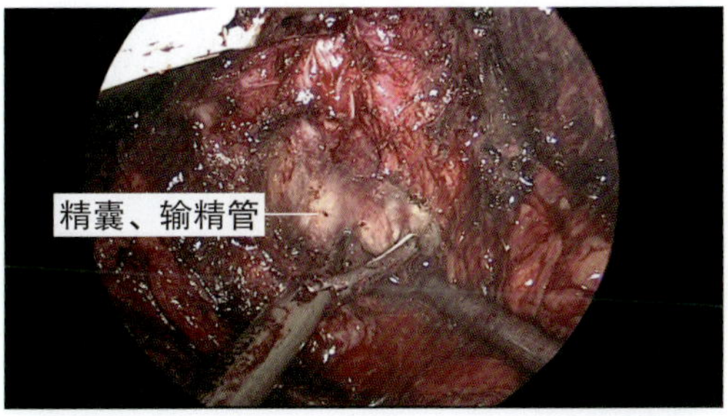

图 7-3-5　打开狄氏筋膜，显露输精管和精囊

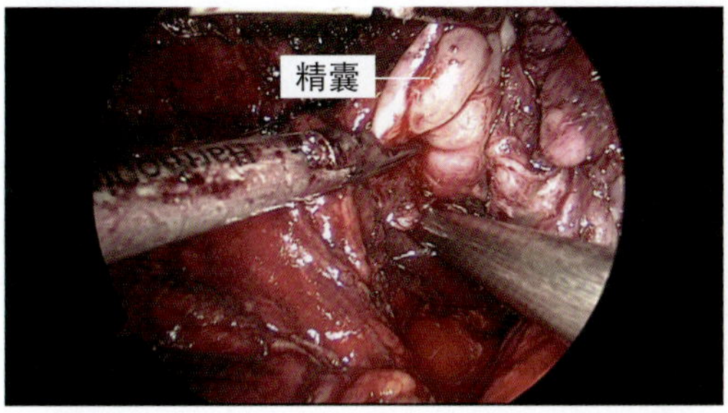

图 7-3-6　离断输精管

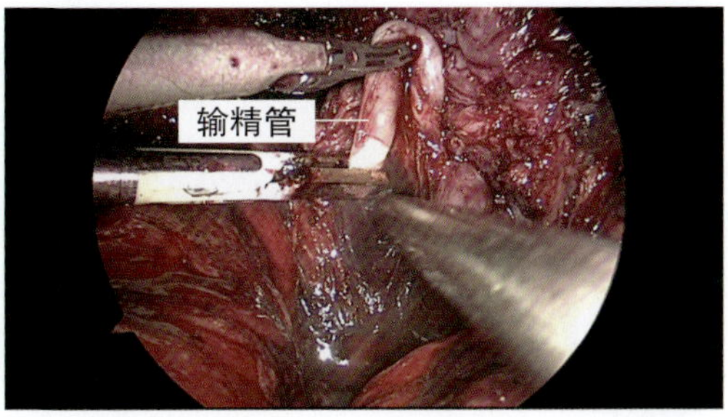

图 7-3-7　游离精囊

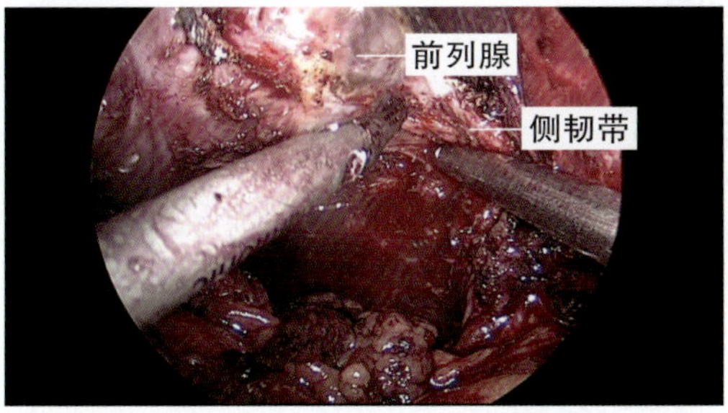

图 7-3-8　离断前列腺侧韧带

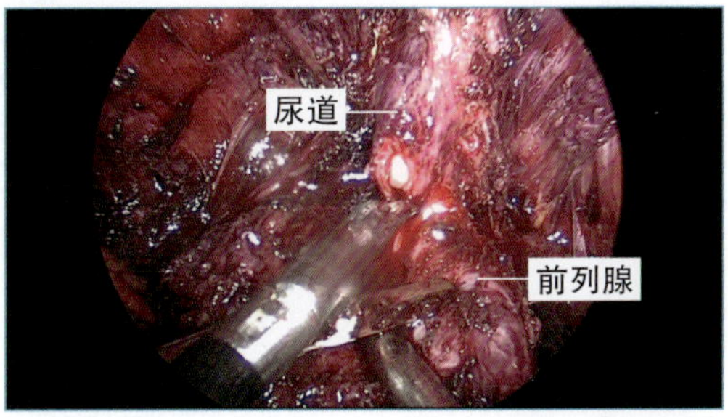

图 7-3-9　离断前列腺尖部，剪开尿道前壁

（6）在已缝扎并且离断的阴茎背静脉复合体下方，用弯剪刀剪开尿道前壁（图 7-3-9），显露出尿道侧壁和后壁后切断，将前列腺安全游离，以 1-0 可吸收线缝于游离的前列腺（包括精囊）组织上并固定于 C 点 Trocar 上，待手术结束后取出，并取尿道残端及膀胱颈残端送病理活检。

（7）膀胱尿道吻合：采用连续缝合，针尖由外向内先从膀胱右侧壁（3 点钟位置）开始，在导尿管引导下针尖由内向外缝合相对应的尿道，然后逐渐转向后壁及左侧两侧（图 7-3-10），最后缝合前壁，再转到右侧，拉紧后缝合打结（图 7-3-11），更换 20Fr 三腔导尿管。

（8）经 D 点留置负压球一根（图 7-3-12），取出各点 Trocar，打开 A 处缝线，经 A 处取出前列腺（含精囊、输精管）（图 7-3-13），标本固定后送病理检查。

（9）逐层缝合 A 点肌肉、皮下组织、皮肤，再逐层缝合其余各 Trocar 穿刺点皮下组织、皮肤。

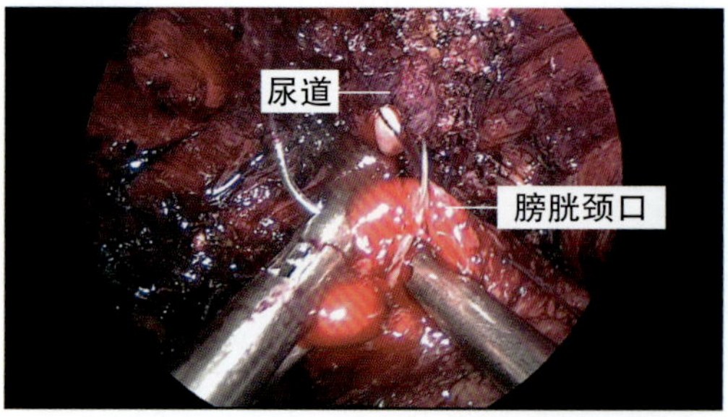

图 7-3-10　缝合膀胱尿道

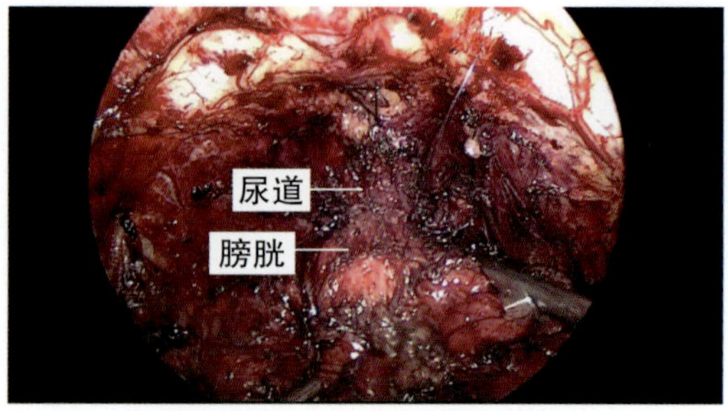

图 7-3-11　吻合完毕

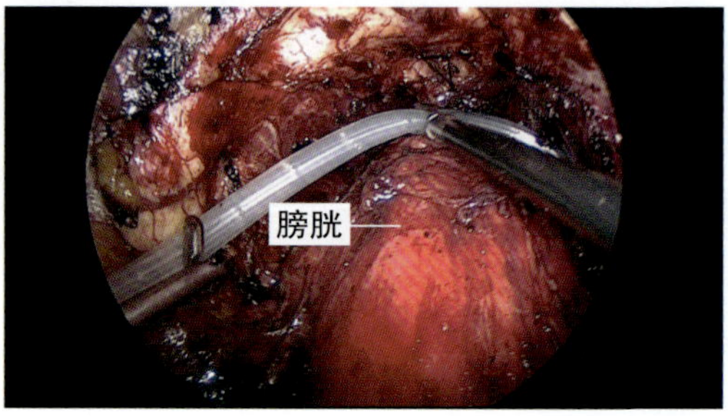

图 7-3-12　留置引流管

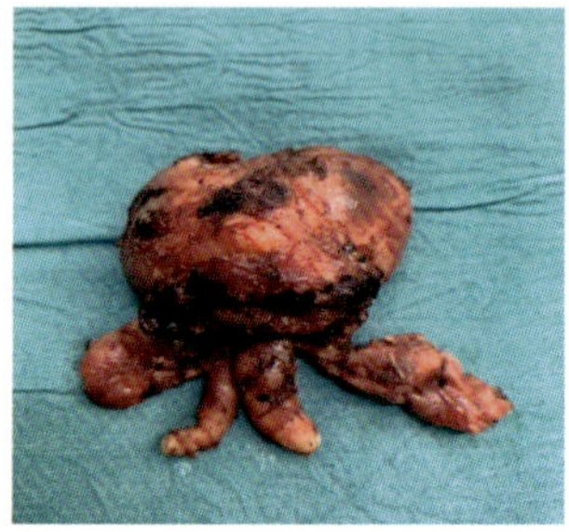

图 7-3-13　术后大体标本

视频 28　腹腔镜根治性前列腺癌切除术

（徐　斌　于国鹏　王　忠）

第四节　腹腔镜保留勃起神经根治性前列腺切除术

【概述】

在 RP 中，保留神经血管束（NVB）的完整性决定了男性术后的性功能，而 NVB 位于前列腺筋膜和盆筋膜间，几乎分布于前列腺整个侧面及背面，NVB 从精囊水平向前列腺尖走行。不少接受 RP 后的患者都会出现勃起功能障碍，因此保护 NVB 的无损伤和充足的周围血供是恢复性功能的必要条件。研究证实，对早期前列腺癌患者保留 NVB 并不会对 RP 切缘阳性率造成任何影响。对于预期寿命大于 10 年的局限性前列腺癌患者，RP 的目的是在切除病灶的同时保留控尿功能和保留勃起功能。

【适应证】

（1）保留 NVB 的根治性前列腺切除术适用于临床分期≤ T_{2c} 期、PSA ＜ 10ng/ml、术前性功能良好（IIEF-5 评分≥ 20 分），且有保留性功能意愿的前列腺癌患者。

（2）既往因前列腺增生行 TURP 的偶发性前列腺癌患者，于术后 3 个月仍可行保留 NVB 的手术。

【禁忌证】

（1）已浸润至前列腺包膜外的前列腺癌患者。

（2）既往曾行耻骨后手术，估计前列腺、膀胱及盆腔间粘连紧密者。

【术前准备、腹腔镜专用器械、麻醉和体位、术后处理、手术并发症及处理】

参考本章第二节“经腹腹腔镜根治性前列腺切除术”。

【手术步骤】

（1）首先行腹膜外腔探查，了解腹膜完整性、有无 Trocar 损伤、出血、肿瘤转移和粘连等病变。

（2）清扫腹膜外脂肪，建立耻骨后操作空间。在耻骨联合至膀胱顶前壁，两侧盆底筋膜前方，进行腹膜外脂肪的清扫。

（3）直接离断膀胱颈部：①游离并识别重要解剖标志，如耻骨前列腺韧带和两侧盆筋膜，不切开盆筋膜，不缝扎 DVC，显露出膀胱与前列腺边界。②分离出该平面后，可通过牵拉导尿管显示膀胱颈部，切开膀胱与前列腺连接处的膀胱前壁（图 7-4-1），显露出导尿管后将导尿管远端向上提拉，体外近端相对牵拉以提起前列腺和暴露前列腺膀胱连接处，完全切断前列腺膀胱连接处。

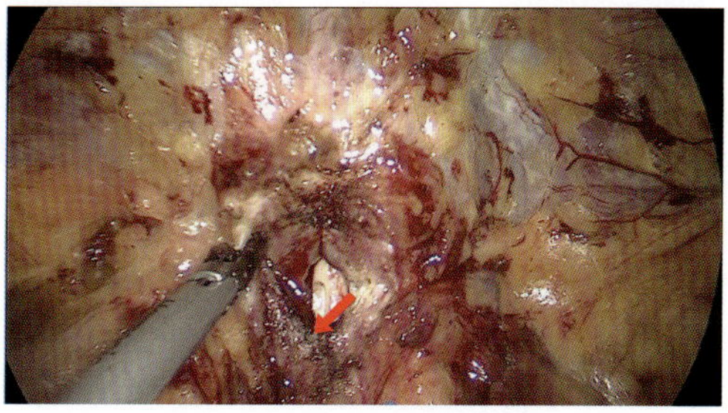

图 7-4-1　离断膀胱颈部

（4）离断膀胱颈后壁，打开膀胱前列腺肌后可暴露两侧的输精管和精囊（图 7-4-2），游离输精管后用 Hem-o-Lok 钳夹、剪断或超声刀切断输精管（图 7-4-3），紧贴两侧精囊游离精囊，以避免损伤靠近精囊尖端的下腹下神经丛（图 7-4-4）。提起输精管与精囊，在精囊后方分离、暴露狄氏筋膜，横向切开狄氏筋膜前层并暴露前列腺包膜层面，继续在前列腺后方由底部向尖部，由中心向两侧拓展该层面，尽量达前列腺尖部（图 7-4-5）。

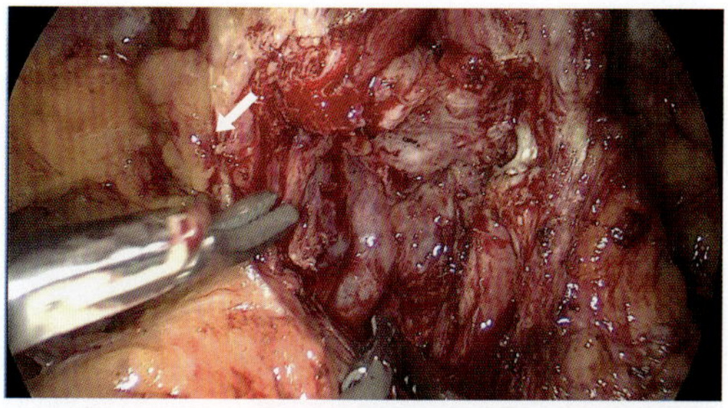

图 7-4-2　暴露输精管和精囊（箭头处）

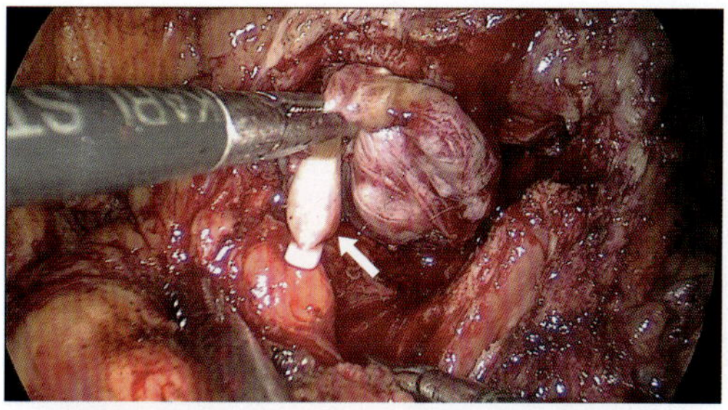

图 7-4-3　离断左侧输精管（箭头处）

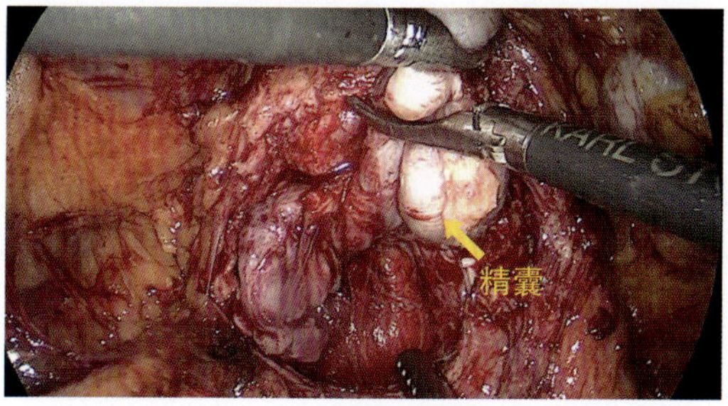

图 7-4-4　游离右侧精囊（箭头处）

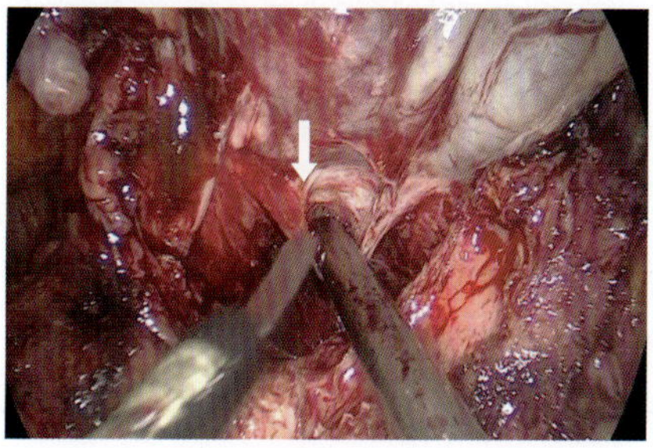

图 7-4-5　切开狄氏筋膜，在前列腺与直肠间分离

（5）寻找前列腺筋膜内入路层面：在前列腺筋膜内紧贴前列腺包膜分离，将两侧的NVB分离推向外侧，一直分离至前列腺尖部（图7-4-6～图7-4-8）。若术中NVB出血（或前列腺后外方与膀胱之间结缔组织出血），应用缝线（3-0或4-0 V-Loc）连续或“8”字缝合出血点侧的结缔组织止血。

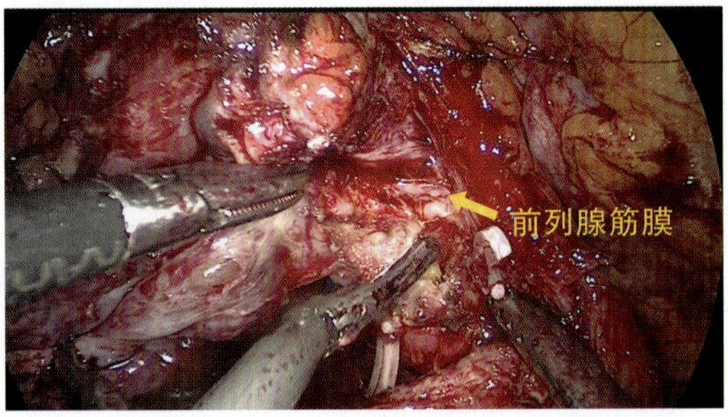

图7-4-6 在前列腺筋膜内分离

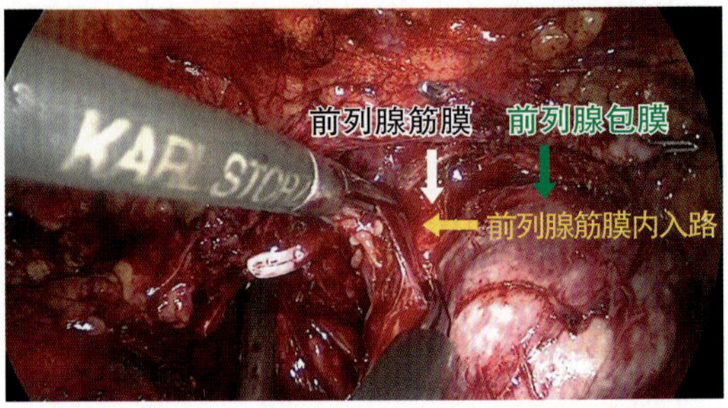

图7-4-7 沿筋膜内入路，向前列腺尖部分离

（6）离断前列腺尖部：对前列腺尖部进行分离时，应完整保留前列腺前方11点至1点钟方向的结缔组织，以避免损伤DVC，游离前列腺尖部尿道，用弯剪刀剪开尿道前壁（图7-4-9），显露出尿道侧壁和后壁，然后切断尿道后壁，将前列腺安全游离（图7-4-10），以1-0可吸收线缝于游离的前列腺（包括输精管、精囊）组织上，并固定于C点Trocar上待手术结束后取出。

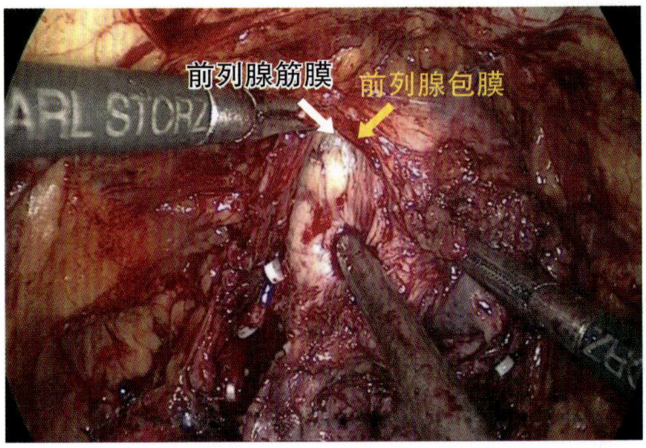

图7-4-8 沿筋膜内入路，进一步分离至前列腺尖部

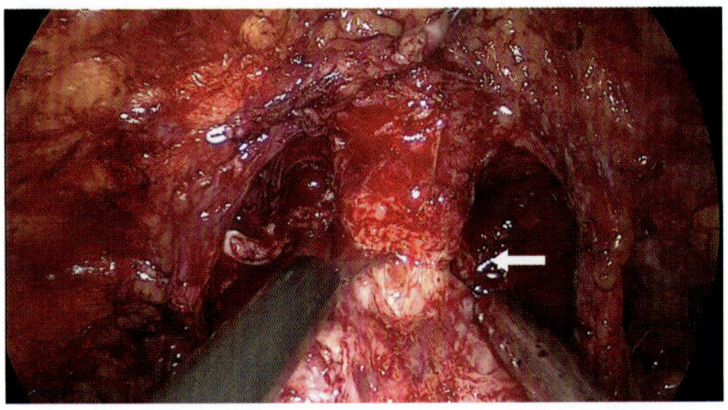

图7-4-9 游离前列腺尖部，剪开尿道前壁

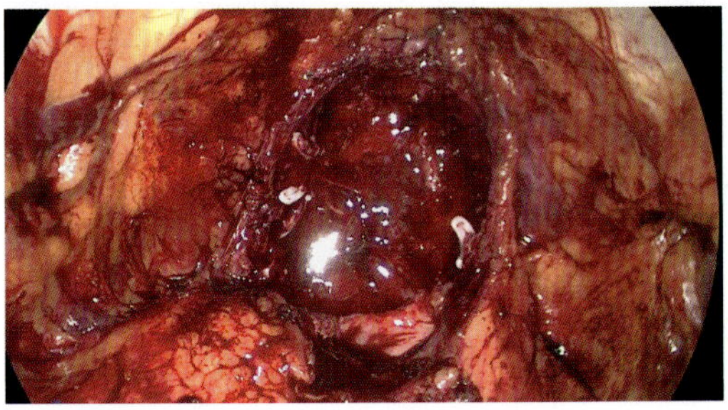

图7-4-10 完全离断前列腺

（7）采用连续缝合方法，用可吸收线（Y605 2-0 5/8弧度），针尖由外向内先缝合膀胱右下侧壁（图7-4-11），在导尿管引导下由内向外缝合相对应的远端尿道（图7-4-12），逐渐转向膀胱后壁及左侧连续缝合尿道（图7-4-13），慢慢收紧缝线，使得膀胱、尿道断端靠拢，拔出原导尿管，从尿道插入新20Fr三腔导尿管，经尿道断端进入膀胱。最后连续缝合膀胱前壁与尿道上方，再转到膀胱右侧，再次依次拉紧连续缝合线后打结（图7-4-14）。从导尿管注生理盐水入膀胱，如有灌注液漏出，还可进行吻合口补充缝合。

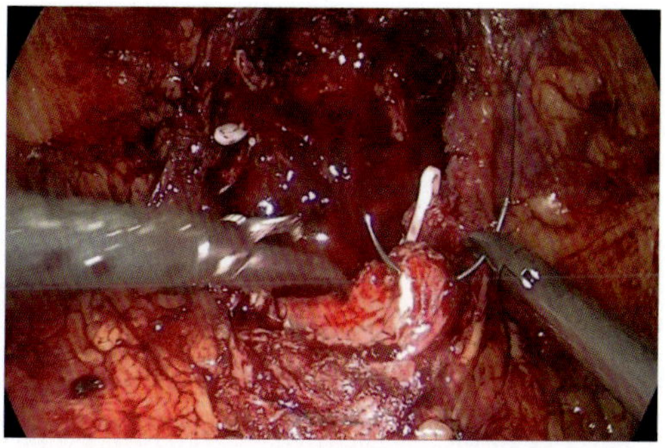

图 7-4-11　在膀胱壁由外向内进针

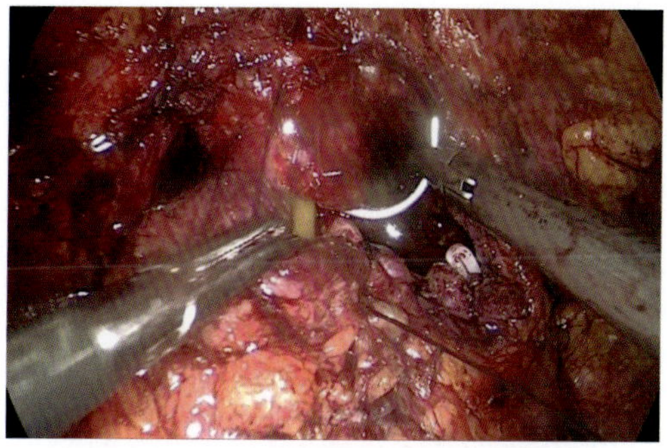

图 7-4-12　由内向外向远端尿道进针

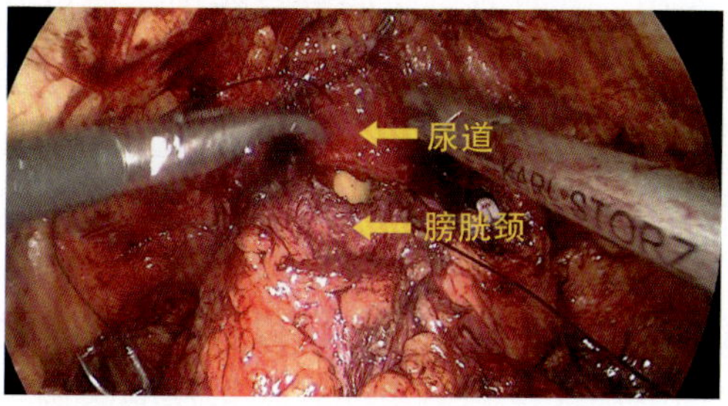

图 7-4-13　尿道膀胱颈连续吻合

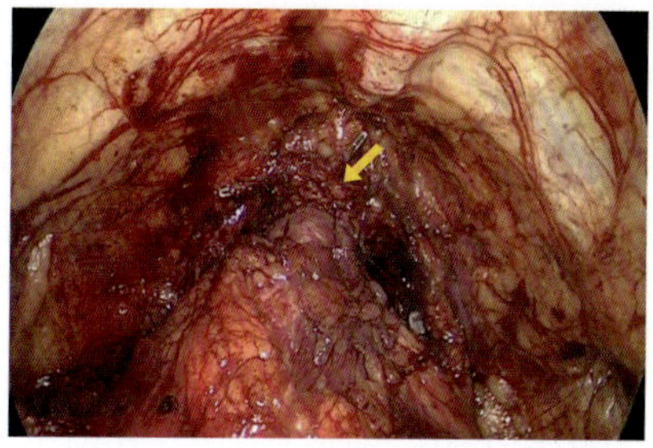

图 7-4-14　完成膀胱尿道吻合

（8）经 D 点在耻骨后盆腔留置负压管一根，取出各点 Trocar，拆除 A 处缝线，经 A 处切口取出前列腺（含输精管、精囊），标本固定送病理检查，逐层缝合 A 点肌肉、皮下组织、皮肤，再逐层缝合其余各 Trocar 穿刺点皮下组织、皮肤。

【手术要领】

（1）腹腔镜保留勃起神经根治性前列腺切除术的关键是在打开的侧韧带内侧准确地找到前列腺包膜层面（图 7-4-6 ～图 7-4-8），术中离断前列腺侧韧带时，应贴近前列腺包膜锐性分离，采用钛夹止血，以减少对 NVB 的损伤。

（2）进行保护 NVB 操作时，应当注意贴近前列腺包膜时将钝性与锐性分离结合使用，避免切断 NVB。避免使用超声刀。注意保护前列腺尖部侧面、位于肛提肌筋膜（盆筋膜）以下的区域及尿道膜部括约肌，保护 NVB 和尿道膜部括约肌，对早期恢复控尿很重要。

（3）在前列腺尖部的前列腺筋膜与包膜之间对前列腺的尖部进行分离时，完整保留前列腺前方 11 点至 1 点钟方向结缔组织，可以避免损伤阴茎背静脉复合体。

（4）对精囊外侧处理时，应紧贴精囊钝性分离，以保护附近相邻组织的下腹下神经丛。

（5）若术中 NVB 出血（或前列腺后外方与膀胱之间结缔组织出血），应使用缝线（3-0 或 4-0 V-Loc）连续或“8”字缝合出血点处的结缔组织给予止血，不会影响性功能的保留，避免使用电刀或者超声刀以免引起对 NVB 的热损伤。

视频 29　腹腔镜保留勃起神经根治性前列腺切除术

（徐丹枫　张　宁　黄　海）

第五节　腹腔镜前列腺癌盆腔淋巴结清扫术

【概述】

随着腹腔镜技术的不断成熟和对前列腺周围解剖研究的深入，腹腔镜根治性前列腺切除术已得到了广泛开展，是目前前列腺癌外科治疗的主要方式之一。按照前列腺特异性抗原（prostate specific antigen，PSA）、病理 Gleason 评分和临床分期，前列腺癌分为低危、中危和高危 3 种类型。盆腔淋巴结为前列腺癌最常见的转移部位，盆腔淋巴结清扫术（pelvic Lymph node dissection，PLND）是判断有无淋巴结转移的“金标准”方法，对于肿瘤的分期、治疗方案的选择以及预测预后等都有着重要作用，并具有一定的治疗作用。通过盆腔淋巴结清扫可以对淋巴结的病理分析提供准确的临床分期，还可以清除可能存在的微小转移病灶，有利于改善患者的预后。欧洲泌尿外科学会（EUA）和中国泌尿外科学会（CUA）指南均推荐将扩大盆腔淋巴结清扫联合根治性前列腺切除术作为高危前列腺癌的治疗方法。

前列腺癌患者行盆腔淋巴结清扫术的主要目的在于对存在的淋巴结微转移作出准确诊断，明确临床分期，盆腔淋巴结清扫术所获取的标本病理检测结果还有助于预测疾病进展和复发的风险，以指导进一步的治疗选择。尽管影像学技术在快速发展，但是盆腔淋巴结清扫术目前仍然是最重要的前列腺癌分期方法。盆腔淋巴结受侵时，CT 和 MR 的检出率低于 40%，而 PET-CT 等检查存在价格昂贵、耗时等缺点，并未常规用于前列腺癌患者盆腔淋巴结的检测。Palapattu 等报道了 703 例淋巴结阳性患者接受前列腺癌根治、扩大盆腔淋巴结清扫术及术后辅助治疗，结果显示，阳性淋巴结数≤ 2 枚的患者，肿瘤特异性生存率高于阳性淋巴结数＞ 2 枚者，提示淋巴结阳性数对患者的肿瘤特异性生存率有很好的预测作用。Maffezzini 等研究发现，约有 1/3 的前列腺癌根治术中淋巴结阳性患者在术后接受辅助治疗，10 年无进展生存率为 65%，但淋巴结受侵比例＞ 20% 的患者复发率较高。过去认为盆腔淋巴结清扫术主要具有分期诊断价值而无临床治疗意义，这一观点近年来受到了挑战。Kroepfl 等报告了 367 例局限性前列腺癌患者的资料，其中 25%（92 例）的患者病理证实有淋巴结转移，回归分析显示，PSA 复发、症状进展及肿瘤相关死亡率等与淋巴结转移状况有关，其中只有一个阳性淋巴结转移的患者，经过较为彻底的手术后，随访 45 个月，39% 未发现有临床或生化进展。Han 等报道，已经发生淋巴结转移的患者经过较为彻底的手术后，10 年无 PSA 复发率大约为 15%。以上结果均表明，根治性前列腺切除术有助于提高盆腔淋巴结阳性前列腺癌患者的生存率，对于一些盆腔淋巴结阳性的患者，根治性前列腺切除术仍然具有肯定的疗效。

前列腺癌的淋巴清扫范围可以分为 4 种：①局限性淋巴结清扫，仅清扫闭孔区域的淋巴结；②标准范围淋巴结清扫，即闭孔 + 髂外区域淋巴结；③扩大范围淋巴结清扫，即闭孔 + 髂外 + 髂内 + 骶前区域淋巴结；④超扩大范围淋巴结清扫，即闭孔 + 髂外 + 髂内 + 骶前 + 髂总区域淋巴结（图 7-5-1）。对于低危前列腺癌患者，不必常规行淋巴结清扫；对于中危患者，可以使用 Briganti 列线图，淋巴结转移概率＜ 5% 时，行标准范围淋巴结清扫；淋巴结转移概率＞ 5% 时，行扩大范围淋巴结清扫；高危患者都需行扩大范围淋巴结清扫。

原发性前列腺癌最常见的转移部位为盆腔淋巴结，常累及闭孔、髂内、髂外和髂总淋巴结。局限性盆腔淋巴结清扫术仅切除 38% 的前列腺引流来的淋巴结，而包括髂内和髂总血管远端的盆腔淋巴结清扫术可以将清除率提高至 75%。Schumacher 报道，122 例在局限性盆腔淋巴结清扫术切除范围之外出现阳性转移淋巴结的患者中，只有 21% 的患者阳性淋巴结局限在该区域，其中闭孔淋巴结阳性的占 16%；70% 有髂内淋巴结阳性；髂外淋巴结阳性的仅占 9%。Perry-Keene 等研究显示，清除更多数目的淋巴结同时能清除更多的微转移淋巴结，改善患者的生存率。对低、中危前列腺癌行传统扩大清扫术，5 年生化复发率为 16% ～ 30%，10 年累积生存率为 49% ～ 74.4%。这些研究表明，不同个体前列腺淋巴引流高度变化，仅作闭孔淋巴结活检或行局限性盆腔淋巴结清扫术不足以反映前列腺癌患者淋巴结转移的真实情况。

（1）标准盆腔淋巴结清扫术的范围　标准盆腔淋巴结清扫区域包括髂外动脉、闭孔神经旁；目前普遍公认的前列腺癌盆腔淋巴结清扫术标准是必须切除所有的前哨淋巴结，对进展期病例，淋巴结较易转移到髂外、闭孔以外的区域。近年来，愈来愈多的人发现局限性盆腔淋巴结清扫术可能会遗漏相当比例受肿瘤侵犯的淋巴组织。Mattei 等报道，局限性盆腔淋巴结清扫术仅包括 38% 的前列腺引流淋巴结，而包含髂内血管和远端组织的扩大盆腔淋巴结清扫术将清除 75% 的前列腺引流淋巴结。

（2）扩大淋巴结清扫的范围　扩大淋巴结清扫术（extended pelvic lymphnode dissection，ePLND）可通过清除更多转移淋巴结和潜在的微转移灶而降低复发率，但较多资料显示扩大淋巴结清扫术增加了术中风险及术后并发症的概率。局限性盆腔淋巴结清扫术虽减少了术后并发症，但会遗漏部分已有淋巴结转移的患者，导致可能无法正确地对疾病进行准确分期，并可能影响患者预后。越来越多的学者主张对中、高危前列腺癌患者行扩大淋巴结清扫术，认为不仅可提高阳性淋巴结的检出率，还有利于发现潜在的转移灶，而且可最大限度地清除患者体内的转移灶，有助于对疾病进行准确分期，指导术后进一步治疗，提高生存率，改善患者预后。

扩大淋巴结清扫术范围是在标准盆腔淋巴结清扫区域基础上加上髂内动脉内侧和骶前淋巴结（图 7-5-1），也有中心将髂总血管周围淋巴结纳入扩大清扫范围内，以获得 20 个淋巴结为扩大淋巴结清扫术标准，可清除前列腺淋巴引流区域内 75% 的淋巴结。EAU 指南推荐包括髂外、闭孔和髂内区域的扩大淋巴结清扫术，这一切除范围包括了大约 75% 的前列腺癌淋巴引流位点。美国国家综合癌症网络（National Comprehensive Cancer Net，NCCN）指南认为扩大淋巴结清扫术发现转移的可能性是局限性盆腔淋巴结清扫术的 2 倍，分期更准确，甚至可能治愈微小转移的患者，因此也推荐行扩大淋巴结清扫术。

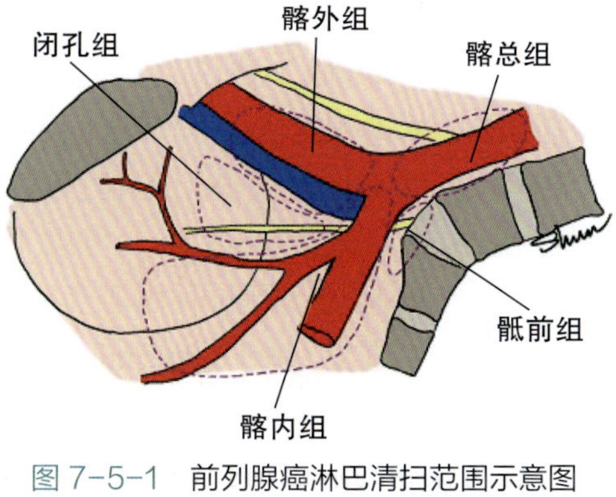

图 7-5-1　前列腺癌淋巴清扫范围示意图

Abdollah 等的一项关于前列腺癌扩大淋巴结清扫术的研究结果显示，清除大量的淋巴结也可以提高前列腺癌特异性生存率，建议术前诊断为高危前列腺癌的患者应实施扩大淋巴结清扫术，范围至少应该包括髂外、髂内血管周围淋巴结和闭孔淋巴结。

【腹腔镜专用器械】

腹腔镜下盆腔淋巴结清扫术使用到的腔镜用器械同腹腔镜根治性前列腺切除术。行淋巴结清扫术，腔镜下取出淋巴结时可使用腹腔镜匙形抓钳（又名“鳄鱼嘴抓钳”，见图 7-5-2）。

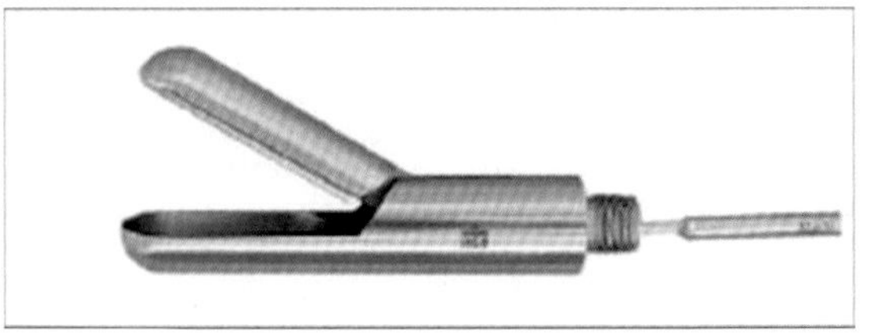

图 7-5-2 匙形抓钳

【适应证】

盆腔淋巴结清扫术是检测前列腺癌有无淋巴结侵犯的金标准手术。目前大量研究表明，前列腺癌患者盆腔淋巴结转移率与其临床分期、初始 PSA 值及穿刺病理 Gleason 评分有着明确的相关性。转移的高危组患者（Gleason 评分＞ 8 分、PSA 值＞ 20ng/ml 及分期＞ T_{2b}）是进行盆腔淋巴结清扫术的手术指征之一，这种观点已被越来越多的临床医师所认同并作为最佳治疗方案。盆腔淋巴结清扫术可能会增加手术时间、手术相关并发症及医疗费用，在低危患者中放弃盆腔淋巴结清扫术，已被大多数外科医师接受。因此，术前应当评估患者发生淋巴结转移的风险，从而决定是否行淋巴结清扫术。Holl 等在进行 2020 例前列腺癌患者的研究中发现，对前列腺癌患者行放射导向的前哨淋巴结清扫时，所谓的转移低风险的低危患者（术前患者 PSA 值＜ 10ng/ml 及临床分期＜ T_{2a}），仍有超过 5% 的前列腺癌患者其前哨淋巴结实际已发生了转移。Beri 等报道，在 150 例前列腺癌患者中发现转移低风险组患者的淋巴结阳性率约为 8.7%，阳性淋巴结位于闭孔淋巴结区域的患者为 47%，位于髂血管内、外的患者分别为 14% 及 17%。

目前用于评估前列腺癌患者淋巴结转移风险的工具主要是 EAU 和 NCCN 的前列腺癌危险因素分级系统和 Briganti 等提出的预测淋巴结侵犯的列线图。术前患者的 PSA 值、临床分期、穿刺病理 Gleason 评分、穿刺阳性针数比值等是目前评估患者淋巴结转移风险最重要的指标。Bhatta - Dhar 等认为，术前 PSA ＜ 10ng/mL、Gleason 评分≤ 6 分的低危局限性前列腺癌患者的淋巴结转移风险＜ 1%。各种指南对盆腔淋巴结清扫术的推荐标准不一。AUA 指南（2009 版）建议是否行盆腔淋巴结清扫术，应当充分考虑手术获得的诊断和治疗作用同手术所引起的并发症之间的比较，一般认为若患者 PSA ＜ 10ng/ml，Gleason 评分≤ 6 时，可不行盆腔淋巴结清扫术。NCCN（Version Ⅰ. 2015）指南建议如果列线图评估淋巴结扩散风险小于 2%，可以不做盆腔淋巴结清扫术，这可能导致约 12.1% 的阳性淋巴结患者被遗漏，但同时可避免 47.7% 的盆腔淋巴结清扫术手术。EAU 指南认为中危（T_{2a} 期、PSA 值在 10 ～ 20ng/ml、穿刺 Gleason 评分 7 分）和高危（＞ T_{2b} 期、PSA 值＞ 20ng/ml、穿刺 Gleason 评分≥ 8 分）的前列腺癌应行扩大淋巴结清扫术。

【术前准备】

腹腔镜下前列腺癌盆腔淋巴结清扫术通常与根治性前列腺切除术同期进行。

（1）手术前询问患者病史，进行体格检查、血液学检查以及肺功能和心电图等检查，评估患者能否手术。术前患者停用阿司匹林至少 3d，应用氯吡格雷、华法林等抗凝血药至少 1 周，防止术中出血较多，增加手术的危险性。

（2）术前 1d 给予流质饮食，术前晚灌洗直肠，以减少手术中的污染。对于有高血压疾病的患者，建议术前1晚口服助眠类药物。

（3）术前应耐心、细致地做好心理护理，与患者交流沟通，告知其手术风险及可能出现的并发症。对于淋巴结清扫术，应尽可能详细地向其交代清扫术后淋巴漏的可能。

（4）若条件允许可使用图解或模型形式向患者及家属讲明手术范围，做到患者心中有数，缓解其紧张和恐惧情绪。

（5）术前最好填写性功能量表，以便医师术中根据情况选择是否保留双侧神经血管束。

（6）手术当天于术前应用抗生素预防感染。

【麻醉和体位】

（1）术中采用全麻，气管内插管的麻醉方式，麻醉后患者取仰卧位，双下肢剪刀位，双上肢内收于躯体旁，显示屏置于患者两下肢之间。

（2）垫高臀部，消毒、铺巾后嘱巡回护士操作手术台，使患者头低足高约15° 水平。

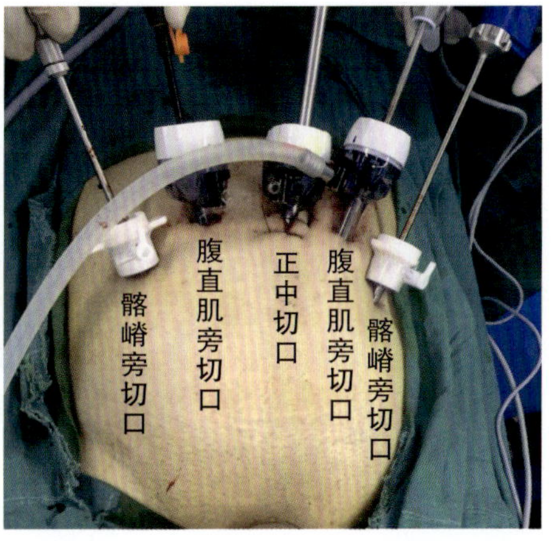

图7-5-3　患者体位及五孔法穿刺器位置

（3）一般采用五孔法操作（图7-5-3）：首先在脐缘作1个半环形切口至腹直肌鞘，以球囊扩张器放入，扩张腹膜外间隙后，置入12mm穿刺套管，充入CO_2，压力为12～15mmHg。放入腹腔镜，在腹腔镜监视下再分别于左、右腹直肌旁脐下两指处（12mm穿刺套管）及左、右髂前上棘水平靠中线两指处（5mm穿刺套管）呈扇形置入穿刺套管。一般主刀医师位于患者左侧操作，左侧髂前上棘旁穿刺点位置选择可略微上调，以便于主刀医师在清扫左侧盆腔淋巴结时方便操作，不至于同患者同侧髂前上棘处器械冲突。

【手术步骤】

1. 腹腔镜局限性盆腔淋巴结清扫术

局限性淋巴结清扫术的范围为闭孔区域。进入耻骨后间隙，可见耻骨弓、前列腺等结构，辨认髂血管，观察髂外动脉搏动、髂外静脉（图7-5-4，图7-5-5）。在髂外静脉内下缘沿耻骨支内侧壁向深处游离，可显露闭孔神经，自上而下整块清除髂外动脉、髂外静脉内侧闭孔神经旁的淋巴组织（图7-5-6，图7-5-7），将切下的淋巴组织从套管内取出（图7-5-8）。清扫后血管呈骨骼化状态（图7-5-9）。

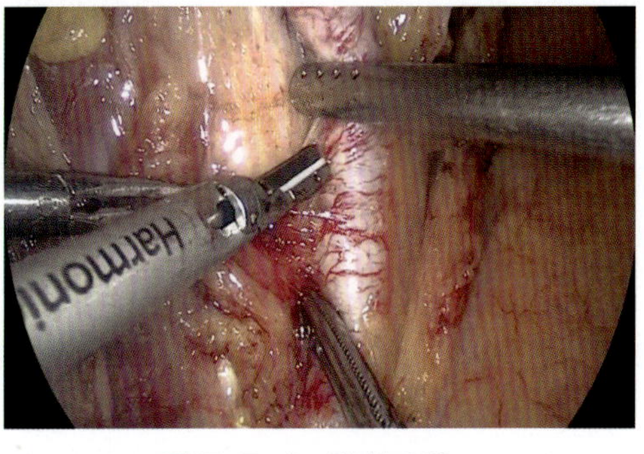

图7-5-4　髂外动脉

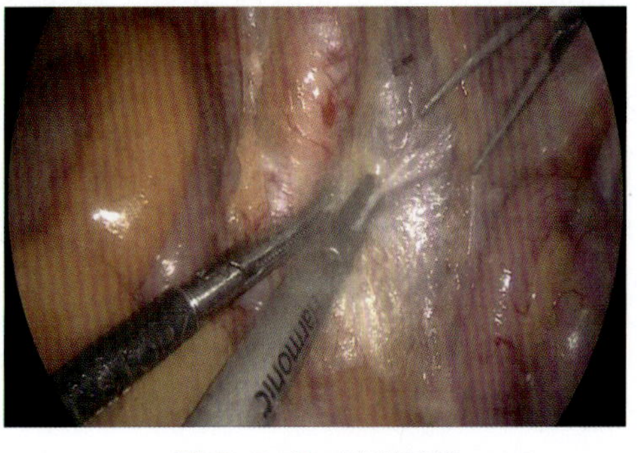

图7-5-5　髂外静脉

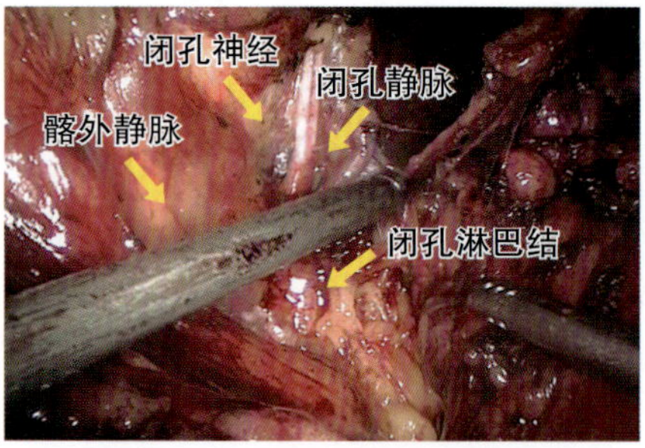

图 7-5-6　闭孔区淋巴清扫

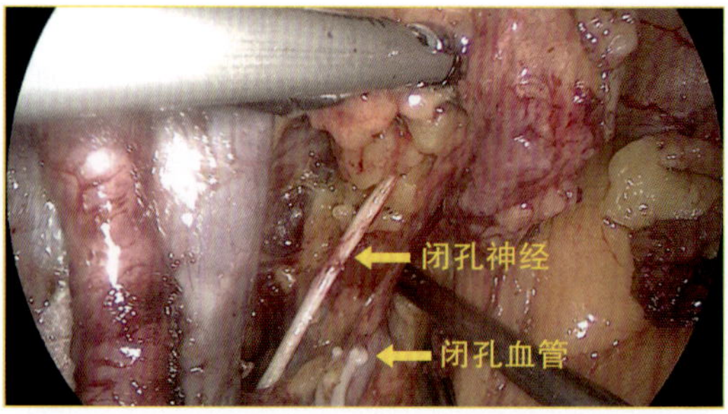

图 7-5-7　清扫闭孔区淋巴结（徐丹枫、张宁提供）

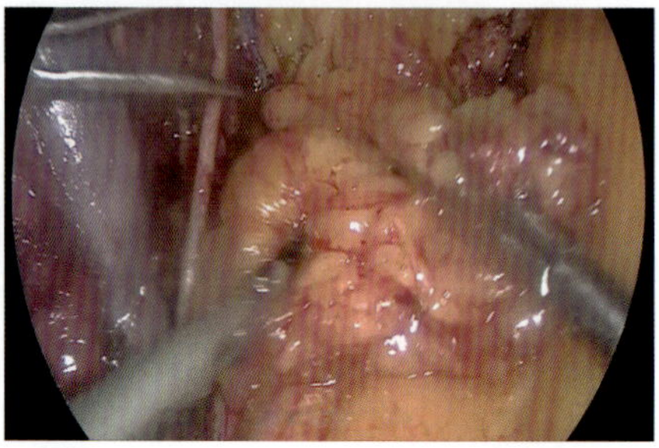

图 7-5-8　取出清扫的闭孔区淋巴组织

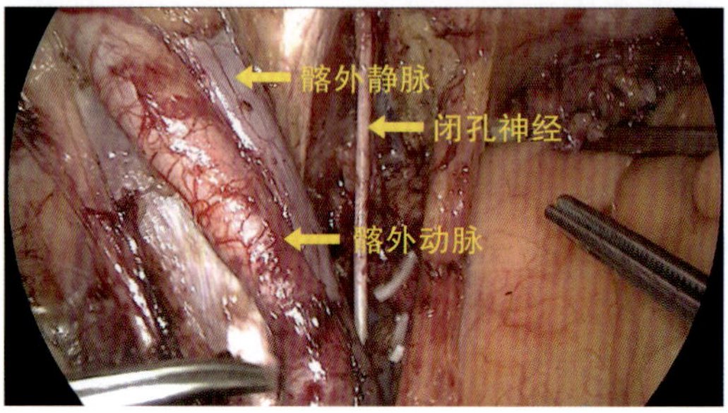

图 7-5-9　清除闭孔区淋巴组织（徐丹枫、张宁提供）

2. 腹腔镜扩大盆腔淋巴结清扫术

腹腔镜扩大淋巴结清扫术中，淋巴清扫范围的上界为主动脉分叉，下界为旋髂静脉和 Cloquet 淋巴结、髂外动脉外侧缘等盆腔淋巴组织。Heidenreich 等将盆腔淋巴结划分为 5 组 9 区（图 7-5-1），即髂外组（右侧为 1 区，左侧为 6 区）、髂总组（右侧为 2 区，左侧为 7 区）、闭孔组（右侧为 3 区，左侧为 8 区）、髂内组（右侧为 4 区，左侧为 9 区）、骶前组（5 区）。

（1）闭孔区淋巴结组清扫边界　上缘是髂外静脉，下缘是闭孔神经，头侧为髂总静脉分叉，尾侧为髂外静脉下缘和耻骨之间。确认髂外静脉，沿其外筋膜丛向下切开，切口线延伸到髂外静脉与耻骨（Cooper 韧带）交叉。沿静脉下缘边界将纤维、淋巴、脂肪组织剥除，直接分离静脉壁外膜和侧面骨盆壁。静脉下方清扫至盆壁闭孔肌肉。

（2）髂内淋巴结组清扫边界　上缘是闭孔神经，下缘是前列腺神经血管束（NVB）的外侧缘，头侧是输尿管，尾侧是闭孔。髂腰肌的侧面与髂内动脉之间，包括髂内动脉所有分支到髂总动脉分叉的淋巴组织。沿上述闭孔神经从顶部向下清扫，直到闭孔及前列腺 NVB。

（3）髂外淋巴结组清扫边界　上界为髂外动脉上缘，下界为髂外静脉下缘，头侧为髂总动脉分叉，尾侧为腹股沟管附近的 Cloquet 淋巴结。特别要清除 Cloquet 淋巴结。沿髂外动脉走行纵行剖开纤维、脂肪组织，而后翻转剥离，将髂外动脉拉向内侧以清除髂外静脉周围的淋巴组织。

（4）骶前淋巴结组清扫范围　位于腹主动脉和下腔静脉的分叉下方，左、右髂总血管之间的三角区域，平第 5 腰椎及骶髂关节前面，为最后清扫的区域。

（5）髂总淋巴结组清扫范围　髂总动、静脉（清除长度 3cm 以上）周围的纤维、淋巴、脂肪组织，头侧是腹主动脉分叉，尾侧是髂总动脉分叉。特别要清除坐骨前区（Marcille 窝）的淋巴结。沿髂总、髂外动脉走行纵行剖开纤维、脂肪组织，而后翻转剥离，将髂总动脉拉向内侧以清除髂总静脉周围的所有淋巴组织，向尾侧方向清除（包括 Marcille 窝）残留在盆壁的淋巴结。

（6）完成上述淋巴结清扫后，继续行根治性前列腺切除术。

【手术要领】

腹腔镜盆腔淋巴结清扫术需要熟练的腹腔镜手术技巧和丰富的手术经验。该手术操作范围在血管丰富的盆腔内，属于解剖性手术，操作中容易损伤静脉、动脉；在辨认清楚解剖结构标志的前提下，小心分离，是避免并发症发生的重要保证。

【术后处理】

（1）术后即刻常规心电监护，观察患者生命体征的变化，若正常在术后第 1 天即可停监护。术后 1 周是患者恢复的关键期，需注意各种引流液的量、尿液量及颜色、有无并发症、进食、身体活动等情况。

（2）术后常规留置盆腔引流管，保证引流通畅，一般在术后 2 ～ 3d 拔除，手术中有直肠损伤或术后引流液增多者则应延迟拔管。术后若怀疑漏尿则应待瘘口愈合后再拔引流管，若怀疑淋巴漏，伤口引流量不多亦可早期拔管。

（3）一般建议术后 10 ～ 14d 拔除导尿管。若膀胱颈保留完整且吻合满意，可早期 1 周左右拔管。若手术后出现了吻合口瘘，则需待瘘口闭合后再拔管。

（4）应尽量保持排便通畅，进食水果、粗纤维等以减少便秘的发生。若出现便秘应避免用力，可使用开塞露或甘油灌肠剂等帮助排便。

（5）术后 6 周避免性生活，术后 8 周避免骑车。

【并发症和防治】

手术并发症也是决定盆腔淋巴结清扫术范围时必须考虑的问题。有文献报道，扩大淋巴结清扫术的并发症发生率是标准盆腔淋巴结清扫术的 3 倍，总体报告为 2% ～ 51%。Clark 等进行随机对照研究发现，扩大淋巴结清扫术组发生的并发症占所有并发症的 75%，明显多于局限性盆腔淋巴结清扫术。并发症主要包括淋巴囊肿、淋巴水肿、深静脉血栓和肺栓塞、神经损伤等，通常清扫范围越广，并发症发生率越高。

1. 淋巴漏、乳糜漏、淋巴囊肿

盆腔淋巴清扫术时对淋巴远端未行妥当处理会导致淋巴漏、乳糜漏的发生，在耻骨后腹膜外途径腹腔镜根治性前列腺切除术中，由于后腹膜的压迫，淋巴漏、乳糜漏会慢慢停止或形成淋巴囊肿。在经腹腹腔镜前列腺癌淋巴结清扫术中，叶绿素与碘化油的混合液通过足背淋巴管注射有利于盆腔和腹主动脉淋巴结的显示（图 7-5-10）。如发生淋巴漏、乳糜漏，有时会持续很长时间，难以形成淋巴囊肿。对经保守治疗无效的乳糜漏或淋巴漏患者可行足背淋巴管造影（pedal lymphangiogrphy，

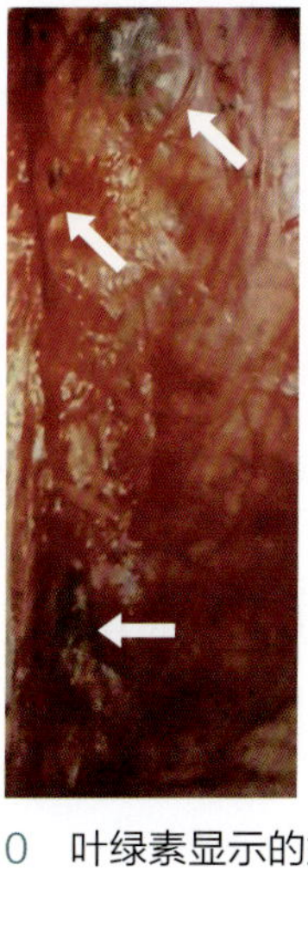

图 7-5-10　叶绿素显示的盆腔淋巴结

PLG）或经皮淋巴管栓塞治疗。

笔者曾经治愈过一位68岁扩大淋巴结清扫术后乳糜腹长期不愈的患者，患者5年前因PSA 10ng/ml、Gleason评分7、临床分期T_{2b}而行耻骨后腹膜外腹腔镜根治性前列腺切除术和局限性盆腔淋巴结清扫术，术后5年，PSA 4ng/ml，Pet-CT显示盆腔淋巴结转移，给予经腹扩大淋巴结清扫术，术后腹腔引流乳白色液体800～1000ml/d，腹腔引流液乳糜试验阳性，经保守治疗2个月余，腹腔引流量无变化，PSA 0.02ng/ml。经右侧足背淋巴管注入超液化碘油（ultrafluid lipiodol）5ml，在DSA观察下，可以清晰地见到超液化碘油逐渐由破裂的盆腔淋巴管漏入腹腔，并在腹腔内弥散，部分造影剂流入腹腔引流管（图7-5-11，图7-5-12），同时给予禁食，全肠外营养治疗1周无效，腹腔引流乳白色液体量仍然为800～1000ml/d（经右侧PLG后，可能左侧仍然存在乳糜漏），在第1次右侧PLG后1周，再行左侧PLG，注入超液化碘油6ml，在DSA下观察到类似第1次右侧PLG的影像（图7-5-13），但第2次PLG后1天，患者乳糜腹水的引流量为100ml/d，第2次PLG后第2天夹住腹腔引流管，患者腹围无增加，第2次PLG后3d拔出腹腔引流管，患者恢复正常饮食，随访5年余乳糜腹水无复发，但双侧下肢出现轻度水肿（与髂血管区淋巴引流不畅有关）。该患者进行双侧PLG不但显示乳糜漏的部位和范围，而且表现出超液化碘油对患者淋巴瘘口的栓塞作用。

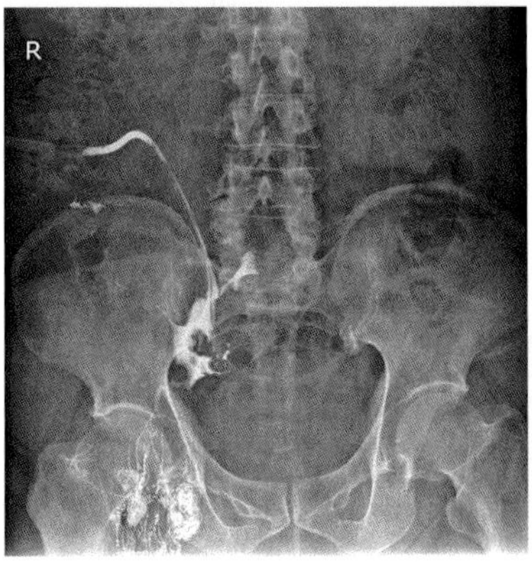

图7-5-11 右侧PLG造影剂外漏（造影剂经引流管到体外）

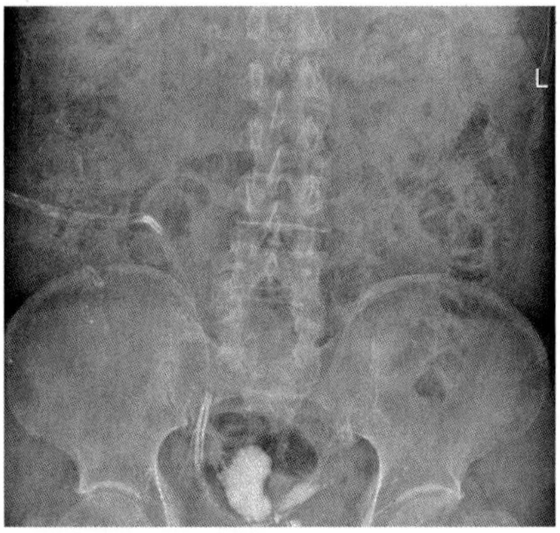

图7-5-12 右侧PLG造影剂入盆腔，造影剂经引流管到体外

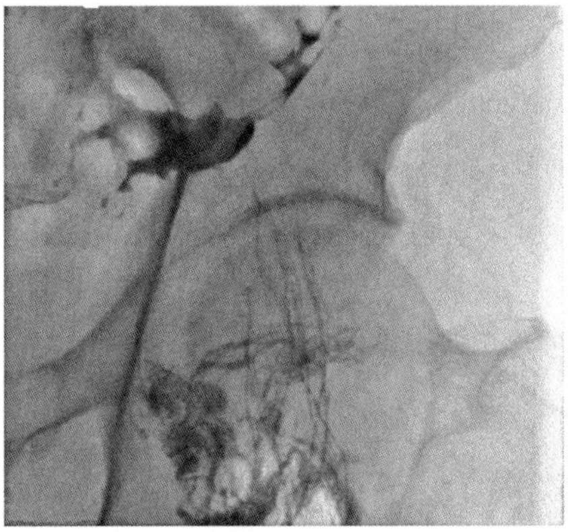

图7-5-13 左侧PLG，造影剂入盆腔

淋巴囊肿系清扫淋巴组织时没有扎紧淋巴管所致，多数无明显症状，当并发感染或淋巴囊肿大于5cm时，会引起疼痛或邻近器官的压迫症状，需在超声或CT定位下经皮穿刺引流、使用硬化剂或经皮淋巴管穿刺栓塞术，较少采用开放或腹腔镜下淋巴囊肿切除。

2. 血栓与栓塞

有研究发现，盆腔淋巴结清扫术后血栓形成和淋巴囊肿的发生有一定的相关性。

Musch 等研究发现，盆腔淋巴结清扫术术后发生深静脉血栓和肺栓塞的患者同时并发淋巴囊肿的发生率分别为 8.3% 和 2.8%，相反，在术后没有并发淋巴囊肿的患者中发生率不足 1%（P=0.001）。

3. 神经损伤

神经损伤最常见的是闭孔神经损伤，若患者此处神经受损，可发生大腿内收内旋障碍。闭孔神经损伤最常发生在闭孔淋巴结清扫的过程中，术者使用超声刀时往往刀头位置较深，在未明确刀头夹持的组织时盲目操作，可导致闭孔神经损伤。如果术中同时发现闭孔神经损伤，可以用 5-0 或 6-0 不可吸收缝线进行缝合，术后配合营养神经药物和物理治疗，但效果仍有待随访研究。

4. 血管损伤

虽然前列腺周围血管丰富，包括了髂外、髂内动、静脉，但文献报道血管损伤者较少。术中发现血管损伤后应该根据情况给予结扎或修补。

5. 输尿管损伤

输尿管损伤不是腹腔镜下前列腺癌盆腔淋巴结清扫术的并发症，文献报道发生率不足 1%。术中精确的解剖、辨清解剖标志和避免盲目的裁剪可以避免输尿管损伤。

视频 30　腹腔镜前列腺癌盆腔淋巴结清扫术

（刘玉杉　李　龙）

第八章　腹腔镜膀胱手术

第一节　腹腔镜膀胱部分切除术

【概述】

非肌层浸润性膀胱癌（non-muscle-invasive bladder cancer，NMIBC）与肌层浸润性膀胱癌（muscle-invasive bladder cancer，MIBC）是预后完全不同的肿瘤。MIBC 的传统治疗是膀胱全切除术和新辅助或辅助化疗。NMIBC 的治疗是采用保留膀胱为主，对高危者术后行膀胱化疗，对于 $T_{2\sim4a}$ 期、cN_0M_0 期患者，推荐以顺铂为基础的新辅助联合化疗。

根治性膀胱切除术是治疗局限于膀胱肌层浸润性或复发性膀胱癌的最有效方法。其出血量少、手术恢复快、住院时间短、切口美观，是一种安全、有效的手术方法。对于肿瘤单发、位于顶壁或无法耐受较大手术的浸润性膀胱肿瘤患者，也可选择腹腔镜膀胱部分切除术，以保留部分膀胱及性功能，提高患者生活质量。1993 年，Ferzli 等首次报道了腹腔镜膀胱部分切除术。有研究表明，约有 10% 的膀胱癌患者适合行膀胱部分切除术，在正确筛选膀胱部分切除术的病例中，5 年生存率可达 50% ～ 70%。对于膀胱部分切除术应严格掌握适应证，以提高生存率。

【腹腔镜专用器械】

手术器械包括 10mm 穿刺套管（Trocar）2 个、5mm 穿刺套管（Trocar）1 ～ 2 个、吸引器 1 个、分离钳 1 ～ 2 把、双极电凝钳 1 把、超声刀 1 套、Hem-o-lock 钳和夹、标本袋。

【适应证】

单发于膀胱顶部的膀胱肿瘤、膀胱憩室肿瘤、膀胱脐尿管癌、膀胱嗜铬细胞瘤、子宫内膜异位症、膀胱平滑肌瘤、膀胱憩室等。

【禁忌证】

（1）多发性膀胱肿瘤。

（2）侵袭膀胱颈部的膀胱肿瘤。

（3）侵袭后尿道的膀胱肿瘤。

【术前准备】

（1）术前常规进行血常规、血型、肝肾功能、出凝血功能、尿常规、尿液培养，以及泌尿系超声、静脉尿路造影或 CTU 及膀胱镜检查。

（2）术前同患者及家属沟通腹腔镜手术的特点。

（3）术前进行普通灌肠。

（4）术前留置导尿。

【麻醉和体位】

气管插管全身麻醉。头低平卧位。

【手术步骤】

（1）脐部作一 1.5cm 的弧形切口插入气腹针，充 CO_2 至气腹压 15mmHg，退出气腹针，置入 10mm Trocar，经此 Trocar 插入腹腔镜，在腹腔镜监视下，分别于脐与左、右髂前上棘内上方各置入 5mm 和 10mm Trocar，从导尿管注入 200m 生理盐水充盈膀胱，可显示膀胱憩室（图 8-1-1）。

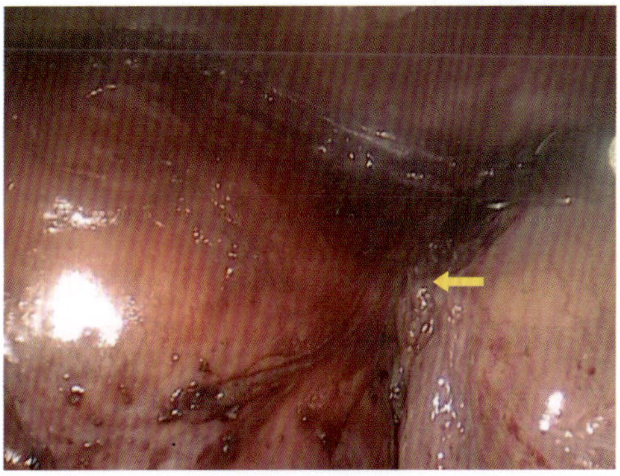

图 8-1-1 膀胱充盈时显示出膀胱憩室

（2）根据术前膀胱镜检查的肿瘤或病变定位，术中用膀胱镜检查配合，指引腹腔镜下切开顶部膀胱，通过该切口观察肿瘤及两侧输尿管开口的位置，逐步向肿瘤所在位置切开膀胱壁直至于肿瘤基底部周边约 2cm 处切除肿瘤或直接切除肿瘤。立即将标本放入标本袋内（图 8-1-2）。

（3）用 2-0 可吸收线缝合或倒刺线一层缝合膀胱及膀胱外腹膜（图 8-1-3）。

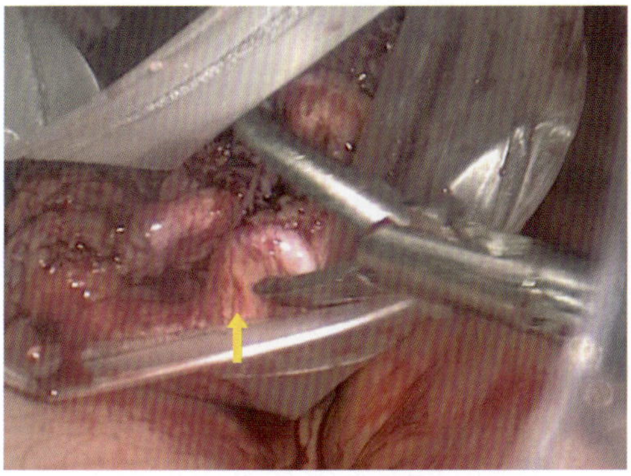

图 8-1-2 切除的标本放入标本袋

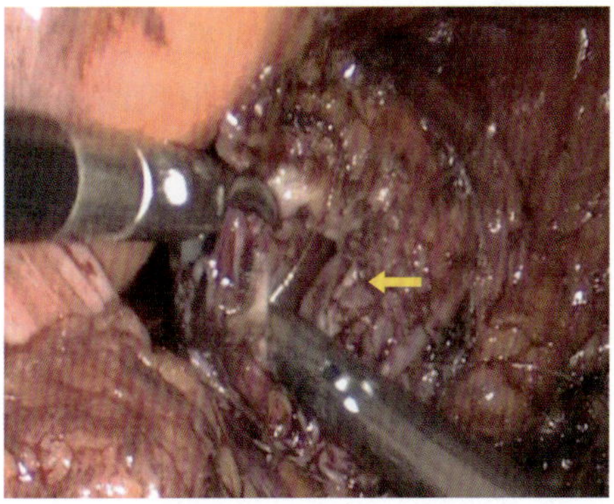

图 8-1-3 缝合膀胱

（4）盆腔放置引流管 1 根，通过最大的 Trocar 处取出标本。

（5）排出 CO_2 气体，缝合切口。

【手术要领】

腹腔镜膀胱部分切除术有膀胱肿瘤种植的可能，术中应将切除的肿瘤标本立即放入标本袋并扎紧标本袋口，以防止肿瘤接触腹腔器官，从而预防肿瘤种植。

【术后处理】

留置导尿 2 周。术后常规膀胱灌注化疗。

（夏维木）

第二节 腹腔镜根治性膀胱切除术－全腔镜原位回肠新膀胱术

【概述】

2002年，Gill首次报道了腹腔镜下膀胱全切除-原位回肠膀胱术，此后陆续有此类手术的报道，国内也有许多全腹腔镜下尿流改道术的报道。膀胱全切-原位膀胱术是公认的较为理想的膀胱尿流改道手术，该手术操作复杂、手术难度高、耗时长，腹腔镜下实施该手术更加有难度，但近年来，随着腔镜设备的改进和技术的提高，此类手术的开展越来越广泛，其优势逐渐显现出来，包括：①手术创伤小、切口小、术中出血少，术后疼痛轻、恢复快；②操作细致，能够精准处理盆底深部的重要结构，盆腔淋巴结清扫彻底，尿道括约肌损伤概率小；③避免肠管长时间暴露，有利术后肠道功能恢复，减少了术后肠粘连。腹腔镜下膀胱全切除术的缺点是腹腔镜操作时间长、技术要求高、学习曲线较长。

原位新膀胱术式众多，根据所采用消化道的节段不同，可分为原位胃新膀胱、原位回肠新膀胱、原位回结肠新膀胱、原位乙状结肠新膀胱等，目前应用最广泛的是采用末段回肠制作的原位回肠新膀胱。原位新膀胱术虽然手术难度大，但可以保留正常的排尿习惯，避免了佩戴集尿袋对患者心理和社会活动的影响。近10年来，国际上许多较大的医学中心都将原位新膀胱术取代回肠通道术作为尿流改道的标准方式。原位新膀胱术的形式包括Hautmann、T Pouch、Studer新膀胱、去带乙状结肠新膀胱等。构建原位新膀胱的原则：①低充盈压，去管化折叠，接近球体状；②容量适中，采用的肠管长度回肠为30～40cm，结肠约为20cm；③避免输尿管吻合口狭窄，减少反流。原位新膀胱术的优势是解剖和功能方面最接近正常膀胱，不需要腹壁造口，可使患者保持良好的个人形象，提高其生活质量。目前原位新膀胱术已广泛地应用于临床，术前应对患者的尿道括约肌功能进行评估，该手术难度大，建议在具有更丰富手术经验的中心完成。

膀胱癌转移主要通过淋巴途径转移，清扫淋巴结可以提高患者的无瘤生存率，而且扩大清扫可以减少复发率。现在认为，膀胱全切除加淋巴结清扫可提高10年存活率30%。盆腔淋巴结清扫术的范围可分为标准淋巴结清扫和扩大清扫：标准淋巴结清扫范围起自髂总血管分叉至股管开口，包括髂外动脉旁淋巴结、闭孔、髂内淋巴结、髂总淋巴结及周围结缔组织；扩大淋巴结清扫除上述淋巴结群外，还包括骶前淋巴结、肠系膜下动脉以下的腔静脉前及右侧淋巴结、腹主动脉前及左侧淋巴结、腔静脉与腹主动脉之间的淋巴结。许多文献都明确显示盆腔淋巴结清扫范围和预后相关。Herr等提出至少需要清扫9个淋巴结才能准确评估淋巴结转移情况，清扫超过11个淋巴结能提高生存率。但是，对于膀胱癌是否清扫淋巴结范围越大，预后越好，目前仍存在争议。Buscarini等总结了多个中心的研究数据，提出扩大膀胱癌盆腔淋巴结清扫范围并不能够提高患者的无瘤生存率。黄健等提出，在目前没有定论的情况下，对于术前影像学检查提示没有淋巴结转移的膀胱癌患者行标准淋巴结清扫术比较合适，如行扩大清扫，则手术时间延长、费用高、损伤大、并发症多，对此类患者没有必要。扩大淋巴清扫可以用于术前影像学检查已证实有淋巴结转移的患者，可以最大限度地减少复发概率。

【腹腔镜专用器械】

手术器械包括10mm穿刺套管(Trocar)3个、5mm穿刺套管(Trocar)2个、吸引器1个、分离钳1～2把、双极电凝钳1把、超声刀1套、Hem-o-lok钳及夹、持针器1把、剪刀1把、取出膀胱标本袋。

【适应证】

(1)肌层浸润性局限性膀胱癌。

(2)卡介苗(BCG)治疗无效的原位癌、反复复发的非肌层浸润性膀胱癌。

(3)尿道断端2cm内无肿瘤、女性膀胱三角区以下无肿瘤。

【禁忌证】

(1)有严重的心、肺疾病，不能耐受手术。

(2)预期寿命小于10年者。

(3)腹腔有感染。

(4)不可纠正的凝血功能障碍。

(5)膀胱肿瘤侵犯周围器官或远处转移。

(6)存在明显尿道狭窄。

(7)肠道存在病变。

【术前准备】

(1)术前常规进行血常规、血型、肝肾功能、凝血功能、尿常规、尿液培养，以及泌尿系超声、静脉尿路造影、全腹CT检查、膀胱镜检查及膀胱病变病理检查。

(2)术前同患者及家属沟通腹腔镜手术的特点。

(3)术前3d进食流质、口服肠道抗生素，术前晚及当天清晨清洁灌肠。

(4)术前置胃管及留置导尿。

【麻醉和体位】

气管插管全麻。患者平卧，大腿固定，臀部垫高约10cm，头低位约15°。

【手术步骤】

(1)采用五点穿刺法置入穿刺套管：第1穿刺点(A)点位于脐部，切开法置入腹腔10mm Trocar，充入CO_2气体，放置腹腔镜，在窥视下放置其他4个Trocar；第2(B)、第3(C)穿刺点分别在左、右腹直肌旁、脐下2～3cm位置，分别置入10mm和5mm Trocar；第4(D)、第5(E)穿刺点分别位于左、右髂前上棘内上方2～3cm处，分别置入5mm和10mm Trocar(图8-2-1)。

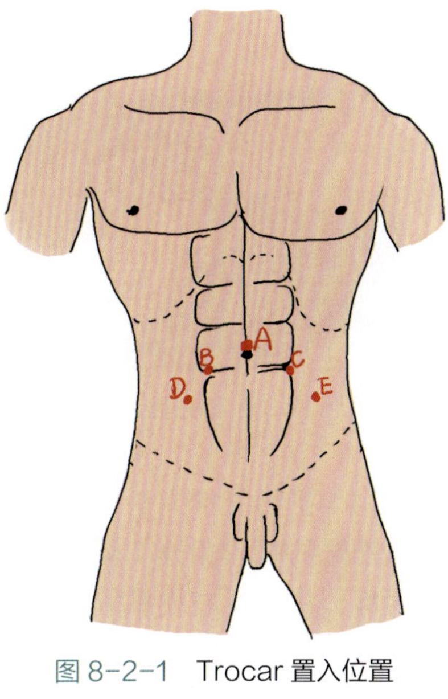

图8-2-1　Trocar置入位置

(2)腹腔镜下探查腹腔，检查有无操作损伤肠管，有无腹腔内肿瘤转移病灶。然后将腹腔镜转至盆腔，先游离右侧输尿管，将回肠及乙状结肠向上牵拉后可见右侧髂外动脉，在髂、内外动脉分叉处分离可找到输尿管(图8-2-2)，沿输尿管行程向下切开腹膜，一直将输尿管游离至膀胱壁处(图8-2-3)，暂不切断输尿管。左侧输尿管常常被乙状结肠覆盖，需游离乙状结肠外侧才能找到左侧的输尿管，然后用与游离右侧输尿管的相同方法游离左侧输尿管至膀胱壁外。通常都是在完成游离右侧输尿管和右侧盆腔淋巴结清扫术之后才游离左侧的输尿管和清扫左侧的盆腔淋巴结。

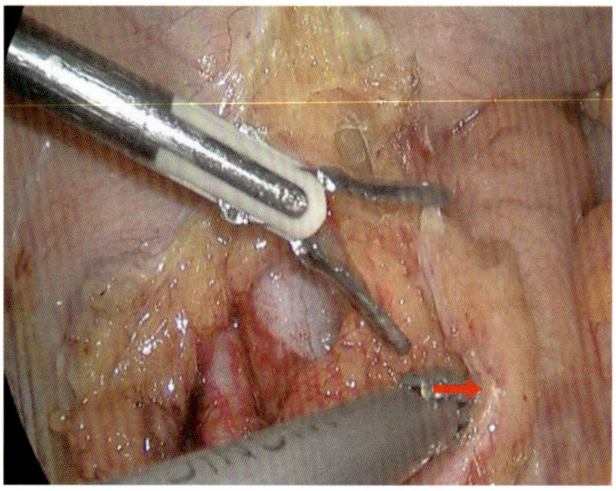

图 8-2-2 找到输尿管（箭头处）

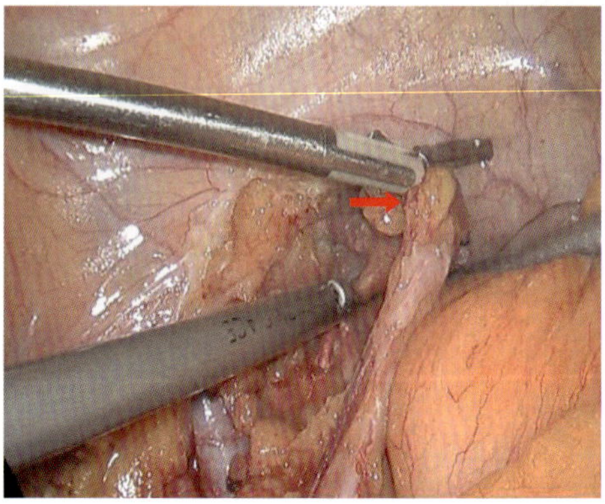

图 8-2-3 游离输尿管至膀胱壁

（3）沿髂外动脉表面切开腹膜及髂血管鞘，远端至血管近腹壁处，近端至左、右髂总动脉分叉位置，用超声刀从远端到近端清除髂外动脉前面及上、外、后方的淋巴组织（图 8-2-4，图 8-2-5），之后在髂外动脉的内下方找到髂外静脉，沿髂外静脉的内下缘小心游离髂外静脉，并找到骨盆内侧壁，用吸引器分离找到闭孔神经及闭孔动、静脉，注意保护闭孔神经，切断闭孔动、静脉，将髂内、外血管分叉处及闭孔神经周围的淋巴、脂肪组织一并清除。继续沿髂总动脉向上游离至左、右髂总动脉分叉处，清除右髂总血管周围及分叉下方的淋巴、脂肪组织（图 8-2-6）。用同样的方法清扫左侧盆腔淋巴组织。

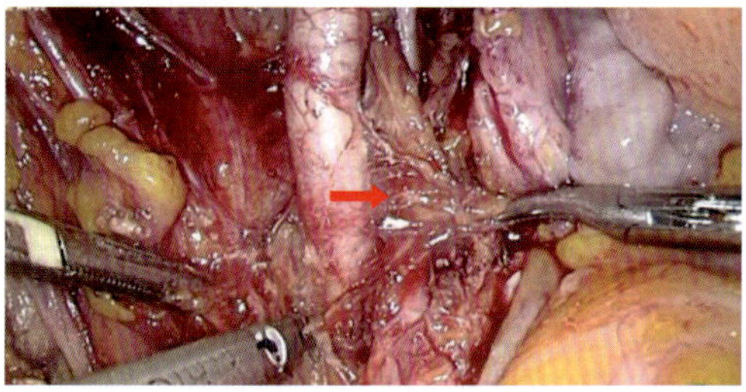

图 8-2-4 清扫髂外动脉前方淋巴结

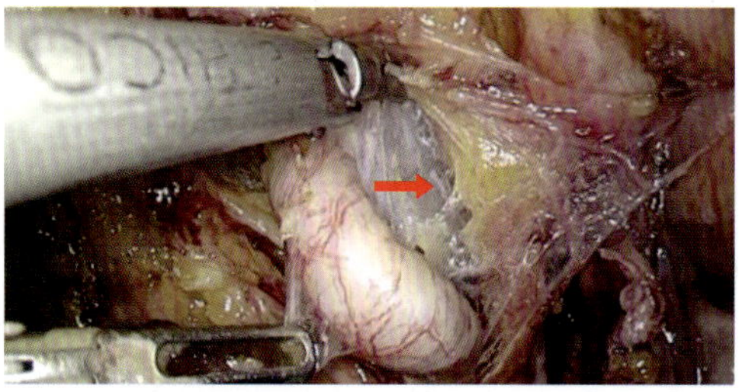

图 8-2-5 清扫髂外动脉外侧淋巴结

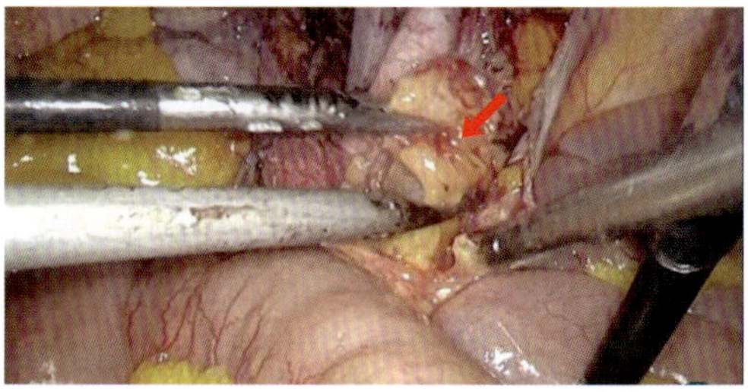

图 8-2-6 清扫髂血管淋巴结

（4）将肠管推向头侧，显露直肠膀胱陷凹，用超声刀切开此处腹膜，使腹膜开口与两侧已切开的腹膜相连（图 8-2-7）。游离并切断输精管后分离精囊，紧贴精囊游离至前列腺基底部，将左、右输精管及精囊向前牵引，在其下方横行切开狄氏筋膜（图 8-2-8），直至分离到直肠尿道肌。

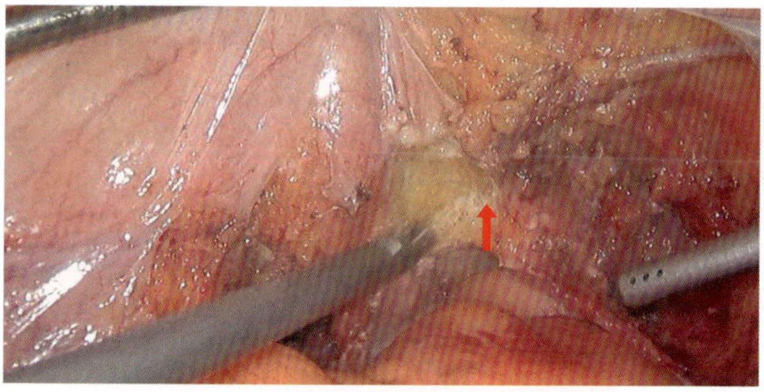

图 8-2-7 切开直肠膀胱陷凹的腹膜

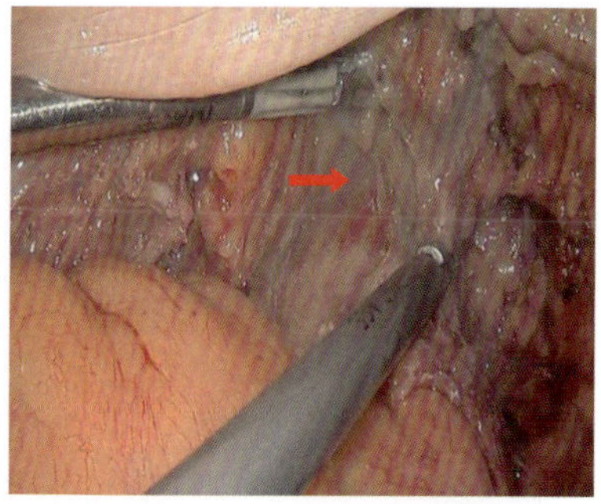

图 8-2-8 切开狄氏筋膜

（5）将腹腔镜视野转向前腹壁，可见脐正中韧带及旁正中韧带，切断脐正中韧带、旁正中韧带及腹膜反折，与两侧已切开的腹膜会合（图 8-2-9），向下分离膀胱前间隙，显露耻骨前列腺韧带和盆筋膜反折（图 8-2-10）。

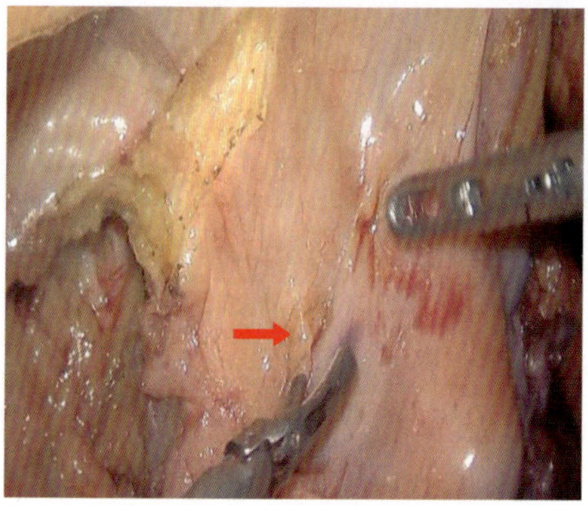

图 8-2-9 分离膀胱前间隙

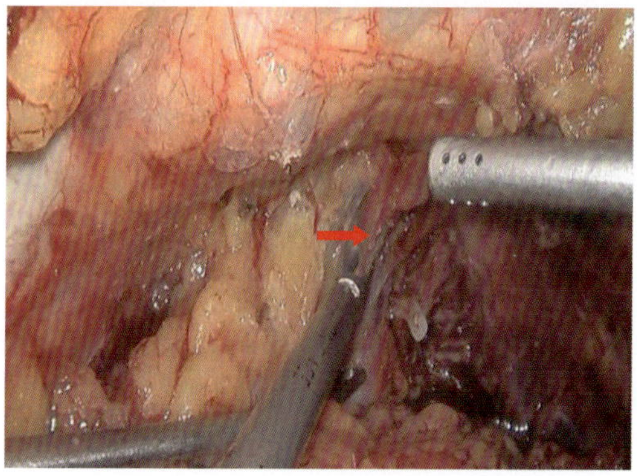

图 8-2-10 切断耻骨前列腺韧带

（6）用超声刀切开两侧盆筋膜反折和切断耻骨前列腺韧带，显露前列腺尖部两侧，由右向左缝扎阴茎背深静脉复合体（图 8-2-11）。

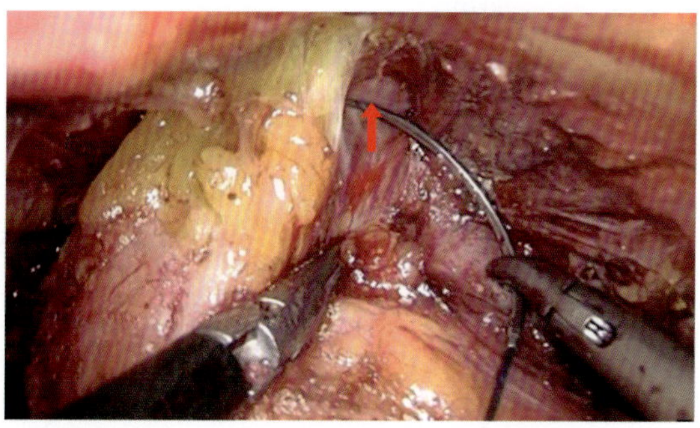

图 8-2-11 缝扎阴茎背深静脉复合体

（7）提起输尿管，用 Hem-o-lok 夹在膀胱壁处夹闭输尿管远端并切断输尿管，提起膀胱顶部，显露膀胱侧韧带并切断（图 8-2-12），到达前列腺基底部，提起精囊，紧贴前列腺外侧分离、切断前列腺侧韧带（图 8-2-13）。

（8）切断阴茎背深静脉复合体缝扎线的近端，向下分离到前列腺尖部，紧贴前列腺尖部切开尿道前壁（图 8-2-14），将导尿管拉起，用钳夹紧导尿管，在钳的远端剪断导尿管后向上牵引，剪断尿道后壁，将前列腺尖部翻起，显露其后方的尿道直肠肌，紧贴前列腺将尿道直肠肌切断（图 8-2-15），把膀胱前列腺完全游离，并对创面止血。

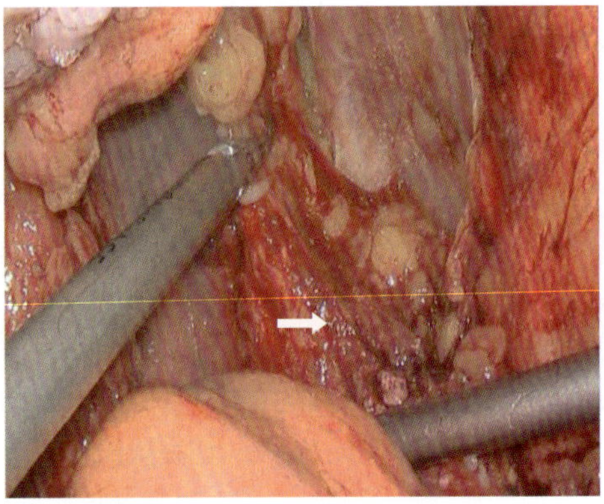

图 8-2-12　切断膀胱侧韧带

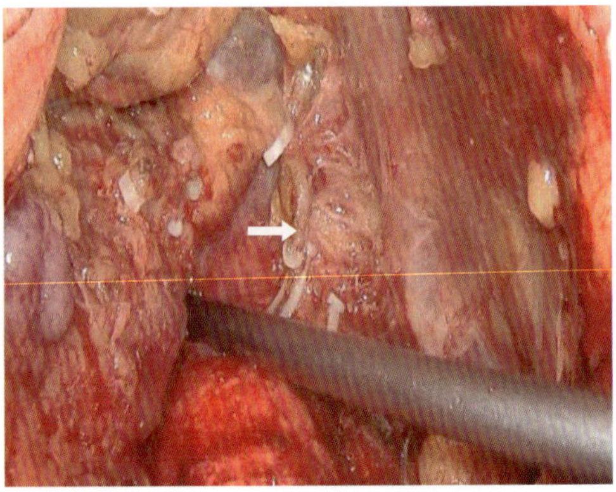

图 8-2-13　切断前列腺侧韧带

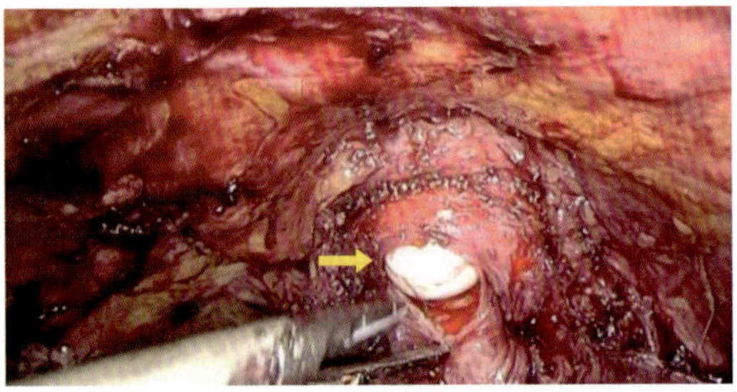

图 8-2-14　切断尿道前壁

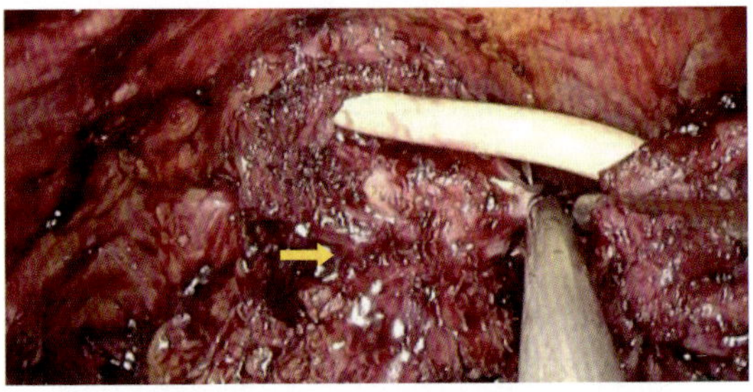

图 8-2-15　切断尿道直肠肌

（9）全腔镜下制作原位回肠新膀胱（图 8-2-16）：

① 在距回盲部约 20cm 处，测量并截取约 30cm 长的末端回肠（图 8-2-17），用可吸收线做标记（图 8-2-18）。

② 用腔镜直线切割器（60mm，白钉）将肠管进行侧侧吻合（图 8-2-19），然后行直线切割器横行关闭肠管共同开口，恢复回肠连续性（图 8-2-20）。肠道吻合口“裤裆”处予以“8”字缝合加固。

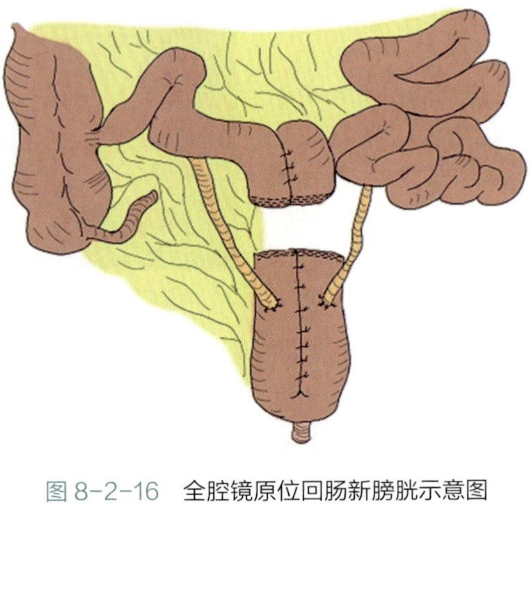

图 8-2-16　全腔镜原位回肠新膀胱示意图

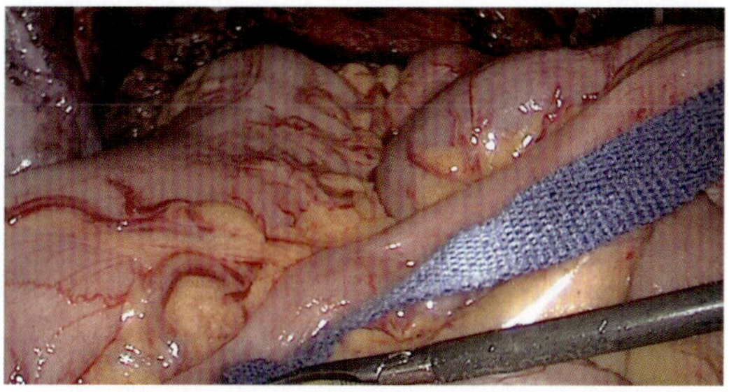

图 8-2-17　测量末端回肠长度

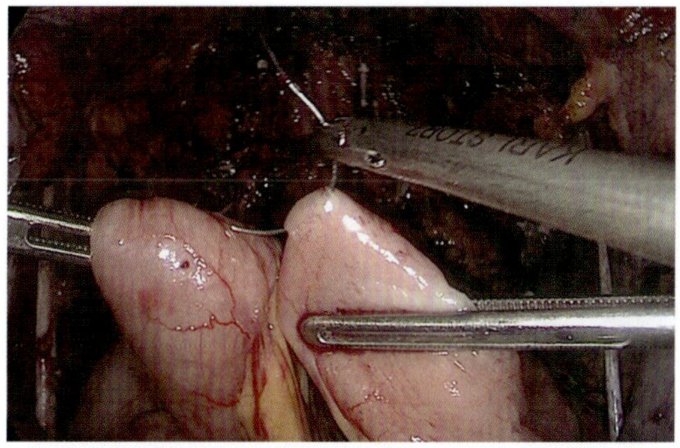

图 8-2-18　缝针标记

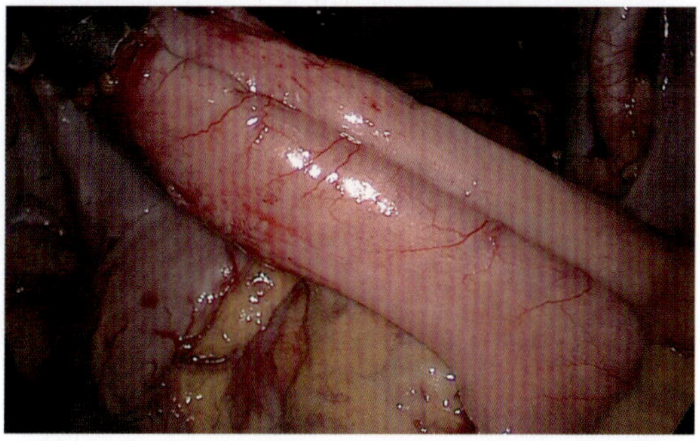

图 8-2-19　腔镜直线切割器行肠管侧侧吻合

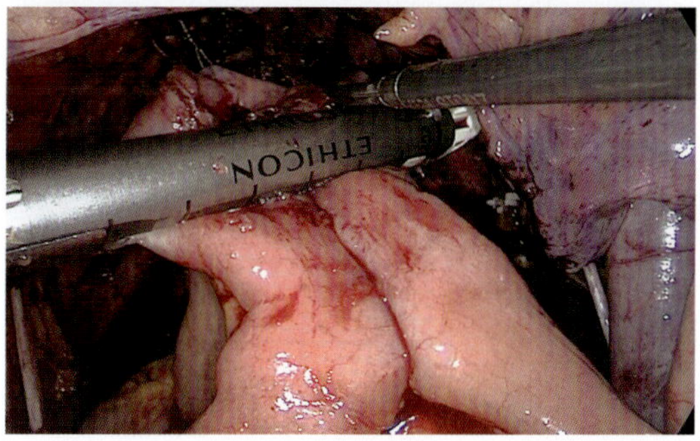

图 8-2-20　关闭肠管共同开口

③ 制作新膀胱　将截取的 30cm 长末端回肠呈“U”形摆列至盆腔，直线切割器行连续侧侧吻合成单腔肠管（一般需要进行两次吻合）（图 8-2-21）。利用超声刀将回肠最低处对系膜处肠管打开，直线切割器伸出底部打开的孔完成最后吻合（第三次吻合），将剩余未完全完成的“U”形回肠变成单一通道（图 8-2-22）。

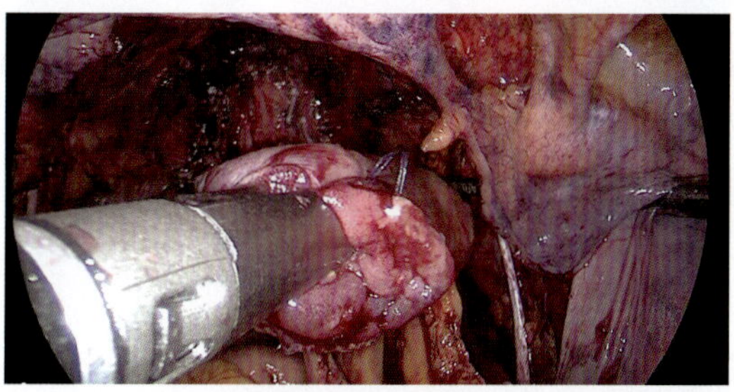

图 8-2-21　直线切割器行连续肠管侧侧吻合

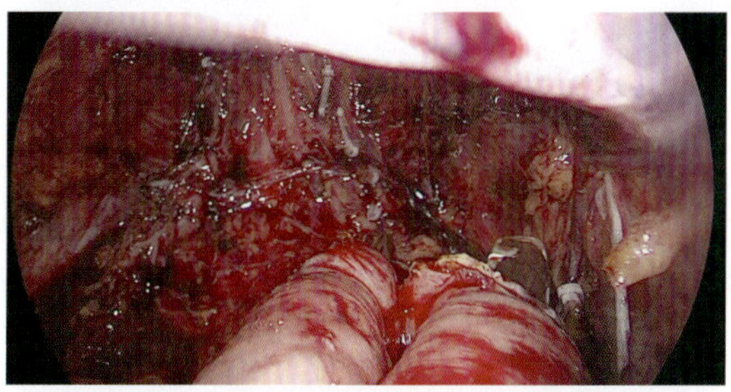

图 8-2-22　直线切割器打通回肠最低处

④ 用 2-0（5/8）可吸收单针线逆时针连续缝合尿道和新膀胱颈口（图 8-2-23，图 8-2-24）。

⑤ 裁剪末端输尿管 1 ～ 1.5cm，采用“Bricker 法”将两侧输尿管原位、无张力种植于新膀胱两侧（图 8-2-25）。注意避免输尿管扭曲及过度钳夹。置入 7Fr 单 J 管经输尿管到肾盂，固定单 J 管，把单 J 管尾端从新膀胱前壁引出至体外（图 8-2-26）。

⑥ 利用直线切割器关闭新膀胱顶壁（图 8-2-27），并用 3-0 可吸收线连续缝合新膀胱前壁（图 8-2-28）。

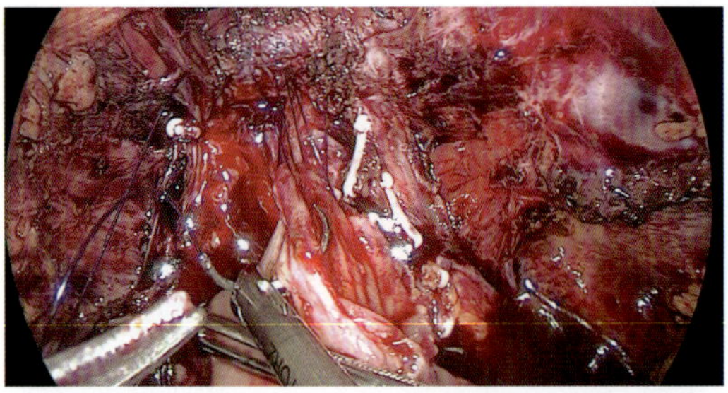

图 8-2-23　缝合尿道和新膀胱颈口后壁

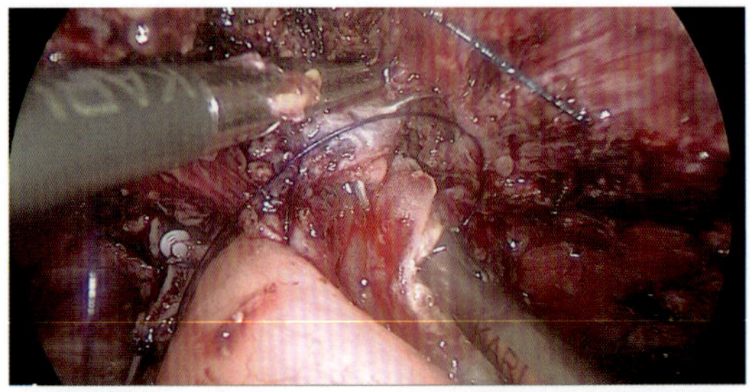

图 8-2-24　缝合尿道和新膀胱颈口前壁

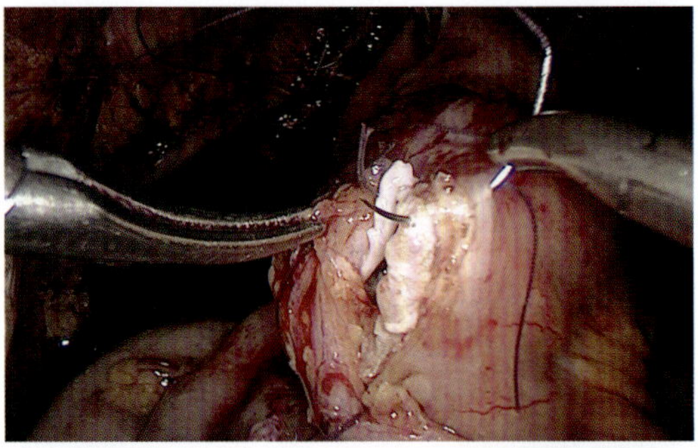

图 8-2-25　输尿管新膀胱吻合

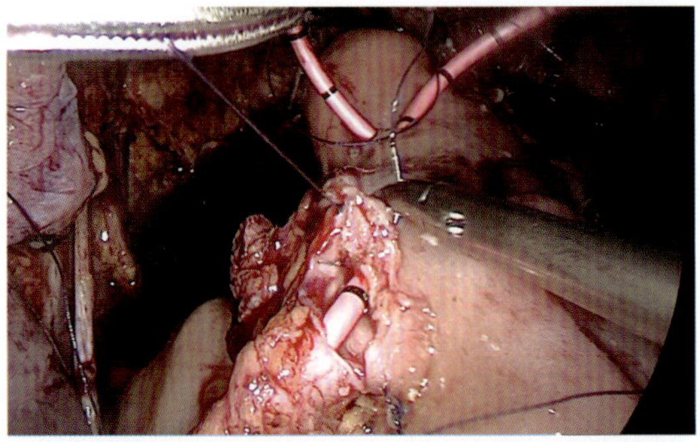

图 8-2-26　单 J 管自新膀胱前壁引出至体外

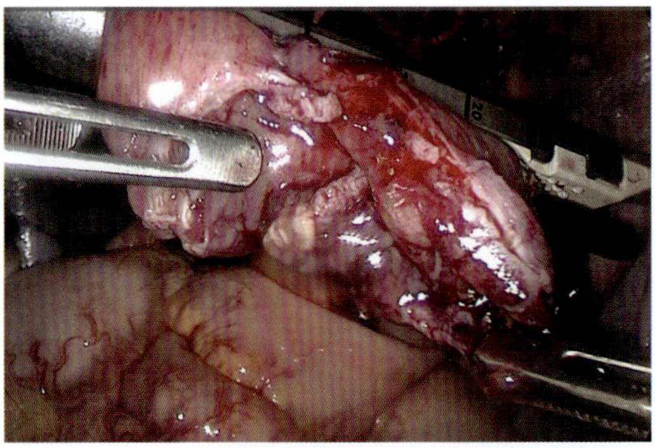

图 8-2-27　直线切割器关闭新膀胱顶壁

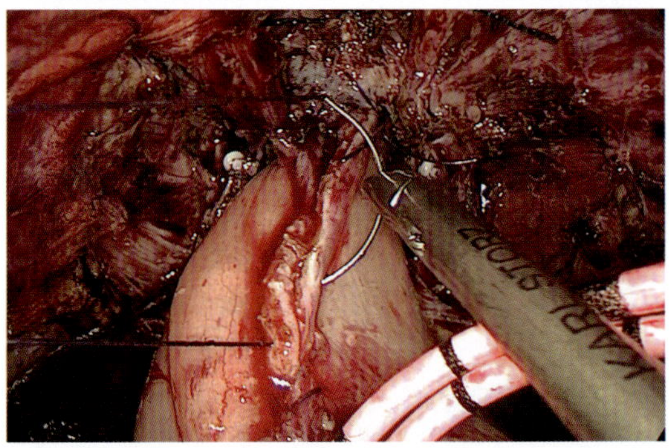

图 8-2-28　关闭新膀胱前壁

⑦ 用 3-0 可吸收线连续缝合关闭肠系膜裂孔（图 8-2-29），并用 3-0 V-Loc 分别关闭后腹膜与输尿管间隙，固定新膀胱（图 8-2-30）。

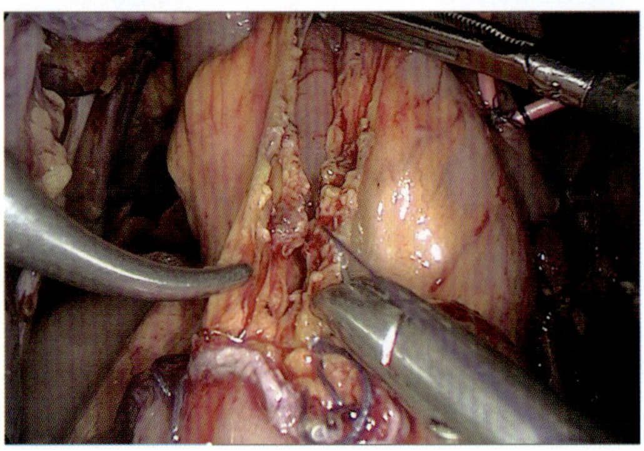

图 8-2-29　关闭肠系膜裂孔

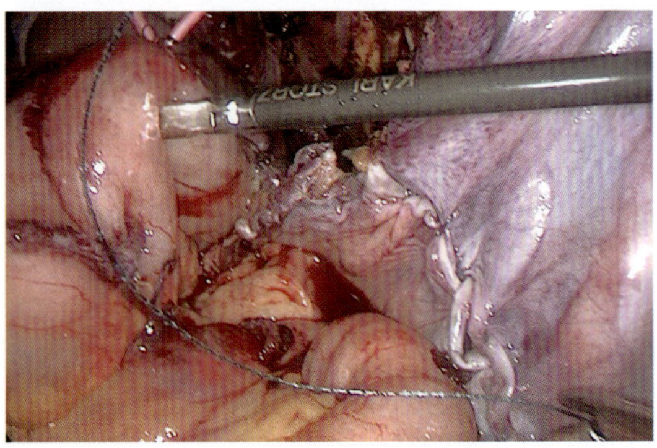

图 8-2-30　关闭后腹膜与输尿管间隙

⑧ 新膀胱两侧盆底处各留置一根 19Fr 引流管，分别由最左侧、最右侧原套管切口处引出。留置 22Fr 三腔导尿管。

【手术要领】

（1）游离输尿管时注意保护输尿管血供，避免输尿管与新膀胱之间过密缝合，防止输尿管远端缺血、坏死。

（2）输尿管与新膀胱之间应进行无张力缝合，以减少吻合口瘘或狭窄。

（3）注意关闭后腹膜与输尿管间隙，固定新膀胱，防止肠道内疝形成，降低术后肠梗阻的发生率。

【术后处理】

（1）待肛门排气后进食。

（2）注意保持引流管及导尿管通畅。术后每 8 小时进行一次生理盐水 30ml 低压冲洗导尿管，避免肠道黏液堵塞。

（3）双侧输尿管支架管约术后 2 周拔除，导尿管约 4 周后拔除。

（4）如有尿失禁，可行肛提肌训练。

【并发症和防治】

1. 肠道并发症

肠道并发症包括肠瘘、吻合口狭窄、肠梗阻等，如保守治疗不能缓解，则行开放手术。

2. 新膀胱并发症

新膀胱并发症包括尿漏、尿失禁、排尿困难、尿潴留等。尿漏多可自行愈合；尿失禁可行肛提肌训练；如反复尿潴留，经尿道扩张后仍不能排尿者，则行自行导尿。

3. 输尿管并发症

输尿管与新膀胱吻合口可能发生梗阻、尿漏及反流等，注意固定好输尿管与新膀胱之间的支架，以免支架脱落而发生尿漏及梗阻，如经导尿处理后仍不能改善新膀胱输尿管反流，则应再次行输尿管新膀胱抗反流吻合。

视频 31　完全腹腔镜下全膀胱切除（原位回肠新膀胱术）

（夏维木　王晓晶）

第三节　腹腔镜根治性膀胱切除术－全腔镜回肠膀胱术

【概述】

1935 年，Seiffert 首先提出并应用了回肠膀胱术，以后 Bricker 等多次对这一术式加以改进，因此，将这一术式称为 Bricker 手术。该术式有以下优点：①手术操作简单；②尿粪分流，减少了逆行感染及电解质紊乱；③造瘘口宽大，减少了回肠管腔内的压力和输尿管尿液反流的机会；④肠管腔内排空迅速，“回肠膀胱”经常处于空虚状态，减少了细菌繁殖的机会。该术式的缺点：①回肠腹壁造口需要一种收集尿液的装置，患者处理不便，不易为患者接受；②术后可能出现肠梗阻、肠瘘、尿瘘、腹膜炎及皮炎；③远期并发症包括肾盂肾炎、上尿路结石等。随着手术技术的进步及收集尿液装置的改善，回肠膀胱术可适用于绝大多数的尿流改道患者，是一种操作简单、疗效确切、术中及术后早期并发症发生率低的术式，也是一种经典的不可控尿流改道术式。

【腹腔镜专用器械、适应证、禁忌证、术前准备、麻醉和体位】

参考本章第二节“腹腔镜根治性膀胱切除术 - 全腔镜原位回肠新膀胱术”。

【手术步骤】

腹腔镜下游离、切断输尿管，以及盆腔淋巴结清扫及膀胱前列腺切除术参考本章第二节腹腔镜根治性膀胱切除术 - 全腔镜原位回肠新膀胱术。

（1）测量并截取末端回肠　确认回盲部（图 8-3-1），距离回盲部约 20cm 处，测量约 20cm 长的末端回肠（图 8-3-2），确认并截取肠管至少保留 1 ～ 2 个二级血管弓（图 8-3-3）。直线切割器截取回肠通道远端（图 8-3-4）。超声刀直接截取回肠通道近端（图 8-3-5）。

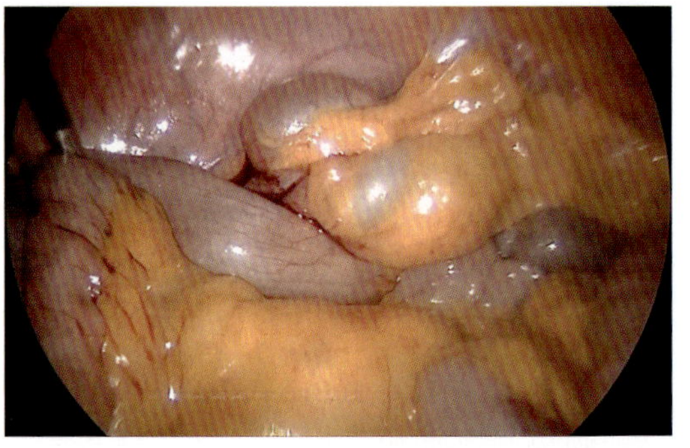

图 8-3-1　确认回盲部

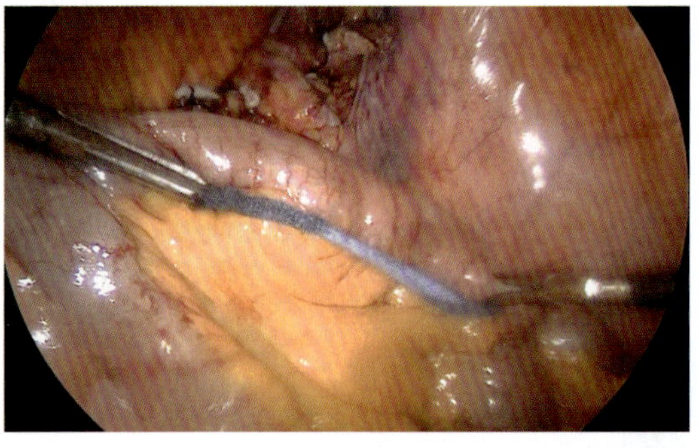

图 8-3-2　距回盲部约 20cm 测量 20cm 长的末端回肠

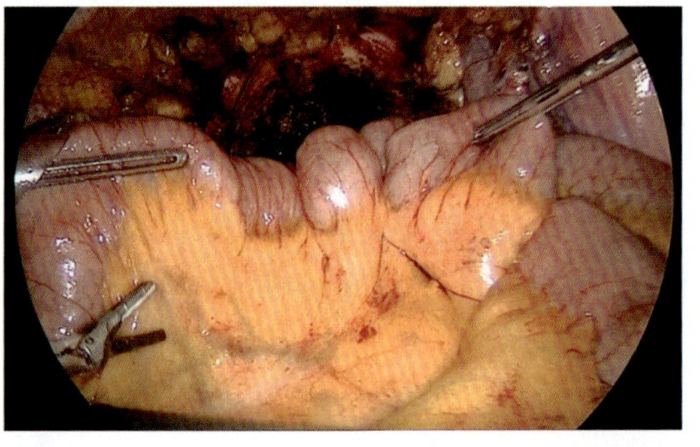

图 8-3-3　截取肠管至少保留 1 ～ 2 个二级血管弓

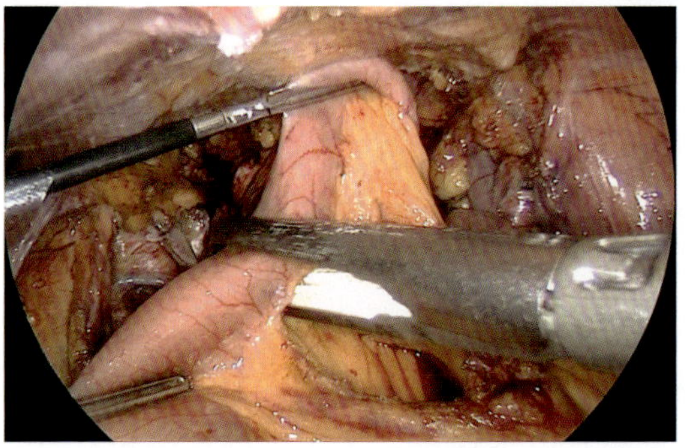

图 8-3-4　直线切割器截取回肠通道远端

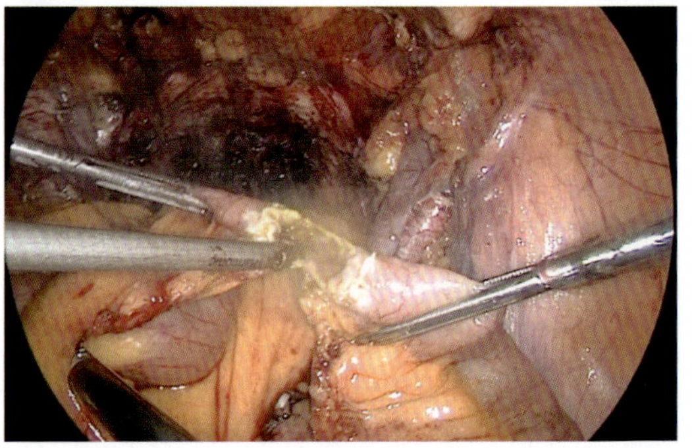

图 8-3-5　超声刀截取回肠通道近端

（2）恢复肠道连续性 利用腔镜直线切割器将肠管进行侧侧吻合（图 8-3-6），并关闭肠管共同开口（图 8-3-7），肠道吻合口“裤裆”处予以“8”字缝合加固。

（3）“Bricker 法”行输尿管回肠通道吻合 切开左侧输尿管末端 1 ～ 1.5cm（图 8-3-8），距离回肠通道关闭端 2cm 对系膜缘处横行切开回肠约 1cm（图 8-3-9），用 4-0 薇乔线先间断缝合左侧输尿管回肠吻合口两端两针（图 8-3-10），然后连续缝合一半吻合口，把单 J 管近端放入肾盂，远端自回肠通道拉出（图 8-3-11），再用 4-0 薇乔线连续缝合另一半吻合口（图 8-3-12）。同法缝合右输尿管回肠吻合口。

（4）关闭肠系膜裂孔 用 3-0 薇乔线连续缝合关闭肠系膜裂孔，防止内疝形成（图 8-3-13）。

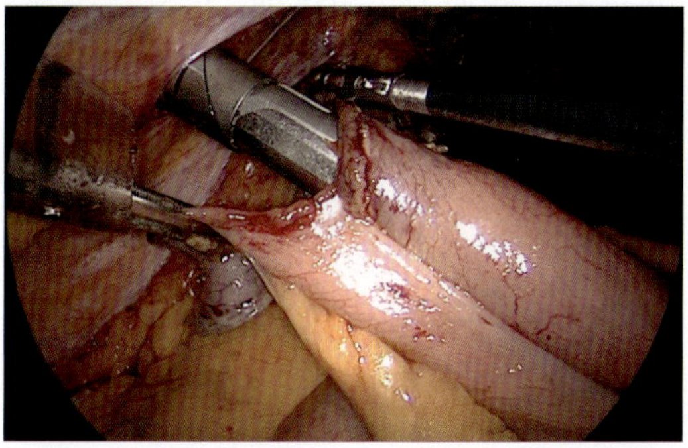

图 8-3-6 腔镜直线切割器行肠管侧侧吻合

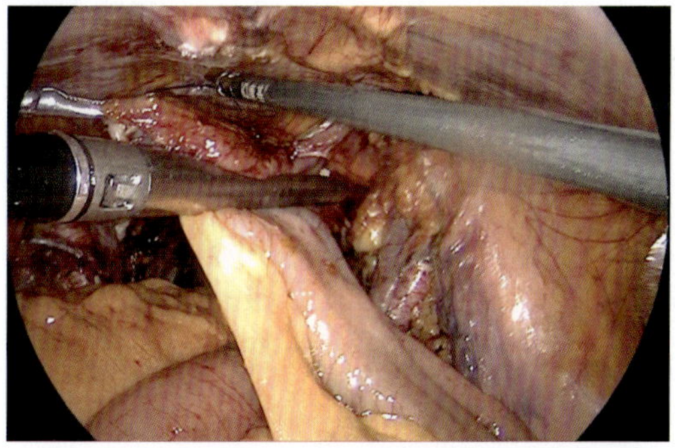

图 8-3-7 腔镜直线切割器关闭肠管共同开口

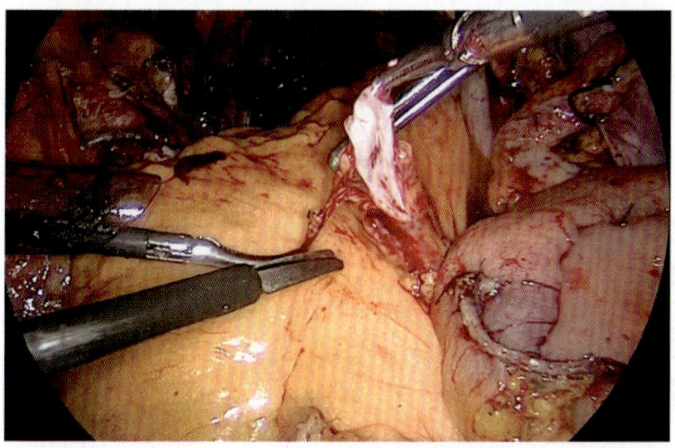

图 8-3-8 切开左侧输尿管末端 1 ～ 1.5cm

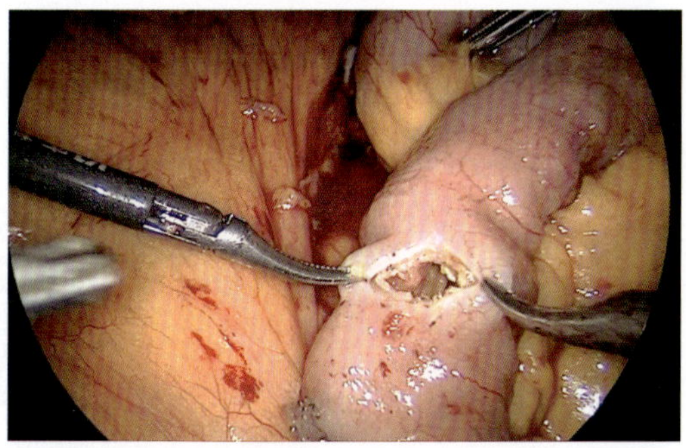

图 8-3-9 距回肠通道关闭端 2cm 对系膜缘切开 1cm

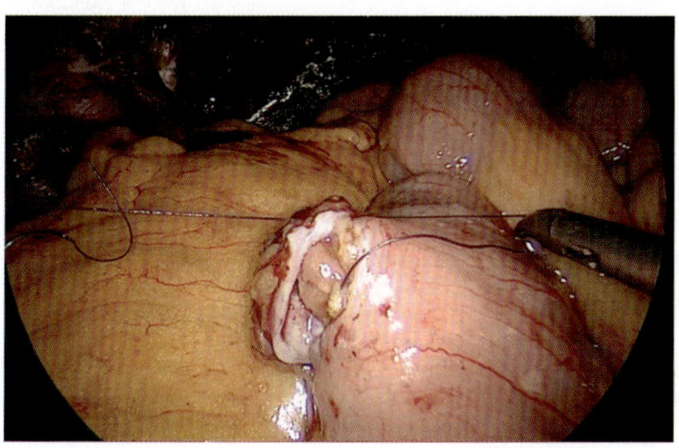

图 8-3-10 间断缝合吻合口两端两针

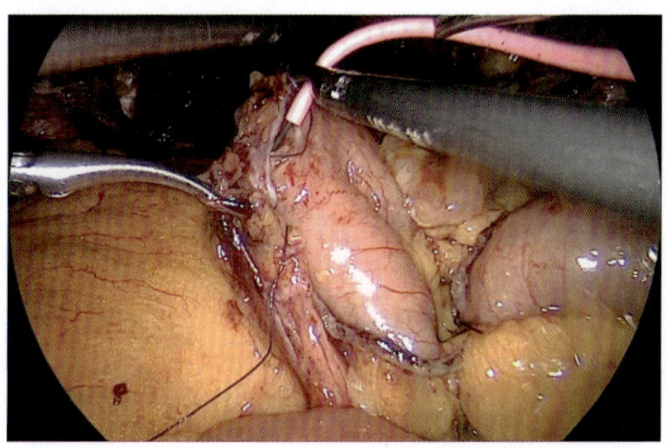

图 8-3-11 单 J 管远端自回肠通道拉出

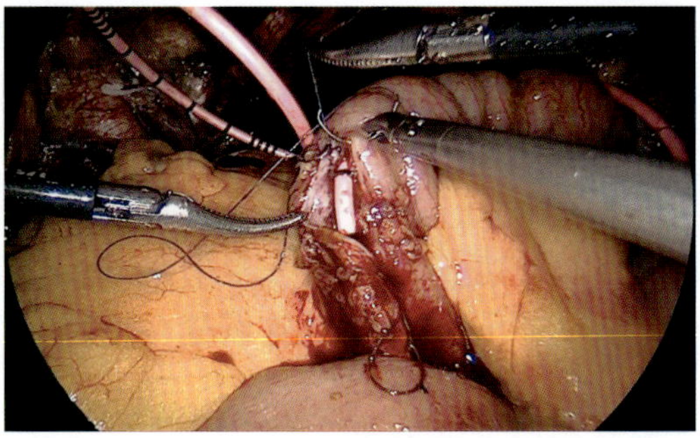

图 8-3-12 连续缝合另一半吻合口

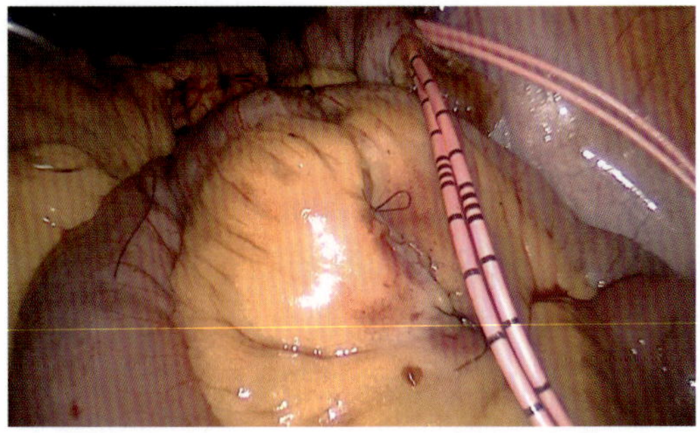

图 8-3-13 连续缝合关闭肠系膜裂孔

（5）造口　利用原右下腹 12mm 套管切口，将近端回肠通道拉出体外，间断缝合成外翻 2cm 的乳头。

（6）留置引流管　于盆底留置 19Fr 引流管 1 根，自最左侧原套管切口引出。

【术后处理】

（1）待肛门排气后进食。

（2）注意保持引流管通畅。

（3）双侧输尿管支架管约 2 周后拔除。

【并发症和防治】

1. 肠道并发症

肠道并发症包括肠瘘、吻合口狭窄、肠梗阻等，如保守治疗不能缓解，则行开放手术。

2. 输尿管并发症

输尿管与回肠膀胱可能发生梗阻、尿漏及反流等，须固定好输尿管与回肠膀胱之间的支架，以免支架脱落发生尿漏及梗阻。

视频 32　完全腹腔镜下全膀胱切除（回肠膀胱术）

（夏维木　王晓晶）

第九章　腹腔镜输尿管、精索疾病手术

第一节　腹腔镜输尿管切开取石术

【概述】

传统的输尿管切开取石手术疗效可靠，但手术创伤比较大，患者康复慢，住院时间长。腹腔镜输尿管切开取石术不切断肌肉，不损伤较大的血管、神经，手术在窥视下进行，腹腔镜可扩大手术视野，手术损伤小、出血少、恢复快、痛苦小，作为治疗肾盂输尿管结石的微创手术方法，容易被患者接受。1979 年，Wickman 报道了第 1 例经后腹膜途径的腹腔镜输尿管取石术，但因手术腔隙小，操作困难，当时未能得到推广和应用。1992 年，Gua 首创了水囊法扩张后腹膜腔隙。随着腹腔镜操作器械的不断更新和后腹腔制作技术的成熟，腹腔镜输尿管切开取石术在国内逐步得到了开展。腹腔镜肾盂输尿管切开取石术分为经腹腔途径和经后腹膜途径。经腹腔途径手术操作空间大，解剖标志清楚，但存在对腹腔器官的干扰，术后易并发肠粘连以及尿液渗入腹腔致腹膜炎的可能，并发症相对较多；经后腹腔途径手术简单，损伤小，对腹腔器官干扰小，手术空间虽然狭小，但只要积累了一定的手术经验，就完全能满足手术暴露和操作要求，避免了经腹腔途径的并发症，充分体现了腹腔镜手术的微创优势。

目前，采用 ESWL、经输尿管镜碎石取石术（URSL）、经皮肾镜取石术（PCNL）治疗肾盂或输尿管结石可使 95% 以上的患者免于开放手术。ESWL 是治疗肾盂输尿管结石尤其是上段输尿管结石的首选方法，但不适合病程长、结石大或较硬、嵌顿时间较长或输尿管周围纤维化肉芽增生病变明显者。输尿管镜碎石取石术在治疗输尿管中、下段结石中有很高的成功率，在输尿管上段结石中存在结石移位的可能，如联合应用 Ntrap 网篮，同样可以取得很好的治疗效果，但遇到输尿管走行迂曲或狭窄有导致输尿管穿孔、撕脱等并发症的可能。经皮肾镜取石术发生出血的概率比较高，对于功能性或解剖性孤立肾患者，则存在较大的风险。对于因各种原因不适合行 ESWL、URL、PCNL 者或经上述微创手术治疗失败者，采用后腹腔镜肾盂或输尿管切开取石术相比传统的开放手术具有较大的优势。

【腹腔镜专用器械】

腹腔镜冷刀（图 9-1-1）、腹腔镜阑尾钳（图 9-1-2）。

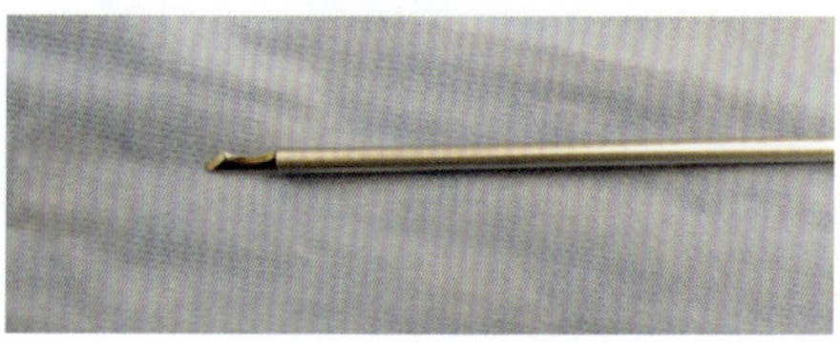

图 9-1-1　腹腔镜冷刀

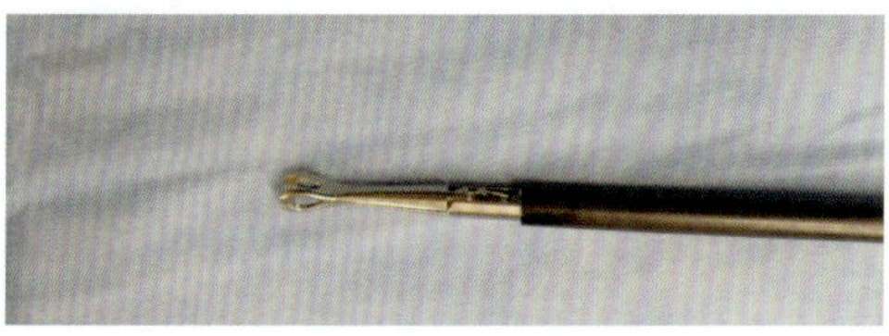

图 9-1-2　腹腔镜阑尾钳

【适应证】

（1）肾盂输尿管结石直径＞1.5cm，经 ESWL 或输尿管镜取石失败者，或结石较大，需行多次 ESWL 或多次输尿管镜治疗者。

（2）腔内碎石失败的肾外型肾盂结石、嵌顿时间较长的漏斗部单个结石。

（3）结石嵌顿致输尿管严重梗阻、输尿管黏膜水肿、结石周围息肉包裹，或有上尿路感染等情况，而结石侧肾脏仍有功能者。

（4）输尿管严重迂曲，不宜做 URL 者。

（5）告知患者治疗方法后而自愿选择此技术者。

【禁忌证】

（1）严重心、肺、肝、肾功能异常，难以耐受手术者。

（2）出、凝血功能障碍。

【术前准备】

术前摄片定位并做好标记。

【麻醉和体位】

气管插管全身麻醉。健侧卧位。

【手术步骤】

手术方式：腹腔镜输尿管上段切开取石术。

（1）建立腹膜外间隙

于腋中线髂嵴上 2cm 处切开皮肤约 2cm，钝性分离肌肉和腰背筋膜，进入腹膜后间隙，用手指将腹膜推向前内侧。置入气囊（自制手指套），注入生理盐水或空气 500 ～ 600ml，以扩大腹膜后间隙，5 ～ 10min 后放出注水 / 空气，置入 10mm Trocar，连接 CO_2 气腹机，压力为 12 ～ 15mmHg，流量为 4 ～ 5L/min。

（2）置入 Trocar

在显示器监视下分别于第 12 肋下腋前线、腋后线交点置入 5mm 或 10mm 的 Trocar，置入相应的操作器械。

（3）术中寻找输尿管是手术的关键。通常腰大肌、肾脏下缘及后腹壁腹膜交界线是寻找输尿管和结石的标志。打开肾周筋膜（图 9-1-3），于腰大肌表面寻找输尿管及结石（图 9-1-4）。

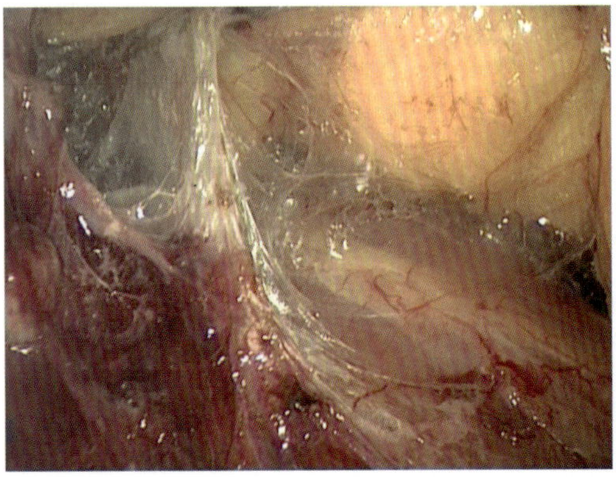

图 9-1-3　打开肾周筋膜

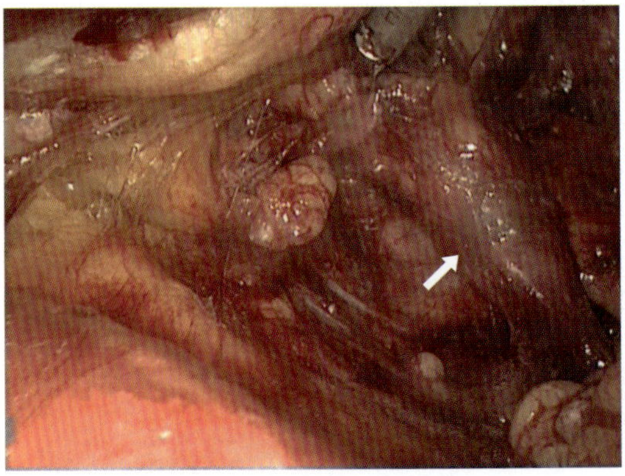

图 9-1-4　寻找输尿管及结石

（4）游离结石段输尿管约 3cm。用腹腔镜阑尾钳阻断结石近端（图 9-1-5），以防结石上移。于结石正上方输尿管扩张处，用腹腔镜电钩或冷刀纵行切开输尿管和暴露结石（图 9-1-6，图 9-1-7）。切口长度与结石大小相关，原则上超过结石直径。用电钩或取石钳移动结石后剜出或取出结石（图 9-1-8）。

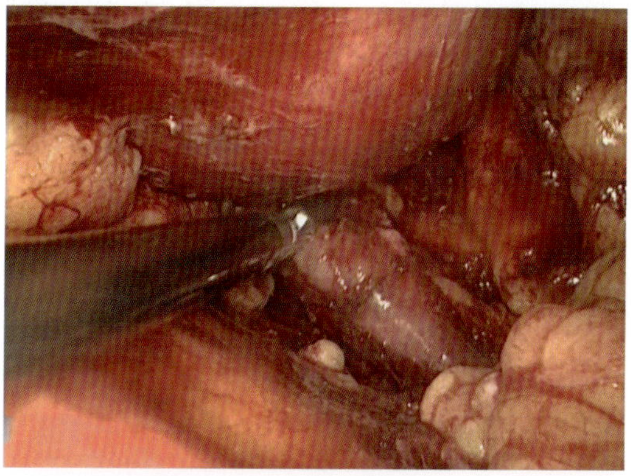

图 9-1-5　阻断结石近端

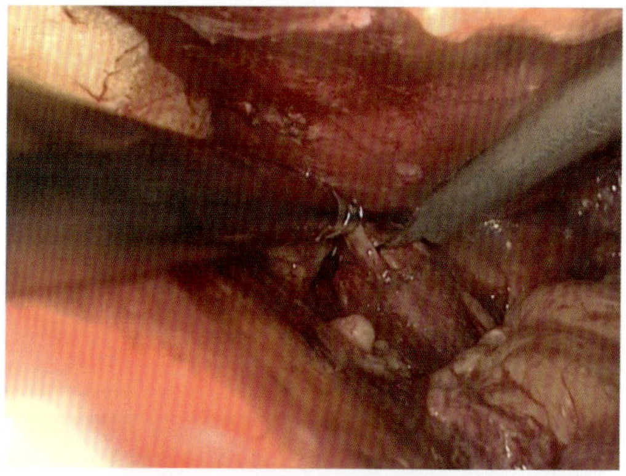

图 9-1-6　纵行切开输尿管

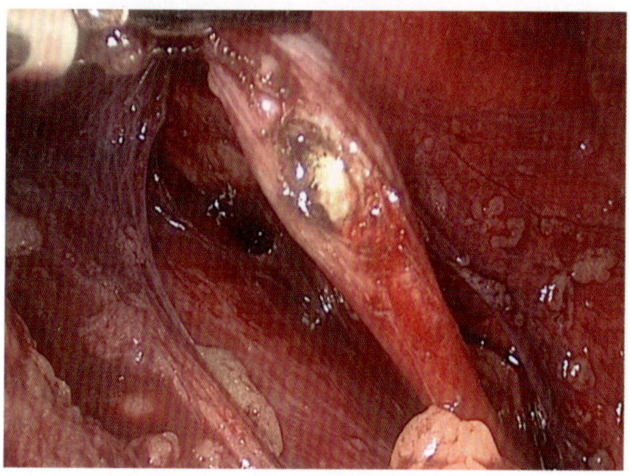

图 9-1-7　暴露结石

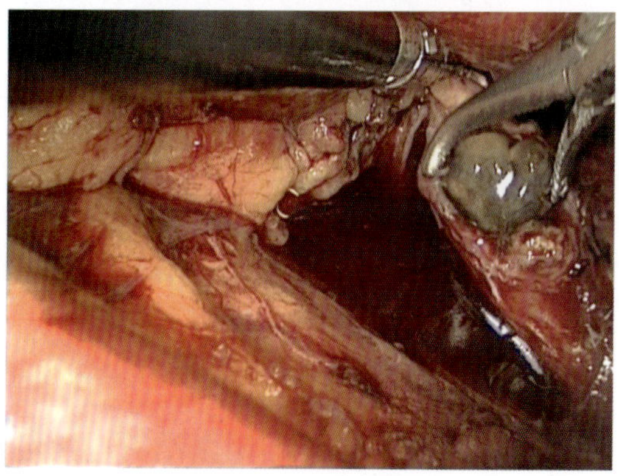

图 9-1-8　取出结石

（5）采用导丝引导插入法留置双 J 管：把导丝的头端通过输尿管切口放入到膀胱（图 9-1-9），然后沿导丝把双 J 管放入膀胱（图 9-1-10 ～图 9-1-12），抽出导丝后把双 J 管的上端放入肾盂。

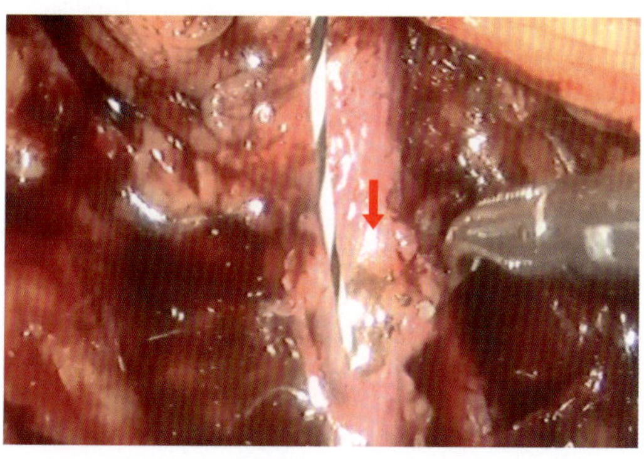

图 9-1-9　经输尿管切口把导丝放入膀胱

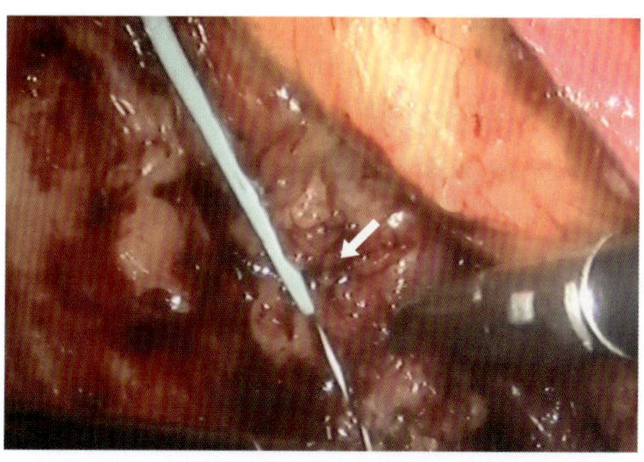

图 9-1-10　沿导丝把双 J 管放入输尿管

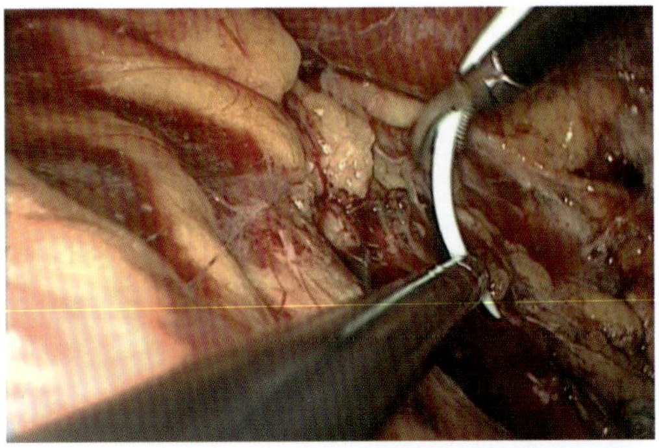

图 9-1-11 进一步把双 J 管推入输尿管

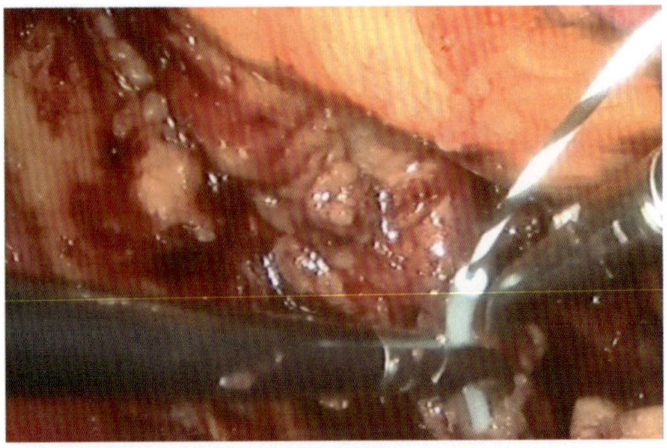

图 9-1-12 沿导丝把双 J 管推入膀胱

（6）用 4-0 或 5-0 可吸收线间断缝合输尿管切口（图 9-1-13，图 9-1-14）。

（7）留置引流管，关闭手术切口。

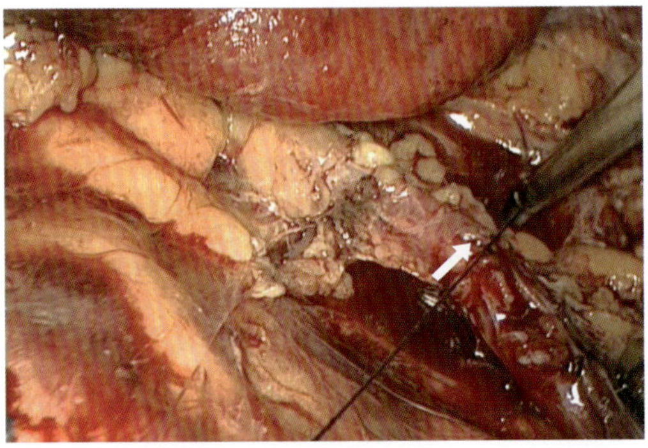

图 9-1-13 缝合输尿管（1）

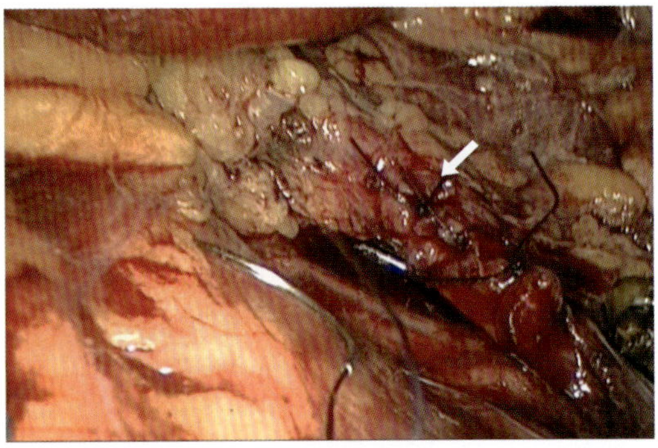

图 9-1-14 缝合输尿管（2）

【手术要领】

（1）用腹腔镜阑尾钳阻断结石近段可以防结石上移。

（2）于结石正上方输尿管扩张处纵行切开输尿管后缝合可以减少输尿管狭窄。

（3）术后放置输尿管支架可以减少尿外渗。

【术后处理】

（1）术后第 2 天下床活动并开放饮食。

（2）如引流管内引流液少，可于术后 4 ～ 5d 拔除导尿管；如输尿管切口无漏尿，可于术后 5 ～ 7d 拔除引流管后出院。

（3）术后 1 个月在膀胱镜下拔除双 J 管。

【并发症及处理】

1. 近期并发症

近期并发症主要为尿漏。如术后即刻发生尿漏，则要考虑双 J 是否放置到位，可行腹部摄片，如发现双 J 管放置不理想，可在输尿管镜下重新放置双 J 管。如术后数日后出现尿漏，则需检查导尿管是否通畅并设法保持其通畅。如拔出导尿管后出现尿漏，则需重新留置导尿管。

2. 远期并发症

远期并发症主要为输尿管狭窄。在输尿管切开时尽量使用冷刀或剪刀，尽量避免使用电钩等热切开。切开部位应选择在结石上方的扩张段。

视频 33 后腹腔镜右侧输尿管上段切开取石术

（黄 欣 孙福康）

第二节 腹腔镜肾盂整形术

【概述】

肾盂输尿管连接部梗阻（ureteropelvic junction obstruction，UPJO）是泌尿系统常见的先天性畸形之一，也是引起肾积水最常见的原因之一。其病理变化主要是输尿管壁层肌肉螺旋结构的改变，导致蠕动波传导受阻。UPJO 一般是由以下原因造成：①肾盂输尿管连接处节段性无动力性功能失调；②肾盂输尿管连接处管腔内的膜性粘连、瓣膜或狭窄；③肾盂输尿管的高位连接；④肾盂输尿管连接处外在的压迫，如纤维束带、迷走血管等。

离断式肾盂输尿管连接部成形术（Anderson-Hynes 术）是治疗 UPJO 的金标准，此术式可以切除肉眼所见 UPJO 的病变部位，重建肾盂输尿管连接部，而且可以同时切除多余的肾盂壁，解决了神经性传导不良的问题，治疗成功率在 90% 以上。

UPJO 的微创治疗包括内镜下狭窄段切开和腹腔镜肾盂成形术两大类。内镜下切开治疗可以顺行（经皮肾镜）或逆行（经尿道输尿管镜）路径完成，但内镜手术成功率比开放肾盂成形术低 10% ～ 30%，对巨大肾积水、肾功能受损或有外压血管的病例治疗效果更差。内镜手术出血的风险也更高，有 3% ～ 11% 的输血率。

自 1993 年 Schuessler 等首次报道通过腹腔镜肾盂输尿管成形术以来，腹腔镜下肾盂输尿管成形术已经成为 UPJO 治疗的有效手段之一。腹腔镜手术遵循各项肾盂离断成形的原则，并适合所有类型的 UPJO。与传统的开放手术相比，腹腔镜手术可以获得相似的或更高的成功率，并且在出血量、精细解剖、住院及恢复时间、切口美观方面更具优势。

腹腔镜可以采用经腹腔或经后腹腔两种入路。经腹途径的最大优点是解剖标记清晰、操作空间大，其主要缺点是对腹内器官干扰大。相比而言，后腹腔入路具有可直接分离到肾盂输尿管连接部、没有肠管干扰、损伤腹腔内器官风险小、术后不会形成腹腔器官粘连、不受既往腹部手术史影响、可避免感染尿液播散到腹腔等优点，但这一途径也存在手术空间小，致使肾盂输尿管剪裁、支架管放置、缝合等精细操作比较困难，以及手术时间长、学习曲线更长等缺点。

【适应证】

（1）狭窄段 2cm 或完全闭锁的 UPJO。

（2）迷走血管压迫所致的 UPJO。

（3）严重积水的 UPJO。

（4）高位输尿管 UPJO。

（5）伴有肾盂结石的 UPJO。

【禁忌证】

（1）严重心、肺、肝、肾功能异常，难以耐受手术。

（2）出、凝血功能障碍。

（3）无肾功能的 UPJO。

【术前准备】

参考本章第一节“腹腔镜输尿管切开取石术”。

【麻醉和体位】

气管插管全身麻醉。健侧卧位。

【手术步骤】

（1）建立腹膜外间隙和置入 Trocar（类同本章第一节“腹腔镜输尿管切开取石术”）。

（2）纵行剪开肾周筋膜，寻找肾下极，分离肾下极内侧（图 9-2-1）。显露肾盂及输尿管上段约 5cm，确认狭窄部位，完全游离输尿管上段和扩张的肾盂（图 9-2-2）。

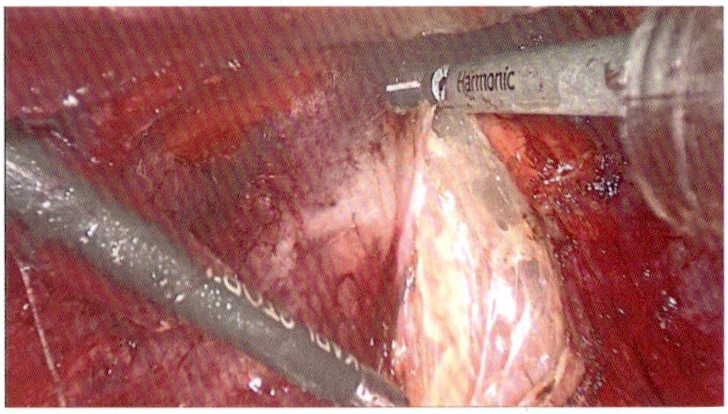

图 9-2-1 打开肾周筋膜

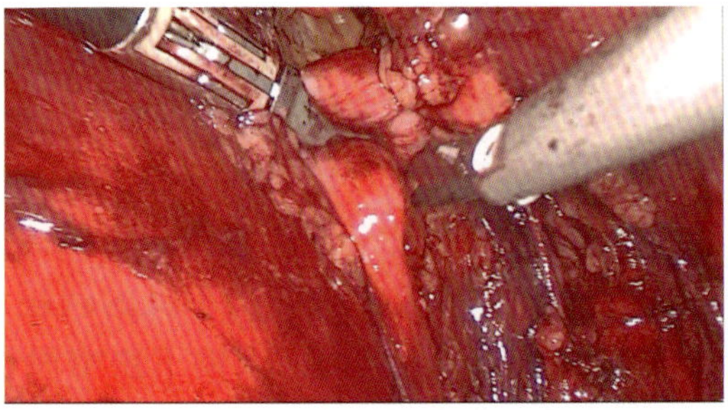

图 9-2-2 游离肾盂及输尿管

（3）根据扩张肾盂的特点，弧形裁剪多余的肾盂，使肾盂口呈漏斗状，在 UPJO 狭窄段远端 0.5 ～ 1.0cm 处离断输尿管，去除狭窄段输尿管（图 9-2-3）。

（4）在留下输尿管壁近端的外侧纵行剪开 1 ～ 2cm，使其呈“V”形，以扩大吻合口（图 9-2-4）。通过离断的输尿管把导丝推入膀胱，沿导丝推入双 J 管，直到一侧双 J 管头端进入膀胱，另一侧双 J 管端在输尿管断端（图 9-2-5，图 9-2-6）。

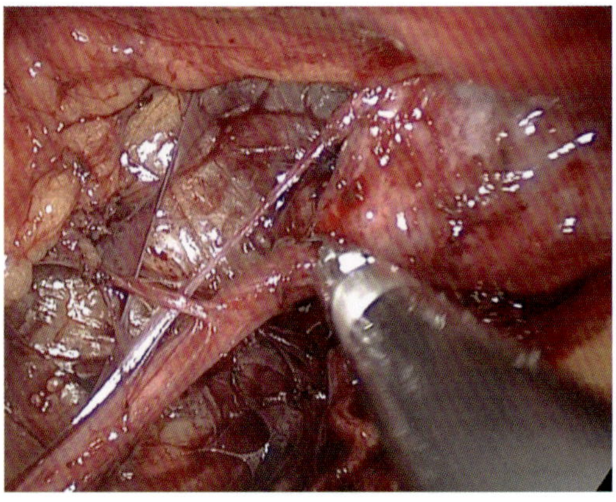

图 9-2-3 离断肾盂、输尿管

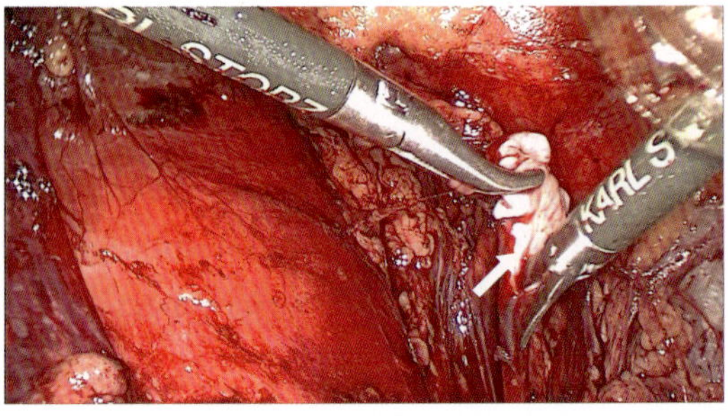

图 9-2-4 纵行剪开输尿管外侧壁

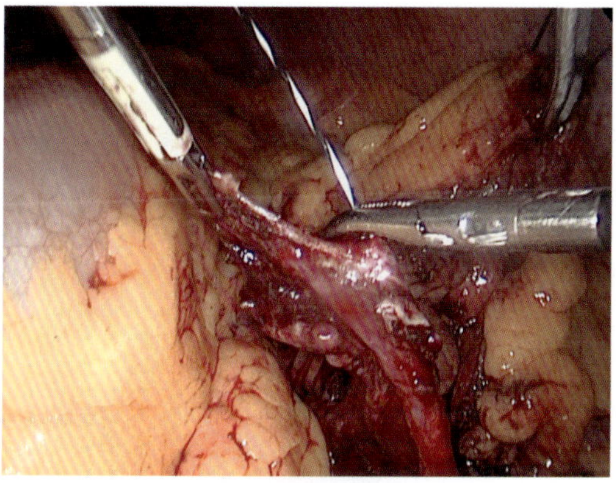

图 9-2-5　向输尿管插入导丝

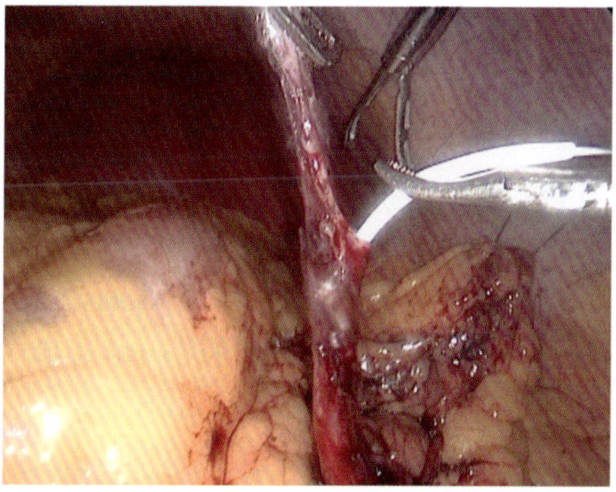

图 9-2-6　沿导丝插入双 J 管到膀胱

（5）先固定缝合肾盂、输尿管后壁两端一针，然后将输尿管近端与肾盂后壁用 4-0 可吸收线全层缝合，注意边缘对齐，避免输尿管扭转（图 9-2-7），完成后壁缝合后，将双 J 管头端送入肾盂（图 9-2-8，图 9-2-9）。然后缝合肾盂、输尿管前壁，完成肾盂输尿管吻合（图 9-2-10）。

（6）放置腹膜后引流管，关闭手术切口。

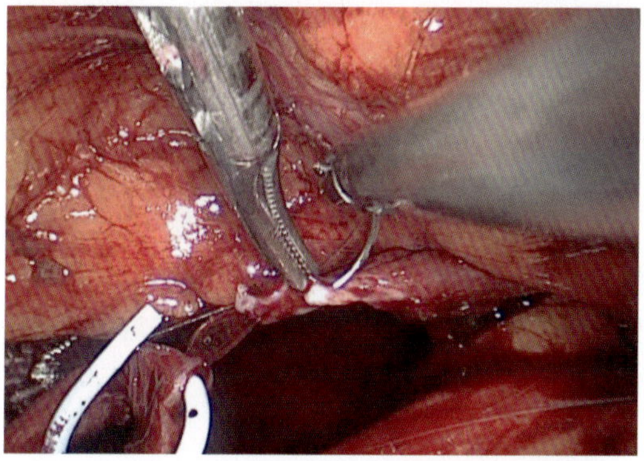

图 9-2-7　固定缝合肾盂、输尿管两端一针

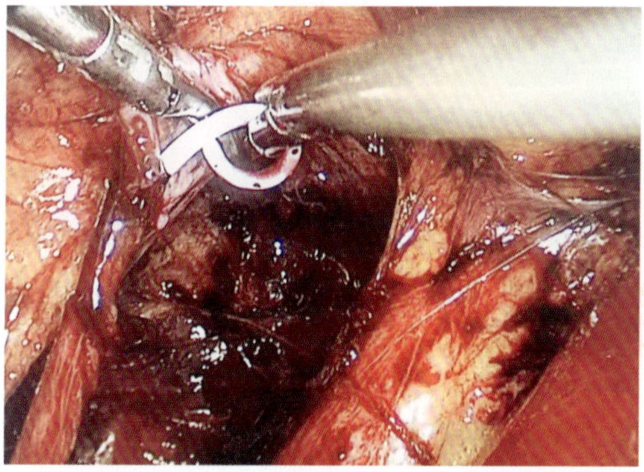

图 9-2-8　把双 J 管头端放入肾盂

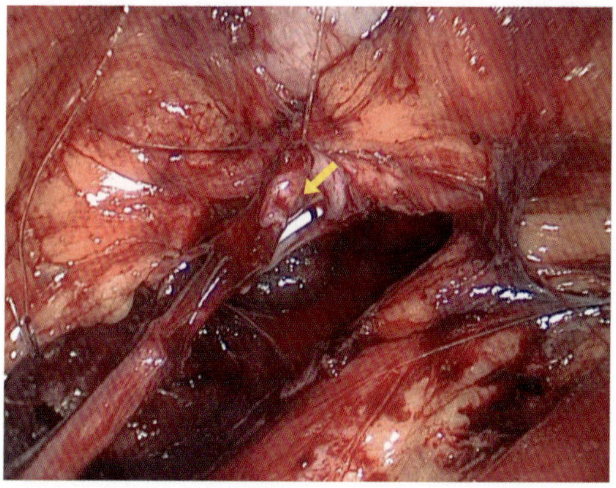

图 9-2-9　双 J 管头端已放入肾盂

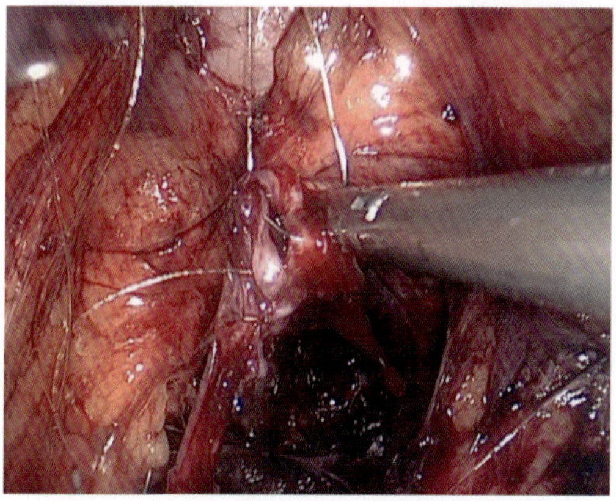

图 9-2-10　完成肾盂、输尿管前壁的缝合

【手术要领】

（1）弧形裁剪多余的肾盂，余留肾盂与输尿管呈无张力网球拍样吻合，可大大减少吻合口出现尿漏和狭窄的机会。

（2）UPJO 外在压迫因素有可能是纤维束带、迷走血管，单纯松解纤维束带或者离断迷走血管后是否行 Anderson-Hynes 术应该视情况而定，松解纤维束带或者离断迷走血管后如受压迫肾盂输尿管连接处输尿管有明显、良好的蠕动（图 9-2-11 ～图 9-2-13），说明尿液通过顺畅，不用进一步行整形手术；反之松解纤维束带或者离断迷走血管后肾盂输尿管连接处无弹性、无蠕动，则仍然要行 Anderson-Hynes 术。

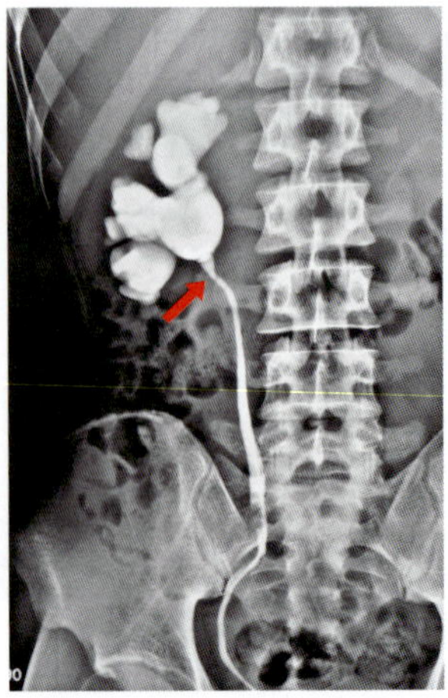

图 9-2-11　逆行肾盂造影，显示肾盂输尿管连接处受压

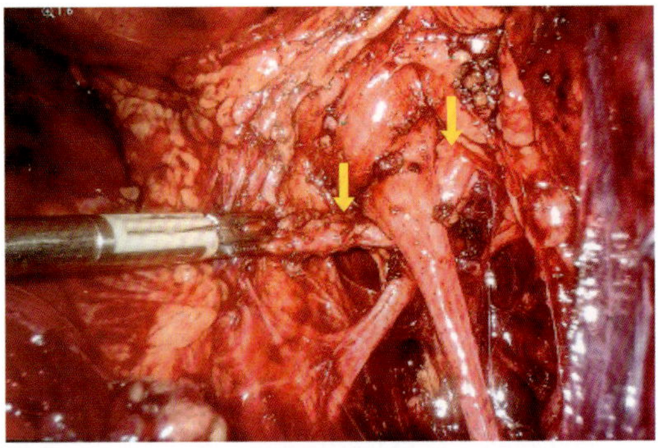

图 9-2-12　畸形静脉压迫肾盂输尿管连接处（箭头处）

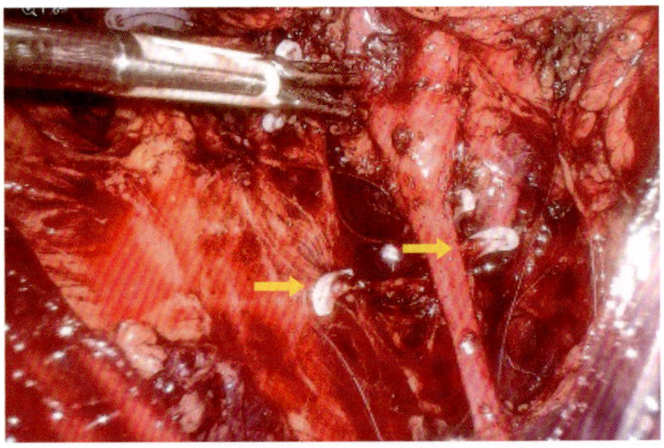

图 9-2-13　已离断压迫肾盂输尿管连接处的畸形静脉（箭头指示 Hem-o-lok 结扎畸形静脉两侧断端）

【术后处理】

（1）术后 1 ～ 2d 检查 X 线平片，了解双 J 管位置是否正常，3 ～ 5d 无明显引流液后拔除腹膜后引流管。

（2）6 ～ 7d 拔除导尿管。

（3）留置双 J 管 1 ～ 2 个月后经膀胱镜取出。

【并发症及处理】

1. 近期并发症

近期并发症主要是尿漏。如术后即刻发生尿漏，则要考虑双 J 管是否放置到位，可行腹部摄片，如发现双 J 管放置不理想，则可在输尿管镜下重新放置双 J 管，如腹部摄片检查显示双J管正常，应考虑尿漏与吻合口缝合欠妥当有关，可延长腹膜后引流管留置的时间。如手术数日后出现尿漏，则需检查导尿管是否通畅并设法保持其通畅。如拔出导尿管后出现尿漏，则需重新留置导尿管。

2. 远期并发症

远期并发症主要为吻合口狭窄。注意输尿管上段无须游离过多，以免影响吻合口血供；

肾盂裁剪要适度，裁剪范围过大容易导致吻合口张力大，术后发生再次狭窄；手术应保证在无张力和不扭转的条件下做肾盂输尿管吻合，以避免吻合口狭窄。

（黄　欣　孙福康　夏维木）

第三节　腹腔镜输尿管膀胱吻合术

【概述】

输尿管膀胱吻合术在泌尿外科中的应用范围较广，包括输尿管下段先天性、炎症性、结核性或损伤后狭窄，输尿管阴道瘘，输尿管口异位，输尿管下段囊肿，膀胱输尿管反流，膀胱肿瘤，以及膀胱憩室手术时必须切除输尿管开口周围的膀胱组织者。

输尿管膀胱吻合术是治疗输尿管末端狭窄的有效方法，手术方式已由传统的开放手术发展成了腹腔镜微创手术，后者具有创伤小、恢复快、疗效好的优点。腹腔镜膀胱黏膜下隧道法输尿管膀胱再植术（Lich-Gregoir 法）应用最为广泛，已成为新的金标准。

膀胱黏膜下隧道法输尿管膀胱再植术是由 Lich 和 Gregoir 等首先提出的，具有操作简单、安全、有效以及并发症少等优点，受到了广大泌尿外科医师的推崇。随着腹腔镜技术不断创新和经验的积累，腹腔镜下能更精细地完成上述吻合过程，使输尿管确切、可靠地包埋在膀胱肌层黏膜下隧道，起到通畅引流又抗反流的作用。

【腹腔镜专用器械】

除了常规腹腔镜操作器械外，还需要腹腔镜专用阑尾钳（Babcock 钳）等。

【适应证】

各类输尿管出口梗阻性、反流性疾病，如先天性输尿管膀胱连接处狭窄、重复肾输尿管异位开口、输尿管阴道瘘、巨输尿管症及输尿管末端外伤后狭窄等。

【禁忌证】

（1）未控制的尿路感染。

（2）膀胱功能紊乱，如神经源性膀胱。

（3）未治疗的严重前列腺增生或者尿道狭窄者。

（4）病变侧肾功能严重受损，且处理后肾功能无法恢复者。

（5）输尿管下段狭窄段长度＞ 5cm。

【术前准备】

（1）术前应完善相关检查，如泌尿系统超声、静脉肾盂造影或者 CTU 增强、尿流动力学检查、膀胱尿道镜检等，以明确病因为原发性或继发性，如系继发性病变应先治疗原发病。

（2）术前常规行尿常规及中段尿细菌培养及药物敏感试验，若有尿路感染，应选择敏感抗生素先控制感染。

（3）术前了解肾功能以及双侧肾小球滤过率（GFR），评估总肾和分肾功能。如肾功能严重受损，可根据情况先留置导尿管或经皮肾造瘘持续引流，待肾功能好转后再考虑输尿管膀胱吻合手术。

【麻醉和体位】

气管插管全身麻醉。患者平卧位，臀部用软垫垫高，手术床整体向头部倾斜 15°。腹腔镜显示器置于患者足侧，主刀医师站于患者左侧，面向足侧显示屏；助手站于患者右侧。

【手术步骤】

（1）腹腔镜操作空间的建立：脐孔下做一 1.5cm 小切口，直视下进入腹腔，置入 10mm Trocar，建立气腹。直视下于左、右腹直肌旁、脐下 5cm 处和麦氏点（或者反麦氏点）分别置入 10mm、10mm 和 5mm Trocar。

（2）沿患侧髂血管上方剪开后腹膜，在输尿管与髂血管交界处寻找输尿管，沿输尿管向膀胱方向游离，直至输尿管膀胱入口，游离过程中注意保护输尿管血供。

（3）靠近膀胱 Hem-o-lok 夹闭并离断输尿管（图 9-3-1，图 9-3-2），根据近端输尿管管径的大小进行断端修剪，保证吻合口口径足够大。

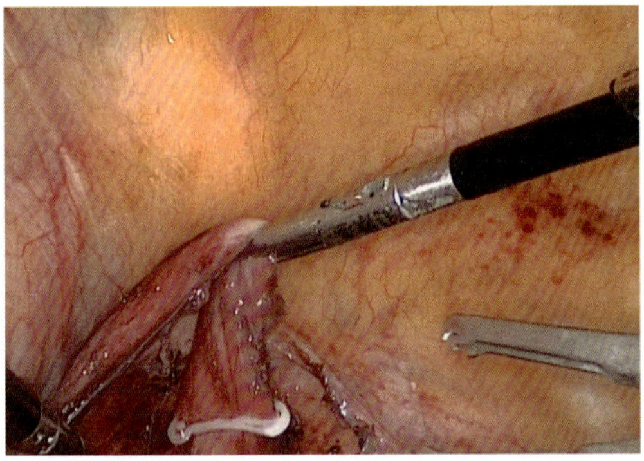

图 9-3-1 靠近膀胱壁准备离断输尿管

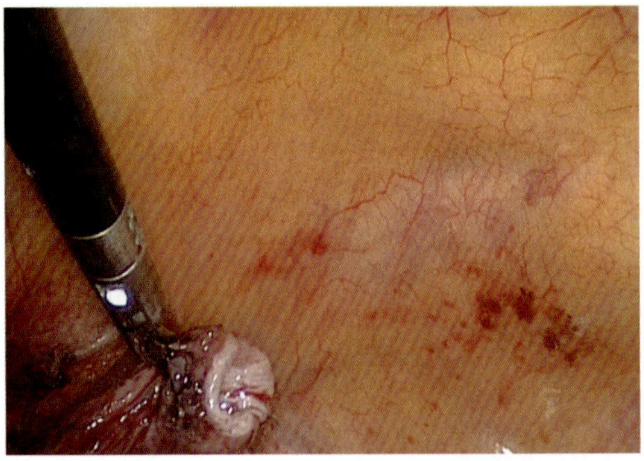

图 9-3-2 已离断的输尿管

（4）向膀胱内注入适量生理盐水充盈膀胱，在患侧输尿管膀胱入口上方约 1.5 cm 处纵行剪开膀胱浆肌层 4cm，在膀胱黏膜层向两侧潜行钝性分离，暴露膀胱黏膜，切开最低处膀胱黏膜 1cm 作为膀胱新吻合口。

（5）输尿管与膀胱再植：使用 3-0 可吸收线，第 1 针将输尿管最低点与膀胱新吻合口最低部分缝合（图 9-3-3）。接着由低到高间断缝合输尿管与膀胱黏膜 4 ～ 6 针，在最后 2 针缝合之前，向输尿管逆行插入导丝，沿导丝将 6Fr 或 8Fr 双 J 管逆行置入输尿管，保证置入双 J 管一端在肾盂，另一端在膀胱（图 9-3-3 ～图 9-3-5）。剩余吻合口采用间断缝合，保证吻合口严密且无狭窄（图 9-3-6，图 9-3-7）。然后在吻合口用膀胱浆肌层包埋输尿管数针，形成抗反流的隧道。吻合过程中保证输尿管无张力、无扭结或成角。最后再间断缝合后腹膜（图 9-3-8），使输尿管归位于腹膜后间隙，形成膀胱内抗反流的输尿管开口（图 9-3-9）。

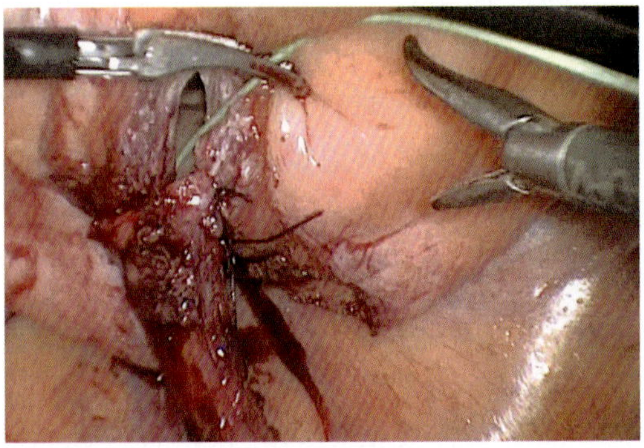

图 9-3-3 输尿管膀胱吻合（内有导丝）

（6）完成吻合口后进行膀胱注水试验，了解有无渗漏。

（7）吻合口附近放置引流管，关闭手术切口。

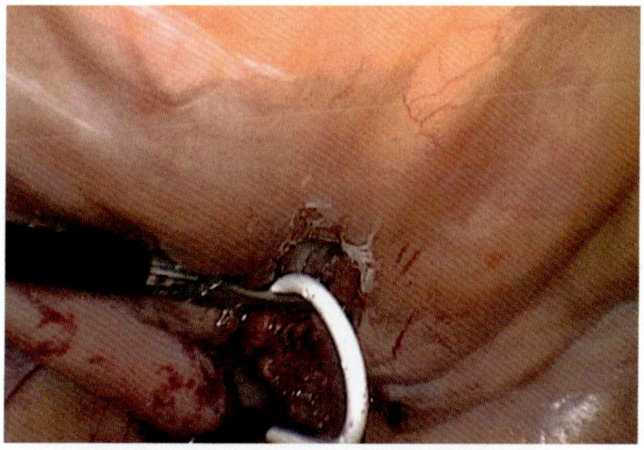

图 9-3-4　双 J 管置入输尿管

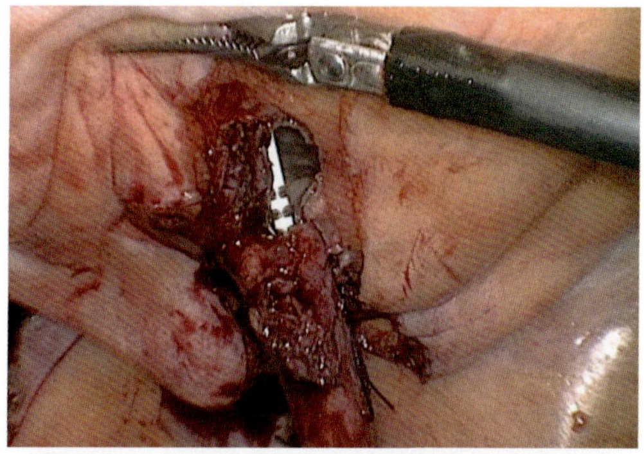

图 9-3-5　由低到高间断缝合输尿管膀胱吻合口

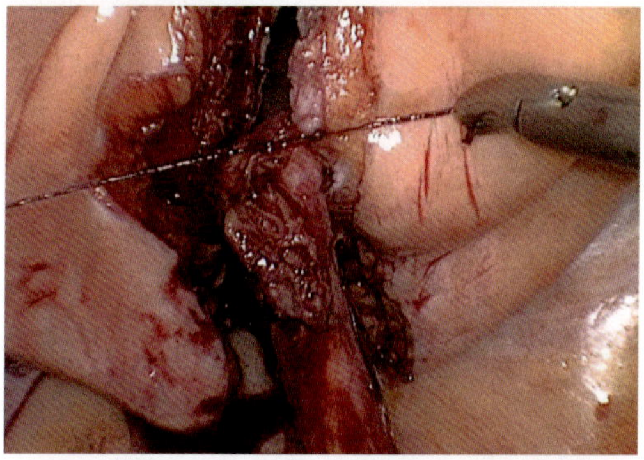

图 9-3-6　继续由低到高间断缝合输尿管膀胱吻合口

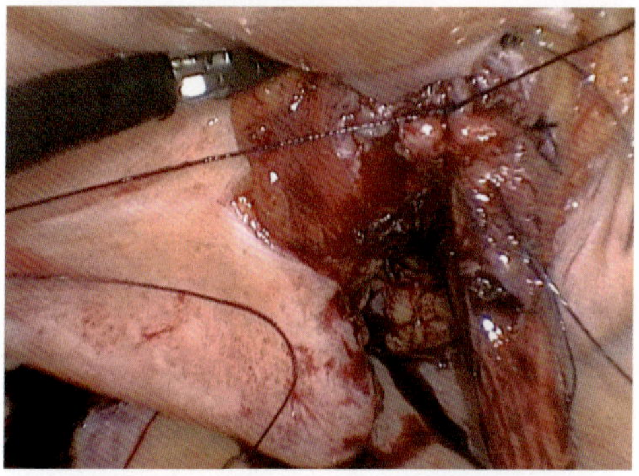

图 9-3-7　完成输尿管膀胱吻合

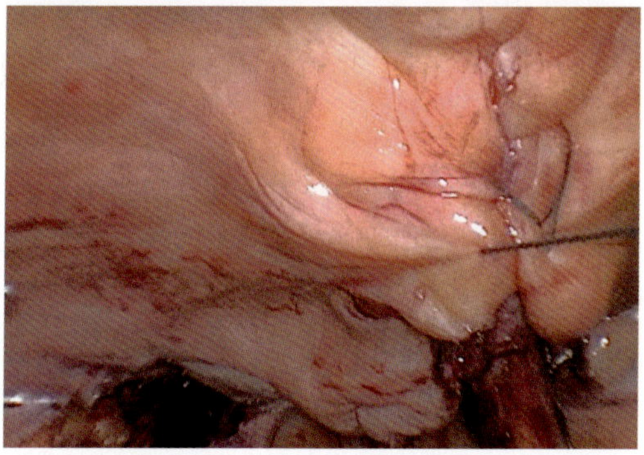

图 9-3-8　膀胱隧道抗反流缝合

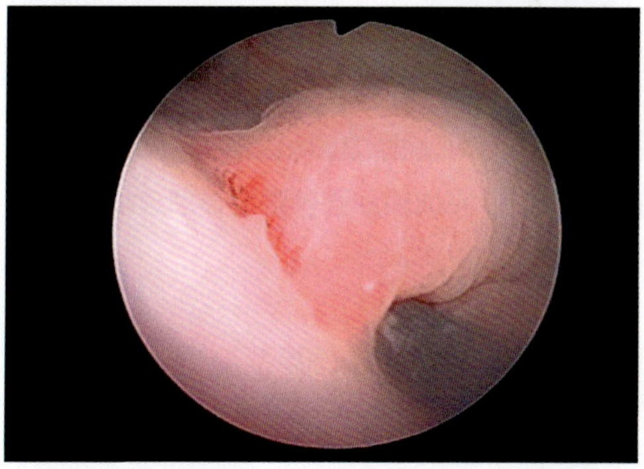

图 9-3-9　术后 1.5 个月观察膀胱内抗反流输尿管开口（内有双 J 管）

【手术要领】

（1）输尿管膀胱吻合术的关键是充分游离输尿管和膀胱壁。选择合适的膀胱切口位置，保持对称缝合，做到输尿管膀胱无张力吻合，避免吻合后输尿管扭曲或成角。

（2）为确保输尿管膀胱吻合口无张力，可以在输尿管与膀胱再植完成后进行输尿管浆肌层与腹膜间断固定 1～2 针。

（3）对输尿管膀胱吻合口可能存在张力的患者可选择膀胱瓣输尿管下段成形术（图 9-3-10 ～图 9-3-12）。

（4）对畸形输尿管小范围的狭窄可行腹腔镜下输尿管 - 输尿管端端或端侧吻合术（图 9-3-13 ～图 9-3-19）。

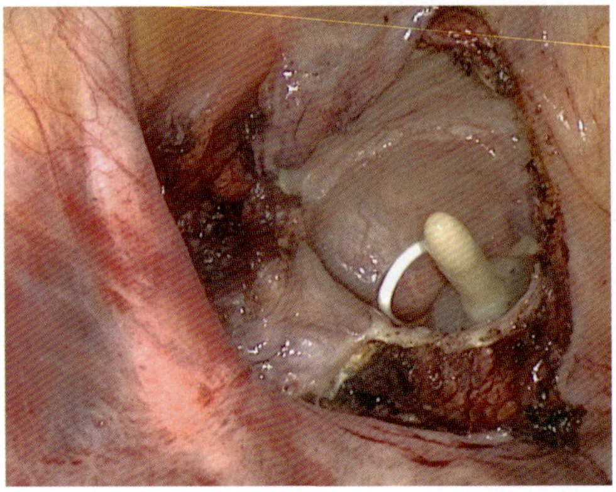

图 9-3-10　膀胱壁做 5cm × 4cm 梯形膀胱瓣

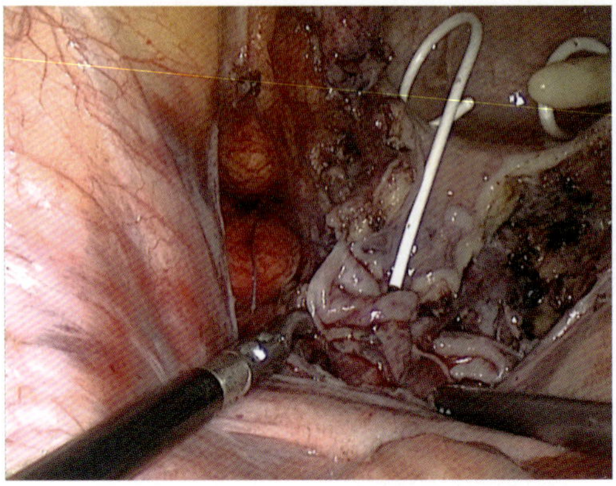

图 9-3-11　完成膀胱输尿管后壁缝合后把双 J 管头端置入肾盂

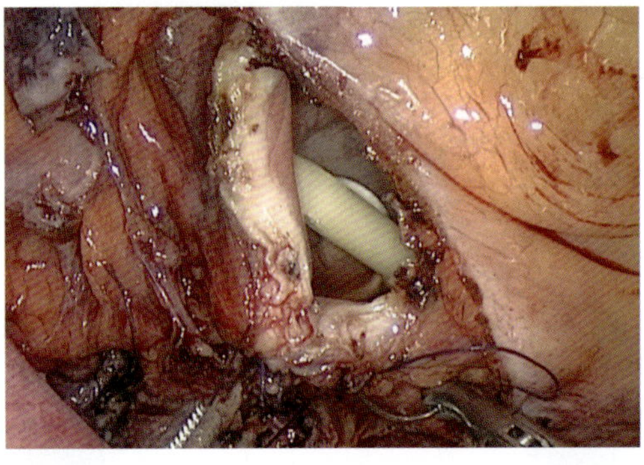

图 9-3-12　完成输尿管膀胱缝合后连续缝合膀胱切口

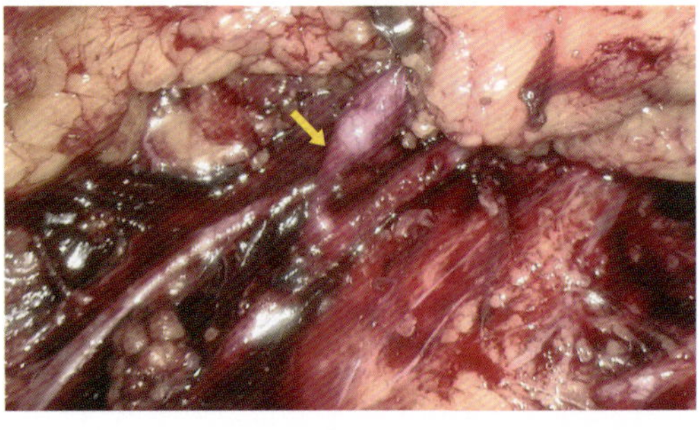

图 9-3-13　双输尿管畸形，输尿管局部狭窄

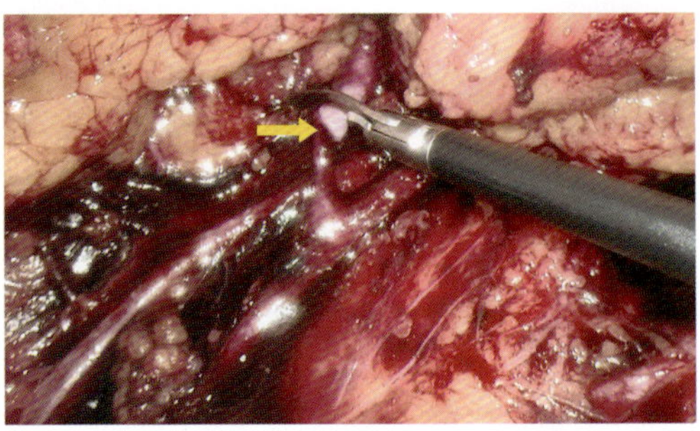

图 9-3-14　剪断病变输尿管

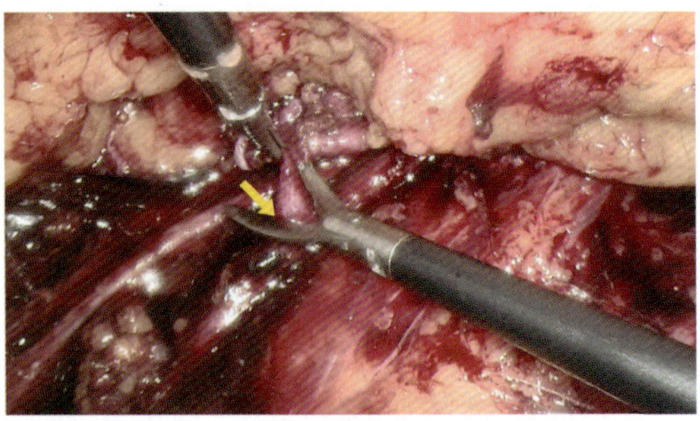

图 9-3-15　近正常输尿管切除病变输尿管

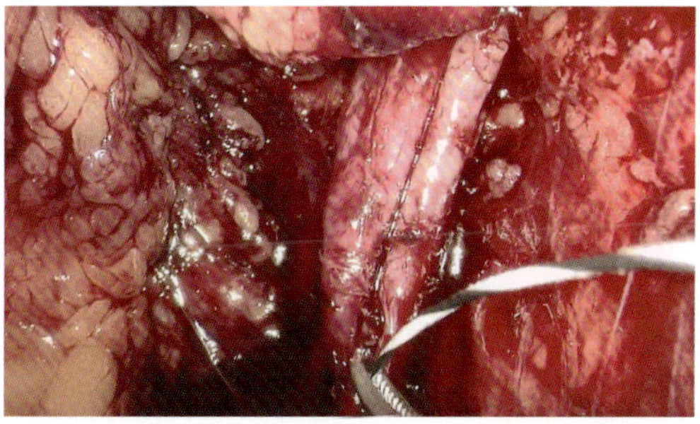

图 9-3-16　从正常输尿管切口向膀胱置入导丝

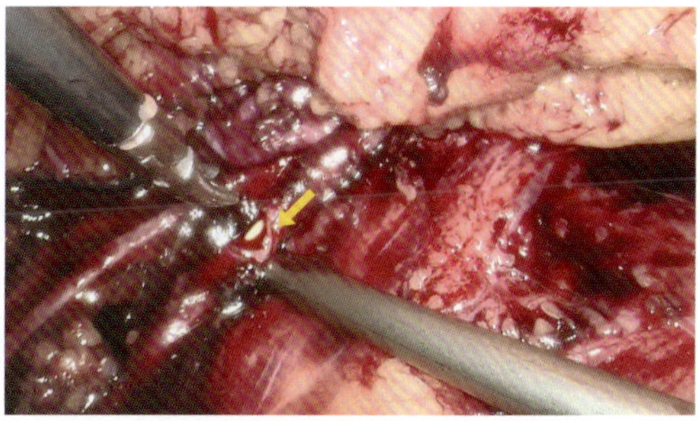

图 9-3-17　把双 J 管的两头分别置于膀胱和肾盂

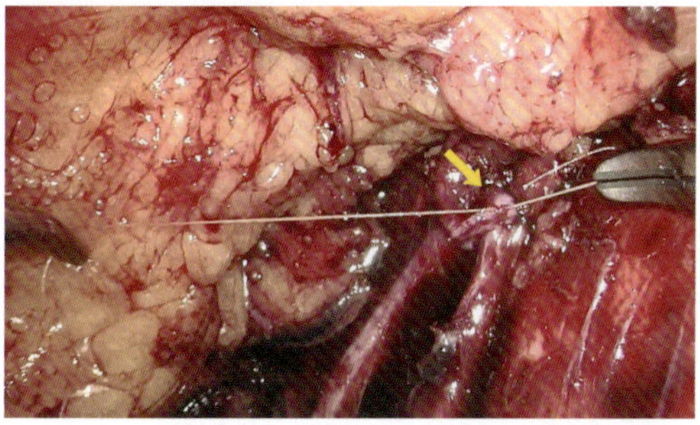

图 9-3-18　行输尿管－输尿管点对点端侧间断固定缝合

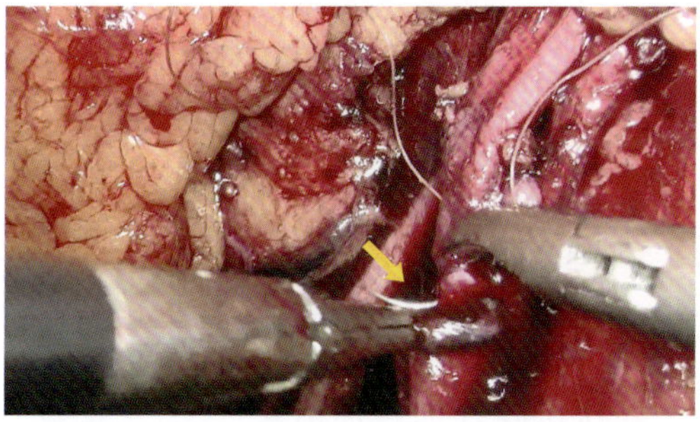

图 9-3-19　无张力间断端侧缝合的输尿管

【术后处理】

（1）根据术前中段尿细菌培养的药敏试验结果，选择敏感的抗生素预防感染。

（2）保持导尿管引流通畅，必要时可给予生理盐水持续冲洗，防止血凝块堵塞导尿管。

（3）术后 1 ～ 2 周拔除导尿管，术后 1 ～ 2 个月膀胱镜下拔除输尿管内双 J 管。

【并发症和防治】

1. 尿漏

尿漏常发生于吻合不严密的病例或没有按照无张力的要求吻合。防治：若发生尿漏，在明确输尿管内双 J 管位置正确的前提下，保证吻合口周围的引流管引流通畅，并保持导尿管通畅，以减轻膀胱内压力，等待尿漏的自然愈合。

2. 尿瘘

尿漏经久不愈形成窦道，多由于吻合端的输尿管缺血、坏死所致，因此术中务必保留输尿管血供，久治不愈的尿瘘要通过再次手术治疗。

3. 感染

感染包括肾盂肾炎和切口感染，前者常由于尿液反流至肾盂所致；后者常由于长时间的尿液外渗所致。在保证充分内、外引流的前提下，使用敏感抗生素，积极更换敷料，可预防感染发生。

4. 血尿

血尿多由于膀胱黏膜或肌层渗血导致，术后充分补液可保证足够的尿液冲刷，血尿多能自行消失。若是出现活动性出血，必须急诊行止血术，结扎出血点。

5. 膀胱刺激征

术后炎症、导尿管或双 J 管的刺激都可能引起尿频、尿急等膀胱刺激症状。防治：可适当应用镇痛药（如吲哚美辛栓）、抗胆碱药（如托特罗定），能缓解症状。

6. 术后输尿管狭窄

狭窄可能与输尿管过度分离导致缺血、膀胱周围瘢痕组织形成、输尿管扭曲等因素有关，严重梗阻者需内窥镜下行输尿管口切开、水囊扩张，或者再次手术重新吻合。

7. 膀胱输尿管反流

膀胱输尿管反流主要由于黏膜下隧道长度不够所引起，轻度反流多在 1 年内消失，可予以观察等待；严重持续性反流者，需再次手术治疗。

（赵菊平　孙福康　夏维木　刘定益）

第四节　腹腔镜精索静脉结扎术

【概述】

精索静脉曲张（varicocele，VC）的发病率在 10% ～ 15%，占男性不育症的 24% ～ 83%。90% 的 VC 发生在左侧，8% 为双侧，右侧发生率为 2%。VC 是精索静脉回流受阻或静脉瓣膜功能障碍引起血液反流、淤滞，最后导致精索静脉迂曲、扩张和延长成为蔓状静脉丛的病理现象。VC 会影响睾丸的生精功能，65% ～ 75% 的 VC 可引起继发性不育。精索静脉结扎能够有效地改善精液质量，提高血清睾酮水平和降低血清卵泡刺激素（FSH）和黄体生成素（LH）水平。手术治疗能改善 VC 患者 50% ～ 94% 的阴囊酸痛、坠胀不适等症状，因而手术治疗成为治疗 VC 的重要方法。目前通常可采用的手术方式有开放手术、腹腔镜手术、介入精索静脉栓塞 / 硬化剂、显微外科手术等。1992 年，奥地利的 Rarcgenwald 首先报道了腹腔镜下治疗精索静脉曲张。我国在 20 世纪 90 年代已开始应用腹腔镜精索静脉结扎术，与开放手术相比，具有恢复快、视野清的优点，尤其对双侧精索静脉曲张，无须增加切口，且腹腔镜下能真正做到高位结扎，漏扎的可能性较小，已成为当前治疗精索静脉曲张的常用手术方式。

【适应证】

（1）2 ～ 3 度的精索静脉曲张。

（2）精索静脉曲张引起的明显相关症状。

（3）精液成分异常。

（4）患侧睾丸容积低于健侧 20%。

（5）双侧精索静脉曲张。

【禁忌证】

（1）继发性精索静脉曲张。

（2）合并腹膜炎、肠粘连、肠梗阻。

（3）严重凝血功能障碍。

【术前准备】

（1）常规全身检查及精液检查。

（2）超声检查了解 VC 程度，以及肾静脉和下腔静脉有无梗阻。

（3）术前备皮、清洗脐部，留置导尿管可减少膀胱充盈对手术野的影响。

【麻醉和体位】

气管内插管全身麻醉。患者体位采取头低足高仰卧位。

【手术步骤】

（1）A 点位于脐或脐下，弧形切口切开皮肤、皮下组织及腹直肌前鞘约 1cm，巾钳提起切口两侧皮肤，将气腹针经切口穿刺进入腹腔，接气腹机注入 CO_2 造成人工气腹，成功后拔除气腹针，在该处改用 10mm Trocar 穿刺进入腹腔，置入腹腔镜，在腹腔镜监视下分别于 B 点（右侧腹直肌外缘，脐下 3cm）置入 10mm Trocar 和 C 点（左侧腹直肌外缘，脐下 3cm）置入 5mm Trocar（图 9-4-1）。

（2）在腹腔镜监视下，检查整个腹腔、盆腔情况及左、右侧腹股沟深环处。由助手牵拉患侧睾丸，此时观察腹股沟深环处动态，可见深环处曲张的精索静脉也受到牵拉移动（图 9-4-2）。

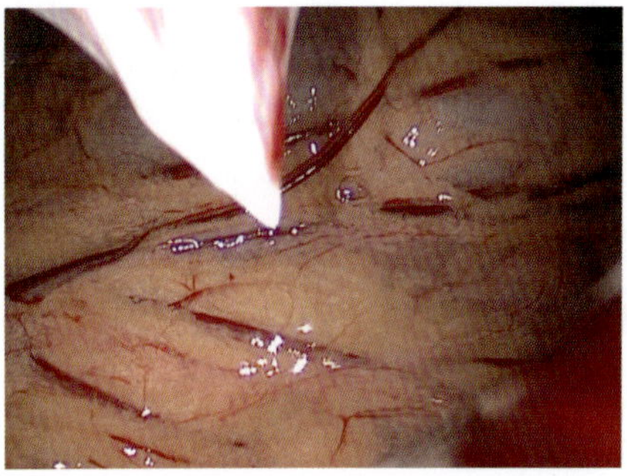

图 9-4-1 窥视下 Trocar 向腹腔穿刺

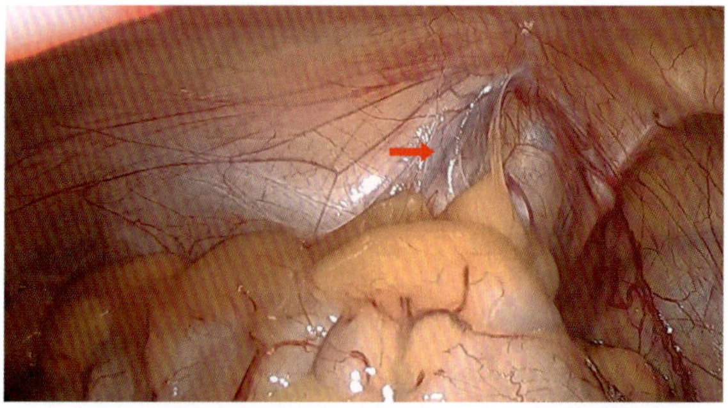

图 9-4-2 右侧腹股沟深环处寻找精索

（3）在腹股沟深处与输精管分叉处上方 1 ～ 2cm 处，切开精索静脉表面的后腹膜约 2cm（图 9-4-3），寻找和游离精索（图 9-4-4），游离曲张的精索静脉（图 9-4-5），一般为 2 ～ 3 根，对曲张的精索静脉分别用 Hem-o-lok 夹结扎，注意对精索动脉的保护。对于结扎的精索静脉可以切断或不切断（图 9-4-6，图 9-4-7）。对于切开的后腹膜可不缝合。

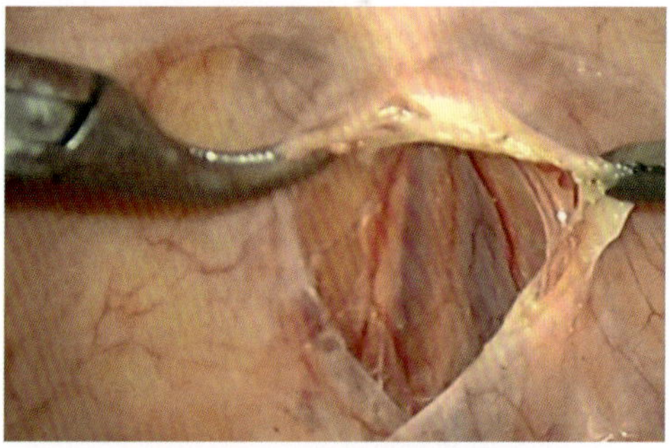

图 9-4-3 切开盆腔腹膜

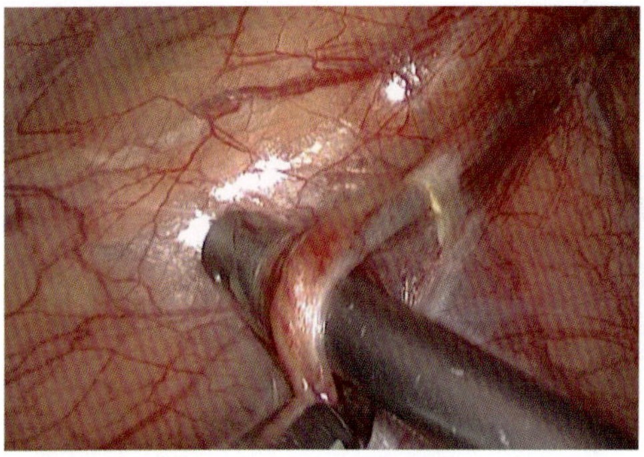

图 9-4-4 游离精索

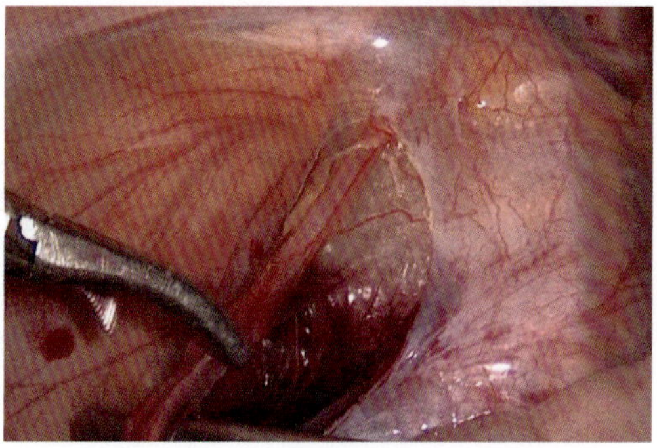

图 9-4-5 游离曲张的精索静脉

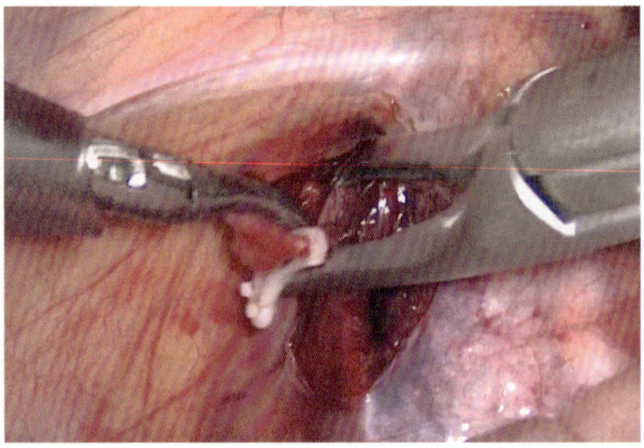

图 9-4-6 Hem-o-lok 钳夹曲张的精索静脉

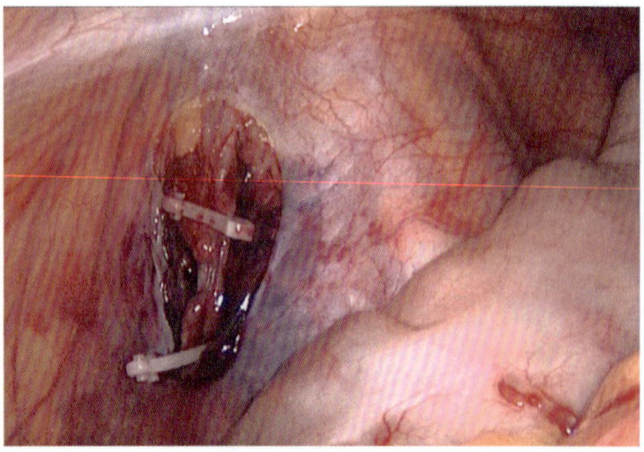

图 9-4-7 Hem-o-lok 钳夹精索静脉两端

（4）检查腹腔，观察腹腔无出血后排出腹腔内 CO_2，拔除 Trocar，缝合 3 个穿刺孔。

【手术要领】

对于初学者来说，寻找精索静脉是一个关键点，术中由助手牵拉阴囊精索，可看到腹股沟深环口处精索同步移动，即可判断精索静脉。

【术后处理】

术后 6h 可拔除导尿管、进食及下床活动，术后第 2 天可出院。

【并发症及处理】

1. 阴囊气肿

手术结束时，通过挤压阴囊，可排出阴囊的皮下积气，一般无须特殊处理，少量积气会自行消退。

2. 阴囊水肿和下坠感

术后由于精索静脉结扎导致阴囊局部性静脉回流障碍，造成阴囊水肿和阴囊下坠感，于术后 2 周，随着侧支循环建立会逐步缓解。

3. 睾丸鞘膜积液

睾丸鞘膜积液发生率为 3% ～ 40%，损伤淋巴管是主要原因，一般随着侧支循环建立后会改善，如果逐渐加重可行鞘膜翻转手术治疗。

4. 术后复发

术后复发率为 1%～14%，主要原因是漏扎精索静脉引起，其次是因术后回流静脉梗阻，导致侧支静脉形成。

5. 神经损伤

腹腔镜手术引起生殖股神经与髂腹股沟神经损伤也较为常见，此并发症多与术者的经验有关。

视频 34 腹腔镜下左侧精索静脉高位结扎术

（夏维木）

第十章　腹腔镜肾脏疾病手术

第一节　腹膜后腹腔镜单纯肾切除术

【概述】

Clayman 于 1990 年 6 月在华盛顿进行了第一例腹腔镜肾切除术，1992 年 Gaur 等开创了球囊扩张术在腹膜后手术的应用，这种技术方法不断完善，之后腹腔镜手术得到迅速发展，该术式已逐渐被广大泌尿外科医生认识和接受，并在全世界范围内得到了广泛的推广，成为泌尿外科医生首先掌握的技术之一。与开放腹膜后肾脏切除术相比，腹腔镜腹膜后肾脏切除术明显缩短了手术、术后禁食及住院时间，术后恢复快。

腹腔镜肾脏疾病手术相关肾被膜由外向内依次是肾筋膜、肾脂肪囊与肾纤维膜。

（1）肾筋膜：肾筋膜即肾周筋膜，又称 Gerota 筋膜，是肾固定的主要结构。肾筋膜在肾的外侧边缘分为肾前和肾后两层：前层越过肾前方、主动脉和下腔静脉与对侧肾筋膜前层相连续；后层经肾后方与腰方肌、腰大肌筋膜相合，向内附着在椎体。肾筋膜的前、后两层在肾上腺上方相互融合，在肾的下方分离形成一个间隙，转为输尿管周围筋膜，沿输尿管到骨盆。

（2）肾脂肪囊：肾脂肪囊是肾筋膜与肾纤维膜之间的脂肪组织，脂肪包围在肾周围，在肾上、下极及肾边缘脂肪比较丰富，肾后脂肪多于肾前，肾内侧脂肪经肾门伸入肾窦内，肾窦内脂肪有比较多的血管，供应附近的肾实质。肾窦内脂肪与肾盂之间存在一层疏松结缔组织，有利于肾窦内肾盂切开术的实施。肾脂肪囊对肾和肾血管有保护作用。

（3）肾纤维膜：肾纤维膜为肾固有膜，薄而坚韧，紧包于肾表面（图 10-1-1）。

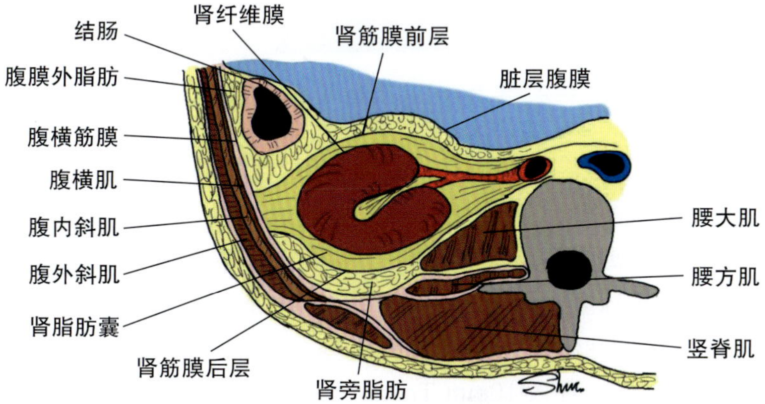

图 10-1-1　腹膜后肾周结构

【腹腔镜专用器械】

手术器械包括 10mm 穿刺器（Trocar）2 个、5mm 穿刺器（Trocar）1 ～ 2 个、直角钳 1 把、吸引器 1 个、分离钳 1 ～ 2 把、双极电凝钳 1 把、剪刀 1 把、超声刀 1 套、Hem-o-lok 钳及夹、球囊扩张装置、取出肾脏用标本袋。

【适应证】

大多数良性疾病所致的肾脏永久性、不可逆性功能丧失，包括慢性反流性及梗阻性肾病、慢性肾盂肾炎、囊性肾病、肾积水等。

【禁忌证】

（1）有过肾脏手术史（包括肾部分切除术、肾切开取石）的患者不宜选择经腹膜后途径手术。

（2）心、肺功能差，不能耐受肾切除手术。

【术前准备】

（1）术前常规进行血常规、血型、肝肾功能、凝血功能、尿常规、尿液培养，以及泌尿系超声、静脉尿路造影或 CTU 检查。

（2）术前同患者及家属沟通腹腔镜手术的特点。

（3）术前进行普通灌肠。

（4）术前留置导尿。

【麻醉和体位】

气管内插管、全麻后，取健侧卧位，腰部对准腰桥，折刀位，上腿伸直、下腿弯曲，以使腰部伸开（图 10-1-2）。

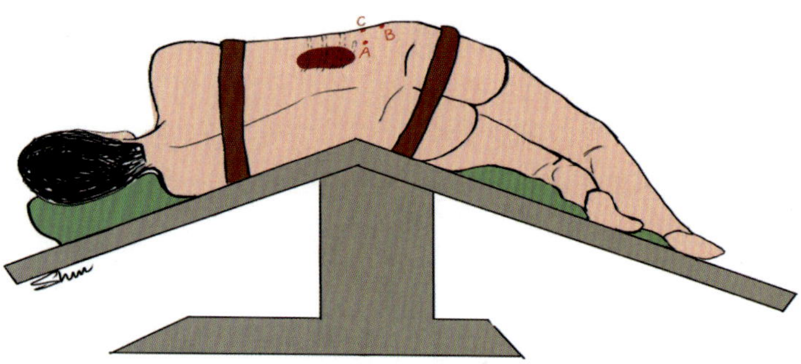

图 10-1-2 手术体位及 Trocar 置入位置（背面观）

【手术步骤】

（1）在腋后线与肋缘交界处做一长 2 ～ 3cm 的纵切口（A 点），切开皮肤、皮下组织及肌膜后以大弯钳钝性分离直达腹膜后间隙，用手指在腹壁与脂肪组织之间钝性分离，在形成的间隙内插入腹膜后球囊扩张器，注气 600 ～ 800ml 充盈气囊，扩张腹膜后间隙，维持 1 ～ 2min，排气后拔出球囊扩张器。以此切口为手指引导，在腋中线髂嵴上方 2cm 做一长 1.5cm 的切口（B 点），置入 10mm Trocar（放置腹腔镜用），同样通过 A 点切口伸入手指，于腋前线肋缘交界处做一切口（C 点），放置 Trocar（当患侧为右侧时放置 10mm Trocar，当患侧为左侧时放置 5mm Trocar）。A 点处放置 Trocar（当患侧为右侧时，放置

5mm Trocar，当患侧为左侧时放置 10mm Trocar）（图 10-1-3）。

（2）当后腹腔间隙内脂肪较多时，应清除肾筋膜外及腹膜外脂肪组织（图 10-1-4）。充分扩大腹膜后间隙，以利于下一步手术操作，清除脂肪组织过程中应避免损伤腹膜，一旦发生腹膜损伤应立即修补，以免气体进入腹腔影响手术操作，通常可以分辨出肾筋膜与腹膜，后者呈淡蓝色。

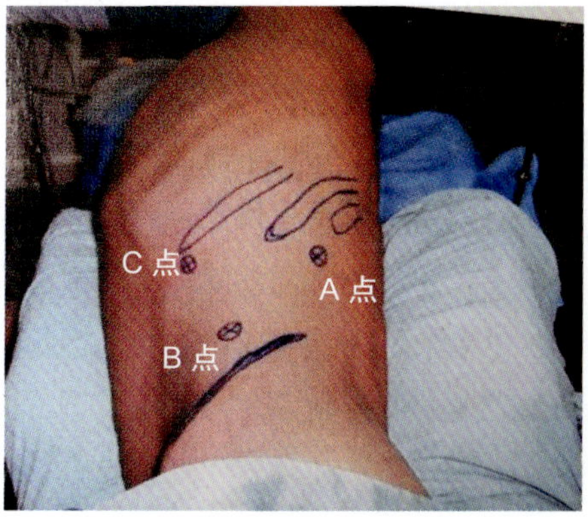

图 10-1-3　Trocar 置入位置（侧面观）

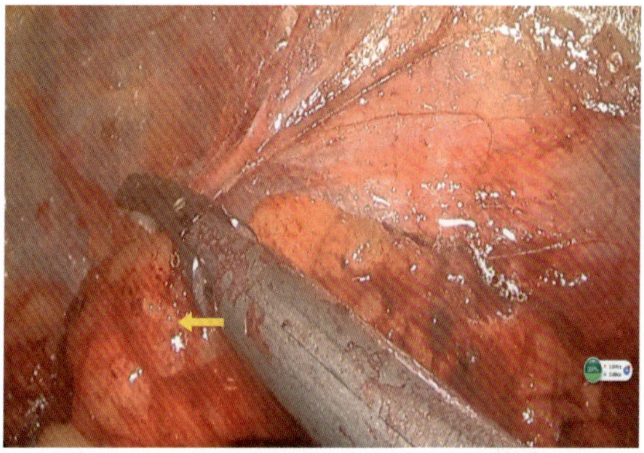
图 10-1-4　清除肾筋膜外及腹膜外脂肪组织

（3）肾筋膜为一层紧贴于腰大肌表面的白色筋膜（图 10-1-5），在腰大肌前方平行于腰大肌切开肾筋膜，根据弓状韧带及动脉搏动，寻找肾动脉。肾蒂血管的解剖特点是：从腹侧至背侧依次是肾静脉、肾动脉及肾盂，从上往下的顺序是肾动脉、肾静脉和肾盂。在肾门处寻找肾动脉时，用吸引器钝性分离，先游离肾动脉，结扎、切断肾动脉时近心端上 2 个 Hem-o-lok 夹，远心端上 1 个 Hem-o-lok 夹（图 10-1-6），之后游离肾静脉，同样是肾静脉近心端上 2 个 Hem-o-lok 夹，远心端上 1 个 Hem-o-lok 夹（图 10-1-7）。肾静脉壁薄且属支多，易损伤，游离肾静脉时务必小心。

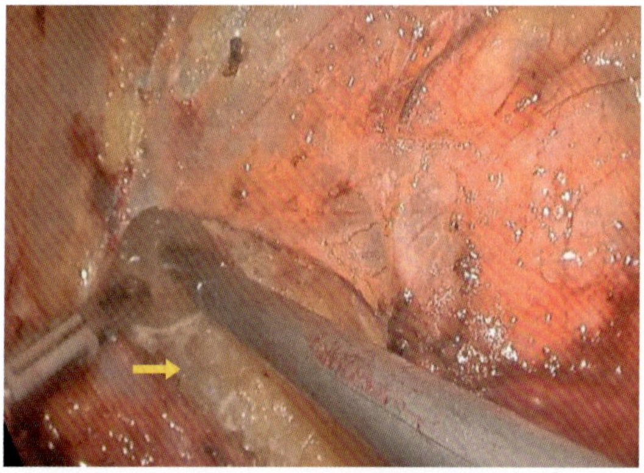
图 10-1-5　切开肾筋膜

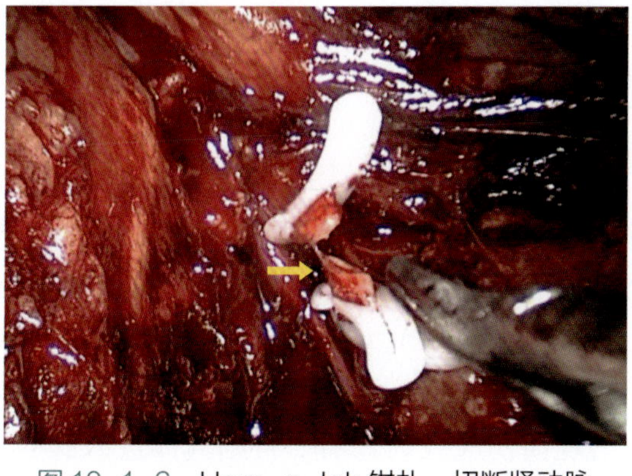
图 10-1-6　Hem-o-lok 钳扎，切断肾动脉

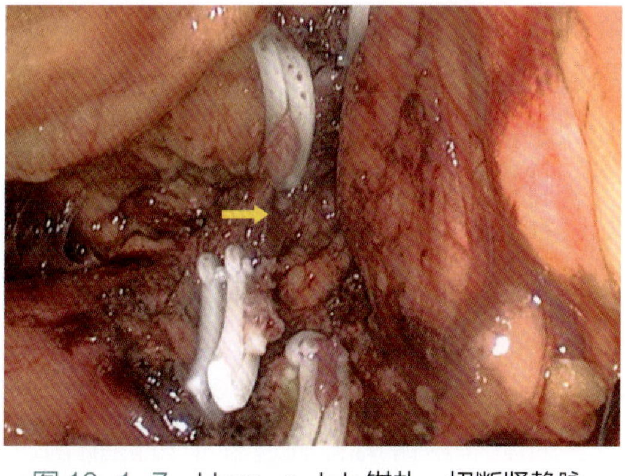
图 10-1-7　Hem-o-lok 钳扎，切断肾静脉

（4）肾蒂血管结扎完成后，即可分离肾脏的背侧、腹侧和肾脏上、下极。分离肾脏下极时，易于发现输尿管上段，游离部分上段输尿管，在两侧用 Hem-o-lok 夹夹闭输尿管后切断输尿管（图 10-1-8）。分离肾脏过程中应注意不要损伤肾包膜，否则易出血。

（5）当肾脏完全游离后，可随意翻动，将标本袋通过 10mm Trocar 置入，充分打开，将肾脏放入标本袋内，仔细检查肾窝有无出血，并妥善止血（图 10-1-9）。

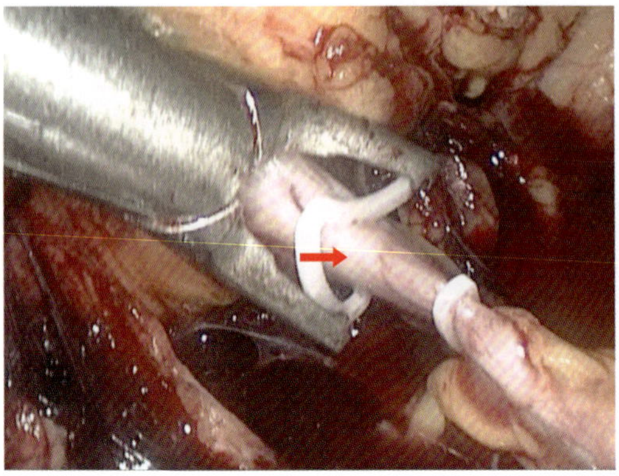

图 10-1-8 结扎、切断输尿管

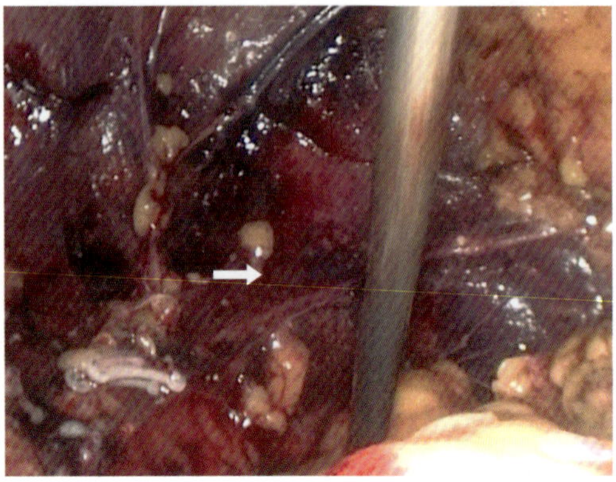

图 10-1-9 清理检查肾窝

（6）于肾窝内放置引流管 1 根，切开扩大最大的 Trocar 处切口，取出标本，排出 CO_2 气体，缝合切口。

【手术要领】

在右侧肾切除术时，推开升结肠后用冷刀钝性游离十二指肠，应特别注意避免对十二指肠的热损伤。

【术后处理】

（1）术后均适当应用抗生素。

（2）术后 24h 拔除导尿管。

（3）肾窝引流管待引流干净后拔除。

【并发症和防治】

1. 出血

游离肾脏过程中，注意避免损伤肾纤维膜，尽量在肾周脂肪与肾纤维膜之间层面进行分离。游离肾血管时尽量游离到足以放置 3 个 Hem-o-lok 夹的长度，便于操作。由于右肾静脉较短，游离时注意不要损伤上腔静脉，如发生腔静脉损伤出血，可用无损伤钳控制腔静脉出血处，用 5-0 尼龙线在窥视下缝合血管破口，如出现无法控制的出血，应立即中转开放手术止血。

2. 肠管或实质器官损伤

估计手术较为复杂时，应行肠道准备；如术中并发有肾上腺、肝脏或脾脏损伤，可用双极电凝止血，通常可以控制出血，如出现难以控制的大出血，应中转开放手术止血；肠道损伤时给予及时修补。

3. 腹膜损伤

肾脏手术游离肾脏过程中可能损伤腹膜，如出现损伤应及时修补，否则气体进入腹腔，将影响下一步手术操作。

（夏维木）

第二节　经腹腹腔镜肾部分切除术

【概述】

近年来，随着 CT、MRI、彩超等影像学技术的发展和应用，以及健康体检的广泛开展，很多肾肿瘤在早期得到诊断。彩超是最简便、无创的检查方法，肾癌是实质性肿块，其内部可能有出血、坏死或囊性变等，因此内部回声不均匀，一般为低回声，且境界不清楚，这是与肾囊肿的明显区别点，而肾血管平滑肌瘤多为高回声，与肾癌回声区别也很显著。CT 对肾癌诊断的作用重要，可发现较小及无症状的肾癌，借助 CTA 可明确肾癌的血供。MRI 相比 CT 更有优势，对肾癌的浸润范围、静脉癌栓情况及淋巴结转移确诊率较高。

对于肿瘤直径＜ 4cm 的肾肿瘤，由于增长速度慢和转移潜能低，可以行保留肾单位的肾部分切除术（nephron sparing surgery，NSS）。多年的临床实践证明，对体积小的肾肿瘤行部分切除术，不仅保留了患肾的功能，而且可获得与根治性肾切除术相当的肿瘤控制效果。近年来，肾癌的外科治疗方式发生了很大的变化，对部分 T_{1b} 期的肾肿瘤（直径为 4 ～ 7cm），亦可选择性地进行肾部分切除术。肾部分切除术在早期肾癌的外科治疗中发挥着越来越重要的作用，主要体现在以下几个方面：①早期肾癌的检出率提高，小肾癌在新发病例中所占比例越来越高；②大量的循证医学证据表明，保留患肾功能可以降低肾癌患者术后远期肾功能不全的发生比例，减少心血管事件的发生，改善患者的生活质量；③影像学技术的进步，尤其是 3D 技术、肾脏血管与集合系统三维重建技术的应用，为肾癌肾部分切除术提供了最优化的手术策略，也扩大了肾部分切除术的适应证；④微创技术的快速发展，加上术者经验的不断积累，使得肾部分切除术技术日趋成熟。

1991 年，McDougall 等报道了腹腔镜下肾部分切除的动物实验；Winfield 和 Gill 于 1993 年和 1994 年分别报道了临床上首例经腹腹腔镜肾部分切除术（transperitoneal laparoscopic partial nephrectomy， TLPN）和后腹腔镜肾部分切除术（retroperitoneal laparoscopic partial nephrectomy， RLPN）治疗肾脏良性病变；McDougeall 于 1993 年报道了首例 RLPN 用于治疗肾癌。经腹途径和经后腹腔途径各具特点，经腹腹腔镜具有操作空间大、解剖标志清楚的优点，但存在肠道等腹腔器官干扰、肾动脉暴露复杂等缺点；后腹腔镜具有可避免腹腔器官干扰、直达肾动脉等优点，但存在空间狭小的缺点。笔者认为对于不同部位的肾肿瘤，可采用不同的腹腔镜入路，如腹侧、偏下极的肿瘤采用经腹途径，背侧、中上极的肿瘤采用后腹腔镜途径。

手术中的关键问题之一是如何控制出血。目前，腹腔镜肾部分切除术控制出血主要是用无损伤血管夹阻断肾动脉，然后在短时间内完成剪切、缝合等步骤。随着手术技术水平的提高，不少医生不用阻断肾动脉即可完成手术以及切除直径＞ 4cm 的肾肿瘤，当然，对于不够熟练的医生来说，仍需遵循渐进法则。

【腹腔镜专用器械、术前准备】

参考本章第一节“腹膜后腹腔镜单纯肾切除术”，备无损伤血管阻断夹（Bulldog）。

【适应证】

（1）肾脏良性肿瘤。

（2）肾肿瘤直径＜4cm，对侧肾功能受损或将来有可能出现肾功能损害，如肾盂肾炎、肾动脉狭窄、糖尿病、高血压和痛风等。

（3）孤立肾肾肿瘤。

（4）双肾肿瘤。

随着泌尿外科医生手术技术水平的提高，越来越多的直径＞4cm的肾肿瘤也能行肾部分切除术。

【禁忌证】

（1）肾静脉有癌栓的肾肿瘤。

（2）多发性肾肿瘤。

（3）肿瘤位于肾脏中央的肿瘤。

（4）伴有远处或局部转移。

（5）患肾有手术史。

（6）不能控制的出血性疾病。

【麻醉和体位】

气管内插管、全麻后，取健侧70°侧卧位，腹侧面对术者。

【手术步骤】

手术方式：经腹腹腔镜肾部分切除术（左侧）。

（1）建立气腹：脐孔左斜上方二横指处作一小切口，置入气腹针建立气腹，维持气腹压13mmHg左右，10mm Trocar置入腹腔（第1孔）。直视下于左腹直肌旁、肋下缘处（第2孔）和反麦氏点（第3孔）分别置入10mm Trocar。另在腋前线、左肋下缘3cm处置入5mm Trocar作为辅助孔（第4孔）。

（2）切开结肠旁沟：沿左侧结肠旁沟纵向充分切开腹膜（图10-2-1），上至脾结肠韧带，下至髂血管水平。进入后腹膜间隙后，将肠道面尽可能往中轴线牵拉，充分暴露左肾。注意对肠道和胰腺的保护，尽可能用无损伤肠钳或吸引器钝性分离。

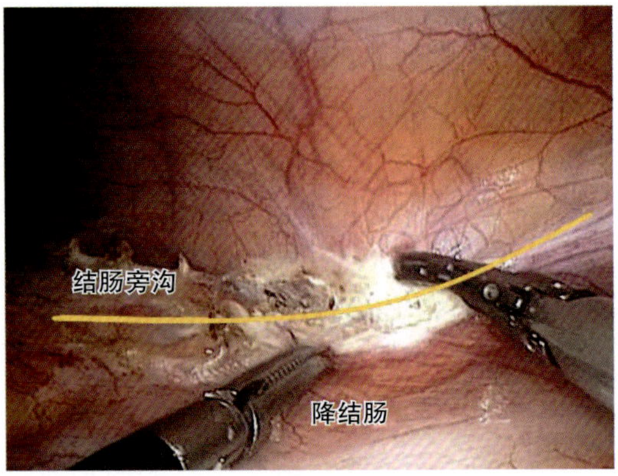

图10-2-1 沿结肠旁沟切开腹膜

（3）暴露肾门血管：沿生殖静脉逆行找到左肾静脉主干，若生殖静脉影响左肾静脉，分离生殖静脉则可离断，抬起左肾静脉在其后方找到左肾动脉（图10-2-2）。沿动脉鞘外缘分离左肾动脉主干两侧（不需紧贴肾动脉外膜，避免动脉损伤或痉挛），以可完全夹闭动脉为宜。

（4）显露肾肿瘤：清除肿瘤周围的肾周脂肪，暴露边缘2cm左右的正常肾实质（图10-2-3），便于剪切和缝合。剔除脂肪时注意切勿撕扯肾包膜（皂化脂肪往往与肾包膜、肾实质紧密粘连），只需大致显露正常肾实质边界。用电钩、电凝标记大致剪切范围。

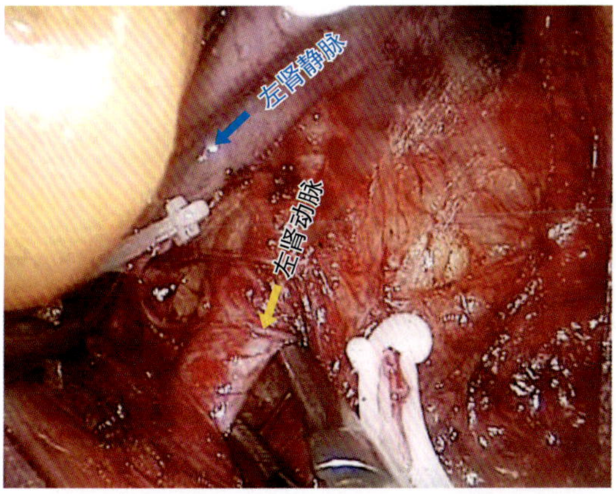

图 10-2-2　暴露肾门血管

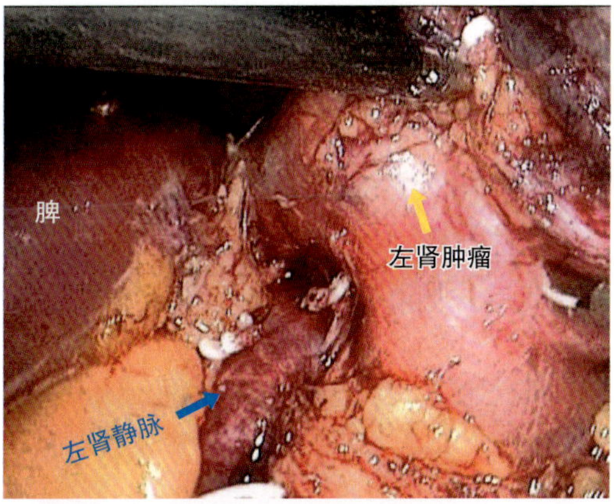

图 10-2-3　显露左肾肿瘤

（5）剪切肾肿瘤：用无损伤血管阻断夹（Bulldog）阻断肾动脉（图 10-2-4），开始剪切肿瘤旁正常肾组织。选择锐性刀头的剪刀，根据肿瘤立体深度决定下刀的方向，通常距正常肾实质 0.5 ～ 1.0cm（图 10-2-5），可以贴着肿瘤包膜剥离（如近肾门血管处）。由浅入深，钝 - 锐结合，推 - 切结合，多方位立体分离。对于大肿瘤切割须深入集合系统（图 10-2-6），保持肿瘤的完整性。肿瘤离肾后，第一时间入袋，避免种植。

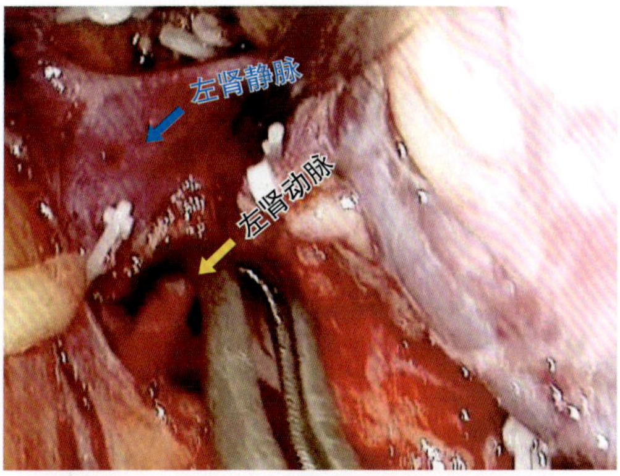

图 10-2-4　Bulldog 阻断左肾动脉

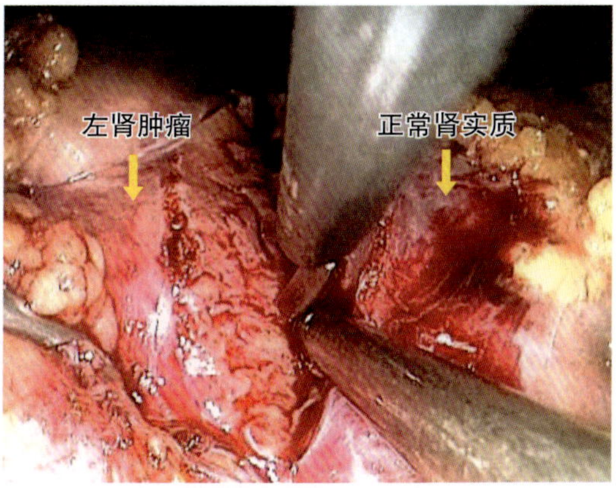

图 10-2-5　距正常肾实质边缘 1cm 剪开肾组织

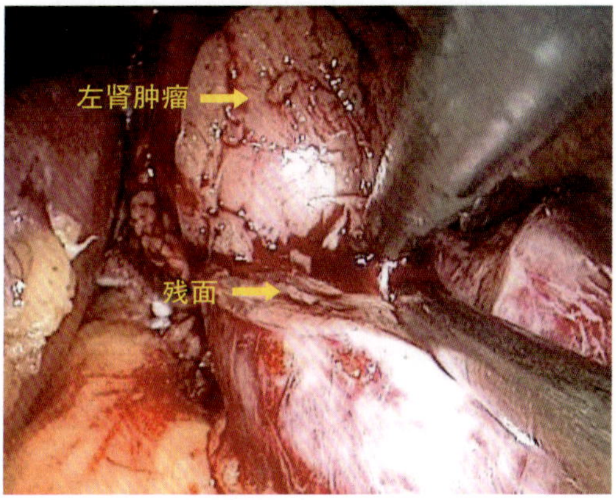

图 10-2-6　钝 - 锐结合深入集合系统

（6）缝合创面：由内至外，分 3 层缝合。第 1 层，用 3-0 可吸收线连续缝合关闭裸露的集合系统残缘（图 10-2-7）；第 2 层，用 3-0 倒刺线连续缝合肾实质内层（图 10-2-8）；第 3 层，用 2-0 倒刺线穿透肾包膜连续缝合外层（图 10-2-9）。用力需恰当，控制收线方向，避免切割导致肾实质撕裂。

（7）开放血流：松开肾门血管控制钳，开放血流后观察肾血管和缝合创面（图 10-2-

10）。允许少量渗血，对于针眼渗血，可使用纱布压迫3min观察。若渗血较剧，需补针缝合止血。

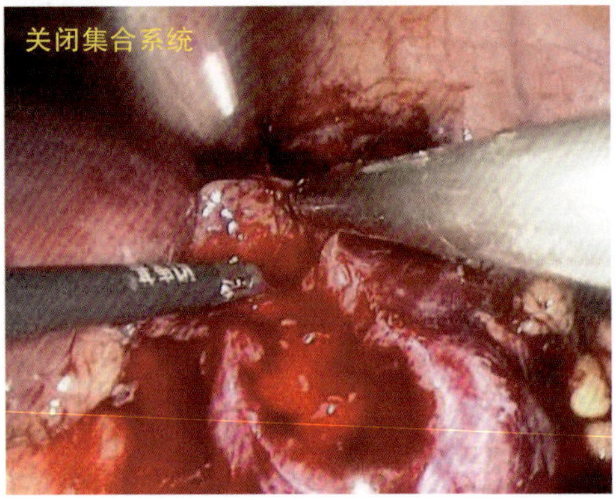

图10-2-7 可吸收线缝合关闭集合系统

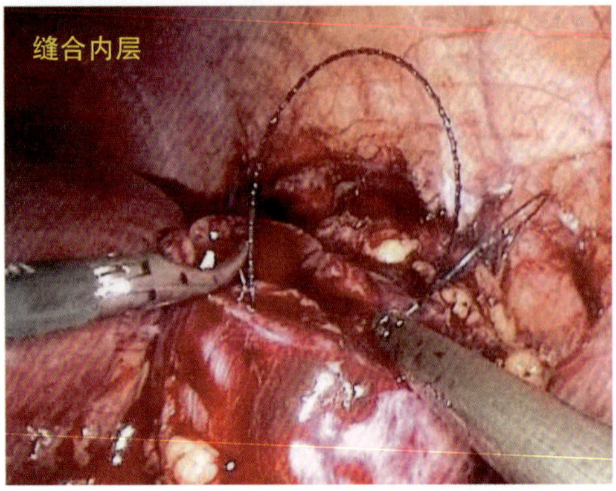

图10-2-8 倒刺线缝合肾实质内层

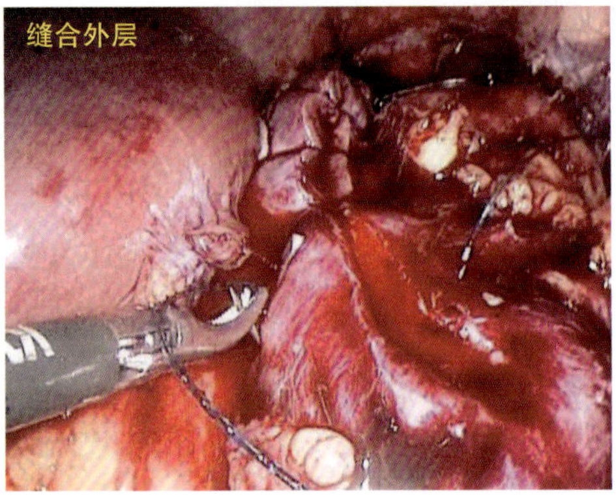

图10-2-9 倒刺线缝合肾实质外层

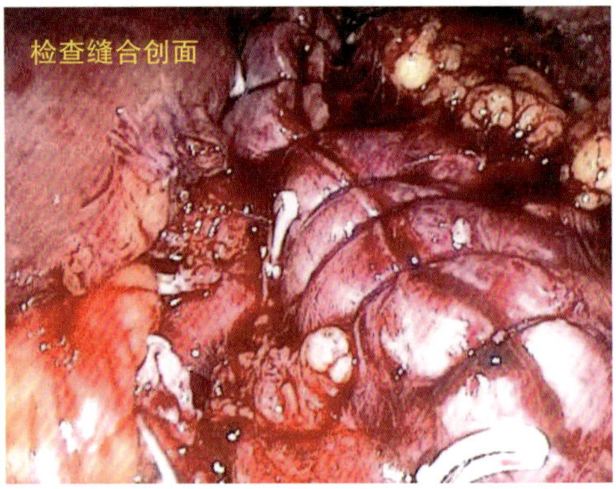

图10-2-10 检查缝合之后的创面

（8）结束手术：吸尽术野内渗血，确认无活动性出血、无尿漏后，延长左下腹Trocar切口，使用标本袋完整取出标本。腹腔留置一根引流管，拔出Trocar，排出CO_2气体，缝合皮肤切口。

【手术要领】

（1）术中要建立足够大的后腹腔空间。

（2）术前对患者的影像学、辅助检查进行全面评估，了解肾动脉走向和数目、有无副肾动脉，根据确定的肿瘤部位和侵犯深度选择合适的手术方式，避免动脉阻断不完全导致术中出血，影响手术视野。

（3）术中缝合一定要仔细，尤其是内层创面，切忌对不满意的缝合抱侥幸心理，将其旷置，导致术后出现严重并发症。

（4）宁可适当多切除部分肾实质也不能切破肿瘤包膜，避免肿瘤播散的风险。

【术后处理】

（1）术后常规预防性应用抗生素。

（2）腹腔引流管待引流干净后拔除。

（3）术后尽量卧床休息1周。

【并发症和防治】

1. 出血

出血的发生率为 1.6% ～ 4.4%，是术中中转开放手术的主要原因。预防大出血的主要办法是控制肾动脉、在肾实质创面仔细止血、对明显的血管出血一定要缝扎止血。如术后出血明显，可行 DSA 下肾动脉栓塞止血，再次手术率为 0% ～ 2.8%。

2. 尿漏

尿漏的发生率为 3.3% ～ 15.2%，主要原因是集合系统缝合不佳、肾实质坏死或术中误伤输尿管所致。通过放置双 J 管或充分引流，一般均会愈合。

3. 急性肾衰竭

术后急性肾衰竭的发生率为 1.5% ～ 8.2%，需要急诊透析处理的占 0.8% ～ 4.9%。术中控制肾动脉最好在 25min 以内，这样可减少肾实质缺血、坏死的机会，可降低尿漏的发生率，也有利于肾功能恢复。

视频 35　经腹腹腔镜左肾部分切除术

（夏维木　赵菊平）

第三节　腹膜后腹腔镜根治性肾切除术

【概述】

1990 年，Clayman 完成了首例腹腔镜肾切除术后，此项技术很快被应用于治疗肾恶性肿瘤。很多临床研究证明，腹腔镜根治性肾切除术达到了开放手术同样的临床效果，且具有无可比拟的微创优势，当前已经成为肾脏恶性肿瘤治疗的标准术式。经后腹腔根治性肾切除术比经腹腔手术途径更具优势，具有对腹腔干扰小，可避免肠道损伤、麻痹性肠梗阻、术后肠粘连、腹腔污染，手术创面引流液局限于后腹腔等特点，但后腹腔手术空间小，解剖标志不明确，对术者技术要求高。具体手术经腹腔还是经后腹腔需依据术者经验选择。

国内李鸣报道的全国 23 家医院 1975 例肾癌患者的资料显示，在 1844 例手术治疗的患者中，腹腔镜手术占 19.0%（351 例）。2012 年，上海交通大学医学院附属仁济医院报道的腹腔镜手术占所有手术治疗肾癌患者的 26.2%，近年来腹腔镜手术的占比已经超过了 90%。国内学者在手术入路方面以腹膜后途径居多，术中能够尽快找到并阻断或结扎肾动脉对手术的成功有很大帮助。此外，国内一些单位已报道对肾静脉或伴有下腔静脉癌栓的 T_3 期肾癌患者进行了后腹腔镜下根治性肾切除术联合静脉癌栓取出术。既往认为根治性肾切除术中同期行淋巴结清扫术能使高危肾癌患者获益，但近年来的研究认为淋巴结清扫术没有使患者获益。美国安德森癌症中心 2021 年报道了一项 14 个医学中心的研究结果，共纳入 2699 例接受根治性肾切除术的患者，30%（812 例）接受了淋巴结清扫术的患者与未行淋巴结清扫术的患者相比，并没有在总体存活率、无复发存活率、癌症特异性存活率、淋巴结转移等方面获益。

【腹腔镜专用器械、麻醉和体位、术前准备】

参考本章第一节“腹膜后腹腔镜单纯肾切除术”。

【适应证】

适用于肿瘤局限于肾包膜以内、无周围组织侵犯、静脉无癌栓、淋巴结无转移的 $T_1 \sim T_2N_0M_0$ 期肿瘤，但除外可行肾部分切除术的小肾癌。

【禁忌证】

（1）同侧有肾脏手术史或肿瘤突破肾周筋膜者。

（2）肿瘤侵犯肾静脉或下腔静脉内有癌栓的肾肿瘤者。但随着手术操作技术水平的提高，目前已有不少学者在根治性肾切除术中同时行下腔静脉癌栓取出术。

【手术步骤】

（1）气囊扩张建立后腹腔间隙。类同于本章第一节“腹膜后腹腔镜单纯肾切除术”，建立气腹，维持压力在 15mmHg。

（2）沿腰大肌侧 1/3 处用超声刀纵向打开侧锥筋膜（图 10-3-1），沿腰大肌与肾周筋膜后层间隙向中线分离，上至膈下，下至肾下极，内至腹主动脉或下腔静脉，使肾周筋膜与腰大肌分离，形成手术空间。

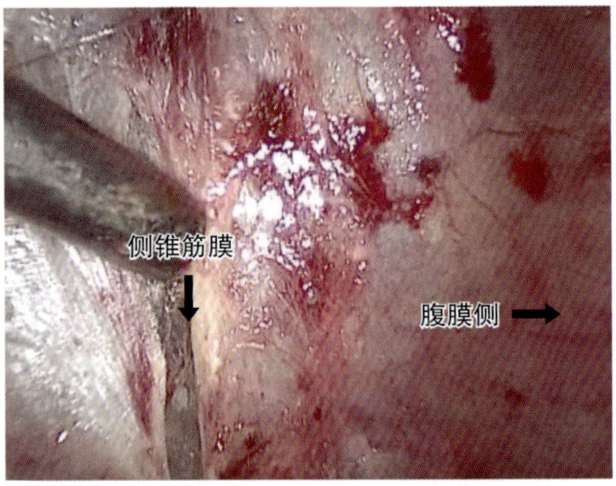

图 10-3-1 打开侧锥筋膜

（3）根据弓状韧带（弓状线）及肾动脉搏动指引，用吸引器在肾门处钝性分离，寻找肾动脉（图 10-3-2），靠近肾动脉根部充分游离肾动脉约 2.0cm（图 10-3-3）。在肾动脉近心端上 2 个 Hem-o-lok 夹，远心端上 1 个 Hem-o-lok 夹后切断肾动脉（图 10-3-4）。之后向下游离及离断输尿管（图 10-3-5），抬起并牵拉输尿管，协助暴露肾静脉。由于右肾静脉较短，需充分分离右肾静脉汇入腔静脉的上、下夹角（图 10-3-6），然后再以 Hem-o-lok 夹双道钳夹并离断（图 10-3-7），若空间太小，可以等肾游离充分后再夹闭右肾静脉。游离肾静脉时要小心，因为静脉壁薄且属支多，易于损伤。如行左侧肾脏手术，则应首先处理汇入左肾静脉的肾上腺中央静脉及生殖静脉，再阻断左肾静脉并剪断。

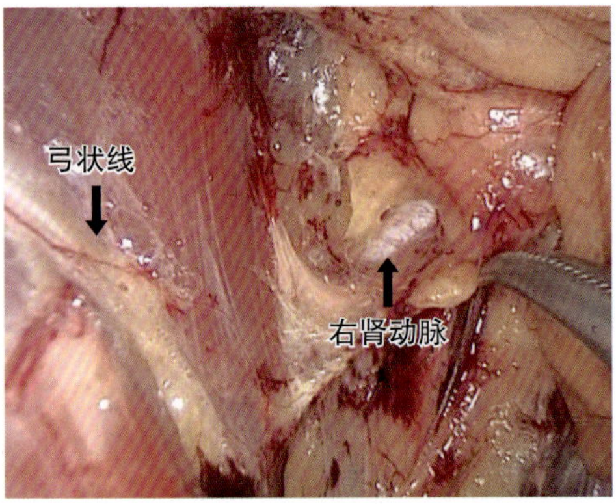

图 10-3-2 沿弓状线找右肾动脉

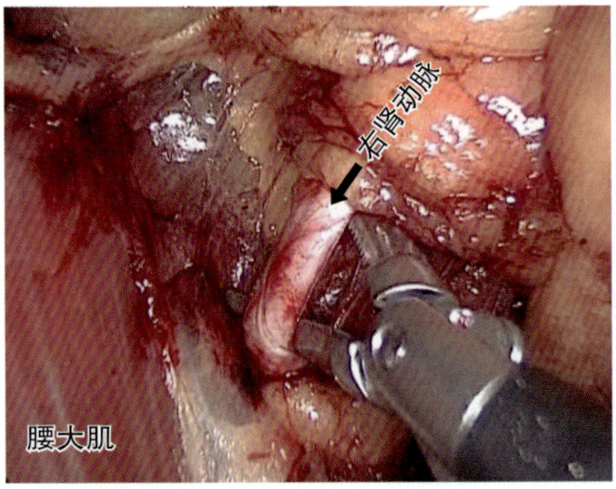

图 10-3-3 游离右肾动脉

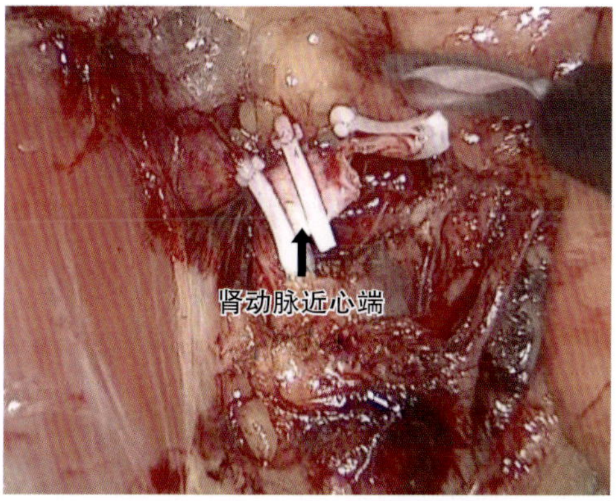

图 10-3-4　离断右肾动脉

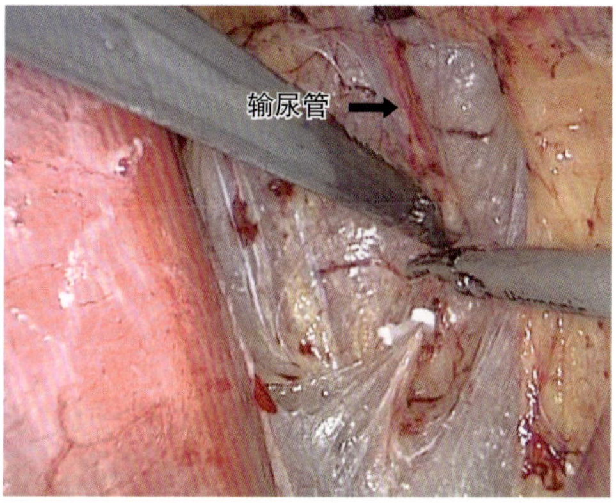

图 10-3-5　离断输尿管

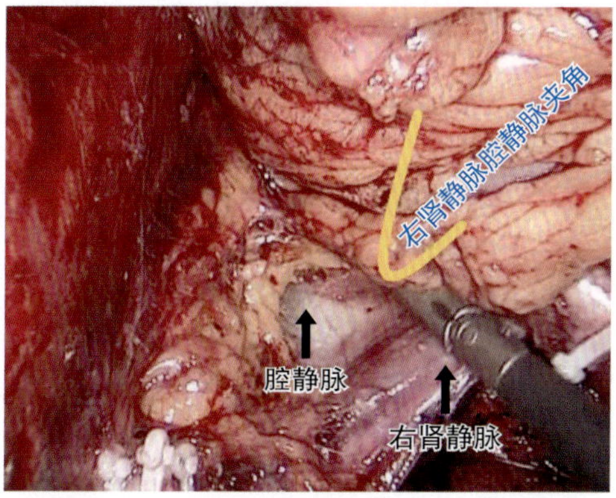

图 10-3-6　游离右肾静脉汇入腔静脉夹角

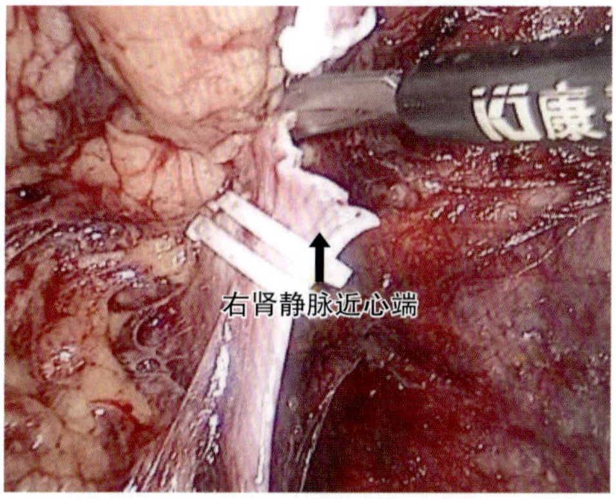

图 10-3-7　离断右肾静脉

（4）若为肾下极肿瘤，可保留同侧肾上腺。如为肾上极肿瘤，应同时切除同侧肾上腺。左侧肾癌手术时，则应在肾上腺中央静脉远端切断肾静脉，若同时切除肾上腺，则应首先处理肾上腺中央静脉再处理肾静脉。右侧肾癌手术时，可在暴露下腔静脉时显露肾上腺中央静脉，用 Hem-o-lok 夹处理后离断肾上腺中央静脉。

（5）处理肾蒂后，继续向上用超声刀游离肾上极。若肿瘤位于肾上极，则需在肾上腺内侧游离，同时切除肾上腺；若不需切除肾上腺，则在外缘游离。进一步用超声刀游离、切断肾周残余连接的组织，直至完全游离肾脏。如需要淋巴结清扫，可清除肾门旁及大血管旁边的脂肪及淋巴结。

（6）提起输尿管，逐渐向下游离至髂血管下，用 Hem-o-lok 夹处理后切断输尿管。输尿管附近的生殖血管若影响分离可离断。

（7）右肾完全游离后装入标本袋，吸尽术野内渗血，确认无活动性出血后，将右腰部中、后 2 个穿刺器切口做起始点相连切开皮肤及肌肉各层，使用标本袋完整取出肾根治标本。

（8）对肾窝仔细止血，用生理盐水冲洗创面，检查有无活动性出血（图 10-3-8），肾窝内放置引

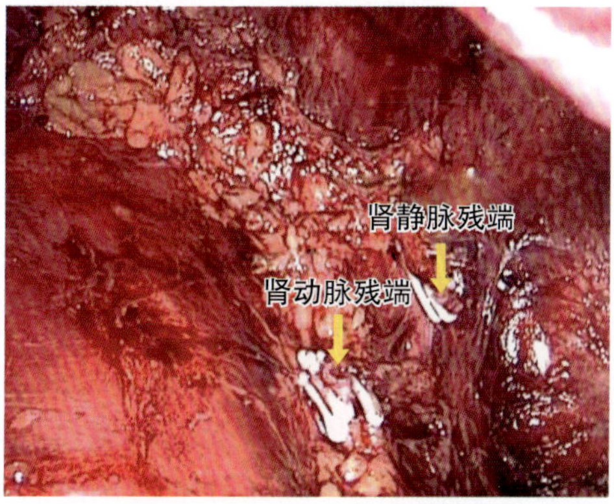

图 10-3-8　检查肾窝创面

流管一根作引流，排出气体，关闭切口。

【术后处理】

同本章第一节“腹膜后腹腔镜单纯肾切除术”。术后切口愈合后，必要时可行生物免疫治疗。

【并发症和防治】

1. 术中大出血

术中对肾蒂血管的处理一定要仔细，如发生大出血时要镇定，仔细寻找出血点后进行止血，必要时中转开放手术。对腰动脉、异位血管和肾上腺血管也要仔细对待，处理不妥也会引起大出血。

2. 术后出血

少量出血时无关紧要，如有较长时间的、不能控制的出血，应及时再次手术止血。预防的措施就是术中彻底止血。

视频 36　后腹腔镜右肾根治术

（夏维木　赵菊平）

第四节　腹膜后腹腔镜肾盂癌根治术

【概述】

上尿路移行细胞癌具有多中心性和同侧易复发的特点，因此肾盂癌的标准术式为患肾及输尿管的全切除术和输尿管开口处部分膀胱切除术，以减少膀胱内复发和输尿管残端癌的发生。传统的开放手术是在腰部和下腹部做 2 处切口或做 1 个较长的切口，将患肾、输尿管及输尿管与膀胱相连接的部分膀胱壁切除，以达到根治的目的。

1990 年，Clayman 完成了首例腹腔镜下肾输尿管全切除术。其后随着腔镜设备的改进和术者手术水平的提高，腹腔镜肾盂癌根治术已成为不少术者的首选术式。许多临床研究证明，该术式的临床效果与开放术式相当。

对于输尿管膀胱壁间段的处理，大多数学者仍倾向于采用开放手术切除远端的输尿管膀胱壁间段，其优点是患者无需变换体位，可以从同一切口取出整个标本，还可减少肿瘤细胞的溢出，缩短手术时间，对手术创面可用抗肿瘤药清洗。

尿路上皮癌具有肿瘤细胞易脱落的特点。在腹腔镜手术过程中，高压的气腹状态可能加重肿瘤的脱落播散，造成肿瘤细胞在腹腔或腹膜后、膀胱内种植，甚至在腹腔镜操作通道中种植，导致腹腔镜术后更高的肿瘤复发率。然而，从长期随访的结果来看，腹腔镜肾盂/输尿管癌根治术后，患者的总体生存率、疾病特异性生存率与开放手术患者的数据相当，肿瘤的复发与进展与肿瘤的分级及分期有关。从世界范围来看，腹腔镜肾盂/输尿管癌根治术更多地应用于临床分期较早的患者，其治疗效果令人满意，而对于肿瘤分期较晚的患者，腹腔镜手术难度增加，切缘阳性、肿瘤复发的风险增加，更多的医生还是采用开放手术来处理相对晚期的上尿路上皮癌。

【腹腔镜专用器械、麻醉和体位、术后处理】

参考本章第一节“腹膜后腹腔镜单纯肾切除术”。

【适应证】

局限于肾盂内的尿路上皮肿瘤。

【禁忌证】

（1）伴有出血性疾病及心、肺功能障碍，不能耐受手术。

（2）对于曾行同侧肾脏手术或慢性感染导致局部粘连明显的患者，应将其列为相对禁忌证。

【术前准备】

（1）术前常规进行血常规、血型、肝肾功能、出凝血功能、尿常规、尿液培养，以及泌尿系超声、静脉尿路造影、胸部及腹部 CT 检查、肾脏 CTA。

（2）术前膀胱镜检查确认膀胱内有无肿瘤。

（3）术前同患者及家属沟通腹腔镜手术的特点。

（4）术前进行普通灌肠。

（5）术前留置导尿。

【手术步骤】

（1）气囊扩张建立后腹腔间隙和放置穿刺器类同于第十章第一节“腹膜后腹腔镜单纯肾切除术”。

（2）沿腰大肌与肾周筋膜后层间隙向中线分离，上至膈下（图 10-3-1），下至肾下极，内至腹主动脉或下腔静脉，使肾周筋膜与腰大肌分离，形成手术空间。

（3）处理肾动、静脉　根据弓状韧带及动脉搏动指引，用吸引器在肾门处钝性分离，寻找肾动脉，靠近肾动脉根部充分游离肾动脉约 2.0cm，结扎、切断肾动脉时近心端上 2 个 Hem-o-lok 夹，远心端上 1 个 Hem-o-lok 夹（图 10-4-1），之后游离肾，同样在肾静脉近心端上 2 个 Hem-o-lok 夹，远心端上 1 个 Hem-o-lok 夹后切断肾静脉（图 10-4-2），游离肾静脉时要小心，因为静脉壁薄且属支多，易于损伤。

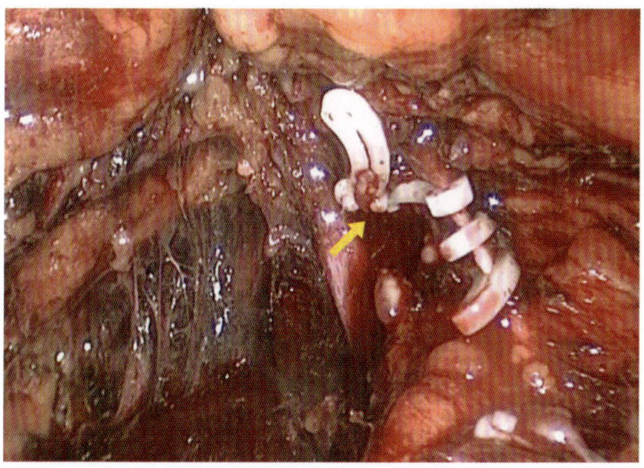

图 10-4-1　上 Hem-o-lok 夹后切断肾动脉

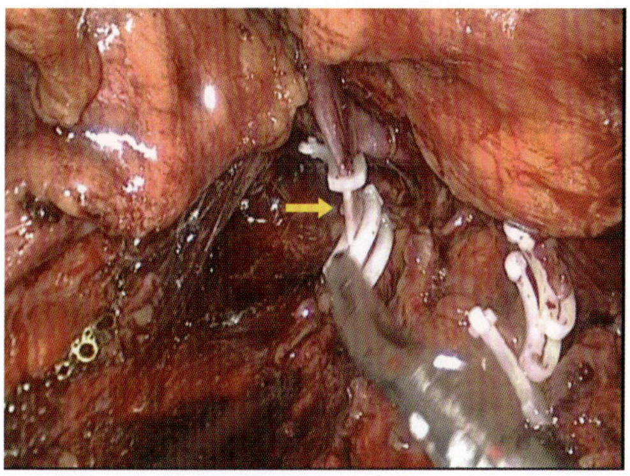

图 10-4-2　上 Hem-o-lok 夹后切断肾静脉

（4）处理肾蒂后，在肾筋膜外用超声刀游离肾上极、腹侧及肾周残余连接的组织，直至完全游离肾脏（图 10-4-3），在游离肾下极时，分离至输尿管，在上段输尿管上 1 个 Hem-o-lok 夹（图 10-4-4），为防止挤压肾脏时肿瘤细胞外溢，输尿管尽量向下游离至髂嵴以下。如需要淋巴清扫，在右侧可剥离肾上极至肾下极水平，以及下腔静脉外侧及前方的淋巴、脂肪组织；左侧手术时清除肾蒂淋巴组织。

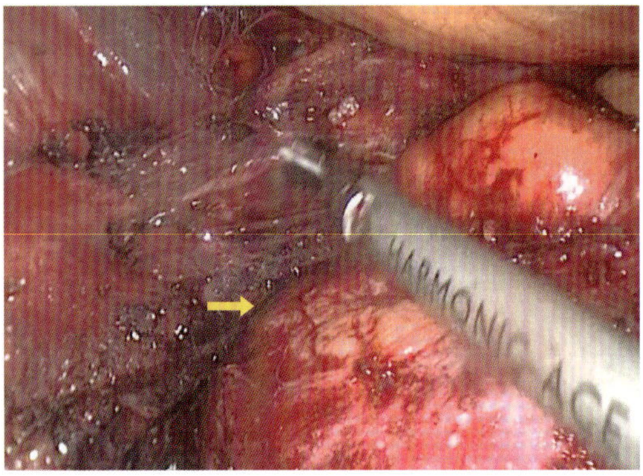

图 10-4-3 游离肾脏

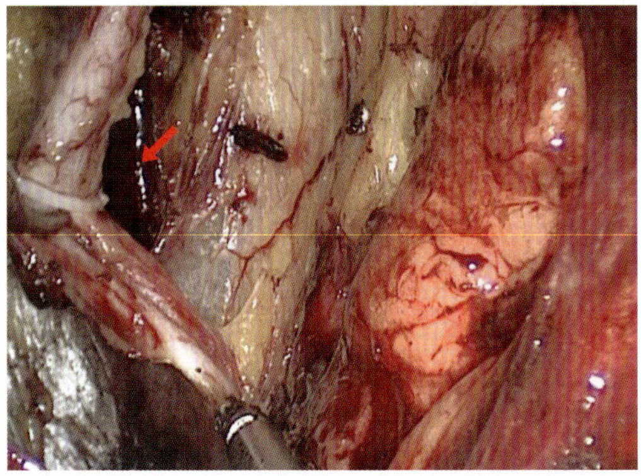

图 10-4-4 输尿管上段上 1 个 Hem-o-lok 夹

（5）检查肾窝无活动性出血后，于肾窝处放置引流管 1 根。

（6）取下腹部麦氏切口，长 5 ～ 7cm，进入后腹腔，取出肾脏，提起输尿管向下分离至末段，在膀胱与输尿管交界处，距输尿管约 0.5cm 的膀胱壁上做一圆形切口，将输尿管膀胱壁内段完全切除，取出标本（图 10-4-5），缝合膀胱切口后局部用抗肿瘤药冲洗，于膀胱外侧腹膜外间隙放置 1 根引流管，关闭切口。

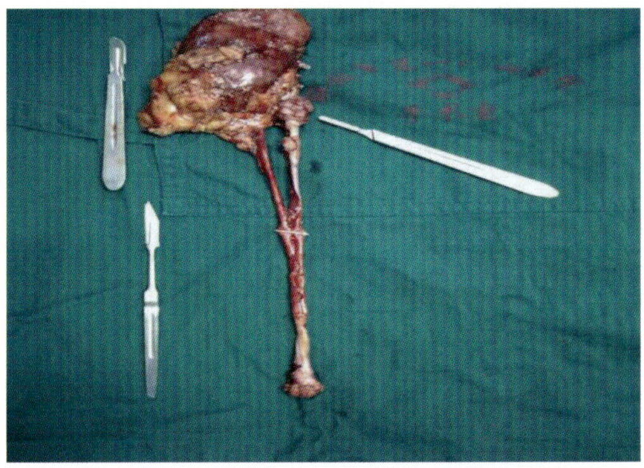

图 10-4-5 双输尿管肾盂癌标本

在腹膜后腹腔镜肾盂癌根治术中，也可采用经尿道泌尿内镜手术协助输尿管壁内段的切除（参见第四章第八节“输尿管肿瘤的内镜手术”）。

【并发症和防治】

同本章第三节“腹膜后腹腔镜根治性肾切除术”。

（夏维木）

第五节 腹膜后腹腔镜肾蒂淋巴管结扎术

【概述】

乳糜尿指尿液中出现乳糜液的异常情况（图 10-5-1，图 10-5-2），是由于淋巴系统与尿路之间存在瘘管所致。1863 年，Ackerman 提出了“阻塞论”，认为导致乳糜尿的原因是肠道淋巴管与胸导管之间出现了淋巴管阻塞，使淋巴管扩张、淋巴液淤滞，淋巴管内压力增加，造成肾脏 - 淋巴分流。1929 年，Wood 报道了 1 例乳糜尿患者存在肾盂 - 淋巴反流，并进一步说明了其病理特征。1955 年，Kinmonth 将淋巴管造影技术引入临床，Kittredge 则在 1963 年详细描绘出了淋巴系统与泌尿系统之间的关联。我国刘士怡、谢桐、彭轼平、刘定益等通过淋巴管造影提出，绝大部分乳糜尿患者系淋巴动力学改变所致。仍有少部分乳糜尿患者是由胸导管梗阻引起，在淋巴管造影中可以发现明显的胸导管增粗和胸导管进入锁骨下静脉入口处存在明显梗阻。

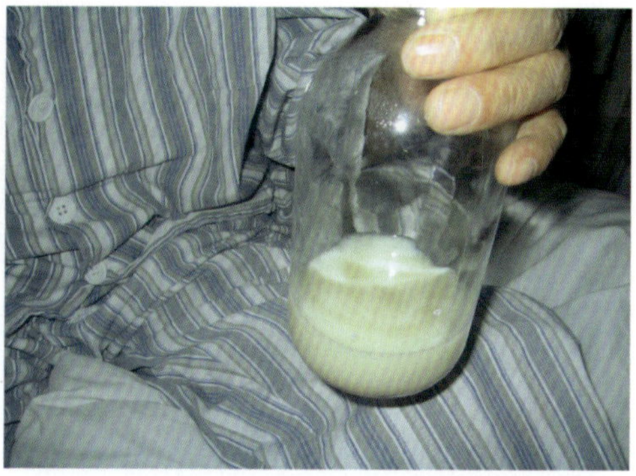

图 10-5-1 乳糜尿外观

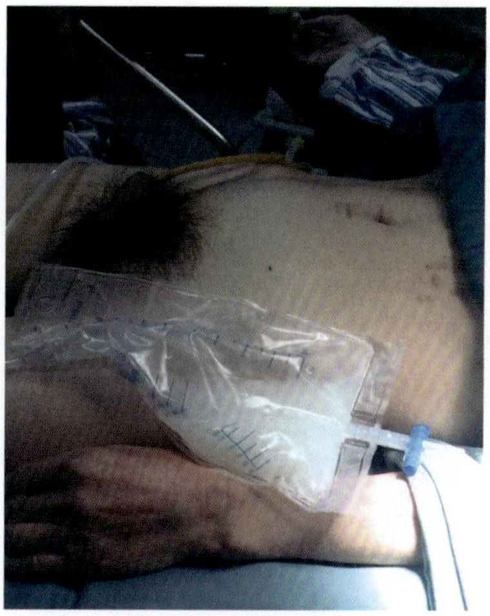

图 10-5-2 乳糜块导致尿潴留而保留导尿

乳糜尿通常分为寄生虫性乳糜尿与非寄生虫性乳糜尿。以前大多数乳糜尿患者的病因是以丝虫为主的寄生虫感染，目前我国已消灭了丝虫病；非寄生虫性乳糜尿的病因通常见于手术、妊娠、创伤、结核、糖尿病、恶性肿瘤、先天性淋巴系统疾病等。

乳糜尿或血性乳糜尿是患者的主要临床表现，由于长期蛋白尿，患者常出现四肢无力与低蛋白血症。轻症乳糜尿可保守治疗，经保守治疗无效的严重乳糜尿患者可行手术治疗。乳糜尿的外科治疗方法包括肾蒂淋巴管结扎术、胸导管狭窄松解术、经皮胸导管气囊扩张术、输尿管软镜下直接电灼肾盏穹隆部淋巴瘘等。1995 年，Chiu 报道了第 1 例腹腔镜下肾蒂淋巴管结扎术治疗乳糜尿。与开放手术相比，腹腔镜肾蒂淋巴管结扎术在手术时间、术中出血量及术后患者恢复方面均有明显优势。

通过乳糜试验可以对乳糜尿定性。肾蒂淋巴管结扎术前必须明确定位，以往应用膀胱镜检查对乳糜尿定位（图 10-5-3 ～图 10-5-7），但阳性率低。足背淋巴管造影（pedal lymphangiogrphy，PLG）对单侧乳糜尿定位阳性率与膀胱镜检查定位阳性率类同，但对双侧乳糜尿患者的膀胱镜检查定位容易漏诊（图 10-5-7）；而 PLG 对双侧乳糜尿定位阳性率远远高于膀胱镜，是乳糜尿定位的金标准（图 10-5-8 ～图 10-5-11）。PLG 可以了解淋巴病变范围，如在 DSA 监视下进行 PLG，通过观察胸导管的变化来寻找乳糜尿的病因、了解淋巴管病变范围及定位乳糜瘘的部位，可为乳糜尿手术治疗方法的选择提供确切的依据。在 PLG 后行 CTA 检查，可以明确乳糜瘘侧肾蒂动脉、静脉的形态、位置和数目（图 10-5-10 ～图 10-5-14），为成功进行肾蒂淋巴管结扎、减少肾蒂血管损伤提供可靠依据。

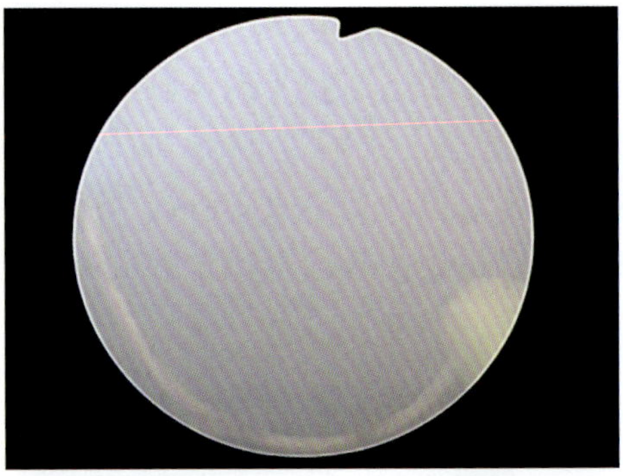

图 10-5-3　膀胱内乳糜液，未见输尿管口喷乳糜

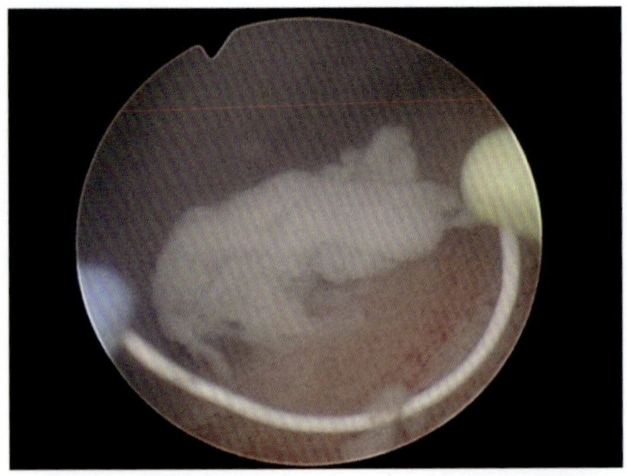

图 10-5-4　膀胱内乳糜块，未见输尿管口喷乳糜

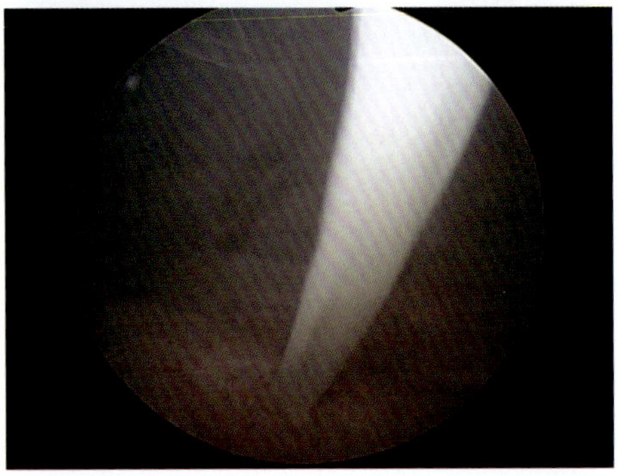

图 10-5-5　右侧输尿管开口喷乳糜

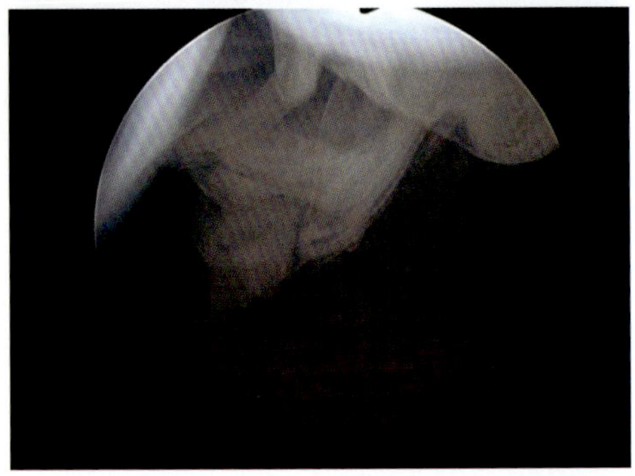

图 10-5-6　乳糜液从膀胱顶壁返回

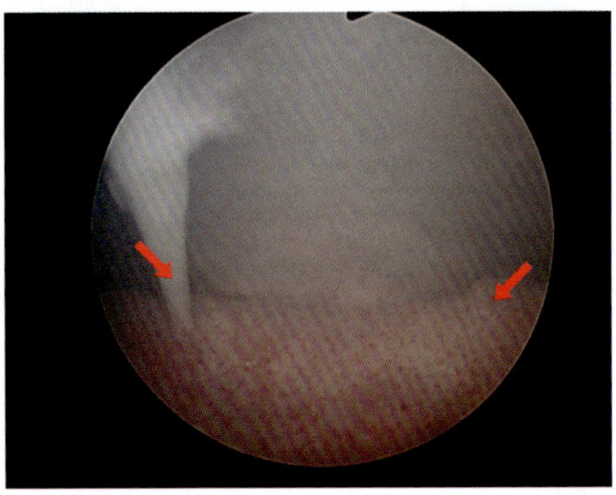

图 10-5-7　膀胱镜仅发现图 10-5-8 双侧乳糜尿的右侧

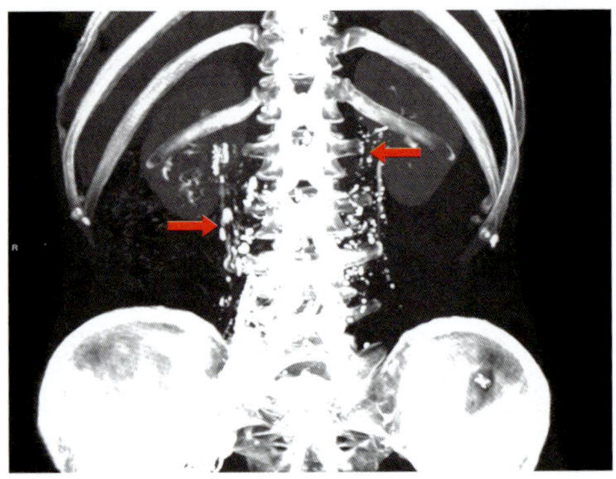

图 10-5-8　双侧乳糜尿，异常淋巴管沿输尿管进入双肾

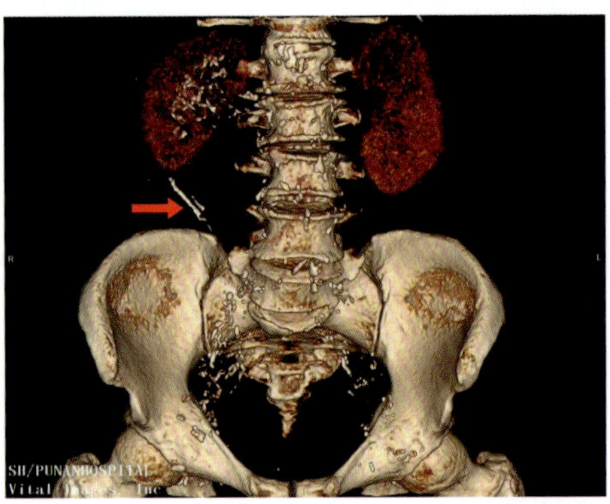

图 10-5-9　右侧乳糜尿，腹膜后异常淋巴管进入右肾

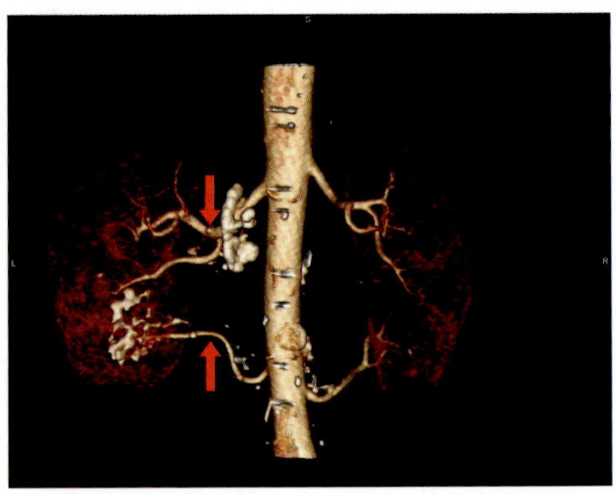

图 10-5-10　右侧肾乳糜尿及多根肾动脉

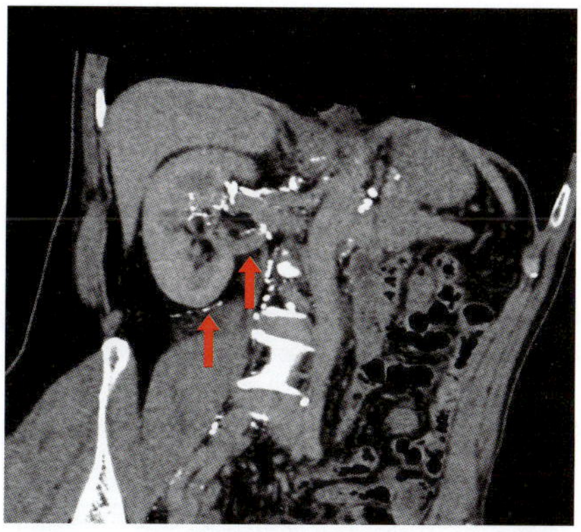

图 10-5-11　腹膜后淋巴管进入右侧肾（箭头处）

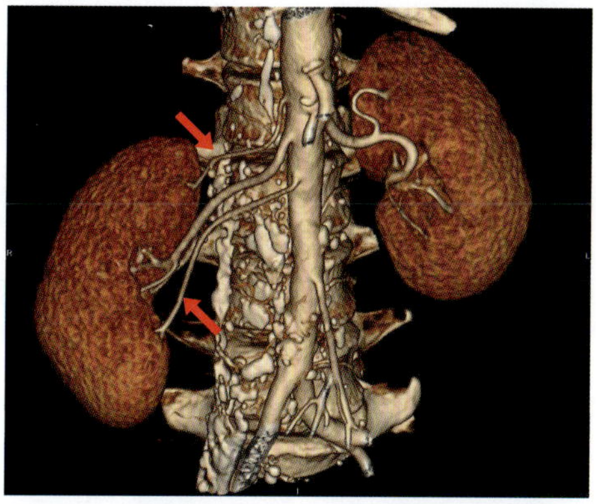

图 10-5-12　PLG 后 CTA 显示右侧 3 根肾动脉（箭头处）

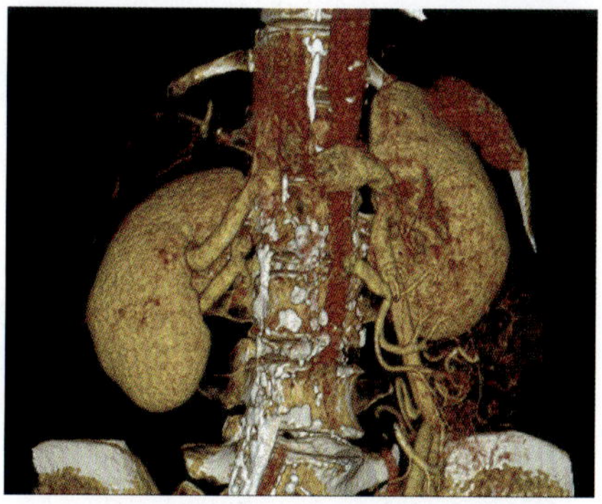

图 10-5-13　淋巴管造影后 CTA 显示右侧 2 根静脉

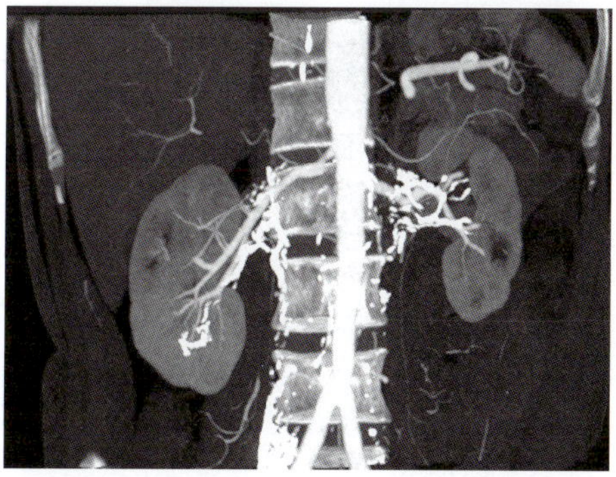

图 10-5-14　PLG 结合 CTA 显示双侧乳糜尿和右侧肾蒂多血管

【腹腔镜专用器械、麻醉和体位】

参考本章第一节“腹膜后腹腔镜单纯肾切除术”。

【适应证】

（1）乳糜尿病史较长、症状严重、影响生活或已引起营养不良、贫血者。

（2）乳糜尿凝块堵塞尿路，导致反复肾绞痛或尿潴留者。

（3）经限制脂肪饮食或肾盂药物灌注治疗无效者。

【禁忌证】

急性炎症期或有后腹膜手术史者。

【术前准备】

（1）术前常规进行血常规、血型、肝肾功能、出凝血功能、尿常规、尿液培养、尿液乳糜试验，以及泌尿系超声、静脉尿路造影；术前行膀胱镜检查、PLG 检查，明确乳糜漏的部位，是单侧还是双侧乳糜尿，是否存在胸导管梗阻。

（2）术前同患者及家属沟通腹腔镜手术的特点。

（3）术前进行普通灌肠。

（4）术前留置导尿。

【手术步骤】

患者术前 PLG 显示双侧肾乳糜漏，左侧明显，伴左侧腰干淋巴管扩张（图 10-5-15、图 10-5-16）。行左侧肾蒂淋巴管结扎术的手术步骤如下。

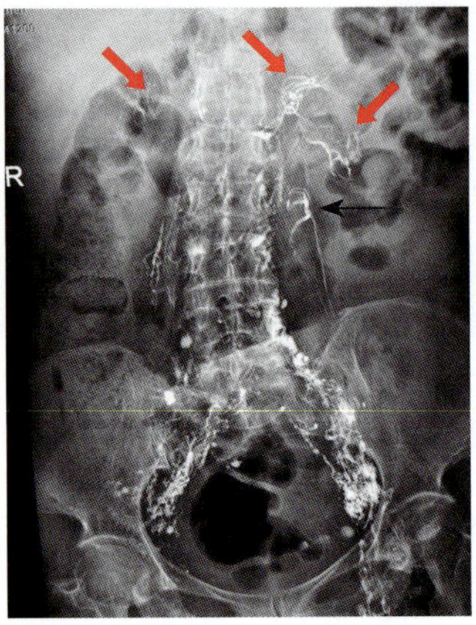

图 10-5-15 KUB 显示双侧乳糜尿（红箭头），伴左侧腰干淋巴管扩张（黑箭头）

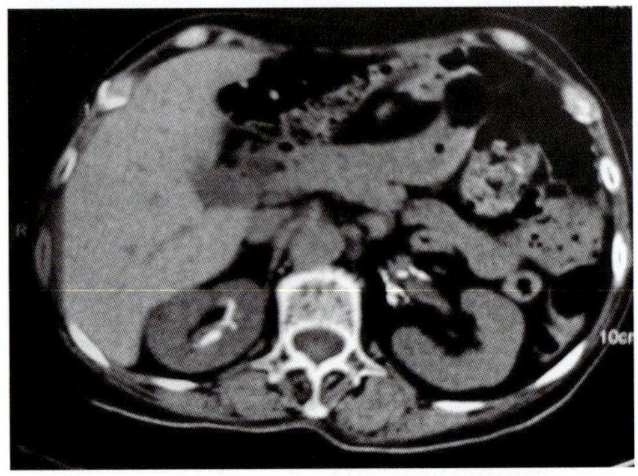

图 10-5-16 PLG 后 CT 显示双侧乳糜尿

（1）气囊扩张建立后腹腔间隙类同于第十章第一节“腹膜后腹腔镜单纯肾切除术”。

（2）纵行切开肾筋膜。当后腹腔间隙内脂肪较多时，应清除肾筋膜外脂肪组织及腹膜外脂肪组织，尽量扩大腹膜后间隙，有利于下一步手术操作，清除脂肪组织过程中应避免损伤腹膜，一旦有腹膜损伤应立即修补，以免气体进入腹腔影响手术操作。一般情况下，可以分辨出肾筋膜与腹膜，后者呈淡蓝色。在腰大肌前面纵行切开肾筋膜（图 10-5-17），切口上至膈肌脚，下达肾下极。

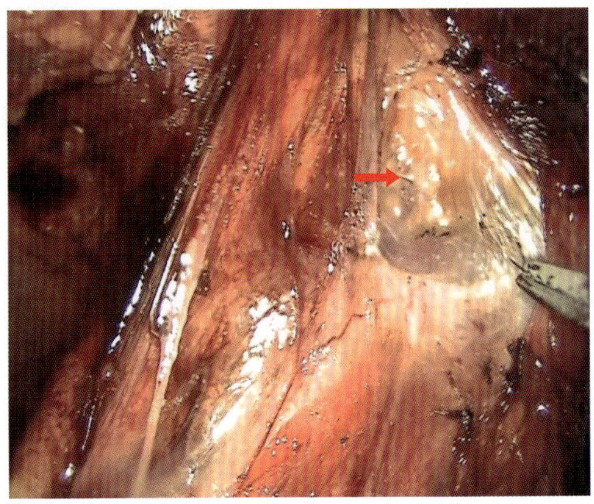

图 10-5-17 打开肾筋膜

（3）离断肾周淋巴管即离断肾纤维膜外所有可能包含的淋巴管，首先分离肾背侧，对所有遇到的条索状组织进行仔细凝固后切断，以防漏扎淋巴管或术后淋巴漏。

（4）在肾脏背侧下方找到输尿管，贴近肾盂将输尿管上段周围 2 ～ 3cm 长范围内的淋巴组织用超声刀先凝固、后离断，或上 Hem-o-lok 夹（图 10-5-18），操作中注意避免损伤输尿管血供。根据 PLG 后 KUB 显示的左侧扩张腰干淋巴管（图 10-5-9，图 10-5-11，图 10-5-15），在输尿管内侧寻找扩张的腰干淋巴管及其他进入肾门的淋巴管，分别给予超声刀凝固、切断（图 10-5-19 ～图 10-5-21）。

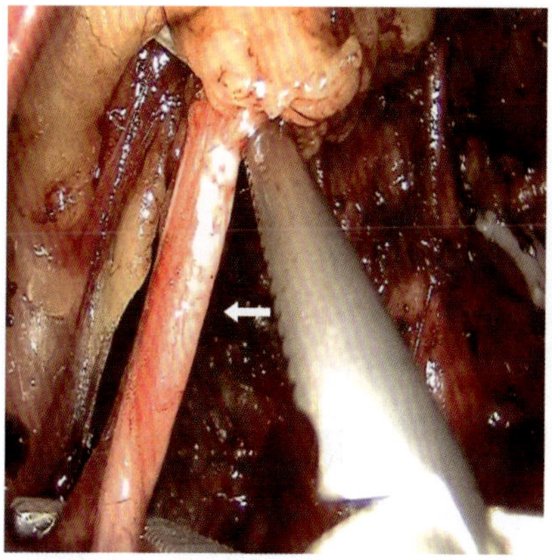

图 10-5-18　游离上段输尿管

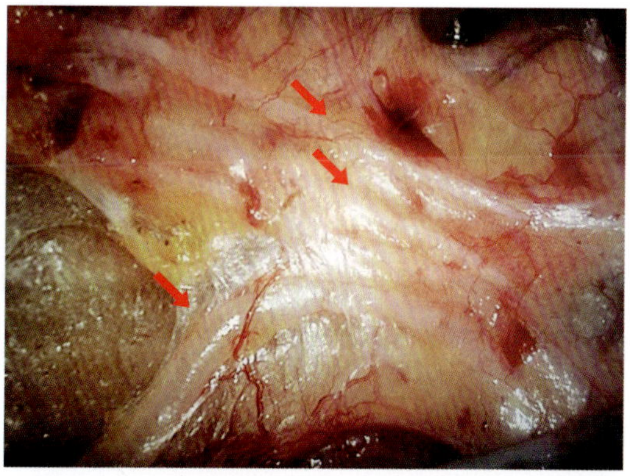

图 10-5-19　扩张的腰干淋巴管及进入肾蒂的淋巴管

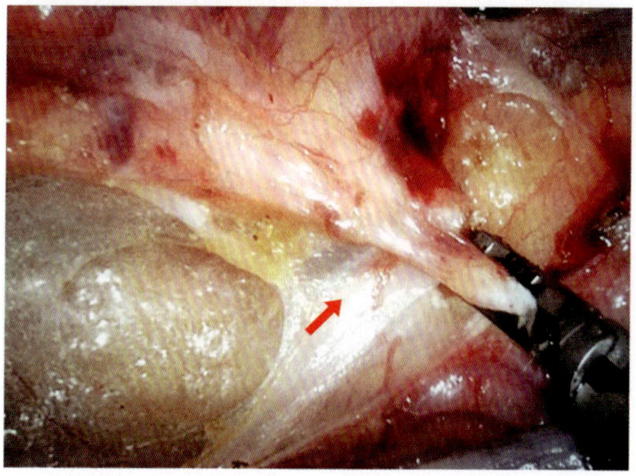

图 10-5-20　电凝、切断扩张的腰干淋巴管

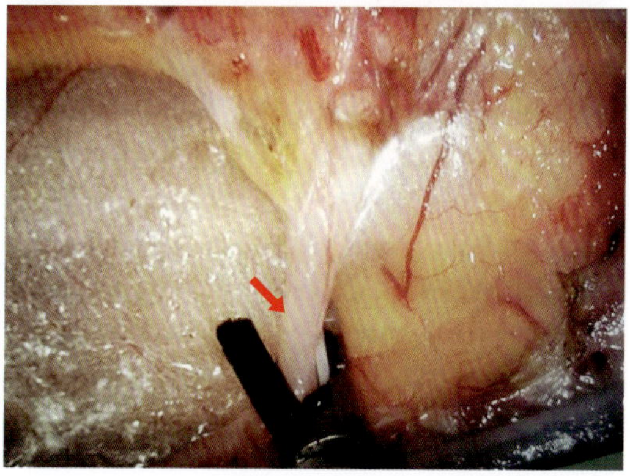

图 10-5-21　切断、凝固输尿管内侧进入肾门的淋巴管

（5）在肾脏背侧显露肾蒂，分离肾动脉及游离、凝固、切断肾动脉周围的淋巴管（图 10-5-22）；游离肾静脉，凝固、切断肾静脉周围的淋巴管（图 10-5-23），同时仔细寻找肾动、静脉间的淋巴管，分别给予超声刀凝固后切断（图 10-5-24 ～图 10-5-26）。

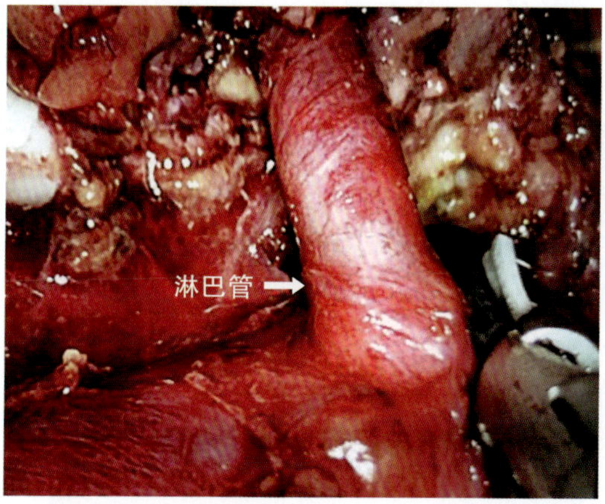

图 10-5-22　剥离肾动脉前外侧的淋巴管

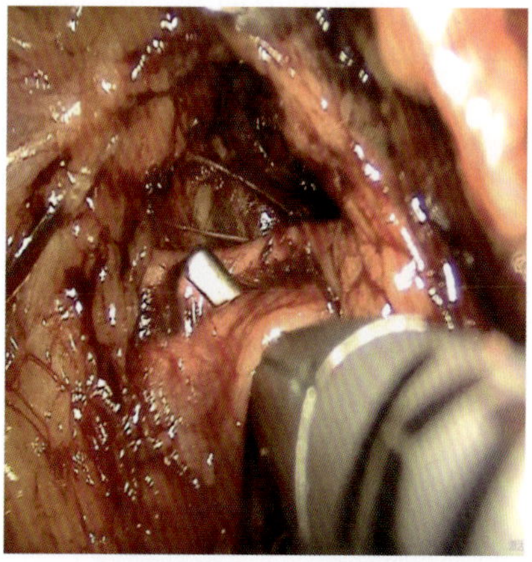

图 10-5-23　剥离肾静脉表面的淋巴管

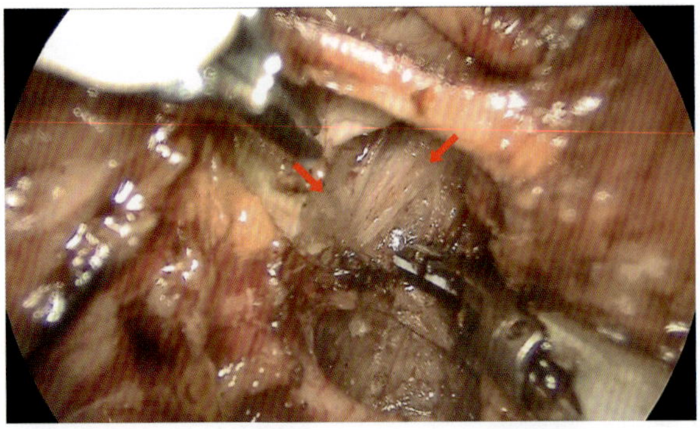

图 10-5-24　肾动、静脉间的淋巴管（箭头处）

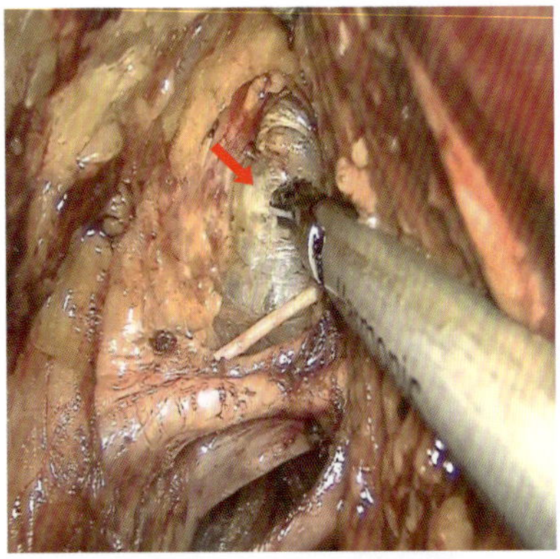

图 10-5-25　凝固、离断肾动、静脉间的淋巴管

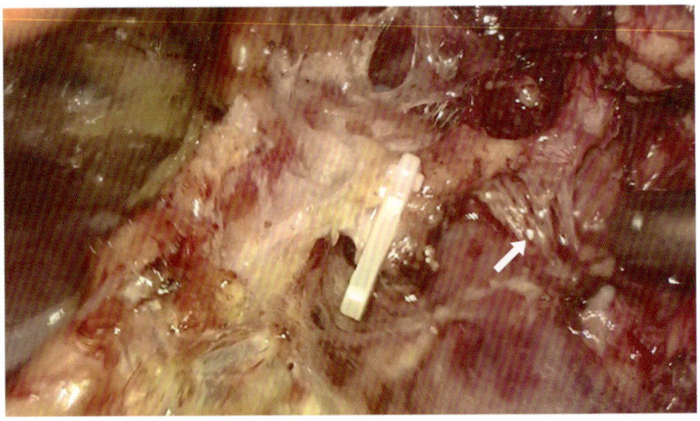

图 10-5-26　超声刀准备凝固淋巴管（箭头处）

（6）分别完全游离肾上极、肾腹侧和肾下极（图 10-5-27 ～图 10-5-29），充分暴露肾蒂，沿已游离的肾动、静脉平面彻底分离、凝固、切断肾动、静脉腹侧残留的淋巴管（图 10-5-30）。

（7）用丝线把肾上极肾纤维膜与腰背筋膜和腰大肌筋膜缝合固定，防止肾下垂和肾蒂血管扭转。也可采用保留部分肾上极脂肪组织，用 Hem-o-lok 夹夹住，既可阻断可能存在的淋巴管，又能防止肾下垂（图 10-5-30）。

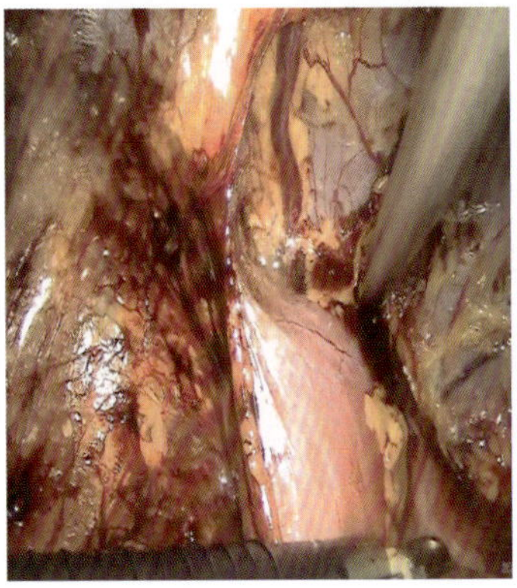

图 10-5-27　分离肾上极

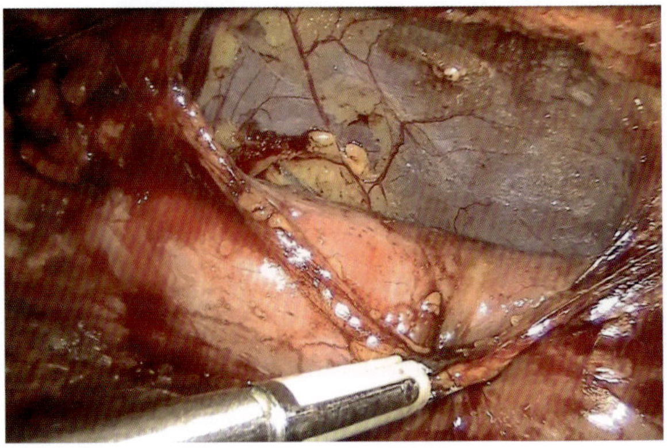

图 10-5-28　分离肾腹侧

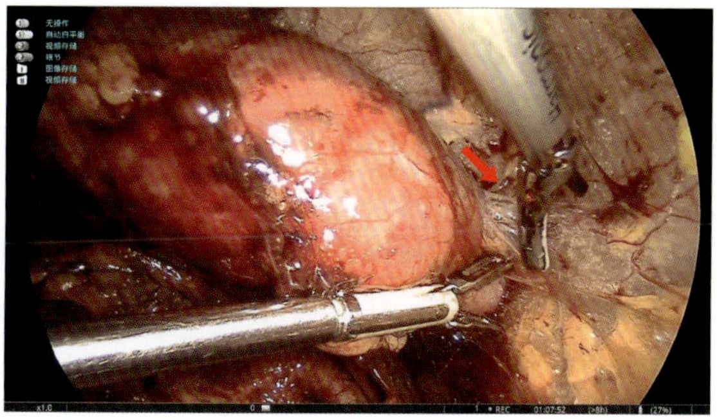

图 10-5-29　分离肾下极（内有多根淋巴管）

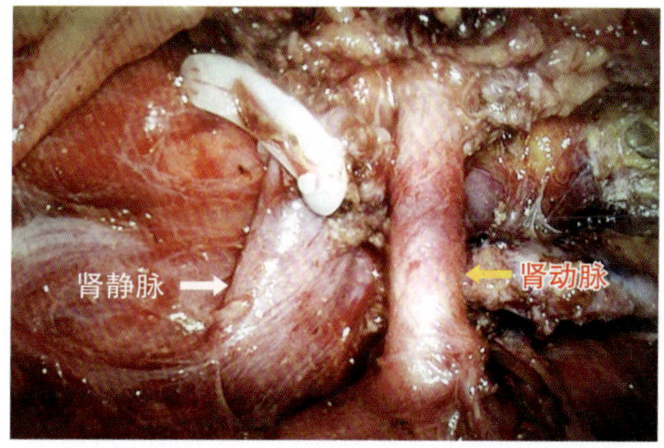

图 10-5-30　分离、凝固、切断肾动、静脉腹侧的残留淋巴管

（8）术毕，在肾周放置一根引流管。

【手术要领】

（1）对于有多根肾动脉或多根肾静脉血管的乳糜尿患者，应根据术前 CTA 显示的肾血管重建图分别对多根肾血管周围的淋巴管进行彻底集索或单根凝固、离断，防止漏扎淋巴管（图 10-5-10，图 10-5-12，图 10-5-13）。

（2）笔者在对 200 余例乳糜尿患者用 PLG 定位中，发现肾脏乳糜漏累及膀胱 1 例（图 10-5-31），对其中后续 35 例 PLG 后进行了 DSA 观察，同时用 CT 定位，发现双侧乳糜尿 15 例（42.9%），单侧乳糜尿 20 例（57.1%），合并腹膜后异常淋巴管沿输尿管或经肾纤维膜进入肾实质 6 例（17.1%）（图 10-5-8，图 10-5-9，图 10-5-11），因此，要取得好的手术效果，术前必须通过 PLG 确定乳糜漏的位置。

（3）可保留肾上方部分结缔组织作为肾脏固定之用，对保留的组织用 Hem-o-lok 夹夹住，以防漏扎可能存在的异常淋巴管（图 10-5-32）。

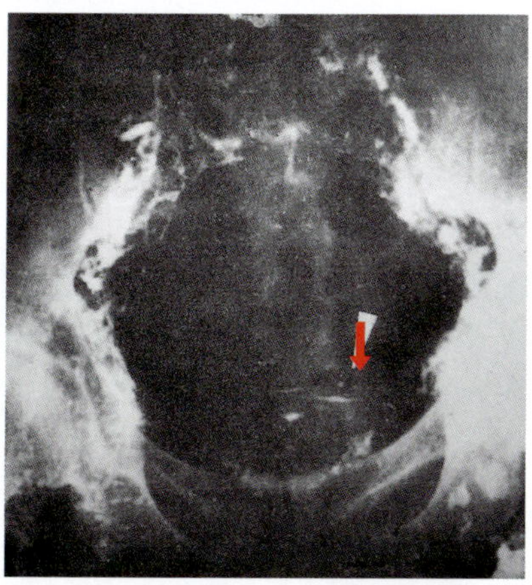

图 10-5-31　膀胱乳糜漏

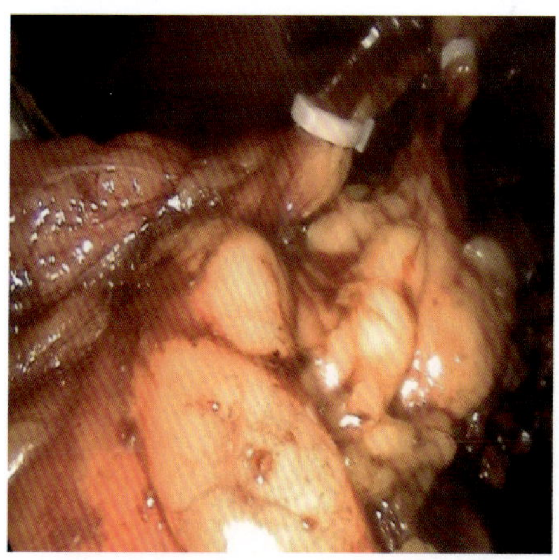

图 10-5-32　保留少量肾上极脂肪组织，用 Hem-o-lok 夹夹住，防止肾下垂

（4）如果 PLG 检查显示双侧肾脏乳糜漏，选择哪一侧肾先做肾蒂淋巴管结扎术的依据如下：①行膀胱镜检查，先对膀胱镜阳性侧行肾蒂淋巴管结扎术。②如膀胱镜检查结果

为阴性，则先选择 PLG 显示肾乳糜漏严重侧行肾蒂淋巴管结扎术，术后另一侧比较少的肾乳糜漏会被淋巴管造影的碘油栓塞，即淋巴管造影后对一侧乳糜漏进行肾蒂淋巴管结扎术后可以达到治愈双侧肾乳糜漏的效果。根据我们的临床经验，PLG 后碘油对轻度乳糜尿患者肾乳糜漏栓塞作用可持续 1 年以上。

（5）在 DSA 下观察 PLG 检查是目前唯一能够发现乳糜尿病因的方法。如果是因胸导管梗阻引起的乳糜尿（图 10-6-1，图 10-6-2，图 10-7-3），可应用显微外科手术进行胸导管入口狭窄的松解或经皮的气囊胸导管扩张来解除胸导管梗阻（参考本章第六、七节），而不是进行肾蒂淋巴管结扎术的对症手术。

【术后处理】

（1）术后卧床 3d。

（2）术后复查尿液乳糜试验。

（3）观察引流液的量及颜色，待引流液少于 20ml 时拔除引流管。

【并发症和防治】

1. 乳糜漏

如果术中对大的病变淋巴管进行剥离后漏扎，术后会在肾周引流管引流出乳糜液或血性乳糜液（图 10-5-33，图 10-5-34），引流量大的可超过 1000ml/d，且持续时间比较长。通常采用保守治疗，保持引流通畅，依靠腹内脏器对腹膜后腔的压迫，慢慢形成局部粘连、纤维化来局限漏出。当持续引流 2 周左右，引流量少于 50ml/d 时，可试行拔除引流管。如引流不畅，乳糜液会堆积在肾周围（图 10-5-35，图 10-5-36），长久不吸收会形成巨大囊肿（图 10-5-37）。对比较大的或症状严重的囊肿可行淋巴管造影，明确淋巴漏的部位，给予漏口封堵和切除囊肿。

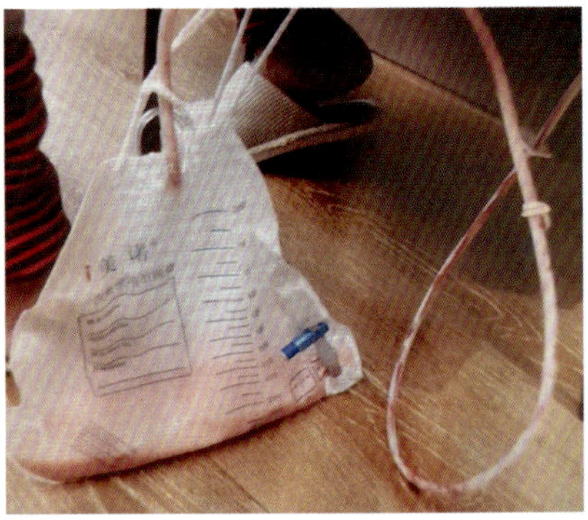

图 10-5-33　引流管漏出的乳糜液

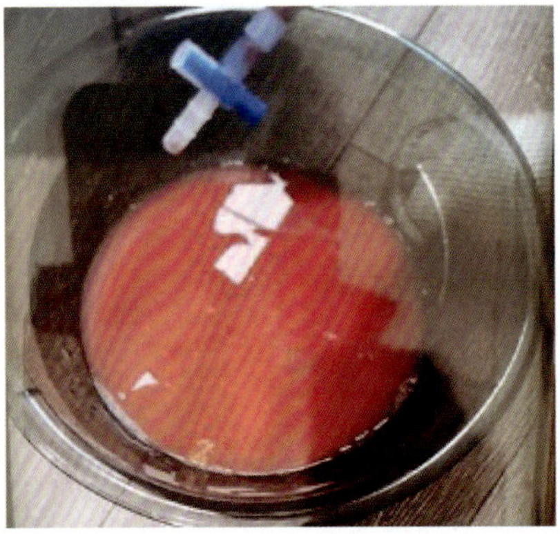

图 10-5-34　引流管漏出的血性乳糜液

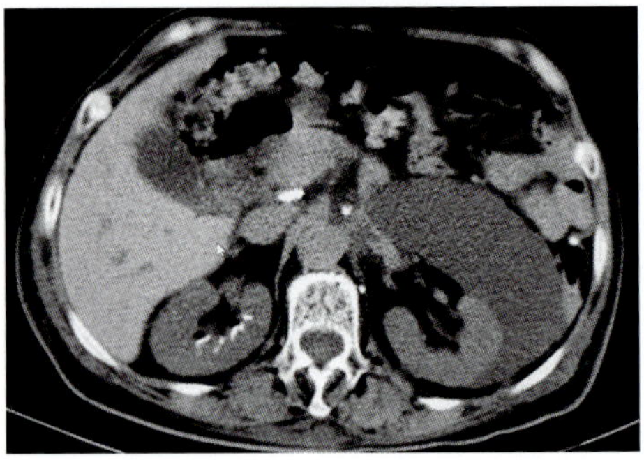

图 10-5-35　双侧乳糜尿（术前）

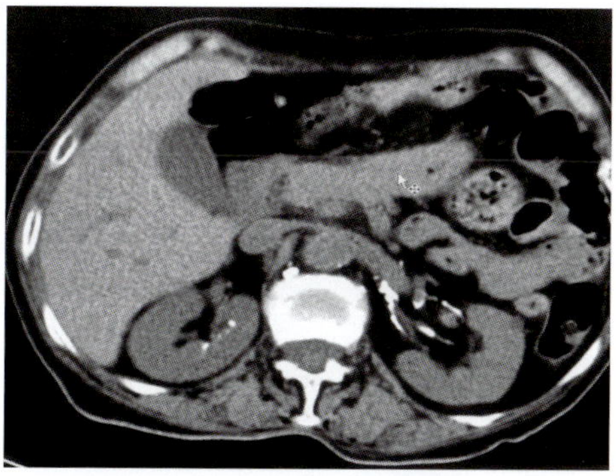

图 10-5-36　左侧肾蒂淋巴管结扎剥脱术后2周血肿

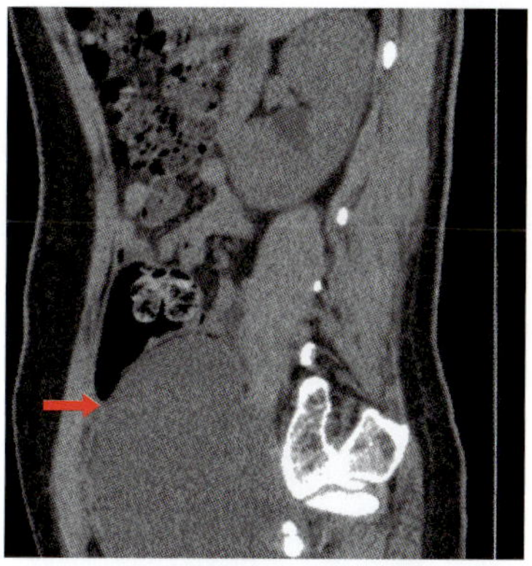

图 10-5-37　盆腔巨大淋巴囊肿（箭头处）

2. 血管损伤

术中视野不清时易误伤肾蒂血管（图 10-5-38），导致术后肾周血肿、肾萎缩等并发症，因此，处理肾蒂淋巴管时一定要保证视野清晰。在手术前仔细研究 CTA，了解肾的动、静脉情况（图 10-5-10 ～图 10-5-13），也是保证避免漏扎淋巴管和预防血管损伤的关键。

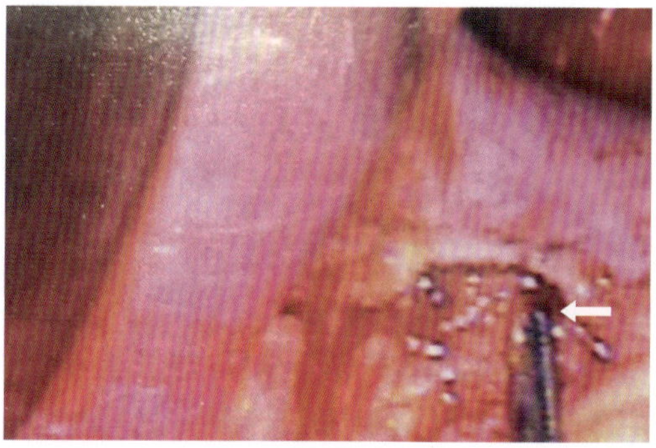

图 10-5-38　修补后的肾静脉（箭头示修补处）

3. 输尿管损伤

对肾周脂肪比较多的患者，分离肾周时可能损伤或离断输尿管，如及时发现，及时安置输尿管支架和输尿管修补、吻合，预后还是比较理想的。

（夏维木　刘定益）

第六节　显微手术镜下胸导管松解术治疗乳糜尿

【概述】

胸导管长 30 ～ 45cm，直径为 2 ～ 7mm。胸导管主干与左颈干、锁骨下干及支气管纵隔干汇合，在胸导管壶腹部汇入颈内静脉或颈内静脉与颈横静脉的夹角。在薄薄的胸导管壁下，可见到充盈的乳糜液（图 10-6-4）。

在乳糜尿患者的淋巴管造影中，除了可发现单侧或双侧肾乳糜漏还可发现其他的淋巴病变，如腹膜后淋巴管扩张，单侧足背淋巴管造影的造影剂反流到对侧髂血管或腹股沟区，提示存在淋巴动力学改变（图 10-5-8，图 10-5-9，图 10-5-15）、胸导管入口处狭窄（图 10-6-1，图 10-6-2，图 10-7-3）等。当发现乳糜尿是继发于胸导管入口狭窄时，可行手术显微镜下胸导管松解术，以解除乳糜尿的病因，治愈乳糜尿。

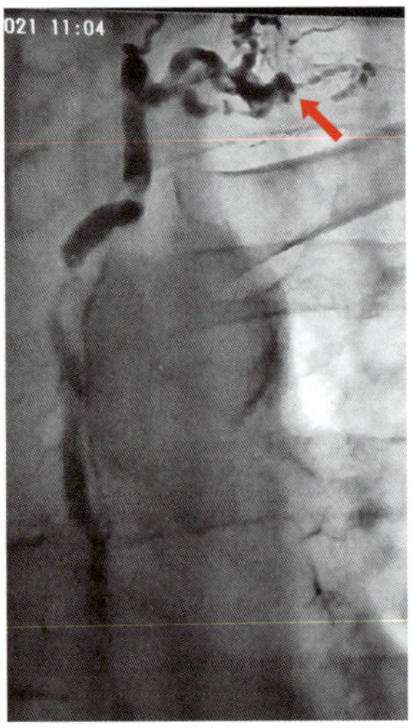

图 10-6-1 胸导管分叉开口狭窄（箭头处）

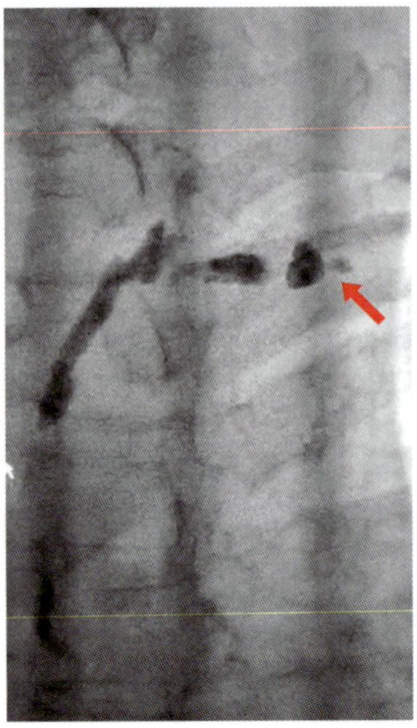

图 10-6-2 胸导管开口狭窄（箭头处）

【适应证】

PLG 证实为胸导管开口狭窄导致的乳糜尿。

【禁忌证】

非胸导管开口狭窄引起的乳糜尿。

【术前准备】

（1）术前常规进行血常规、血型、肝肾功能、出凝血功能、尿常规、尿液培养、尿液乳糜试验，以及泌尿系超声、静脉尿路造影，术前行膀胱镜检查。

（2）PLG 检查明确乳糜漏的部位，确定是单侧还是双侧乳糜尿。

（3）了解胸导管开口是否存在狭窄，以及胸导管狭窄的范围和程度。

【麻醉和体位】

气管内插管、全麻后，患者仰卧位，垫高左侧肩膀，头向右转并后仰。

【手术步骤】

（1）常规消毒，铺无菌巾，显露左锁骨上窝。

（2）从左胸锁关节至左颈外静脉间，切开左锁骨上缘皮肤 4cm 和皮下组织。

（3）手术显微镜下分离、切断部分颈阔肌（图 10-6-3），钝性游离左颈内静脉，探查静脉角（图 10-6-4），找到胸导管，了解胸导管开口处受到周围致密结缔组织粘连、压迫的情况和范围（图 10-6-5）。

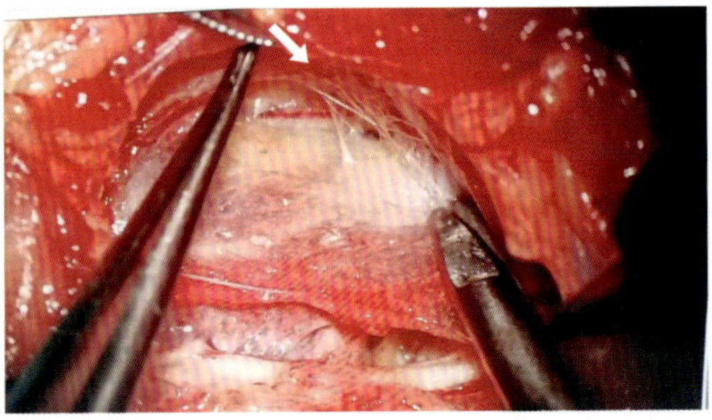

图 10-6-3 分离颈阔肌（箭头处）

（4）采用钝性结合锐性分离的方法松解对胸导管壶腹部的压迫（图 10-6-6），可以见到乳糜液随呼吸间断回流入锁骨下静脉的征象（图 10-6-7）。

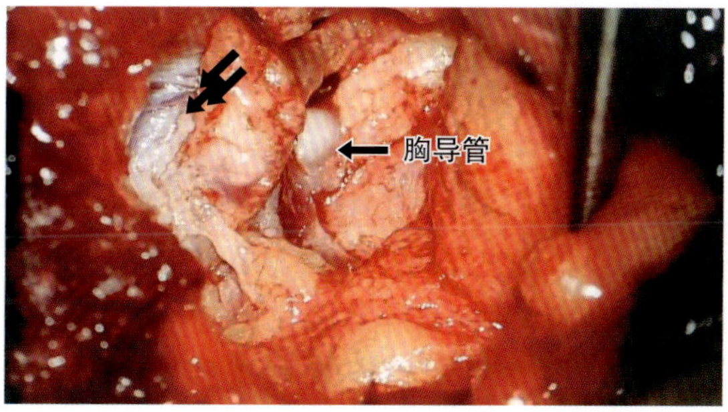

图 10-6-4　颈内静脉（箭头处）、胸导管

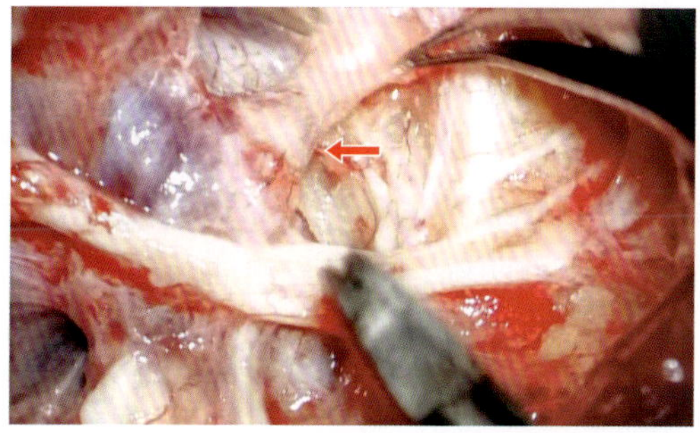

图 10-6-5　胸导管开口狭窄（进入锁骨下静脉处）

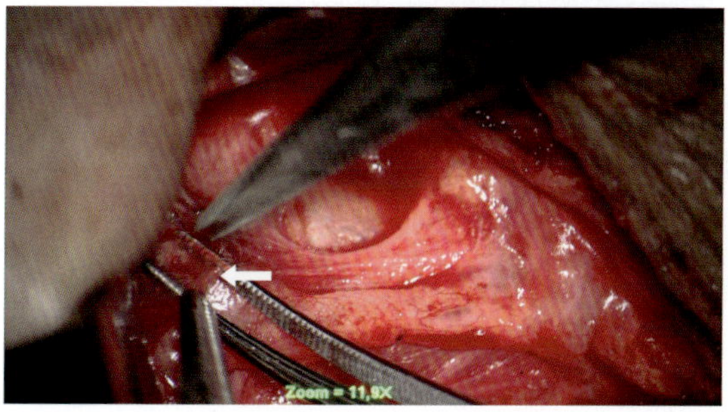

图 10-6-6　松解胸导管入口纤维组织（箭头处）

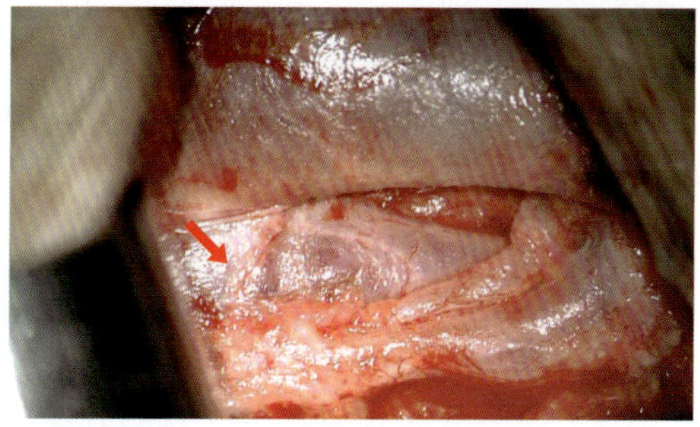

图 10-6-7　已松解的胸导管入口（箭头处）

（5）测量、记录松解前、后胸导管壶腹部外径。

（6）检查无渗血、渗液后，间断缝合分离、切断的颈阔肌和皮下组织。

（7）在缝合的颈阔肌下安置一根皮片引流后缝合皮肤。

【术后处理】

（1）对手术切口局部加压包扎。

（2）适当休息，低脂饮食。

（3）手术次日拔出引流片。

（4）阿司匹林 100mg/d，口服，持续 6 个月。

（刘定益）

第七节　经皮胸导管球囊扩张成形治疗乳糜尿

【概述】

寄生虫性乳糜尿的发病机制目前仍有争议。1863 年，Ackerman 提出了“胸导管阻塞学说”，认为乳糜尿产生需要以下两个过程：一是肠淋巴系统近端的淋巴干阻塞，导致淋巴回流受阻，淋巴系统内压力增高；二是淋巴干阻塞后形成了肠淋巴系统与肾盂之间的异常沟通，使富含乳糜的淋巴液混入尿液之中而形成乳糜尿。非寄生虫性乳糜尿的形成机制相对明确，主要是肠道和胸导管之间淋巴管管腔梗阻，导致淋巴系统内压力增高，淋巴液逆向流入泌尿集合系统，进而出现乳糜尿症状。由医源性导致的乳糜尿临床上不多见，常作为手术并发症见于文献报道，其常发生于肾部分切除的患者，尤其是术中有集合系统破损的病例，主要原因是正常分布于肾包膜和肾皮质的淋巴回流通道和集合系统产生了异常沟通。

淋巴管造影在诊断和治疗淋巴循环障碍疾病方面有着重要的地位。乳糜尿的淋巴管造影典型表现为肾门周围淋巴管扩张、增粗、弯曲和扭转，约 40% 的患者可见肾盏、输尿管和膀胱显影。淋巴管造影既能诊断又能定位乳糜尿漏口位置，还可明确瘘管的大小和数量，其中最具标志性的病理特征为肾盂淋巴漏。此外，淋巴管造影还兼具治疗作用，其具体机制尚不十分明确，可能与碘油局部栓塞作用以及其造成的炎性或肉芽肿性反应有关。

对于各种原因的乳糜尿，治疗方案应根据淋巴管造影结果进行个体化治疗。单纯淋巴管造影对轻症乳糜尿有较高的治疗成功率。对于合并胸导管梗阻的患者可在淋巴管造影的同时行球囊导管扩张成形术，从病因上解除患病因素。经淋巴结穿刺淋巴管造影并胸导管球囊扩张成形治疗乳糜尿，具有创伤小、效果好、并发症少的特点，值得临床上推广。

【手术器械】

21G 千叶针、2.6Fr 微导管及 0.018inch 微导丝、V-18 可控导丝、直径 4 ～ 6mm 的球囊导管、48% 超液态碘油、10 ～ 12Fr 长鞘、抓捕器。

【适应证】

PLG 证实为胸导管开口狭窄导致的乳糜尿。

【禁忌证】

（1）非胸导管开口狭窄导致的乳糜尿。

（2）恶性肿瘤所致乳糜尿。

（3）碘油过敏。

（4）难以纠正的凝血功能障碍。

【术前准备】

术前行尿乳糜试验、血常规、肝肾功能、电解质、血凝实验、传染病、尿常规、尿生化、心电图、心脏彩超、泌尿系超声和胸腹部 CT 等检查。

【麻醉和体位】

气管内插管、全身麻醉。患者取仰卧位。

【手术步骤】

（1）术中心电监护，监测重要生命体征。

（2）首先超声探查腹股沟区淋巴结，使用 21G 千叶针穿刺较大的淋巴结，针尖置于淋巴结皮髓质交界区。穿刺成功后针尾连接注射泵，以 10 ～ 12ml/h 的速率泵入 48% 超液态碘油。如果淋巴结过小，穿刺困难或失败者，则切开皮肤暴露淋巴结直接穿刺，也可行传统经足背淋巴管造影。

（3）间断透视观察碘油上行速度、走行、髂腰部淋巴管、乳糜池和胸导管，了解观察目标的位置、形态及管腔有无狭窄、阻塞，以及碘油能否顺利进入锁骨下静脉；同时观察肾脏部位有无逆向淋巴管显影、有无碘油漏入肾脏集合系统。胸导管开口处有明显狭窄者，需进一步行经皮经腹乳糜池穿刺并行胸导管球囊扩张成形术。

（4）透视引导下使用 21G 千叶针穿刺乳糜池。选取腹正中线右侧脐旁区进针，以避开腹主动脉。穿刺成功后经穿刺针引入 0.018inch 微导丝并交换入微导管。

（5）经微导管推注对比剂进一步显示胸导管管腔的位置、走行、形态，观察有无解剖异常、畸形，了解胸导管开口部阻塞的程度和范围。

（6）微导丝、微导管两者配合下通过狭窄胸导管开口部进入左锁骨下静脉。

（7）经锁骨下静脉或股静脉穿刺建立静脉通道置入 8Fr 动脉鞘，使用鹅颈抓捕器将微导丝微导管引出体外，交换入 V-18 可控导丝，建立锁骨下静脉与胸导管之间导丝操作轨道。而后经静脉途径引入直径 4 ～ 6mm 的球囊导管至狭窄部位进行球囊扩张成形。也可直接经皮经腹引入球囊导管进行扩张成形。

（8）退出球囊导管后再次造影显示胸导管通畅情况，以确定解除胸导管狭窄。

（9）术后使用低分子肝素 1 周，预防急性血栓形成。

【术后疗效观察及相关处理】

（1）观察并记录每日尿液性状。

（2）术后第 2 天行胸腹部 CT 平扫，进一步观察肾脏区域碘油沉积、分布情况，并判断穿刺区域有无并发症的发生。

（3）为进一步巩固治疗效果和减少复发，建议患者术后 3 ～ 6 个月低脂饮食，以减少乳糜液分泌。

（4）术后对患者门诊或电话随访。

【并发症及处理】

（1）术中透视下严密观察碘油走行，注意观察有无碘油异常进入髂静脉、肾静脉和下腔静脉，如有发生应立即停止造影和手术，以避免过量碘油进入肺动脉导致肺栓塞。

（2）可能导致腹腔内出血，术后应给予观察。

（3）术后常规使用抗生素。

（4）观察有无胸闷、胸痛和呼吸困难等不适，以评估碘油对肺部的影响。

【病例介绍】

患者，男性，63 岁。间断乳糜尿 20 余年，经淋巴结穿刺淋巴管造影提示左侧肾乳糜瘘（图 10-7-1，图 10-7-2）。淋巴管造影显示胸导管管腔增粗、迂曲，锁骨上部位可见侧支淋巴管形成，胸导管开口处管腔狭窄，碘油通过受阻（图 10-7-3）。微导丝微导管配合下通过胸导管狭窄进入左锁骨下静脉（图 10-7-4），经股静脉途径建立的左锁骨下静脉 - 胸导管导丝轨道引入直径 5mm 球囊导管，行胸导管球囊扩张成形术（图 10-7-5），最后造影显示对比剂顺利进入左锁骨下静脉，胸导管管腔通畅（图 10-7-6），术后乳糜尿消失。

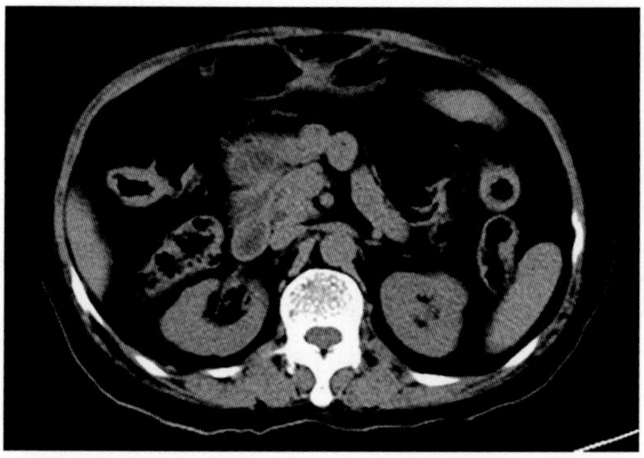

图 10-7-1　CT 平扫

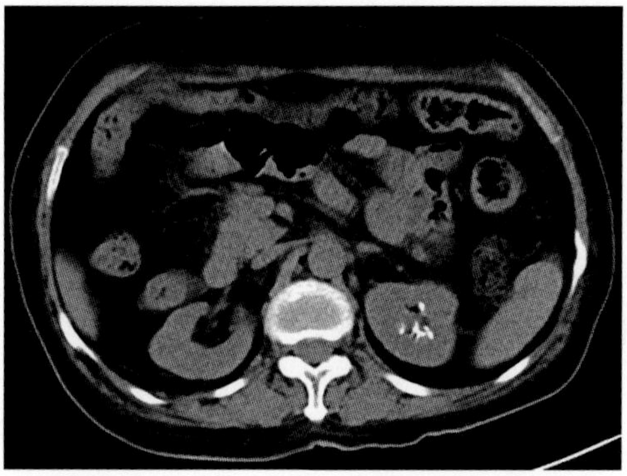

图 10-7-2　淋巴造影后 CT 平扫

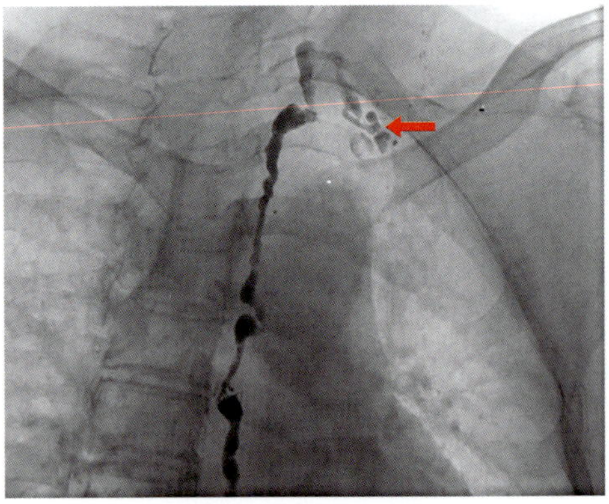

图 10-7-3 胸导管入口狭窄（箭头处）

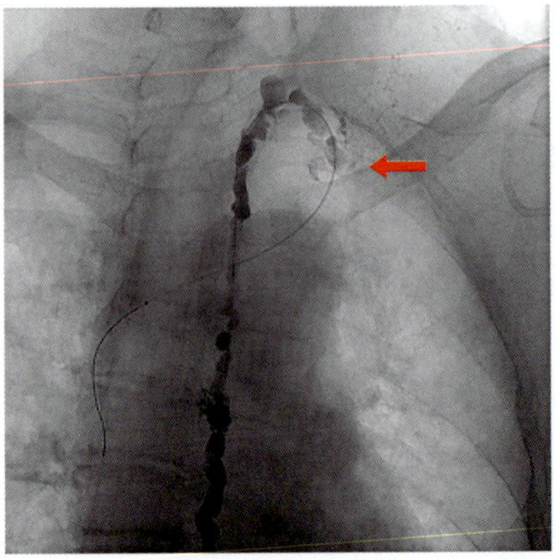

图 10-7-4 微导丝通过胸导管狭窄口（箭头处）

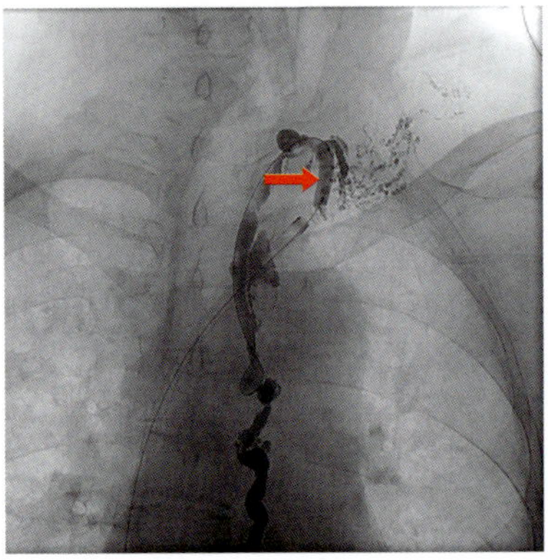

图 10-7-5 气囊扩张狭窄的胸导管开口（箭头处）

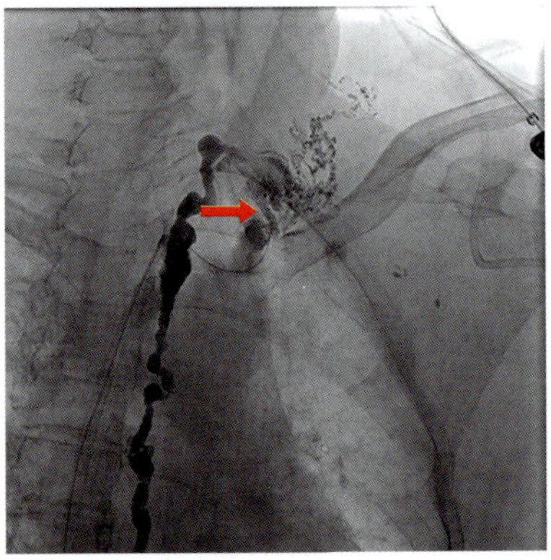

图 10-7-6 扩张后狭窄的胸导管开口消失（箭头处）

视频 37 经皮胸导管球囊扩张术

（丁鹏绪）

第八节 腹膜后腹腔镜肾囊肿去顶术

【概述】

单纯性肾囊肿是一种常见病、多发病，在 50 岁以上人群中发病率为 50%。以往采用开放手术或经皮肾穿刺的方法治疗，但开放手术创伤大、恢复慢、并发症多；经皮肾穿刺创伤小，但复发率高达 17% ～ 44%，且难以对肾腹侧和肾上极囊肿的患者进行穿刺，对靠近肾集合系统的囊肿使用硬化剂，有外渗进入肾集合系统，导致严重并发症的可能。腹腔镜肾囊肿去顶术由 Morgan 等于 1992 年首先报道，是一种安全、有效、创伤小、康复快的治疗方法。

【适应证】

（1）直径＞ 4cm 的单纯性肾囊肿。

（2）伴有肾盂、肾盏受压，或伴有血尿、高血压的单纯性肾囊肿。

（3）多发性肾囊肿。

【禁忌证】

（1）肾囊肿合并严重感染。

（2）肾囊肿与肾集合系统相通。

（3）肾囊肿恶变。

（4）全身情况不适合手术者。

【术前准备、麻醉和体位、术后处理】

参考本章第一节“腹膜后腹腔镜单纯肾切除术”。

【手术步骤】

（1）气囊扩张建立后腹腔间隙同本章第一节“腹膜后腹腔镜单纯肾切除术”。

（2）切开肾筋膜（图 10-8-1），根据 CT 显示的肾囊肿部位，选择分离肾前还是肾后侧脂肪囊，用电钩和剥离棒分离肾囊肿周围的脂肪囊，尽可能显示全部肾囊肿（图 10-8-2 ～图 10-8-4）。

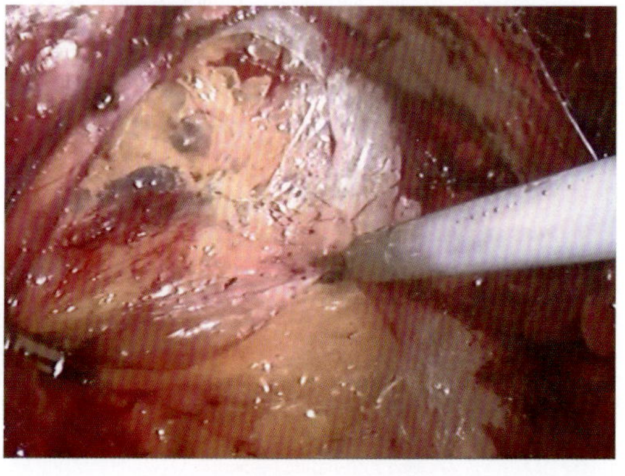

图 10-8-1　切开肾筋膜，分离肾纤维膜外脂肪

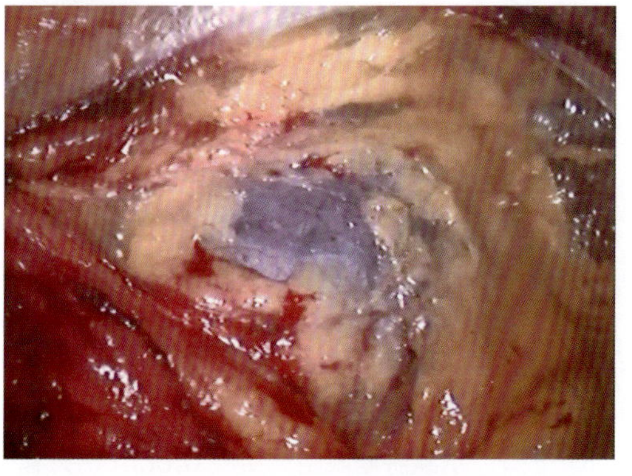

图 10-8-2　显露肾囊肿

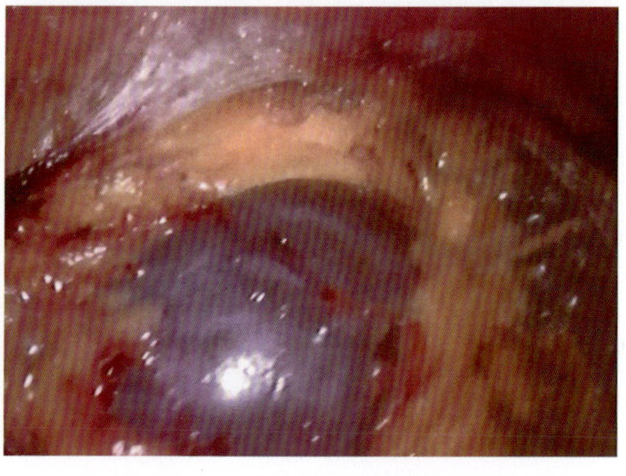

图 10-8-3　扩大显露肾囊肿

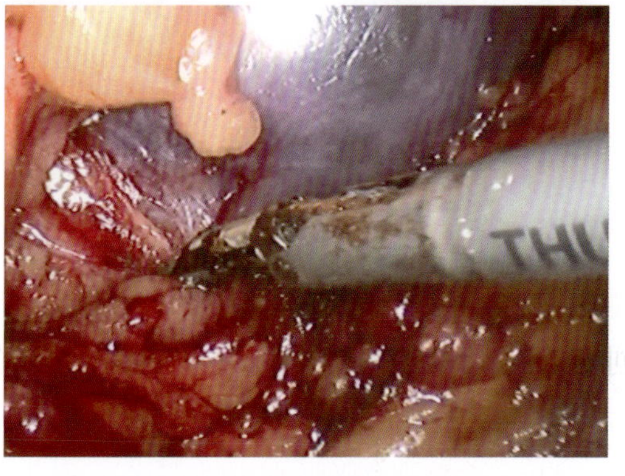

图 10-8-4　显露囊肿基底部

（3）剪开囊壁，吸出囊液，观察囊肿内有无异常，提起囊壁，距离肾实质 0.5cm 环形切除大部分囊壁（图 10-8-5 ～图 10-8-8），取出囊壁送病理。

（4）用电刀或超声刀对囊肿切开边缘彻底止血。用碘伏涂抹残留的囊肿壁（图 10-8-9）。把已游离的肾周脂肪填充至囊肿窝（图 10-8-10）。

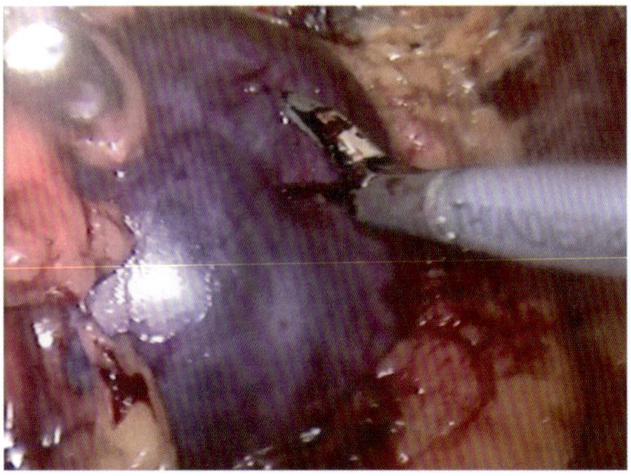

图 10-8-5 切开囊肿顶部

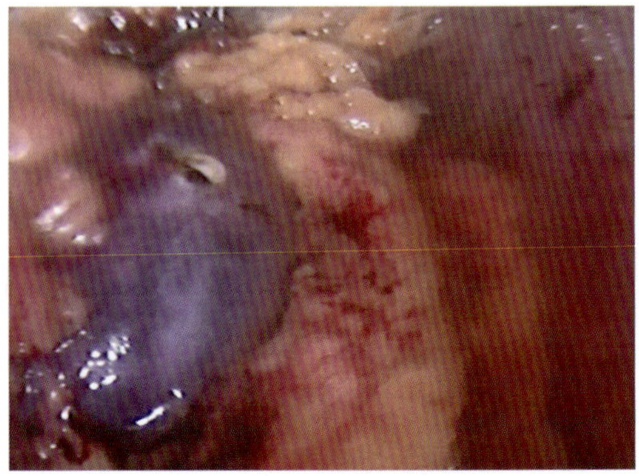

图 10-8-6 囊肿壁已破，囊液流出

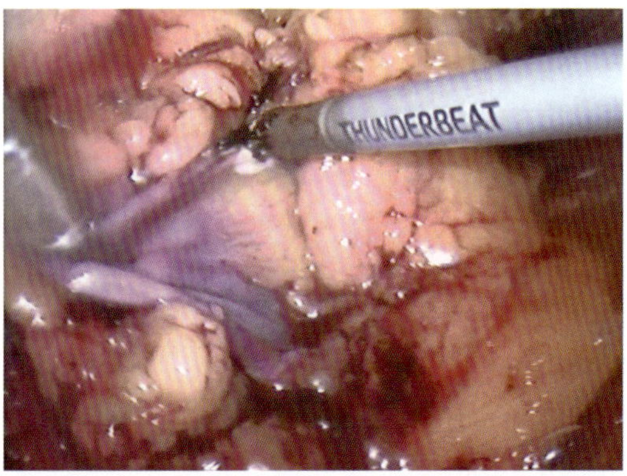

图 10-8-7 从囊肿基底距肾实质 0.5cm 切开囊壁

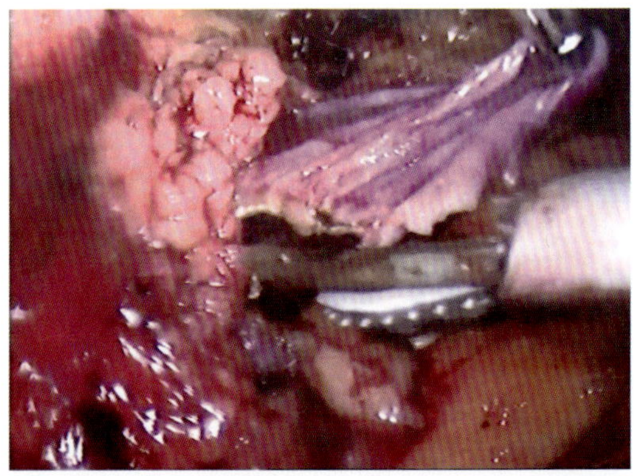

图 10-8-8 从囊肿基底距肾实质 0.5cm 切除囊壁

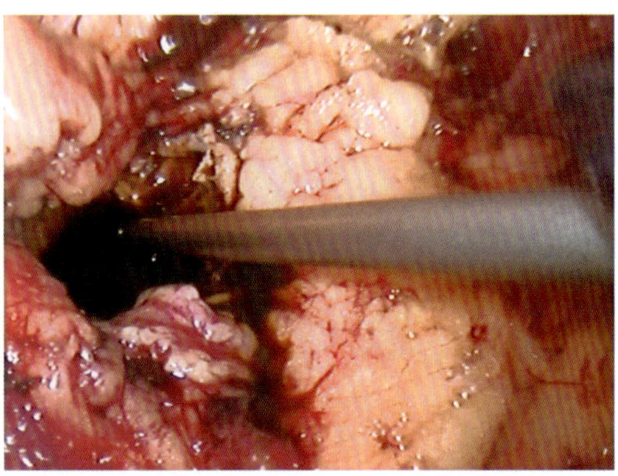

图 10-8-9 碘伏涂抹残留的囊肿壁

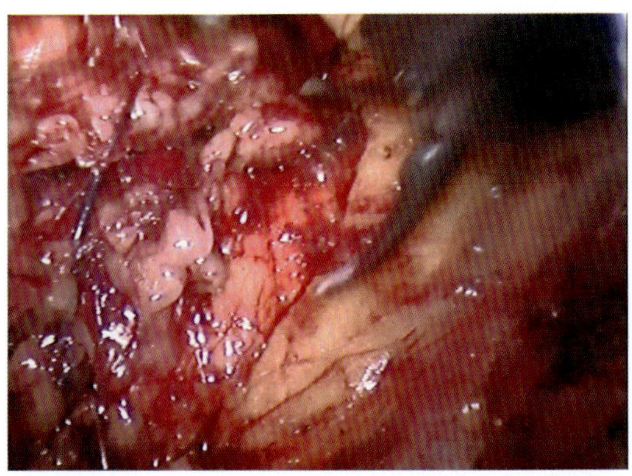

图 10-8-10 肾周脂肪填充囊肿窝

【手术要领】

（1）分离过程中尽量避免戳破肾囊肿，否则会增加手术难度，如囊肿外径过大，可以尽可能先分离囊壁后戳破囊壁，放出囊肿液体后再继续分离囊壁。

（2）术前仔细阅读 CT 片，对肾囊肿术前进行分型，对可疑囊肿恶变者给予术中冰冻病理检查。

（3）术中核对 CT 片，避免多发性肾囊肿的遗漏。

【并发症及防治】

1. 术中、术后出血

术中、术后出血多因切除囊壁时距离肾实质太近，预防出血的关键是切除囊壁时远离肾实质。

2. 囊肿复发

术中残存囊壁太多，残留囊壁闭合是导致囊肿复发的主要原因。切除足够的囊壁和把已游离的肾周脂肪填充至囊肿窝是预防囊肿复发的有效方法。

3. 皮下气肿

一般皮下气肿会自行吸收，无需特殊处理。

4. 漏尿

术后引流管持续漏尿与肾囊肿和肾集合系统相通有关，可通过经尿道放置肾膀胱双 J 管，等待漏口的自然封闭。预防措施是术前仔细观察增强 CTU，对于肾囊肿与肾集合系统相通的患者在囊肿内可发现造影剂。

（夏维木　刘定益）

第十一章　腹腔镜肾上腺疾病手术

第一节　肾上腺的外科解剖

一、肾上腺的位置及毗邻

肾上腺位于腹膜后肾脏内侧前上方，处于肾周脂肪组织内，是一对黄色、质地较脆的内分泌腺，靠许多结缔组织间隔附着于肾周筋膜。成人肾上腺长径约 5cm，宽径约 3cm，厚 0.3 ～ 0.6cm，重量约 5g。新生儿肾上腺相对较大，重量为 5 ～ 10g。右侧肾上腺较扁平，呈锥体状，位于肝脏下后方，下腔静脉后外侧，前方有十二指肠；左侧肾上腺呈半月形，位置更靠内下方，与肾上极重叠，贴近肾血管，主动脉位于其内侧，胃、胰尾在其前方，脾血管在其下方。

二、肾上腺的血供

肾上腺血供丰富，主要来自膈下动脉，另有来自腹主动脉和同侧肾动脉的其他分支，有时肾上腺的动脉分支也可能来自睾丸动脉，这些动脉分支呈星状于肾上腺内侧及下方进入肾上腺，肾上腺的前、后面是无血管区。肾上腺的静脉通常只有一条，口径较大，从前内侧的肾上腺门穿出。右侧肾上腺静脉较短，于后外侧直接汇入下腔静脉；左侧肾上腺静脉较长，与左膈下静脉汇合后流入左肾静脉，距离下腔静脉约 3cm（图 5-1-1）。肾上腺的淋巴管通常随静脉离开肾上腺，汇入腹主动脉旁淋巴结。

三、肾上腺周围的 3 个相对无血管间隙

经后腹腔入路腹腔镜肾上腺手术中肾上腺周围存在 3 个无血管间隙。

（1）第 1 个相对无血管间隙　位于肾脏内上方的肾周脂肪囊和肾前筋膜之间，白色网状组织和一些垂直排列的白色条带状间隔组织位于该层面内（图 11-2-4），这些是手术时判断进入该层面的重要标志。该相对无血管区内，肾上腺的腹侧面紧贴肾前筋膜，通过白色网状组织疏松相连。因此，正确进入该平面后，在肾前筋膜和肾上极脂肪囊腹侧之间分离，可迅速找到肾上腺或瘤体。

（2）第 2 个相对无血管间隙　位于肾脏外上方的肾周脂肪囊和腰大肌之间。

（3）第 3 个相对无血管间隙　位于肾上腺底部脂肪囊与肾上极实质表面之间。

（祝　宇）

第二节　腹膜后腹腔镜原发性醛固酮增多症手术

【概述】

原发性醛固酮增多症是一种肾上腺皮质分泌过量醛固酮激素，引起以高血压、低血钾、低血浆肾素活性和碱中毒为主要表现的临床综合征，又称 Conn 综合征。原发性醛固酮增多症中最常见的是孤立性肾上腺功能性腺瘤（或称醛固酮瘤），约占原发性醛固酮增多症的 70%，外科手术可以治愈；其他还有特发性醛固酮增多症、原发性肾上腺皮质增生、家族性醛固酮增多症、分泌醛固酮的肾上腺皮质癌。

1992 年，加拿大医生首先在新英格兰医学杂志上报道了 3 例经腹入路的腹腔镜肾上腺切除术，腹腔镜的放大作用和清晰的摄像系统使深部手术的视野暴露比常规开放手术更清晰，非常适合肾上腺手术，因此这项手术已成为泌尿外科领域开展最为广泛的腹腔镜手术之一。大量临床统计资料表明，腹腔镜肾上腺切除术在手术时间、出血量、术后并发症、住院时间等方面均优于传统开放手术，被认为是肾上腺疾病手术治疗的“金标准”。

肾上腺皮质腺瘤是最常见的肾上腺良性肿瘤，直径常小于 5cm，而醛固酮瘤大部分在 1.5 ～ 2.5cm，因为肿瘤血管较少，与周围组织界限清楚、易于分离，是开展腹腔镜手术的良好适应证。

肾上腺偶发瘤指并非因肾上腺疾病而是在行影像学检查时偶然发现的肾上腺占位性病变，非独立的病理诊断，肾上腺偶发瘤多来源于肾上腺皮质，其中无功能性肿瘤占多数，病理呈多样化，腺瘤占 40% ～ 55%，转移癌约占 20%，肾上腺皮质癌占 5% ～ 10%，髓样脂肪瘤约占 10%，嗜铬细胞瘤约占 10%。肾上腺转移瘤中常见来源于肺癌、乳腺癌、黑色素瘤、肾细胞癌。对无功能性肿瘤，无论大于 5cm 或小于 5cm 均可给予随访，在随访观察过程中增大者即是有明确的手术指征。由于腹腔镜肾上腺切除术创伤小、恢复快，使患者对肾上腺偶发瘤或无功能性肿瘤的腹腔镜手术治疗更加积极。

【腹腔镜专用器械】

参考第六章“腹腔镜及辅助设备”。

【适应证】

引发原发性醛固酮增多的肾上腺皮质增生性疾病和肾上腺皮质肿瘤。

【禁忌证】

（1）术前检查发现肾上腺肿瘤明显浸润周围脏器，或有远处转移。

（2）疑似肾上腺恶性肿瘤，伴癌栓形成。

（3）严重呼吸、循环系统疾病，或其他麻醉禁忌，不能耐受全身麻醉和二氧化碳气腹。

（4）不能纠正的严重凝血功能障碍。

（5）合并妊娠或过度肥胖。

（6）既往上腹部手术史，不宜行经腹径路腹腔镜肾上腺手术，但可行腹膜后径路手术。既往肾周炎症、肾上腺手术史，或有腹膜后径路腹腔镜手术史者为相对禁忌证，可选择经腹径路肾上腺手术。

【术前准备】

1. 一般准备

（1）术前常规检查　包括血常规、尿常规、粪便常规、肝肾功能、血电解质、血糖、凝血功能、心电图和胸部 X 线片检查等。

（2）定性诊断和定位诊断　在综合性医院中，无症状的肾上腺肿瘤常由体检 CT 发现后来泌尿外科就诊，有症状的患者往往会先在内分泌科就诊，检查完成后再转入泌尿外科进行手术。

原发性醛固酮增多症的筛查目前使用血浆醛固酮与肾素活性比值，但有一定的假阳性率，可以行确诊试验来确定。目前主要有 4 种确诊试验：口服高钠饮食、氟氢可的松抑制试验、生理盐水输注试验及卡托普利试验。口服高钠饮食及氟氢可的松抑制试验由于操作烦琐、准备时间较长、国内无药等原因，目前临床上很少开展。生理盐水输注试验操作方便，但由于血容量的急剧增加会诱发高血压危象及心力衰竭，对于那些血压难以控制、心功能不全及严重低钾血症的患者不应进行此项检查。卡托普利试验是一项操作简单、安全性较高的确诊试验，但部分特发性醛固酮增多症患者的血醛固酮水平也可被抑制，因此该试验存在一定的假阴性。

由于原发性醛固酮增多症的分型诊断在临床上较难，需要依靠影像学、生化指标、双侧肾上腺静脉采血结果进行综合分析。

经试验确诊的原发性醛固酮增多症症患者必须行肾上腺 CT 检查。①醛固酮瘤：CT 表现为单侧肾上腺腺瘤（一般直径＜ 2cm），呈圆形或椭圆形，边界清楚，周边环状强化，平扫示肿块密度均匀、偏低，增强后呈轻度强化，腺瘤同侧及对侧肾上腺无萎缩性改变。②特发性醛固酮增多症：CT 上双侧肾上腺形态可表现正常，或仅是密度稍致密；或双侧或单侧肾上腺增大，边缘饱满，肢体较粗，密度不均，或呈颗粒状；或单侧肾上腺孤立性结节，密度类似正常肾上腺或稍低；或双侧肾上腺多个小结节。③分泌醛固酮的肾上腺皮质癌：最大特点是肿瘤直径常＞ 4cm。

如患者愿意手术治疗且手术可行，肾上腺 CT 提示有单侧或双侧肾上腺形态异常，需进一步行双侧肾上腺静脉采血以明确有无优势分泌。双侧肾上腺静脉采血是目前区分单侧或双侧分泌最可靠、最准确的方法，被公认为原发性醛固酮增多症分型诊断的“金标准”，对于原发性醛固酮增多症治疗方案的选择至关重要。但由于双侧肾上腺静脉采血属有创检查而且价格昂贵，因此应在已确诊原发性醛固酮增多症且有手术意愿的患者中进行。几乎所有醛固酮瘤或原发性肾上腺皮质增生患者行单侧肾上腺切除后血钾水平均能恢复正常，30% ～ 60% 患者的血压也可下降或完全恢复，但对于特发性醛固酮增多症患者，肾上腺切除术并不会降低血压，还需要配合药物治疗才可改善血压。

2. 原发性醛固酮增多症患者的术前特殊准备

评估心、肾、脑、血管系统功能，控制血压，纠正电解质紊乱、低钾性碱中毒，使血钾恢复或接近正常水平，心电图无低钾表现。具体措施包括：口服螺内酯，每次 40 ～ 60mg，每日 3 ～ 4 次；每天口服补钾 4 ～ 6g；口服螺内酯无效的严重高血压患者应联合应用抗高血压药控制血压。一般因醛固酮瘤切除肿瘤或单侧肾上腺全切者术后不需要补充激素。

【麻醉和体位】

气管插管、全身麻醉，留置导尿管。患者侧卧位，腰部垫枕，升高腰桥，充分延伸肋弓与髂嵴之间的距离，头部和健侧肩下腋窝区垫气垫或软枕，防止臂丛神经受压。健侧下肢屈曲 90°，患侧下肢伸直，中间垫软枕，肘、踝关节部位垫软垫，用约束带在骨盆和膝关节处固定体位（图 10-1-2）。

【手术步骤】

（1）建立腹膜后腔和放置套管　腹膜后腔是位于腹膜后的一个潜在腔隙，手术时常需要人工制备，建立和扩张后腹腔的方法主要有两种。

① Hasson 技术：自制扩张球囊。剪下 8 号乳胶手套的中指部分，套在肛管或 16Fr 导尿管上，用丝线扎紧手指套断端，充气后并用血管钳夹闭，检测是否漏气。然后自腋后线第 12 肋缘下纵行切开皮肤 2cm 左右，以能伸入术者的示指为宜。长弯血管钳钝性分离肌层和腰背筋膜，自下而上、自后向前分离腹膜后腔隙，将腹膜向腹侧推开。置入扩张球囊，充气 600 ～ 800ml，并用血管钳夹闭出气口，维持扩张状态 3 ～ 5min，之后排气并拔出（有些瘦的患者可以不用球囊，直接用手指推开腹膜和游离腹膜外脂肪）。

放置套管的方法：在示指的引导下，当手指感知套管的尖部时，将套管朝向手指的左侧或右侧偏移，旋转加力后刺入。在腋中线髂嵴上方放置 10mm 套管（放置腹腔镜用），在腋前线肋缘下放置第 2 个套管（左侧卧位时为 12mm，右侧卧位时为 5mm），腋后线第 12 肋缘下放置第 3 个套管（左侧卧位时为 5cm，右侧卧位时为 12cm），然后沿套管缝合防止漏气。

② Veress 气腹针技术：一般在经验丰富的中心多用此种方法，常选择在腋中线髂嵴上方使用 Veress 气腹针直接穿刺入腹膜后间隙，连上气腹机充气扩张后腹腔，然后在穿刺点置入初始套管，用腹腔镜镜体做钝性分离扩张，在腹腔镜监视下，再放置其他的工作套管。

（2）清理腹膜后脂肪（以右侧后腹腔镜肾上腺醛固酮瘤切除为例）：自上而下整块分离腹膜外脂肪（图 11-2-1），并将其翻转下垂至髂窝，分离过程中可见腹膜外脂肪的滋养血管，用超声刀锐性切断，避免钝性撕扯造成出血。显露肾周筋膜、后腹膜反折等重要解剖标志（图 11-2-2）。

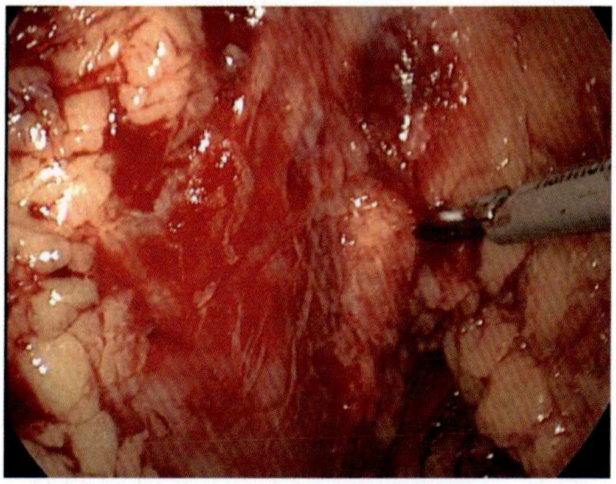

图 11-2-1　清理腹膜后脂肪

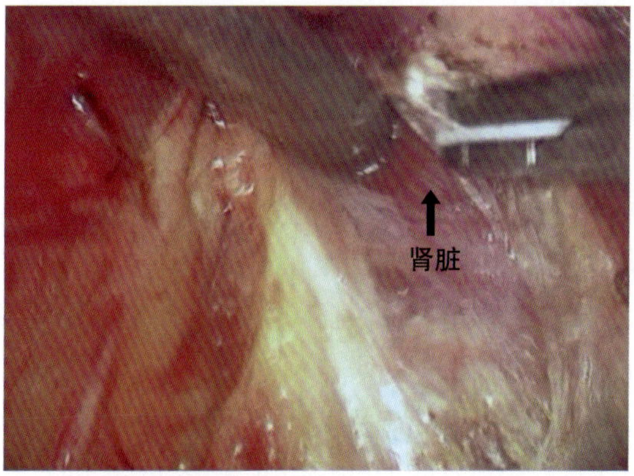

图 11-2-2　切开肾周筋膜

（3）纵行切开肾周筋膜，分离范围上至膈下，下至髂窝上缘水平（图 11-2-2）。

（4）选择位于肾脏内上方的肾周脂肪囊与肾周筋膜之间的相对无血管间隙作为第一分离层面（图 11-2-3）。白色网状组织和一些垂直排列的白色条带状间隔组织位于该解剖层面内（图 11-2-4），是判断进入该层面的重要标志。以钝性分离为主，遇到血管时则用超声刀离断，熟练者可直接采用超声刀锐性分离。向内侧深面分离，直至显露肾上腺或肿瘤的前表面为止，此步骤对于尽早定位肾上腺肿瘤具有重要意义。

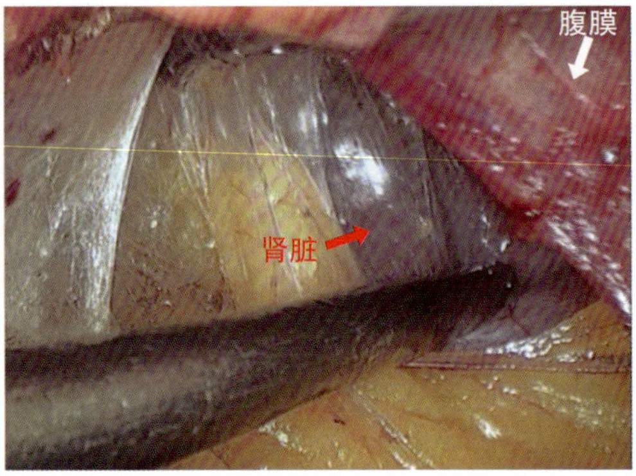

图 11-2-3 第一分离层面

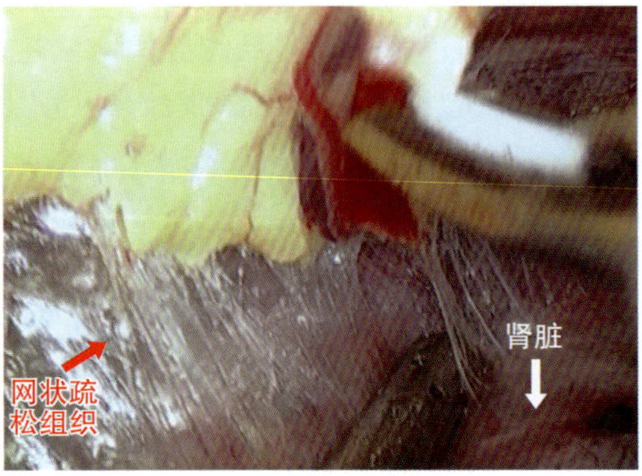

图 11-2-4 继续分离

（5）选择肾脏外上方的肾周脂肪囊与后层肾周筋膜之间的相对无血管间隙作为第二分离层面（图 11-2-5，红色箭头示肾脏，蓝色箭头示肿瘤和肾上腺），向上分离直至与第一分离层面汇合，向内分离至肾上极内侧。从腰肌发出的血管可直接以超声刀离断或 Hem-o-Lok 夹闭后离断。若血管与肾上腺或肿瘤无关，可以旷置或不处理，主要是为了分离肾上腺外侧面和得到更大的操作空间，有的肿瘤位于背侧，在此分离层面才可以显露肿瘤。

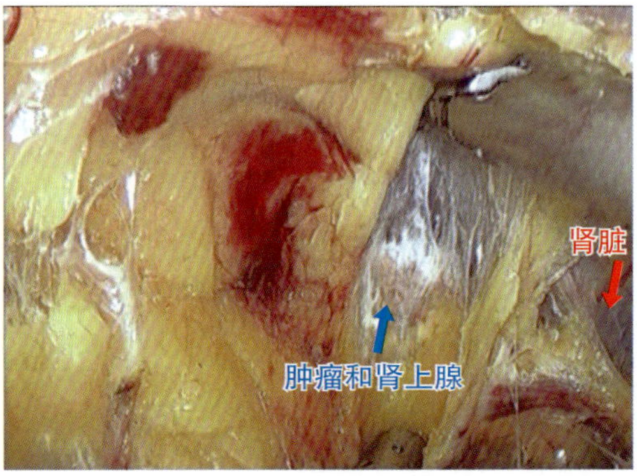

图 11-2-5 第二分离层面内游离，显露肿瘤

（6）去除肾上极部分脂肪囊，显露肾上极。对特别肥胖的患者，去除肾上极部分脂肪囊有助显露清楚，对寻找和进入第三分离层面非常有帮助，偏瘦患者可以省去此步骤。

（7）沿肾上极实质表面与肾上腺底部脂肪囊之间作为第三分离层面（图 11-2-6），夹持肾上腺周围脂肪向上轻轻提起，保持一定张力，钝性结合锐性分离，以锐性分离为主。肾上腺底部被部分抬起后，可显露出右侧肾上腺中央静脉，其垂直汇入下腔静脉。游离肾上腺中央静脉，并用 Hem-o-lok 夹闭后离断（图 11-2-7），此步骤也可在第三个层面完全游离后进行。

（8）肾上腺内下方有较多的肾上腺动脉分支，钝性结合锐性游离肾上腺底部，分离成束后以超声刀或 Hem-o-lok 夹闭后离断。此时，可将肾上腺底部完全抬起，充分显露右侧肾上腺中央静脉后，两枚 Hem-o-lok 双重夹闭肾上腺中央静脉近心端，离断肾上腺中央静脉，远心端可不用夹闭。

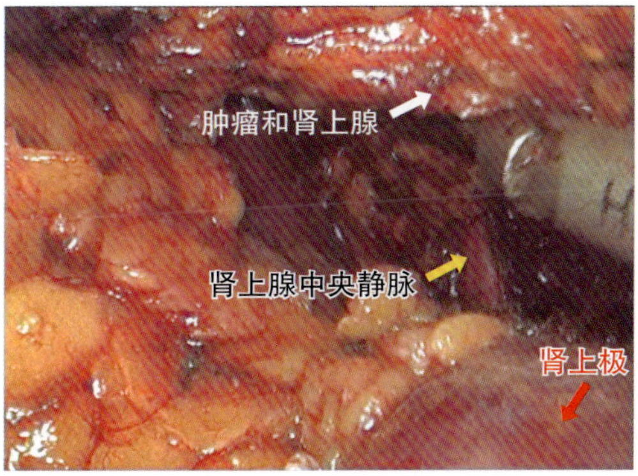

图 11-2-6　游离第三分离层面

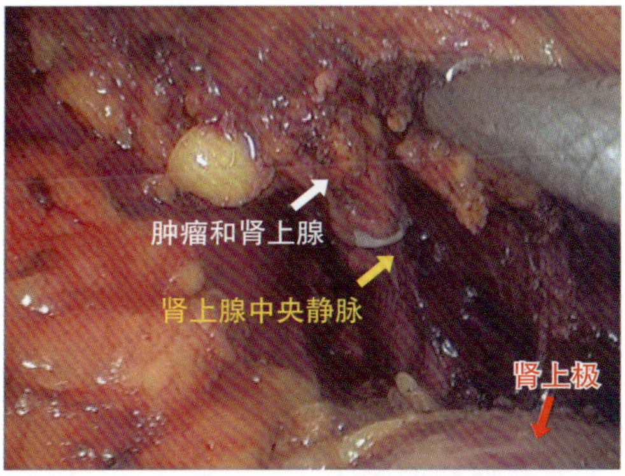

图 11-2-7　暴露肾上腺中央静脉，夹闭后离断

（9）对下极肿瘤，在正常肾上腺和肿瘤之间切开肾上腺，正常肾上腺侧以 Hem-o-lok 夹闭，一边夹闭，一边沿着肾上腺和肿瘤之间切开肾上腺，直至切除肿瘤，保留部分正常的肾上腺；对上极肿瘤，离断肾上腺上极与膈下之间的连接组织，完整切除肿瘤（图 11-2-8），保留部分肾上腺正常组织。

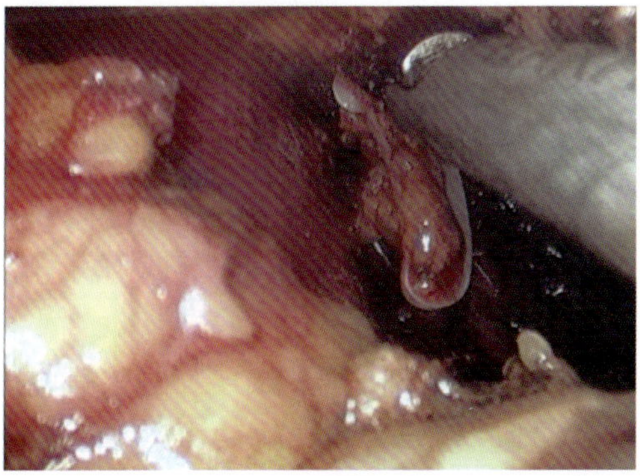

图 11-2-8　切除肾上腺肿瘤

（10）双极电凝创面止血，降低气腹压力至 3 ～ 5mmHg，检查术野无活动性出血。把肿瘤装入标本袋，经腋后线的套管处取出。肿瘤较大时，需适当延长切口或将肿瘤装在防渗漏标本袋内剪碎后取出，将先前游离的肾上极肾周脂肪复位，肾上腺窝处留置引流管一根。

（11）缝合各个皮肤切口，结束手术。检查切除的标本，了解肿瘤是否完整。

【手术要领】

（1）进行腺瘤及肾上腺部分切除时，术前一定要仔细阅读 CT 片，术中全面探查肾上腺，避免残留合并存在的多发性醛固酮瘤或其他性质的肾上腺肿瘤（图 11-2-9）。

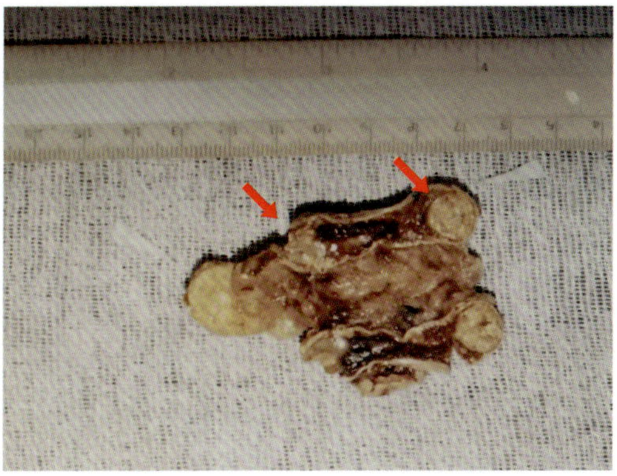

图 11-2-9　多发性醛固酮瘤

（2）肾上腺组织质地脆，容易破损、出血，应尽可能钝性分离，避免钳夹。

【术后处理】

（1）监测生命体征的变化。

（2）一般腹膜后引流管放置 24 ～ 48h，如术后 24h 腹膜后引流液量小于 10ml，可拔出。

（3）患者回到病房后可早期拔除尿管。

（4）对于原发性醛固酮增多症患者，需要重点观察血压和电解质的变化。

（5）一侧腺瘤切除后，电解质紊乱即能迅速得到纠正，但血压的变化可以出现以下几种情况：①术后血压很快降至正常或稳定在正常范围，术后第1天即可停用螺内酯，同时可减少或停止其他抗高血压药剂量；②血压先下降至正常，但又回升，应用降压药物有效；③电解质紊乱很快纠正，但血压无明显降低，需要长期服用抗高血压药物治疗，此类情况多发生在合并肾病或原发性高血压的患者。

（6）若术后醛固酮增多症状未能明显控制，则需要继续口服螺内酯，每日200～400mg，一般可以控制症状。

（7）在术后前几周，由于对侧肾上腺功能被抑制作用尚未恢复，应提高钠盐摄入，如有明显低醛固酮血症表现，则需暂时服用氟氢可的松行替代治疗。

【并发症和防治】

腹腔镜肾上腺切除术的并发症较开放手术少，后腹腔入路的腹腔镜手术避开了腹部重要器官和大血管，相比经腹入路的腹腔镜肾上腺切除术并发症更少，主要并发症为术中和术后出血。

1. 穿刺相关并发症

常见于气腹针制备气腹和放置第1个套管的过程中，可损伤腹壁血管，亦可损伤肝、脾、胰腺、小肠等腹腔内器官和大血管。

（1）腹壁静脉损伤　通过套管压迫，出血多可自愈，出血严重时，可通过另外的操作孔中的电凝设备来止血。

（2）腹腔器官损伤　最常见的是肝脏、脾脏损伤，也可见小肠损伤，关键在于及时发现，小肠损伤时，在充分的肠道准备下，可以采用4-0可吸收线一期分层缝合。按照器官损伤的原则来处理器官损伤。

（3）血管损伤　穿刺针所致腹部大血管损伤出血较凶猛，多需要转开放手术，按照血管外科原则来止血和修复血管。

避免穿刺所致损伤的关键在于预防，预防的关键在于：①接受腹腔镜手术正规培训；②熟悉解剖，轻柔操作；③术前留置胃管及导尿管，防止腹腔内空腔器官膨胀；④充分的气腹压；⑤提起腹壁使腹壁与肠道分离；⑥有过腹部手术史的患者，应在可视下放置套管。

2. 二氧化碳气腹相关并发症

发生率为2%～3.5%，气腹时间超过4h者发生率较高，主要类型有皮下气肿、高碳酸血症、气胸、纵隔气肿、心律失常、深静脉血栓、气体栓塞等，其发生与气腹压力过高、手术时间过长，以及气体误入腹膜外间隙、血管、胸腔等因素有关。预防措施：①严格掌握手术指征，对身体状况欠佳，尤其是合并心、肺疾病的患者，手术时应慎重；②尽可能降低气腹压力，缩短气腹时间；③术中加强心电监护，进行严密的血流动力学监测和血气分析，及时发现各种心律失常和血流动力学改变，以便及时处理，必要时中断气腹，排除二氧化碳。

3. 术中出血和血管损伤

较为常见，发生率为0.7%～5.4%。

（1）肾上腺小动脉损伤　腔镜下用电凝或用钛夹等常可处理。

（2）肾上腺中央静脉损伤　因可能累及下腔静脉或左肾静脉，术中处理肾上腺中央静脉时要仔细游离，有缝合经验的腹腔镜外科医生可以通过增加气腹压，充分暴露血管损伤的部位，采用 5-0 可吸收血管缝线缝合血管壁破损部位。如不能快速缝合并止血，应及时输血，并开腹手术止血。

（3）肾静脉损伤　多见于左肾静脉，因为左肾上腺中央静脉汇入左肾静脉，故左侧肾上腺手术中可见此类并发症，主要是靠腔镜下缝合血管壁破损部位，必要时开放手术处理。

（4）下腔静脉损伤　右侧多见。右侧肾上腺中央静脉垂直汇入下腔静脉，在分离右侧肾上腺中央静脉时可致下腔静脉损伤，主要靠腔镜缝合，必要时开放手术止血缝合。

（5）脾血管损伤　左侧肾上腺手术中可见，脾静脉损伤可腔镜缝合；脾动脉损伤时，往往需要切除脾脏。

4. 术中周围器官损伤

术中可能发生包括肝脏、胰腺、脾脏、肾脏、肠管等的脏器损伤。

（1）肝脏、脾脏损伤　除穿刺引起外，在牵引肝脏显露右侧肾上腺肿瘤，或牵起脾脏显露左侧肾上腺肿瘤时可引起，多损伤轻微，电凝止血可处理。右侧肾上腺肿瘤偶与肝脏粘连紧密，需要切除部分肝脏，双极电凝止血后，缝合肝脏创缘。

（2）胰腺损伤　因胰腺尾部与左肾上腺相邻，关系紧密，颜色相近，初学者容易损伤胰尾。及时发现是关键，术后切口引流液异常时，行引流液淀粉酶检测，以明确诊断；充分引流和延长引流管的拔除时间，胰漏多可愈合，引流管需放置 1 ～ 3 个月。

（3）肾脏损伤　肾上极和肾上腺关系密切，在分离肾上腺肿瘤底部时，若粘连紧密可致肾脏损伤。轻微的肾脏损伤，可以电凝止血后用止血材料修复；复合性肾脏损伤，按肾部分切除术的缝合原则缝合肾脏。

（4）肠管损伤　关键在于及时发现，小肠损伤可在肠道准备下，4-0 可吸收线分层缝合；结肠损伤需行结肠造瘘术，造瘘口二期还纳。

5. 膈肌和胸膜损伤

术中损伤膈肌和胸膜时，需术中给予缝合修复，多数患者经胸腔闭式引流数日后，可通过听诊并复查 X 线胸片，确认肺复张后可予拔出胸腔闭式引流管。

6. 术后激素相关并发症

肾上腺手术的病例多为功能性腺瘤，激素相关的术后并发症约占 1%。库欣综合征患者术后激素补充不足时，可出现低血压、恶心、呕吐、发热，甚至全身无力、食欲缺乏，应及时发现并适当补充。

7. 其他

（1）伤口感染　发生伤口感染时，根据感染情况局部加强换药，术中严格无菌操作与预防性使用抗生素均为预防伤口感染的主要措施。

（2）腹腔感染　少见。多见于原有腹腔内感染病变的患者，术后引流不畅，血肿形成会加重感染。使用抗生素的同时，需要充分引流。

（3）肺部感染　多见于有肺部基础疾病的患者，此类患者术前评估中应重点重视肺功能和血气分析的检查，并与麻醉医生充分、及时沟通。术中应严密监测通气相关指数、血气分析和血流动力学的变化，应尽量缩短手术时间，术后教患者正确咳痰和翻身、叩背的方法，鼓励早期下床活动。一旦发生肺部感染，应完善检查并按照治疗原则治疗，必要时请呼吸科会诊，避免感染迁延不愈和呼吸衰竭的发生。

（4）切口疝　套管部位发生切口疝的概率较低，为 0.5% ～ 3%，多数发生在为取出大的切除标本而切开、扩大、延长的放置套管口处，多见于下腹部或腹正中切口，腹部 CT 可以明确诊断。正确关闭切口可以预防切口疝的发生，一旦发现切口疝，按切口疝处理原则处理。

（祝　宇）

第三节　腹膜后腹腔镜皮质醇增多症手术

【概述】

皮质醇增多症又称为库欣综合征，为机体组织长期暴露于异常增高的糖皮质激素而引起的一系列临床症状和体征。满月脸、水牛背和皮肤紫纹为最典型的临床表现，体重增加和向心性肥胖是最常见的体征（图 11-3-1，图 11-3-2）。垂体病变导致促肾上腺皮质激素（adrenocorticotropic hormone，ACTH）分泌过多者称为库欣病。库欣综合征可分为 ACTH 依赖性和 ACTH 非依赖性。内源性库欣综合征中，约 70% 是由分泌 ACTH 的垂体肿瘤所致；约 20% 由肾上腺原发病（腺瘤、增生、癌）引起，需要泌尿外科手术；小于 10% 为异位 ACTH 分泌性肿瘤。

肾上腺皮质腺瘤所引起的库欣综合征治疗与醛固酮腺瘤一样，可选择腹腔镜肾上腺肿瘤切除术或肾上腺切除术，若怀疑恶性肿瘤，一般行开腹手术。

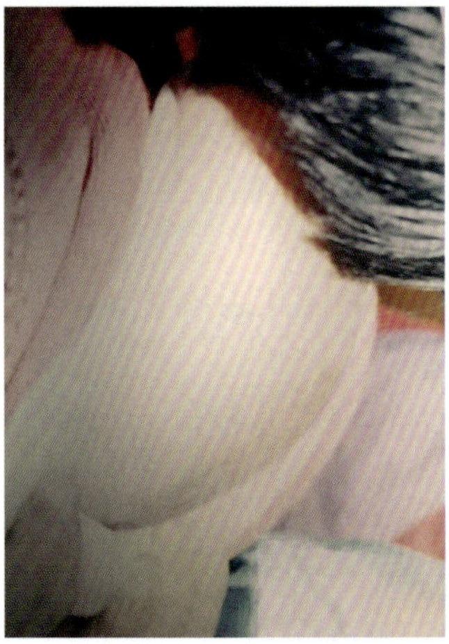

图 11-3-1　水牛背

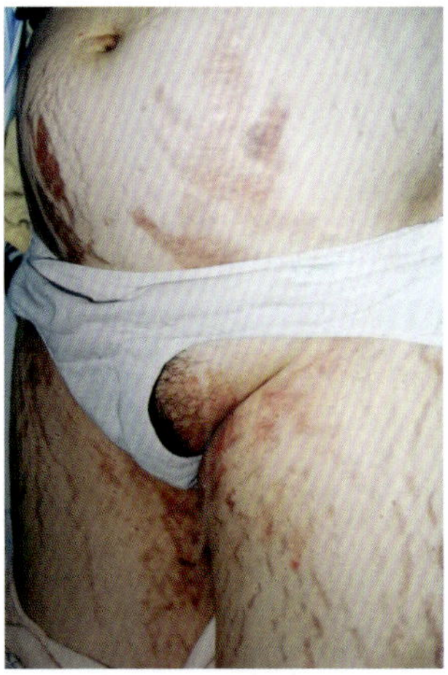

图 11-3-2　向心性肥胖、皮肤紫纹

【腹腔镜专用器械】

参考第六章“腹腔镜及辅助设备”。

【适应证】

引发皮质醇增多的肾上腺皮质增生性疾病和肾上腺皮质肿瘤。

【禁忌证】

参考本章第二节“腹膜后腹腔镜原发性醛固酮增多症手术”。

【术前准备】

1. 一般准备

（1）术前常规准备 包括血常规、尿常规、粪便常规、肝肾功能、血电解质、血糖、凝血功能、心电图和胸部X线片检查等。

（2）库欣综合征的功能诊断 首先应测定患者24小时尿游离皮质醇和血皮质醇昼夜节律，若尿游离皮质醇增高，且昼夜节律消失，则应高度怀疑库欣综合征；应行小剂量地塞米松抑制试验，若不能抑制，则确诊为库欣综合征。确诊后，为鉴别垂体性和非垂体性库欣综合征（肾上腺或异位），需行大剂量地塞米松抑制试验，若不能抑制则提示为肾上腺来源或异位ACTH综合征，此时应行肾上腺的影像学检查，可发现肾上腺来源的库欣综合征，如腺瘤、原发性色素沉着结节性肾上腺皮质病（primary pigmented nodular adrenocortical disease，PPNAD）（图11-3-3～图11-3-6）、大结节增生（ACTH independent macronodular adrenal hyperplasia，AIMAH）（图11-3-7～图11-3-11），或皮质癌。

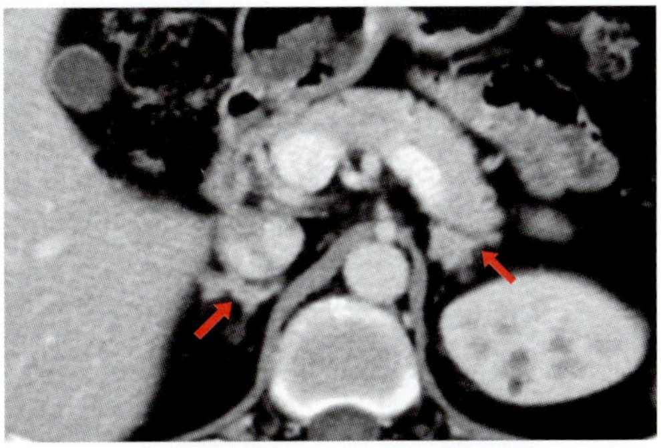

图11-3-3 双侧肾上腺皮质增生，CT增强无明显强化

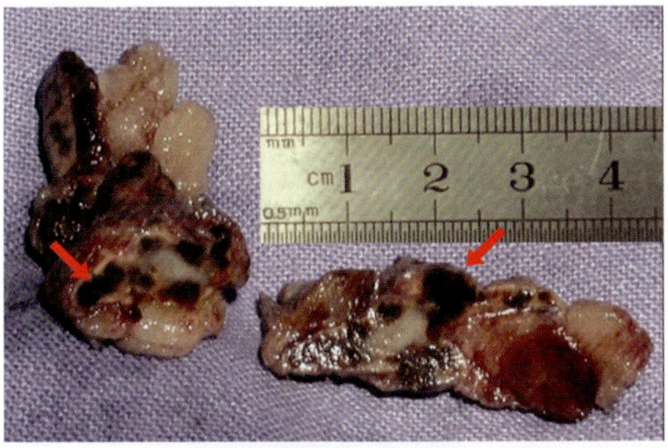

图11-3-4 PPNAD标本显示肾上腺呈轻至中度增生，表面布满大小不一的棕黄色或黑褐素色素性结节，结节无包膜

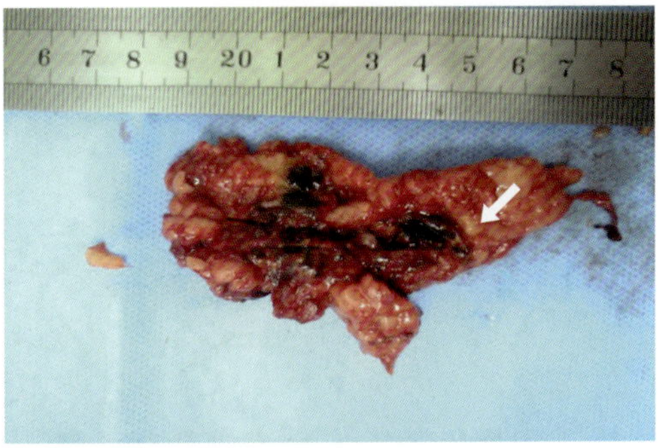

图11-3-5 PPNAD术后标本

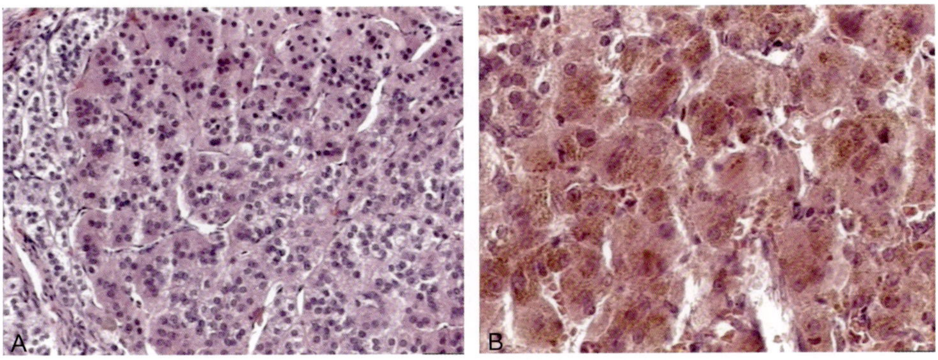

图11-3-6 PPNAD肾上腺皮质脂褐素小结节（HE染色，×40）

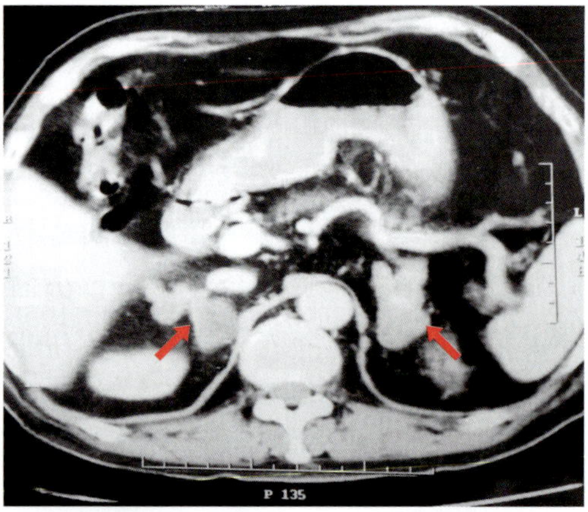

图 11-3-7 双侧肾上腺大结节增生

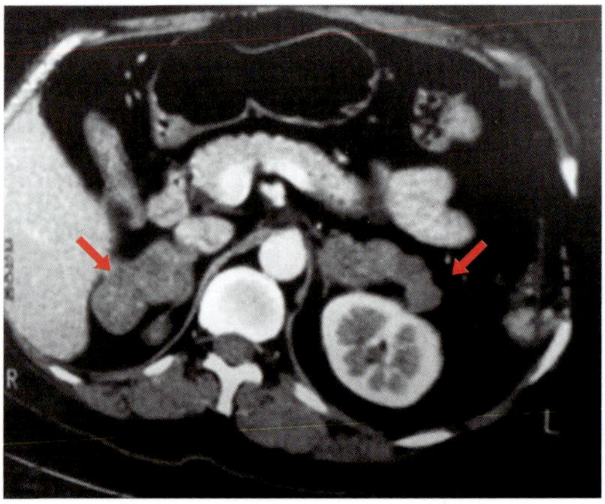

图 11-3-8 另外一侧双侧肾上腺大结节增生（箭头处）

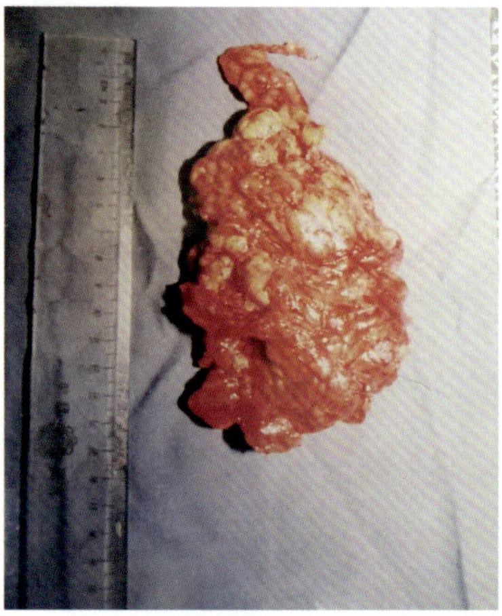

图 11-3-9 右侧肾上腺大结节增生标本

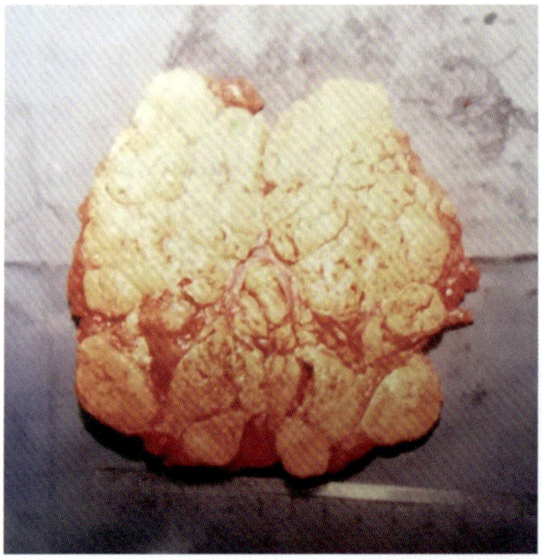

图 11-3-10 切开的右侧肾上腺大结节增生标本

2. 库欣综合征的术前特殊准备

围手术期准备主要是激素补充、降压、控制血糖，以及纠正电解质、酸碱平衡紊乱和预防性使用抗生素等。最重要的是激素补充治疗，可使用醋酸可的松 100 ～ 200mg 分别于术前晚和术日晨肌内注射，术后再立即肌内注射 100mg。术后当日以 10mg/h 的速度静脉滴注氢化可的松，术后第 1、2 日，每 8 小时肌内注射醋酸可的松 75mg，第 3、4 日则每 12 小时肌内注射 1 次，以后用维持量的醋酸可的松 25mg，每日 2 次口服，同时服用氟氢可的松 0.1mg/d，共 1 个月；在难以取得醋酸可的松的地区，可在术中给予氢化可的松 100 ～ 200mg 静脉滴注，术后继续静脉滴注 3d，逐渐减量，根据患者体重，改为泼尼松 25 ～ 30mg/d 口服，每月递减 5mg，至 5mg/d 后维持 6 ～ 12 个月，根据患者血压、神志、精神状况决定是否停用激素。

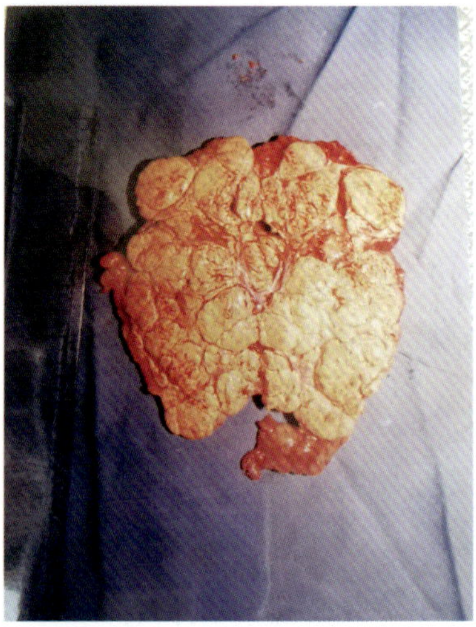

图 11-3-11 切开的左侧肾上腺大结节增生标本

【麻醉和体位】

参考本章第二节“腹膜后腹腔镜原发性醛固酮增多症手术”。

【手术步骤】

（1）建立腹膜后腔和放置套管类同于本章第二节“腹膜后腹腔镜原发性醛固酮增多症手术”。

（2）清理腹膜后脂肪（以左侧后腹腔镜肾上腺腺瘤切除术为例）：自上而下整块分离腹膜外脂肪，并将其翻转下垂至髂窝，分离过程中可见腹膜外脂肪的滋养血管，用超声刀锐性切断，避免钝性撕扯造成出血。显露肾周筋膜、后腹膜反折等重要解剖标志。

（3）纵行切开肾周筋膜，分离范围上至膈下，下至髂窝上缘水平（图 11-3-12）。

（4）选择位于肾脏内上方的肾周脂肪囊与前层肾周筋膜之间的相对无血管间隙作为第一分离层面，白色网状组织和一些垂直排列的白色条带间隔组织位于该解剖层面内，是判断进入该层面的重要标志。以钝性分离为主，遇到血管时则用超声刀离断（图 11-3-13）。向内侧深面分离，直至显露肾上腺或肿瘤的前表面为止，此步骤对于尽早定位肾上腺肿瘤具有重要意义。术中使用 30° 腹腔镜有助于术野的观察。

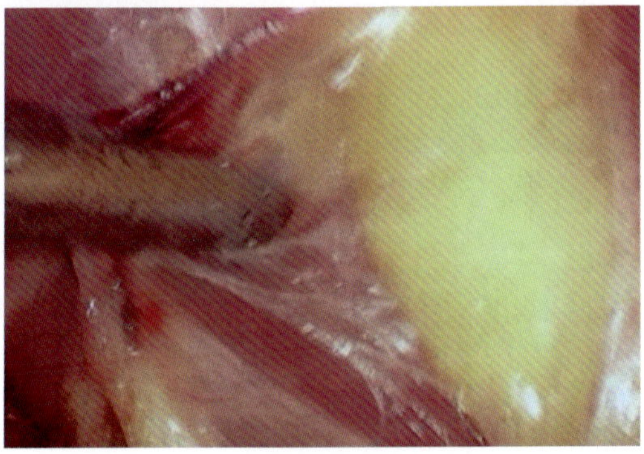

图 11-3-12　切开肾周筋膜

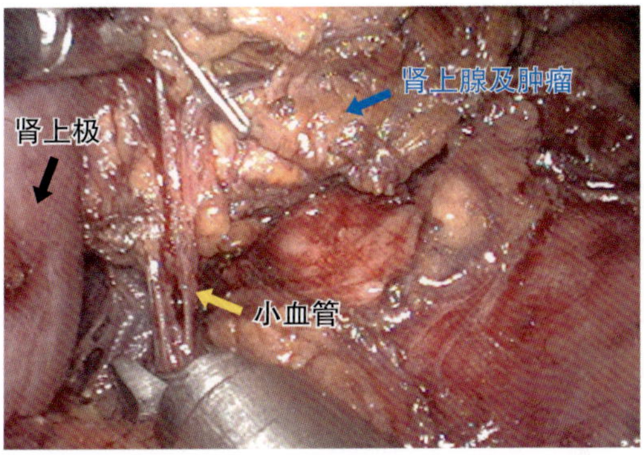

图 11-3-13　显露肾上腺血管

（5）选择肾脏外上方的肾周脂肪囊与后层肾周筋膜之间的相对无血管间隙作为第二分离层面，向上分离直至与第一分离层面汇合，向内分离至肾上极内侧。主要目的是分离肾上腺外侧面和得到更大的操作空间，有的肿瘤位于背侧，在此分离层面才可以显露肿瘤。

（6）沿肾上极实质表面与肾上腺底部脂肪囊之间作为第三分离层面，夹持肾上腺周围脂肪向上轻轻提起，保持一定张力，钝性、锐性结合分离，以锐性分离为主，分离肾上腺底部。肥胖患者，取出肾上极部分脂肪囊，暴露肾上极，有助于进入第三分离层面。保留肾上腺的上极与膈下组织相连，起悬吊肾上腺的作用。

（7）肾上腺内下方有较多的肾上腺动脉分支，钝性、锐性结合游离肾上腺底部，分离成束后超声刀或 Hem-o-lok 夹闭后离断。此时可将肾上腺底部完全抬起。充分显露左侧肾上腺中央静脉，两枚 Hem-o-lok 双重夹闭肾上腺中央静脉近心端后，离断肾上腺中央静脉（图 11-3-14，图 11-3-15），远心端可不用夹闭（如肾上腺中央静脉不影响切除肿瘤，可不夹闭）。

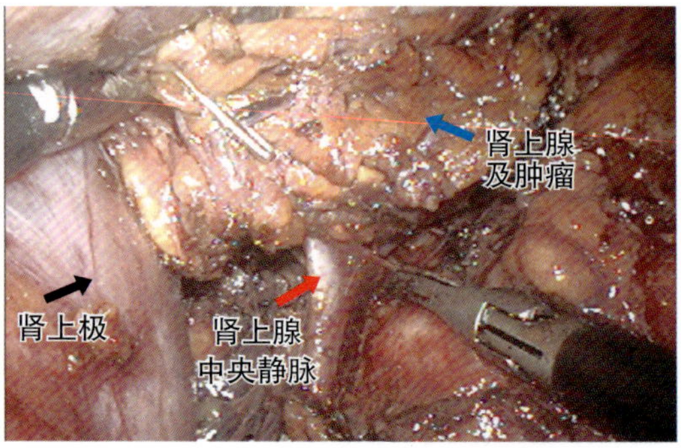

图 11-3-14　显露中央静脉

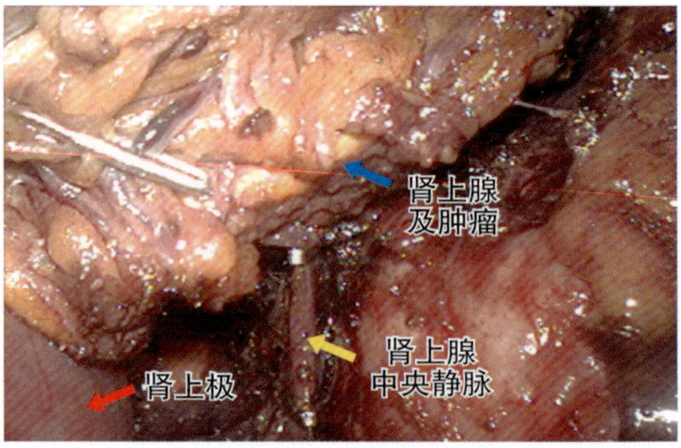

图 11-3-15　钛夹夹闭中央静脉，离断

（8）在正常肾上腺和肿瘤之间切开肾上腺，正常肾上腺侧 Hem-o-lok 夹闭，一边夹闭，一边沿着肾上腺和肿瘤之间切开肾上腺，直至切除肿瘤，保留正常的肾上腺。对肾上腺上极肿瘤，切除肾上腺上极与膈下上方的连接组织，完整切除肿瘤（图 11-3-16）。

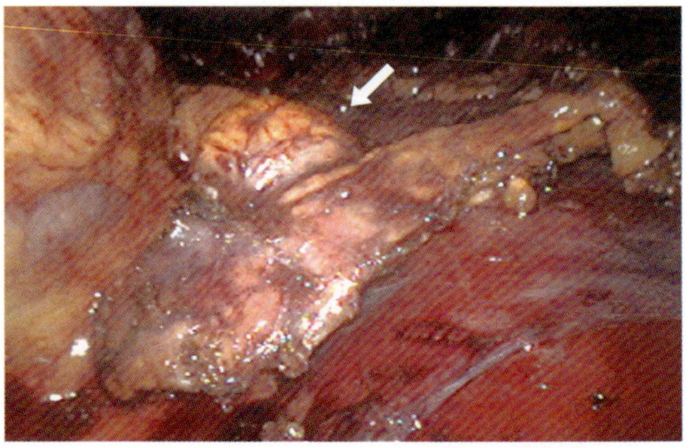

图 11-3-16　整块切除肾上腺和肿瘤

（9）双极电凝创面止血，降低气腹压力至 3 ～ 5mmHg，检查术野无活动性出血。把肿瘤装入标本袋，经腋后线的套管处取出，检查切除的标本，了解肿瘤是否完整。肿瘤较大时，需适当延长切口或将肿瘤装在防渗漏标本袋内剪碎后取出，将先前游离的肾上极肾周脂肪复位，肾上腺窝处留置引流管一根。

（10）缝合各个皮肤切口，结束手术。

【手术要领】

（1）PPNAD 的治疗首选双侧肾上腺全切除术（图 11-3-3 ～图 11-3-5），术后需要终生给予皮质激素替代。对 PPNAD 症状比较轻的患者，可选择双侧肾上腺次全切除术或单侧肾上腺切除术，也可获得症状明显改善的效果，术后密切随访，不用激素替代。

（2）对引发皮质醇增多的双侧肾上腺皮质增生，尤其是双侧大结节形肾上腺皮质增生性（AIMAH）患者（图 11-3-7 ～图 11-3-11），建议先行单侧肾上腺切除术，多数患者症状会得到好转，术后给予密切观察，如单侧切除症状无好转，或好转后又复发，可行另一侧肾上腺全切除后药物替代或部分肾上腺切除术。

【术后处理】

（1）监测生命体征的变化。

（2）一般腹膜后引流管放置 24 ～ 48h。术后 24h 引流液量小于 10ml 可拔除。

（3）患者回到病房后可早期拔除尿管。

（4）对于库欣综合征患者，术后有可能出现急性肾上腺皮质功能不全，需要严格按照计划补充皮质激素，定期复查电解质和血糖。如发现肾上腺危象应及时加大皮质激素的用量，并实施急救措施。

（5）皮质醇增多症患者，组织愈合能力较差，伤口易发生感染，导致切口愈合不良，应及时观察处理，定期换药。

【并发症和防治】

肾上腺危象的处理：对皮质醇增多症患者，应特别注意术后有可能出现肾上腺危象，是肾上腺皮质功能急性衰竭的表现，主要临床表现是高热、胃肠功能紊乱、血压下降、惊厥、昏迷等。肾上腺危象一旦发生，可进展迅速而导致死亡，应立即加大皮质激素的用量，并实施急救措施：① 5% 葡萄糖生理盐水 500ml 加氢化可的松 100mg，1 ～ 4h 静脉滴注完，同时肌内注射醋酸可的松 100mg，此后每 6 小时同法静脉滴注氢化可的松 100mg。如患者病情好转，第 2 天每 6 小时静脉滴注氢化可的松 50mg，维持 24h。待病情稳定后可每 6 小时口服或肌内注射醋酸可的松 25mg，以后视情况逐日减少醋酸可的松 25mg，最后减少到维持量醋酸可的松 50mg。②如有明显低血压，可在输液中加入去甲肾上腺素 5mg 滴注。③使用有效抗生素。

其他并发症参考本章第二节“腹膜后腹腔镜原发性醛固酮增多症手术”中相关内容。

（祝　宇）

第四节　腹腔镜嗜铬细胞瘤手术

【概述】

嗜铬细胞瘤是发生在肾上腺或肾上腺外的嗜铬细胞肿瘤，肿瘤细胞内颗粒含儿茶酚胺，可无调节性分泌大量儿茶酚胺进入血液循环，引起全身性病理生理改变和临床症状。治疗方法是将肿瘤切除。吴阶平 1965 年将肾上腺髓质增生明确为独立性疾病，并描述了这一疾病的病理、临床特点及治疗原则，将其与嗜铬细胞瘤一起统称为儿茶酚胺增多症，肾上腺髓质增生的影像学表现是一侧或双侧肾上腺体积增大、变厚。

嗜铬细胞瘤的症状大多由高儿茶酚胺血症引起，主要表现为头痛、心悸、多汗的三联征及阵发性高血压，以及颤抖、呕吐、乏力等，临床上患者常因发生上述症状或难治性高血压而进行抽血化验及影像学检查，或因体检腹部 CT 发现肾上腺肿瘤，经进一步检查而确诊为嗜铬细胞瘤。

长期高儿茶酚胺血症会引起心肌损害，称为儿茶酚胺心肌病，其主要病理改变为长期高血压造成的心室肥厚及心肌损伤、纤维化和缺血，以及心律失常等，临床表现主要为胸痛和心力衰竭的症状和体征。儿茶酚胺心肌病导致的心律失常、心力衰竭、心肌梗死是嗜铬细胞瘤手术前的最常见死因。手术切除肾上腺肿瘤后心肌缺血和心律失常多能明显改善或消失，心功能也能恢复正常，心室肥厚也能逆转，但已形成的梗死病灶会长期存在。

嗜铬细胞瘤有约 10% 为恶性嗜铬细胞瘤，恶性嗜铬细胞瘤的临床表现、实验室检查结果与嗜铬细胞瘤相似，目前诊断恶性嗜铬细胞瘤的唯一标准仍是肿瘤在无嗜铬细胞的区域内出现转移灶。

确诊嗜铬细胞瘤后应该及早手术治疗。20 世纪 90 年代，人们对于腹腔镜手术切除嗜铬细胞瘤普遍存在顾虑，认为其血运丰富、操作难度大，术中刺激嗜铬细胞瘤会有引起血压剧烈波动的危险。目前大多学者认为，嗜铬细胞瘤＜ 6cm 适用腹腔镜，更大的肿瘤血运通常更丰富，手术难度更加大，且其恶性概率相应增加，可以选择开放手术，但是>6cm 的嗜铬细胞瘤并不是腹腔镜手术的绝对禁忌。

【腹腔镜专用器械】

参考第六章“腹腔镜及辅助设备”。

【适应证】

引起儿茶酚胺增多症的肾上腺髓质增生及嗜铬细胞瘤，诊断确定后，无论肿瘤的体积大小，病理性质为良性或恶性，遇到下列各种情况中的任何一种，都将是手术的适应证：

（1）症状典型，生化检测、药物试验结果符合诊断，影像学检查提示肾上腺区有占位性病变。

（2）以往并无任何症状，但在分娩期、麻醉期、手术中、外伤等外界因素的强烈刺激下，发生了严重高血压、心律失常，甚至不能解释的休克等，CT 或 B 超检查发现肾上腺区有占位性病变。

（3）凡遇有甲状腺瘤，并发甲状旁腺功能亢进症、胰岛细胞瘤、垂体瘤、多发性黏膜纤维瘤等多发性内分泌腺瘤，并出现较典型的嗜铬细胞瘤症状，腔静脉分段采血检测肾静脉平面的儿茶酚胺值增高，药物试验符合诊断，虽未见肾上腺肿瘤影，亦可手术探查。

（4）一侧嗜铬细胞瘤，经手术摘除后又有典型症状出现，如身体其他部位发现肿瘤，可考虑为对侧肾上腺或同侧肾上腺残留部存在第 2 个或第 3 个肿瘤，特别是有家族史者，应再次手术。

（5）摘除的嗜铬细胞瘤病理组织似恶性改变，术后症状复发，无其他远部器官转移癌，则考虑局部复发，可再次手术。

【禁忌证】

（1）术前检查发现肾上腺肿瘤明显浸润周围器官，或有远处转移。

（2）疑似肾上腺恶性肿瘤。

（3）严重呼吸、循环系统疾病，或其他麻醉禁忌，不能耐受全身麻醉和二氧化碳气腹。

（4）无法纠正的严重凝血功能障碍。

（5）既往有上腹部手术史，不宜经腹径路行腹腔镜肾上腺手术，但可行腹膜后径路手术。既往有肾周炎症或肾上腺手术史的患者，腹膜后径路腹腔镜手术则为禁忌，可选择经腹径路行肾上腺手术。

【术前准备】

1. 一般准备

（1）术前常规准备　包括血常规、尿常规、粪便常规、肝肾功能、血电解质、血糖、凝血功能、心电图和胸部 X 线片检查等。

（2）定性和定位诊断　定性检查应结合患者的临床表现和体检结果，有选择地进行肾上腺激素水平检测。嗜铬细胞瘤的特异生化检查主要为测定血与尿的去甲肾上腺素（norepinephrine，NE）、肾上腺素（epinephrine，E）、多巴胺（dopamine，DA）浓度及中间代谢产物甲氧基肾上腺素（metanephrine，MN）、甲氧基去甲肾上腺素（normetanephrine，NMN）的浓度，以及最终代谢产物香草扁桃酸（vanillylmandelic acid，VMA）的浓度。

影像学定位首选 CT，因其对胸、腹和盆腔组织有很好的空间分辨率，并可发现肺部转移病灶，嗜铬细胞瘤在CT上多为形状不规则、密度不均的瘤体，与周围组织分界不清，瘤体内部坏死、囊变概率高，瘤壁可伴有钙化，对比增强后实体部分明显强化（图11-4-1，图11-4-11）。若CT造影剂过敏、周围金属伪影影响观察，或CT检查发现转移瘤，则建议加做磁共振检查。影像学检查发现转移灶或有转移风险的患者，可行 ^{131}I-MIBG（metaiodobenzylguanidine）或 ^{123}I-MIBG检查，可用于评价 ^{131}I-MIBG治疗的可能性。

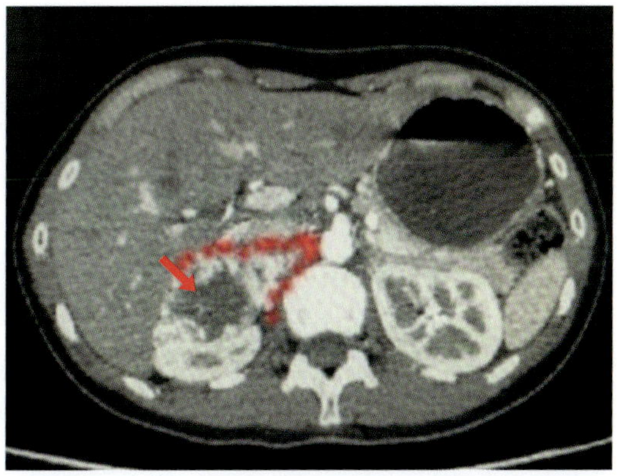

图11-4-1　术前影像学表现（箭头示肿瘤）

2. 嗜铬细胞瘤的术前特殊准备

围手术期准备主要是扩张血管床、控制血压和扩容。

（1）术前使用α-肾上腺受体拮抗药扩张外周血管，术前2周开始口服多沙唑嗪，若不满意可加用钙通道阻滞药，若使用α-肾上腺受体拮抗药后仍心动过速，可加用β-肾上腺受体拮抗药。

（2）扩充血容量，因嗜铬细胞瘤患者的外周血管术前长期处于收缩状态，血容量低，切除肿瘤或增生的腺体后可引起血压的急剧下降，如围手术期不处理，术中及术后会出现难以纠正的低血容量性休克，而且会延长术后升压药物使用的时间，甚至危及患者生命，故术前应有目标地扩容。术前显示药物扩容充分准备的指标如下：①血压稳定在120/80mmHg，心率小于80次/min；②无阵发性血压升高、心悸、多汗等现象；③体重呈增加趋势，血细胞比容小于45%；④轻度鼻塞、四肢末梢发凉感消失或有温暖感、甲床红润等表明患者微循环灌注良好。

（3）术前用药中禁用阿托品，阿托品会抑制迷走神经，加速心率，会诱发心律失常。

【麻醉和体位】

参考本章第二节“腹膜后腹腔镜原发性醛固酮增多症手术”。

【手术步骤】

1. 腹膜后腹腔镜嗜铬细胞瘤切除术

手术具体步骤与本章前两种肾上腺肿瘤并无不同，但需要特别注意以下3点：①手术中探查肿瘤时动作轻柔，以免刺激肿瘤引起儿茶酚胺类大量分泌。②嗜铬细胞瘤周围新生血管多，可用超声刀处理，少数比较大的血管应用Hem-o-lok夹闭后离断（图11-4-2，图11-4-3）。嗜铬细胞瘤生长有时呈侵袭性生长，周围粘连较严重，可用超声刀锐性分离（图11-4-4）。③如肿瘤切除后血压未下降，或下降幅度小，收缩压未低于100mmHg，或血压很快又恢复到术前水平，说明还存在残存嗜铬细胞瘤，应进一步探查。

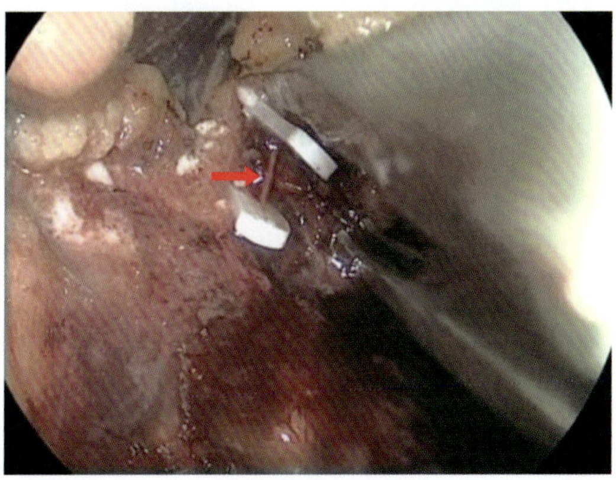

图11-4-2　夹闭、离断中央静脉（箭头示中央静脉）

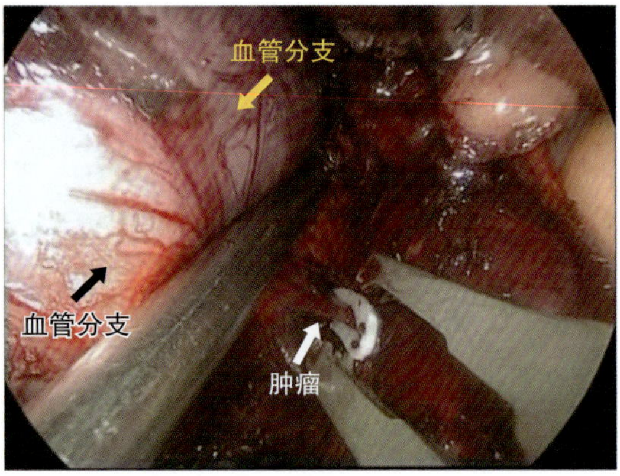

图 11-4-3　处理较大的血管分支

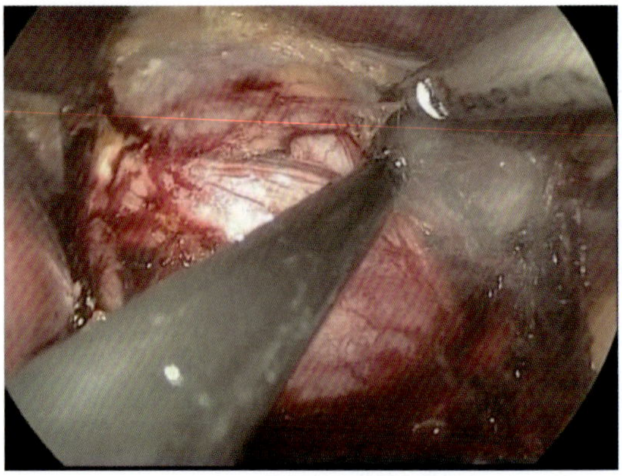
图 11-4-4　分离肿瘤和周围的粘连

2. 经腹腔腔镜主动脉旁嗜铬细胞瘤切除术

手术具体步骤与其他经腹腹腔镜肾上腺肿瘤切除术并无不同，但需注意：①手术中探查肿瘤时动作轻柔，以免刺激肿瘤引起儿茶酚胺类大量分泌；②可以将肿瘤抬起，远离主动脉，形成保护主动脉的空隙，逐步切除肿瘤；③嗜铬细胞瘤周围新生血管多，术前可行CT 腹部血管重建检查，了解肿瘤的血供，术中可用超声刀处理小血管，对少数比较大的血管应用 Hem-o-lok 夹闭后离断。

以经腹腹腔镜切除主动脉左侧异位嗜铬细胞瘤为例（副神经节瘤切除）（图 11-4-5）：

（1）探查腹腔，确定有无妨碍手术的粘连和其他异常。如有，需要先行分离。辨认清楚脾脏、肝左叶、结肠脾曲、降结肠等器官，于左结肠旁沟切开侧腹膜（图 11-4-6），将降结肠向内侧游离，继续向上剪开脾外侧及上方的腹膜，利用重力将脾脏、胰尾向内侧翻转，本例中肿瘤较大，位置相对浅，打开侧腹膜后即可看到肿瘤。

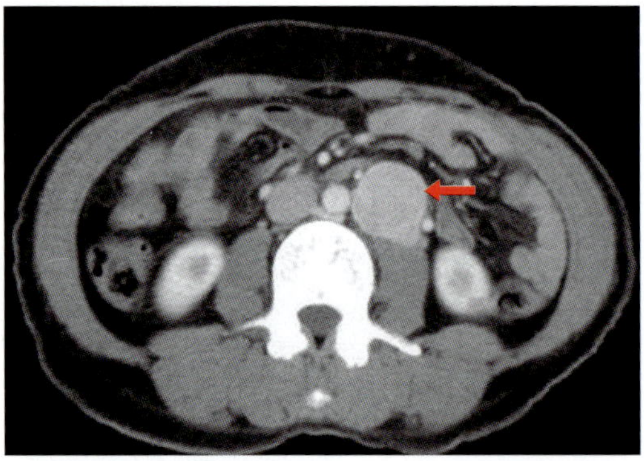
图 11-4-5　主动脉左侧异位嗜铬细胞瘤（箭头处）

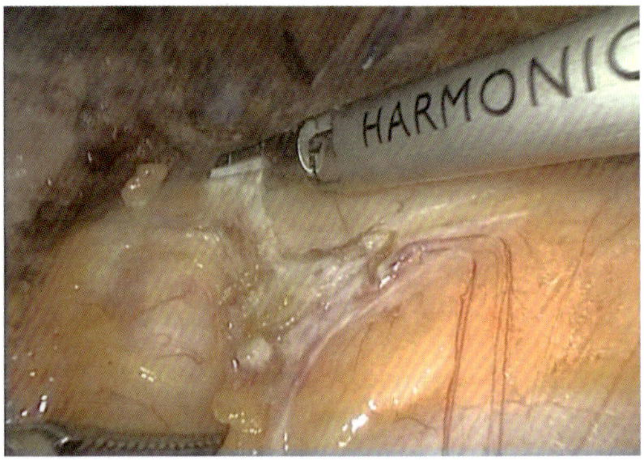

图 11-4-6　打开左结肠旁沟侧腹膜

（2）切除肿瘤　从肿瘤的上缘开始游离（图 11-4-7），超声刀或钛夹处理血管分支；同样游离肿瘤内侧缘，处理来自主动脉的小分支。术中可以将肿瘤抬起，远离主动脉，形成保护主动脉的空隙，逐步切除肿瘤（图 11-4-8）。主要的滋养血管用 Hem-o-lok 夹闭后剪断（图 11-4-9）。然后将下缘、外侧缘游离，取出整个肿瘤（图 11-4-10）。

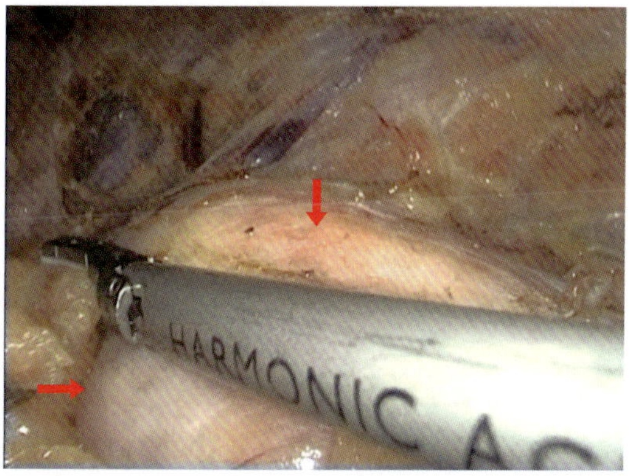

图 11-4-7　沿肿瘤表面分离（箭头示肿瘤）

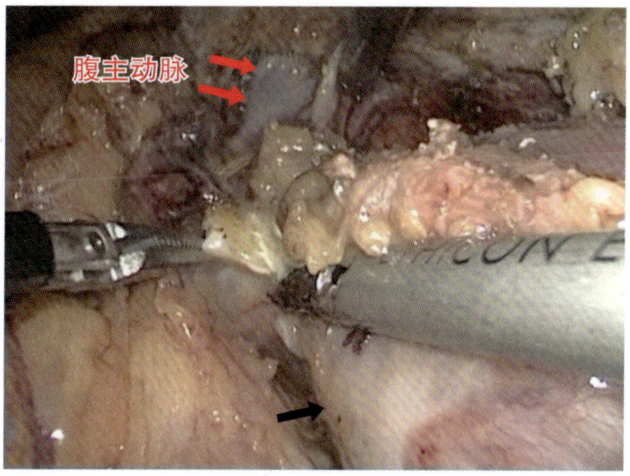

图 11-4-8　抬起肿瘤，分离肿瘤和腹主动脉之间的间隙

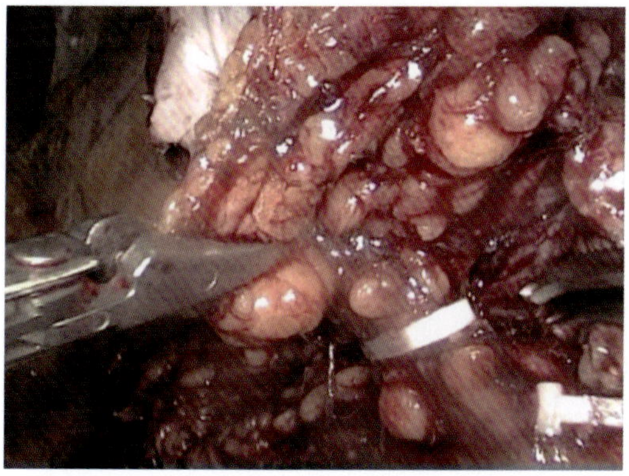

图 11-4-9　Hem-o-lok 夹闭血管并离断

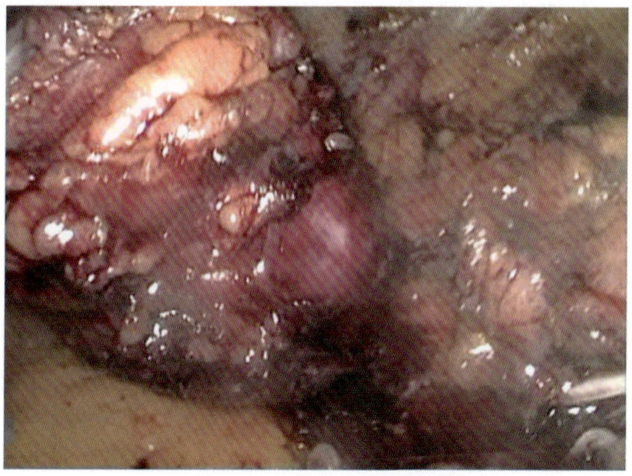

图 11-4-10　完整切除肿瘤

（3）创面止血　降低气腹压力至 3 ～ 5mmHg，检查术野有无活动性出血。如有出血可根据情况使用双极电凝或钛夹、Hem-o-lok 处理。

（4）标本取出　将切下的肿瘤标本装入标本袋取出，再次检查术区无活动性出血，清点器械，术区置一负压吸引引流管。

（5）缝合各个切口，术毕。

【手术要领】

（1）手术中探查肿瘤时动作轻柔，以免刺激肿瘤引起儿茶酚胺类大量分泌，引起血压剧烈波动。

（2）CT 显示大多数嗜铬细胞瘤瘤体体积比较大、形状不规则、密度不均，与周围组织分界不清，瘤体内部坏死、囊变概率高，瘤壁可伴有钙化，对比增强后实体部分明显强化（图 11-4-11，图 11-4-12），肿瘤血供丰富，术中应注意妥善止血。

（3）术前仔细阅读相关影像学资料，术中仔细探查，观察肾上腺肿瘤切除后的血压情况，如肾上腺肿瘤切除后血压无明显下降，还要进一步探查，避免多发性嗜铬细胞瘤的残留（图 11-4-13）。

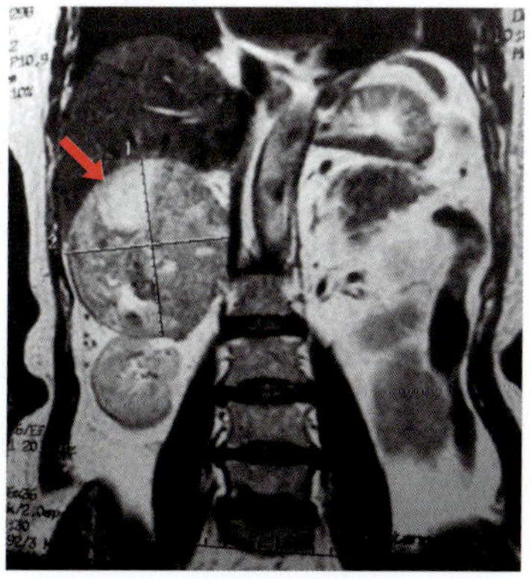

图 11-4-11　右侧肾上腺嗜铬细胞瘤

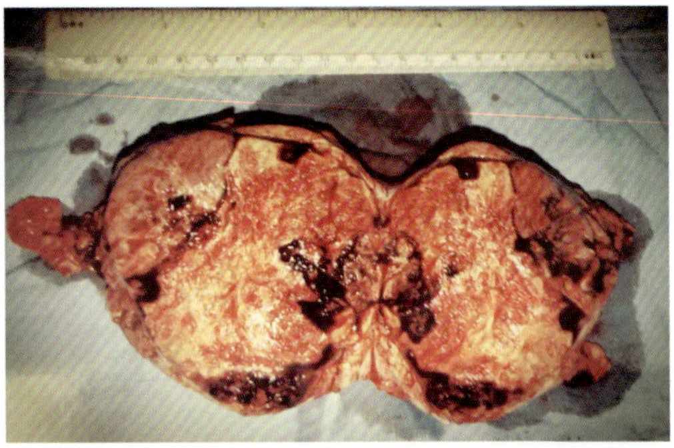

图 11-4-12　切开肾上腺嗜铬细胞瘤标本

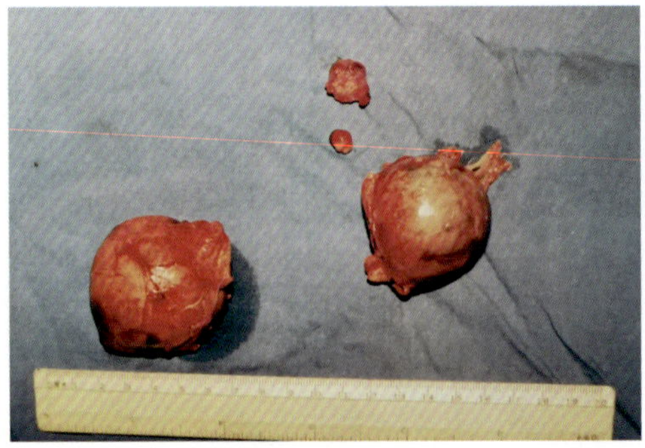

图 11-4-13　双侧肾上腺、胰腺尾部、主动脉旁多发嗜铬细胞瘤

【术后处理】

（1）监测生命体征的变化。患者回到病房后可早期拔除导尿管。一般放置腹膜后引流管 24 ～ 48h，如术后 24h 引流液量小于 10ml 可拔除。

（2）对于嗜铬细胞瘤患者，术中切除肿瘤后血压可能快速下降，需要和麻醉医生充分沟通，持续调整血容量和电解质稳定，预防肾前性肾衰竭的发生。术后仍有急性低血压的危险，尤其在体位变化时，应持续监测血压。一旦发生急性低血压，应及时补充液体，用血管活性药物维持血压平稳。检测血糖水平，及时发现低血糖，避免造成危害。

（3）术后应对患者进行终身随访，至少每年复查 1 次以评估肿瘤有无复发或转移，对于有基因突变的患者应 3 ～ 6 个月随访 1 次，随访观察内容包括症状、体征、血/尿生化检查，必要时进行影像学检查。

（4）恶性嗜铬细胞瘤的后续治疗：①术后间碘苄胍（^{131}I-MIBG）阳性显像患者可行 ^{131}I-MIBG 治疗，国内治疗的完全有效率为 3% ～ 5%，部分有效和病情稳定的比例可达 73% ～ 79%，患者五年生存率为 45% ～ 68%，主要不良反应为骨髓抑制。② MIBG 核素扫描阴性的患者则可进行化疗，化疗方案主要有：CVD（环磷酰胺、长春新碱、达卡巴嗪）；EP 方案（依托泊苷和顺铂，有效率约为 40%）。不良反应主要为骨髓抑制、周围神经病变、胃肠道反应、肝功能异常等。

【并发症和防治】

参考本章第二节“腹膜后腹腔镜原发性醛固酮增多症手术”。

视频 38　经腹腹腔镜右肾上腺嗜铬细胞瘤切除术

（祝　宇）

第十二章　机器人手术设备

第一节　da Vinci Si 系统主要组件

一、医生控制台

医生控制台（图 12-1-1）为 da Vinci Si 系统控制中心。外科医生坐在医生控制台无菌区外，利用眼睛、手和足，通过两个主控制器和脚踏板控制 3D 内窥镜和 EndoWrist 器械。

正如在立体观察器中所见，器械头看起来与外科医生在主控制器上的手对齐。这一设计模拟了开放式外科手术中眼、手和器械的自然对准情况，而自然对准也有助于使手、眼协调达到最佳。因此，da Vinci Si 系统可以使医生在微创手术中达到与开放外科手术相当的灵巧程度。它还通过运动缩放（motion scaling）和防抖提供了进一步的控制能力，将自然的手抖动或意外运动的影响降到最低。医生控制台操作员还可以选择将视图从全屏模式改变为多影像模式（TilePro），在多影像模式下，显示手术野 3D 影像以及辅助输入提供的最多两幅额外影像。最后，医生控制台有几个人体工学调整装置，可以适用各种不同的体型，在实施外科手术时可提供最大的舒适性。

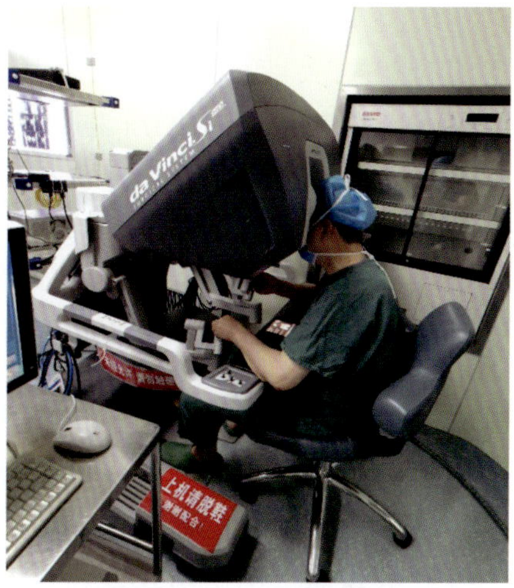

图 12-1-1　医生控制台

二、患者手术平台

患者手术平台（图 12-1-2）为 da Vinci Si 系统操作组件，其主要功能为支持器械臂和摄像机臂。

da Vinci Si 系统采用了遥控中心（remote center）技术。遥控中心是患者手术平台臂移动所包围空间里的一个固定点。通过遥控中心技术，系统就可以操纵手术位置的器械和内窥镜，而此时对患者体壁所施加的力变得非常小。

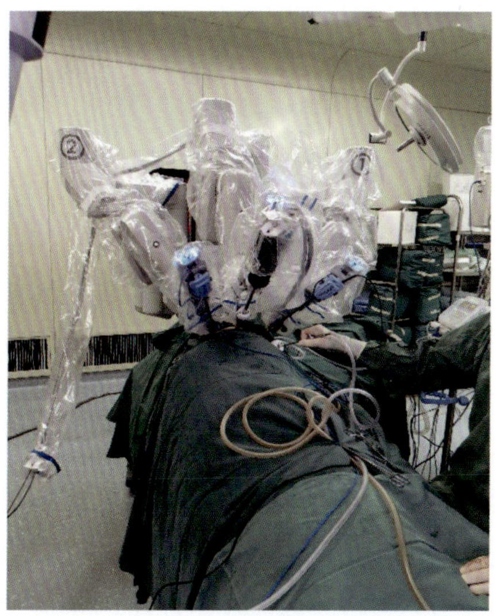

图 12-1-2　患者手术平台

患者手术平台操作员在无菌区域工作，通过切换器械、内镜和进行其他患者侧工作，辅助医生控制台操作员的工作。为了能确保患者安全，患者手术平台操作员的动作优先级高于医生控制台操作员的动作。

三、EndoWrist 器械

与无辅助措施的人手相比，通过 Intuitive Surgical 公司设计的 EndoWrist 器械（图 12-1-3），外科医生能达到天然的灵活性，且其运动范围优于天然运动范围，这使得医生在微创环境操作时可以达到更高的操作精度。EndoWrist 器械 与 da Vinci Si 系统一起使用时，可以实现所有外科平台中最迅速和最准确的缝合、解剖和组织调整。

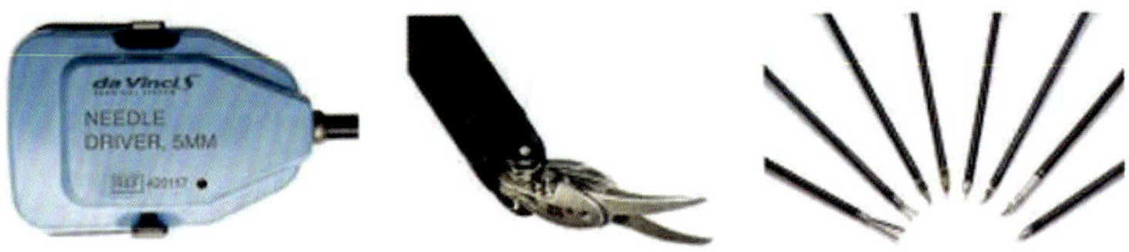

图 12-1-3 EndoWrist 器械

从左至右分别为 EndoWrist 器械手柄（持针器）、头端（单极电剪）及常见的 EndoWrist 器械展示

EndoWrist 器械为多用途器械，可以供应 12mm、8mm 和 5mm 规格的产品。请参考最新器械和附件目录（PN 871145）了解 EndoWrist 器械的完整列表。

四、影像处理平台

影像处理平台（图 12-1-4）内装系统的中心处理和影像观察设备，它包括一个 24 英寸触摸屏监视器，还提供一个可调设备架，用于安放外科辅助设备选件，如 ESU 和气腹机。外科手术中，音像观察车架由非无菌人员操作。

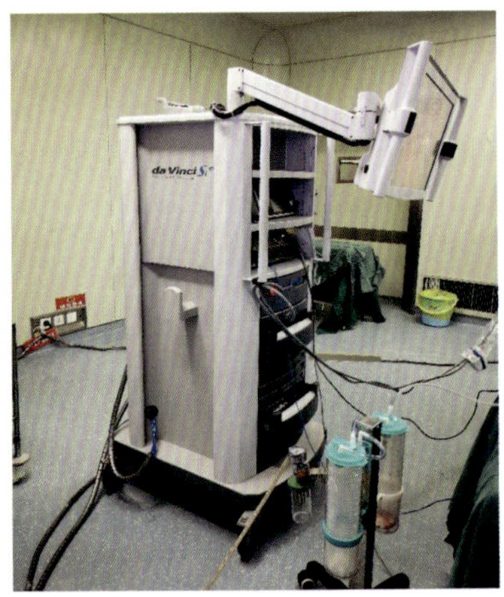

图 12-1-4 高清影像处理平台

第二节 医生控制台

一、主控制器

主控制器（图 12-2-1）为外科医生提供了控制患者体内器械和内窥镜的手段。其设计允许医生在天然运动范围内运动，即使在长时间手术中也可以保证人体工学舒适性。

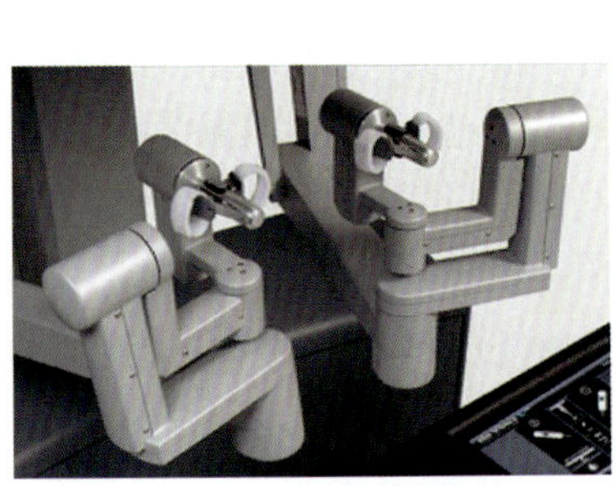

图 12-2-1 主控制器

使用主控制器时，医生控制台操作员需用示指（或中指）和拇指握住两个控制器。操作员通过捏合或松开示指（或中指）与拇指来启动和控制 EndoWrist 器械；通过移动手和（或）臂操纵患者体内的器械和内窥镜。这些运动被准确和无缝地复制到患者手术平台上，从而将操作员的手

虚拟地延伸至外科手术野。

二、立体观察器

立体观察器（图 12-2-2）为医生控制台操作员提供视频影像。依据人体工学而设计的观察口可以支持头和颈，使操作员在长时间手术中更加舒适。

内窥镜启动时，立体观察器集成的左、右视频通道向外科医生提供连续的 3D 视频影像，将外科医生的影像观察能力延伸到外科手术野中。立体观察器还显示传达 da Vinci Si 系统状态的消息和图标。当 Pk 分离钳已经被安装在臂 1 上并被激活，Maryland 双极钳已经被安装在臂 2 上并被激活时，由于系统将这两项器械映射到了脚踏开关左侧，系统不允许任何器械同时被激活（激活器械 1 时，器械 2 不激活，以免误伤），因为这些器械可能在左脚踏开关按得不够明确时候被激活。系统将关闭能源，并显示一个消息告知这个组合是不被允许的，此时能源指标和脚踏开关图边界变为灰色。

三、触摸板

触摸板（图 12-2-3）位于医生控制台扶手中央，通过它可以选择各种系统功能。

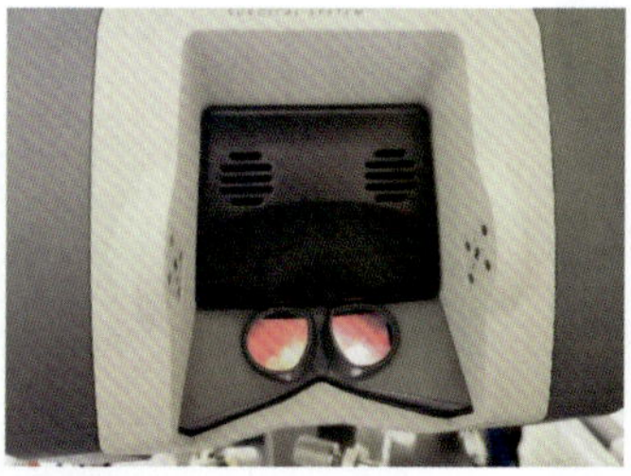

图 12-2-2　立体观察器

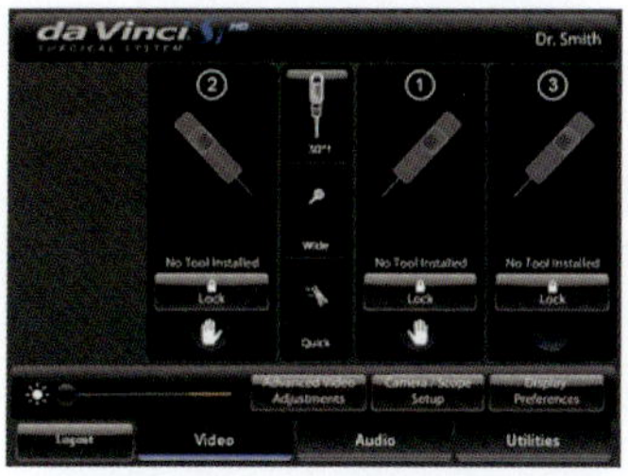

图 12-2-3　触摸板

四、左侧机盒和右侧机盒

左侧和右侧机盒（图 12-2-4）分别位于医生控制台扶手两侧。左侧机盒提供人体工学控制器，而右侧机盒则是电源按钮和紧急停机按钮安装位置。

五、脚踏开关面板

脚踏开关面板（图 12-2-5）位于医生控制台操作员身体下方的地面上，它提供了各种外科工作的操作接口。

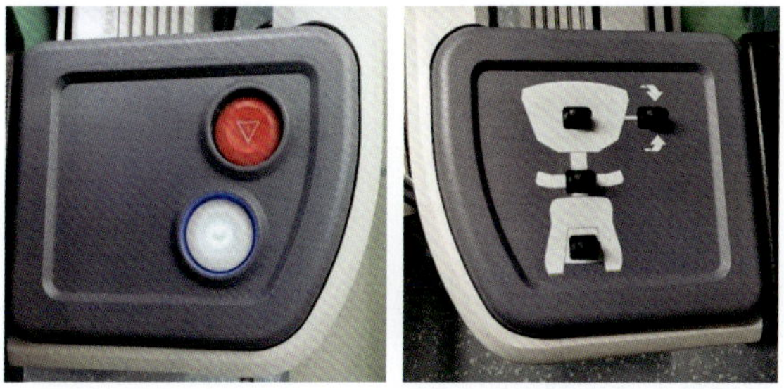

图 12-2-4　左侧和右侧机盒

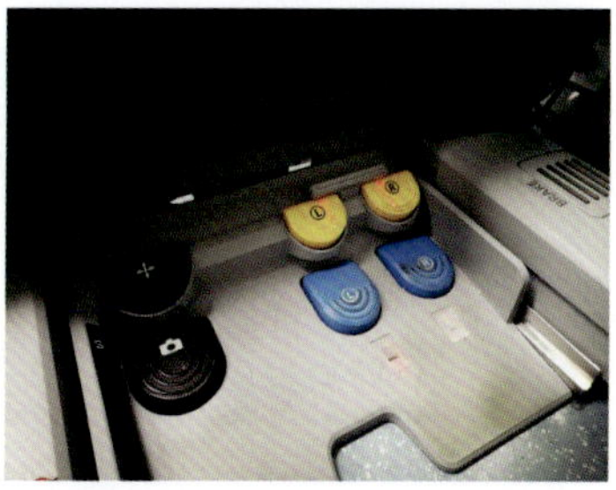

图 12-2-5　脚踏开关面板

第三节 患者手术平台

一、插管关节（setup joint）

插管关节（图 12-3-1）用于安放患者手术平台臂，以在外科手术野内建立遥控中心（remote center）。插管关节设计中，为了便于布置切口，其运动自由度受限。

二、器械臂

在装好无菌防护罩后，器械臂可以给 EndoWrist 器械提供一个无菌操作接口。开始手术前，患者手术平台操作员首先把器械臂放在空挡位置（图 12-3-2）。医生控制台操作员使用主控制器移动器械臂。通过合理的窥镜插入轴设计，使位置冲突可能性降到最小，还可使患者手术平台操作员能调整器械臂位置。另外，da Vinci Si 器械臂具有宽运动范围，有助于简化切口设置，并使医生可以更好地触及患者解剖结构。

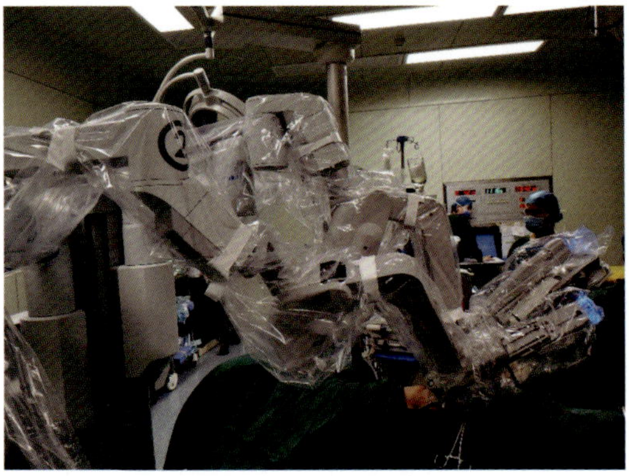

图 12-3-1 插管关节

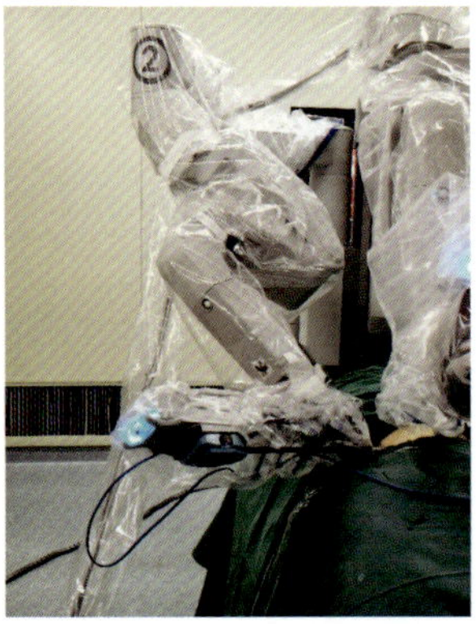

图 12-3-2 安装器械臂

器械臂遥控中心（remote center）由器械套管中心的厚黑色带指示。患者手术平台接驳到插入患者体内的套管时，器械臂遥控中心应位于患者体壁内。此位置既可降低外科手术期间切口处的创伤，也可以减小 EndoWrist 器械上施加的应力。医生控制台操作员不能移动器械臂遥控中心，但是，患者手术平台操作员可以通过按切口离合器按钮并重新定位器械臂，来改变遥控中心的位置。器械臂的顶端有几只 LED，用于指示各个臂的状态反馈（图 12-3-3）。

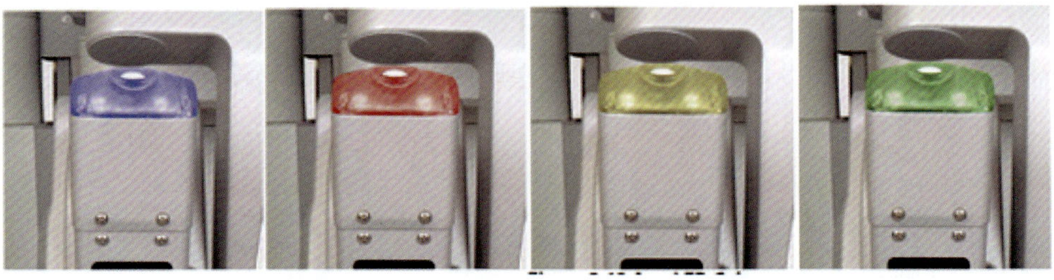

图 12-3-3 机械臂上各种颜色的 LED

三、摄像机臂

摄像机臂（图 12-3-4）为 3D 内窥镜提供了一个无菌接口。手术开始前，患者手术平台操作员首先将摄像机臂置于空挡位置。医生控制台操作员使用主控制器移动摄像机臂。摄像机臂遥控中心位于靠近摄像机套管头处。在摄像机臂顶端为一个 LED，提供臂状态反馈。

四、驱动电机

da Vinci Si 患者手术平台有一个电动驱动机。其设计目的是使人们能更快和更容易地进行接驳和重新配置手术室。驱动电机接口包括一个转向柱（图 12-3-5）、节流阀、节流阀启用开关和挡位开关。

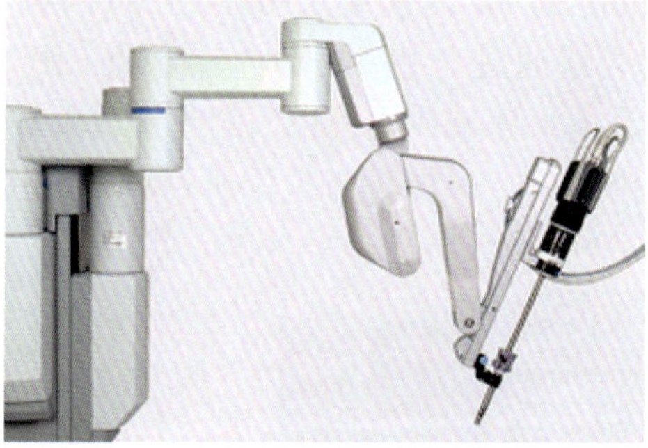

图 12-3-4　安装内窥镜的摄像机臂

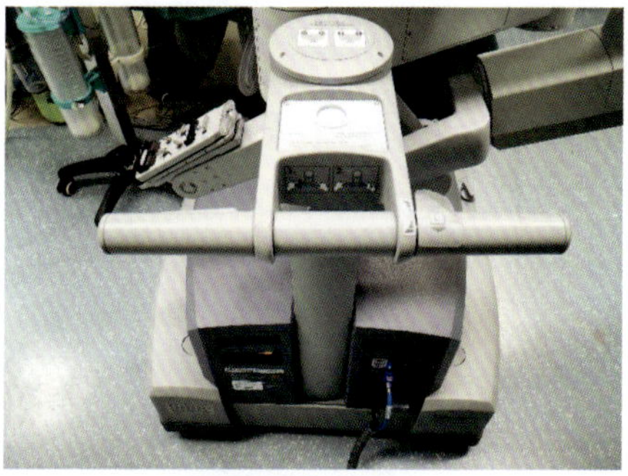

图 12-3-5　驱动电机转向柱

第四节　影像处理平台

da Vinci Si 系统标准配置供货带有一个高清晰度（HD）的影像处理系统。本节将对以下影像处理平台组件细节加以说明：核心部件、光源、内窥镜、高清立体摄像头、高清摄像机控制单元、触摸屏、气瓶架。

影像处理平台带有 3 层安放辅助设备的架子。在全部架子总负荷不超过 27.2kg（60 磅）的情况下，单个架子最多可以支撑 18.2kg（40 磅）的重量。

一、核心部件

da Vinci Si 核心部件为系统的中心连接点，所有系统、辅助设备和 AV 连接都经由这里连接。

二、光源

光源实现外科手术野的照明（图 12-4-1）。来自光源的光线通过光导、光纤线缆传输到内窥镜，并通过内窥镜被投射到手术位置。光源带有几个前面板控制器，可以增大或降低光输出和打开或关闭灯。

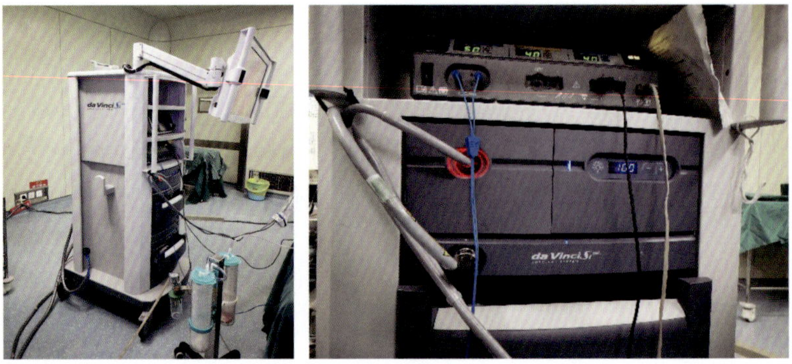

图 12-4-1 光源和高清摄像机控制单元的整体外观（左）和面板（右）

三、内镜

da Vinci Si 高清影像处理系统使用一个 12mm 的 3D 内镜或 8.5mm 的 3D 内镜，内镜可以带 0 度镜，也可以带 30 度镜。来自光源的光线通过光纤发送给内镜下轴（图 12-4-2，图 12-4-3）并被投射到手术位置。光纤散发的热量有助于减少内镜镜头的起雾现象。内镜采集到的手术位置视频影像通过左和右通道送回摄像头。摄像头与摄像机控制单元（CCU）和光源相连。

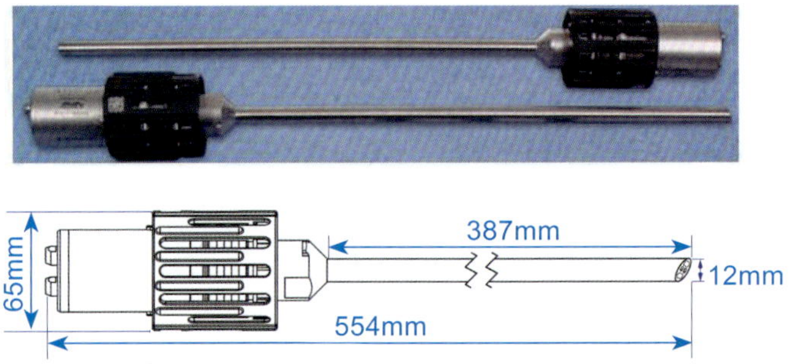

图 12-4-2 12mm da Vinci Si 高清内镜及原理图

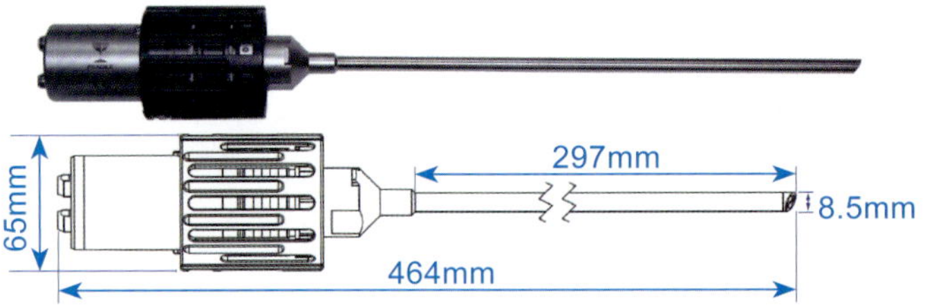

图 12-4-3 8.5mm da Vinci Si 高清内镜（30° ）及原理图

四、高清立体摄像头

高清立体摄像头（图 12-4-4）设计为具有 60° 视场（FOV），与 Intuitive Surgical 立体内镜组合使用时，影像处理系统可以将开放式外科手术（无放大镜）中所看到画面放大 6 ～ 10 倍。

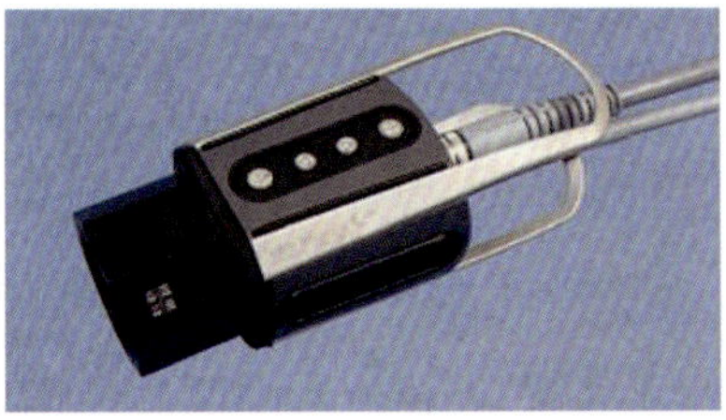

图 12-4-4 高清立体摄像头

五、高清摄像机控制单元（CCU）

CCU 用一根线缆连接摄像机（图 12-4-1）。CCU 控制来自摄像机影像的采集和处理工作。

六、触摸屏

影像处理平台包括一个触摸屏（图 12-4-5），用于控制系统设置和查看外科影像。

七、气瓶架

影像处理平台一侧设有两个气瓶架，可在使用气腹机（图 12-4-6）时使用。为了能装下各种尺寸的气瓶，气瓶架上部有可调的束带，而且用螺丝刀松开一端的螺钉后，下托架也可以内外滑动。气瓶架可支撑两个气瓶，每个气瓶最大重量为 18.2kg（40 磅）。

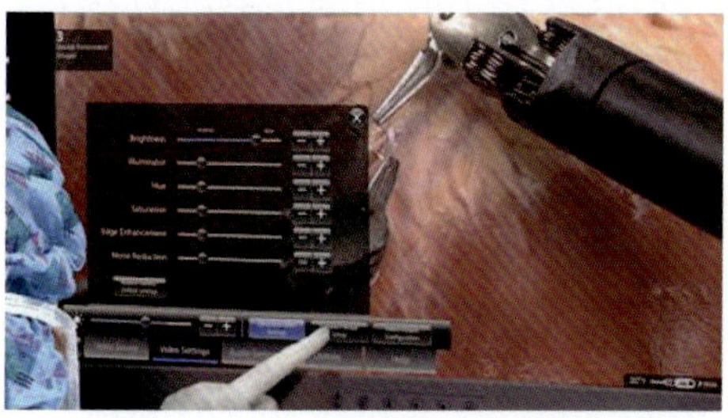

图 12-4-5　助手操作触摸屏

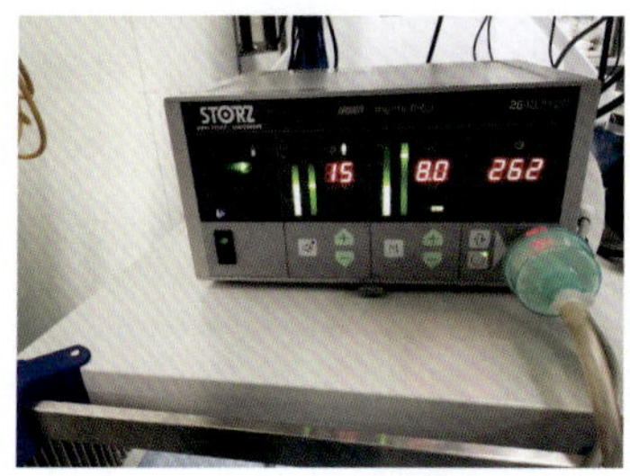

图 12-4-6　气腹机

（王共先　周晓晨）

第十三章　机器人辅助腹腔镜根治性前列腺疾病手术

第一节　机器人辅助腹腔镜根治性前列腺切除术

【概述】

机器人辅助根治性前列腺切除术（robotic assisted radical prostatectomy，RARP）因其操作器械的灵巧性和三维立体手术视野，在早期肿瘤控制效果、术后尿控和勃起功能的恢复方面与开放手术相当或更优。这一术式在国内外许多中心相继开展并普及，逐渐成为根治性前列腺切除术的标准术式。对于未侵犯前列腺包膜的局限性前列腺癌，在确保肿瘤控制效果的前提下，保留了前列腺后外侧的神经血管束，最大程度地保护尿控和勃起功能。在术后尿控的早期恢复方面，各地学者正在不断努力，进行耻骨尿道韧带的重建和膀胱颈尿道吻合缝线的改良等。

目前较为普及和公认的保留神经 RARP 术按手术初始入路的不同分为两类：一类是以由 Menon 提出的“阿芙罗狄蒂面纱”（Veil of Aphrodite）技术和经耻骨后间隙入路（vattikuti institute prostatectomy，VIP）为代表的前入路；另一类是以由 Menon 提出的先经直肠膀胱陷凹分离精囊（montsouris technique）的部分后入路和 Bocciardi 提出的保留耻骨后间隙（retzius sparing）入路为代表的完全后入路手术方式。保留耻骨后间隙的 RARP 术实现了 360° 筋膜内切除，可完整保留两侧神经血管束、前列腺丛、耻骨前列腺韧带和盆筋膜等对尿控和性功能具有重要意义的组织结构，具有手术范围相对较小、步骤较少、术后尿控的恢复快、性功能保护较好等优点。

我国高新教授在 2013 年首次报道了针对低危局限性前列腺癌患者（T_1 ～ $T_{2a}N_0M_0$ 期）的单孔经膀胱腹腔镜根治性前列腺切除术，随后报道了该团队 2010—2015 年实施的 39 例手术，平均总前列腺特异性抗原 4.2 ～ 9.8μg/L，中位数为 7.9（2.9）μg/L；术中无手术相关并发症；手术时间（105 ± 26）min，术中出血量（100 ± 56）ml，术后病理分期 pT_{2a} 期 30 例，pT_{2b} 期 9 例，Gleason 评分均≤ 6 分，手术切缘均阴性；术后 1、3、6 个月时控尿率分别为 84.6%、97.4%、100%；术后 3、6、12 个月时勃起功能恢复率分别为 48.7%、64.1%、76.9%；随访平均 39 个月，其间仅 1 例出现尿道狭窄，无生化复发生存率 94.9%。经膀胱入路的手术操作局限于前列腺周围的骨盆空间，对周围其他组织的损伤较少，其治疗低危局限性前列腺癌患者，在术后控尿、勃起功能和肿瘤控制效果等方面是比较理想的。针对前列腺体积超过 100ml 的良性前列腺增生的患者，EAU 及 AUA 指南中已将经膀胱机器人单纯前列腺切除术列为其可选术式之一，而且采用非单孔手术机器人系统（如 da Vinci Si 和 Xi 系统）的手术方法和步骤已规范化。因此，采用非单孔手术机器人系统、经膀胱入路，对前列腺进行解剖具有可行性。

在此基础之上，国内王共先教授团从 2018 年 4 月起，针对局限性低风险前列腺癌患者开展了经膀胱 RARP 术，初步结果提示，经膀胱入路的机器人辅助腹腔镜根治性前列腺切除术患者术后的即刻尿控率比较理想，切缘阳性率与其他入路无显著差异，对肿瘤控制效果和性功能的评价有待于进一步随访。

【适应证】

（1）适用于临床分期 T_1 ～ T_{2c} 期的患者。目前认为，根治术在 T_{3a} 期前列腺癌治疗中占据着重要地位，部分患者术后证实为 pT_2 期而获得治愈机会；对于术后证实为 pT_{3a} 期的患者可根据情况行辅助内分泌治疗或辅助放疗，亦可取得良好的治疗效果；T_{3b} ～ T_4 期的患者经严格筛选后（如肿瘤未侵犯尿道括约肌或未与盆壁固定，肿瘤体积相对较小）可行根治术并辅以综合治疗；对 N_1 期：目前有学者主张对淋巴结阳性患者行根治术，术后给予辅助治疗，可使患者生存受益。

（2）预期寿命≥ 10 年。

（3）身体状况良好，没有严重心、肺疾病。

（4）对于 PSA ＞ 20 或 Gleason ≥ 8 的局限性前列腺癌患者符合上述分期和预期寿命条件的，根治术后可给予其他辅助治疗。

【禁忌证】

（1）患有显著增加手术危险性的疾病，如严重的心血管疾病、肺功能不良等。

（2）患有严重出血倾向或血液凝固性疾病。

（3）已有淋巴结转移（术前通过影像学检查或淋巴活检诊断）或骨转移。

（4）预期寿命不足 10 年。

【术前准备】

术前根据 PSA、直肠指诊和影像学检查评估前列腺癌风险并进行临床分期；其他术前常规准备包括完善心、肺功能评估，以及备血、手术区备皮与皮肤清洁（脐部清洁）；术前肠道准备和预防性使用抗生素可不纳入常规术前准备范畴，主要依术者和所在单位习惯而定。

【麻醉和体位】

气管内插管全身麻醉。患者仰卧头低足高位（15° ～ 20° ），具体见图 13-1-1。

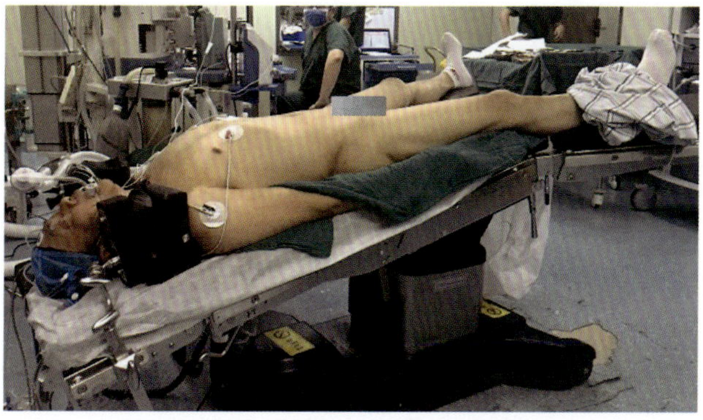

图 13-1-1　保留耻骨后间隙的机器人辅助腹腔镜前列腺切除术手术体位：头低足高位

【手术器械】

30° 镜、马里兰双极（Maryland bipolar）、单极电剪（monopolar scissors）、窗式抓钳（prograsp）、3 个 8mm 机械臂金属套管、2 个 12mm 普通套管（或 1 个 12mm 普通套管及 1 个 12mm 加长套管）。

【套管摆位】

套管摆位见图 13-1-2，其中，镜头套管戳孔（C）位于脐上 1 ～ 2cm 处，1 号（R1）、2 号（R2）机械臂套管戳孔位于镜头套管戳孔两侧（腹直肌外侧缘）、距镜头套管戳孔（C）8cm 处，3 号机械臂套管戳孔（R3）位于 2 号机械臂套管戳孔（R2）外侧、距 2 号机械臂套管戳孔（R2）约 8cm 处，12mm 助手套管戳孔（A1）位于 1 号机械臂套管戳孔（R1）外侧、距 1 号机械臂套管戳孔（R1）约 8cm 处。后入路和经膀胱入路者可增加一 5mm 助手孔，该套管戳孔（R2）位于 1 号机械臂套管戳孔（R1）与 12mm 助手套管戳孔（A1）之间。后入路者可将 R2 与 R3 器械进行对调。

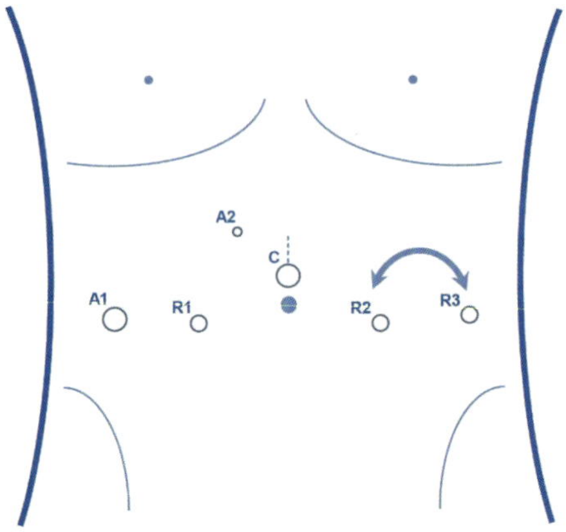

图 13-1-2 机器人辅助腹腔镜根治性前列腺切除术套管摆位

【机器人车的定泊与手术室的布局】

机器人车定泊于患者尾侧与患者体轴垂直。手术室布局如图 13-1-3 所示。

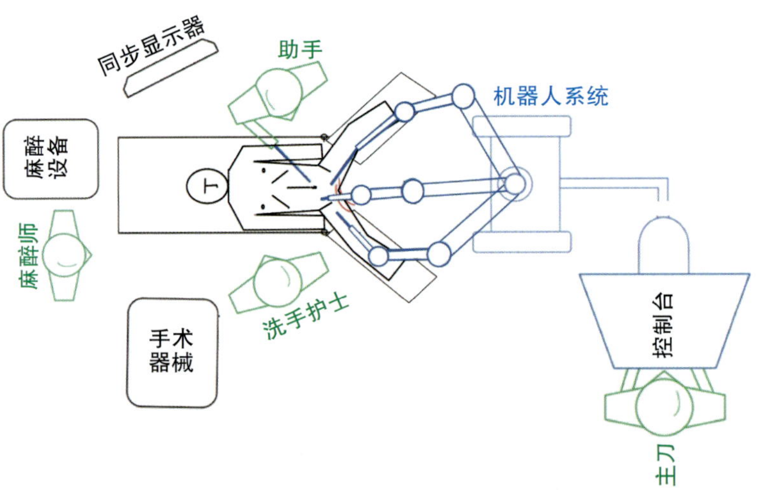

图 13-1-3 保留耻骨后间隙机器人辅助腹腔镜根治性前列腺癌切除术机器人车的定泊与手术室布局示意图

【手术步骤】

1. 机器人辅助腹腔镜根治性前列腺切除术（前入路 / 耻骨后入路）

（1）消毒、铺单，留置导尿，在患者脐上 2cm、前正中线上做一 2cm 切口，Hasson 开放手法构建气腹，置入 12mm 镜头套管。气腹压调整为 12 ～ 15mmHg。镜头视野下检查腹腔情况，再次确定 1 号、2 号、3 号机械臂套管戳孔和助手孔套管戳孔位置。沿皮纹方向，直视下分别作 1 号、2 号、3 号机械臂套管戳孔和助手孔套管戳孔切口，置入相应套管（图 13-1-3）。

（2）完成机械臂与各套管的对接。置入镜头（30° 朝上），观察腹腔情况，再次确定其他 4 个套管的位置。直视下分别置入 1 号、2 号及 3 号机械臂器械。完成各器械的接线。

（3）分离耻骨后间隙（图 13-1-4）。

（4）分离前列腺前表面：充分扩展耻骨后间隙，清除覆盖在前列腺前表面、膀胱颈前壁及盆筋膜表面的脂肪、结缔组织，显露解剖标志（图 13-1-5）。

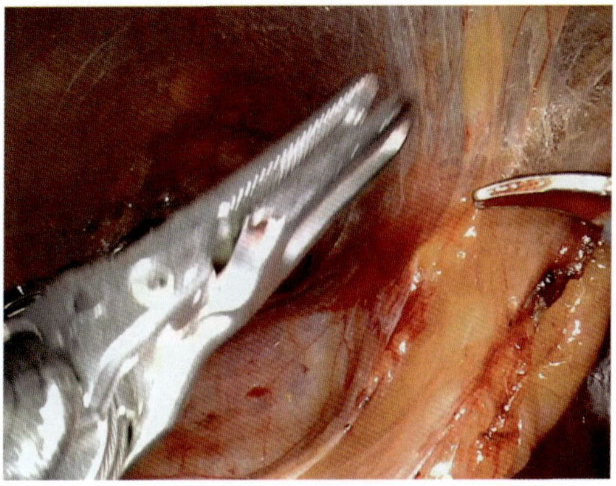

图 13-1-4 分离耻骨后间隙

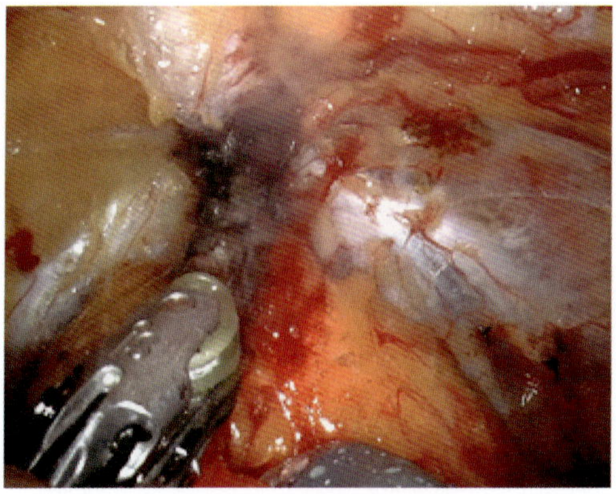

图 13-1-5 分离前列腺前表面

（5）将前列腺压向左侧，使右侧盆筋膜保持一定张力，辨认盆筋膜反折，打开盆侧筋膜面显露肛提肌，向中线分离，直至显露前列腺尖部，充分游离前列腺尖部和肛提肌肌束之间的纤维组织。同样处理对侧盆侧筋膜，然后再向膀胱颈部分离（图 13-1-6）。

（6）背深静脉丛位于耻骨前列腺韧带与前列腺包膜之间的深面。充分显露前列腺尖部、尿道括约肌和背深静脉复合体。“8”字缝合背深静脉复合体（图 13-1-7）。

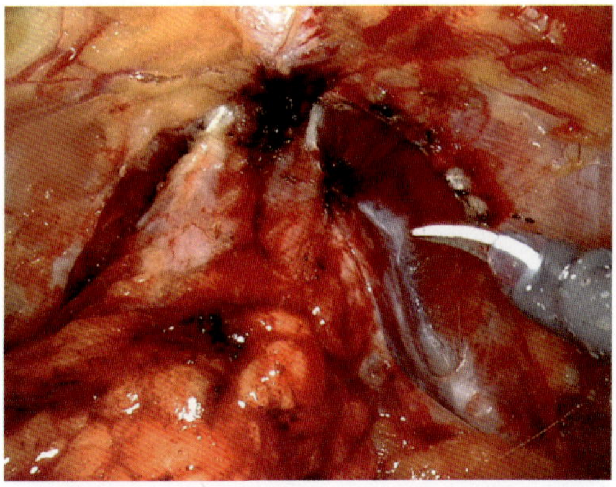

图 13-1-6 切开盆侧筋膜，分离至前列腺尖部及肛提肌

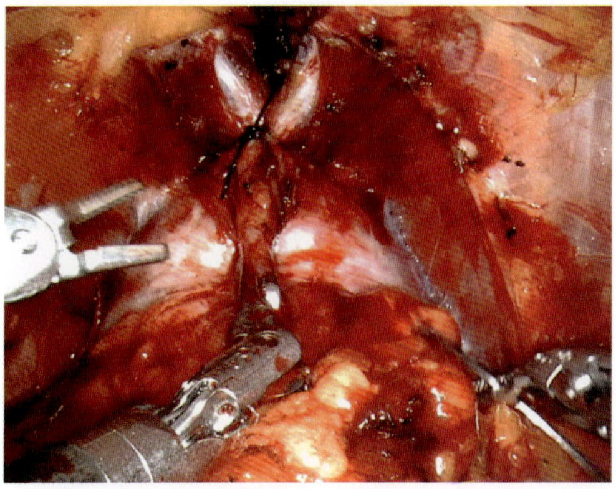

图 13-1-7 处理 DVC

（7）通过抓钳的碰触或者助手牵拉气囊导尿管有助于辨认膀胱颈和前列腺的分界。用单极电剪刀分离、切断前列腺膀胱连接部。分离膀胱颈时手术者要注意避免进入前列腺内或者穿破膀胱三角区。

（8）将输精管和精囊向前上方牵拉，以便更好地显露前列腺外侧血管蒂。用单极电剪刀紧贴前列腺包膜切断直至前列腺尖部，尽量少用电切或电凝，以免损伤神经血管束（图 13-1-8）。

（9）垂直向下切开膀胱颈后壁后显露输精管和精囊，抓钳抓起部分输精管，游离、离断输精管，然后提起输精管断端，分离精囊（图 13-1-9）。

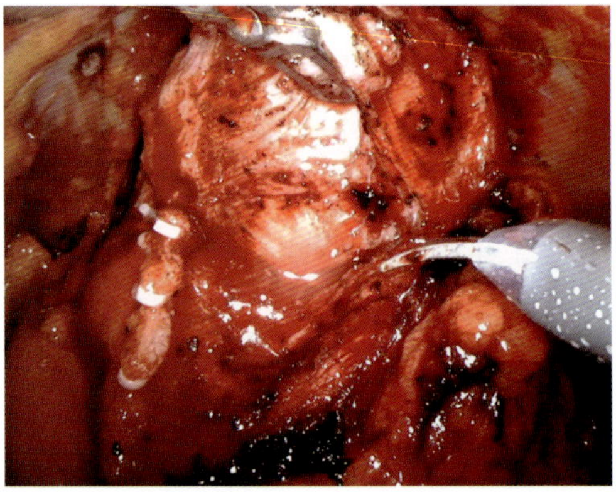

图 13-1-8　处理前列腺外侧血管蒂

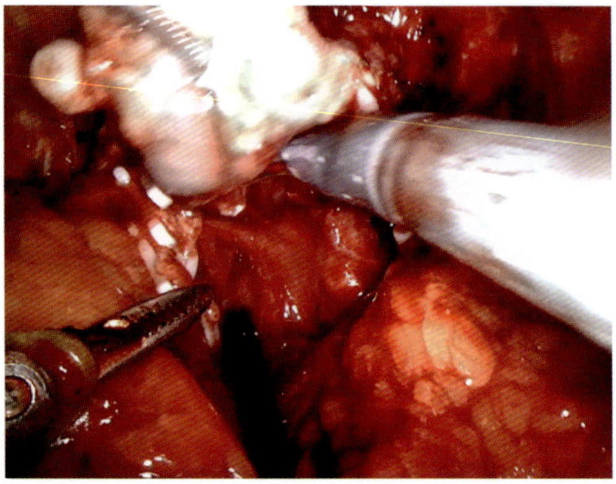

图 13-1-9　分离输精管、精囊

（10）采用筋膜间技术，锐性切开狄氏筋膜，显露直肠周围脂肪组织（图 13-1-10）。

（11）采用 Hem-o-lok 夹闭后切断前列腺蒂并分离 NVB，锐性分离 NVB 与前列腺之间残存的侧后方组织（图 13-1-11）。

（12）分离前列腺尖部，离断尿道，移除标本（图 13-1-12）。

（13）尿道 - 膀胱颈吻合：仔细观察膀胱三角区，避免损伤输尿管口，用 5/8 弧 UR-6 圆针吻合尿道与膀胱颈。一般自 3 点钟位置逆时针连续缝合吻合口后壁，缝合半周后自尿道外口插入一 18Fr 双腔气囊导尿管至膀胱内，继续缝合吻合口另一半，完成吻合（图 13-1-13）。

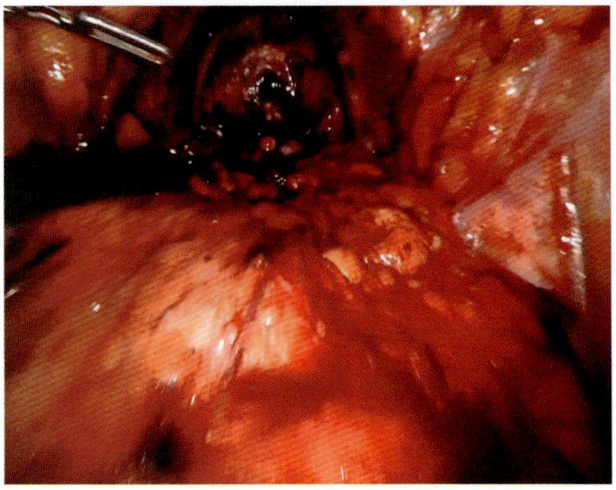

图 13-1-10　分离前列腺后表面

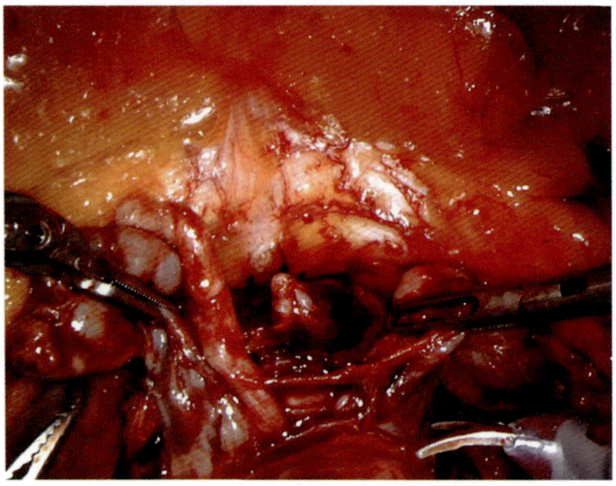

图 13-1-11　分离 NVB

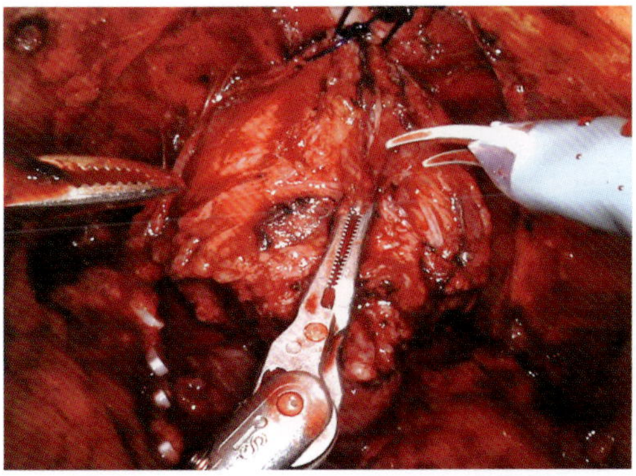

图 13-1-12　在前列腺尖部离断尿道

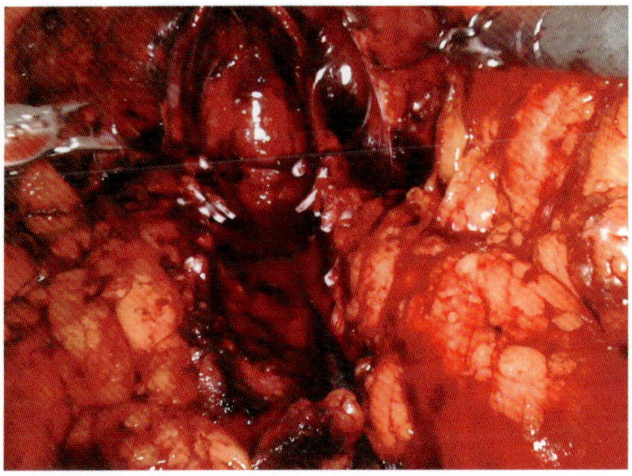

图 13-1-13　尿道 - 膀胱颈吻合

（14）检查手术创面及止血，放置盆腔引流管。

（15）缝合各套管戳孔和切口。

2. 机器人辅助腹腔镜根治性前列腺切除术（后入路 / 保留耻骨后间隙）

（1）手术体位、制备气腹和机器人车定泊类同于此术式的前入路 / 耻骨后入路。

（2）分离输精管和精囊（图 13-1-14 ～图 13-1-16）。

（3）分离前列腺后表面及两侧血管蒂（图 13-1-17，图 13-1-18）。

（4）分离和离断膀胱颈（图 13-1-19）。

（5）分离前列腺尖部，离断尿道，移除标本（图 13-1-20）。

（6）吻合尿道 - 膀胱颈，更换三腔导尿管，吻合口测漏（图 13-1-21）。

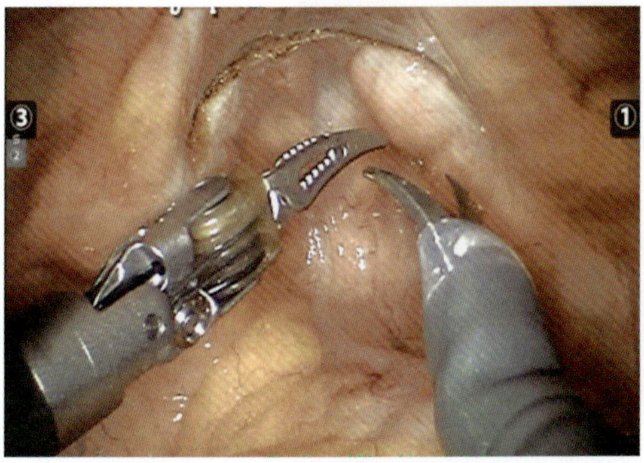

图 13-1-14　分离直肠膀胱陷凹

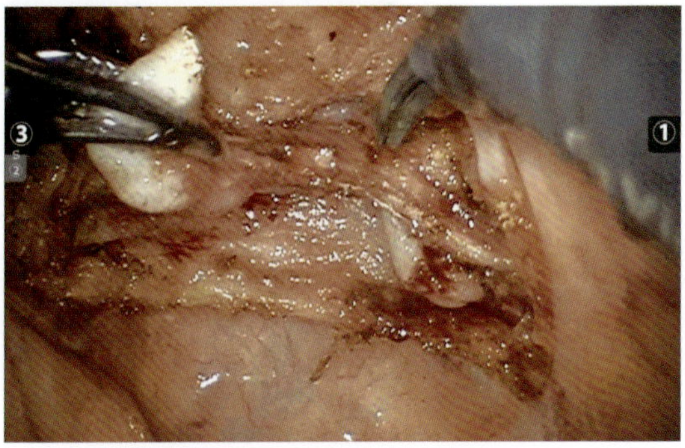

图 13-1-15　分离输精管

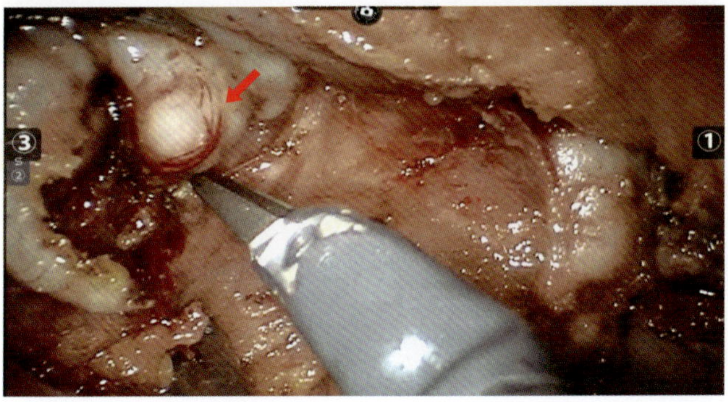

图 13-1-16　分离精囊

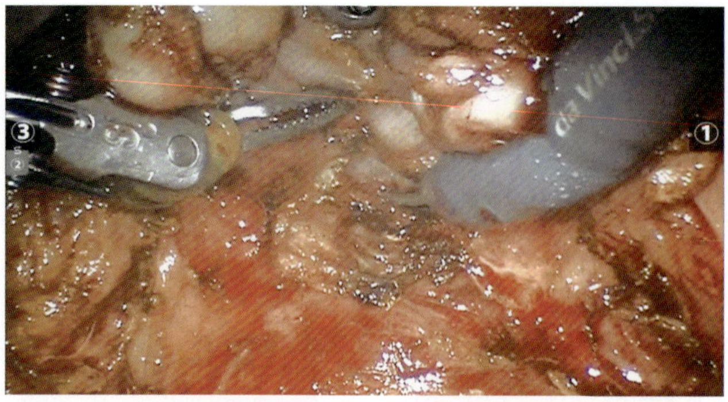

图 13-1-17　分离前列腺后表面

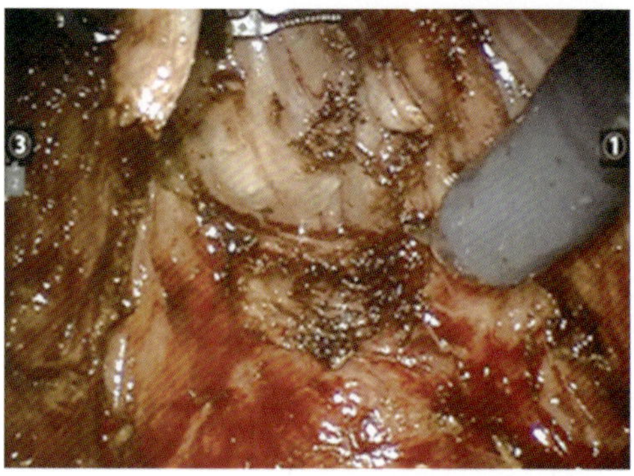

图 13-1-18　分离前列腺血管蒂

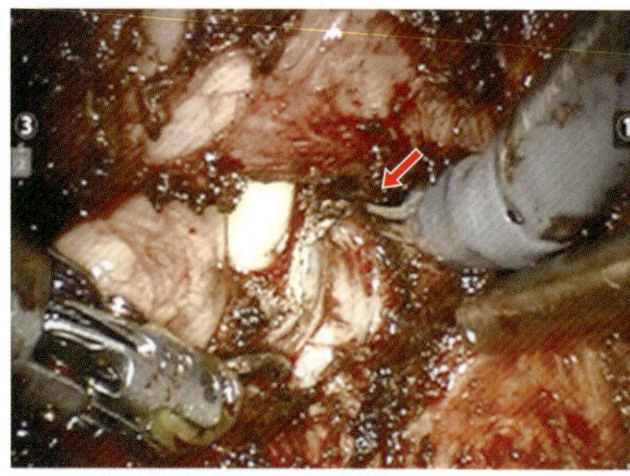

图 13-1-19　离断膀胱颈

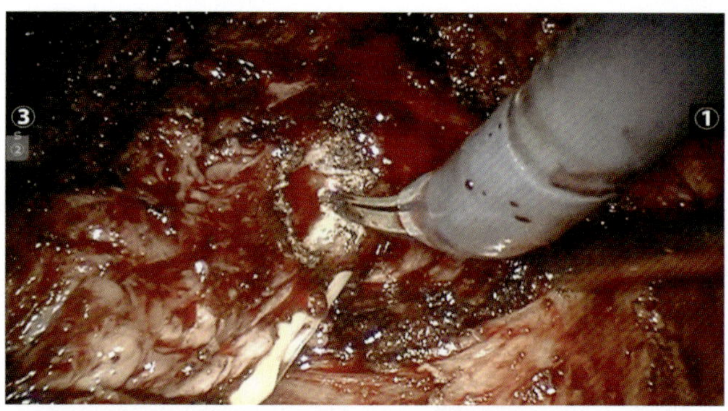

图 13-1-20　离断尿道

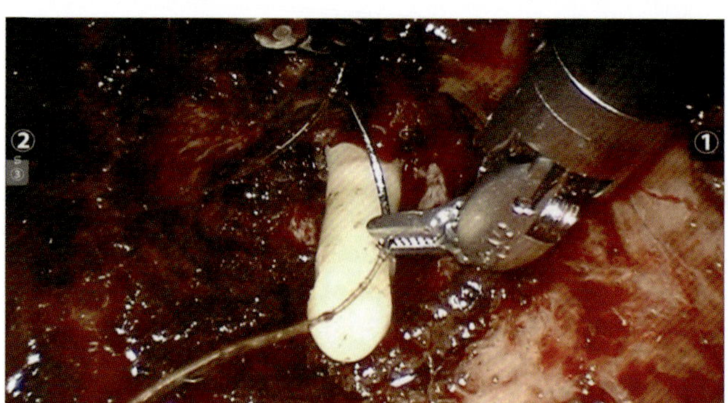

图 13-1-21　尿道 - 膀胱颈吻合

（7）标本装袋，检查术野和止血，取出标本。

（8）缝合各套管戳孔及切口。

3. 机器人辅助腹腔镜根治性前列腺切除术（经膀胱入路）

（1）手术体位、气腹制备和机器人车定泊类同于此术式的前入路 / 耻骨后入路。

（2）纵向切开膀胱顶壁，利用腹壁悬吊缝线将膀胱切口向两侧牵开（图 13-1-22）。

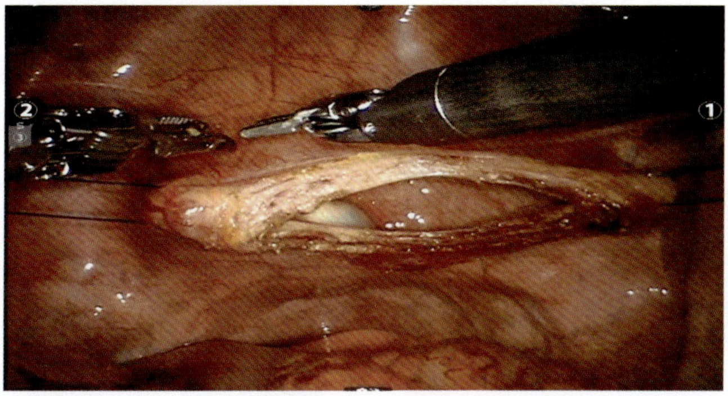

图 13-1-22　纵向切开膀胱，缝线牵拉

（3）标记尿道内口的膀胱黏膜，找到双侧输尿管口（图 13-1-23）。

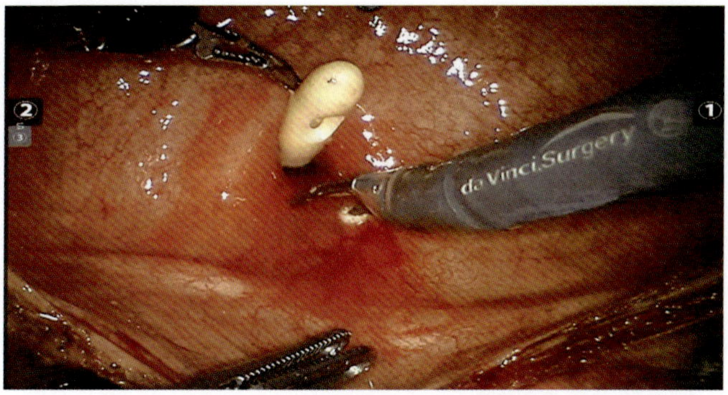

图 13-1-23　标记膀胱颈的尿道内口处

（4）沿标记环线下半圈依次切开、暴露、分离两侧输精管和精囊（图 13-1-24，图 13-1-25）。

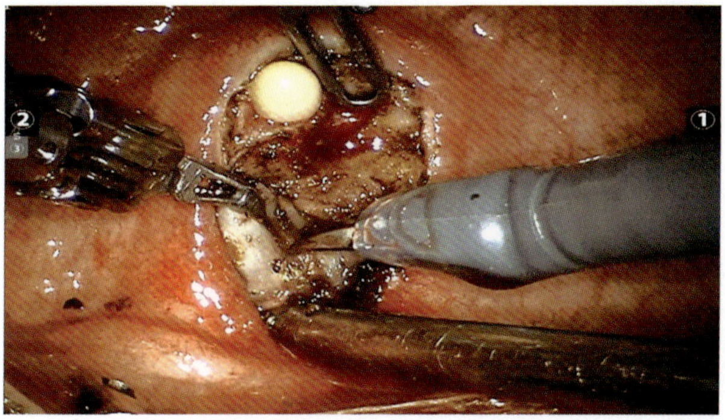

图 13-1-24　沿标记环下半圈依次切开、暴露输精管和精囊

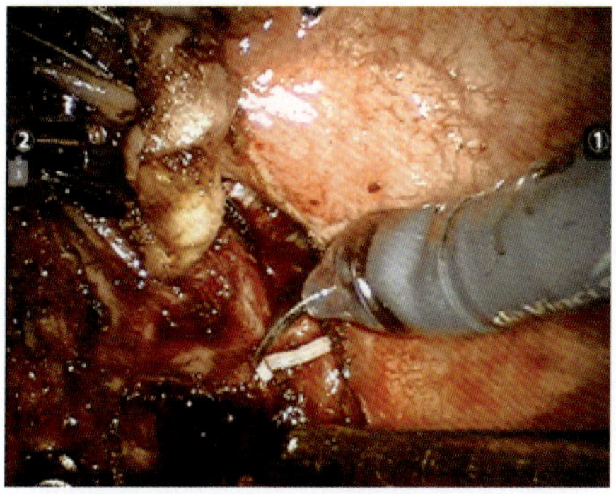

图 13-1-25　分离两侧输精管和精囊

（5）向前列腺尖部分离前列腺后表面（图 13-1-26）。

（6）分离两侧神经血管束、前列腺血管蒂（图 13-1-27）。

（7）分离前列腺前表面（图 13-1-28）。

（8）分离、离断尿道（图 13-1-28）。

（9）吻合尿道 - 膀胱颈（图 13-1-29）。

（10）分两层关闭膀胱（图 13-1-30）。

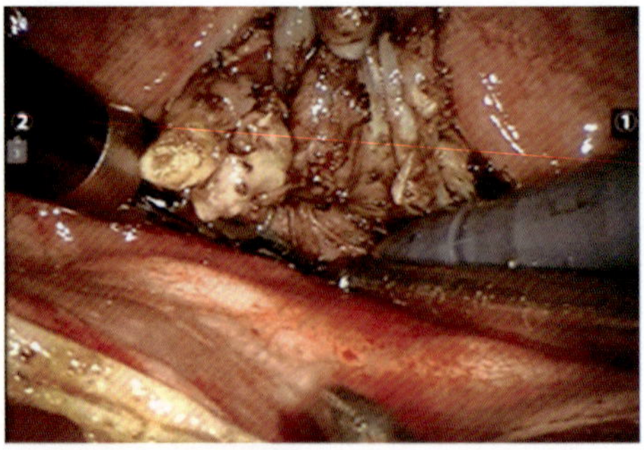

图 13-1-26　分离前列腺后表面

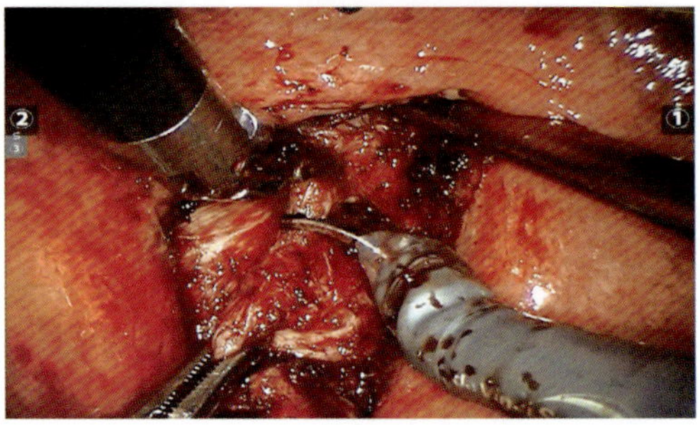

图 13-1-27　分离前列腺外侧 NVB

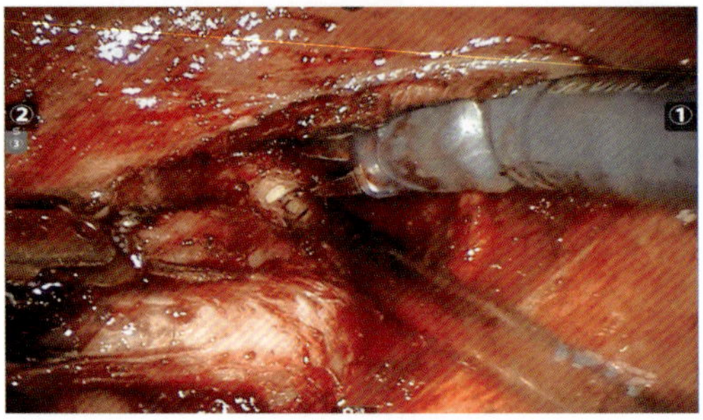

图 13-1-28　分离前列腺前表面，离断尿道

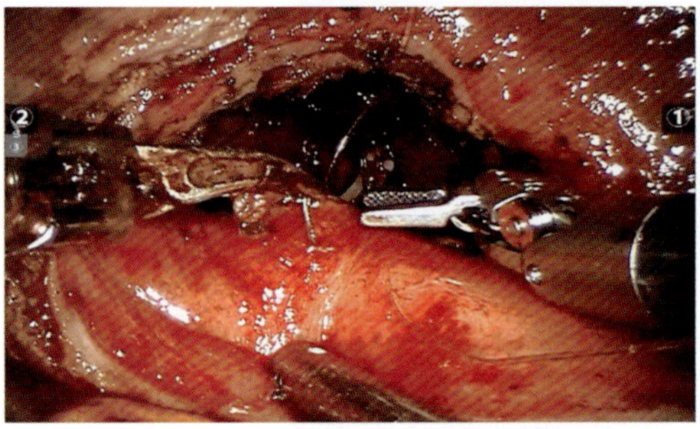

图 13-1-29　吻合尿道 - 膀胱颈

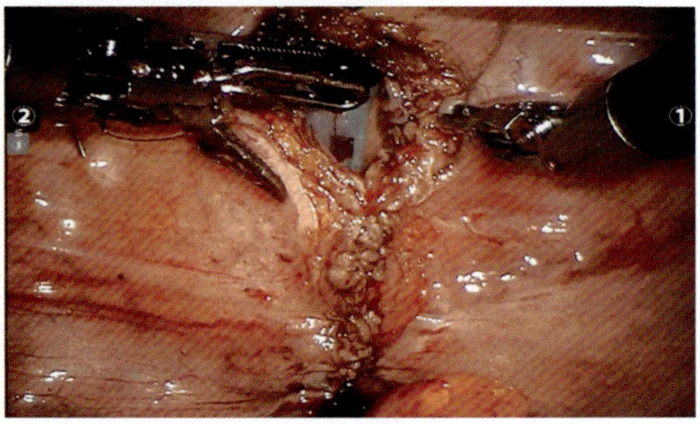

图 13-1-30　分两层连续缝合膀胱

【手术要领】

分离前列腺的关键在于找到准确的分离平面，应该最早分离前列腺底部的输精管与精囊，在前列腺后表面与狄氏筋膜间尽量向前列腺尖部分离，在避免直肠损伤的同时，还可以沿此平面向两侧分离神经血管束及前列腺血管蒂，最后在前列腺的前表面汇合。

【术后处理】

（1）监测血压、脉搏、呼吸，仔细观察患者的一般情况。

（2）观察导尿管尿液引流情况，前入路者 2 ～ 3 周拔除导尿管，后入路和经膀胱入路者术后 1 周拔除导尿管。

（3）鼓励患者早期下床活动，预防深静脉血栓；鼓励咳嗽、咳痰，预防肺部感染；根据肠道恢复情况逐步恢复饮食。

【并发症并防治】

参考第七章第二节“经腹腹腔镜根治性前列腺切除术”。

视频 39　机器人辅助腹腔镜下根治性前列腺切除术（前入路）

视频 40　机器人辅助腹腔镜下根治性前列腺切除术（后入路）

视频 41　机器人辅助腹腔镜下根治性前列腺切除术（经膀胱入路）

第二节　机器人辅助腹腔镜前列腺癌盆腔淋巴结清扫术

【概述】

目前的观点认为，对某些浸润性膀胱尿路上皮癌需行标准或扩大的盆腔淋巴结清扫术；对前列腺癌一般只需行局限或改良盆腔淋巴结清扫术。

【适应证】

高危前列腺癌患者。清扫范围：①标准淋巴结清扫术。髂总动脉分叉水平以下，真骨盆内的区域淋巴结，包括双侧髂外、闭孔和髂内淋巴结。②扩大淋巴结清扫术。在标准淋巴结清扫的基础上加上双侧髂总和骶前淋巴结清扫术。

【术前准备】

术前常规化验、B 超、X 线胸片，CT 检查等；术前行清洁灌肠、术前留置导尿，常规放置胃管。

【麻醉和体位】

气管内插管、全身麻醉。患者体位类似于经腹前列腺癌手术，采用两腿张开仰卧位，头低足高 30°（图 13-2-1）。

【手术器械】

30° 镜、带窗双极抓钳（fenestrated bipolar）、单极电剪（monopolar scissors）、2 个 8mm 机械臂金属套管、2 个 12mm 普通套管。

【套管摆位】

见图 13-2-2。

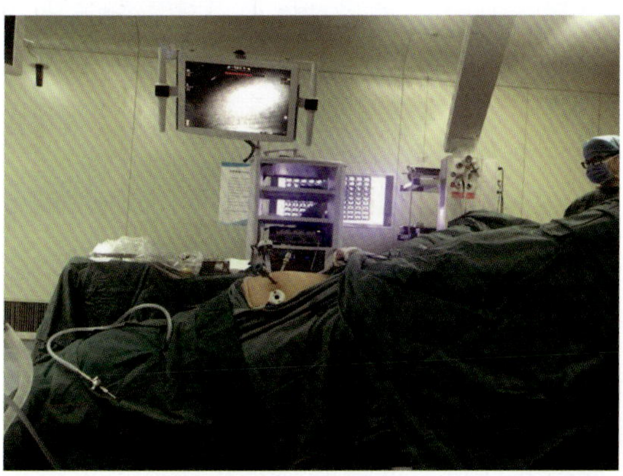

图 13-2-1　机器人辅助腹腔镜淋巴结清扫术体位

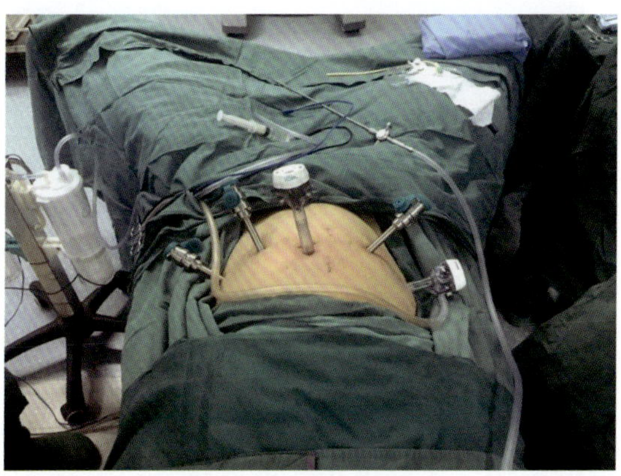

图 13-2-2　机器人辅助腹腔镜淋巴结清扫术套管摆位

【机器人车的定泊与手术室的布局】

同本章第一节“机器人辅助腹腔镜根治性前列腺切除术”。

【手术步骤】

（1）制备气腹类同本章第一节“机器人辅助腹腔镜根治性前列腺切除术”。

（2）检查腹腔内情况，辨认膀胱脐尿管侧韧带、结肠、髂血管、精索血管、输尿管及腹股沟深环等解剖标志（图 13-2-3）。

（3）切开范围远端至股环内口处，在髂外动脉的内下方可见到髂外静脉，在内侧向上剪开后腹膜时用单极剪刀切断腹膜下经过的输精管；游离右髂外动脉上方的输尿管，近端至右髂总动脉分叉处（图 13-2-4）。

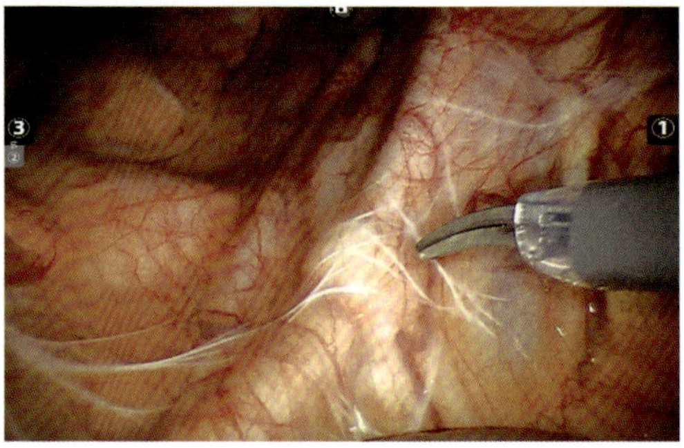

图 13-2-3 辨认盆腔内解剖标志

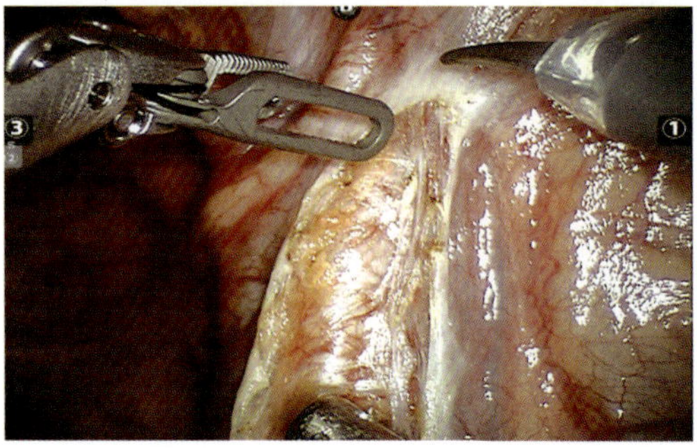

图 13-2-4 沿髂外动脉表面剪开后显露腹膜及血管鞘

（4）在髂外动脉外膜和淋巴组织间用单极剪刀仔细分离，清除髂外动脉前面及上外后方的淋巴组织，注意防止损伤与髂外动脉并行的生殖股神经（图 13-2-5）。

（5）在髂外动脉的内下方游离髂外静脉，将脂肪组织向骨盆深处游离直至骨盆内侧壁。沿骨盆内侧壁向内侧及中线方向锐性结合钝性分离髂外静脉内侧的淋巴结和脂肪组织，并向其后方及远端分离到耻骨支，可自然显露闭孔神经及闭孔动脉和静脉（图 13-2-6）。

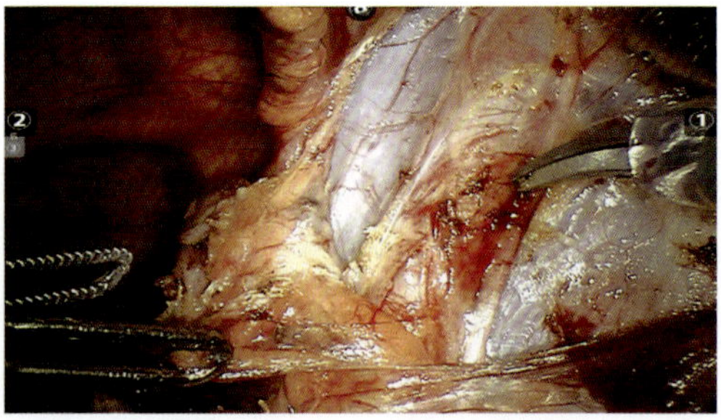

图 13-2-5 清除髂外动脉前面及上外后方的淋巴组织

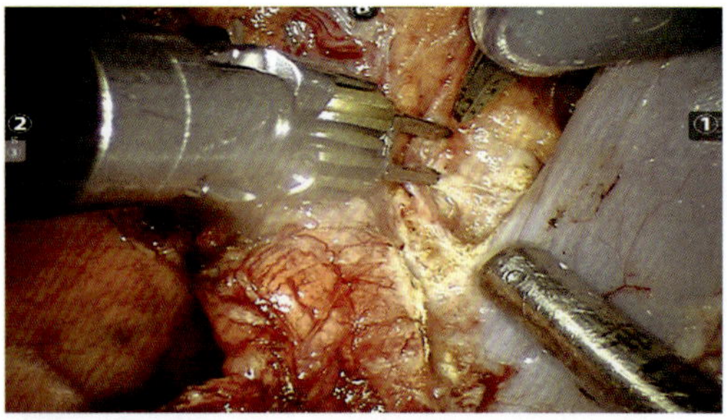

图 13-2-6 游离髂外静脉

（6）清扫髂内和闭孔淋巴结：提起淋巴和脂肪组织，由下向上游离淋巴和脂肪组织深面，直至髂总动脉分叉处，整块切除淋巴、脂肪组织（图 13-2-7）。

（7）继续沿右髂总动脉向上游离至主动脉分叉处，清除右髂总动脉周围及分叉下方的淋巴组织。在游离闭孔组淋巴结时要特别注意保护闭孔神经；游离膀胱外侧脂肪和淋巴组织时，应沿膀胱外侧的内侧脐韧带外缘游离，注意避免过于靠近膀胱，以免引起出血并造成淋巴和脂肪组织游离困难，甚至膀胱损伤。将切下的淋巴组织取出，检查术野有无活动性出血（图 13-2-8）。

（8）同法处理左侧淋巴组织。左侧因乙状结肠与盆壁常有粘连而阻挡视野，处理较右侧稍困难，切开腹膜前宜先锐性松解这些粘连。

（9）扩大淋巴结清扫。即在标准淋巴结清扫的基础上加上双侧髂总和骶前淋巴结清扫术（图 13-2-9，图 13-2-10）。

（10）放置引流管，关闭切口。

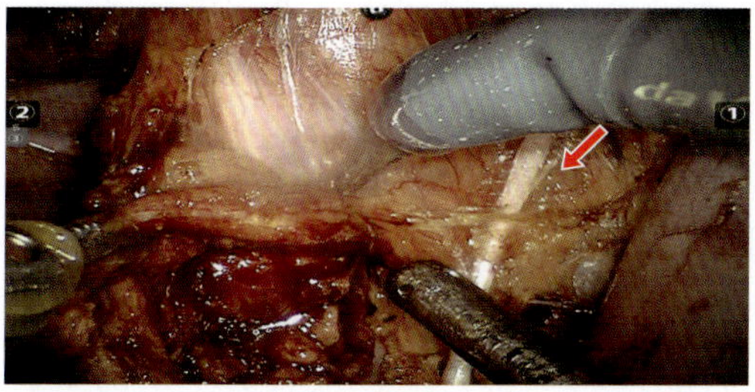

图 13-2-7　清扫髂内和闭孔淋巴结（箭头处为闭孔神经）

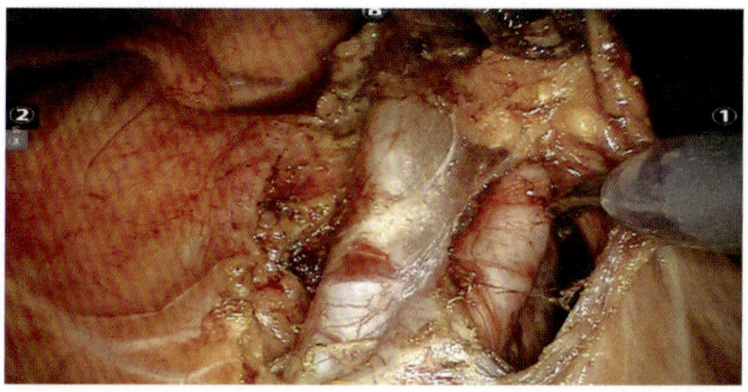

图 13-2-8　清除右髂总动脉周围及分叉下方的淋巴组织

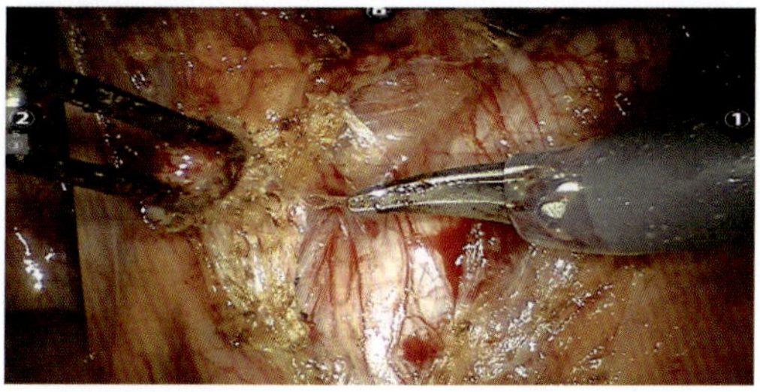

图 13-2-9　清扫双侧髂总淋巴结

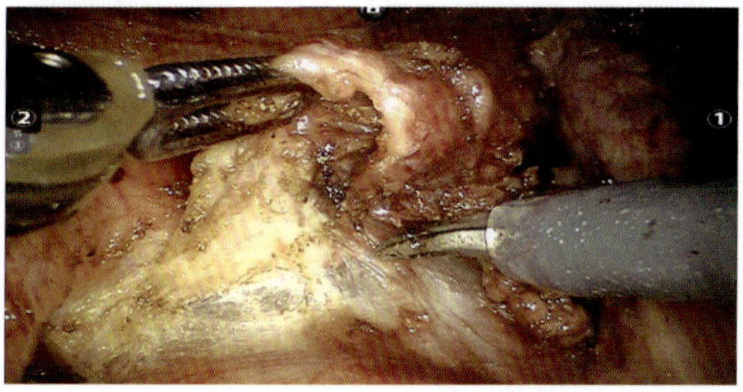

图 13-2-10　清扫骶前淋巴结

【术后处理】

（1）常规应用抗生素预防感染。

（2）保持导尿管通畅，保持引流管通畅，术后 24h 如引流量小于 30ml 可拔除引流管。

（3）鼓励患者早期下床活动，预防静脉血栓；鼓励咳嗽、咳痰，预防肺部感染。

【并发症与防治】

参考第七章第五节“腹腔镜前列腺癌盆腔淋巴结清扫术”。

视频 42　机器人辅助腹腔镜下前列腺癌盆腔淋巴结清扫术

（王共先　周晓晨）

第十四章　机器人辅助膀胱镜膀胱疾病手术

第一节　机器人辅助腹腔镜膀胱部分切除术

【概述】

目前，浸润性膀胱癌的膀胱全切除术和盆腔淋巴结清扫术是标准治疗方案。对身体条件不能耐受或不愿接受膀胱全切除术的患者，可以考虑行保留膀胱的手术。术前需对肿瘤性质、浸润深度等进行评估，并辅以放疗和化疗，术后需密切随访。与开放和普通腹腔镜手术相比，机器人膀胱部分切除术能达到相同的肿瘤控制效果，并且具有手术创伤小、手术视野更清晰等优点。

【适应证】

（1）适用于肿瘤数量单一且较为局限者。

（2）严重的尿道狭窄或肿瘤灶局限于膀胱憩室内，经尿道切除术不能完全根除病灶。

（3）部分不能耐受膀胱全切除术的患者，膀胱部分切除术可以作为减瘤术式。

【禁忌证】

（1）多发性膀胱肿瘤。

（2）肿瘤侵袭膀胱颈部和后尿道。

（3）不能耐受手术的患者。

【术前准备】

术前常规化验、B 超、X 线胸片、膀胱镜、CTU 检查等；术前行清洁灌肠、术前留置导尿。

【麻醉和体位】

气管内插管、全身麻醉。患者体位类似于经腹前列腺癌手术，采用两腿张开仰卧位，头高足低 30° （图 14-1-1）。

【手术器械】

30° 镜、带窗双极抓钳（fenestrated bipolar）、单极电剪（monopolar scissors）、机器人专用持针器（large needle driver）、2 个 8mm 机械臂金属套管、2 个 12mm 普通套管。

【套管摆位】

见图 14-1-2。

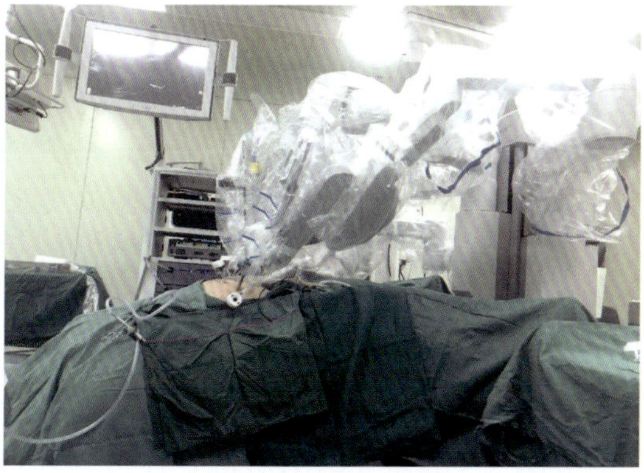

图 14-1-1　机器人膀胱部分切除术手术体位

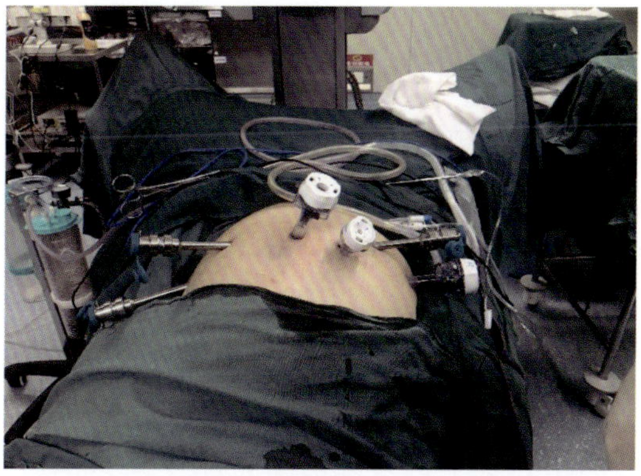

图 14-1-2　机器人膀胱部分切除术手术套管摆位

【手术步骤】

（1）机器人车定泊。

（2）根据肿瘤大致部位游离膀胱顶壁及侧壁（图 14-1-3）。

（3）切除肿瘤及部分膀胱壁（图 14-1-4）。

（4）冲洗膀胱，缝合膀胱壁（图 14-1-5）。

（5）放置盆腔引流管，关闭切口。

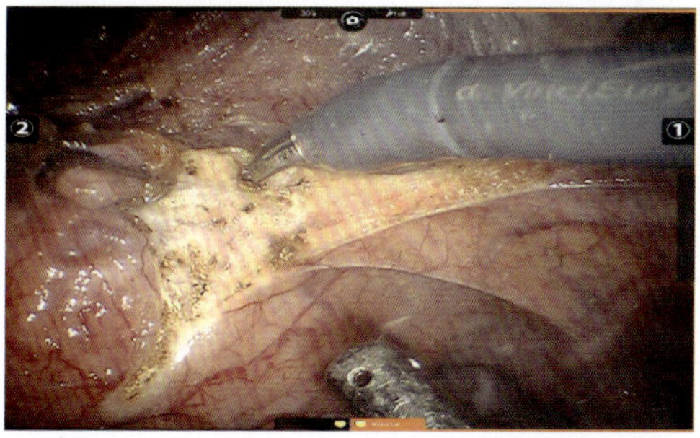

图 14-1-3　根据肿瘤大致部位游离膀胱顶壁及侧壁

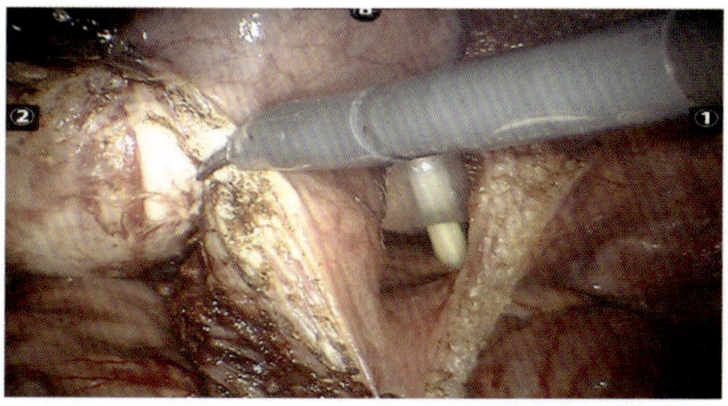

图 14-1-4　切除肿瘤及部分膀胱壁

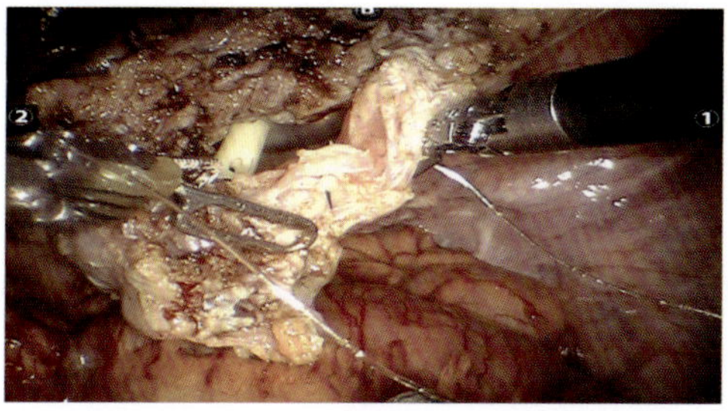

图 14-1-5　冲洗膀胱，缝合膀胱壁

【术后处理】

（1）常规应用抗生素预防感染。

（2）保持导尿管通畅，给予膀胱冲洗。

（3）保持盆腔引流管通畅，术后 24h 如引流量小于 30ml 可拔除引流管。

（4）术后 2 周拔除导尿管。

（5）鼓励早期下床活动预防静脉血栓，鼓励咳嗽、咳痰，预防肺部感染。

（王共先　周晓晨）

第二节　机器人辅助腹腔镜根治性膀胱切除术及尿流改道

【概述】

2003 年，Wolfram 等率先报道了机器人辅助根治性膀胱切除术及全腔内完成的原位回肠新膀胱术。经过 20 年的发展，机器人辅助根治性膀胱切除术（robot-assisted radical cystectomy，RARC）已成为一项安全而有效的成熟技术，在临床上得到了广泛认可与应用。与开放手术和普通腹腔镜手术相比，RARC 在获得相同肿瘤控制效果的前提下，具有创伤小、手术视野更清晰、操作更灵活等优点，在实施扩大盆腔淋巴结清扫和保留神经根治性膀胱切除术方面具有极大优势。

【适应证】

（1）适用于肌层浸润的局限性尿路上皮癌。

（2）复发性膀胱尿路上皮癌、原位癌。

（3）局限性膀胱非移行细胞癌。

【禁忌证】

（1）无法耐受手术者。

（2）腹腔 / 盆腔存在活动性感染而尚未得到控制者。

（3）存在尚未纠正的凝血功能障碍。

（4）膀胱肿瘤已侵犯周围器官或已有远处转移者。

【术前准备、手术器械】

同本章第一节“机器人辅助腹腔镜膀胱部分切除术”。

【麻醉和体位】

气管内插管、全身麻醉。患者体位同经腹腔入路机器人辅助腹腔镜根治性前列腺切除术，取仰卧、头低足高位（15° ～ 30° ）。机器人车定泊于患者尾侧者（如 da Vinci Si 平台），患者需双腿分开或截石位，为机器人车留有足够空间；机器人车定泊于患侧侧方者（如 da Vinci Xi 系统），患者可双腿并拢。具体见图 14-2-1。

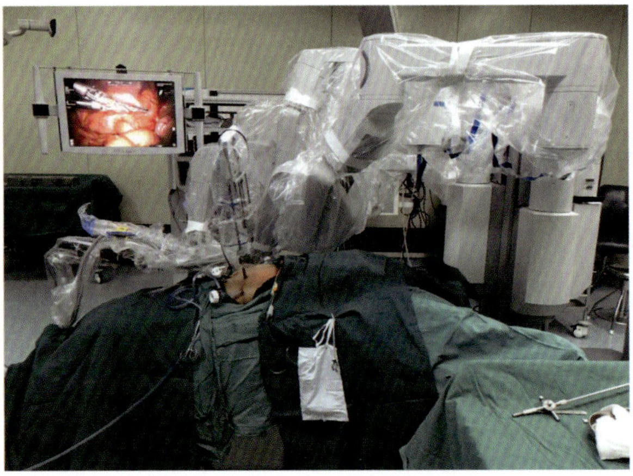

图 14-2-1　机器人辅助腹腔镜根治性膀胱切除术套管摆位

【套管摆位】

见图 14-2-2。

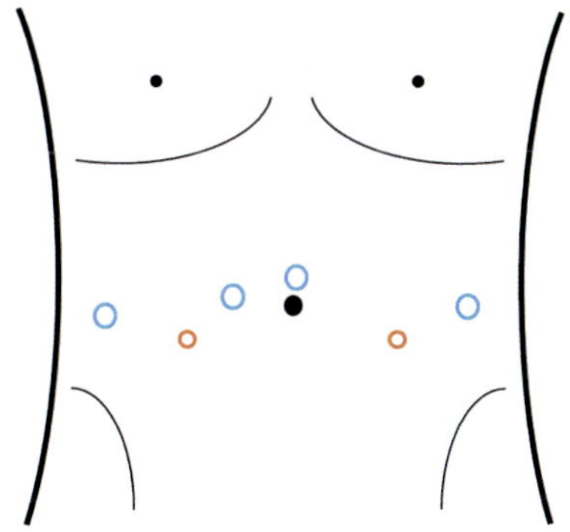

图 14-2-2　机器人辅助腹腔镜根治性膀胱切除术套管摆位示意

蓝色—12mm 套管；黄色—8mm 套管

【手术步骤】

1. 机器人辅助腹腔镜根治性膀胱切除术

（1）机器人车定泊。

（2）近输尿管跨髂血管处切开侧腹膜，沿输尿管走行扩大切开范围，下至膀胱外，上至髂窝水平。游离输尿管并尽量保留其供血血管，将输尿管向上牵引，向下松解至膀胱入口处（图 14-2-3）。行双侧盆腔淋巴结清扫，具体方法见第十三章第二节“机器人辅助腹腔镜前列腺癌盆腔淋巴结清扫术”（图 14-2-4）。

（3）显露直肠膀胱陷凹中的深、浅两处腹膜反折弓，在深处腹膜反折线稍上方横行切开腹膜（图 14-2-5），依次暴露两侧精囊、输精管。将精囊向上牵引（图 14-2-6），切开狄氏筋膜，在狄氏筋膜间分离，直至可见直肠前脂肪组织。遂沿前列腺背面顺行分离至前列腺尖部。

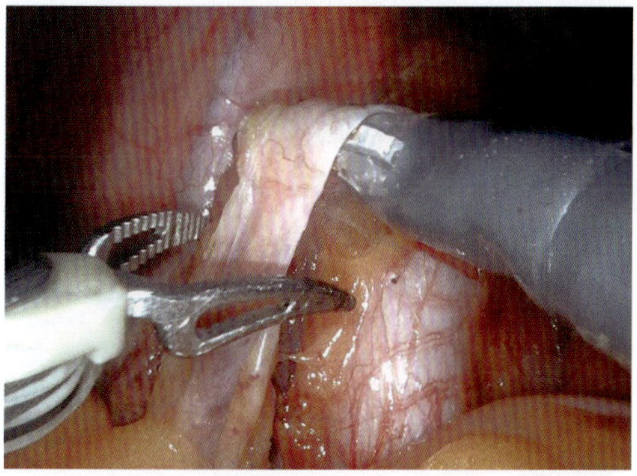

图 14-2-3　分离输尿管

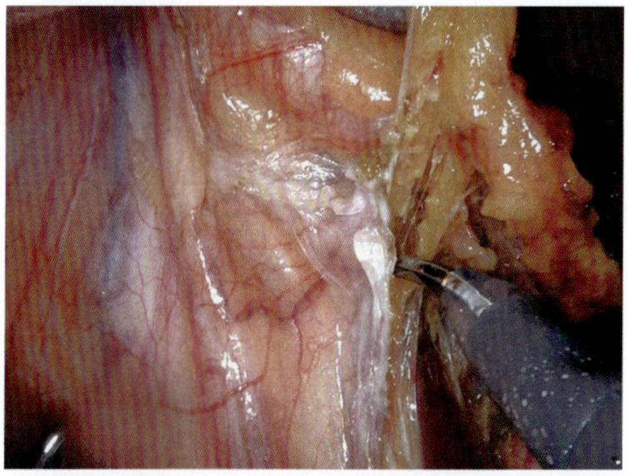

图 14-2-4　清扫盆腔淋巴结

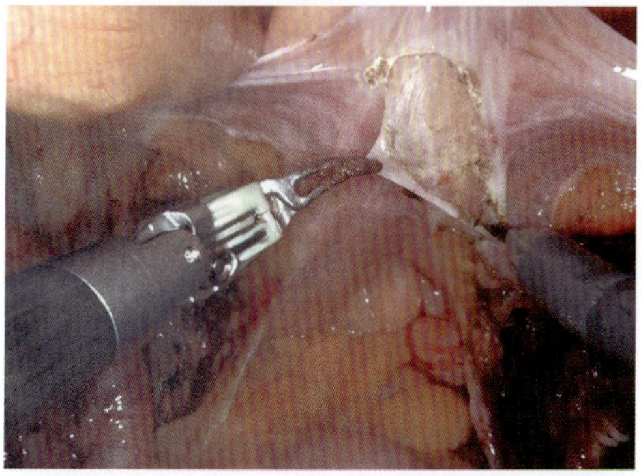

图 14-2-5　切开直肠膀胱陷凹腹膜反折线

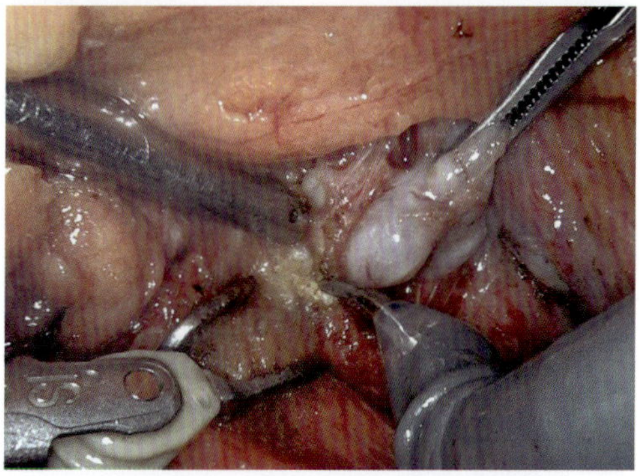

图 14-2-6　游离输精管及精囊

（4）在脐旁正中韧带外侧打开腹膜，靠近盆壁游离膀胱侧壁并离断输精管，继续向下切开腹膜，显露盆筋膜。切开盆筋膜后推开肛提肌。从侧面显露前列腺尖部和尿道括约肌，显露膀胱侧血管蒂。根据术前影像学资料及术中情况判断输尿管末端受累情况，在尽可能远端处依次用缝线标记的 Hem-o-lok 和未标记的 Hem-o-lok 夹闭输尿管，并在两 Hem-o-lok 间锐性离断输尿管，必要时可取输尿管末端组织送检。Hem-o-lok 夹闭脐动脉近端并将其离断。使用 Endo-GIA 或 Hem-o-lok 联合锐性及钝性分离手法处理膀胱侧血管蒂和前列腺侧血管蒂（图 14-2-7）。

（5）游离膀胱前壁，离断脐正中韧带（图 14-2-8），显露背深静脉复合体（图 14-2-9），必要时“8”字缝合或有创抓钳控制背深静脉复合体。离断背深静脉复合体，在近前列腺尖部剪开尿道前壁（图 14-2-10）。紧贴前列腺离断尿道（图 14-2-11），必要时对尿道残端组织送病理检查。整块移除膀胱、前列腺、双侧精囊和部分输精管。最后对术野进行充分止血（图 14-2-12）。

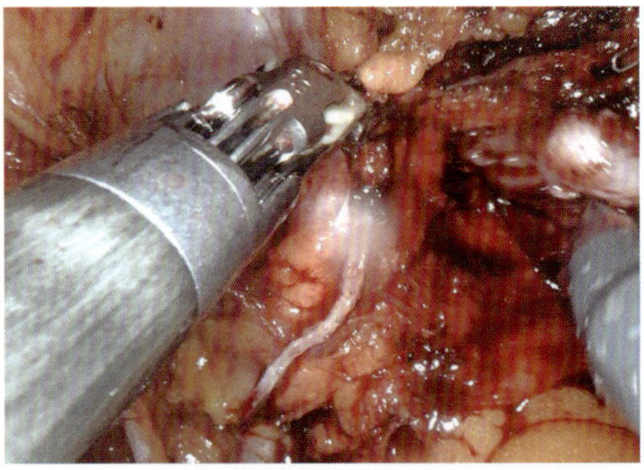

图 14-2-7　处理膀胱、前列腺侧血管蒂

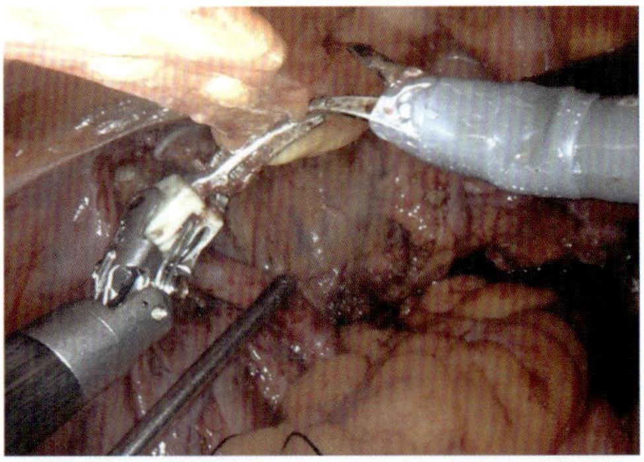

图 14-2-8　离断脐旁正中韧带并分离耻骨后间隙

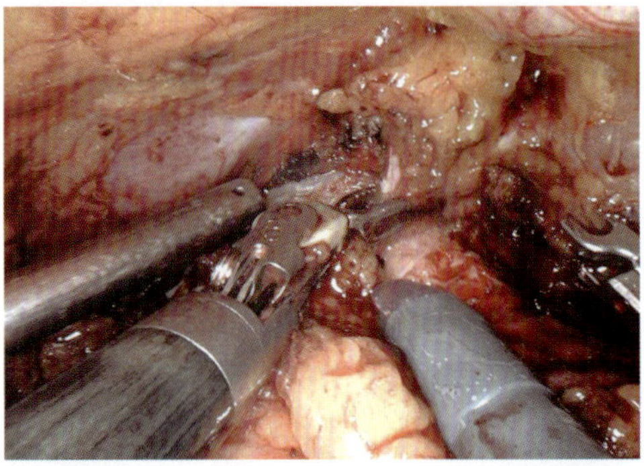

图 14-2-9　显露并缝扎阴茎背深静脉复合体

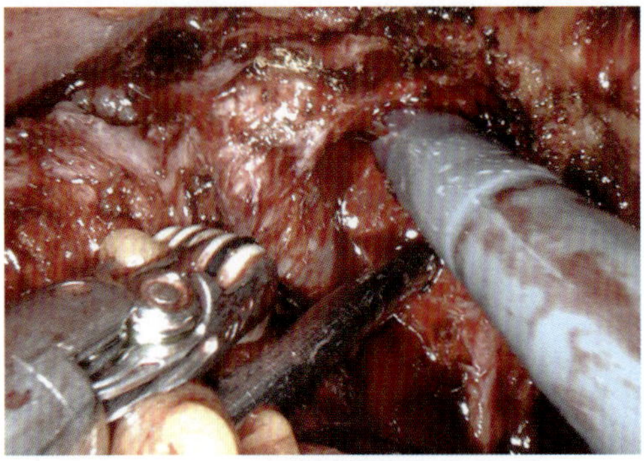

图 14-2-10　分离前列腺尖部及尿道

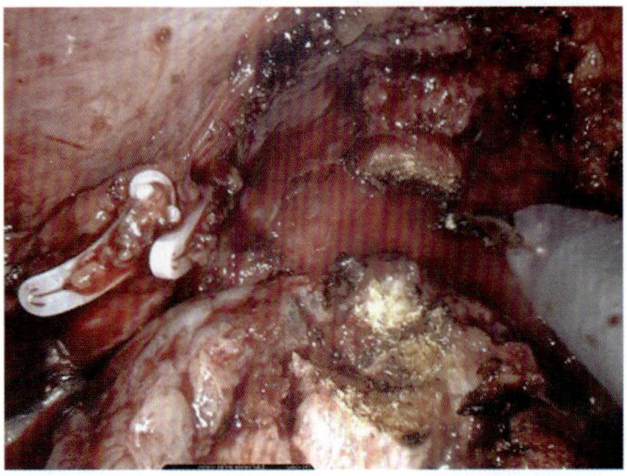

图 14-2-11　离断前列腺尖部及尿道

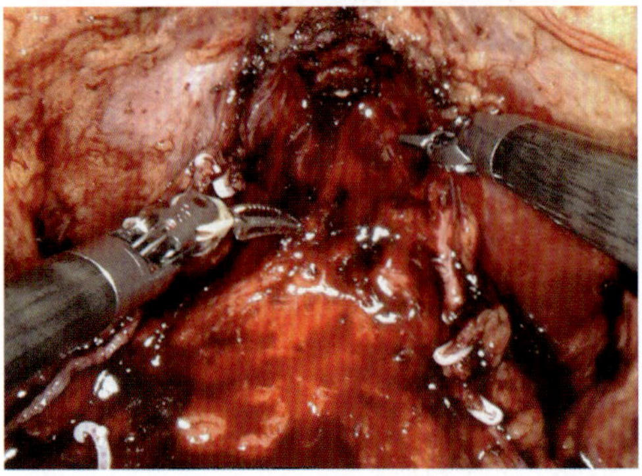

图 14-2-12　完整去除标本后无活动性出血

2. 机器人辅助腹腔镜尿流改道术

（1）Briker 回肠流出道术

① 完全腹腔镜下距回盲部 20cm 切取 15 ～ 20cm 回肠（图 14-2-13），关闭游离回肠远侧断端。

② 吻合回肠，恢复回肠连续性（图 14-2-14）。

③ 两侧输尿管远端开口与游离回肠远端系膜对侧肠壁吻合，吻合口内安置支架管。

④ 游离回肠近侧肠管行皮肤造口。

详细步骤参考第八章第三节“腹腔镜根治性膀胱切除术 - 全腔镜回肠膀胱术”。术毕，留置盆腔引流管。

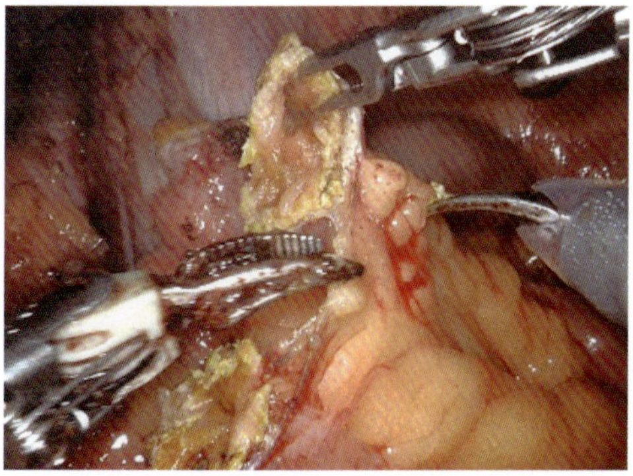

图 14-2-13　游离回肠

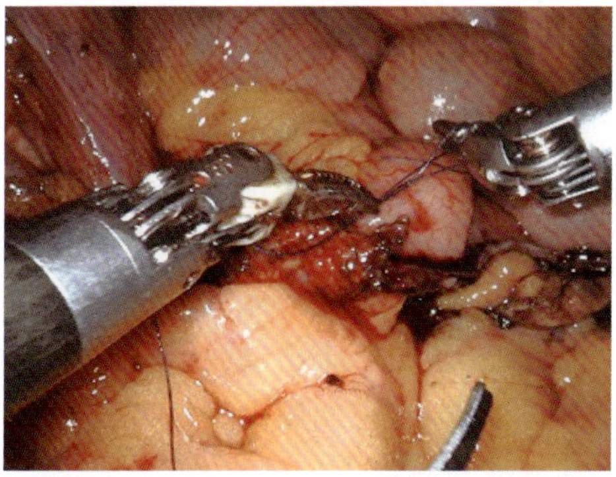

图 14-2-14　吻合回肠，恢复肠管连续性

（2）机器人回肠新膀胱术

① 完全腹腔镜下距回盲部 20cm 切取回肠 30 ～ 40cm，恢复肠道连续性（图 14-2-13，图 14-2-14）。

② 切开重建球形新膀胱肠系膜对侧缘最低位肠壁 2cm，完成切口与尿道吻合（图 14-2-15）。

③ 重建球形新膀胱（图 14-2-16）。

④ 裁剪输尿管末端开口（图 14-2-17），分别切开新膀胱前壁 2 处 2cm 与双侧输尿管开口吻合（图 14-2-18），输尿管支架由新膀胱前壁引出。

详细步骤参考第八章第二节“腹腔镜根治性膀胱切除术 - 全腔镜原位回肠新膀胱术”手术步骤的“9. 全腔镜下制作原位回肠新膀胱”。术毕，留置盆腔引流管。

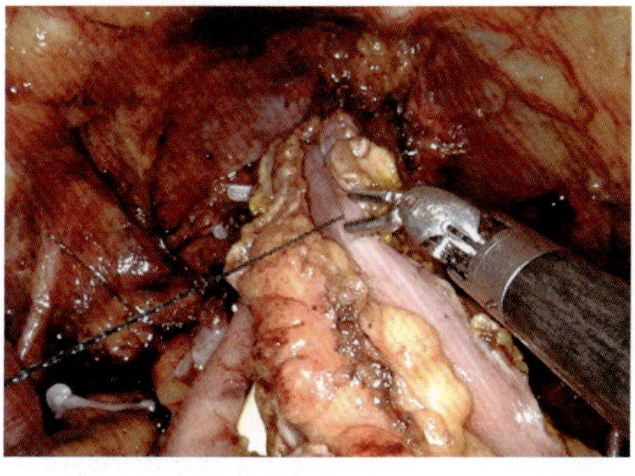

图 14-2-15　新膀胱流出道与尿道重建

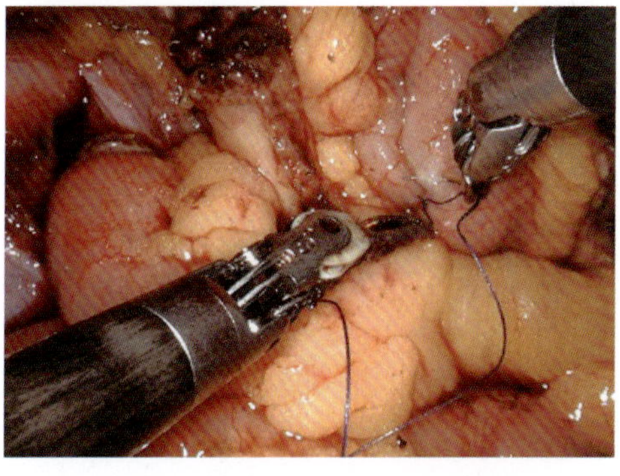

图 14-2-16　球形新膀胱重建

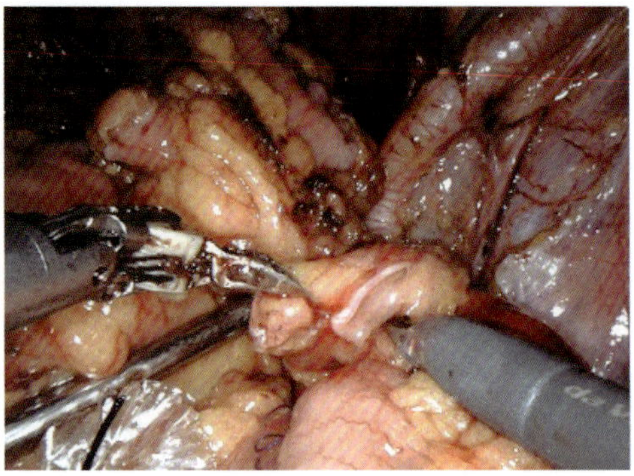

图 14-2-17 裁剪输尿管口

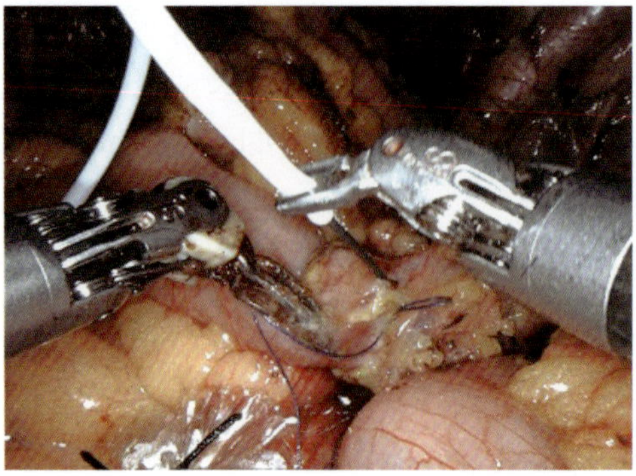

图 14-2-18 输尿管 - 新膀胱再植术

【术后处理】

（1）术后低压冲洗新膀胱，每日 4 ～ 5 次。

（2）常规应用抗生素预防感染。

（3）保持盆腔引流管通畅，当 24h 引流量小于 30ml 时可拔除引流管。

（4）术后 2 周拔除导尿管，术后 4 周拔除双 J 管。

（5）鼓励早期下床活动，预防静脉血栓；鼓励咳嗽、咳痰，预防肺部感染。

（6）术后会有短期尿失禁情况，嘱患者行盆底肌锻炼。

【并发症与防治】

参考第八章“腹腔镜膀胱手术”。

（王共先　周晓晨）

第十五章　机器人辅助腹腔镜输尿管疾病手术

第一节　机器人辅助腹腔镜输尿管膀胱再植术

【概述】

输尿管膀胱再植术是治疗输尿管下段狭窄疾病的主要方法。1994 年，Reddy 和 Ehrlich 分别报道了腹腔镜输尿管膀胱再植术。腹腔镜手术具有创伤小、出血少、操作精细、术后恢复快、无明显漏尿等优势，但是也存在着对操作者腔镜技术要求高、学习曲线长等问题，限制了其发展。相对于传统的腹腔镜和开放手术，机器人辅助腹腔镜系统的 3 D 视野立体感强、操作灵活、解剖分离更加精细、缝合技术更为简便、学习曲线短。机器人技术已经成功地应用于各种各样的成人和小儿的输尿管末端重建手术。近年来，机器人辅助腹腔镜下膀胱内途径输尿管再植术、膀胱外途径输尿管再植术、黏膜下隧道法、腰大肌悬吊法、膀胱瓣技术等经典术式均已开展，其结果令人鼓舞。

2003 年，Yohannes 和助手开展了第一例机器人输尿管末端狭窄切除与膀胱再植术，此后，机器人系统已越来越多地应用于泌尿外科重建手术，机器人辅助腹腔镜下输尿管重建手术在各种研究中被证实其效果和安全性与开放手术类似。Uberoi 等在 2007 年首先完成并报道了机器人辅助腹腔镜输尿管再植术中采用腰肌悬吊技术。Hemal 等在 2009 年报道了机器人辅助的巨输尿管膀胱再植术。Kozinn 等的研究结果显示，与开放手术相比，机器人辅助腹腔镜输尿管膀胱再植术在减少出血量和缩短住院时间方面具有优势，而在减少手术时间方面两者没有显著区别。

【适应证】

（1）各种原因导致的输尿管远端狭窄或者闭锁性梗阻（狭窄或梗阻段长度＜ 3cm）；如先天性、医源性、创伤性、炎症性、放疗或者肿瘤压迫引起的输尿管下段狭窄等。

（2）输尿管阴道瘘、输尿管异位开口、靠近输尿管膀胱连接部的膀胱阴道瘘、输尿管下段子宫内膜异位症。

（3）输尿管开口囊肿和梗阻性巨输尿管症。

（4）膀胱输尿管反流致严重肾盂积水；输尿管迂曲扩张合并反复发作的尿路感染。

【禁忌证】

（1）输尿管下段肿瘤或者膀胱肿瘤引起的输尿管膀胱连接部梗阻。

（2）神经源性膀胱功能障碍。

（3）各种原因引起的膀胱容量过小为相对禁忌证。

【术前准备】

（1）实验室检查包括血、尿常规及肝、肾功能，以及电解质、血糖、出凝血功能等，合并尿路感染者需做中段尿细菌培养和药物敏感试验。

（2）影像学检查包括腹部超声、胸片摄片及术前 IVU 或逆行肾盂造影，以及 CTU 或 MRU，排除外压性疾病。

（3）对有盆腔手术史或者放疗史的患者，术前膀胱镜检查可了解膀胱容量大小。

（4）术前 GFR 了解患侧肾功能情况。

（5）膀胱输尿管反流患者，术前行尿流动力学检查。

（6）术前晚清洁灌肠，预防性使用抗生素。

【机器人专用器械】

1. 专用工作通道

包括机器人系统内镜摄像头通道，使用 10mm 或者 12mm 直径的工作通道，其余各操作通道使用其专用的 8mm 金属套管。

2. 无菌机械臂袖套套装

一次性使用的无菌机械臂袖套套装，包括了机器臂与手术器械连动的适配器。

3. 手术器械

包括单极弯剪（monopolar curved scissors）、马里兰双极钳（Maryland bipolar forceps）、有孔双极钳（fenesteated bipolar forceps）、专业抓钳（prograsp forceps）、持针器（needle driver）。

【麻醉和体位】

气管内插管、全身麻醉。按半截石位，用 allen 脚蹬固定下肢，利于机器人设备进入会阴区。

【套管摆位】

机器人镜头臂通道位于脐正中上方两指处，机器人 1 号操作通道位于右侧平脐水平线距脐 8 ～ 10cm，机器人 2 号操作通道位于左侧平脐水平线距脐 8 ～ 10cm，机器人 3 号操作通道位于右侧 1 号操作通道外侧 8 ～ 10cm 处，第一辅助辅助通道（12mm）位于左侧 2 号操作通道外上方 8 ～ 10cm 平镜头臂。水平位置，第二辅助通道（5mm）视情况可放置于镜头臂通道外侧和左侧 2 号操作通道上方。

【手术步骤】

（1）游离输尿管

进入腹腔后，观察髂外动脉搏动，于髂外动脉搏动处打开侧腹膜，找到跨过髂外动脉的输尿管，尽量沿输尿管向下游离至输尿管膀胱交界处（图 15-1-1）。炎症、感染和瘢痕可能给游离输尿管狭窄段带来困难，在游离输尿管过程中可以使用电凝止血，但要注意保持输尿管血供，避免损伤血供。靠近膀胱壁处用 Hem-o-lok 夹闭输尿管后离断（图 15-1-2）。裁剪输尿管末端。

（2）切开膀胱壁

通过导尿管向膀胱注入 200 ～ 300ml 生理盐水，使膀胱充盈。输尿管末端重建吻合必须是无张力的，切开膀胱后壁浆肌层 1.5 ～ 2cm，至膀胱黏膜下层，尽可能向两侧潜行分离暴露膀胱黏膜，膀胱黏膜呈蓝色光滑的突起，注意避免损伤膀胱黏膜（图 15-1-3）。

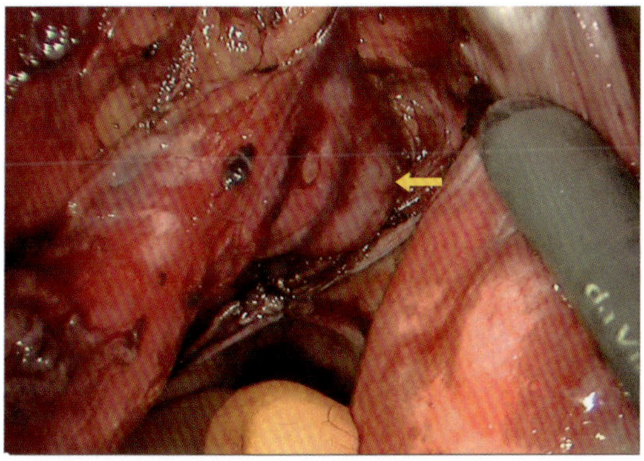

图 15-1-1 游离输尿管

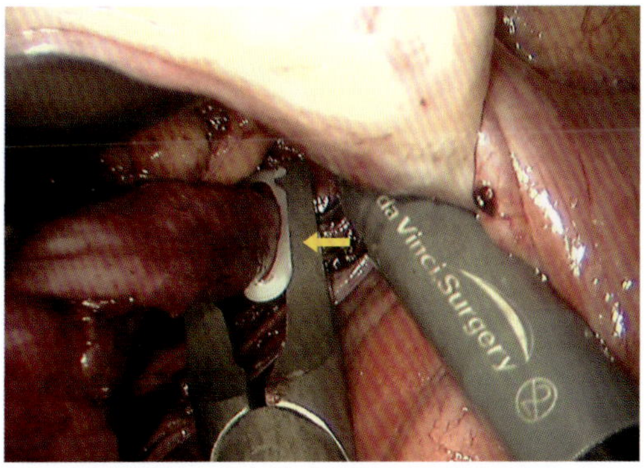

图 15-1-2 Hem-o-lok 夹闭输尿管

（3）输尿管膀胱再植术（拖入法）

① 从辅助套管处送入带软导丝的湿润光滑的双 J 管，经输尿管逆行插入肾盂后拔除导丝。

② 距输尿管末端约 3cm 处将输尿管浆肌层缝合固定于膀胱切口近端浆肌层，起到减低缝合张力和防止输尿管扭曲的作用。

③ 纵行切开膀胱黏膜，再将双 J 管尾端插入膀胱（图 15-1-3，图 15-1-4）。

④ 膀胱黏膜与输尿管断端全层间断吻合，使用 4-0 可吸收缝合线首先缝合 6 点处，然后依次间断缝合 12 点、8 点、10 点处（图 15-1-5），继续缝合 2 点、4 点处，完成输尿管膀胱黏膜吻合。

⑤ 用 4-0 可吸收缝合线无张力间断缝合切开的膀胱浆肌层 3 ～ 4 针，把输尿管膀胱黏膜吻合口及部分输尿管包埋于膀胱肌层下，形成黏膜下隧道。

⑥ 2-0 可吸收线间断缝合输尿管膀胱口吻合外的膀胱浆肌层（图 15-1-6）。

（4）吻合完毕行膀胱注水试验，检查有无渗漏。

（5）吻合口旁外放置引流管。

（6）缝合切口。保留导尿。

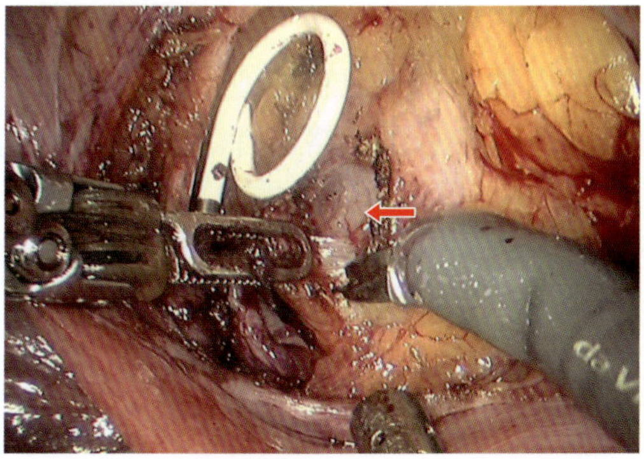

图 15-1-3 切开膀胱浆肌层，暴露膀胱黏膜层

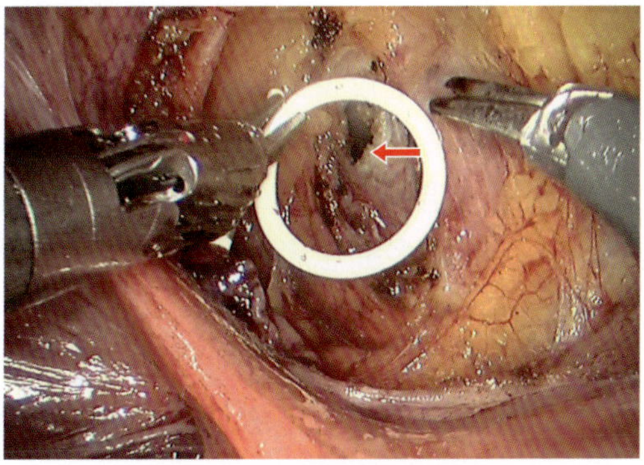

图 15-1-4 切开膀胱黏膜

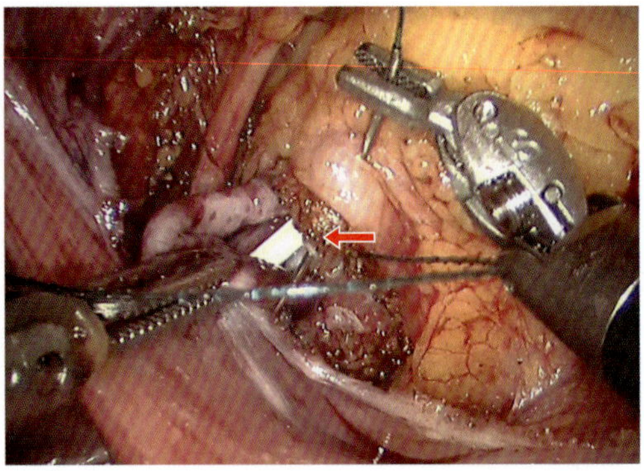

图 15-1-5　间断吻合输尿管膀胱（内有双 J 管）

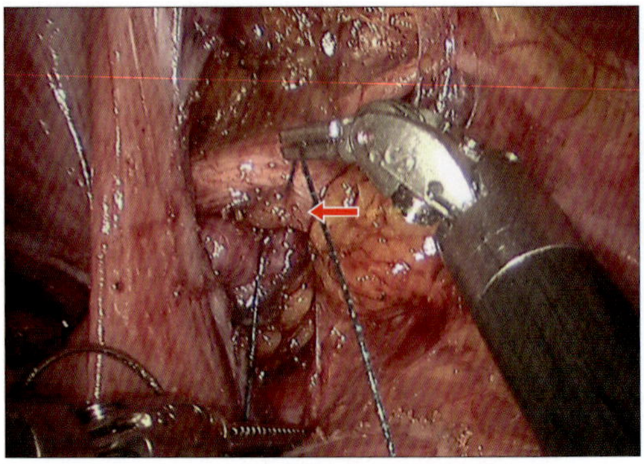

图 15-1-6　包埋输尿管于膀胱肌层下

【术后处理】

（1）术后常规使用抗生素。

（2）如术后引流液少，可术后 3 ～ 5d 拔除引流管。

（3）术后 1 周拔除导尿管。

（4）术后 4 周左右膀胱镜下拔除双 J 管。

（5）术后 3 个月门诊复查 CTU 或者 GFR。

【手术要领】

（1）术前了解输尿管狭窄的病因、狭窄程度和范围，根据输尿管缺少的长度选择好与膀胱吻合的部位。

（2）进行无张力输尿管膀胱吻合。

（3）采用黏膜下隧道吻合方法可以有效防止膀胱反流。

【并发症和防治】

1. 双 J 管移位

支架管移位可引起患侧腰酸、腰痛等不适症状，继而导致肾积水或者漏尿，应即刻行腹部卧位平片了解支架管具体位置。若术后发现支架管移位，需通过内镜操作来调整双 J 管位置。

2. 出血

手术中大出血较少见，一般情况下，术中出血可以被及时发现和处理，但是考虑到输尿管与髂血管关系密切，术中分离此段输尿管时应谨慎，注意保护髂血管。在处理腹膜后纤维化、盆腔脂肪增多症等导致的输尿管狭窄时，因为后腹膜粘连，术中更应格外慎重。部分盆腔脂肪增多症患者，因盆腔脂肪大量堆积，组织解剖不清，会有广泛渗血，对止血困难者可行开放手术。

3. 尿漏

若术中输尿管狭窄距离比较长、选择膀胱切口不当，会造成吻合口存在张力或者吻合口不满意，术后可能出现尿漏。术中吻合应仔细、精细，保持吻合口无张力，由于机器人辅助腹腔镜无力学反馈，因此判断吻合口的张力大小完全通过视觉来判断。引流管应放置在吻合口旁边，以利于术后充分引流。术后若发现尿漏，应及时行腹部卧位平片排除支架管移位造成的漏尿，予以充分引流，保持导尿管通畅，一般短期内尿漏会好转，若长时间漏尿，必要时行患侧肾盂穿刺引流。

（王晓晶）

第二节　机器人辅助腹腔镜肾盂输尿管成形术

【概述】

肾盂输尿管连接部梗阻（Ureteropelvic junction obstruction，UPJO）是一种常见的先天性畸形，也是导致肾积水的常见上尿路梗阻性疾病。其总体发病率约为 1/1500，男性发病率较高，男女比例约为 2 ∶ 1。由于肾盂输尿管连接部梗阻妨碍了肾盂中的尿液顺利排入输尿管，从而导致肾盂排空发生障碍，造成了肾脏的集合系统渐进性扩张。发病初期，肾盂平滑肌会逐渐增生来增强蠕动，促使尿液顺利通过梗阻而排出；当不断增加的蠕动力量无法克服梗阻时，就会导致肾盂积水、肾实质萎缩，最终使肾功能受损。

UPJO 治疗的主要目的是解除梗阻、保护患肾功能。开放离断性肾盂成形术曾经是一种较为理想的术式，被视为治疗 UPJO 的“金标准”。随着 1991 年腹腔镜技术用于泌尿外科的肾切除手术，其优越性逐渐被泌尿外科界认可。1993 年，Schuessler 等人首先开展了腹腔镜肾盂成形术。20 多年来，随着技术的成熟及设备的更新，这一微创术式几乎完全替代传统的开放手术，成为新的“金标准”。

腹腔镜肾盂输尿管成形术因其创伤小、效果好而有着广泛的适用性，但该术式的操作者要求具备对肾盂黏膜准确裁剪和精确对位缝合的技术，这需要长时间学习及反复练习才能掌握，因此在一定程度上限制了该术式的推广应用。但随着达芬奇机器人手术系统的出现，它在诸如肾盂输尿管整形等需要精细和灵活操作手术中的优势也得以体现。机器人辅助腹腔镜手术系统特有的 3D 视野和腔内“手腕”技术，使得肾盂输尿管成形术的手术视野更清晰、更真切，手术操作更精准、更简单。

【适应证】

（1）原发性 UPJO 合并肾积水，肾功能受损和（或）继发肾结石、感染等。

（2）肾盂内镜切开手术失败患者。

【禁忌证】

（1）凝血功能障碍或严重心肺功能不全，不能耐受麻醉者为绝对禁忌证。

（2）肾内型肾盂，开放肾盂成形手术失败或有腹腔开放手术史者为相对禁忌证。

【术前准备】

（1）术前　对患者进行系统检查评估，包括血、尿常规及肝、肾功能，以及出凝血功能、血糖、心电图、X 线胸片和心、肺功能检测等，了解患者全身情况及能否耐受手术。

（2）对患者 UPJO 的梗阻原因及程度进行评估，包括肾脏 B 超、IVU（如 IVU 显影不佳，可行逆行肾盂造影）、CTU 或 MRU，以明确 UPJO 的诊断，了解肾输尿管积水程度、有无异位血管压迫及是否并发肾结石等。通过同位素肾图或肾显像检查进一步了解双肾各自功能。

（3）术前一晚肠道准备，手术当日禁食、禁水。

（4）备皮。

（5）术前预防性应用抗生素，术前留置导尿管。

【麻醉和体位】

气管内插管、全身麻醉。取向健侧卧位（60° ～ 90° ）。摆放体位时，患侧上肢自然下垂置于身体侧方并给予 “保护带” 固定，健侧上肢放置在托臂架上并加以固定。适当将患者的腹部靠近腹侧床沿以有利于手术的操作（图 15-2-1）。

【机器人专用器械】

包括机器人专用 8mm 金属套管、机器人专用单孔弯头双极电凝钳（Maryland bipolar forceps）、机器人专用热剪（单极电凝剪刀）[Hot Shears™（Monopolar Curved Scissors）]、机器人专用大号持针器（large needle driver）各一把。

【套管定位】

将脐孔与肾盂输尿管交界狭窄处的体表投影连线中点设为镜头孔（C），置入 12mm 套管。右侧病变手术时，将 1 号机械臂和 2 号器械臂的金属 8mm 套管孔设置在距镜头孔 8 ～ 10cm 的肋缘下 3cm 及髂嵴上 3cm 处，使得该 3 孔形成一个斜向头侧、以手术操作目标体表投影与镜头孔连线为中心线的等腰三角形。取与上述中心线的垂直线，在该垂直线的镜头孔两侧 5cm 处分别设为第一辅助孔和第二个辅助孔所在位置并置入 12mm 套管。若左侧病变时，1 号机械臂、2 号机械臂、第一辅助孔及第二辅助孔均与右侧呈镜面对称分布。各套管孔布置原则遵循 “20-10-5” 原则，即镜头孔距手术目标区距离为 10 ～ 20cm；机械臂的操作孔距镜头孔 8 ～ 10cm，机械臂的操作孔与镜头孔两点间连线，与前述垂直线的角度在 15° ～ 30° ；机械臂的操作孔与辅助孔距离要大于 5cm（图 15-2-1）。

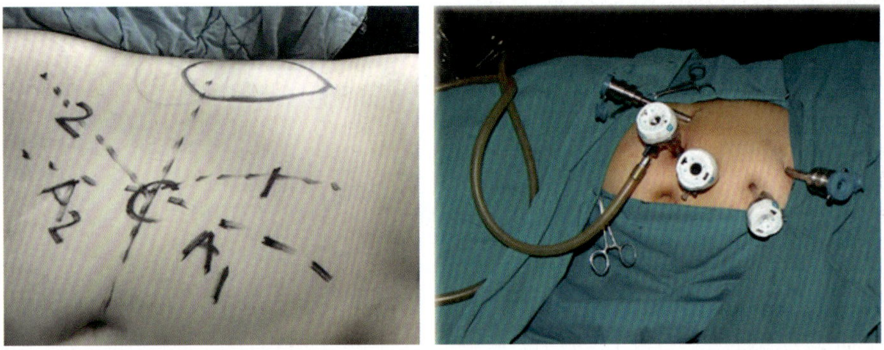

图 15-2-1 体位及套管位置

C—镜头孔；1—1 号机械臂；2—2 号机械臂；A—辅助孔

【手术步骤】

（1）手术时保持气腹压为 15mmHg。设置套管时采用向上 30° 镜头直视下放置，全程手术采用镜头向下 30° 。手术时，1 号机械臂使用电剪刀（缝合时更换为持针器），2 号机械臂使用马里兰双极钳。

（2）用电剪刀或超声刀沿 Toldt 线切开升（降）结肠旁沟的侧腹膜，右侧切开范围上至结肠肝曲，下到回盲部，游离结肠并将升结肠推向内侧显露十二指肠降段，再将十二指肠一起向内侧牵引，暴露下腔静脉；左侧切开范围上至结肠脾曲，下到乙状结肠外方，游离降结肠并将其向内侧牵引。显露肾筋膜（图 15-2-2）。

（3）在肾下极下方打开肾筋膜，沿腰大肌表面分离，在生殖血管深面游离并暴露上段输尿管，牵引输尿管维持一定张力，沿输尿管逐步向上分离，显露肾盂输尿管交界部（图 15-2-3）。

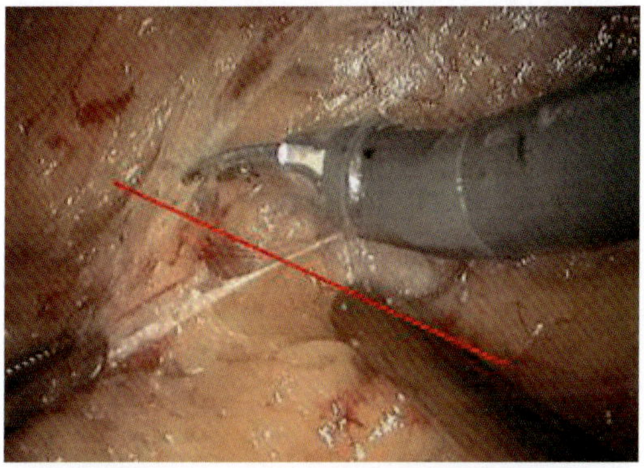

图 15-2-2　沿着 Toldt 线切开侧腹膜

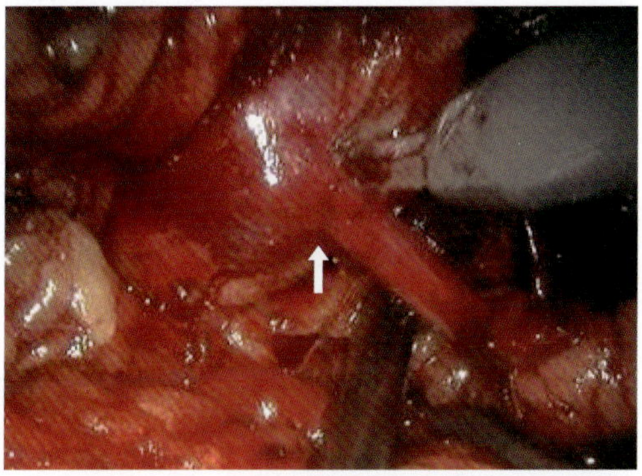

图 15-2-3　显露肾盂输尿管交界狭窄部

（4）用单极电剪刀逐步分离扩张肾盂的腹侧和背侧，直至两侧达到与肾实质的交界处，注意不要损伤越过肾盂前方表面的肾血管（图 15-2-4）。

（5）从肾盂输尿管交界狭窄处剪断输尿管，在预估输尿管肾盂重新吻合处切开肾盂，弧形剪除多余的肾盂壁。剪除过程中注意保持肾盂适当的张力，避免剪除过多肾盂而影响吻合（图 15-2-5）。

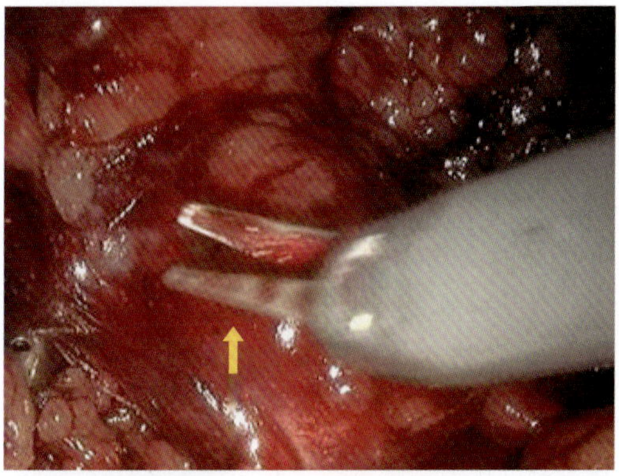

图 15-2-4　游离肾盂

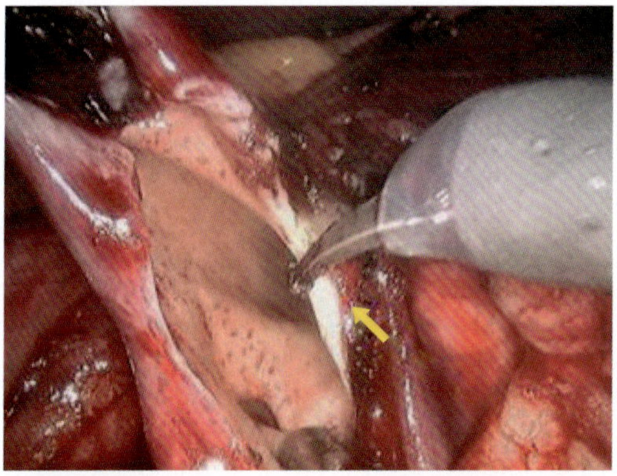

图 15-2-5　切开并剪除多余肾盂

（6）测量肾盂输尿管吻合所需的输尿管长度，剪除输尿管狭窄段（图 15-2-6），纵向切开输尿管断端 1cm，以扩大输尿管的吻合口（图 15-2-7）。

（7）先用 4-0 可吸收线缝合肾盂瓣下角与输尿管纵行切开最低位处，然后连续缝合肾盂输尿管后壁（图 15-2-8）。

（8）通过导丝引入双 J 管，双 J 管下端放入膀胱，上端置于肾盂内（图 15-2-9），4-0 可吸收线连续缝合待整形的肾盂（图 15-2-10），肾盂输尿管吻合口前壁用 4-0 可吸收线间断缝合（图 15-2-11）。

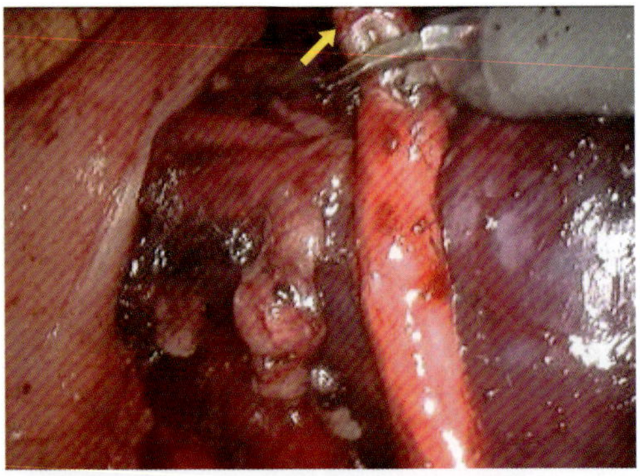

图 15-2-6　剪除输尿管狭窄段

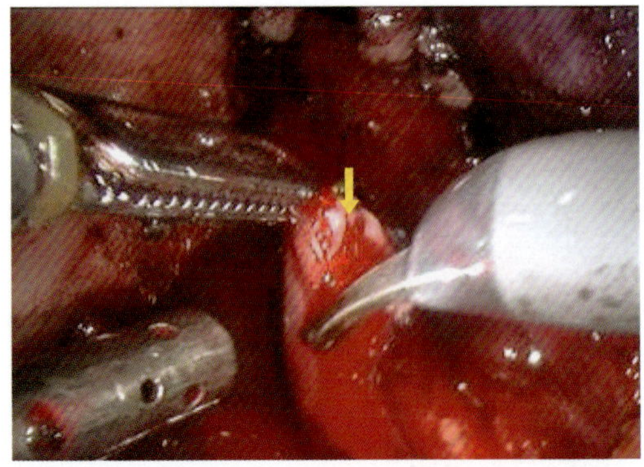

图 15-2-7　纵行切开输尿管口

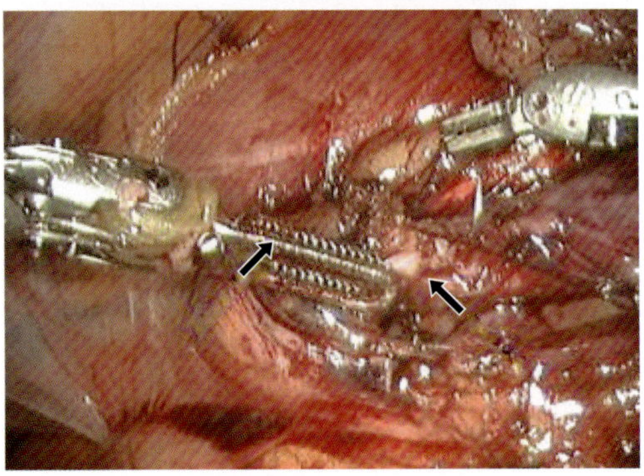

图 15-2-8　连续缝合肾盂输尿管吻合口后壁

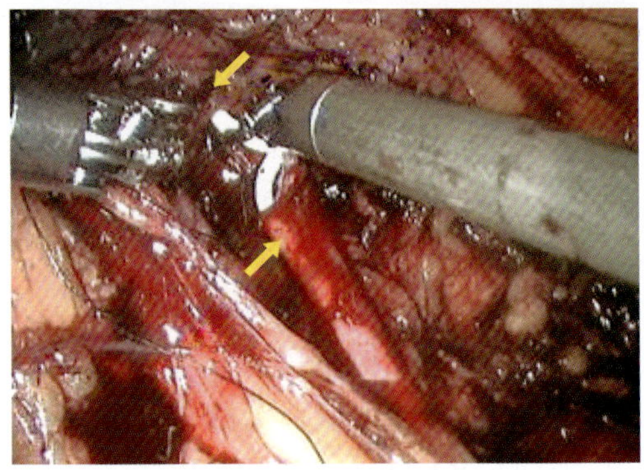

图 15-2-9　置入 6Fr 双 J 管

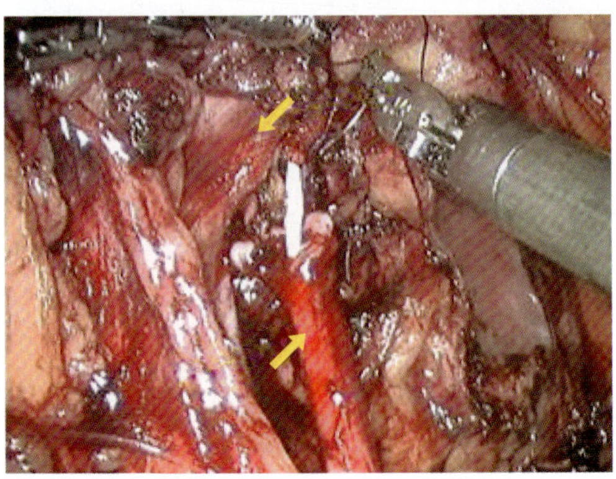

图 15-2-10　连续缝合肾盂

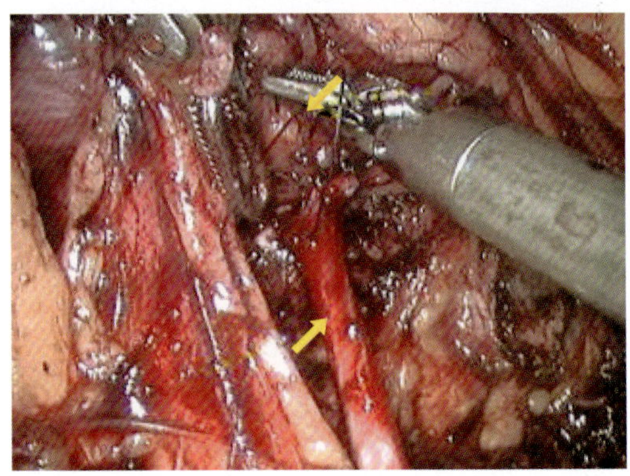

图 15-2-11　间断缝合肾盂输尿管吻合口前壁

（9）在吻合口旁置引流管一根从辅助孔引出。移除机械臂，关闭气腹机，拔出套管。缝合肌层及皮肤套管孔切口。

【手术要领】

（1）适当裁剪过大的肾盂，进行肾盂输尿管吻合口无张力缝合。

（2）进行网拍状缝合，减少吻合口狭窄。

（3）整形后肾盂与输尿管吻合时仔细观察输尿管位置，防止输尿管在扭转状态下吻合。

【术后处理】

（1）术后一般常规使用抗生素 3 ～ 5d。

（2）术后排气即可给予流质饮食，并逐步过渡至正常饮食，禁食期间可以给予静脉营养支持。

（3）注意观察引流管的引流量及引流液性状，注意保持导尿管及引流管通畅，术后复查腹部平片，观察双 J 管的位置是否正常。一般术后 4 ～ 5d 时拔除导尿管，拔除导尿管后引流管的引流量少于 50ml/d 时可予以拔除引流管。若术后引流管内有持续吻合口漏尿则应待漏口愈合后再拔除导尿管及引流管。

【并发症和防治】

1. 腹腔内脏器、血管损伤

一般较少见，通常发生伴有肾周炎症后粘连。右侧手术时可能造成十二指肠损伤，一旦发生可能危及生命，故术中若发现粘连导致解剖不清，应及时中转开放手术。左侧手术时可能导致胰腺损伤。小的胰腺腺体损伤，主胰管未损伤者，通过禁食、胃肠减压、生长抑素使用，在充分引流的前提下可以愈合；胰腺的离断性损伤或主胰管破裂，往往保守治疗较难成功，需要术中或术后再次手术进行清创、引流。

2. 尿漏

一般术后 1 周，引流较少时可先拔除导尿管，若无明显尿漏，可将引流管拔除，若出现尿漏，需重新留置导尿，并延长导尿时间。术后漏尿的原因可能如下。

（1）双 J 管位置异常　双 J 管下端未置入膀胱或双 J 管上端下移到吻合口下方，通过腹部平片可明确双 J 管的位置，如发现异常时，可以通过输尿管镜来调整双 J 管位置。

（2）导尿管引流不畅　导尿管堵塞或膀胱痉挛致使尿液反流，严重时可造成吻合口撕裂，术后应保持引流管及尿管通畅，监测每日尿量及引流量，若发现异常，应及时寻找原因。可使用药物解除膀胱痉挛、生理盐水冲洗导尿管，解除堵塞。

（3）吻合口坏死　排除上述原因，持续尿漏时应考虑吻合口坏死，需二次手术治疗。

3. 吻合口狭窄

术后吻合口狭窄的可能原因有吻合口周围感染、输尿管扭转、吻合口对合欠佳、吻合口瘢痕挛缩、肾盂瓣缺血坏死等，通过 CT、静脉尿路造影（intravenous urography，IVU）等影像学检查可寻找原因，处理时可根据情况及时穿刺引流和抗感染治疗，需要时可考虑球囊扩张或内镜内切开，必要时二次开放手术探查。

（孙福康　戴　军）

第三节　机器人辅助腹腔镜肾输尿管全长切除术

【概述】

肾盂 / 输尿管癌是指发生在肾盏、肾盂或输尿管被覆上皮来源的恶性肿瘤，也被称为上尿路恶性肿瘤。本病以尿路上皮癌（移行细胞癌）最为多见，约占所有上尿路上皮肿瘤的 95%。男女患者比例约为 2 ∶ 1，好发年龄为 40 ～ 70 岁。虽然肾盂及输尿管属于两个不同的器官，但这两个器官所发生的尿路上皮肿瘤具有同源性，且常为同时多发或相继发生，故不用局部切除的治疗方法，标准的手术方式应为患侧肾脏、输尿管全长切除并将患侧输尿管开口处膀胱壁行“袖状”切除。由于上尿路的解剖及生理特性，肾盂和输尿管的尿路上皮癌较容易出现肿瘤细胞的淋巴转移。

第一例腹腔镜肾输尿管全长切除术由 Clayman 等于 1991 年完成。此后随着手术安全性和治疗效果的逐渐明确，该术式开始成为微创治疗上尿路尿路上皮癌的标准术式。随着机器人辅助腹腔镜技术的出现，其在该术式中的优势也逐步得到体现。随着机器人辅助腹腔镜肾输尿管全长切除加输尿管膀胱开口“袖状”切除术的手术数量增多和经验技术的不断积累，目前技术上已可以通过改良合理的套管位置布局，做到术中无需调整患者的术中体位和重新定泊机器人设备。

【适应证】

无远处转移、较为局限的肾盂及输尿管尿路上皮恶性肿瘤。

【禁忌证】

1. 绝对禁忌证

严重的腹膜炎、患肾处于急性感染期、无法纠正的凝血功能障碍，以及心、肺功能等原因无法耐受手术者。

2. 相对禁忌证

肿瘤已有远处转移及患肾或输尿管侵犯周围组织、器官，以及既往有腹腔手术史者。

【术前准备】

（1）进行静脉肾盂造影或增强 CTU，了解肿瘤位置及大小，评估肿瘤分期及了解该侧上尿路情况。

（2）进行 CTA 检查了解肾脏血供情况（肾动脉有无分支）。

（3）进行 GFR 检查了解对侧肾脏功能情况。

（4）进行尿脱落细胞学检查了解恶性肿瘤的可能性。

（5）进行膀胱镜检查明确有无膀胱种植。

（6）对可疑性肾盂或输尿管内肿瘤，需要输尿管镜检查及活检证实。

（7）术前心、肺功能等常规检查。

（8）术前一晚肠道准备，手术当日禁食禁水。备皮。

（9）术前预防性应用抗生素，术前留置导尿管。

【机器人专用器械】

器械包括机器人专用 8mm 金属套管、单极弯剪（monopolar curved scissors）、马里兰双极钳（Maryland bipolar forceps）、持针器、超声刀。

【麻醉和体位】

参考本章第二节“机器人辅助腹腔镜肾盂输尿管成形术”。

【套管定位】

（1）传统两步法　将脐孔与肾脏（K）中心的体表投影连线中点设为镜头孔（C），置入 12mm 套管。左侧上腹部病变手术时，将 2 号机械臂（R_2）和 1 号器械臂（R_1）的金属 8mm 套管孔设置在距镜头孔 8 ～ 10cm 的肋缘下 3cm 及髂嵴上 3cm 处，使得该 3 孔形成一个斜向头侧、以手术操作目标体表投影与镜头孔连线为中心线的等腰三角形。取上述中心线的垂直线，在该垂直线的镜头孔两侧 5cm 处分别设为第一辅助孔（A_1）和第二个辅助孔（A_2）的所在位置并置入 12mm 套管。右侧上腹部病变手术时，1 号机械臂、2 号机械臂、第一辅助孔及第二辅助孔均与左侧呈镜面对称分布。肾脏（K）的位置作为参考。当行盆腔左侧病变手术时，以上腹部手术时 1 号机械臂金属套管孔置入 2 号机械臂，另于耻骨联合上方 5cm 处置入新 1 号机械臂（R_3）金属 8mm 套管孔；当行盆腔右侧病变手术时，以上腹部手术时 2 号机械臂金属套管孔置入 1 号机械臂，另于耻骨联合上方 5cm 处置入新 2 号机械臂金属 8mm 套管孔。在腹部转换为盆腔手术时，需机器人重新泊位（图 15-3-1）。

（2）改良的 1 步法　套管定位将镜头孔、操作孔及辅助孔设计在一条直线上。腹直肌外缘平（右 / 左）第 11 肋尖的水平设为镜头孔（A），置入 12mm 套管。当行右侧病变时，右侧腹直肌外缘肋缘下 2cm 处置入 1 号机械臂（D）金属 8mm 套管孔，镜头孔与 1 号机械臂金属套管孔间中点设为第一辅助孔（E），置入 12mm 套管；右侧腹直肌外缘平右髂前上棘水平处置入 2 号机械臂（B）金属 8mm 套管孔，镜头孔与 2 号机械臂金属套管孔间中点设为第二辅助孔（C），置入 12mm 套管。当行左侧病变时，左侧腹直肌外缘肋缘下 2cm 处置入 2 号机械臂金属 8mm 套管孔，镜头孔与 2 号机械臂金属套管孔间中点设为第二辅助孔，置入 12mm 套管；左侧腹直肌外缘平左髂前上棘水平处置入 1 号机械臂金属 8mm 套管孔，镜头孔与 1 号机械臂金属套管孔间中点设为第一辅助孔，置入 12mm 套管。另右侧病变手术时，在腹正中线剑突下增加 5mm 第三辅助孔（F），用于抬起肝脏（图 15-3-2）。

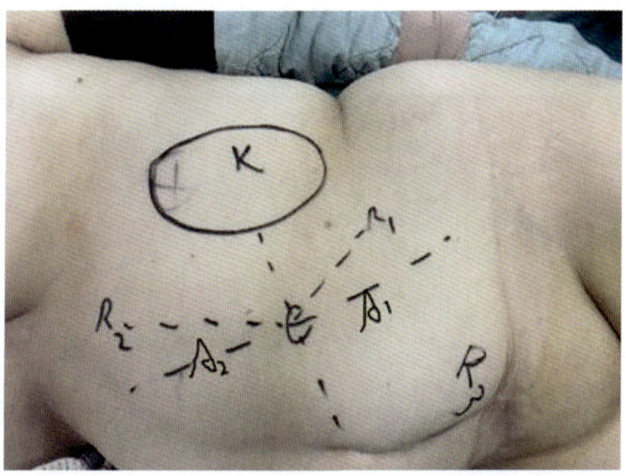

图 15-3-1　传统法“2 步法”体位及套管位置（左侧病变）

C—镜头孔；R_1—1 号机械臂及新 2 号机械臂；R_2—2 号机械臂；R_3—新 1 号机械臂；A—辅助孔

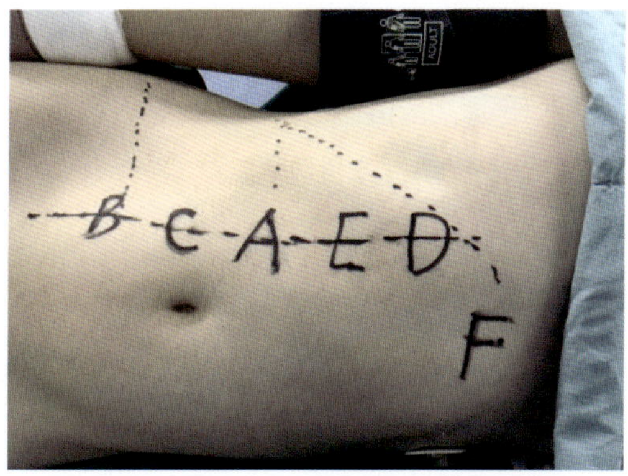

图 15-3-2　改良“1 步法”体位及套管位置（右侧病变）

A—镜头孔；B—2 号机械臂；C—第二辅助孔；D—1 号机械臂；E—第一辅助孔；F—第三辅助孔

【手术步骤】

手术时保持气腹压为 15mmHg。设置套管时采用向上 30° 镜头直视下放置，后全程手术采用镜头向下 30°。手术时，1 号机械臂使用电剪刀或超声刀（缝合时更换为持针器），2 号机械臂使用马里兰双极钳。

（1）用电剪刀或超声刀沿 Toldt 线切开升（降）结肠旁沟的侧腹膜（图 15-3-3），右侧切开范围上至结肠肝曲，下到回盲部，游离结肠并将升结肠推向内侧，显露十二指肠降段，再将十二指肠一起向内侧牵引，暴露下腔静脉。左侧切开范围上至结肠脾曲，下到乙状结肠外方，游离降结肠并将其向内侧牵引。显露肾筋膜（Gerota 筋膜）。

（2）肾下极下方打开肾筋膜，沿腰大肌表面分离，生殖血管深面游离并暴露上段输尿管，适当游离输尿管并于肿瘤远段用 Hem-o-lok 夹闭输尿管以防止肿瘤转移；Hem-o-lok 夹闭生殖血管并离断，牵引输尿管维持一定张力，逐步向上方游离至肾下极直至肾门，向下方游离至髂血管分叉水平以下（尽可能向远段分离）（图 15-3-4）。

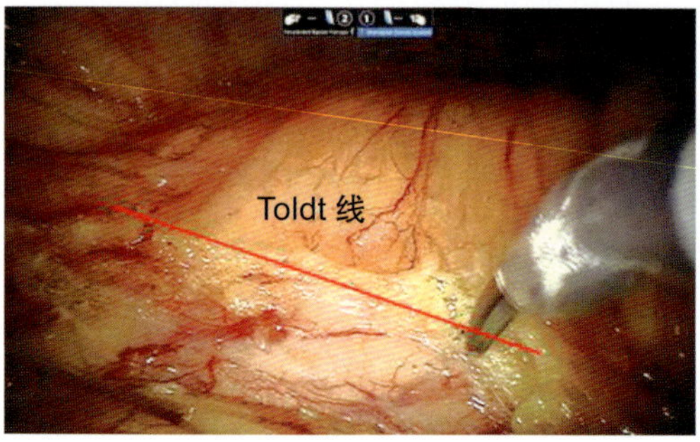

图 15-3-3 沿着 Toldt 线切开侧腹膜

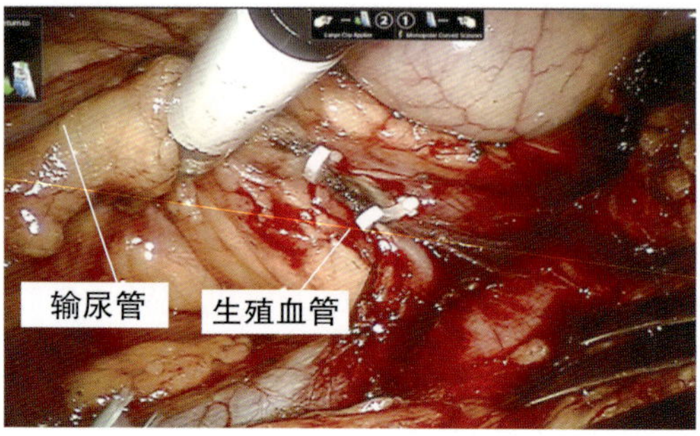

图 15-3-4 离断生殖血管

（3）沿输尿管向上分离并托起肾下极，逐步显露肾门，分离肾门脂肪组织并显露肾静脉，于肾静脉后方钝性分离并暴露肾动脉。于肾动脉近端用 2 个 Hem-o-lok 夹闭、远端 1 个 Hem-o-lok 夹闭后予以离断（图 15-3-5，图 15-3-6）；同法行肾静脉 Hem-o-lok 夹闭后予以离断（图 15-3-7）。

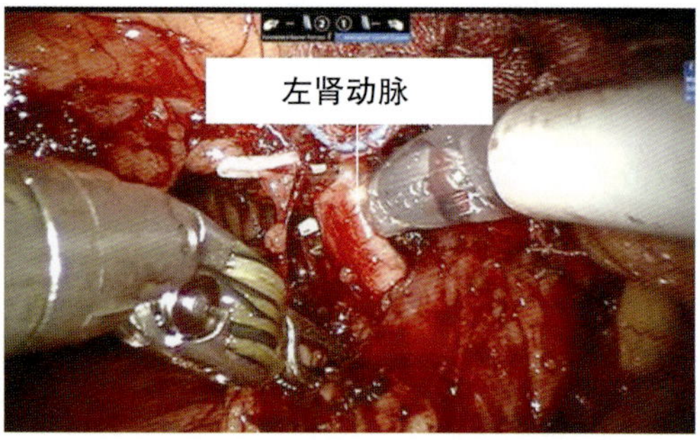

图 15-3-5 游离肾门，暴露肾动脉

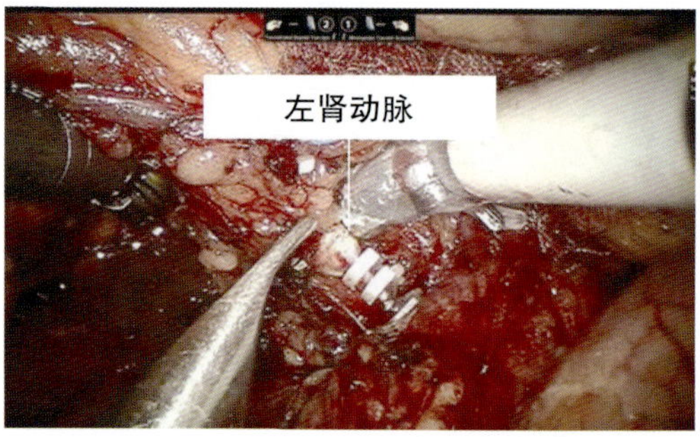

图 15-3-6 Hem-o-lok 夹闭后离断肾动脉

（4）用钝性分离结合锐性分离的方法沿肾筋膜逐步游离肾脏背侧、腹侧和肾上极，注意保护好同侧肾上腺。

（5）肾门处淋巴结清扫。清扫范围从肾门平面至髂血管分叉处，右侧手术区域性淋巴结清扫还包括下腔静脉旁淋巴结、结缔组织和脂肪组织，左侧手术区域性淋巴结清扫还包括腹主动脉旁淋巴结、结缔组织和脂肪组织。

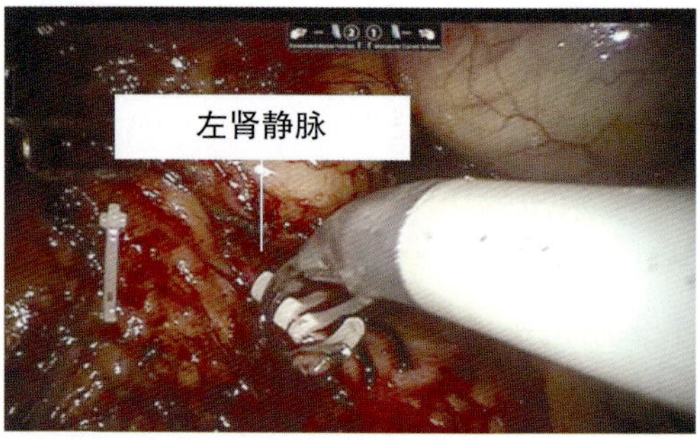

图 15-3-7 Hem-o-lok 夹闭后离断肾静脉

（6）远端输尿管及输尿管膀胱开口“袖状”

切除：向外上方牵拉患侧输尿管保持张力，于髂血管分叉水平向下逐步游离患侧输尿管远段直至输尿管膀胱交界处（尽可能多切除输尿管周围组织），于膀胱裂隙处打开膀胱并直至观察到膀胱黏膜向外膨出，打开部分黏膜，吸尽尿液，3-0 可吸收线缝合膀胱切口 2 针，不打结，环形切除输尿管膀胱开口从而离断输尿管，完整切除肾脏及全长输尿管（包括输尿管膀胱开口）（图 15-3-8）。3-0 可吸收线继续连续缝合关闭膀胱切口（两层）（图 15-3-9）。切除远段输尿管时，女性患者应注意保护子宫动脉。

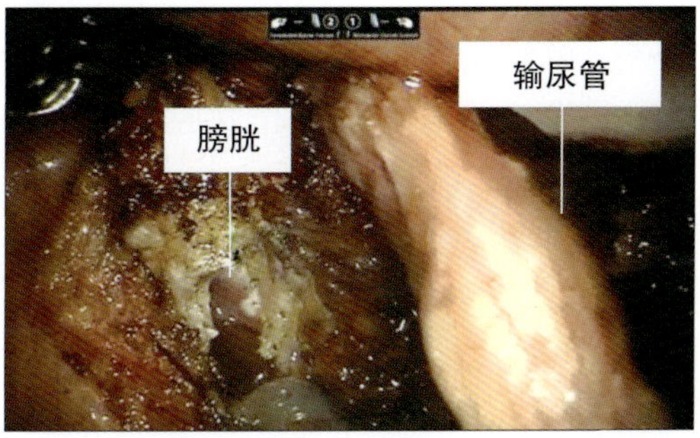

图 15-3-8　“袖状”切除输尿管膀胱开口

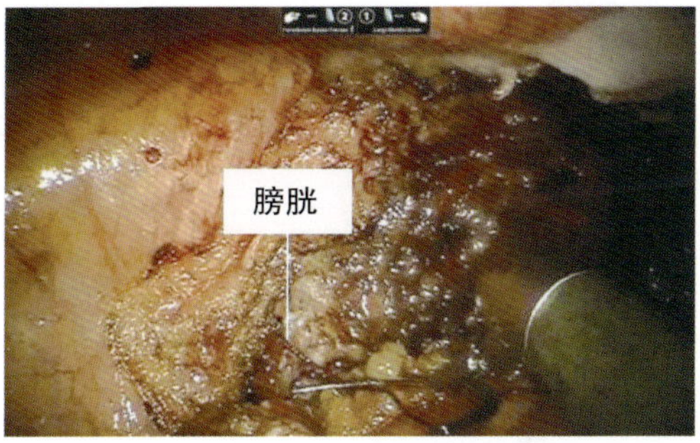

图 15-3-9　连续缝合关闭膀胱

（7）清扫患侧髂总、髂外、髂内血管旁淋巴结及闭孔淋巴结。

（8）将所有标本置入标本袋中，吸引器吸除肾周及盆腔积液，降低气腹压，检查术野有无活动性出血；肾窝及髂窝各放置一根引流管，从上、下两个套管孔内引出。取上腹相近两套管做切口并适当延长，取出标本；去除机器人机械臂和套管的连接并移除机械臂。

（9）关闭各套管切口，固定引流管。

【手术要领】

肾盂或输尿管尿路上皮细胞癌有通过尿液流动种植转移的可能，术中应尽早在肿瘤的远端阻断输尿管。

【术后处理】

（1）术后一般常规使用抗生素 3 ～ 5d。

（2）术后排气即可给予流质饮食，并逐步过渡至正常饮食。

（3）术后可给予半坐卧位，注意观察引流管的引流量及引流液性状，一般术后第 2 ～ 3 天肾窝引流液少于 50ml/d 时，可先予以拔除肾窝处引流管。

（4）注意保持导尿管通畅，一般术后 4 ～ 5d 拔除导尿管，拔除导尿管后 1 ～ 2d 髂窝引流液少于 50ml/d 时可予以拔除髂窝引流管。

（5）术后常规定期膀胱内灌注化疗药物和复查膀胱镜，以便于早期发现肿瘤复发。

【并发症和防治】

1. 出血

分离肾脏时注意小血管的结扎，特别应注意避免损伤腰静脉、肾上腺等；游离输尿管下段时，注意输尿管同邻近器官和血管的关系，避免损伤髂血管及膀胱上动脉；女性患者在盆腔段手术时，应保护好子宫动脉，必要时予以结扎。

2. 腹腔内器官损伤

一般较少见，通常发生在肾周围有渗出、感染和粘连时。右侧手术时可能造成十二指肠损伤，一旦发生可能危及生命，故术中若发现粘连导致解剖不清，应及时中转开放手术。左侧手术时可能导致胰腺损伤，小的胰腺腺体损伤、主胰管未损伤者，通过禁食、胃肠减压、生长抑素使用，在充分引流的前提下可以愈合；胰腺离断性损伤或主胰管破裂往往保守治疗较难成功，需要术中或术后再次手术进行清创引流。

3. 尿漏

术中缝合膀胱切口时注意缝针间距合适、严密，可给予两层连续缝合；术后保持导尿管通畅，严密监测术后尿量及引流情况，若有尿漏发生，可适当延长盆腔引流管的引流时间。

（孙福康　戴　军）

第十六章　腹膜后入路机器人辅助腹腔镜肾脏疾病手术

第一节　腹膜后入路机器人辅助腹腔镜肾切除术

【概述】

1991 年，Clayman 报告了世界首例腹腔镜肾切除术。2000 年，Klingler 完成世界首例达芬奇机器人辅助腹腔镜根治性肾切除术。腹膜后入路机器人辅助腹腔镜肾切除术是一种机器人技术结合腹腔镜技术的手术方法，经过腹膜后建立操作空间，应用机器人手术系统的机械臂与高清系统，对肾进行精确的分离、切除等操作，从而达到治疗目的，具有精确操作、创伤较小、有效减少并发症的优势。

【适应证】

（1）肾萎缩伴肾功能不全。

（2）肾积水伴肾功能不全。

（3）肾结核。

【禁忌证】

（1）患有明显增加手术风险的疾病。

（2）严重出血倾向。

（3）严重脊柱畸形，无法置侧卧位者。

（4）弥漫性肾周围炎症，预估腔镜下游离困难者。

【术前准备】

（1）术前一日进流质饮食，禁食 6h、禁水 4h。

（2）术前一日晚肠道准备。

（3）配血型，备红细胞 2 ～ 3Unit。

（4）乳头平面至会阴备皮。

（5）麻醉后留置 Foley 气囊导尿管。

【机器人专用器械】

超声刀（harmonic scapel），单极弯剪（monopolar curved scissors），马里兰双极钳（Maryland bipolar forceps），窗式双极电凝镊（fenestrated forceps）。

【麻醉和体位、套管定位】

健侧卧位，垫高腰部后再取折刀位。于髂嵴腋中线交界处上方一横指处做一 2cm 横行切口，进入腹膜后间隙，示指扩张腹膜后间隙，置入 12mm Trocar 作为镜头孔，缝合 Trocar 旁皮肤及筋膜，置入达芬奇专用镜头，镜头方向维持 30° 下（C）。建立气腹，维持气腹压力于15mmHg。直视下分别于腋前线、腋后线肋缘下方交界处置入2个8mm达芬奇专用Trocar，1号机械臂接超声刀，2号机械臂接马里兰双极钳。另于镜头孔腹侧5cm处置入12mm Trocar作为辅助孔（A）（图16-1-1）。

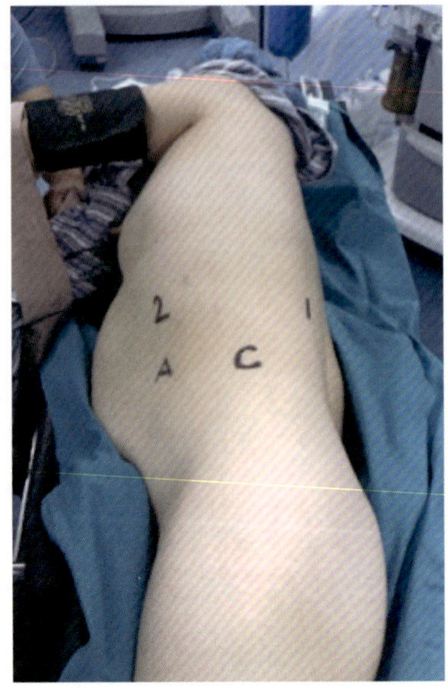

图16-1-1 体位及套管位置
C—镜头孔；1—1号机械臂；2—2号机械臂；A—辅助孔

【手术步骤】

（1）清理腹膜外脂肪。腹膜外脂肪清理能使腹膜后空间增大，对肥胖的患者尤其重要（图16-1-2）。

（2）切开肾周筋膜，显露肾周脂肪及肾脏（图16-1-3）。

（3）沿肾脏背侧向深部分离，沿内侧弓状韧带平面下方2cm处找到肾动脉（图16-1-4），Hem-o-lok结扎后切断（图16-1-5）。在肾动脉深面找到肾静脉（图16-1-6），同样方法切断（图16-1-7）。

（4）沿肾上腺平面下方分离肾上极（图16-1-8）。

（5）沿腹膜面游离肾内侧（图16-1-9）。

（6）游离肾下极，清理肾下极脂肪，Hem-o-lok结扎并切断输尿管（图16-1-10）。

（7）延长切口，取出标本及安置，固定引流管。

（8）缝合切口。

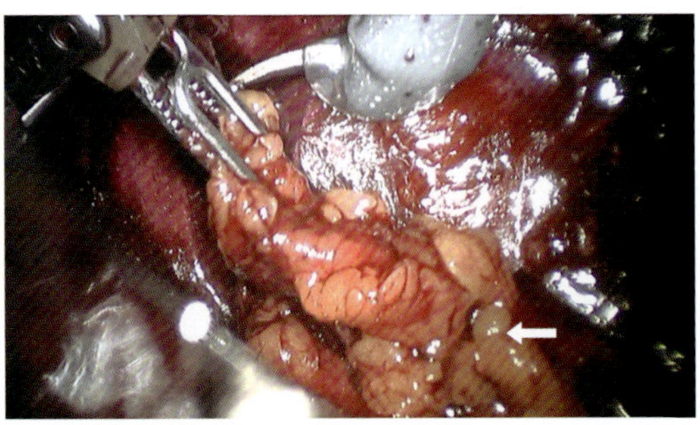

图16-1-2 清理腹膜外脂肪（箭头处）

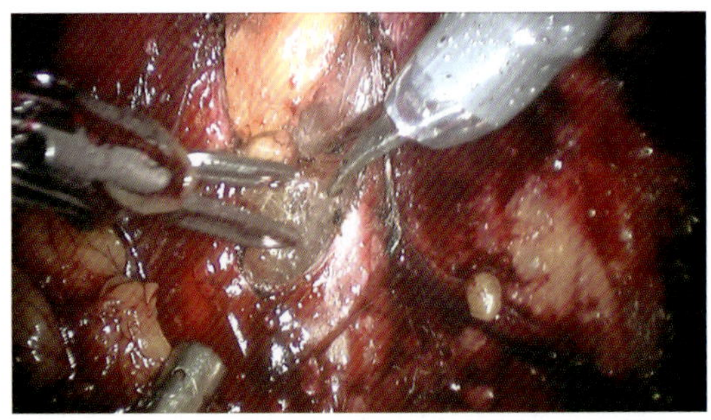

图16-1-3 切开肾周筋膜

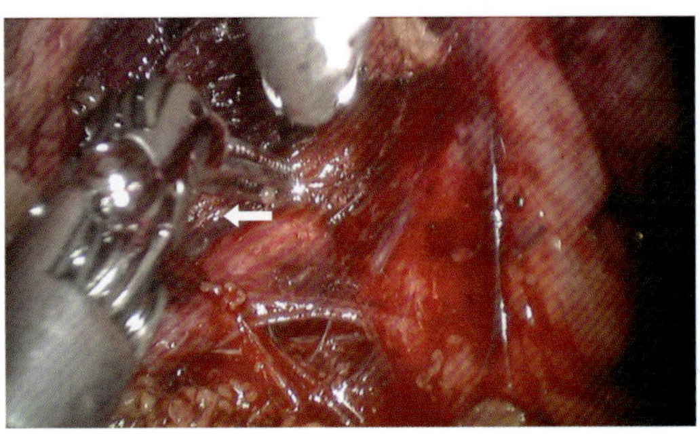

图16-1-4 找到肾动脉（箭头处）

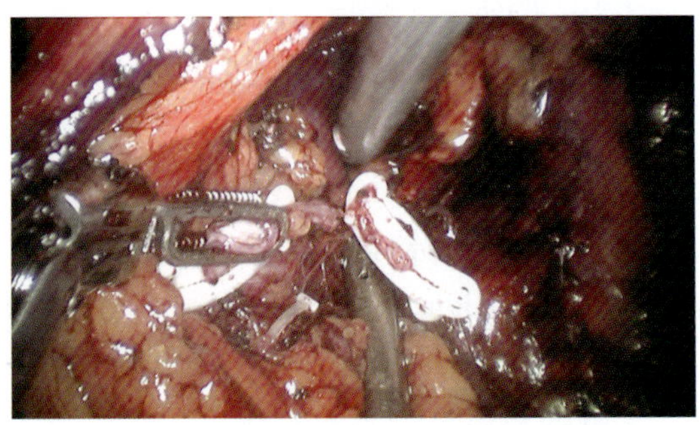

图16-1-5 结扎并切断肾动脉

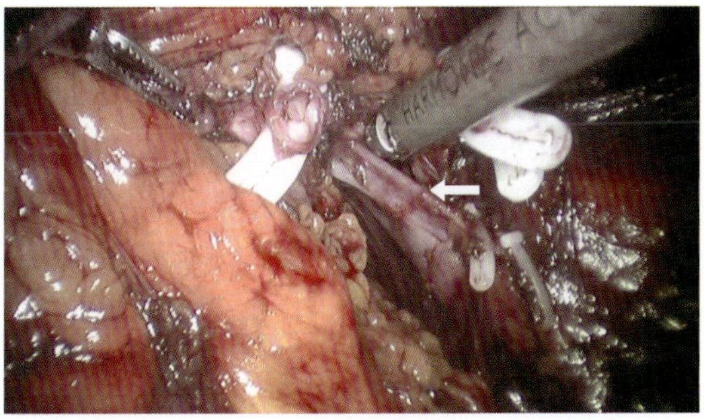

图 16-1-6　分离肾静脉（箭头处）

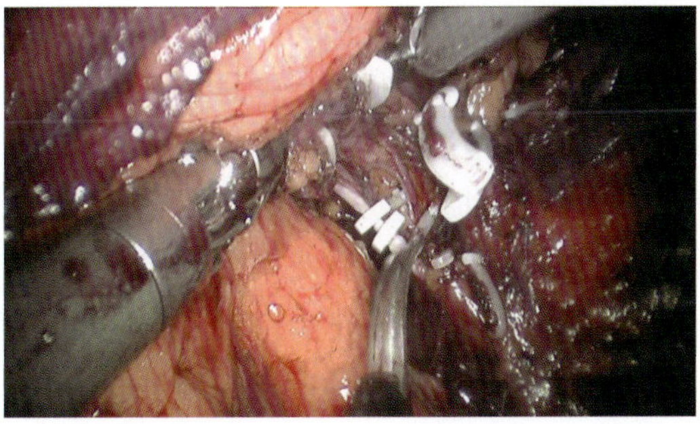

图 16-1-7　结扎并切断肾静脉

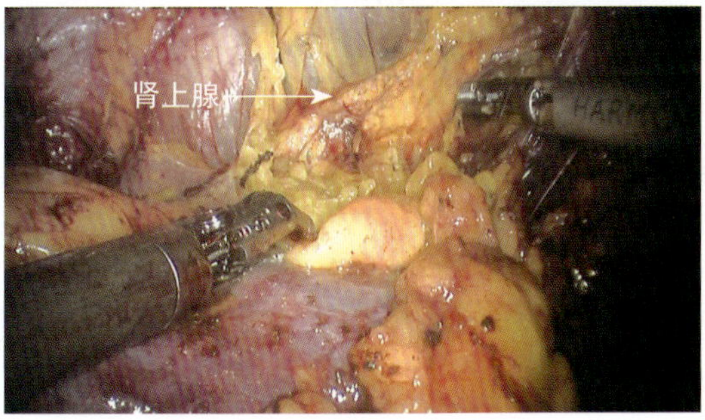

图 16-1-8　分离肾上极

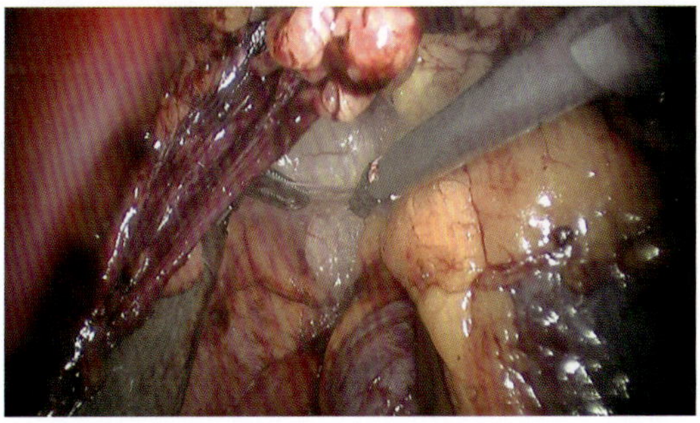

图 16-1-9　游离肾内侧

【术后处理】

（1）术后第 2 天拔除导尿管，并鼓励下床活动。

（2）静脉抗生素使用不超过 72h。

（3）术后 48h 引流量＜ 50ml 后，可拔除引流管。

（4）肠道功能恢复后，进半流质饮食。

（5）体温正常，血常规及肝、肾功能正常后出院。

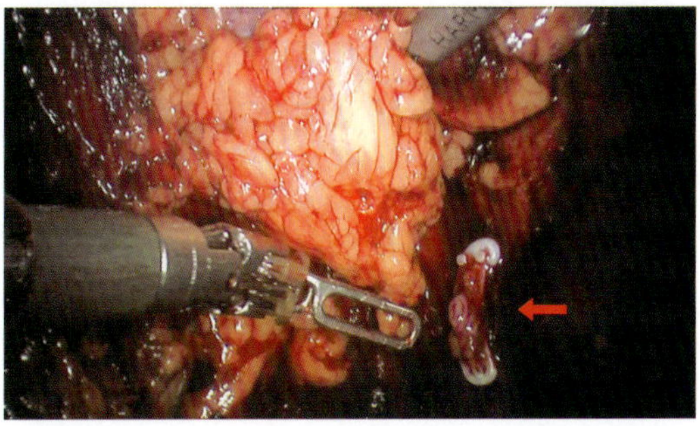

图 16-1-10　结扎并切断输尿管（箭头示输尿管残端）

【并发症和防治】

1. 出血

任何手术途径行肾切除术发生大出血的概率较低。在肾蒂结扎满意及患侧肾上腺未损伤的情况下，即使发生在腹膜后的较少、出血，也会因为受到腹膜的限制而局限化。肾积水严重时，往往腹膜后腔体积也随之增大，肾切除后腹膜的限制作用减弱，可能会引起减压性出血，在这种情况下，肾切除术后需要严密止血，静脉的出血往往能够自行停止。如果出现活动性出血，引起血流动力学不稳定，在输血后不能改善者，需要再次手术介入止血。

2. 腹腔内器官损伤

如发生腹腔内器官损伤必先损伤腹膜，当术中空间突然减小时，要注意是否存在腹膜破裂。在发现腹膜破裂后，尽可能用结扎夹夹闭腹膜裂口，或进行缝合。通常腹腔内空腔器官较难损伤，而实质性器官如肝脏、脾脏较易因为挤压而发生损伤，如发生损伤，需要人为地将腹膜裂口切大以彻底止血和处理。

（1）十二指肠损伤：少见，一旦发生可能危及生命，通常发生在切除炎症严重的右肾时。如果术中发现粘连致密导致解剖不清，中转开放手术不失为一种选择。

（2）胰腺损伤：发生在切除炎症严重的左肾。小的胰腺腺体损伤、主胰管未损伤者，通过禁食、胃肠减压、使用生长抑素，在充分引流的前提下可以愈合；胰腺的离断性损伤或主胰管破裂往往保守治疗较难成功，需要术中或再次手术进行清创，引流。

3. 切口疝

多见于老年患者及存在慢性咳嗽、便秘等腹压增加的情况。缝合套管切口时，必须确保全层组织均被缝合满意。若术后出现腰部切口疝，需要手术行疝修补。

（何　威　孙福康）

第二节　腹膜后入路机器人辅助腹腔镜肾部分切除术

【概述】

1993 年，Winfield 完成了第一例经腹腹腔镜肾部分切除术。Gill 在 1994 年报道了经后腹腔途径腹腔镜肾部分切除术，Gettman 在 2004 年首次报道了对 11 例机器人辅助经腹腔入路和 2 例经腹膜后入路肾部分切除术的研究。目前，机器人辅助腹腔镜肾部分切除术在泌尿外科已得到了广泛的应用。入路的选择在很大程度上取决于肿瘤的部位，经腹膜后入路非常适合肾背侧和侧面的肾肿瘤或有腹部手术史的患者。对肥胖患者，由于比较多的腹膜外脂肪会增加手术难度，当患者身体质量指数（Body Mass Index，BMI）超过 $35kg/m^2$ 时，选择经腹腔入路会更加方便。

【适应证】

（1）肾恶性肿瘤。

（2）不能排除恶性的肾肿瘤。

【禁忌证】

（1）患有明显增加手术风险的疾病。

（2）严重出血倾向。

（3）严重脊柱畸形无法置侧卧位者。

（4）存在Ⅲ级或以上下腔静脉瘤栓。

【术前准备】

（1）术前一日进流质饮食，禁食 6h、禁水 4h。

（2）术前一日晚肠道准备。

（3）配血型，备红细胞 2 ～ 3unit。

（4）乳头平面至会阴备皮。

（5）麻醉后留置 Foley 气囊导尿管。

【机器人专用器械】

超声刀（harmonic scapel），单极弯剪（monopolar curved scissors），马里兰双极钳（Maryland bipolar forceps），窗式双极电凝镊（fenestrated forceps），无损伤血管阻断夹（Bulldog），持针器。

【麻醉和体位、套管定位】

同本章第一节“腹膜后入路机器人辅助腹腔镜肾切除术”。

【手术步骤】

以左侧后腹腔机器人肾部分切除术为例。

（1）清理腹膜外脂肪，辨认腰肌、腹膜反折和肾周筋膜等解剖标志。腹膜外脂肪清理能使腹膜后空间增大，对肥胖的患者尤其重要（图 16-2-1）。

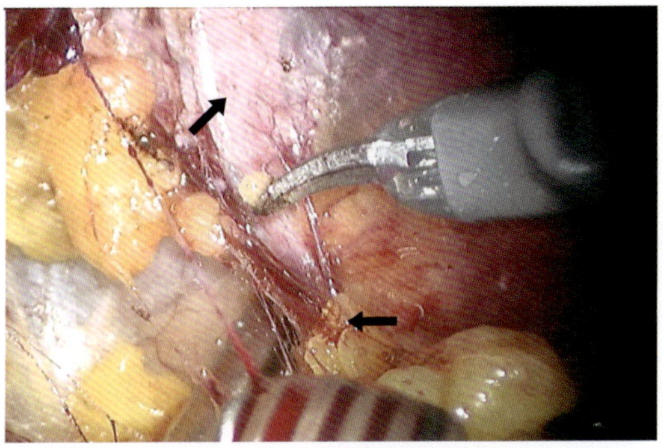

图 16-2-1　清理腹膜外脂肪

（2）在腹膜反折的内侧纵行剪开肾周筋膜和肾周脂肪囊（图 16-2-2），沿肾实质表面钝性和锐性结合分离肾实质和肾周脂肪之间的间隙，进一步游离肾脏，显露肿瘤和周围肾实质（图 16-2-3）。

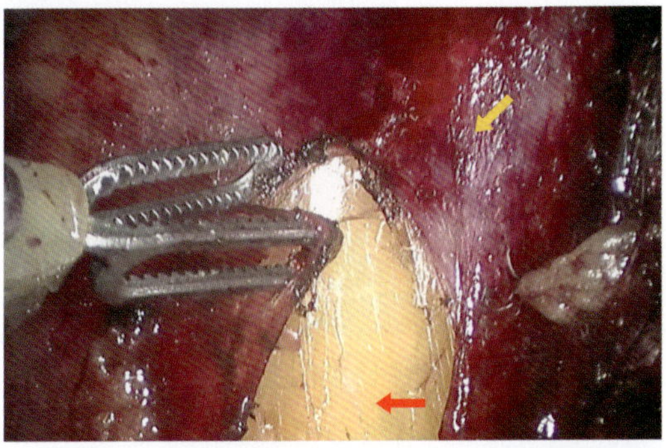

图 16-2-2　纵行切开肾周筋膜（上）和肾周脂肪（下）

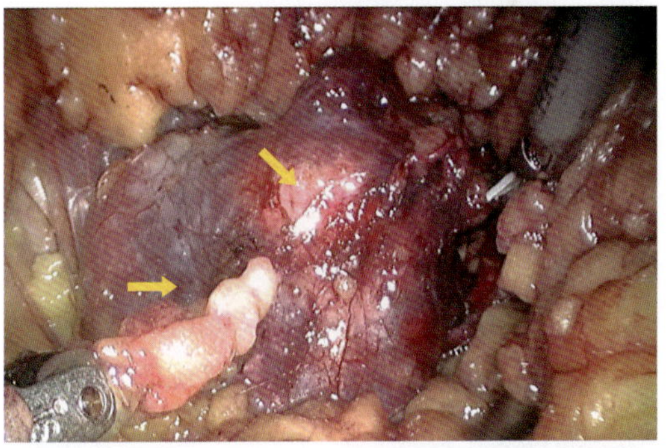

图 16-2-3　游离肿瘤（上）及周围肾实质（下）

（3）切开肾周筋膜，于腰肌前间隙找到肾动脉，腹膜后入路定位和寻找、游离肾动脉的方法详见本章第一节，沿肾脏背侧向深部分离，沿内侧弓状韧带平面下方 2cm 处找到肾动脉（图 16-2-4），用腔内无损伤血管阻断夹阻断肾动脉（图 16-2-5）。

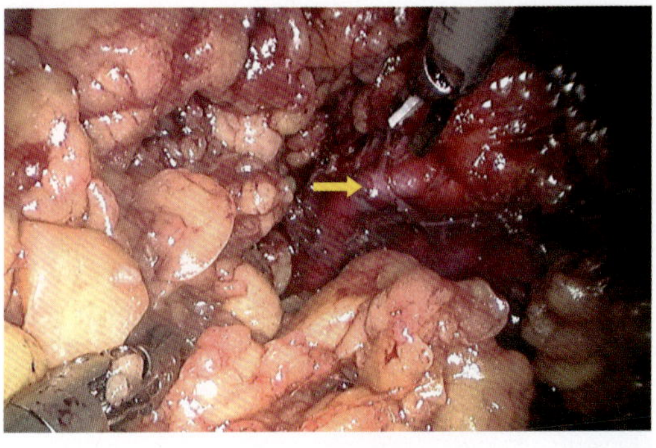

图 16-2-4　游离肾动脉

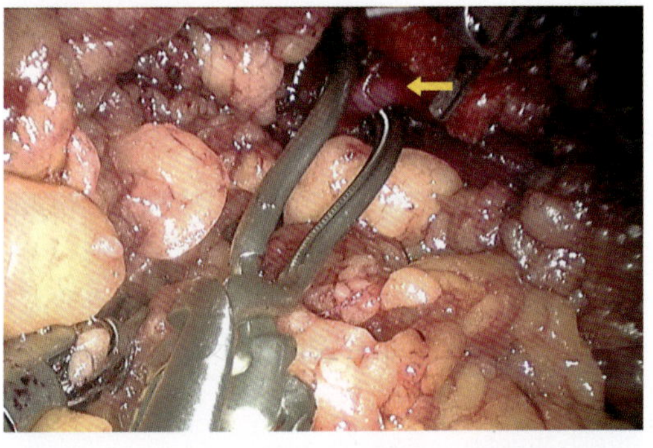

图 16-2-5　用无损伤血管阻断夹阻断肾动脉

（4）提起肿瘤旁脂肪组织，沿肿瘤旁 0.5cm 切割肾实质（图 16-2-6），采用钝性和锐性分离结合的方法，游离肿瘤基底部（图 16-2-7），吸引器牵拉肾床并清理创面渗出，完整切除肿瘤及肿瘤周围少许肾实质（图 16-2-8）。

（5）和经腹腔途径机器人肾部分切除术所用的缝合方法一样，将第一臂的单极剪刀更换成持针器，3-0V-Loc 线连续缝合创面。分层缝合，先连续缝合肾髓质，肾髓质缝合完毕后，收紧缝线（图 16-2-9），最后一针从肾髓质穿出肾包膜，拉紧缝线，用 Hem-o-lok 固定（图 16-2-10）；第二层 2-0V-Loc 线连续缝合，创面提前在线尾固定 1 枚 Hem-o-lok 夹。连续缝合肾皮质全层，关闭肾脏创面（图 16-2-11），最后一针用 Hem-o-lok 固定（图 16-2-12）。

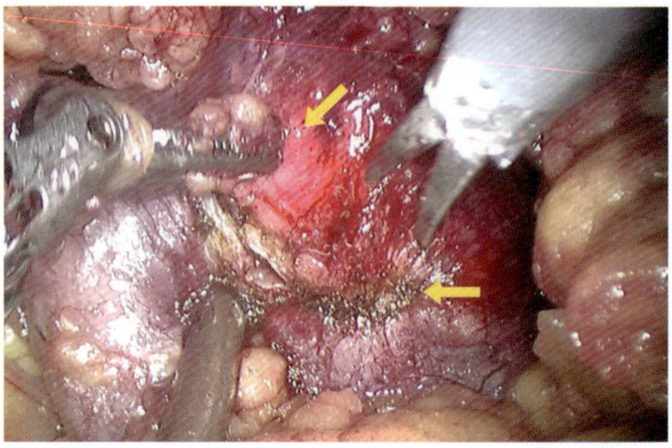

图 16-2-6 沿肿瘤（上）旁 0.5cm 切割肾实质（下）

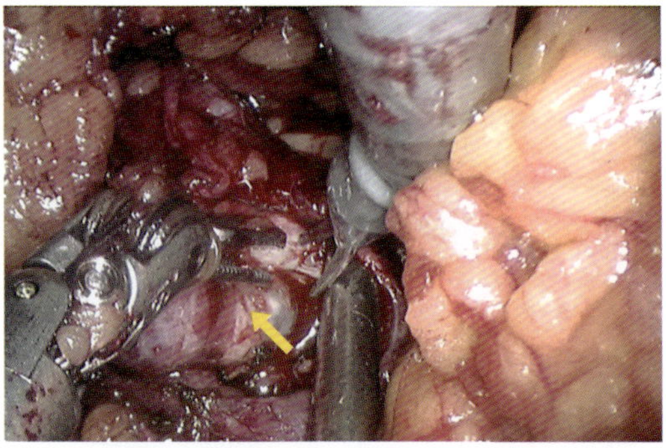

图 16-2-7 游离肿瘤基底部

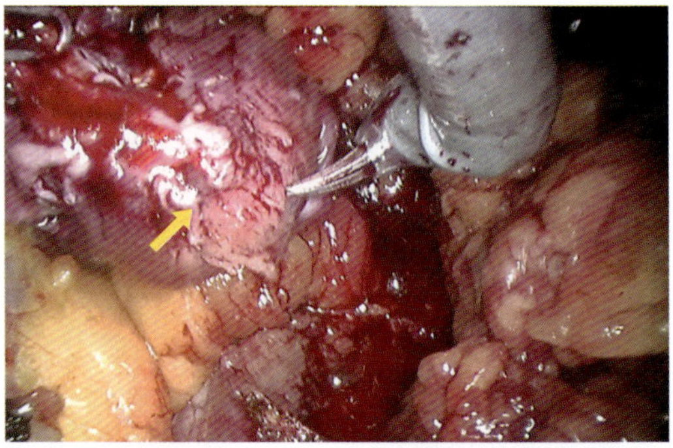

图 16-2-8 完整切除肿瘤

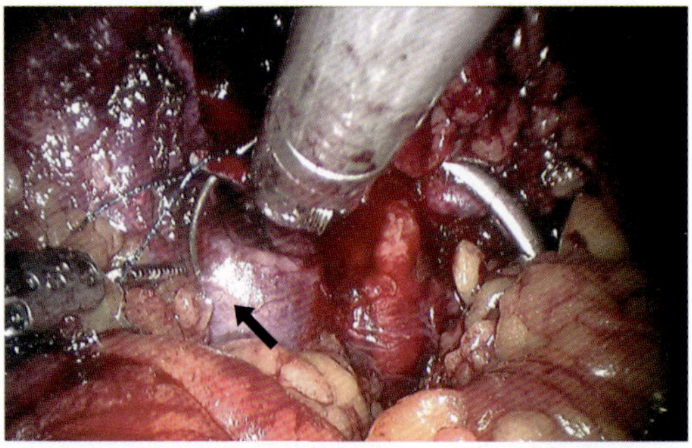

图 16-2-9 缝合肾髓质（最后一针穿出肾包膜）

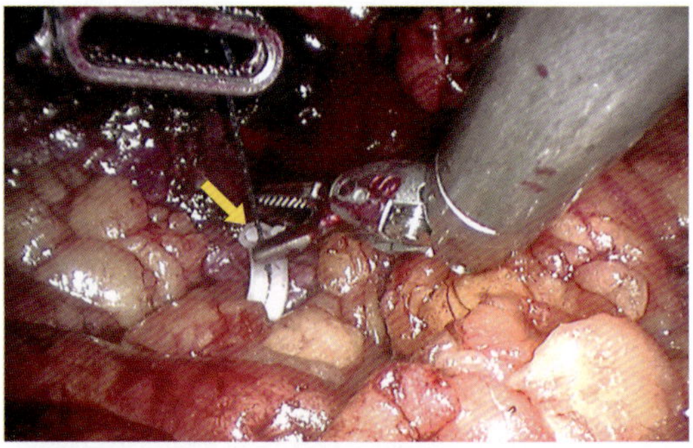

图 16-2-10 用 Hem-o-lok 固定缝线

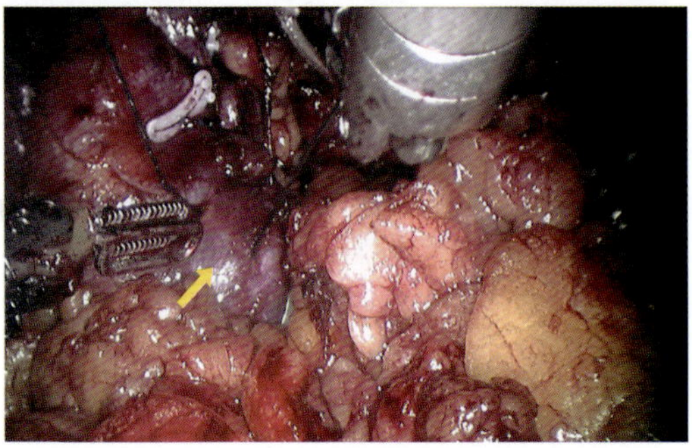

图 16-2-11 连续缝合肾皮质

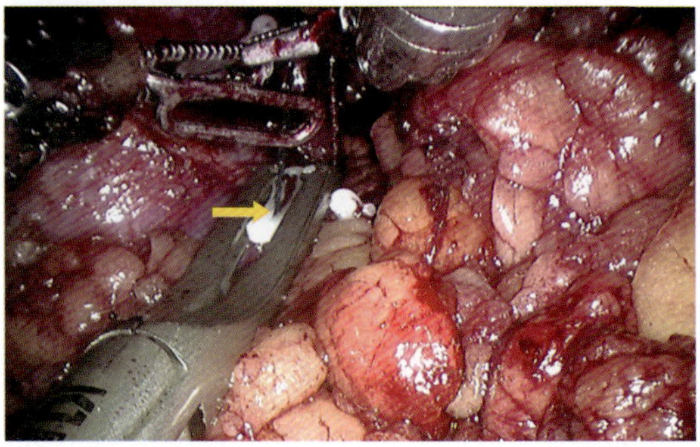

图 16-2-12 用 Hem-o-lok 固定缝线

（6）移除血管阻断夹（图 16-2-13），恢复肾脏血供，降低气腹压力至 3 ～ 5mmHg，检查确认肾脏创面无活动性出血，用标本袋将标本取出（图 16-2-14），留置橡胶引流管一根。

（7）关闭皮肤套管切口。

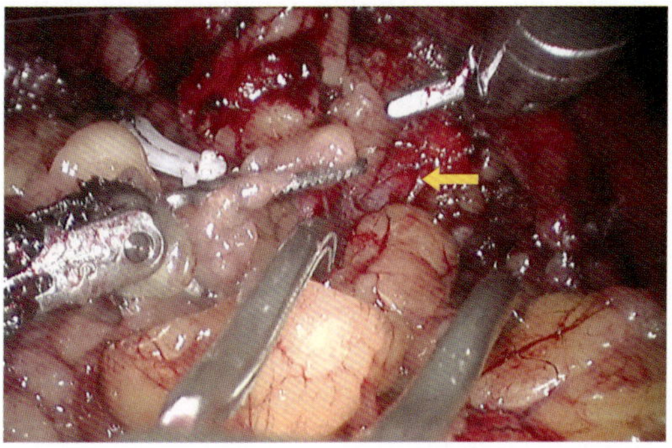

图 16-2-13　移除血管阻断夹

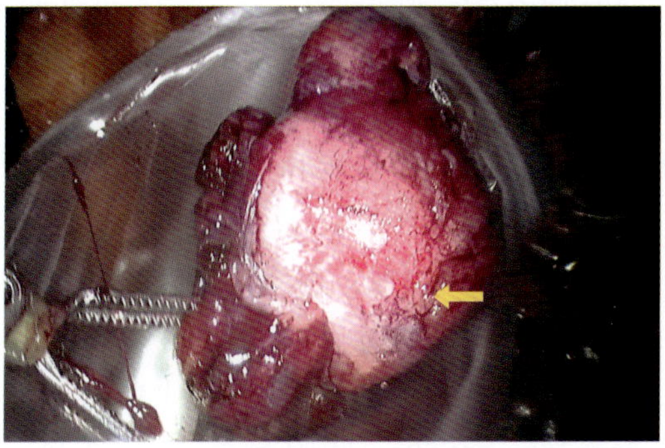

图 16-2-14　取出肿瘤标本

【手术要领】

（1）如切除肿瘤涉及集合系统，则第一层缝合应该是单独连续缝合关闭裸露的集合系统残缘，以降低出血和肿瘤侵入集合系统的风险。

（2）无损伤血管阻断夹阻断肾动脉时间应少于 30min。

【术后处理】

（1）术后绝对卧床休息 1 ～ 2d，鼓励患者床上活动四肢，并可在别人帮助下翻身，3d 后可下床活动。

（2）常规预防性应用抗生素。

（3）患者下床活动后即可拔除导尿管。

（4）腹膜后引流管 24h 如引流量如少于 10ml，无漏尿及发热，下床活动后引流量无变化，可拔除引流管。

（5）术后 2 周内勿过多活动。

【并发症和防治】

1. 血管并发症

（1）出血　发生率为 1.6% ～ 8.6%。术中大出血是中转开放手术的主要原因，主要与未能控制好切除肿瘤部位的血管、肿瘤体积过大、内生性肿瘤和术中大量出血有关。术前应仔细了解肾动脉主干及肿瘤供应的分支动脉，如果出现较多的分支动脉，需要分别控制。确切地缝合肾实质缺损，创面喷洒生物止血胶，可有效减少术后出血、渗液。术后继发出血保守治疗无效时，可考虑行选择性肾动脉栓塞术。

（2）肾动静脉瘘 / 肾动脉假性动脉瘤　肾动静脉瘘 / 肾动脉假性动脉瘤通常发生在术后 14d 左右，主要表现是血尿、腰痛，可能与肾肿瘤切除或肾实质缝合时肾内小动脉被阻断或未能修复和重建有关，需通过 CT 血管造影确诊。肾动静脉瘘是肾内动脉与静脉循环之间未能通过正常毛细血管网而形成的异常连接，总体发生率是 0.04% ～ 1.5%。肾动脉假性动脉瘤是在受损动脉壁形成的隆起，发生率为 0.4% ～ 2.3%，对保守治疗无效时，可考虑行选择性肾动脉栓塞术。

2. 尿漏

尿漏在开放手术的发生率为 1.0% ～ 17.4%，腹腔镜手术是 1.6% ～ 16.5%，机器人手术是 0.6% ～ 3.0%。通常发生在术后 13d（3 ～ 32d），临床表现是发热、寒战和尿漏。尿漏与肿瘤大小、肿瘤解剖复杂程度、肿瘤位置、缺血时间、手术时间、手术医生经验、缝合重建复杂性、术中误伤输尿管、缝合破损的肾集合系统欠佳或局部肾组织坏死有关。术中提前控制肾动脉，保持创面清晰，有助于及时发现并修补集合系统的破损。大多数尿性囊肿可行经皮置管引流和（或）留置输尿管内支架管解决。

3. 伤口感染

发生率约为 1%，通常采用引流、伤口换药、应用抗生素等方法。

4. 周围器官损伤

总体发生率约为 0.8%，其中胸膜损伤为 0.6% ～ 12.9%，脾损伤为 0.5% ～ 4.3%，肠道为 0.3% ～ 0.5%，胰腺为 0.2% ～ 2.1%，肝胆为 0.1% ～ 0.4%，淋巴管为 0.8% ～ 4.1%。一旦损伤，按照相关外科原则处理。

5. 术后脓肿形成

保守治疗无效时需要二次手术切除患肾。

6. 手术切缘阳性

手术切缘阳性是指在被标记的原发肿瘤切除标本的墨染表面有癌细胞侵犯。发生率为 1.1% ～ 10.7%。与肿瘤靠近肾门、肿瘤体积大、肿瘤分期高和手术医生经验有关。应该密切监测，谨慎选择再次肾部分切除术或根治性肾切除术。

（孙福康）

第三节　机器人辅助腹腔镜下腔静脉瘤栓取出术

【概述】

根治性肾切除术联合下腔静脉瘤栓取出术是治疗肾癌伴下腔静脉瘤栓的最有效方法，虽然目前的金标准仍为开放手术，但面临大出血、血栓脱落带来的致死性并发症等风险，且切口较长，对患者的创伤较大，患者术后恢复较慢。随着腹腔镜及机器人技术的成熟发展和该类手术技巧的提高，已有了许多腹腔镜下根治性肾切除术联合下腔静脉瘤栓取出术的报道，但手术技术要求较高，极具挑战性。

机器人腹腔镜手术具有 3D 仿真、视野更清晰、7 个自由度的机械臂使缝合等精细操作更加简单易行等优势，为拓展该类复杂手术的应用范围提供了技术保障。张旭教授团队从 2013 年开始开展经腹入路根治性肾切除术联合下腔静脉瘤栓取出术，并在后续报道中详细阐述了该入路的相关技术要点。笔者团队从 2017 年起开始开展右侧肾癌伴下腔静脉瘤栓的经后腹腔入路根治性肾切除术联合下腔静脉瘤栓取出术。本章节将重点针对张旭教授团队行左肾癌下腔静脉瘤栓取出术和右肾癌下腔静脉瘤栓取出术的技术要点和异同点进行描述，并介绍笔者团队右肾癌下腔静脉瘤栓取出术的手术技术和方法。

【适应证】

1. 经腹腔入路的适应证

（1）Mayo Clinic 下腔静脉瘤栓分级方法中的Ⅰ级瘤栓（瘤栓侵入下腔静脉内，顶端距肾静脉开口处≤ 2cm）。

（2）Ⅱ级瘤栓（瘤栓位于肝静脉水平以下的下腔静脉内，瘤栓顶端距肾静脉开口处＞ 2cm）。

2. 经后腹腔入路目前的适应证

主要包括右侧Ⅰ、Ⅱ级瘤栓。

【禁忌证】

（1）心、肺等器官功能障碍，难以耐受手术者。

（2）有明显出血倾向而且难以纠正者。

（3）Ⅲ级瘤栓目前尚为机器人手术的相对禁忌证。机器人体外循环下处理Ⅲ级瘤栓是未来探索的方向。

【术前准备】

（1）备皮，禁食禁水，胃肠道准备，预防性使用抗生素。

（2）低分子肝素抗凝（可选）　降低肺栓塞的风险；缩小癌栓。

（3）术前患肾动脉栓塞（推荐）　术前栓塞有助于减少术中渗血，有助于腔静脉、肾静脉的暴露和癌栓取出。

（4）临时下腔静脉滤器（不推荐）　有导致对侧肾静脉及肝静脉血栓形成的风险；术中暴露影响手术。

（5）术前复查下腔静脉彩超　明确癌栓在待手术期间有无继续进展。

【手术器械】

1. 经腹腔入路

气腹针、3 个 12mm 机器人专用套管、3 个 8mm 机器人专用套管、马里兰双极钳、单极电剪、prograsp 抓钳、两把大号持针器、吸引器、Hem-o-lok 及施夹器。

2. 经后腹腔入路

球囊扩张器、2 个 8mm 机器人专用套管、1 个加长 12mm 腹腔镜套管、1 个普通 12mm 腹腔镜套管、马里兰双极钳、单极电剪、两把大号持针器、吸引器、Hem-o-lok 及施夹器。

【麻醉和体位】

1. 经腹腔入路

气管内插管、全身麻醉。患者采取左侧 60° ～ 70° 不完全侧卧位，升高腰桥，双侧手臂软垫固定可靠。左肾癌下腔静脉瘤栓患者，此体位完成下腔静脉瘤栓取出术后，转换成右侧 60° ～ 70° 不完全侧卧位，再行机器人辅助腹腔镜根治性左肾切除术。

2. 经后腹腔入路

气管内插管、全身麻醉。患者 90° 左侧卧位，同机器人经腹膜后腔入路根治性右肾切除术。

【套管摆位】

1. 经腹腔入路

气腹针制备气腹，并维持气腹压力在 14mmHg。于脐右上方约 2.0cm 处标记为镜头孔，切开 1.5cm 皮肤，置入 12mm 一次性套管，经此套管置入达芬奇机器人手术镜头。距镜头孔约 8cm，于右侧肋缘下锁骨中线偏内侧，标记为第 1 机械臂孔；在右下腹距镜头孔约 8cm，与第 1 机械臂孔成 120° 夹角处标记为第 2 机械臂孔；第 2 机械臂孔内下方 6cm，与第 1 机械臂孔成近 180° 夹角处，标记为第 3 机械臂孔；在上述 3 处标记孔处切开 8mm 皮肤，窥镜直视下置入 8mm 机器人专用套管，并经该套管置入并连接达芬奇 SI 系统第 1、2、3 臂机械臂；于腹正中线上的剑突下、第 1 机械臂孔与镜头孔之间、镜头孔与第 3 机械臂孔之间分别置入 1 个 12mm 一次性套管（共 3 个），用于撑开肝脏和置入吸引器、结扎夹、直线切割器等辅助器械使用。第 1 臂连接单极剪，第 2 臂连接双极钳，第 3 臂连接无创钳。

2. 经后腹腔入路

同本章第一节。

【手术步骤】

1. 经腹腔入路机器人辅助腹腔镜右肾癌下腔静脉瘤栓取出术

（1）制备气腹。

（2）以镜头通道与 1、2 号操作通道中点的连线为轴，机器人沿此轴由患者背侧靠近，机器臂跨过患者背侧与相应的穿刺通道进行对接。安放套管及机械臂（图 16-3-1）。

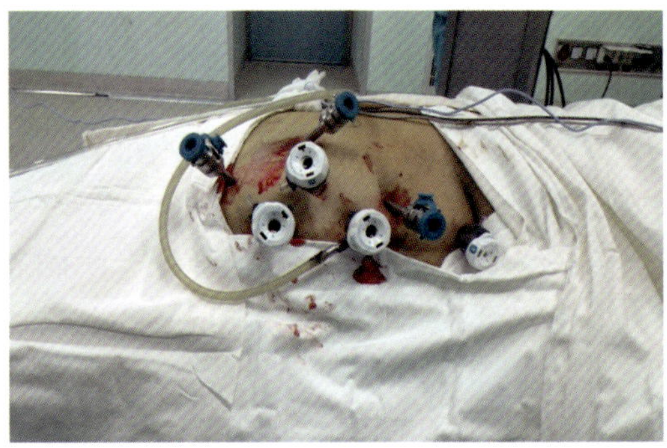

图 16-3-1 机器人辅助腹腔镜下腔静脉瘤栓取出术套管摆位

（3）切开肝结肠韧带及肝肾韧带和肝镰状韧带，向头侧牵开肝脏，充分暴露右侧肾区，切开侧腹膜，使升结肠向内侧下垂，进入右侧后腹腔（图 16-3-2）。打开肾周筋膜前层，向内分离和牵开十二指肠，显露下腔静脉及右肾静脉和左肾静脉（图 16-3-3）。

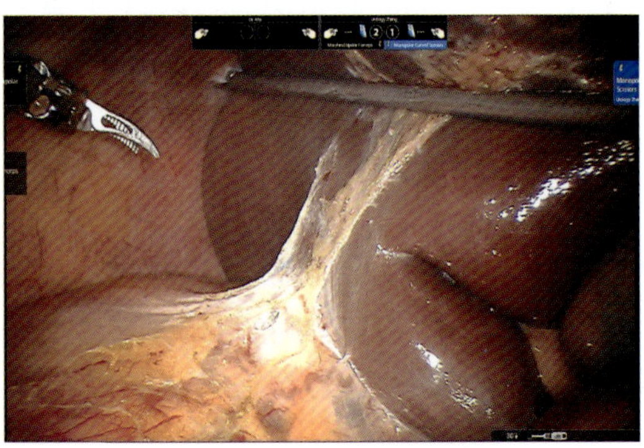

图 16-3-2 牵开肝脏

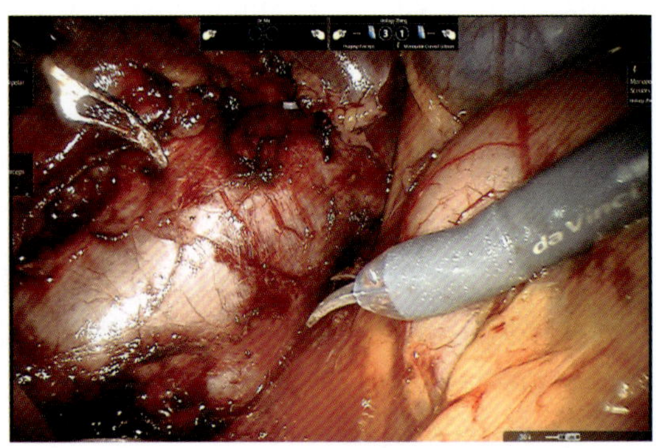

图 16-3-3 暴露下腔静脉及左、右肾静脉

（4）环形游离瘤栓所在段的下腔静脉、左肾静脉及部分腰静脉：先游离下腔静脉的腹侧，Ⅱ级瘤栓病例需游离肝短静脉，甚至右侧肾上腺中央静脉，并将肝短静脉和右侧肾

上腺中央静脉结扎、离断，以保证橡皮条能安全地在瘤栓的上、下端阻断下腔静脉。接着，再环形游离左肾静脉，以备橡皮条环绕，然后再游离下腔静脉的背侧，并游离和离断所属腰静脉。

（5）依次阻断下腔静脉上端、左肾静脉和下腔静脉下端（图 16-3-4）。

（6）切开下腔静脉，完整取出瘤栓。5-0 血管缝线连续缝合下腔静脉。注意：完全缝合下腔静脉前，肝素生理盐水冲洗下腔静脉管腔，避免血块残留和附壁血栓的形成（图 16-3-5，图 16-3-6）。

（7）依次松开下腔静脉上端、左肾静脉和下腔静脉下端的阻断。

（8）行右肾根治性切除术　上述体位下，用标本袋将瘤栓包裹在肾脏上，避免瘤栓腹腔内种植。游离出右肾动、静脉后，Hem-o-lok 阻断、离断肾动、静脉，按根治性肾切除术的方法完整游离、切除右肾及肾上腺（图 16-3-7）。

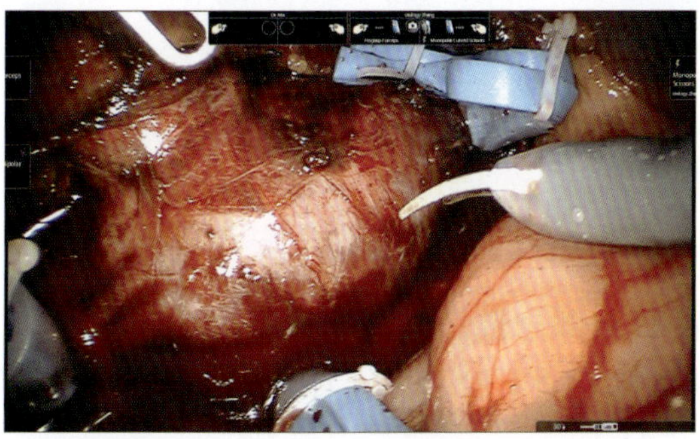

图 16-3-4　阻断下腔静脉、左肾静脉

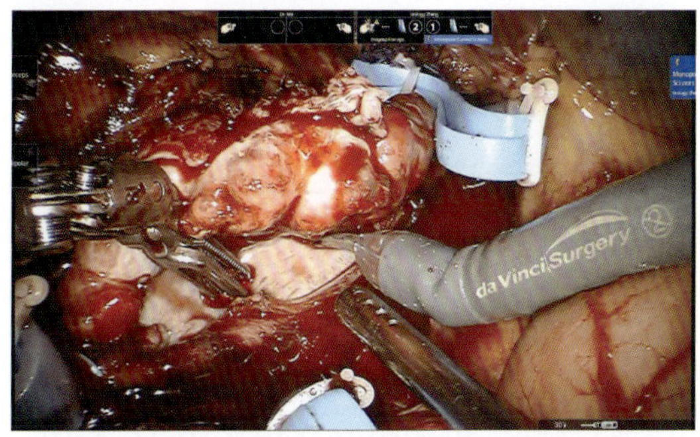

图 16-3-5　切除瘤栓及部分下腔静脉壁

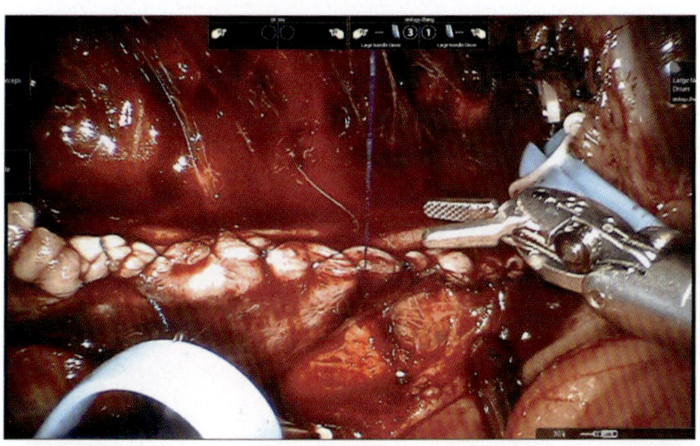

图 16-3-6　连续缝合下腔静脉壁

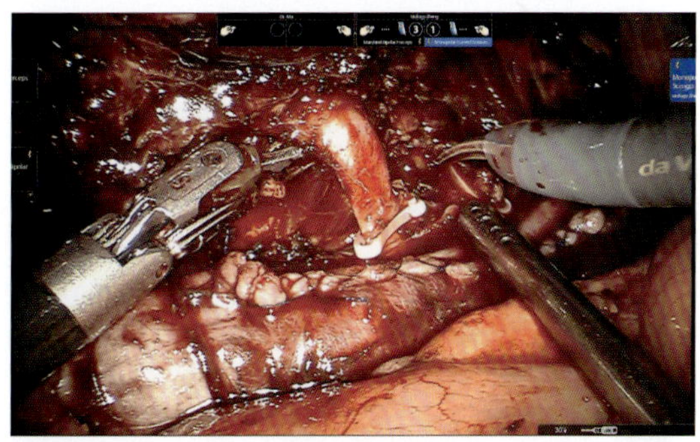

图 16-3-7　离断右肾动脉

（9）标本装袋、止血　将瘤栓及肾脏一并置入标本袋，并经延长的皮肤切口取出，也可使用直线切割器离断右肾动、静脉，再游离、切除右肾，将下腔静脉瘤栓标本袋和肾脏分别取出。

（10）安置引流管后关闭手术切口。

2. 经腹腔入路机器人辅助腹腔镜左肾癌下腔静脉瘤栓取出术

（1）制备气腹。

（2）以镜头通道与 1、2 号操作通道中点的连线为轴，机器人沿此轴由患者背侧靠近，机器臂跨过患者背侧与相应的穿刺通道进行对接。

（3）左肾癌下腔静脉瘤栓取出术前 1 ～ 2h 需先行左肾动脉栓塞术，体位及套管放置与右肾癌下腔静脉瘤栓取出术相同。

（4）切开肝结肠韧带及肝肾韧带和肝脏镰状韧带，向头侧牵开肝脏（图 16-3-8），充分暴露右侧肾区，切开侧腹膜，使升结肠向内侧下垂，进入右侧后腹腔。打开肾周筋膜前层，向内分离和牵开十二指肠，显露下腔静脉及左肾静脉。

（5）循下腔静脉找到左肾静脉，游离左肾静脉，直线切割器将其离断（图 16-3-9），未能完全离断的部分可以用 Hem-o-lok 结扎离断。

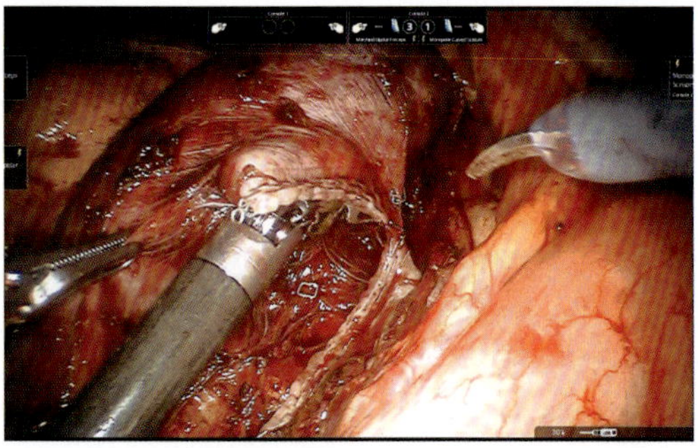

图 16-3-8　Hem-o-lok 夹处理肝短静脉

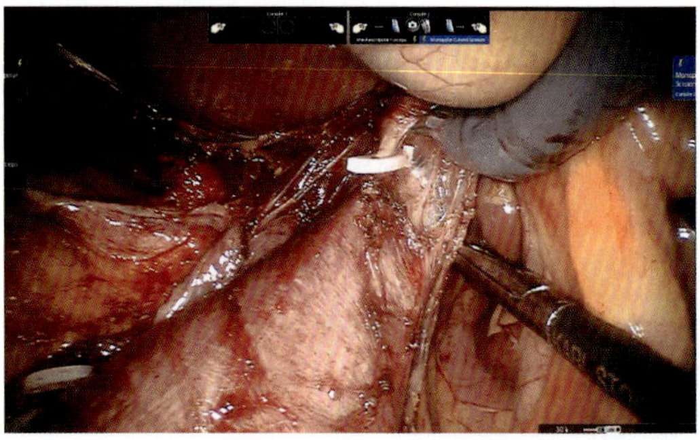

图 16-3-9　直线切割闭合器切断左肾静脉

（6）环形游离瘤栓所在段的下腔静脉、左肾静脉及部分腰静脉　同右肾癌瘤栓取出术。

（7）在下腔静脉和腹主动脉之间游离出右肾动脉。循下腔静脉，在其右侧肾门处游离出右肾静脉，以备阻断之用（图 16-3-10，图 16-3-11）。

（8）依次阻断下腔静脉上端、右肾动脉、右肾静脉和下腔静脉下端（图 16-3-10，图 16-3-11）。

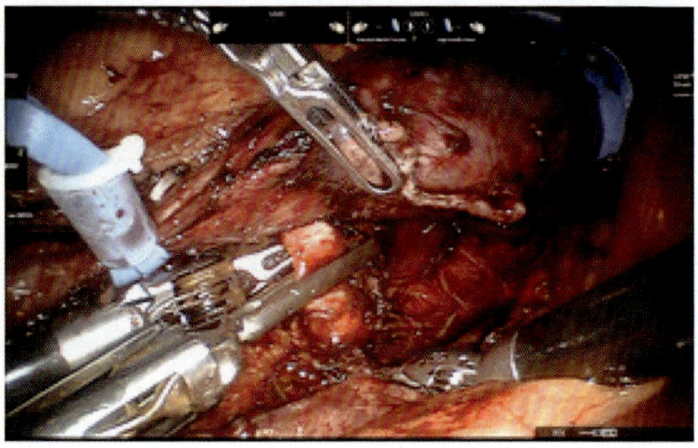

图 16-3-10　下腔静脉左侧分离右肾动脉并阻断

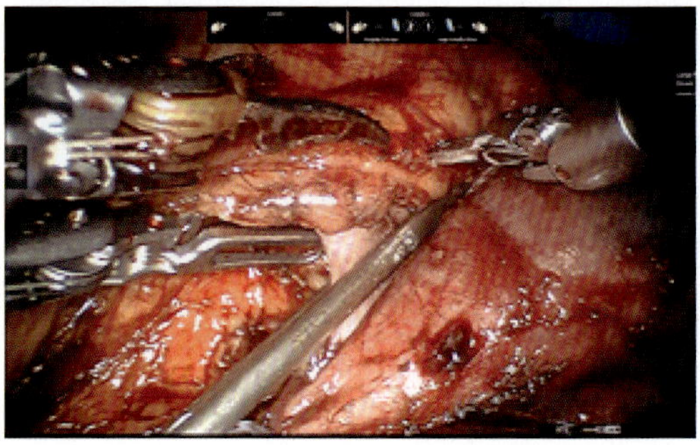

图 16-3-11　阻断右肾静脉

（9）切开下腔静脉，完整取出瘤栓。注意要把汇入下腔静脉处的左肾静脉壁（直线切割器封闭残端）一并切除（图 16-3-12）。

（10）将瘤栓装入标本袋，袋口用 Hem-o-lok 夹封闭，避免瘤栓腹腔种植。

（11）用 5-0 血管缝线连续缝合下腔静脉，完全缝合下腔静脉前，肝素生理盐水冲洗下腔静脉管腔，避免血块残留及附壁血栓形成。

（12）依次松开下腔静脉上端、右肾静脉、右肾动脉和下腔静脉下端的阻断。检查血管无渗漏血后，剪掉阻断下腔静脉的橡皮条，并取出体外（图 16-3-13）。

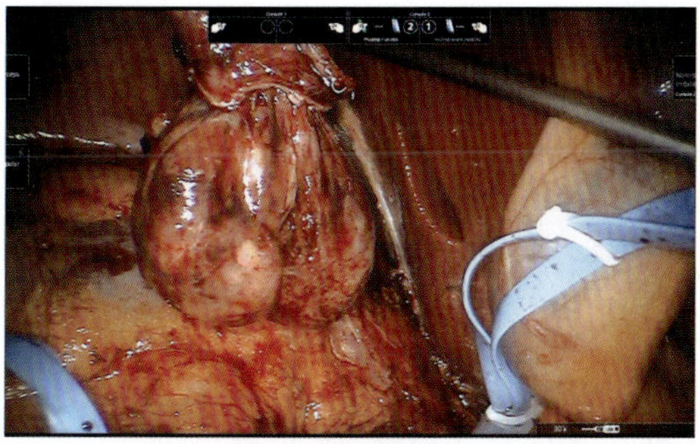

图 16-3-12　完整切除的瘤栓及部分腔静脉壁

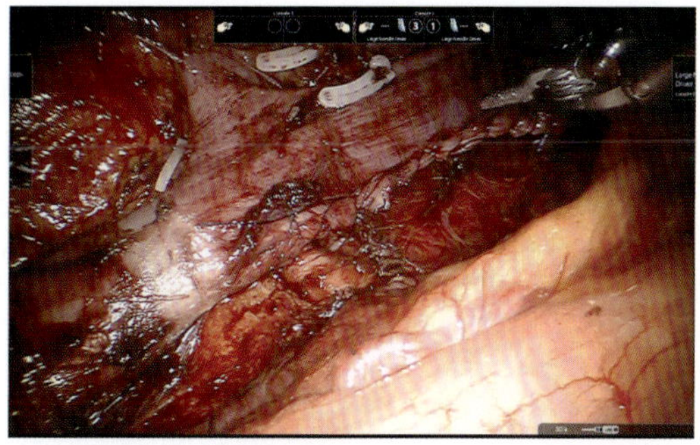

图 16-3-13　缝合下腔静脉后松开束带

（13）将瘤栓经延长的皮肤切口取出，检查无活动出血后，根据情况留置或不留置引流管，闭合皮肤切口。

（14）转换体位，行机器人左肾根治性切除术：转换成右侧 60° ～ 70° 不完全侧卧位，升高腰桥。重新按机器人左肾根治性切除术放置套管和连接机械臂。游离出左肾动脉后，Hem-o-lok 离断左肾动脉，再进一步游离左肾静脉，直至看到离断封闭的静脉残端。按根治性肾切除术的方法完整游离左肾及肾上腺。

3. 经后腹腔入路机器人右肾癌下腔静脉瘤栓取出术

（1）建立腹膜后腔、放置穿刺器及清除腹膜后脂肪。

（2）靠近腰大肌，沿腰大肌方向斜行切开肾筋膜，范围上至膈下，下至髂窝上缘，充分暴露肾脏。

（3）沿腰大肌向深面分离，暴露内侧弓状韧带。根据膈肌内侧弓状韧带的走行来寻找肾蒂。打开肾动脉鞘，充分游离右肾动脉。Hem-o-lok 控制、离断右肾动脉（图 16-3-14）。

（4）分离肾下极及下腔静脉远端，暴露、离断右生殖静脉（图 16-3-15）。

（5）离断与右生殖静脉伴行的右输尿管（图 16-3-16）。

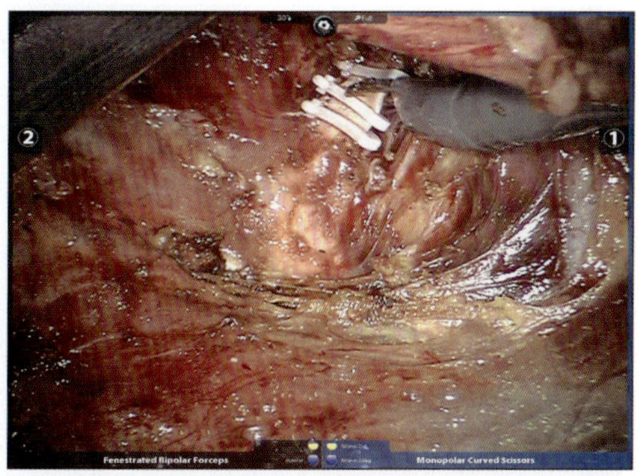

图 16-3-14　分离右肾背侧，暴露、离断右肾动脉

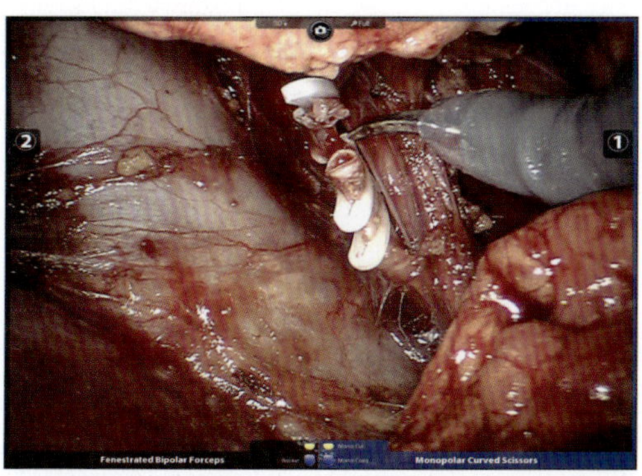

图 16-3-15　分离肾下极及下腔静脉远端，暴露、离断右生殖静脉

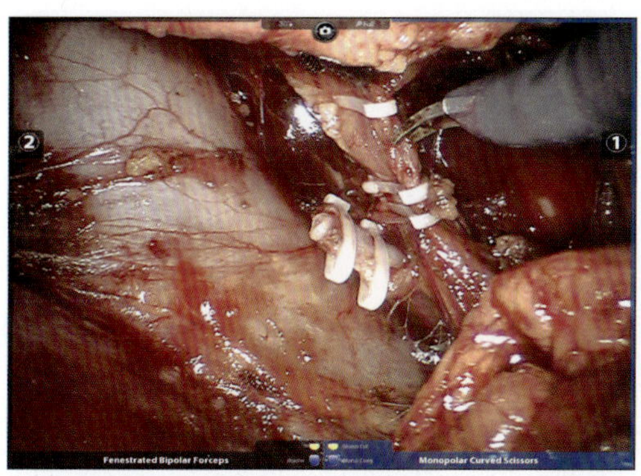

图 16-3-16　离断与右生殖静脉伴行的右输尿管

（6）从下往上松解右肾腹侧，朝右肾静脉起始部暴露下腔静脉，离断途中所遇的小静脉分支，包括下腔静脉后外侧壁可能遇到的腰静脉（图 16-3-17，图 16-3-18）。

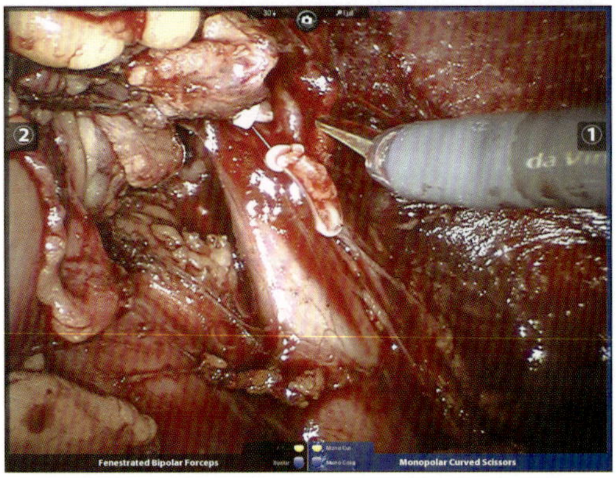

图 16-3-17　从下往上松解右肾腹侧，朝右肾静脉起始部暴露下腔静脉，离断途中所遇的小静脉分支

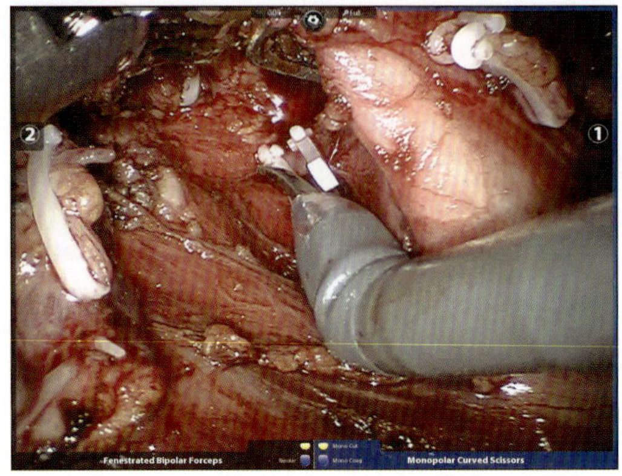

图 16-3-18　离断下腔静脉后外侧壁可能遇到的腰静脉

（7）暴露右肾静脉（图 16-3-19），并朝头侧继续暴露下腔静脉，Ⅱ级瘤栓者对下腔静脉的暴露需上至膈肌，并离断肝短静脉（图 16-3-20，图 16-3-21）。

（8）暴露左肾静脉（图 16-3-22）。

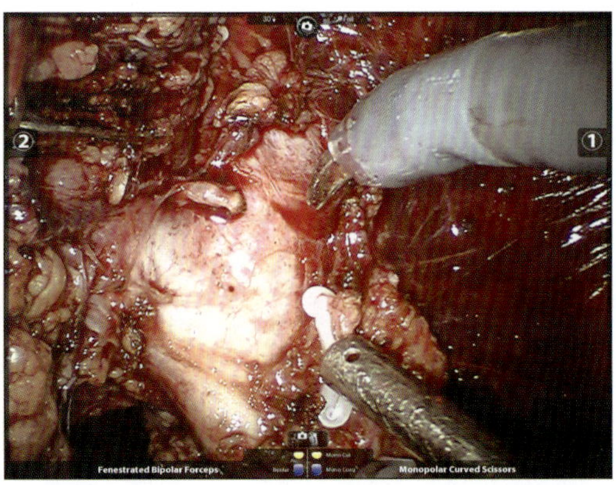

图 16-3-19　充分暴露右肾静脉

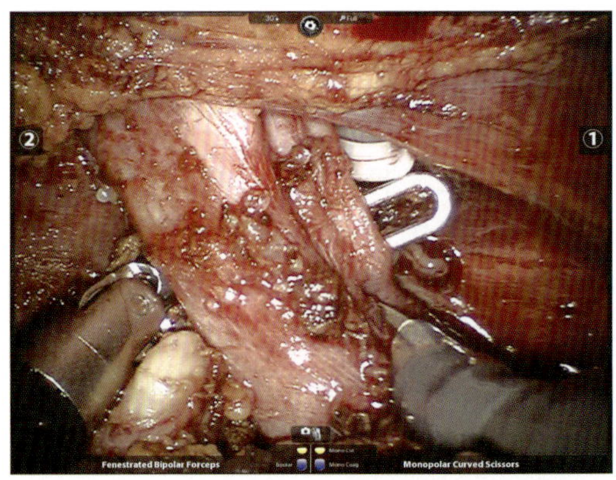

图 16-3-20　朝头侧继续暴露下腔静脉，上至膈肌（Ⅱ级瘤栓）

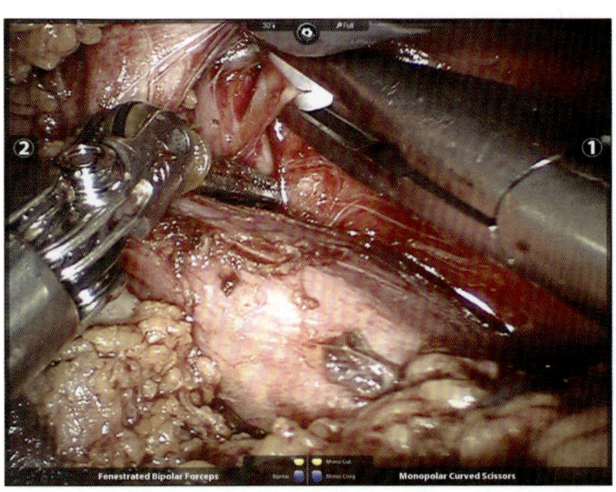

图 16-3-21　离断肝短静脉（Ⅱ级瘤栓）

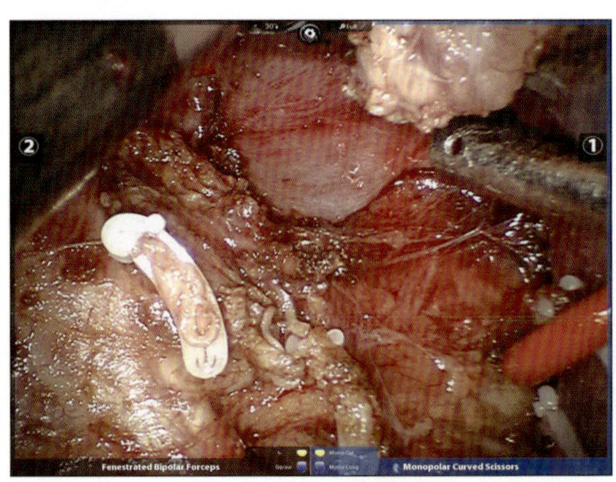

图 16-3-22　暴露左肾静脉

（9）依次控制瘤栓近端下腔静脉、左肾静脉、癌栓远端下腔静脉（图 16-3-23 ～图 16-3-25）。

（10）切开下腔静脉，完整取出瘤栓。标本装袋后，检查腔静脉内壁完整性及有无瘤栓残留（图 16-3-26，图 16-3-27）。

（11）缝合下腔静脉：5-0 可吸收线连续缝合下腔静脉缺口，完全缝合下腔静脉前，肝素生理盐水冲洗下腔静脉管腔，以避免血块残留及附壁血栓形成（图 16-3-28）。

（12）依次松开瘤栓近端下腔静脉、左肾静脉、瘤栓远端下腔静脉的阻断。

（13）把常规切除的右肾标本装袋，按标准手法取出右肾及癌栓标本，关闭各切口。

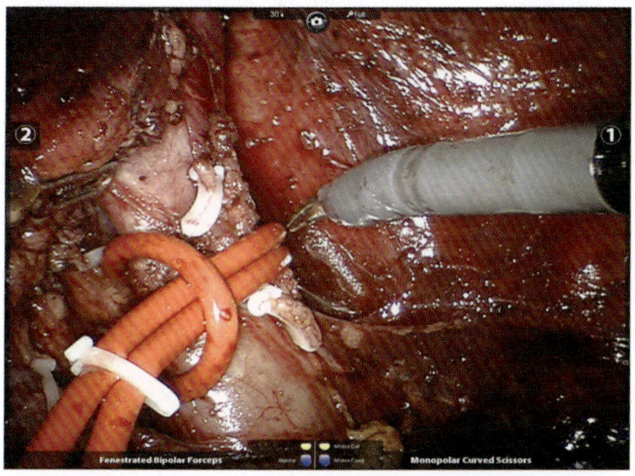

图 16-3-23　控制下腔静脉瘤栓近端

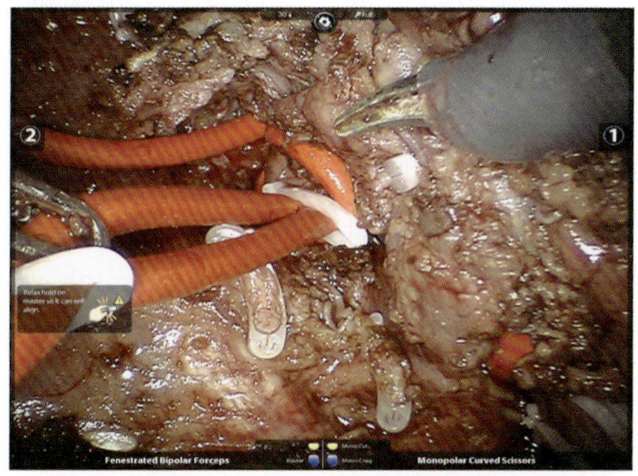

图 16-3-24　控制左肾静脉

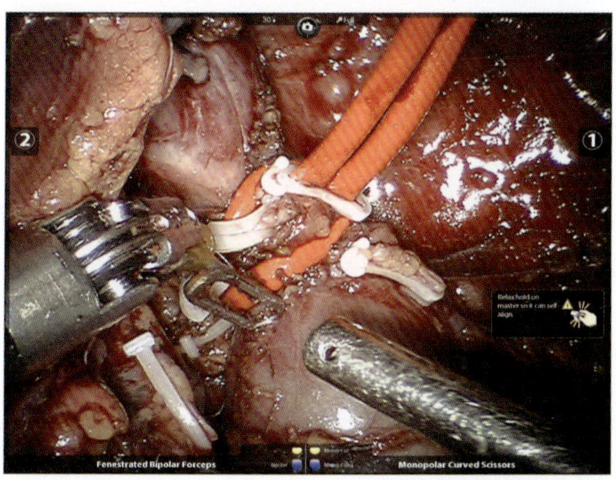

图 16-3-25　控制下腔静脉瘤栓远端

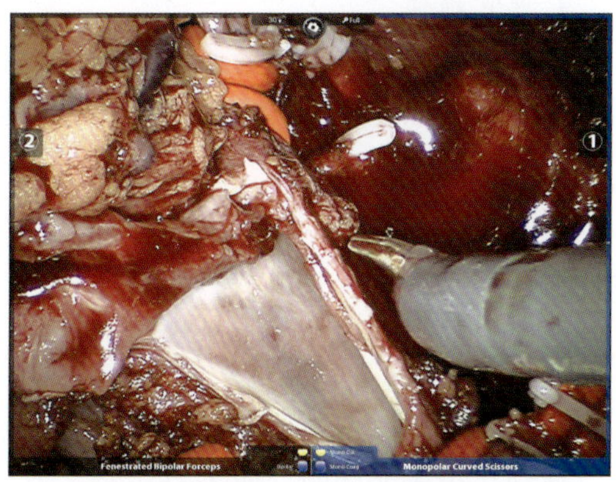

图 16-3-26　切除瘤栓

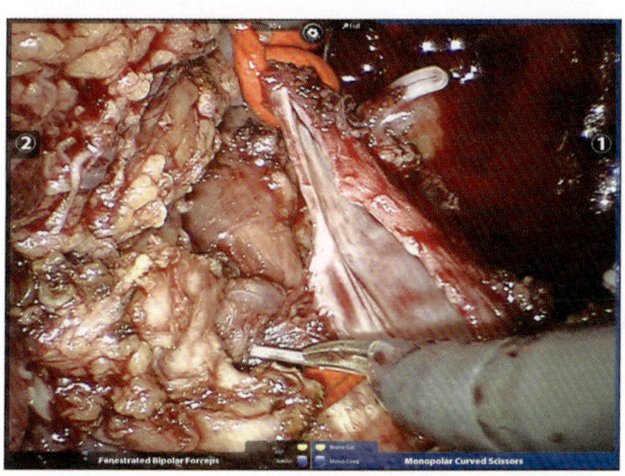

图 16-3-27　切除瘤栓后检查腔静脉内壁

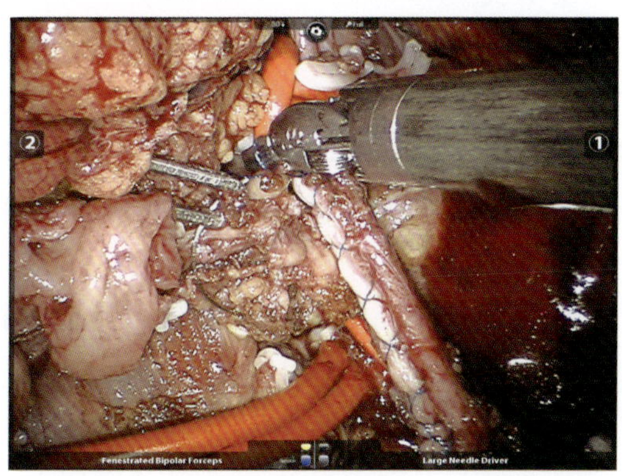

图 16-3-28　连续缝合关闭下腔静脉缺口

【术后处理】

（1）术后1d拔除导尿管。

（2）常规应用抗生素预防感染。

（3）保持引流管通畅，当24h引流量小于30ml时可拔除引流管。

（4）鼓励早期下床活动预防静脉血栓；鼓励咳嗽、咳痰，预防肺部感染。

（5）根据肠道恢复情况逐步恢复饮食。

【并发症和防治】

1. 瘤栓脱离

瘤栓脱离较少见，一旦发生，可致肺栓塞或心肌梗死，为致命性并发症。

2. 血管损伤及出血

该手术操作中容易损伤血管出血，多见于下腔静脉和肾静脉的游离过程中，特别是下腔静脉属支，如腰静脉的分离和结扎过程中。在辨认清楚解剖标志的前提下，小心分离，以防血管损伤及出血的发生。一旦出血，可置入纱布条压迫止血，并升高气腹压力，再次暴露出血点后，采用末端带Hem-o-lok夹的可吸收线连续缝合，修复血管壁破损以止血。另外，出血可见于使用橡皮条环绕下腔静脉的上端或下端时，该部位的下腔静脉壁上带有的Hem-o-lok夹（多为结扎腰静脉等属支时使用）被橡皮条扯脱落所致。若橡皮条通过的下腔静脉壁上带有Hem-o-lok夹，且结扎不牢靠时，可预防性地再次缝合该部位。如无强硬的机器人辅助腹腔镜下缝合技术或出血严重难以腔镜下控制，则应当机立断中转开放手术。

3. 器官损伤

较少见，包括肝脏、肾脏、脾脏、胰腺和肠道损伤。熟悉解剖、术中小心分离是最好的预防办法。如发生损伤，应按照相关器官损伤的处理原则进行处理。

4. 切口感染

若术后切口感染，按感染性伤口及时换药，必要时放置引流条，充分引流渗出液，保持伤口清洁、干燥。若发热，则及时使用敏感抗生素。发生皮下急性蜂窝织炎时，可增加红外线照射等物理治疗。

5. 腹膜炎

腹膜炎少见。多见于原有腹腔内感染病变的患者，术后引流不畅，血肿形成会加重感染。使用抗生素的同时，需充分引流，必要时行腹腔内灌洗。

6. 肺炎

多见于有肺部基础疾病的患者。此类患者术前评估中应重视肺功能和血气分析的检查，并和麻醉医生及时沟通；术中应严密监测气道压、动脉血气和血流动力学的变化，并尽量缩短手术时间；术后教会患者正确咳痰和翻身叩背的方法，鼓励早期下床活动。一旦发生肺部感染，应及时请呼吸科会诊，并按相关原则治疗，避免感染的延迟不愈和呼吸衰竭的发生。

7. 其他并发症

如术后肾功能不全、淋巴漏和下肢深静脉血栓等。

（王共先　周晓晨）

第十七章　经腹入路机器人辅助腹腔镜肾上腺疾病手术

第一节　经腹入路机器人辅助腹腔镜原发性醛固酮增多症手术

【概述】

腹腔镜手术已逐渐成为肾上腺肿瘤治疗的金标准，具有创伤小、恢复快的优点，但传统腹腔镜也存在一些不足，特别是对于体积较大的肿瘤、有粘连甚至压迫大血管的肾上腺肿瘤、过度肥胖的患者有一定难度。1999 年 Piazza L 报道了首例机器人经腹腔肾上腺肿瘤切除术，机器人腹腔镜手术系统具有三维高清视野，灵巧的机械臂可以滤除术者的生理震动，外加经腹腔入路操作空间大，有利于大体积、高风险和复杂的肾上腺肿瘤的切除。Berber 于 2010 年首先报道了经后腹腔镜肾上腺肿瘤切除术，该术式具有不易损伤腹腔器官的优点，但存在显示操作空间狭小、器械距离比较近等不足。荟萃分析显示，达芬奇机器人辅助腔镜肾上腺切除术在中转开放手术和手术时间方面与腹腔镜肾上腺切除术类似，但机器人辅助腹腔镜肾上腺切除术的住院时间更短，术中出血量更少，术后疼痛更轻，患者术后恢复更快。

【适应证、禁忌证、术前准备】

参考第十一章第二节“腹膜后腹腔镜原发性醛固酮增多症手术”。

【机器人专用器械】

机器人辅助肾上腺切除术器械选择：第 1 臂接超声刀或单极电剪刀；第 2 臂接马里兰双极钳或单孔窗式双极电凝镊。一般右手操作第 1 机械臂，左手操作第 2 机械臂。镜头主要选择 30° 镜头，0° 镜头可以作为补充使用。助手一般使用分离钳、冲洗吸引器、Hem-o-lok 血管夹和施夹器等。

【麻醉和体位】

气管插管全麻，并置经鼻胃管和导尿管，将患者转至 60° ～ 70° 的健侧卧位，专用垫固定躯干、头颈部，腋窝垫橡胶垫预防臂丛神经的损伤，升高腰桥，双臂于置臂板上固定。

【套管摆位】

因为所有筋膜层在脐部汇聚成单层筋膜，因此经脐置入气腹针最安全。可在脐内边缘用尖刀片切开一个长 2 ～ 3mm 的皮肤切口，拇指、示指持 Veress 气腹针，垂直于皮肤方向穿破筋膜进入腹膜腔，可感到明显突破感。连接气腹管，低流量进气，保持腹内压力 12 ～ 14mmHg，进气过程中需要注意观察气腹机压力以及流量的变化，对肝区或脾区进行叩诊。如果气腹机压力报警，则提示患者肌肉松弛不足够，或气腹针被大网膜或肠壁堵塞，可以稍稍往外拔出气腹针并调整其位置。气腹建立后，在脐头侧两横指的腹直肌旁线处纵行切开 1cm 大小的切口，随后插入 12mm 套管，作为机器人镜头臂的通道。套管置入后，拔除气腹针，将气腹管道与镜头臂套管相连接。置入镜头，直视下放置其他套管。头侧的 8mm 套管置于锁骨中线肋缘下方两横指，距离镜头套管 8 ～ 10cm，约一掌宽。尾侧 8mm 套管放置于腋前线附近，同样距离镜头套管 8 ～ 10cm，具体位置要让此三孔形成一个等腰三角形，顶角为镜头通道，其大小为 90° ～ 110° 。头侧尾侧的 8mm 套管作用是机器人机械臂 1、2 号通道。根据术者的操作习惯，可选择在靠近耻骨的腹直肌侧缘，距离尾侧 8mm 套管在腹直肌侧缘投影 8 ～ 10cm 处再放置一个 8mm 套管，作为机器人 3 号机械臂的通道。在脐正中稍下方放置 12mm 套管作为助手通道。右侧手术如需要牵拉肝脏，则可在剑突下放置 5mm 套管。

以镜头通道与 1、2 号机械臂通道中点的连线为轴，机器人沿此轴由患者背侧靠近，机械臂跨过患者背侧与相应的穿刺通道进行对接。首先对接机器人镜头与镜头套管，根据相对位置，前后微调机器人设备使镜头臂上的三角形指示标志位于蓝色条带内。然后对接其余 3 个机械臂到相应的穿刺套管。对接完毕后，适当调整位置，获取更大视野，并检查机械臂有无对身体其他部位造成压迫。之后安装 30° 镜头，1 号臂放置单极弯剪刀，2 号臂放置双极钳，然后在镜头直视下将各器械插入腹腔。

【手术步骤】

以机器人辅助右肾上腺腺瘤切除术为例。

（1）探查腹腔，确定有无妨碍手术的粘连和其他异常，如有，需要先行分离。于右结肠旁沟切开侧腹膜（图 17-1-1），将升结肠向内侧游离，暴露出右肾表面的肾筋膜，切开肝脏三角韧带，将肝右叶向上轻推开，使整个肝右叶向上翻起，暴露出肝脏面。将十二指肠降部向内侧推移，显露出下腔静脉，打开肾筋膜和脂肪囊，显露右肾门，沿下腔静脉向上游离可见到右肾上腺中央静脉，并由此向外在肾脂肪囊中找到金黄色的右肾上腺。

（2）将右肾上腺中央静脉以 Hem-o-lok 夹闭后剪断（图 17-1-2），由此开始游离肾上腺内侧缘，用电凝钩或超声刀进行游离。由于进入肾上腺的动脉多而细小，因此超声刀可有效控制出血。先处理上方来自膈下动脉的分支，再向下切断肾上腺中动脉和来自肾动脉的肾上腺下动脉，注意保护肾蒂，勿损伤肾蒂。游离内侧缘后提起覆盖在肾上腺表面的肾周脂肪，切开肾上腺和右肾上极之间的肾筋膜和脂肪，此处有一些来自肾包膜和周围脂肪的小血管。肾上腺外侧基本无血管，游离后将整个肾上腺切除。

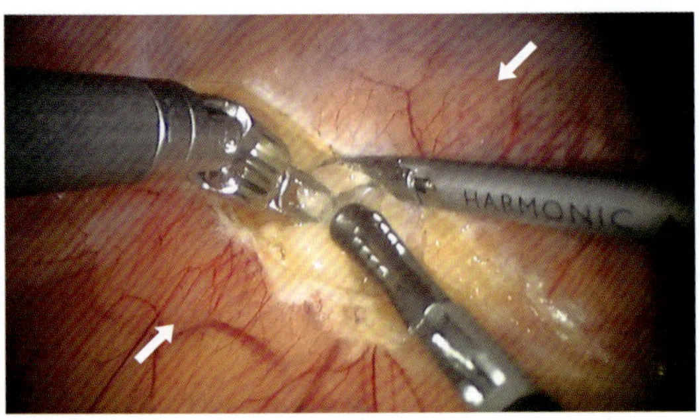

图 17-1-1 打开结肠旁沟（箭头示腹膜）

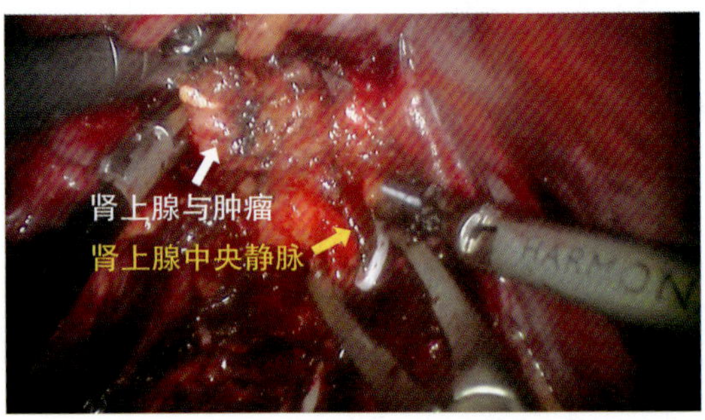

图 17-1-2 游离、夹闭中央静脉

（3）肿瘤若位于内侧支、外侧支或肾上腺尖部，则可行腺瘤及肾上腺部分切除术。找到肿瘤后，于肿瘤的上、下缘和前、后表面用超声刀进行分离，与肿瘤连接的肾上腺组织可用超声刀或双极电凝后切断，也可以用钛夹钳后切断（图 17-1-3）。

（4）降低气腹压力至 3 ～ 5mmHg，检查术野特别是肾上腺窝处有无活动性出血。有出血者可根据情况使用双极电凝或钛夹、Hem-o-lok 处理。

（5）将切下的肾上腺标本装入标本袋，等撤走机器人再取出（图 17-1-4），再次检查并确认术区无活动性出血，清点器械，术区置一负压吸引引流管，自辅助孔引出。

（6）移去镜头，松开机械臂与套管连接，移走床旁机械臂系统。缝合各个切口。

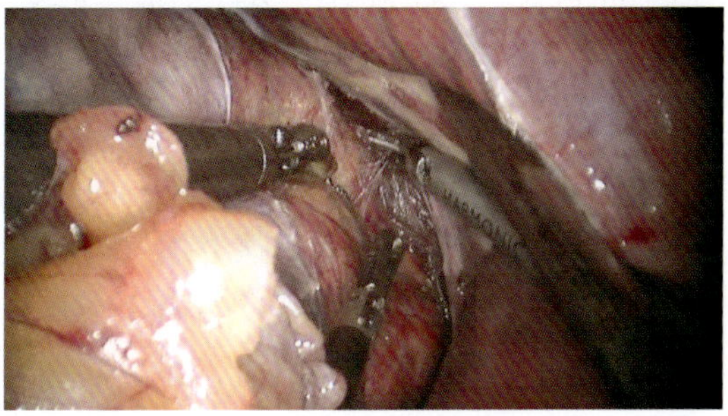

图 17-1-3　切除整块肿瘤后止血

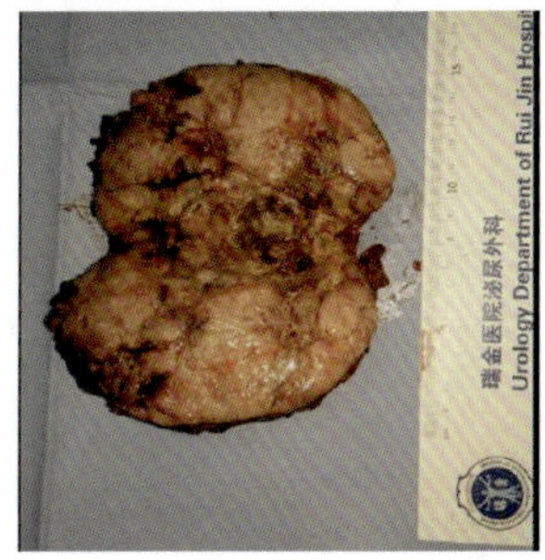

图 17-1-4　整块肿瘤标本

【手术要领】

（1）进行腺瘤及肾上腺部分切除术时，术前一定要仔细阅读 CT 片，术中全面探查肾上腺，避免残留合并存在的多发性醛固酮瘤或其他性质的肾上腺肿瘤。

（2）肾上腺组织脆，容易破损出血，应尽可能钝性分离。

【术后处理、并发症和防治】

参考第十一章第二节“腹膜后腹腔镜原发性醛固酮增多症手术”。

第二节　经腹入路机器人辅助腹腔镜皮质醇增多症手术

【适应证、禁忌证、术前准备】

参考第十一章第三节“腹膜后腹腔镜皮质醇增多症手术”。

【机器人专用器械、麻醉和体位、套管定位】

参考本章第一节“经腹入路机器人辅助腹腔镜原发性醛固酮增多症手术”。

【手术步骤】

以机器人切除左肾上腺腺瘤为例。

（1）探查腹腔，确定有无妨碍手术的粘连和其他异常，如有，需要先行分离。辨认清楚脾脏、肝左叶、结肠脾曲、降结肠等器官，于左结肠旁沟切开侧腹膜，将降结肠向内侧游离（图 17-2-1），继续向上剪开脾外侧及上方的腹膜，利用重力将脾脏、胰尾向内侧翻转，暴露出左肾上极前内侧面的肾筋膜，切开肾上极内侧的肾筋膜和脂肪囊，从中找到金黄色的肾上腺（图 17-2-2），并向下显露左肾蒂。也可以先找到左肾静脉，沿肾静脉上方找到肾上腺中央静脉，继而找到肾上腺。

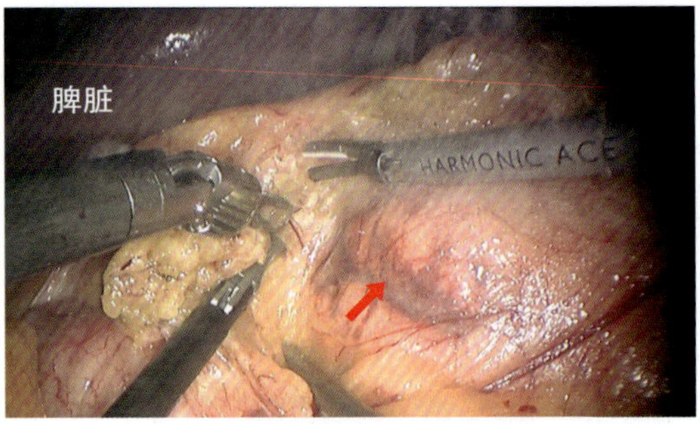

图 17-2-1 打开结肠旁沟（箭头示肿瘤和肾上腺）

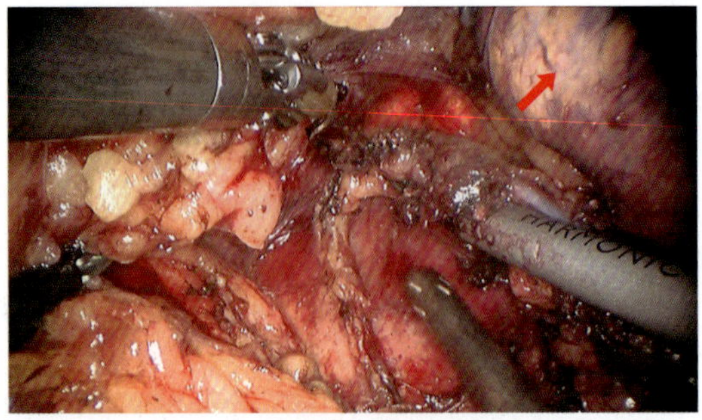

图 17-2-2 继续分离肿瘤（箭头示肿瘤和肾上腺）

（2）从肾上腺的上缘开始游离，超声刀或钛夹处理来自膈下动脉的小分支；同样游离内侧缘，处理来自主动脉的小分支。在左肾上腺的下缘和左肾静脉间辨认并游离出肾上腺中央静脉，在肾静脉端以 3 个钛夹钳闭，肾上腺端 1 个钛夹夹闭后剪断。左肾上腺下缘可能有其他一些来自左侧肾动、静脉的小血管，以超声刀处理可以减少出血，最后将外侧缘游离，取出整个肾上腺。如先找到肾上腺中央静脉，则可先处理中央静脉（图 17-2-3），再向上游离肾上腺动脉及周围组织。

（3）肿瘤若位于内侧支、外侧支或肾上腺尖部，则可行腺瘤及肾上腺部分切除术。找到肿瘤后，于肿瘤的上、下缘和前、后表面用超声刀进行分离，与肿瘤连接的肾上腺组织可用超声刀或双极电凝后切断，也可以用钛夹钳后切断（图 17-2-4）。

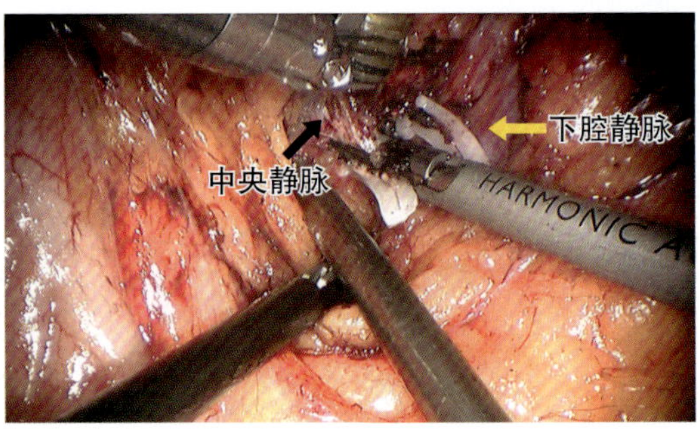

图 17-2-3 游离、夹闭、离断中央静脉

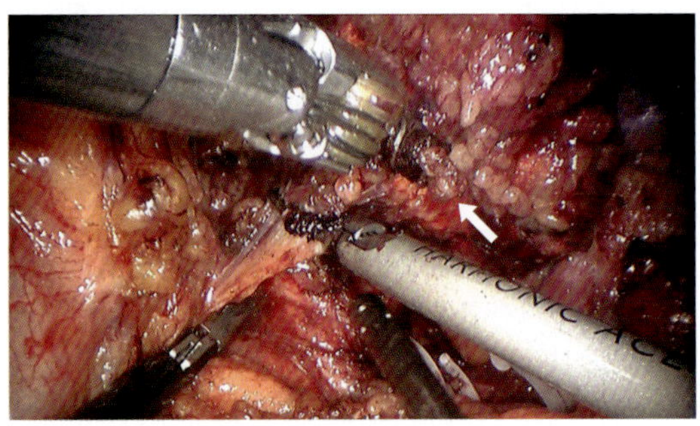

图 17-2-4 完整切除肿瘤（箭头示肾上腺肿瘤）

（4）降低气腹压力至 3 ～ 5mmHg，检查术野特别是肾上腺窝处有无活动性出血。有出血可根据情况使用双极电凝或钛夹、Hem-o-Lok 处理。

（5）将切下的肾上腺标本装入标本袋，等撤走机器人再取出，再次检查并确认术区无活动性出血，清点器械，术区置一负压吸引引流管，自辅助孔引出。

（6）移去镜头，松开机械臂与套管连接，移走床旁机械臂系统。缝合各个套管切口。

【术后处理、并发症和防治】

参考第十一章第三节“腹膜后腹腔镜皮质醇增多症手术”。

第三节　经腹入路机器人辅助腹腔镜嗜铬细胞瘤手术

【概述】

20世纪90年代，人们对于腹腔镜手术切除嗜铬细胞瘤普遍存在顾虑，认为其血运丰富，操作难度大，术中刺激嗜铬细胞瘤有引起血压剧烈波动的风险，目前多数学者认为< 6cm的嗜铬细胞瘤适用腹腔镜，更大的肿瘤血运通常更丰富，手术难度更加大，且其恶性概率相应增加，可以选择开放手术。但是达芬奇手术系统可以提高探查的清晰度，更好地显示血管及组织，为治疗大体积嗜铬细胞瘤提供了便利。相比腹腔镜手术，机器人辅助腹腔镜肾上腺嗜铬细胞瘤切除术的住院时间更短，术中出血量更少，患者术后恢复更快。

【适应证、禁忌证、术前准备】

参考第十一章第四节“腹腔镜嗜铬细胞瘤手术”。

【机器人专用器械、麻醉和体位、套管定位】

参考本章第一节“经腹入路机器人辅助腹腔镜原发性醛固酮增多症手术”。

【手术步骤】

以经腹机器人切除左肾上腺嗜铬细胞瘤为例。

（1）术前复查患者CT片，做好手术标记。手术具体步骤和前两种肿瘤并无不同，但需注意：手术中探查肿瘤时应动作轻柔，以免刺激肿瘤引起儿茶酚胺类大量分泌；嗜铬细胞瘤周围新生血管多，可用超声刀处理，少数比较大的血管应用Hem-o-lok夹闭后离断。

（2）探查腹腔，确定有无妨碍手术的粘连和其他异常，如有，需要先行分离。辨认清楚脾脏、肝左叶、结肠脾曲、降结肠等器官，于左半结肠旁沟切开侧腹膜（图17-3-1），将降结肠向内侧游离，继续向上剪开脾外侧及上方的腹膜，利用重力将脾脏、胰尾向内侧翻转，暴露出左肾上极前内侧面的肾筋膜，切开肾上极内侧的肾筋膜和脂肪囊，从中找到金黄色的肾上腺，并向下显露左肾蒂。也可以先找到左肾静脉，沿肾静脉上方找到肾上腺中央静脉，继而找到肾上腺。

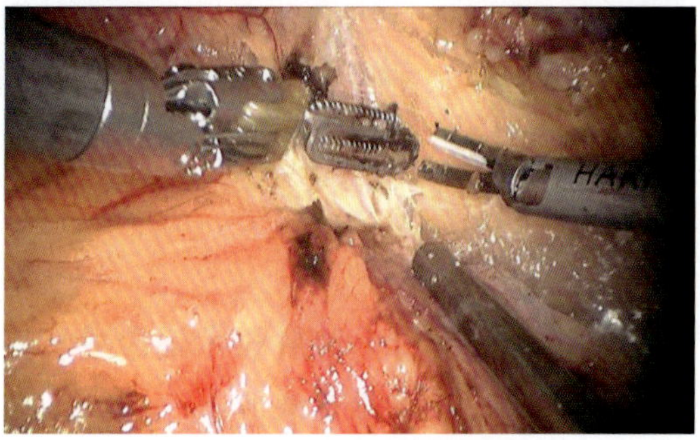

图17-3-1　打开结肠旁沟

（3）从肾上腺的上缘开始游离（图17-3-2），超声刀或钛夹处理来自膈下动脉的小分支；同样游离内侧缘，处理来自主动脉的小分支。在左肾上腺的下缘和左肾静脉间辨认、游离出肾上腺中央静脉，在肾静脉端以3个钛夹钳闭，肾上腺端1个钛夹夹闭后剪断。左肾上腺下缘可能有一些其他来自左侧肾动、静脉的小血管，以超声刀处理可以减少出血（图17-3-3），最后将外侧缘游离，取出整个肾上腺。如先找到肾上腺中央静脉，则可先处理中央静脉（图17-3-4），再向上游离肾上腺动脉及周围组织。

（4）降低气腹压力至 3 ～ 5mmHg，检查术野，特别是检查肾上腺窝处有无活动性出血，如有出血可根据情况使用双极电凝或钛夹、Hem-o-lok 处理。

（5）将切下的肾上腺标本装入标本袋取出（图 17-3-5），等撤走机器人再取出，再次检查并确认术区无活动性出血，清点器械，术区置一负压吸引引流管，自辅助孔引出。

（6）移去镜头，松开机械臂与套管连接，移走床旁机械臂系统。缝合各个切口。

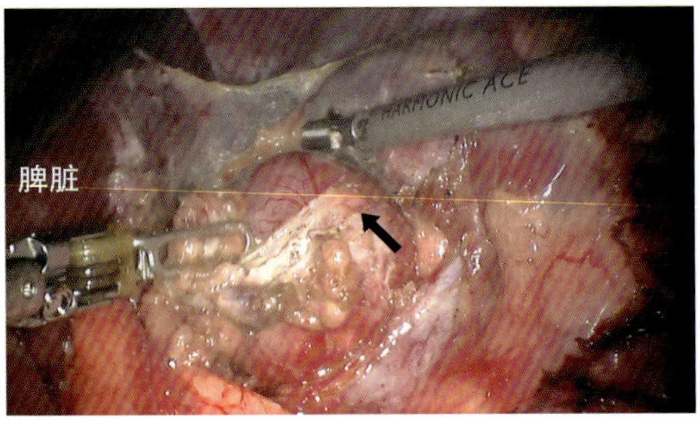

图 17-3-2　分离肿瘤与周围组织的粘连（箭头示肿瘤和肾上腺）

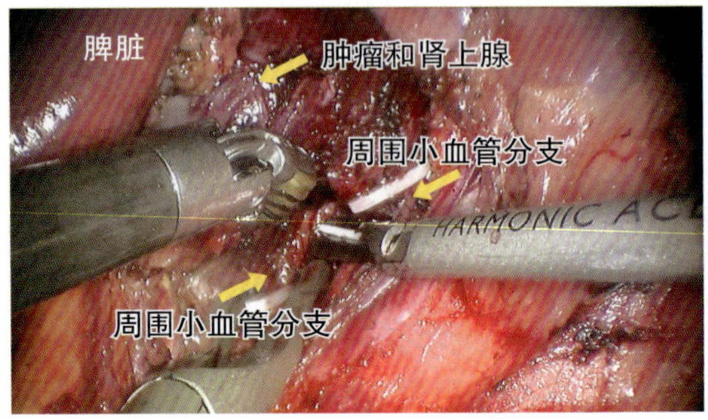

图 17-3-3　处理肾上腺周围血管

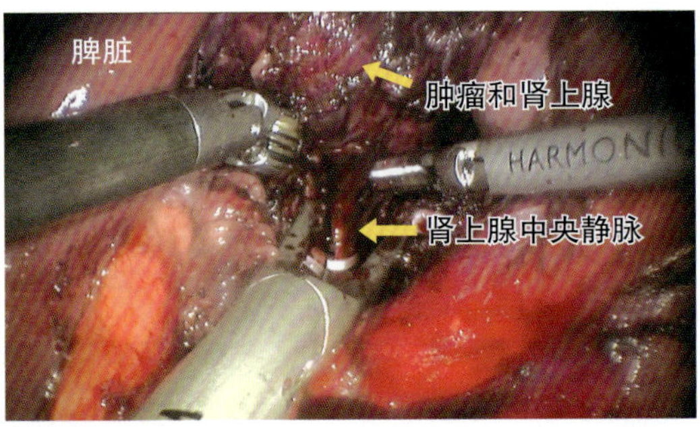

图 17-3-4　夹闭离断中央静脉

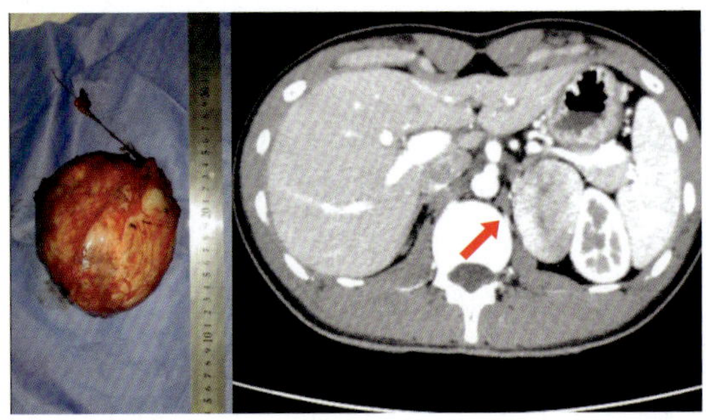

图 17-3-5　术后嗜铬细胞瘤标本和术前左侧嗜铬细胞瘤影像学表现

【手术要领】

（1）对大的肾上腺肿瘤术前应进行三维重建，不但能了解肿瘤与毗邻器官的关系，还可了解肿瘤的血供血管成像。

（2）大体积的肾上腺肿瘤往往接受腹主动脉上多支直接供应血管，由于肿瘤体积大，距离腹主动脉比较近，导致肿瘤的供应血管均比较短，游离肿瘤比较困难，因此，游离大体积肾上腺肿瘤时要紧贴瘤体包膜，采用小幅度在肿瘤各个方面进行交替双极电凝钳止血和 Hem-o-lok 结扎，由浅入深，而不能大幅度、无次序分离地止血，避免重要血管和周围器官的损伤。

【术后处理、并发症和防治】

参考第十一章第四节“腹腔镜嗜铬细胞瘤手术”。

（祝　宇）

第十八章　体外冲击波碎石术

第一节　体外冲击波碎石术的发展与应用

一、体外冲击波碎石术的发展

体外冲击波碎石术（extracorporeal shock wave lithotripsy，ESWL）是利用体外产生的冲击波聚焦冲击粉碎体内结石，随尿液排出体外。体外冲击波碎石机的发明被誉为20世纪三大医疗新技术（CT、MRI、ESWL）之一，在20世纪80年代初被誉为“尿石症治疗上的革命”，当时被公认为治疗泌尿系统结石的首选方法。时至今日这项微创技术仍在发展和改善中，是泌尿外科医生必须熟悉和掌握的一门技术。

1963年，德国多尼尔（Dornier）公司从事航空航天工业的物理学家偶然发现冲击波对人体组织可起到力的作用，并提出利用冲击波粉碎肾结石的构思。1969～1972年，多尼尔公司和萨尔布吕肯理工大学的物理学家们开始研究冲击波在医学上的应用，通过研究发现，冲击波在软组织中传播能量损失很小，冲击波可以将生物体内的脆性物质击碎，但也会对含有大量气体的肺组织造成极大的伤害。他们还通过试验证实了经水传播的冲击波能粉碎离体肾结石。1972年，多尼尔公司与慕尼黑的一所大学合作，开始了从体外冲击波碎石装置到临床应用的一系列研究。1979年，多尼尔公司研制出了世界上第一台实用型双X线定位水槽式Dornier HM1型体外冲击波碎石机，并于1980年2月由Chaussy等在德国Lndwing Maximillians大学泌尿外科治疗首例肾结石患者获得成功。1982年，经过进一步完善的Dornier HM2型体外冲击波碎石机取代了HM1，当时只用于治疗＜2cm的肾结石和输尿管上端结石，约占上尿路结石的20%。1984年，多尼尔公司对HM2型机加以改进后推出了性能更加完善的HM3型商品化碎石机，迅速激发了其他各种冲击波源碎石机的研制，包括压电晶体式、电磁振膜式、聚焦激光式和微型爆炸式。B超定位技术也开始引入碎石机，它进一步完善了阴性结石的ESWL治疗。

1990年后，国外碎石机发生了重大变化：碎石机改为“干式”，水囊取代了大的水槽；冲击波源由液电逐步改为电磁冲击波源；定位系统由固定式双束X线交叉定位发展为单束X线C型臂定位以及X线和B超双定位。这些改进大大简化了碎石机的构造，降低了成本，且方便了患者治疗。碎石机由单一的碎石功能正向多功能发展，给冲击波技术注入了新的生命力。

在我国，体外冲击波技术的设备研制和临床推广都比较迅速。1982年，在著名泌尿外科专家吴阶平院士、郭应禄院士和中国科学院声学专家王德昭院士主持下，由北京医科大学（现北京大学）泌尿外科研究所与中国科学院声学研究所共同研究此项技术，1984

年初制成了第一台体外冲击波碎石机，1985 年成功用于临床治疗肾结石。1984 年底，上海交通大学电机系与上海医科大学附属中山医院合作研制了样机，随后全国有十几家生产、科研单位相继生产出了各式各样的体外冲击波碎石机并推向市场。国产碎石机价格较低，大部分性能不逊于国外产品。

体外冲击波碎石机按其构造和发展水平可划分为 3 代。国外第一代碎石机是指水槽式的 Dornier HM3 型碎石机，尽管目前已不再生产，但该机碎石效果最佳，被誉为世界 ESWL 的金标准。第二代主要是指“水囊式”碎石机。随着冲击波源特性的改进，麻醉需要也相应简易化，但因冲击波通过水囊膜时能量有所损耗，故其效能不如第一代 HM3 型机。第三代碎石机是将冲击波源与泌尿手术操作台合二为一，其实现了多功能化，除了 ESWL 外，还可用来进行泌尿系统影像学诊断以及各种腔内碎石和取石治疗，目前该类碎石机在世界各地已被普遍使用。

体外冲击波碎石术的临床应用有一个发展过程。20 世纪 80 年代初，仅能治疗约 20% 的肾结石，且限于结石直径＜ 2cm 者以及输尿管上端结石。随着临床经验的不断积累、适应证也在不断扩大，上段及末端输尿管结石得以治疗，但在很长一段时间内，中、下段结石特别是位于骶髂骨处输尿管内的结石由于有骨骼阻挡无法碎石（由于水槽式碎石机的限制）。1987 年初，我国学者郭应禄院士提出了俯卧位治疗输尿管中、下段结石及膀胱结石，将 ESWL 的适应证扩大到了整个尿路，且提高了疗效，使之成为一种创伤性小、安全、有效的治疗尿石症的方法（图 18-1-1）。

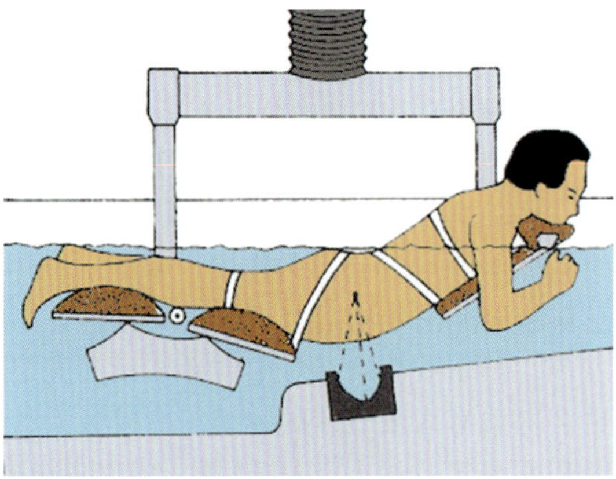

图 18-1-1　俯卧位治疗输尿管中、下段结石及膀胱结石

二、体外冲击波碎石原理

一般而言，所有的碎石机都由最基本的两部分组成，即能够粉碎结石的冲击波源和对结石的精确定位系统，冲击波源是碎石机的核心。

冲击波发生的基本原理是通过高电压、大电流、瞬间放电，在放电通道上形成一个高能量密度的高温、高压等离子区，将电能迅速转换为热能、光能、力能和声能，放电过程中放电通道急剧膨胀，在水介质中形成压力脉冲，也就是冲击波。除液电冲击波源外，尚有电磁波源、压电晶体波源等冲击波源。

冲击波的传递在水中最为理想，这是由于不同介质的阻抗不同，其耗损也不同，在水中冲击波能量耗损最少，而在空气中能量耗损极大。因此治疗时患者需仰卧于水中，因为体液与水的特性阻抗相近，冲击波经水传入人体时能量耗损较少，可迅速进入人体到达结石、击碎结石，而对组织不造成明显损伤。冲击波粉碎结石是利用冲击波在两种声阻抗不同传播媒质（组织与结石）的界面发生反射，它在结石的前缘产生压应力，在其后缘产生拉应力，两种媒质声阻抗的差别越大，应力就越大，物质（结石）结构越容易破坏

（图 18-1-2）。在结石面对冲击波源界面上的压力使结石破裂，而空化作用产生水的射流使裂口内面的结石剥落，一连串的冲击波使结石由表及里逐层破碎，直到完全粉碎成为细小的颗粒排出体外。尽管冲击波在水中传播损耗的能量很少，但毕竟存在损耗，空化效应是其能量衰减的主要因素。冲击波在肌肉或器官中产生空化效应会造成损伤，所以空化效应既是 ESWL 中有效碎石的必要条件，也是碎石过程的有害因素。如何提高冲击波的基本特性参数以加速冲击波通过人体组织，减少空化效应在组织中产生，是不断完善和改进碎石机所面临的重要课题。

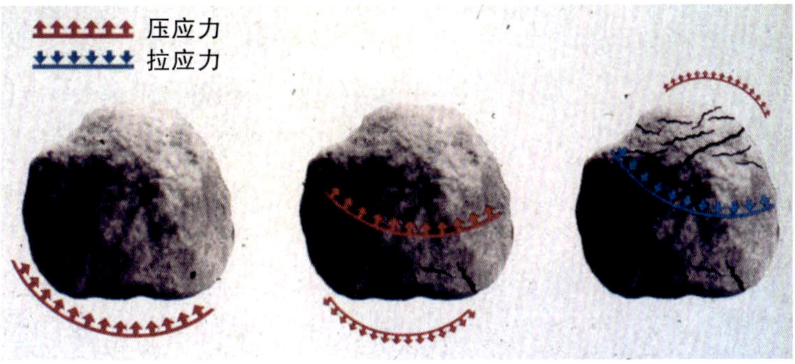

图 18-1-2　冲击波粉碎结石原理

经过几十年的发展，碎石机的性能在不断优化，但主要目标始终是提高碎石效果，促进结石患者康复。除了操作者的临床经验，碎石机的冲击波产生的有效能量一直是研究和关注焦点。目前碎石机冲击波波源有 4 种机型：复式脉冲碎石机、双波源碎石机、宽焦斑碎石机和可变焦斑碎石机。这些机型经历了从液电式、压电式到电磁式的冲击波波源的变革，在焦斑宽度、低电压、减少机体组织损伤等方面持续改进。目前，临床上常用的冲击波源是电磁波源，它的特点是不用为每个患者更换电极，方便、易行，且经济，碎石效果满意。

ESWL 的定位就是利用有关设备确定结石在人体内的位置，并将结石精确地移至冲击波焦区的过程。定位系统是体外碎石术成功与否的关键因素之一。碎石机定位系统有 3 种：① X 线定位碎石机；② B 超定位碎石机；③ X 线和 B 超双定位碎石机。目前，多数碎石机采用 X 线监视系统或者 B 超系统进行定位，这两种方式各有特点，又互为补充。

采用联合定位的碎石机兼有 X 线及 B 超两种定位系统，具备了上述两种方法的优点，不论阳性或阴性结石，肾及各段输尿管结石都可定位，还可以实时监测结石动态及其粉碎过程，因此可以提高碎石效果。

三、体外冲击波碎石术的临床应用

1. 术前准备

（1）全身状况的评价　术前应根据患者的具体情况，做好全面的身体检查及实验室辅助检查，主要包括血常规、尿常规、肝功能、肾功能、血糖监测、血小板计数；有心脏疾病或年龄超过 65 岁的患者需做心电图检查。

（2）泌尿系统状况检查　术前应完善泌尿系统相关检查，切忌在没有充分了解整个泌尿系统情况之前匆忙碎石。

① 腹部平片（KUB）：对怀疑有尿路结石的患者，KUB 检查可作为第一选择，经济又方便，其优点是能全面了解结石的部位、大小、数目和密度，同时还可以观察脊柱与骨盆有无畸形或其他异常，有助于治疗时的定位。有时患者腹部气体过多，可影响拍片效果，因此拍腹平片前禁食或者排便后效果更好。

② CT 检查：临床常规检查方法，能帮助明确诊断结石的部位、大小、数目、密度和结石周围管壁的炎症情况，尤其是腹部增强 CT（以下简称 CTU），清晰可见肾、输尿管及膀胱结石，特别是 B 超难以检出的输尿管中、下段结石（包括阴性结石）；而且能明确盆腔静脉石、腹腔内及盆腔内钙化点，可以清楚了解盆腔异位肾、先天性肾脏畸形或输尿管畸形的位置，同时可以发现早期泌尿系肿瘤等疾病；特别是根据 CT 值的数据可以判断结石的性质以及对结石的治疗次数做到心中有数。对于肾功能较差或甲状腺功能亢进患者可以选择做腹部 CT 平扫。

③ 静脉尿路造影（IVU）：在没有 CT 检查的医院可选用尿路造影，有助于确定结石的准确位置，同时了解肾功能和结石近、远端尿路有无梗阻等。

④ B 超检查：作为辅助常规诊断结石的方法，优点是经济且方便，是诊断阴性结石的必要检查，而且无 X 线辐射损伤，是孕妇发生尿路结石的首选检查方法；缺点是对输尿管中、下段小结石检出率低。

⑤ 肾图检查：必要时需了解双侧肾功能，为碎石效果作出评价。

（3）消除患者紧张心理　治疗前医务人员应做好耐心、细致的解释工作，使患者了解整个治疗过程，介绍相应的术前和术后的健康指导以及排石过程中可能出现的症状，解答患者提出的疑问，消除恐惧心理；疼痛阈值低的患者提前 30min 或 1h 口服镇痛药物，治疗过程中可以有效地控制 ESWL 中疼痛，避免患者移动或过度呼吸，从而提高碎石效果；高血压患者手术当天需口服抗高血压药物。

（4）肠道准备　对于 CT 值低的结石，尤其是输尿管中、下段结石，治疗前 1d 晚口服轻泻药可以减少肠内积气和粪便，不仅有利于定位，而且可减少冲击波通过肠管积气造成的损耗以及对肠管的损伤和疼痛感。如果治疗当天患者仍然有腹部胀感，排便不多，早上可使用开塞露 1 ～ 2 支塞入肛门，促进排便，有助于减少肠内积气，提高碎石疗效。

（5）应用抗生素　治疗前尿路感染必须得到控制，特别是感染性结石患者需预防碎石后发生高热、尿源性脓毒血症，乃至危及生命。合并尿路感染或感染性结石者，应术前 1 ～ 3d 应用抗生素，术后应用抗生素 3 ～ 5d。

（6）清洁皮肤　治疗前 1d 宜洗澡，清除皮肤表面的油脂，以利于冲击波进入，减少耗损。治疗当日腰部禁止贴各种止痛药膏，以免阻挡冲击波。

（7）其他　碎石当日早晨禁食，糖尿病患者早上不要吃降血糖药，自备糖块，防止术中发生低血糖。对于结石较小或近日出现排石、肾绞痛者，应在治疗前重新拍摄腹部平片，观察结石位置有无移动变化。

2. 适应证

从广义上讲，输尿管全长各部位的结石除结石远端有器质性梗阻外均可采用体外冲击波碎石术治疗。但应根据结石大小、结石性质和结石停留在输尿管原位时间的长短来选择相应碎石治疗方法。直径＜ 20mm 的肾结石及直径＜ 10mm 的输尿管结石、膀胱结石和尿道结石都是体外碎石的适应证。ESWL 前可以根据结石的 CT 值来判断碎石的效果。

3. 禁忌证

（1）全身情况

① 全身出血性疾病不宜碎石，以避免由碎石造成严重的出血。

② 新近发生的心、脑血管疾病，如严重的高血压、心力衰竭、脑出血、心律失常及严重肺功能障碍者不宜碎石。

③ 传染病的活动期，如活动性肝炎、细菌性痢疾及肺炎等不宜碎石。

④ 未控制稳定的糖尿病，在碎石前应控制好血糖，以防碎石后发生难以控制的严重尿路感染。

⑤ 妊娠女性为禁忌证，以避免 X 线或冲击波对胎儿产生潜在影响。妊娠期发生输尿管结石可留置输尿管支架管，待分娩 1 个月后再处理结石，须防止疼痛或继发感染引发意外。

⑥ 患有精神疾病、癫痫或癔症者为相对禁忌证（术前需要了解病情）。在病情稳定后再考虑做碎石治疗。

⑦ 严重骨骼畸形和严重肥胖者需要提前做碎石定位。

⑧ 输尿管结石附近有动脉瘤者为绝对禁忌证。

⑨ 女性月经期不宜做碎石，以避免抵抗力降低而加重尿路感染及月经过多。

（2）泌尿系统情况的禁忌证

① 结石以下尿路有器质性梗阻，在梗阻未解除之前不宜碎石。因为输尿管结石合并肾积水时，肾张力明显增加，特别是输尿管上段结石合并严重肾积水或 CT 提示肾脏周围渗出明显时，要尤其注意（图 18-1-3）。

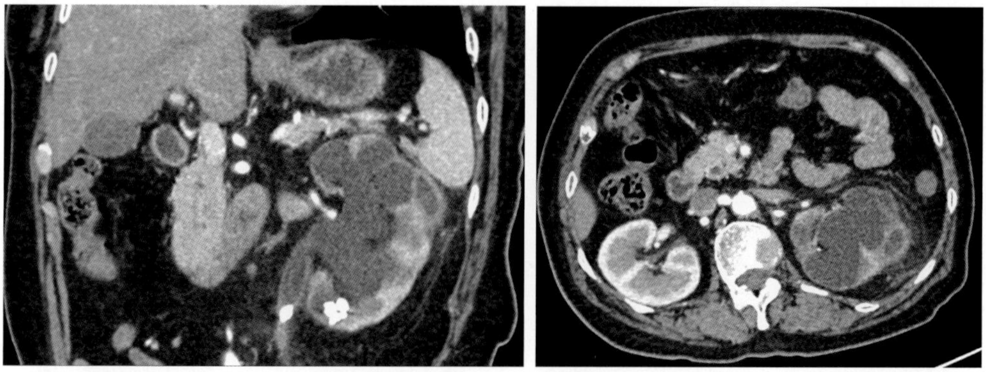

图 18-1-3　左肾、输尿管结石伴肾积水、肾脏周围渗出改变

② 对于肾功能不全者，要寻找病因后再处理，如因为输尿管结石梗阻引起，则要积极碎石，尽早解除梗阻，保护肾功能。

③ 尿路感染急性炎症期间不宜碎石，否则易致炎症扩散，甚至引起尿源性脓毒血症，需选用有效抗生素控制感染后再行碎石，必要时可留置输尿管支架管或行肾造瘘术引流尿液。

④ 无症状的肾下盏内和肾盏憩室内结石不宜碎石。

⑤ 当输尿管结石合并肾结石，同时又存在肾积水时，应优先处理输尿管结石，待输尿管结石排尽、梗阻解除、肾积水缓解后再考虑治疗肾结石。切不可同时对输尿管和肾结石进行 ESWL 治疗，以防止严重肾脏损伤，甚至发生肾脏破裂等严重并发症。

第二节　肾结石的 ESWL 治疗

【概述】

泌尿系结石大多原发于肾脏，绝大部分输尿管结石来自肾脏，因此，肾结石在尿石症中占有重要地位。近 40 年来，随着科技发展和碎石机机型的改进，ESWL 已成为治疗各种肾结石包括部分复杂肾结石的首选方法。ESWL 治疗肾结石的疗效与结石大小、位置、成分以及尿路解剖和患者的总体健康情况有关。ESWL 治疗肾盂结石的排净率和残留率与肾上盏、中盏相似，而肾下盏结石残石率较高，且易复发。为提高 ESWL 治疗肾下盏结石的疗效，碎石后采用体位排石法可以有效防止结石残留在肾下盏。

【适应证】

单纯性肾结石：直径＜ 2cm 的肾盂结石 ESWL 粉碎率高，术后并发症少，除少数（如胱氨酸结石或结石 CT 值过高）较难被冲击波粉碎外，大多数能在 1 ～ 3 次治疗后成功排石。通常直径＜ 2cm 结石的成功率明显高于结石 >2cm 者，碎石率可达 90% 以上。

【禁忌证】

（1）复杂性肾结石　包括部分鹿角形结石及多发结石等（图 18-2-1，图 18-2-2）。巨大肾结石和鹿角形肾结石直径＞ 2cm 或鹿角形结石，单纯 ESWL 治疗有一定难度，其治疗时间长，并发症发生率高。鹿角形结石除少数由尿酸、胱氨酸成分组成外，大多以磷酸镁铵为主要成分（感染性结石）。长期以来，鹿角形肾结石治疗是泌尿外科的一个重要课题，国内外学者对此进行了广泛、深入的研究，综合起来肾结石治疗有 5 种方法：单一 ESWL 治疗；单一 PCNL 治疗；PCNL 与 ESWL 联合治疗；经尿道输尿管软镜碎石和开放手术治疗。

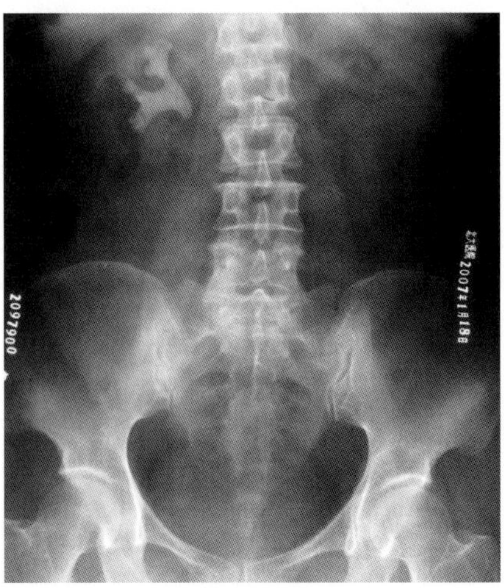

图 18-2-1　右肾鹿角形结石（KUB）

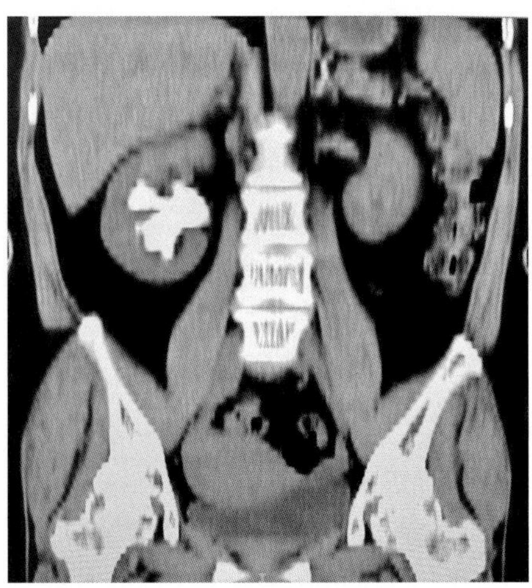

图 18-2-2　右肾鹿角形结石（CT）

（2）多发性结石　多发性结石大多数需多次碎石，应向患者说明冲击波治疗的方案及难度，部分患者可先行 PCNL、URL 或其他方法治疗，在治疗后留有少许残余结石时再行 ESWL 治疗。

（3）肾盏结石　以往，无梗阻症状的肾盏结石通常行保守治疗，但随访发现 68% 的患者以后可合并尿路感染，51% 的患者出现肾绞痛，约 50% 的肾盏结石可排入输尿管而成为输尿管结石引起急性梗阻。可以通过 CTU 及 IVU 了解肾盏盏颈的宽窄程度，如果盏颈宽可以早期行 ESWL 治疗，同时采取预防结石排入输尿管后造成尿路梗阻和急性肾绞痛的措施。

【体位】

现代的碎石机治疗体位分为平卧位和俯卧位两种，髂骨缘以上结石采取平卧位治疗，髂骨缘以下结石采取俯卧位治疗。肾结石治疗时为平卧位，马蹄肾合并结石、移植肾结石和盆腔异位肾结石采用俯卧位，可使冲击波避开盆腔骨骼的阻挡而直达结石。

【定位】

（1）X 线定位　绝大多数碎石机采用单 X 线定位系统，寻找到结石的影像后并将其移至“十”字线的中心，利用三维（*X*、*Y*、*Z* 轴）定位，其方法简便，易于操作定位。肾结石随呼吸幅度位置变化比较大，定位以结石停留在呼气或吸气末为定位点。

（2）B 超定位　肾结石的超声定位就是指从肾脏声像图中搜寻结石的声像，再把结石调整至碎石机的第二焦点上。碎石时患者仰卧位或斜仰卧位，经侧腰部或背部显示的肾脏及结石图像清晰，无肠内积气干扰，所以超声定位肾结石一般无困难。B 超探头应放在结石的同侧。

【术前准备】

参照本章第四节“体外冲击波碎石术”的临床应用。

【治疗】

当两个显示器上的结石影像都位于“十”字线的中心时，说明结石已准确定位在反射体的第二焦点，将工作电压调至最低电压即可以开始治疗（每种碎石机的电压均不同）。每轰击 200 次后透视 1 次，观察结石的粉碎情况及结石位置情况，如有移动则及时校正，以提高冲击波的碎石成功率。在治疗过程中，工作电压应逐渐提高。结石粉碎过程在荧光屏上表现为结石边缘变毛糙、阴影变大、碎石碎屑逸向肾盏等空隙处，犹如“砂粒造影”，可显示肾盏的轮廓（图 18-2-3）。此时应仔细观察各个部分有无较大颗粒，如有应将其移至“十”字线中心，继续轰击将其彻底粉碎。

1. 工作电压及轰击次数

治疗时的工作电压应随不同厂家的碎石机而定。Dornier 公司 HM3 型碎石机工作电压为 16 ～ 24kV，轰击次数则视结石粉碎程度，若结石不能完全粉碎时，其轰击总数不宜超过 2500 次（图 18-2-4），对于孤立肾结石，应适当调低工作电压和减少轰击次数，尽量减少其对肾脏的损害。复式脉冲 HB-VG 型低能量碎石机的工作电压为 3 ～ 8kV，轰击次数应不超过 2500 次，尤其对肾下盏结石的治疗要降低能量。

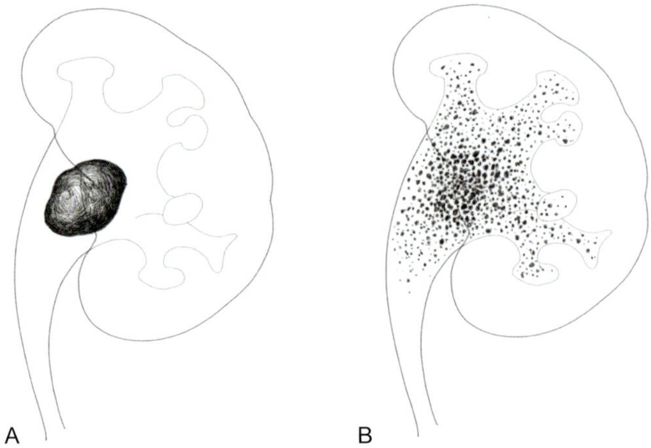

图 18-2-3 肾盂结石体外碎石前、后对比示意图

A. 碎石前；B. 碎石后

2. 治疗间隔时间

两次治疗间隔时间应大于 2 周，孤立肾或马蹄肾合并结石的治疗时间应大于或等于 2 周。

【术后处理】

肾结石碎石后患者需要避免高强度体力活动或重体力劳动，如快步走、跳绳及跑步等，大结石碎石后需要平卧 2 ～ 3d 以减少大量碎石屑快速堆积于输尿管形成“石街”，3d 后可以日常活动或运动。如果碎石后发生剧烈腰痛、血尿加重等情况时，需减少活动，密切观察病情变化。肾下盏结石患者需要在碎石后 1 周再开始体位排石，高血压患者及颈椎疾病患者不宜做倒立动作，可改为膝胸卧位，在患侧腰部轻轻叩击，弯腰动作每天 3 ～ 4 次，每次数分钟，配合大量饮水，促进结石尽快排出。

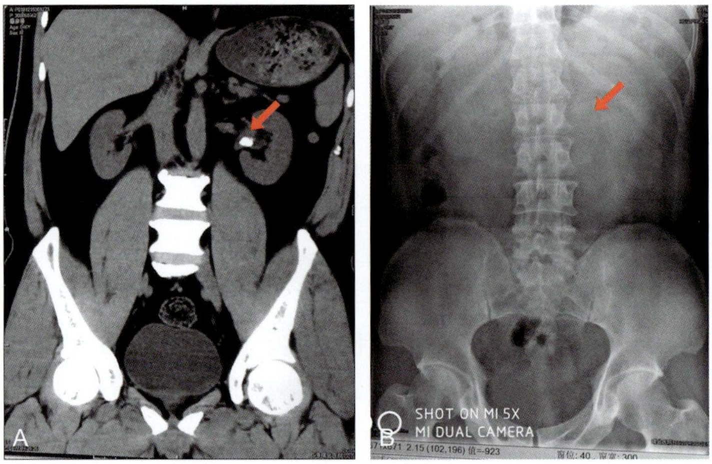

图 18-2-4 左侧肾盂结石（CT）成功 ESWL 后（KUB）对比

A. 碎石前；B. 碎石后

第三节　输尿管结石的 ESWL 治疗

【适应证】

输尿管全长各部位的结石皆是体外冲击波碎石治疗的适应证。ESWL 和各种体内碎石术的发展已使得 95% 以上的输尿管结石免于开放手术。

【禁忌证】

参考本章第二节“肾结石的 ESWL 治疗”。

【术前准备】

术前一般准备同肾结石的 ESWL 治疗。但是对于结石较小者或近日内有肾绞痛发作者，应在治疗前重新拍摄腹部平片以观察结石位置有无移动，对于结石过小或影像欠清晰者可在治疗前行输尿管插管并拍摄腹部平片，以利于术中定位（可沿导管影寻找结石），如为阴性结石（上段结石和下段结石），可选用 B 超定位下碎石机碎石。输尿管结石嵌顿时间过久引起严重肾积水时建议先留置输尿管支架管，保证尿液引流畅通，防止引起尿源性脓毒血症。

【体位】

（1）仰卧位：用于髂骨缘以上的输尿管结石，冲击波从侧方进入，可避免椎体的阻挡，提高碎石疗效。此外，输尿管末端结石定位困难时（体胖及小儿患者）可采用仰卧位治疗，冲击波从小骨盆内口进入可直达结石。

（2）俯卧位：适用于髂骨缘以下的输尿管结石，俯卧位可以避开髂骨对冲击波的阻挡，冲击波直接通过腹部到达并粉碎结石。对于输尿管末端结石的患者，应在耻骨缘以下加用铅围裙以保护外生殖器。

【定位】

（1）X 线定位：输尿管结石定位较为简单，当 X、Y、Z 轴位均位于“十”字线的中心时即可开始治疗。当定位发生困难时可插入输尿管导管帮助定位，输尿管结石影像也随呼吸运动而上、下移动，上段更明显，应选择在呼吸终端或末端来定位，下段结石则因移动范围较小而易于定位。

（2）B 超定位：超声定位输尿管中、下段结石有一些困难，定位前要充分准备，定位时要认真、细致。寻找输尿管结石应先从上段开始，沿积水的输尿管一步步往下追寻。肾盂输尿管连接部为第一狭窄处，从侧腰部或背部扫查，一般显示肾门后，再向下移动探头即可显示。输尿管跨越髂动脉为第二狭窄处，如有结石停留，可出现结石声影。输尿管膀胱壁内段为第三狭窄处，探测输尿管下段结石要使膀胱中度充盈，在耻骨上缘横切，显示膀胱三角区，再不断调整探头的角度，从而显示左、右输尿管在膀胱壁开口的部位。探头纵切面与皮肤呈约 75° 角，可以看清对侧扩张的输尿管及结石。结石嵌顿时，该处黏膜水肿，呈水泡状隆起。

【治疗】

当结石位于反射体的第二焦点时可开始进行治疗。如阳性结石近端积水明显者，可先轰击结石近端积水处，当轰击数百次后，可见碎石屑向其上方逸散，继续治疗可见结石向下拉长，结石影变淡（图 18-3-1，图 18-3-2）。

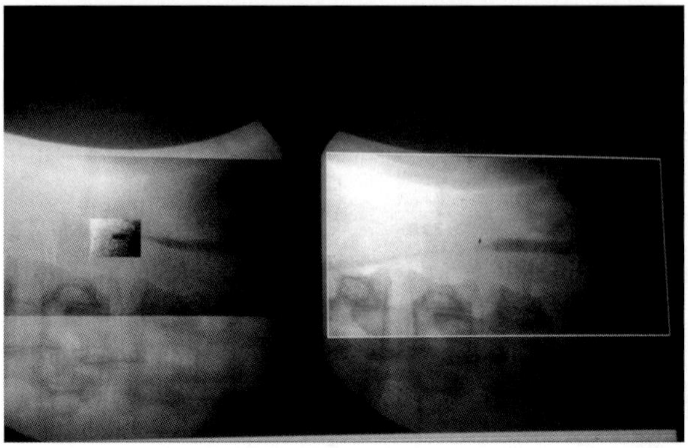

图 18-3-1　碎石前输尿管结石梗阻，ESWL 中结石粉碎，造影剂通过

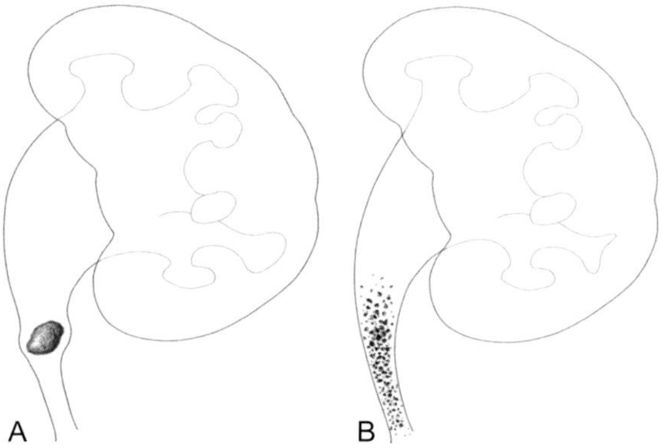

图 18-3-2　输尿管结石体外碎石前、后对比示意图

A. 碎石前；B. 碎石后

每轰击数百次后即观察结石移动情况以及时校正。电压可逐渐提高。阴性结石者，通过输尿管插管注入造影剂后可见结石处呈杯口样改变，结石粉碎的标志是结石碎块与造影剂混同，杯口逐渐消失，造影剂通过。双侧输尿管结石治疗时以最后发作的输尿管结石先碎石为治疗原则，一侧结石排除后再行另外一侧的输尿管结石碎石术；输尿管多发结石以远端结石先开始碎石开始为原则，保证远端尿路通畅。

（1）工作电压及轰击次数：由于输尿管较肾组织更耐受冲击波，且结石被输尿管包紧不易击碎，故治疗时可适当提高工作电压，以加速结石的粉碎过程（图 18-3-3，图 18-3-4）。Dornier HM3 型碎石机的工作电压为 18 ～ 24kV，为争取一次治疗成功，轰击次数可增加至 2700 次。如已轰击至 2700 次而结石仍没有明显变化时，则应停止，改下一次继续治疗。HB-VG 型低能量复式脉冲碎石机（3 ～ 9kV）的轰击次数不超过 3000 次。

（2）治疗间隔时间：两次治疗间隔时间应大于 1 周。

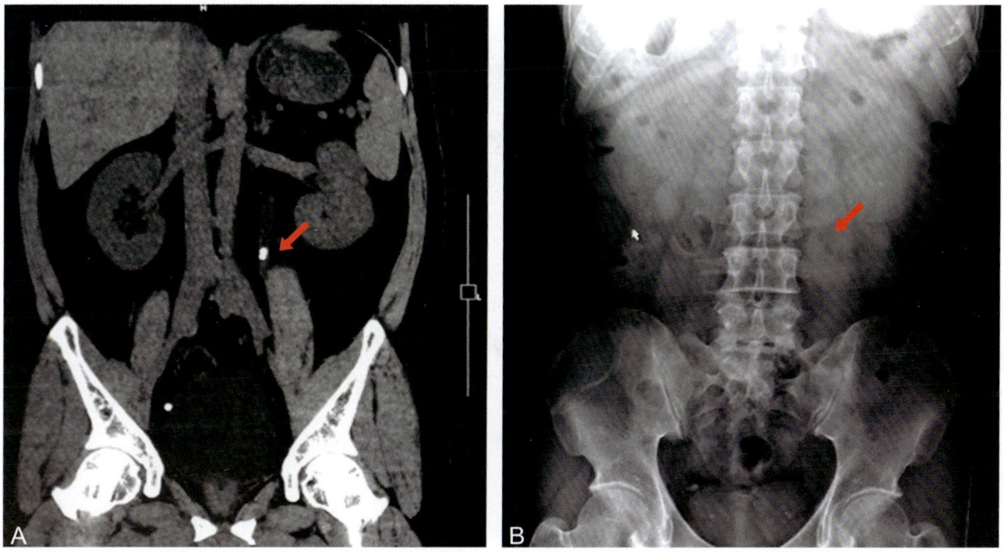

图 18-3-3　仰卧位治疗左侧输尿管上段结石，碎石一次后结石排空

A. 碎石前（CT）；B. 碎石后（KUB）

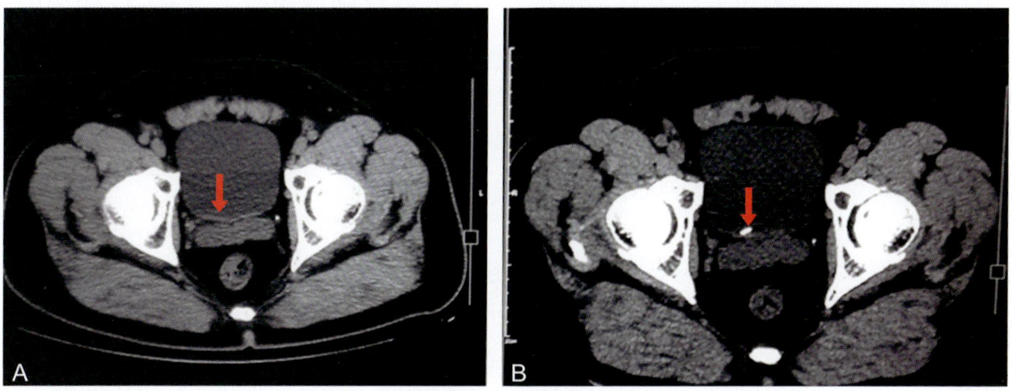

图 18-3-4　右侧输尿管壁间段结石 ESWL 成功碎石

A. 碎石后；B. 碎石前

（3）辅助治疗：对于与骨骼重叠处的输尿管小结石、结石影像淡而不清者、输尿管阴性结石和输尿管下段结石同时伴有盆腔静脉石时，可插入输尿管导管帮助定位。对于输尿管结石主张采用原位 ESWL 治疗，亦能获得满意的治疗效果。

【术后处理】

输尿管结石患者碎石后需要大量饮水、多运动；上下台阶，跳绳、跑步等运动都有利于排石。输尿管下段结石患者碎石后多有排尿时伴有伴尿不尽感，此时可鼓励患者适当憋尿，足量尿液易于将碎石屑冲出。

第四节 膀胱结石的 ESWL 治疗

【适应证】

原则上 2cm 以内的原发性膀胱结石可以选用 ESWL 治疗。

【禁忌证】

大于 2cm 或多发膀胱结石应选用其他方法治疗。此外，必须在治疗继发性膀胱结石的同时或分期去除引起膀胱结石的原发疾病。

【术前准备】

同肾结石的 ESWL 治疗。通常主张排空尿液、膀胱空虚，使结石相对固定且易于定位，结石被击碎后有利于碎石屑向四周散开（B 超定位碎石机则无须排空尿液）。

【体位】

采用俯卧体位，治疗时应对男性外生殖器（阴囊部）做好防护措施，可用铅围裙遮挡。对于不能耐受俯卧体位的老年患者可改为平卧位，使冲击波由骨盆下口进入。

【定位】

（1）X 线定位 一般单发结石易于定位，当 X、Y、Z 轴位均位于“十”字线的中心时，即可开始治疗。

（2）B 超定位 膀胱结石的声像图为膀胱内沉于最低位的强回声光团，伴后方清晰的声形。体位改变时，光团呈钟摆样移动。膀胱结石碎石时，膀胱应中度充盈，俯卧位或仰卧位（依碎石机型），B 超探头与皮肤呈 75° ～ 80° 角。

【治疗】

当结石影像位于第二焦点时，即可开始治疗。当轰击数百次时多可看到结石体积开始膨胀，边缘毛糙，继续轰击结石可见阴影变淡、碎石屑向四周散开。一般小于 2cm 的膀胱结石轰击 1500 ～ 3500 次即可粉碎，但多发结石应先轰击小的结石，然后再轰击较大结石，逐个击碎，若一次治疗未能完全粉碎，可行第二次 ESWL 治疗（图 18-4-1，图 18-4-2）。

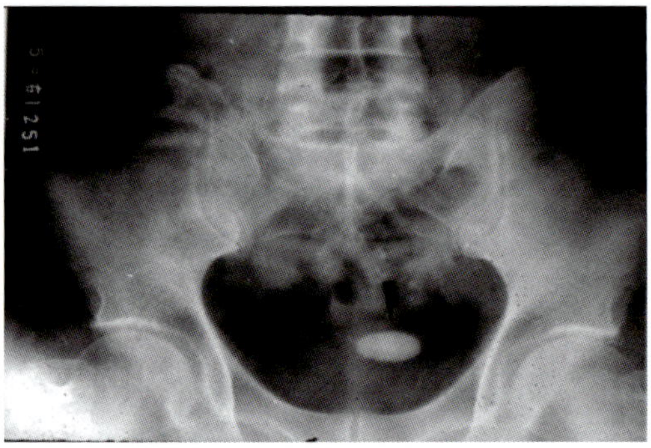

图 18-4-1 ESWL 前膀胱结石

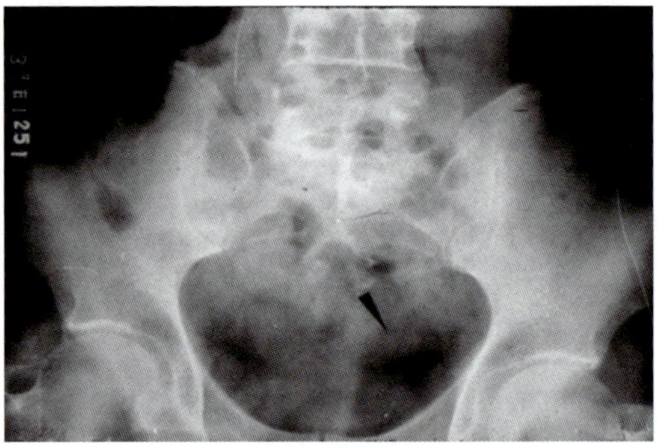

图 18-4-2 ESWL 后膀胱结石已排空

1. 工作电压及轰击次数

HM3 型机的工作电压为 18 ～ 24kV，工作电压以结石粉碎为度，轰击次数不宜超过 2700 次；HB-VG 型复式脉冲低能量碎石机的工作电压为 3 ～ 9kV，轰击次数不宜超过

3500 次。

2. 治疗间隔时间

两次治疗间隔时间应＞1 周。

【术后处理】

（1）鼓励患者多饮水，每日总量为 2000 ～ 2500ml，患者每次排尿时需要延长憋尿时间，以利于碎石屑排出。

（2）术后进行碎石分析有利于采取预防措施（图 18-4-3）。

（3）成人膀胱结石大多数是继发于上尿路结石或下尿路梗阻，必须去除原发性病变，解除引起膀胱结石的原因，才能解决膀胱结石的复发因素。

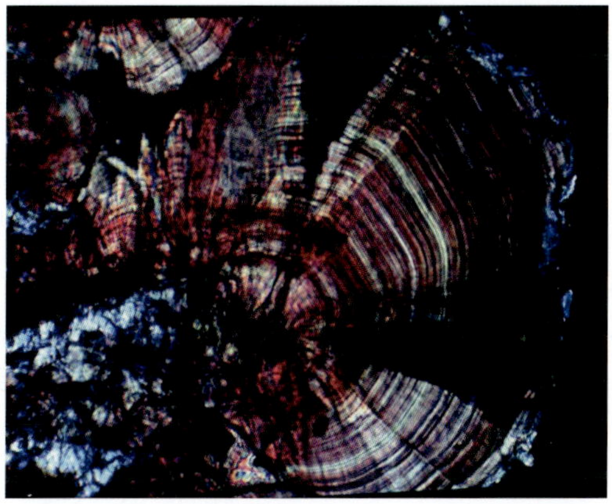

图 18-4-3　偏光显微镜分析为草酸钙和碳酸磷灰石结石

第五节　尿道结石的 ESWL 治疗

【概述】

尿道结石分为前尿道结石和后尿道结石，体外碎石是安全、有效的治疗方法之一。北京大学第一医院泌尿外科采用骑跨半坐位体位 ESWL 治疗男性尿道结石，方法简单、易行，能及时缓解患者痛苦和解除尿路梗阻并迅速恢复肾功能，成功率高、副作用小，是一种安全、立竿见影的治疗方法。

【适应证】

原则上 1cm 以内的前尿道和后尿道结石可以选用 ESWL 治疗。

【禁忌证】

大于 2cm 的尿道结石。

【术前准备】

ESWL 前行 CT 检查可以清晰看到尿道结石，盆腔正位 X 线片也可定位结石，而普通 KUB 检查往往拍摄不到前尿道部位。盆腔正位 X 线片可以了解盆腔和全尿道部位的阳性结石，帮助快速诊断。

【体位】

采用骑跨半坐位（图 18-5-1，图 18-5-2）。由于结石位于尿道膜部和尿道海绵体球部，结石距离会阴部很近，取半坐位，患者的两腿分开，会阴部紧贴于水囊，易于定位，而且治疗时冲击波不被遮挡，碎石效果好，更有利于在碎石过程中观察结石的粉碎情况。

【定位】

（1）X 线定位：冲击波直达结石，易于定位，当 *X*、*Y*、*Z* 轴位均位于“十”字线的中心时，即可开始治疗。

（2）B 超定位：尿道结石的声像图为强回声光团，伴后方清晰的声形（图 18-5-3）。

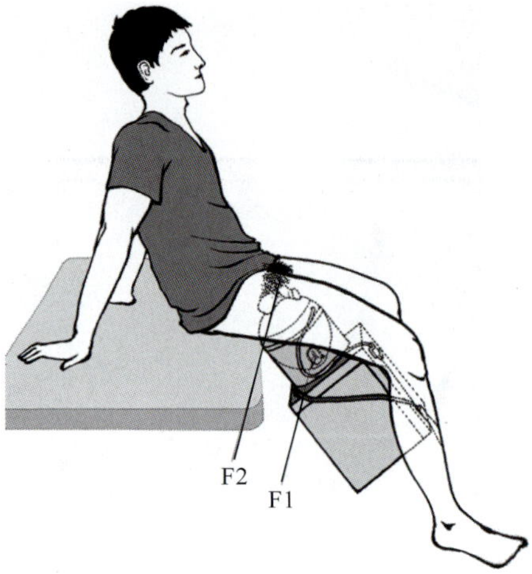

图 18-5-1 骑跨半坐位侧面示意图

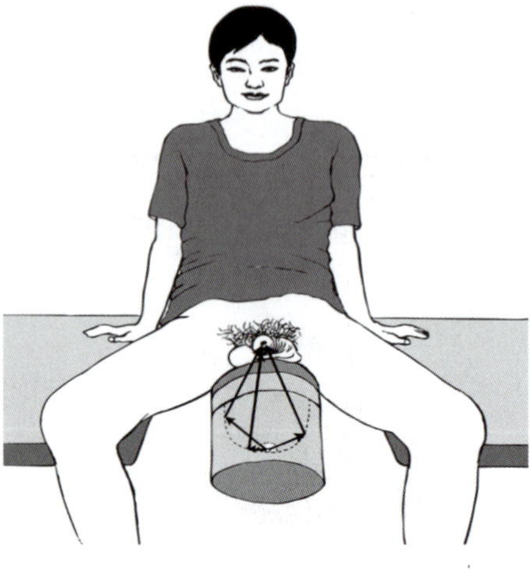

图 18-5-2 骑跨半坐位正面示意图

【治疗】

当结石影像位于第二焦点时即可开始治疗。轰击数百次时，通过荧光屏实时观察碎石的粉碎程度，可看到结石粉碎后拉长，继续轰击结石阴影可很快变淡及消失。一般小于 1cm 的尿道结石轰击 1500 ～ 3500 次即可粉碎，但多发结石应先轰击小的结石，然后再轰击较大结石，逐个击碎。若一次治疗未能完全粉碎，可行第二次 ESWL 治疗。

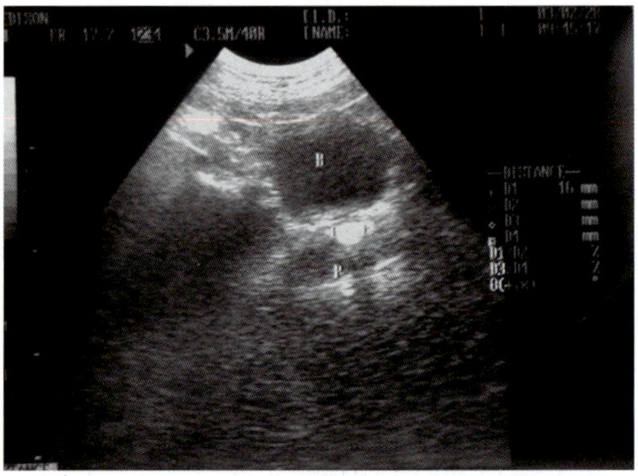

图 18-5-3 后尿道结石 B 超图像

北京大学泌尿外科碎石中心于 2014 年首次采用骑跨半坐位治疗尿道结石数 10 余例，ESWL 后结石立即排出体外，取得了立竿见影的效果（图 18-5-4 ～图 18-5-6）。前尿道结石也是用同样的方法行碎石后结石立即排出，取得满意效果（图 18-5-7，图 18-5-8）。

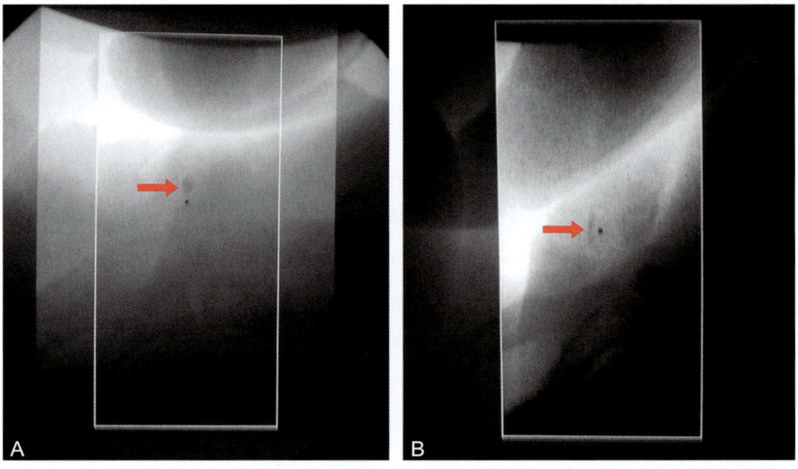

图 18-5-4 后尿道结石碎石术中的前后对比片，碎石结束时可见尿道结石已拉长

A. 碎石前；B. 碎石后

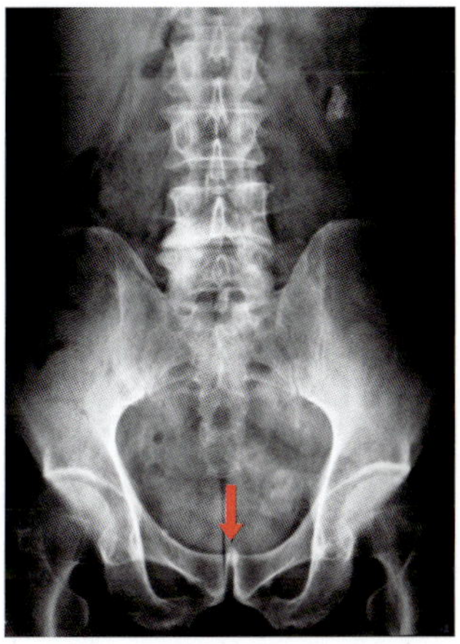

图 18-5-5　后尿道结石碎石术前 KUB

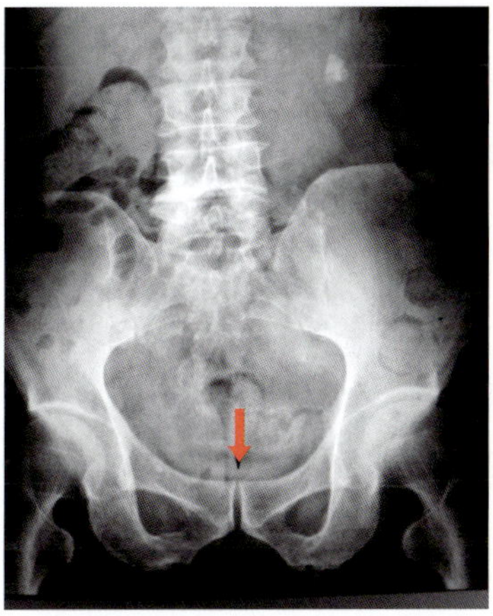

图 18-5-6　后尿道结石碎石术后 KUB（结石已排空）

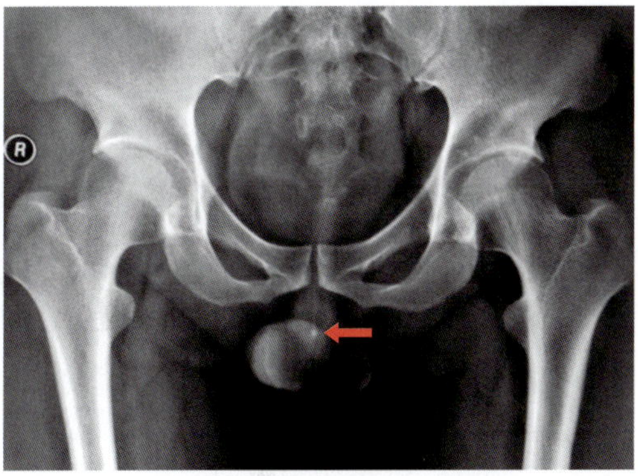

图 18-5-7　前尿道结石碎石术前骨盆正位片

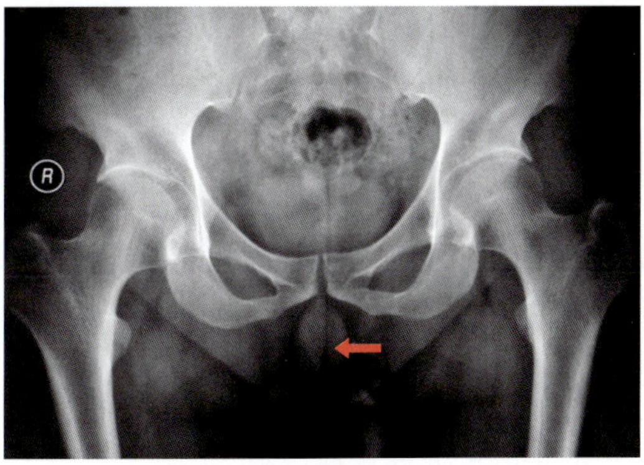

图 18-5-8　ESWL 后 1d 骨盆正位片（结石已排空）

1. 工作电压及轰击次数

HB-VG 型复式脉冲低能量碎石机的工作电压为 3 ～ 8kV，轰击次数以结石粉碎为度，一般在 1000 ～ 2500 次结石即可击碎，轰击次数不宜超过 3500 次。

2. 治疗间隔时间

两次治疗间隔时间应大于 1 周。

【术后处理】

治疗后鼓励患者大量饮水，利于快速排石，碎石后第 1 次或第 2 次排尿时即可看见结石随尿液排出。尿道结石患者因结石嵌顿、排尿疼痛多伴有尿路感染，因此术后常规口服抗生素 3d。

第六节　ESWL 术中和术后并发症的预防和治疗

一、血尿

几乎所有患者在碎石术后均会出现不同程度的肉眼血尿，肾结石患者更为明显。肉眼血尿一般在术后 1 ～ 2d 可自行消失，无须特殊治疗，而镜下血尿则持续到结石排净为止。严重血尿不止时，应及时行 B 超或 CT 检查，以确诊有无肾脏损害。无明显肾实质损害时，建议卧床休息、对症处理，静待血尿消失。如发现肾实质损伤，视病情行保守或手术治疗。

二、肾绞痛

肾结石碎石术后输尿管绞痛的发生率较低，而输尿管结石碎石术后绞痛的发生率更低。绞痛症状一般不严重，给予镇痛、解痉药物或针灸治疗后均可缓解。绞痛的发生是由于碎石屑排出所致，故术后多饮水可减少绞痛的发生。

三、发热

ESWL 术后出现中低热 38°C 左右时，需积极抗感染治疗至体温正常。若体温高于 38.5°C 则经常是由于伴有梗阻的严重尿路感染，多由感染石或石街形成所致，甚至有可能发展至尿源性脓毒血症，需要留置输尿管支架管或及时行经皮肾造瘘术引流尿液、解除梗阻并应用抗生素，控制感染后发热症状可得以缓解。

四、恶心、呕吐、食欲缺乏

ESWL 术后有少数患者会出现恶心、呕吐和食欲缺乏，究其原因是由应用镇痛药物所致，一般短时期内不适症状可消失。另外，碎石术后碎屑在排出过程中亦可现上述症状，症状严重者建议对症治疗，静脉输液每日总量为 2000 ～ 2500ml，有利于快速排出碎石屑。

五、皮肤损伤

皮肤损伤少见且较轻微，表现为皮下有少量散在的小瘀斑，面积为 1 ～ 2cm，一般 1 ～ 2d 自愈，无须特殊处理。严重的皮肤损伤多见于早期劣质的国产碎石机，可表现为大片皮下瘀斑，甚至皮肤表皮破损、出血，如发生应给予对症处理，以防皮肤感染。

六、咯血

咯血的发生极罕见，见于治疗肾上盏结石时，特别是小儿肾上盏结石。由吸气时肺底下移，此时部分冲击波击中肺部所致，可表现为术后痰中带血丝，很少出现咯血，一般在 1 ～ 2d 自愈，无须特殊处理。因此在治疗小儿肾结石时，应在背部置铅围裙加以保护，可预防术后咯血的发生。

七、消化道出血

由于 ESWL 治疗时消化道内肠管积气过多致胃肠黏膜损伤所引起，表现为少量呕吐或黑粪，并伴有腹部疼痛，症状多不严重，可采取进半流质饮食 3 ～ 5d 对症处理。

八、石街形成

石街形成多发生于较大肾结石碎石术后，可出现不同类型的石街（图 18-6-1），其表现有两种：①无症状石街。肾结石在碎石术后结石碎屑沿输尿管堆积成串，但无发热、绞痛等不适症状，此时应定期拍摄 KUB 观察石街的排空情况，如 1 周内石街无明显变化，应重复 ESWL 治疗，采取由下而上的轰击策略。如石街中有大块结石，应重点轰击，以疏通通道。经此方法治疗后多可获得满意效果。②有症状石街。碎石术后可表现为输尿管绞痛、发热或患侧腰部胀痛等，一旦出现上述症状应立即行 KUB 和 B 超检查，必要时行 CT 平扫，以观察结石及肾积水情况。如出现高热应考虑石街梗阻合并感染，必须留置输尿管支架管或行经皮肾造瘘术引流尿液以解除梗阻，保护肾功能。

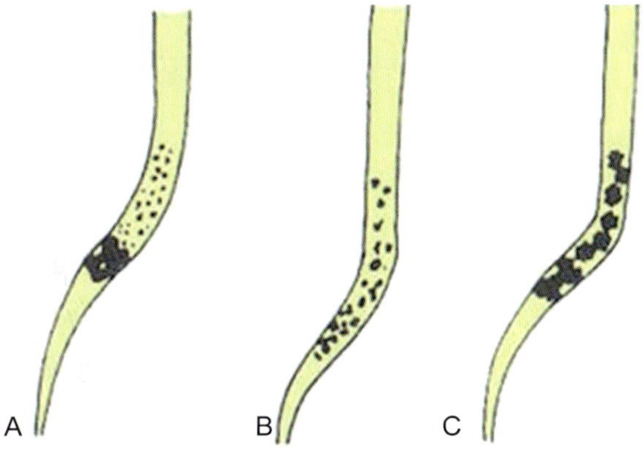

图 18-6-1　石街形成的类型

A. 比较大的碎石堆积嵌顿在输尿管远端；B. 均匀小碎石形成的输尿管石街；C. 较大碎石形成的输尿管石街

对于尚未造成严重梗阻的石街可用药物治疗帮助排石，如阿托品、溴丙胺太林、山莨菪碱（654-2）、黄体酮以及中药等。如石街已达膀胱壁段，可经直肠或阴道按摩以助排石，输尿管口狭窄者可经膀胱镜行输尿管口切开或输尿管镜取石术。为预防石街的形成，较大肾结石可在 ESWL 术后嘱患者向患侧卧位 48 ～ 72h，有利于减慢碎石屑的排出速度，可有效减少长段石街的形成，如 X 线下阴影淡的较大肾结石，可在治疗前留置输尿管支架管以预防石街发生。

九、肾周血肿

ESWL 后肾周血肿很少发生。研究发现，高血压患者肾周血肿发生率为血压正常患者的 4 ～ 5 倍，故术前应强调控制血压至正常范围，术中如出现血压过高或剧烈疼痛应中止治疗。肝功能不全、未控制的出血性疾病患者禁行 ESWL 治疗。为防止肾周出血的发生，在治疗时应密切观察患者血压变化，严格掌握工作电压及冲击波次数范围，切忌盲目升高电压或增加冲击次数。一旦 ESWL 术后出现患侧腰部剧烈疼痛或严重血尿数日，建议行 B 超检查，必要时行 CT 检查协助诊断（图 18-6-2，图 18-6-3）。ESWL 后出现肾周血肿时，建议卧床休息、保守观察和对症治疗。肾周血肿可在 1 ～ 3 个月后自行吸收、恢复。

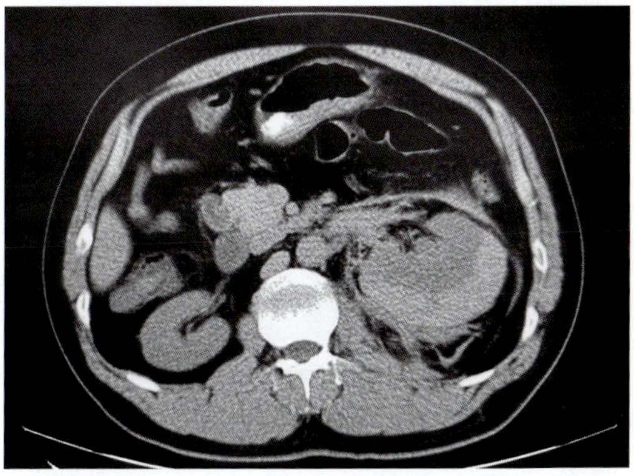

图 18-6-2　左肾包膜下血肿

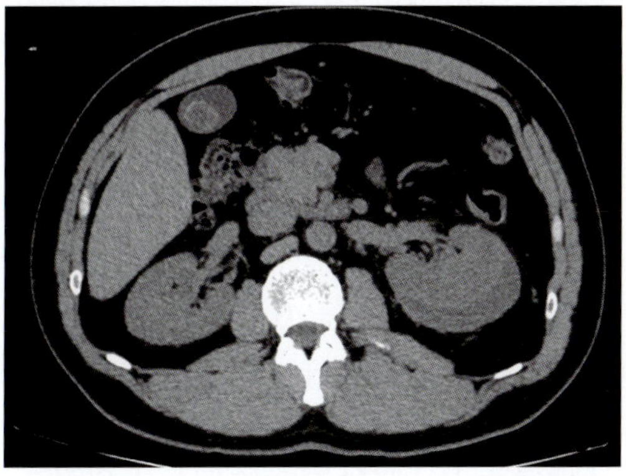

图 18-6-3　左肾包膜下血肿（1 个月后）

第七节　特殊情况下体外冲击波碎石术的临床应用

一、儿童的 ESWL 治疗

儿童尿路结石有逐年增高的趋势，常继发于尿路先天畸形和全身代谢性疾病。大量的试验和临床研究表明，ESWL 能够有效地治疗儿童结石，而且术后并发症少。因此，ESWL 是治疗儿童尿路结石安全、有效的首选方法。几乎任何年龄的儿童都可能患上尿路结石，但 2 岁以下的发生率较低。结石数目和形状可为单发或多发、不完全性和完全性鹿角形结石，与成人没有明显差异。应用 ESWL 治疗儿童各部位及各类型结石与成人基本相同，但儿童尿路结石有其特点，包括：①儿童结石形成时间较短，结构疏松，易于粉碎；②结石的种类主要有磷酸盐结石、磷酸钙结石、草酸钙结石和硅酸盐结石等；③儿童尿路顺应性很好，约有 50% 的患儿可自行排石，较大的结石碎渣也易于排出，即使是鹿角形结石也可经 1 ～ 2 次 ESWL 治疗而治愈。因此，许多学者认为 ESWL 特别适用于儿童尿路结石。

1. 适应证

各部位和各类型的儿童尿路结石都适合行 ESWL 治疗。

2. 禁忌证

（1）全身出血性疾病。

（2）肝功能异常等，同成人尿路结石。

（3）结石远端尿路有梗阻者。

3. 术前检查

儿童尿路结石多继发于代谢异常、尿路畸形或尿路感染，因此除了做与成人相同的一般检查外，治疗前应仔细了解结石的大小、部位、泌尿系统的形态和功能以及钙磷代谢、嘌呤代谢、甲状旁腺功能、代谢性酸碱平衡水平等各项检验指标，充分估计术后碎石的排净能力和并发感染的可能性。

4. 术前准备

（1）用厚胶海绵保护儿童肺部以免受到冲击波的损害。

（2）用铅围裙保护儿童生殖腺以免受到 X 线辐射的损害。

（3）用耳罩保护儿童头部以免听觉系统受到损害。

（4）根据碎石机的不同机型，使用相应的方法使受治婴幼儿妥善固定。最好有适于儿童的专用固定架。

（5）其余参照成人尿路结石。

5. 治疗时体位

2 岁至学龄前儿童及部分不配合学龄儿童采用静脉给药全身麻醉，效果可靠。小于 2 岁的婴儿需行气管插管，同时采用气管内麻醉，有利于呼吸道通畅。学龄儿童中配合较好者，可给予麻醉性镇痛药或不用麻醉药，一般可完成 ESWL 治疗。治疗时的体位应根据具体情况决定：肾结石和输尿管上段结石采用仰卧位；中、下段输尿管结石、膀胱结石采用俯卧位或侧俯卧位；盆腔异位肾结石和少数马蹄肾下盏结石需采用俯卧位。

6. 定位

患儿需要在 ESWL 前来碎石中心定位，尤其是 2 岁以下的患儿，以防在麻醉后定位失败给患儿带来损害。最好采用 B 超定位或 B 超与 X 线定位相结合，即先用 X 线快速定位，然后 B 超实时跟踪，最后 X 线观察粉碎是否完全；对 B 超难以定位者，单独 X 线定位。

7. 工作电压及冲击次数

工作电压及冲击次数均应较成人减少，工作电压宜为 3 ～ 7kV，冲击次数≤ 2500 次。

8. 术中注意事项

（1）应根据结石的部位采用适当的体位、选择冲击波的方向，使结石定位于反射体第二焦点，再根据结石粉碎的难易程度调整工作电压。

（2）工作电压应逐步平稳调高，切忌快速升高工作电压。

（3）治疗过程中应跟踪观察结石情况，如出现大颗碎屑弹离焦点区，应立刻跟踪将其击碎。

（4）术中应注意保护儿童肺部和生殖腺，背部肋缘以上用加覆铅围裙以保护肺组织，从而尽量减少冲击波和 X 线的损害。

9. 术后处理

（1）合并尿路感染者，术后使用抗生素 3 ～ 5d。

（2）术后收集尿液和结石标本作尿培养和结石理化分析，针对病因治疗。

（3）术后 7d 复查 KUB 或肾脏 B 超，了解结石粉碎及排泄情况，之后定期复查直至结石排净。术后应长期随访，了解结石复发情况以及观察受治肾脏损害程度、发育情况和是否继发高血压。

（4）注意纠正代谢异常，预防结石复发。

10. 治疗间隔时间

两次治疗间隔时间应大于 2 周。

11. 并发症及处理

由于目前广泛采用低能量碎石技术以及严格控制冲击次数，术后并发症通常很少，即使有损伤，程度也较轻。

（1）血尿　镜下血尿发生率为 100%，大部分患儿术后均出现短暂性肉眼血尿，可自行消失，不必常规使用止血药物，血尿是 ESWL 后的正常表现，也常是碎石成功的标志之一。

（2）疼痛　术后由于排石引起轻度腹痛较多见，很少发生严重绞痛，口服适量镇痛药物多可缓解；充分粉碎结石和多饮水是预防疼痛发生的有效方法。

（3）咯血　ESWL 治疗小儿肾上盏结石时，由于吸气时肺底下移，此时部分冲击波击中肺部所致。可表现为术后痰中带血丝，很少出现咯血，一般在 1 ～ 2d 自愈，无须特殊处理，故在治疗小儿肾结石时应在背部加覆铅围裙以保护肺组织，可预防术后咯血的发生。

（4）石街　多因碎石术后碎石屑量较多或有较大碎屑快速堆积引起输尿管梗阻所致，再次对石街行 ESWL 治疗多可见效。控制每次治疗冲击波次数和充分粉碎治疗区域结石是预防石街形成的有效方法。

（5）术后肾脏及周围组织损害　动物实验表明，高能冲击波可造成动物肾脏的损伤，如包膜下血肿，但在幼年期接受低能冲击波后，其全身及肾脏的发育均不受影响。与动物的研究结果相似，高能冲击波对人类肾脏同样会产生不良反应，但根据目前的临床随访资料，ESWL 术后尚未发现肾脏生长障碍、肾功能持续降低和长期肾性高血压的发生。

二、解剖异常的泌尿系统 ESWL 治疗

（一）马蹄肾合并结石的体外冲击波碎石治疗

马蹄肾也称蹄铁形肾，是先天畸形肾中常见的一种（图 18-7-1）。马蹄肾是指两侧肾的下极或上极相互融合，90% 以上在肾下极融合，融合处称为峡部，此处多为结缔组织，肾盂、肾盏因受到融合的限制，旋转不良。输尿管较正常短，越过峡部爬行而下，因而尿液引流不畅，容易并发感染，结石发生率亦较高。由于解剖学上的变异，肾下极和输尿管上段的位置较正常更靠近脊柱且更靠前。尿路造影可见 3 个特点：①双肾下极向内靠拢，肾轴呈倒“八”字形；②双输尿管跨越肾的前面下行至膀胱，下段常显影不佳；③肾盂、肾盏旋转不全。这些解剖异常是马蹄肾结石形成及治疗后易复发的原因。

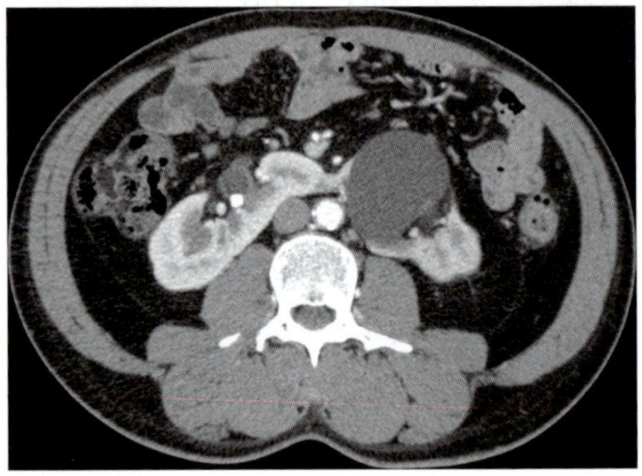

图 18-7-1　马蹄肾合并右肾结石伴左肾囊肿

1. 适应证

（1）马蹄肾肾盂结石首选行 ESWL 治疗，结石直径＜ 1.5cm、无输尿管梗阻者为最佳适应证。

（2）如结石位于肾中、上盏，则较容易排出，肾下盏结石较难排空。

（3）如为铸型结石应考虑行 PCNL，应根据梗阻的严重程度决定各种类型马蹄肾结石是否行 ESWL 治疗。大体积的铸型结石，可考虑采用联合方案。

2. 禁忌证

输尿管结石下方有明显梗阻者不宜行 ESWL，推荐选用其他手术方法。

3. 术前检查和术前准备

术前检查同一般肾结石。此类患者常伴有尿路感染，术前应给予抗生素治疗 1 ～ 2d。如果结石体积较大，术前宜留置输尿管支架管以防石街形成，余同一般肾结石。

4. 体位

治疗体位以避开腰椎的阻挡为主，确保碎石的效果。马蹄肾结石位置不靠近脊柱者，如肾上盏、肾中盏和肾盂结石，可采用仰卧位。大多数马蹄肾结石位置靠近脊柱，为防止骨骼对冲击波的阻挡，肾下盏和输尿管上段结石推荐采用俯卧位。

5. 工作电压及轰击次数

复式脉冲 HB-VG 型低能量碎石机的工作电压为 3 ～ 8kV，轰击次数应少于 2500 次，尤其对肾下盏结石的治疗要降低能量。马蹄肾结石的粉碎程度要求很高，结石粉碎程度越

高，术后通过输尿管时越顺利，越能有效减少排石引起的肾绞痛、痉挛等症状，从而避免因输尿管走行异常造成排石困难。

6. 治疗间隔时间

两次治疗间隔时间应大于 2 周。

7. 术中、术后注意事项

每次治疗时尽量将结石粉碎，残留碎屑不可＞ 3mm，以利于碎石排出。马蹄肾由于输尿管需越过峡部在其前面爬行而下，此处形成压迫狭窄，好似天然控制“阀”，大块碎石不易通过，可适当增加能量将结石粉末化以易于结石排出。对于马蹄肾合并巨大鹿角形等体积较大的结石（直径＞ 2cm 者），宜预置或治疗期间放置输尿管支架管，可有效防止石街形成。术后应注意排石体位，由于输尿管由峡部前面爬行而下，术后应嘱患者取俯卧位排石，有利于细小的结石通过狭窄排出体外。因为双肾下盏较正常肾偏向内侧，甚至在峡部，其与输尿管形成的夹角更小，致使盏内结石更难排出，所以，除了采取卧位以外，必要时还须采取头低足高位并轻叩患侧肾区，以利于碎石排出。

8. 并发症及处理

并发症与各类型一般肾结石的相同，可见血尿、疼痛、膀胱刺激征、肾被膜下血肿等症状，建议对症治疗。具体参见各章节有关内容。

（二）孤立肾结石的体外冲击波碎石治疗

孤立肾是指人体仅存一个有功能的肾脏，其发生的原因有：①先天性肾缺如。由于在胚胎时期，一侧的生肾组织或输尿管芽的生长紊乱而不能发育，结果在对侧只有 1 个孤立肾脏。②后天性肾缺如。因疾病使一侧肾功能完全丧失或被切除。孤立肾是维持患者生命的唯一泌尿器官，当其合并结石时，随时都有可能发生尿路梗阻，出现无尿、肾衰竭等潜在危险，因此早期、及时消除结石非常重要。制订治疗方案时以尽可能避免石街出现、保护肾功能为原则。

1. 适应证

（1）单纯性或多发性肾结石。

（2）结石直径＜ 2cm，无输尿管梗阻者为最佳适应证。

2. 禁忌证

对于体积较大的结石，例如部分瘦小型或巨大型鹿角状肾结石，以及数目较多的阴性结石或密度很低的多发性肾结石，禁用 ESWL 单独治疗，宜采用联合治疗方案。其余禁忌证同单纯性肾结石。

3. 术前检查与术前准备

术前检查与各类型肾结石相同。术前准备包括常规在术前 1 ～ 2d 使用对肾脏无不良反应的抗生素，术后继续用药至无感染时才可停药。结石体积较大（≥ 2cm）或结石数目较多者，术前建议留置输尿管支架管。结石体积≥ 2.5cm 者，应联合 PCNL 进行治疗。

4. 体位

与一般肾结石相同，采用仰卧位。

5. 工作电压及轰击次数

复式脉冲 HB-VG 型低能量碎石机的工作电压为 3 ～ 8kV，轰击次数应少于 2500 次，尤其对孤立肾下盏结石，治疗要降低能量。

6. 术中、术后注意事项

由于孤立肾是患者唯一有功能的肾脏，如受损伤或梗阻，必将引起严重后果，故治疗时应遵循应用尽量小的能量、尽量少的次数这个原则，尽可能地减少肾功能损伤。术后要严密观察患者的排石情况，一旦出现梗阻征象，应及时行 KUB 复查以明确梗阻部位，及时处理；如出现石街梗阻、常规处理无效时，应及时行经皮肾造瘘术引流，待结石排尽后再拔管，或者行输尿管镜取石术。对于已放置输尿管支架管者，出现梗阻征象时，应及时行 KUB 检查以明确有无支架管移位，从而给予相应处理。

7. 治疗间隔时间

两次治疗间隔时间应大于 2 周。

8. 并发症及处理

（1）血尿、疼痛　是常见症状，孤立肾结石患者碎石术后应多饮水，血尿症状可逐渐减轻，如果疼痛症状未缓解，可口服镇痛药物。

（2）患侧腰痛伴发热症状　术后若出现腰部胀痛严重，甚至肾区皮肤拒绝触摸，同时伴有发热、呕吐、精神萎靡等症状，则很有可能是由于石街梗阻，甚至继发脓肾所致，应立刻行KUB复查和B超检查，证实后及时留置输尿管支架管或行经皮肾造瘘术，引流尿液，解除梗阻，防止尿源性脓毒血症的发生。

（3）术后出现尿闭或尿量明显减少　应立刻复查 KUB，明确堵塞原因和部位后，可行急诊 ESWL，如无效宜及时留置输尿管支架管或行经皮肾造瘘术，引流尿液，解除梗阻；亦可行输尿管镜取石术等。

（4）其余并发症　可详见一般肾结石 ESWL 治疗。

（三）异位肾结石的体外冲击波碎石治疗

临床上的异位肾可见以下两种类型：①先天性异位肾。是由于胚胎时期反常血管阻碍了肾脏上升到正常肾的位置，多见的是停留在同侧盆腔内，横过异位或胸腔异位皆属罕见。先天性异位肾常伴有旋转不良，肾盂向前致尿液引流不畅且常伴感染是其发生结石的主要原因之一（图 18-7-2）。②后天性异位肾。是由于肾脏本身疾病需要做自体肾移植，将肾移植于同侧盆腔内，对侧肾位置多数正常；或者由于双肾功能丧失行异体肾移植，移植肾大多放在盆腔髂窝之中，注意这种情况同时亦是孤立肾；或者由于肾的支持组织松弛形成的肾下垂，称为获得性异位肾，这种情况常伴有输尿管扭曲致尿液引流不畅，是形成结石的主要原因之一（图 18-7-3，图 18-7-4）。在临床上异位肾并不多见，发生结石更为罕见。异位肾结石的 ESWL 治疗与一般肾结石没有大的区别，需要注意的是，由于骨盆遮挡，盆腔异位肾和输尿管结石需要俯卧位碎石，治疗效果较满意。

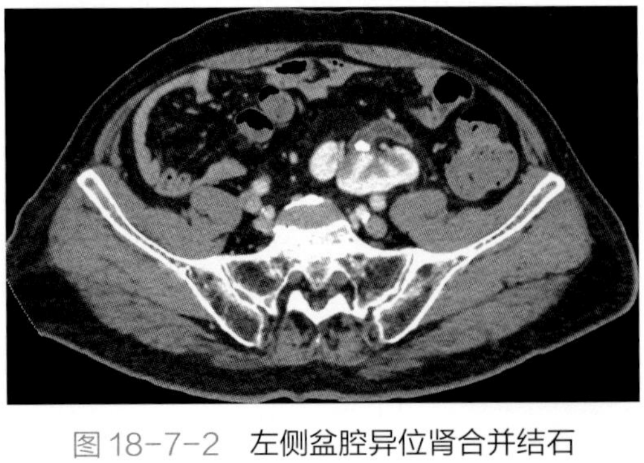

图 18-7-2　左侧盆腔异位肾合并结石

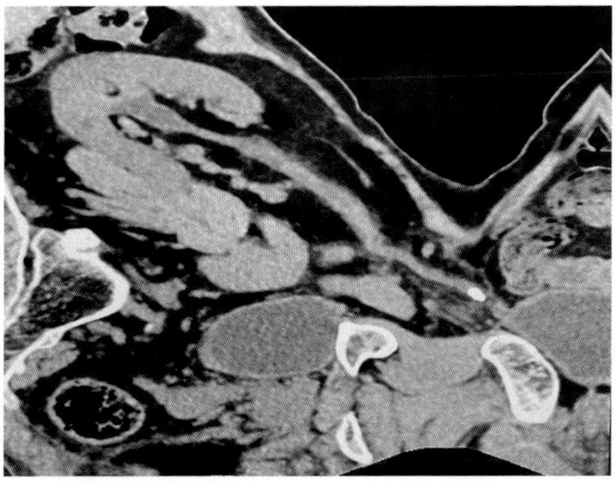

图 18-7-3　右侧盆腔移植肾输尿管结石

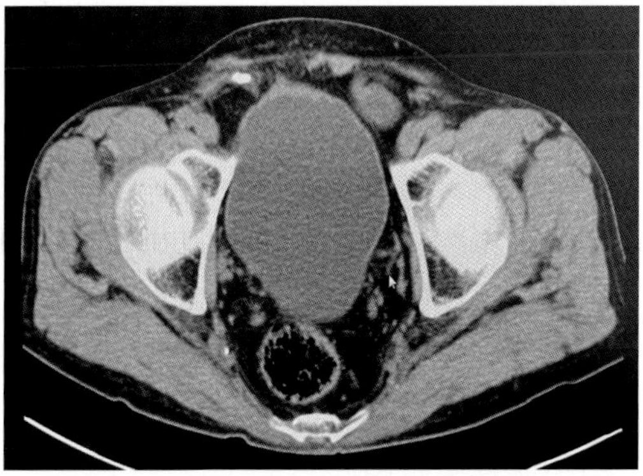

图 18-7-4　右侧盆腔移植输尿管结石

1. 适应证

无论是先天性还是后天性异位肾结石均可行 ESWL 治疗。

2. 禁忌证

与一般肾结石相同。

3. 术前检查及术前准备

与一般肾结石基本相同，术前应做好肠道准备，术前 1d 可给予轻泻药口服。

4. 体位

盆腔异位肾结石体位采用俯卧位。

5. 工作电压及轰击次数

复式脉冲 HB-VG 型低能量碎石机的工作电压为 3 ～ 8kV，轰击次数应少于 2500 次。

6. 治疗间隔时间

两次治疗间隔时间应大于 2 周。

7. 注意事项

与一般肾结石相同。治疗体位需采用俯卧位，因冲击波经过肠管，故肠道准备甚为重要。移植肾合并结石是孤立肾的一种，宜采用低能量碎石，宜适当降低工作电压和减少冲击次数。考虑到肾脏的解剖异常并伴有不同程度的旋转不良，输尿管走行多位于肾脏的前方，术后为使碎石屑能顺利排出，可采用俯卧位并轻叩腰部以利结石排出。

8. 并发症及处理

与一般肾结石相同。

（四）海绵肾结石的体外冲击波碎石治疗

海绵肾是一种肾乳头管的先天性发育异常。由于乳头管进入肾小盏处类似括约肌的结构，如肥厚、缩窄，导致梗阻而出现乳头管和集合管小囊扩张，尿液滞留在扩张的小管内，可继发感染及微小结石形成。腹部 X 线平片可见双肾髓质乳头部粟粒状多发结石，呈簇状或放射状排列；静脉尿路造影可见肾锥体及肾小盏周围的梭形小囊肿，排列成扇形或葡萄串样。CT 检查观察可更加清晰。根据体外冲击波的治疗原则，结石远端有梗阻者不宜采用 ESWL 治疗，但鉴于体外冲击波碎石有无损伤、无痛苦的优点，而目前海绵肾结石又无较好的治疗方法，国内已有碎石中心试用体外冲击波治疗海绵肾结石成功的报道。作者认为，由于存在先天性乳头管梗阻，排泄不畅，因此采用体外冲击波治疗时要求粉碎更加细腻，以利排泄。试行 1 次治疗后，若无结石排出，则应放弃体外冲击波疗法。海绵肾合并肾盂结石和输尿管结石时，参照肾结石和输尿管结石章节，应首选体外冲击波碎石。

1. 适应证

结石体积较小，容易粉碎的结石。

2. 禁忌证

结石体积较大、不易粉碎的结石；余禁忌证和一般肾结石相同。

3. 术前检查与术前准备

与一般肾结石相同。

4. 体位

与一般肾结石相同，采用仰卧位。

5. 工作电压及轰击次数

复式脉冲 HB-VG 型低能量碎石机的工作电压为 3 ～ 8kV，轰击次数应少于 2500 次，尤其对孤立肾下盏结石的治疗更要降低能量。

6. 注意事项

与一般肾结石相同。注意尽量将结石粉碎得更细，适当应用解痉、利尿治疗。

7. 治疗间隔时间

两次治疗间隔时间应大于 1 周。

8. 并发症及处理

与一般肾结石相同。

（五）心脏起搏器患者的 ESWL 治疗

2017 年欧洲泌尿外科学会年会（EAU）提到了心脏起搏器患者可以碎石，但需要采取适当的技术预防措施。因此，临床实践中应慎重对心脏起搏器患者行 ESWL 治疗。

以往认为，ESWL 可能造成心脏起搏器失灵，因此装有心脏起搏器的患者曾被列为 ESWL 的禁忌证，但现在的实验和临床研究表明，装有心脏起搏器的患者同样可以安全地应用 ESWL 治疗各种结石，而不会发生严重的并发症。对应用双起搏模式（dual-chamber mode）的患者，必须将其程序调整为单起搏模式（single-chamber mode），否则不能进行 ESWL 治疗。对于应用频率应答式起搏器（rate-responsive pacemaker）者，应将其程序调整为非频率应答式模式 [non-rate-responsive （VVI） mode]。同时起搏器应距离冲击波的通道至少 5cm。Vaidyanathan S 等报道，一例安置了心脏起搏器的脊髓损伤患者安全地进行了双侧肾结石 ESWL 治疗，效果良好，未出现心律失常等并发症。建议术中应有心血管专科医生在场，以便处理可能发生的心血管并发症。

（梁丽莉　米　悦　李新飞）

全书参考文献